KB124747

의학 정치 돈

미국 의료의 역사사회학

일러두기

1. 본문과 주석에 '역' 표시가 되어 있는 부분은 독자의 이해를 돕기 위해 번역자가 덧붙인 것입니다.
2. 이 책에 나오는 외래어는 외래어표기법에 따라 표기했습니다. 단, 외래어표기법과 다르게 굳어진 것은 관용적 표기를 사용했습니다.

The Social Transformation of American Medicine The Rise of a Sovereign Profession & the Making of a Vast Industry

미국 의료의 역사사회학

의학 정치 돈

| 원서 개정판 |

폴 스타 지음 | 이별빛달빛 번역

사회과학, 인문학, 의학의
천재적 융합이 만들어낸 기념비적 명저

퓰리처상
라이트밀스상
밴크로프트상
수상작

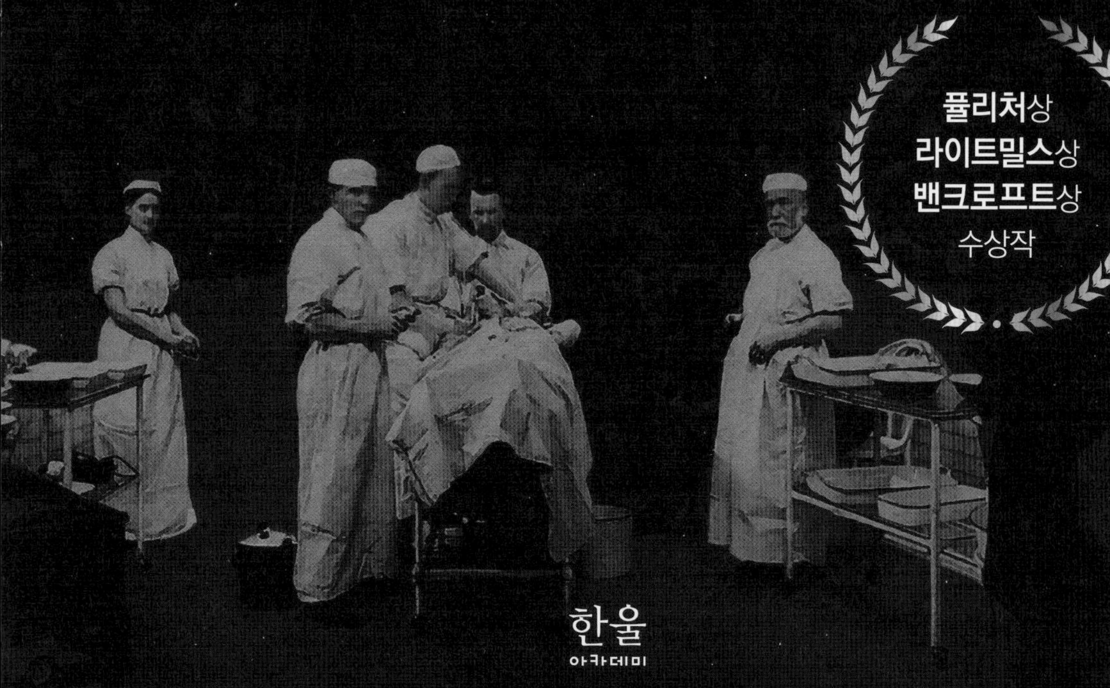

한울
아카데미

차례

2권 의사, 국가 그리고 기업

1장 개혁, 그 신기루

2장 개혁, 조정의 승리

3장 자유주의 시대

4장 미국 의료의 위기

5장 기업의료의 등장

에필로그 연쇄 반응, 1982~2016

초판 서문

나는 미국 의료의 발전에서 오랫동안 지속되어 왔던 두 운동을 강조하기 위해 미국 의료사를 두 권으로 나누어 저술했다. 1권에서는 전문가 지배의 태동을 다루었고, 2권에서는 미국 의료의 기업화 과정과 아직 확립되지는 않았지만 기업과 국가의 점증하는 역할을 다룬다. 이런 분석 틀을 통해 나는 다음과 같이 다양하고도 구체적인 질문을 탐구하려고 한다.

- 19세기 초와 중반에 의학적 권위에 신중했던 미국인들은 왜 20세기에는 의학적 권위를 추구하게 되었는가.
- 19세기에는 심하게 분열되어 재정적으로 불안정했던 미국 의사들은 어떻게 20세기에는 단결하여 전문직으로 성장했는가.
- 병원, 의과대학, 클리닉, 그 밖의 의료기관들이 왜 미국에서 제도적 형태를 뚜렷이 갖추게 되었는가.
- 왜 병원은 의료에서 중심적인 제도가 되었고, 보건은 그렇지 못했는가.
- 왜 미국에는 국민건강보험제도가 없는가.
- 왜 다른 보험제도보다 블루크로스Blue Cross와 상업적인 배상보험이 민간 보험시장을 지배하게 되었는가.
- 왜 연방 정부는 의료조직의 변화가 없는 성장 지향적인 정책으로부터 성

장을 규제하는 재조직 정책으로 최근 들어 입장을 바꾸었는가.

- 의사들은 오랫동안 근대적 기업의 통제에서 벗어났으나 지금은 왜 기업적 보건의료 제도의 형성을 지켜보면서 실제로 참여하고 있는가.

마지막 질문은 이 책을 쓰고 있을 무렵에 더욱 현저히 부각되었다. 내가 1974년에 이 연구를 처음 시작했을 때, 의과대학, 보건의료 정책가 및 행정가들은 개원의에게 대항하는 주요한 세력으로 부상하고 있었다. 정부는 의료조직에서 주요한, 아마도 지배적인 역할을 맡는 것처럼 보였다. 이전에 민간과 전문가가 주도했던 결정이 지금은 공적 또는 정치적이 되어가고 있다. 8년이 지난 지금 이런 변화는 더 이상 변화의 방향도 아니며 예전의 방식으로 되돌아가지도 않는다. 미국 의료에서 민간기업은 더욱 강력한 위치를 점유하고 있다. 만일 레이건Ronald Reagan 행정부를 이끌고 있는 사람들이 이대로 간다면, 미국 의료의 미래는 기업의료가 되어버릴 것이다. 그러나 이런 변화는 현 정부에서 시작되지 않았다. 그 배경이 되는 힘은 수도 워싱턴에서의 변화 추세보다 더욱 강력하다. 정확하게 말해서 지금 일어나고 있는 양상 때문에, 문화적 현상으로서의 의학뿐만 아니라 산업으로서의 의학을 이해하는 것이 더욱 필요하며 양자 간의 관계를 이해하는 것은 더욱 중요하리라.

이런저런 문제를 탐구하는 이 책의 여러 장章은 거의 독립된 연구로 각각 읽어도 된다. 그러나 내가 이 책을 쓰게 된 일차적 의도는 미국에서 의료의 사회적·경제적 발전을 통합적으로 분석하려는 데 있다. 나는 우리 시대의 문화·경제·정치에서의 보다 광범위한 역사적 양상의 관점에서 의미 있는 해석을 제시하려고 한다.

더구나 이 책의 모든 장은 지식과 권력의 관계와 권위의 성격과 사용을 어렴풋하게 다룬 서론의 논의로 귀결된다. 어떤 독자들에게 서론의 이론적 논의들은 책에 대한 소개이기보다 장애가 될 수 있을지도 모른다. 나는 그들에게 인내를 부탁드린다. 나는 서론을 통해 주제를 관련 자료와 연관하여 분석하며, 개념과 용어를 정의하고, 논의의 주요한 방향에서 지침이 되는 분석적 지도를 제시하려고 한다. 적어도 1권에서는 그렇다. 하지만 만일 독자들이 이런 지도가 너무 간단하고 추상적이라고 생각된다면 1장은 건너뛰어도 된다. 바라건대, 그러면 권위와 경제적 힘에 대한 나의 관심사가 바로 분명해질 것이다.

이 책의 독자들은 반드시 의학사, 의료경제학, 의료사회학에 대해 많은 지식을 갖고 있지 않아도 된다. 나는 이야기를 분명하게 전달하기 위해 필요하다면 많은 배경 설명을 덧붙였다. 독자들은 이 책을 이해하기 위해 별도의 다른 문헌을 참고하지 않아도 될 것이다. 그러나 독자들이 더 많이 배우고 싶다면 미주와 각주의 내용을 보면 된다. 이것들은 내가 다른 학자와 어떤 견해 차이가 있는지를 보여줄 뿐만 아니라, 내가 그들에게 학문적으로 빚을 지고 있음을 보여준다. 나는 이 책이 논쟁거리가 되지 않도록 비교적 직설적으로 서술했다.

이 책에서 정치적 대안을 찾기를 기대하는 독자가 있다면 실망할 것이다. 그것은 내가 이 문제에 대해 무관심해서가 아니며 중립적인 입장을 취하기 위해서도 아니다. 나는 다른 곳에서 정책의 시사적인 문제에 대해 언급해 왔다. 내가 어떤 의견을 갖고 있는지를 해독하기 위해, 특히 이 책의 마지막 장들에 제시된 몇몇 입장을 이해하기 위해, 별도의 다른 분석장치는 필요 없을 것이다. 그러나 역사는 무엇을 반드시 해야 하는가에 대해 어떤 답도 제공하지 않는다. 만일 내가 정치적 선택의 문제들을 다루어야 한다면 나는 다른 책에서 다른 방식의 목소리로 말해야 할 것이다. 나는 이 책이 보여주는 역사적 분석이 현재 당면한 어려운 상황을 규명하는 데, 심지어 서로 다른 입장을 지닌 사람들에게도 도움이 되기를 기대한다. 나는 우리 시대의 제도와 정책의 기원뿐만 아니라, 이런 발달 과정에서 실패 또는 패배했거나 방해를 받았던 제도와 정책의 운명을 추적하려고 한다. 나는 우리가 가지 못했던 길들에 대한 이런 분석이 과거가 지녔던 다른 가능성과 현재 우리가 갖고 있는 가능성을 일깨워 주는 데 도움이 되기를 바랄 뿐이다.

매사추세츠주 케임브리지에서

1982년 8월

원서 개정판 서문

'미국 보건의료의 사회사'는 이전에는 해당 분야의 사람들에게만 상대적으로 더 알려진 주제였다. 미국 사회, 경제, 정치를 이해하기를 원했던 사람들은 일반적으로 보건의료 단체와 조직의 발전에 대해 깊이 배우고 싶은 필요성을 느끼지 않았다. 하지만 보건의료 제도가 발달하면서 이에 대한 국민들의 생각이 불일치해지자 이 주제는 더욱더 잘 알려지면서 중요하고 긴급한 문제가 되었다. 이러한 국민적 관심에 호응하고 싶은 생각에 『의학, 정치, 돈: 미국 의료의 역사사회학』이 처음 출간된 지 35년이 지나 원서 개정판을 내기로 한 것이다.

원서 개정판은 초판을 수정하지 않고 내용을 더욱 깊이 분석했다. 그래서 이 책에서 '현재시제'는 1980년대 초를 말하는데, 특히 2권의 5장 '기업의료의 등장'이 그렇다. 독자들은 필자가 예측했던 내용과 그때 이후로 실제 일어났던 일이 어떻게 다른지를 파악할 수 있다.

'에필로그'에서는 1982년부터 2016년까지 보건의료의 발달 과정을 분석한다. 이전과 마찬가지로, 나는 이 시기의 특정 사건으로 돌아가 광범위한 맥락에서 그 변화를 조망한다. 그럼에도 2016년 10월에 에필로그의 초고를 마치고 최종 교정을 본 시기 사이에 잠재적으로 큰 변화가 일어날 수도 있는 상황이 생겼다. 트럼프 Donald Trump가 대통령으로 선출되었고, 공화당이 의회의 다수당이 된 것이다. 이로 인해 국가정책은 크게 변화할 것으로 보인다. 하지만 보건의료에 대한 제도적 영향이 장기적으로 어떻게 깊이 일어날 것인지를 알기에는 아직 너무 이르다. 그래서 두 가지 간단한 참고문헌을 삭제하고, 에필로그는 선거 전에 썼던 내용을 그대로 유지했다.

베이직북스Basic Books의 두 발행인이 이 책을 발간해 주었다. 마틴 케슬러Martin Kessler는 이 책의 초판을 전적으로 지원했으며, 라라 헤이머트Lara Heimert는 원서 개정판을 내자고 했다. 그들이 없었다면 독자들은 이 원서 개정판을 읽지 못했을 것이다.

2016년 11월 28일

폴 스타

감사의 말

이 책은 자신의 문서작성기를 쪼아대는 외톨이 학자가 옛날 방식으로 쓴 것이다. 그러나 수많은 단독 개원의처럼 나는 동료들과 상의하는 혜택과 몇몇 큰 기관의 자원을 마음껏 누렸다. 그것이 없었다면 내 일은 불가능했을 것이다.

어떤 진지한 연구와 성찰을 하는 데 그 준비를 위해 전적으로 주어진 시간을 대신할 수 있는 것은 없다. 하버드대학 펠로협회Society of Fellows가 1975~1978년에 걸쳐 제공한 3년이라는 시간이 없었다면 이 책은 쓸 수 없었을 것이다. 또한 나는 이 작업을 시작하던 1974~1975년에 예일대학 로스쿨의 법학, 과학, 의학 펠로로 활동하는 동안 연방기금의 수혜를 받았다. 1981~1982년에 예일대학 사회·정책연구소Institution for Social and Policy Studies에 객원으로 있는 동안에는 존 사이먼 구겐하임 메모리얼 재단John Simon Guggenheim Memorial Foundation의 지원을 받기도 했다. 또한 나의 선생이었으며 현재는 하버드대학 사회학과의 동료인 이들이 내게 준 충고와 자신감, 격려에 감사드린다. 대니얼 벨Daniel Bell에게는 특별한 빚을 졌다. 그는 지금의 1권이 된 내 초고의 글줄 하나하나에 시간을 쏟았을 뿐 아니라, 자신의 지식 범위에서 끊임없이 나오는 본보기를 제공했다.

지금 정확히 기억할 수 있는 것보다 더 많은 이들이 수년간 내게 조언을 주거나, 각 장 초안을 비평해 주거나, 혹은 내가 연구를 하는 동안 그저 귀 기울여 주었다. 특히 조앤 리도프Joan Lidoff, 마이클 셔드슨Michael Schudson, 제리 애번Jerry Avorn,

피터 테민Peter Temin, 케네스 러드머러Kenneth Ludmerer, 존 할리 워너John Harley Warner, 모리스 보겔Morris Vogel, 마크 블룸버그Mark Blumberg, 존 사이먼John Simon, 조지 실버George Silver, 대니얼 폭스Daniel Fox에게 감사를 전하고 싶다.

2장은 앞서 「19세기 미국의 의료, 경제, 사회Medicine, Economy, and Society in Nineteenth-Century America」라는 제목으로 ≪사회사Journal of Social History≫ 10권(1977년 여름)에 실렸다. 해당 글에는 ≪다이달로스Daedalus≫(1978년 겨울)에 실린 「의료와 전문적 권위의 쇠퇴Medicine and the Waning of Professional Sovereignty」라는 글의 일부가 담겨 있다. 애초 계약을 통해 해당 글을 지금의 책에 쓸 수 있도록 허락해 준 데 대해 해당 간행물 편집자들에게 감사를 전하고 싶다.

나는 또한 베이직북스의 마틴 케슬러가 보여준 신뢰와 관용에 감사하며, 이 책의 제작에 힘써준 모린 비쇼프Maureen Bischoff에게도 감사를 전한다. 나는 이 책을 하버드 컴퓨터를 이용해 직접 출판할 수 있게 해준 스콧 브래드너Scott Bradner에게 빚졌다. 스티븐 홈스Stephen Holmes와 낸시 머울Nancy Maoull은 출간을 앞두고 몇 차례에 걸쳐 아주 즐거운 환대를 베풀어주었다. 내 딸 리베카는 원고가 내 품을 떠날 때까지 자기 엄마의 자궁을 떠나기를 사려 깊게 기다렸다. 그리고 가장 중요한 것은, 내 아내 산드라가 자신의 지혜와 이 주제에 관한 자신의 수많은 지식, 그리고 인내를 내게 베풀어준 것이다. 여기에 내 사랑의 척도를 전달할 방법은 없다.

원서 개정판 번역 서문

폴 스타의 언어로 한국 의료를 어떻게 바라볼 것인가

폴 스타Paul Starr가 1982년에 출간했던 이 책은 미국 지성계로부터 큰 찬사를 받았다. 퓰리처상(논픽션)을 수상했을 뿐만 아니라, 사회학 분야의 라이트밀스Charles Wright Mills상과 역사학 분야의 밴크로프트Bancroft상도 받았다. 무엇보다도 이 책은 미국 의료에 관심이 있는 사람이라면 반드시 읽어야 할 필독서가 되었으며 스테디셀러가 되고 있다. 나는 1990년대 초기 존스홉킨스대학에서 공부를 하면서 이 책을 공들여 읽었다. 그런데 저자는 2017년에 '에필로그'를 추가하여 원서 개정판을 발간했다. 한국어 번역판을 1994년에 처음으로 발행하고 전면개정판을 2012년에 출간했던 나로서는 이 부분을 번역할 수밖에 없는 책임감을 갖게 되었다.

단도직입적으로 물어보자. 한국 의료에 관해 이런 책이 나올 수 있을까? 당분간 어렵다고 생각한다. 왜냐하면 우리나라 의학, 사회과학, 인문학 분야 사이에 진행되고 있는 소통과 공감의 역사가 이런 책을 내기에는 아직 충분하지 않기 때문이다. 바꾸어 말해서 의료사회학, 의료경제학, 의사학醫史學, 의료지리학, 의철학, 의료인류학과 같이 두 분야 사이의 학제 간 연구들이 사회에 미치는 영향력이 대단히 미약하기 때문이다. 수도권의 유수한 대학과 지방의 거점 국립대학의 사회과학과 의학 분야에서 이런 전공자들이 얼마나 되는지를 손꼽아 보면 알 수 있다. 폴 스타가 이 책에서 언급한, 의료를 탐구하는 인문사회과학 분야 석학들의 면면을 살펴보면 한국의 상황이 얼마나 열악한지를 깨닫게 된다. 이 책은 저자의 고단한 노력만으로 이루어지지 않았다. 미국 사회에서 인문사회과학과 의학 사이의 교류가 이 책의 출현에 적합한 역사문화적 토양으로 작용해 왔던 것이다. 이런 문제의식을 여전히 유지하고 있기에 원서 개정판을 출간하게 된 것이다.

무엇보다도 학술서의 번역 작업은 고도의 학문적 행위임을 강조하고 싶다. 이와 관련해서 이 책의 초판 번역 서문 '번역과 융합적 지평'에 실린 글의 일부를 약간 수정해서 인용한다. 번역이라는 학문 행위에 대한 나의 문제의식은 18세기 후반 일본의 번역 문화에 맞닿아 있다. 『난학의 세계사』(2016)와 『동아시아 의학의 전통과 근대』(2004)를 집필하면서, 나는 스기타 겐파쿠杉田玄白가 네덜란드의 해부학 서적을 『해체신서解體新書』(1774)로 번역한 것을 계기로 '란가쿠蘭學'가 형성된 역사를 공부하면서 여러 차례 밤하늘의 별을 오랫동안 쳐다본 적이 있다. 네덜란드어에 능숙했던 마에노 료타쿠前野良澤는 스기타 겐파쿠와 함께 중국 의학에서 적절한 의학 용어를 찾으려고 했지만, 중국어와 네덜란드어 사이에 큰 개념적 차이가 있음을 알고 '일본식 한자'를 만들어냈다. 예를 들어, 그들은 네덜란드어의 'zneuw'에 해당하는 적절한 번역어를 만드는 데 사흘이나 골몰한 결과, '신기神氣'에서 '신神'을, '경락經絡'에서 '경經'을 따서 '신경神經'이라는 새로운 일본식 한자를 '발명'했다. 기존의 중국 의학에서는 이 개념이 존재하지 않았던 것이다. 이렇게 어려운 과정을 거쳐서 일본 최초의 번역서가 탄생했다.

이 책을 번역하기로 마음먹었을 때 당면했던 가장 큰 어려움은 바로 『해체신서』의 번역자들과 같은 유형이었으리라. 지금도 마찬가지이지만, 당시 미국의 보건의료 문화는 유럽과도 크게 다를 정도로 '예외주의'적 특징을 갖고 있었을 뿐만 아니라 한국의 보건의료 문화와도 공통분모가 거의 없어서 적절한 번역 용어를 찾아내기가 여간 어렵지 않았다. 영어 능력과 전문 지식만으로 번역에 덤벼들었던 당시의 무모함을 떠올리면 지금도 얼굴이 화끈거린다. 이후 난학에 대한 공부를 통해 나는 번역이 독자적인 학문 영역임을 깨닫게 되었다.

시계를 약 30년 전으로 돌려보자. 한국의 대기업인 현대, 삼성, 대우는 대형 병원과 의과대학을 설립하는 데 달려들었다. 당시에 나는 직감을 했다. "폴 스타가 말했던, 의료의 기업화가 한국에서도 곧 현실이 될 것이다." 예감이 적중했다. 그

후 강산이 세 번이 바뀔 동안에, 한국의 병원과 의료문화는 더 이상 기존의 의과대학과 대학병원들이 아니라, 현대와 삼성이 세운 기업병원들과 경쟁하는 구도를 통해 만들어지고 있다.

여기서 다음과 같은 질문을 하는 사람이 있을 수 있다. 아니, 한국은 미국과 달리 국민건강보험이 잘 발달되어 있는데 미국에서의 의료기업화와 다르지 않는가. 결론부터 말하면, 그렇지 않다. 거칠게 말해서, 한국은 1945년에 독립이 된 이후로 미국 의학, 의술, 의료의 실험실이 되어왔다. 이를 보여주는 명료한 사례를 알아보자. 찢어지게 가난하여 가장 기본적인 공중보건 서비스조차도 이용할 수 없었던 사회에서 '전문의' 제도가 한국전쟁 기간에 시작되었다. 이때부터 한국의 의사들은 전문의가 되기 위해 너도나도 나섰고 마침내 세계적으로 전체 의사 대비 전문의 비율이 제일 높은 나라 가운데 하나가 되었다. 보릿고개도 넘기 어려웠던 1960년대에 한국 의사들은 미국에서 살길을 찾았다. 미국은 부족한 의사 수를 충족시키기 위해 한국, 인도, 필리핀과 같은 나라의 의사들을 받아들였다. 이러한 두뇌 유출의 결과, 1970년대에 한국의 어느 유수한 의과대학에서 동창회를 열면 서울보다도 뉴욕에서 참가자가 더 많았다는 에피소드는 그냥 웃어넘겨 버리기에는 시대의 불편한 진실이 담겨 있다.

이런 열악한 상황에서 500인 이상의 기업을 대상으로 1977년에 '직장의료보험'을 실시한 것은 기이한 역설이라고 볼 수 있다. 박정희 대통령의 결단이 아니었더라면 국민건강보험은 더 늦게 실시되었을 것이다. 보험 가입자 수가 점점 증가하면서 한국 의사들은 경제적으로 숨통이 트였다. 마침내 1989년에 거의 모든 국민이 건강보험에 가입하는 시기와 맞물려 대기업들이 의료시장에 본격적으로 뛰어든 것이다. 1990년대에 군사정권이 종식을 하고 난 후에 의료보장에 대한 한국인들의 기대치가 높아지면서, 대기업들이 설립한 병원들은 급속히 발달해 나갔으며 기존의 대학병원들은 이를 뒤따라가는 형국이었다.

'의학전문대학원'은 한국 의료계가 미국 의학을 수용하는 데 합의를 하지 못하고 분열된 모습을 보여준 사례에 해당한다. 처음에는 '법학전문대학원'과 마찬가지로 별문제가 없어 보였다. 하지만 대학병원의 교수들은 의학전문대학원으로의 전환이 병원서비스 비용 증가에는 도움이 될지 몰라도 자신들의 의사서비스 비용 상승에는 별로 도움이 되지 않는다는 점을 깨달았다. 즉, 과학적 연구와 성취는 의사서비스 비용과는 항상 정비례하지 않는다는 것이다.

2000년 벽두부터 한국 사회는 의사들에 의한 미증유의 파업을 겪었다. '의료대란大亂'이 그것이다. 한국의 의료대란은 의사와 약사 간의 대립 구도, 즉 의약분업에 의해 초래되었다는 데 큰 특징이 있다. 미국 의료에서 약사들이 차지하는 위상을 고려할 때, 한국 의료에서 약사들은 정부와 정치인들이 결코 무시하지 못할 정도로 조직력을 키워왔다고 볼 수 있다. 해방 이후 의사들이 상대적으로 부족할 때, 약사들은 국민들을 위한 1차 보건의료의 파수꾼 역할을 담당해 왔다는 나름대로의 문화적 정체성을 갖고 있었다. 국민건강보험의 관리·운영 체계가 '통합'되는 과정에서 의약분업을 반드시 동시에 실시했어야 하는가에 대한 정책적 평가는 차치하고서라도, 이 시기 한국 의료의 위기는 국민들이 전혀 준비되지 않은 상태에서 돌출되어 국민들이 부담할 수밖에 없었던 개인비용과 사회비용은 엄청났다.

의료대란을 한국의 의사와 약사들 사이의 이해 대립이라는 전문직 사이의 이익 갈등으로 볼 것인가, 아니면 정치사회학의 관점에서 보건의료 부문에서 좌파와 우파들이 사회의 각 진영과 연대하여 치열하게 전개했던 이념적 대립과 갈등으로 볼 것인가, 그것도 아니면 '세계화' 시대에 한국 의료의 기업화 과정에서 이루어졌던 다국적 의산醫産복합체medical-industrial complex와 제약회사들의 자본 증대 과정으로 볼 것인가. 의료대란 이후 20년이 흘렀지만 어떤 학술적 평가도 없이 망각의 늪으로 빠져들고 있다. 다시 말하지만, 한국의 인문사회과학과 의학 분야 사이의 교류가 활발해져야 할 이유가 여기에 있다.

그렇다면 의료의 기업화가 지속된다면 어떻게 될까? 한국 드라마에 심취한 나머지 프린스턴대학에서 이를 주제로 강의까지 개설했던, 미국 보건의료 경제학의 석학인 라인하르트Uwe Reinhardt에 따르면, "의료서비스를 공급하는 쪽은 의료비를 지불하는 소비자로 하여금 권리를 행사하지 못하게 한다". 쉽게 말하면, 기업화된 병원과 의료인들이 의료시장을 과도하게 지배하게 되며, 환자들의 권리를 실현하려는 시민단체들의 목소리는 점점 작아질 것이다. 벌써 이러한 풍경이 한국 의료의 지배적인 양상으로 전개되고 있지 않은가.

마지막으로, 이 책을 읽는 독자들은 폴 스타의 기본적인 문제의식, 즉 "의학적 권위와 의료시장의 형성은 근본적으로 떼려야 뗄 수 없는 관계를 갖는다."라는 점을 항상 명심해야 한다. 권위에 근거하여 의사들이 경제력을 확보하게 되면 의료시장의 조직과 질서를 지배할 수 있다. 여기서 의사에 대한 국가의 보호뿐만 아니라 의사에 대한 환자의 신뢰도 의사의 시장지배력에 영향을 미친다는 점이 중요하다. 이렇게 한 사회에서 의사의 자율성과 의료체계에서의 전략적 지위는 의학적 권위의 발달과 의료시장의 형성에 대한 함수관계이다. 독자들은 한국에서 의료의 기업화가 더욱 힘을 갖는 풍토에서 이 함수 문제를 어떻게 풀어야 할 것인지 곰곰이 생각해 볼 일이다.

1990년대 초에 처음 이 책을 번역했을 때, 언젠가는 한국 현대 의료의 역사사회학에 대해 저술 작업을 하려고 마음을 먹었었다. 하지만 지난 20년간 열대학tropical studies의 정립에 관한 학문적 목표를 추진하면서, 최근에는 '인류세와 기후위기의 대가속화'를 열대학의 지평에서 탐구하면서, 이런 꿈은 점점 멀어지고 있다. 번역자로서는 학문 후속 세대에서 누군가가 나서서 '한국 의료의 사회사'를 집필해 주기를 간절하게 기대한다. 그러려면, 사회과학, 인문학, 의학의 융합적 사유를 마음껏 펼쳤던 폴 스타처럼, 한국의 학자들도 이런 창조적인 작업이 가능한 학술 생태계를 활발하게 만들어가야 할 것이다. 같은 직장에 있는 박주현 내과학 교수가 바쁜 임상 진료에도 불구하고 '에필로그'를 일차 번역했고, 번역자가 수정·보완했다. 또한 고려대학교 사학과 강찬영 대학원생이 에필로그와 미주 작업에 참여했다. 두 친구의 협력에 감사를 표한다. 한국 출판의 선구적인 작업을 실현하고 있는 한울엠플러스(주)의 김종수 대표와 윤순현 부장, 편집부 사람들에게 무한한 감사를 드린다.

원서 출간 40주년을 맞아
지구의 건강을 염원하면서
이별빛달빛

1권

의사, 권력 그리고 병원

서문
의사의 지배에 대한 사회적 기원

권력power은 이성의 꿈으로는 설명되지 않았다.

사람들은 이성이 예술과 과학의 형식으로 구현되었을 때 인류가 기근과 자연의 변덕, 무지와 미신, 폭정, 신체와 정신의 질병으로부터 해방될 것이라고 꿈꾸었다. 하지만 이성은 더 높은 자유를 쟁취하고자 역사의 종말로 향해 나아가는 추상적인 힘은 아니었다. 이성이 어떤 형태를 가질 것이며 어떻게 사용될 것인가는 사람들의 편협한 목적에 의해 좌우되었으며, 그들의 관심과 이상은 지식으로서 무엇이 중요한지를 규정했다. 이성을 통해 배고픔과 슬픔의 큰 질곡이 해소되었지만, 그로 인해 새로운 권력의 세계가 만들어지기도 했다. 바로 이런 세계에서, 어떤 사람들은 지식과 권위에서 남들보다 우위를 점유했는가 하면, 노동을 합리적으로 관리하거나 재정적으로 뒷받침하기 위해 거대한 제도들을 통제하면서 남들보다 앞서 갔다.

현대 의학은 바로 이런 이성의 엄청난 작용으로 이룩된 결과이다. 다시 말해서 전문적인 지식과 기술, 행위규범이 어우러진 정교한 체계이다. 이 모든 것이 전적으로 합리적이라고 볼 수는 없다. 질병에 대한 개념과 대응 방식은 그동안 경험해 온 독특한 문화적 궤적을 여실히 보여준다. 이것은 의술을 표현할 때 더욱 선명해진다. 그러나 어떠한 편견이 개입되었든 간에, 현대 과학은 인류를 질병으로부터 구제하는 데 어느 정도 성공을 거뒀다. 문화적 상대론자들도 열병에 걸렸거나 팔이 부러졌을 때 의사 대신에 전통적인 치유사healer를 찾아가야 한다고 주장하지는 않을 것이다. 그들도 이성에 대한 희망이 의학에서 부분적으로 실현되었음을 행동으로는 — 말로는 항상 그러지 않더라도 — 인정하고 있다.

그러나 의학은 다른 분야에 비해 이성의 혜택을 확실하게 받을 수 있는 분야이다. 경제적 가치도 미미하고 전통적으로 보잘것없는 직업으로 여겨졌던 의학은 병원, 클리닉, 건강보험, 보험회사를 비롯해 거대한 노동력을 고용한 수많은 조직으로 뻗어나갔다. 이러한 의학의 변천은 단순히 과학을 발전시키고 인간의 욕구를 만족시키기 위한 것은 아니었다. 의학의 역사는 진보를 노래한 서사시로 쓰여왔다. 하지만 그것은 새로운 권력과 권위를 가진 계층의 등장, 새로운 경제시장의 형성, 새로운 신념과 경험의 출현을 둘러싸고 벌어진 사회경제적 갈등에 대한 역사이기도 하다. 미국 사회에서 의사들만큼 이런 새로운 이성과 권력의 세계에서 지배적인 지위를 차지했던 계층은 존재하지 않는다. 나는 1권에서 19세기 후반과 20세기 초에 의사들의 권위가 어떠했는지를 다룰 것이며, 2권에서는 관료적이며 기업화된 의료제도를 논할 것이다.

가장 기본적으로 개인의 차원에서 보면, 권력은 의존에서 생겨난다. 그리고 전문직에서의 권력은 주로 자신의 지식과 능력에 대한 의존에서 생겨난다. 어떤 경우에 이 의존은 전적으로 주관적일 수 있다. 그러나 그것은 아무런 문제도 아니다. 심리학적 의존은 다른 경우에서처럼 그 결과가 현실적이다. 오늘날 사람들이 유달리 전문직에 매달리는 이유는 전문가의 해석에 따라 우리의 세계관과 경험이 달라질 수 있기 때문이다. 우리는 전문가들의 힘을 정당하다고 보기 때문에 그들이 현상의 본질에 대해 권위자임을 자처하면 그것이 원자구조이든, 자아ego이든, 우주이든 간에, 그들의 판단을 믿고 따르게 마련이다.

특히 의사는 권위에 관한 한 남다른 설득력을 갖고 있다. 법률가나 성직자와는 달리, 의사는 현대 과학과 밀접한 유대관계를 맺고 있으며, 과학적 지식은 적어도 지난 세기(역 19세기) 내내 믿음의 위계질서 안에서 특권을 차지해 왔다. 심지어 과학 분야에서도 의학이 차지하는 위치는 특별하다. 개원의들은 일상생활에서 사람들과 직접적이고 친밀한 관계를 맺으며, 사람들의 생사가 판가름 나는 결정적인 순간을 지켜보게 된다. 추상적인 과학 지식의 언어로 개인적인 어려움을 설명해 준다는 점에서 그들은 과학과 개인적인 경험 사이에서 중개자의 역할을 한다. 개원의들은 많은 사람이 가까이 하기에는 무서운 세계와 접촉할 수 있는 유일한 방편이었다. 의사들은 전문가로서 조언할 때는 물론이고 개인적인 관계에서도 일종의 개별적인 객관성을 부여해 준다. 갑자기 질병이 발생했을 때 의사의 판단은 환자에게 더욱 쉽게 받아들여진다. 환자들은 고통과 죽음의 공포에 시달리면 누군가가 믿음을 다시 북돋워 주기를 갈망한다. 자신의 역할을 치료적 기능으로 규정함으로써 의사들은 사회에서 자신들의 입지를 더욱 넓혀나갔다. 의사들의 능력은 환자뿐만 아니라 사회 전반에서 중요해졌기 때문에 건강에 대한 관심만으로도 지지를 얻을 수 있었다. 이러한 바탕 위에서 의사는 환자와 의료계 종사자, 때로는 의료계 외부에까지 권위를 행사하게 되었다.

임상에서는 이러한 권위가 치료 과정에서 핵심적인 역할을 할 때가 가끔 있다. 대개의 환자들은 자신에게 가장 필요한 것이 무엇인지 잘 모르는 경우가 많고 정서적으로 이 문제에 연연하지도 않는다. 의사들은 전문 지식이 아니더라도 이러한 판단을 내릴 수 있는 이점을 가지고 있다. 더구나 효과적인 치료 방법 중에는 몸을 오히려 힘들게 하는 것처럼 어려운 진료도 있을 뿐만 아니라, 환자들의 말을 대강 듣고 병을 진단하거나 치료 여부를 판단해야 할 때도 있다. 환자의 가족들을 통제할 수 없을 때도 있고, 가끔은 그들의 요구에 책임을 져야 하는 경우도 있다. 그리고 환자 이외의 제3자가 이들을 중재해야 할 때도 있다. 의사들은 이러한 역할에 잘 적응해 나갔다. 왜냐하면 그들은 환자들과의 관계를 잘 유지하면서 환자들의 그러한 성향을 잘 이해할 수 있기 때문이다. 그래서 전문가의 권위를 기반으로 의사들은 환자의 잘못된 판단을 피할 수 있을 뿐만 아니라 환자들의 회복을 위해 그들과 쉽게 협력할 수 있다.

그러나 의사들의 지배에 관한 문제는 이러한 합리적인 근거만으로는 설명할 수 없는 부분이 많다. 의학적 권위가 부분적으로만 적합하거나 또는 그러한 판단 자체가 완전하지 못할 경우에, 그것은 임상 분야를 벗어나 도덕과 정치의 영역으로 표출된다. 그뿐만 아니라 의사들은 권위를 이용해 사회적 특권, 경제력, 정치력을 행사해 왔다. 의학을 통해 얻은 대가를 분배받을 때도 우리 사회에서 가장 돈을 많이 받는 의사들은 상당히 많은 몫을 받는다. 최근까지도 의사들은 자신들의 이익에 영향을 주는 의료시장과 의료조직에 대해 지배력을 행사해 왔으며, 그러한 체계를 좌우하는 정치, 정책, 사업에서도 의사들의 이익이 우선시된다. 개인적인 관계에서부터 국가에 이르기까지 이러한 모든 양상은 단계마다 의사들의 지배로 나타났다.

의사들은 어떻게 문화적 권위와 경제력, 정치력을 얻을 수 있는 지위에 오르게 되었는가. 어떻게 다른 강력한 사회적 집단과 함께 의료 분야의 제도적 구조를 형성했는가. 그리고 어떻게 그러한 체계에서 지금까지 자율성과 통제력을 유지하며 발전해 왔는가. 1권에서는 바로 이러한 문제들을 다루고자 한다.

어떤 사람들은 의사의 지배에 대한 사회적 기원이 너무나 명확하기 때문에 이를 굳이 설명할 필요가 없다고 생각할 수도 있다. 의사들은 늘 존경받았고 영향력이 강하지 않았던가? 그리고 과학이 성장하면서 필연적으로 의학적 가치와 위상이 높아지지 않았는가? 그리고 미국 문화의 어떤 측면, 특히 건강과 복지에 관한 선입견 때문에 의사들에게 높은 지위가 부여되지 않았는가?

이러한 질문에 대해서는 “결코 아니다.”라고 답할 수 있다.

인류 최초의 의사는 환자가 저절로 회복되기 전에 주문을 외워서 환자를 치료했고, 그 결과 운이 좋게도 지금까지 안락하고 영예로운 지위를 차지했다는 말은 사실이 아니다. 이를 입증하는 수많은 역사적 반증들이 있다. 로마인들 밑에서 의사들은 주로 노예나 해방노예, 외국인이었고, 매우 비천한 직업으로 여겨졌다. 18세기 영국에서는 하층부에 속한 외과의사와 약제사들 위로 내과의사들만이 귀족gentry 계급의 주변부를 차지했고, 그들은 토지와 지위를 살 만한 충분한 재산을 축적하기를 바라며 부유한 후원자를 얻기 위해 노력했다. 19세기와 20세기 초반까지 프랑스 의사들은 대부분이 무일푼이었고, 성공한 의사들도 이 분야에서는 높은 지위를 차지할 수 없다고 생각해 전문가로서 무엇인가를 성취하기보다는 보편적인 수양을 쌓는 것을 이상적으로 생각했다.[1]

지금도 과학적으로 발달한 의료제도를 갖춘 사회에서조차 의사들이 막강한 권력을 갖지 못한 경우가 간혹 있다. 대표적인 예로, 소련에서는 의사들의 평균수입이 산업노동자가 받는 월평균수입의 4분의 3에도 미치지 못한다. 게다가 소련 의사들의 70%는 여성이다.[2] 서구 사회 가운데 미국과 비슷한 영국에서도 대부분의 일반 개원의들은 적당한 수입을 올리고 있으나, 국가건강보장제도National Health Services 속에서 활동하고 있는 그들은 예산과 정책을 통제하지 못하고 있는 실정이다. 영국을 비롯한 유럽 국가에서는 의료 전문직 내부에 상담의사들로 구성된 막강한 고위 계층이 있는데, 이것이 미국과 서유럽 국가의 의사들을 구분 짓는 기준이 되고 있다. 미국처럼 국민건강보험을 거부하고 아직까지도 민간보험제도를 유지하면서 의사들이 성공을 거둔 곳은 어디에도 없다. 전문가주의의 발전에서 가장 중요한 과학적 발전이 이룩되었다 해도 미국의 의사들처럼 광범위한 문화적 권위와 경제력·정치력을 반드시 보장받지는 않는다.

의학 분야에서의 전문가적 지배 현상은 미국 문화의 뿌리 깊은 특성에서도 그 실마리를 찾을 수 없다. 미국에서도 의사가 늘 강력하고 권위 있는 직업은 아니었다. 한 세기 전만 해도 의사들의 수입과 위신, 영향력은 보잘것없었다. 1869년에 어느 비평가는 고통스럽게 다음과 같이 말했다. "미국의 모든 대학에 의학교가 설립되어 있지만, 오늘날 의학은 자유롭게 교육을 받은 사람들이 선택할 수 있는 직업 가운데 가장 천대받는 직업이다."[3] 일부 저명한 의사들 중에는 많은 재산을 모은 이들도 있었지만, 19세기 이전만 해도 의사들의 생활은 존경받는 삶과는 거리가 멀었다.

토크빌Alexis de Tocqueville을 비롯한 많은 관찰자들은 미국이 개인 복지에 관심을 가진 유일한 나라임을 여러 차례 지적한 바 있다. 토크빌이 미국을 방문했던 1830년대 이후 식이요법과 운동, 도덕적 순결성, 긍정적 사고, 종교적 믿음을 통해 건강을 증진하려는 대중운동이 미국을 휩쓸었다. 오늘날 공원에서 조깅하며 건강식품 가게에서 쇼핑을 하고 심리분석을 주절거리거나 건강유지와 관련한 안내서를 읽는 미국인들을 본다면, 토크빌은 아마도 질병에 대한 강박관념이 한층 심각해졌다고 결론 내릴 것이다.

하지만 건강에 대한 관심이 반드시 의사에 대한 믿음으로 이어지지는 않는다.

반대로 '자신의 힘으로' 건강을 얻고 싶어 하는 많은 사람은 의사들에게 회의적이다. 대중의학을 옹호하는 사람들은 자신이 의사인 경우에도 의사들과 전쟁을 벌이고 있다고 생각할 때가 있었다. 격렬한 종교적 믿음이 교회에 이롭지 않을 때가 있듯이, 사람들이 치료의 중요성을 깨닫게 되자 의사의 권위에 의존하는 대신에 오히려 각종 분파가 난립하게 되었다.

의사의 높은 지위와 권한에 대한 잘못된 설명은 일반적인 문제점을 가지고 있다. 이러한 주장은 의사의 지위가 어떻게 변해왔는지를 상대적이며 역사적인 관점에서 설명하지 못한다. 그래서 치료에 대해서든 과학이나 건강에 대해서든, 대중의 입장을 곧바로 신분과 권력으로 해석해 버리는 측면이 있다. 이 문제에 대한 분석은 몇 가지 모순되는 전제로부터 출발한다.

첫째, 미국 의료에서 의사들의 지배는 역사적인 문제이며, 이는 환자를 치료하는 것과 같은 사회구조적 기능과는 별다른 상관관계가 없다. 사회구조는 역사적 과정의 산물이다. 의사의 지배와 같은 이미 주어진 구조적 상황을 이해하기 위해서는, 특정 조건하에서 사람들이 이익과 이상을 추구할 때 그러한 구조를 실현시키기 위해 어떤 방식으로 행동하는지를 먼저 밝혀내야만 한다. 19세기에 의사는 신분과 수입 면에서 대체로 취약하고 불안정했다. 또한 의사가 되는 조건을 통제하거나 의학교육의 기준을 강화할 능력도 없었다. 20세기에 와서야 의사들은 강력하고 명망 있는 부유한 직업이 되었을 뿐만 아니라, 미국 의학의 기본 조직과 재정구조를 성공적으로 형성했다. 최근에는 그러한 권한이 의사조직으로부터 의과대학, 병원, 사립재단과 정부기관, 건강보험회사, 민간보험, 대기업 병원으로 옮겨갔고, 이에 따라 기존 체계는 의사들의 통제 능력 밖으로 벗어나기 시작했다. 이러한 변화를 이해하기 위해서는 구조적이며 동시에 역사적인 분석이 필요하다. 사회경제적 관계의 저변에 있는 양상을 구조적으로 규명하는 방법은 관찰한 사건을 설명하는 것이다. 다시 말해서 그러한 사건을 발생시킨 인간의 행동 양상을 역사적으로 추적하는 것이다. 나는 구조적 분석이 빠져버린 이야기체 역사나 역사가 없는 구조적 분석의 가치를 (비록 전자가 확실히 좀 더 재미있지만) 모두 부인하고 싶지 않다. 이 두 가지는 독립적으로 연구되기보다는 서로 보완되어야 할 것으로 생각된다.

둘째, 단지 의학만을 살펴보는 것 — 의사와 환자의 관계, 또는 의학 분파에 내재되어 있던 다양한 힘마저도 — 으로는 의료조직을 이해할 수 없다는 것이다. 다른 제도와 마찬가지로 의료체계 역시 보다 강력한 권력과 넓은 사회구조의 영역에서 발달한 것이다. 이러한 외적 영향력은 보건의료에 대한 정치학과 경제학에 대한 갈등에서 유달리 두드러지게 나타난다. 20세기에 질병 및 의학과 관련한 비용은 사회복지, 경제적 효율성, 정치적 갈등을 함축하고 있어서 정부와 정당의 주요 관심사가 되어왔다. 미국에서는 사립재단이 의학교육과 연구비를 지원하는 것에 중요한 역할을 맡았고, 고용주나 노동조합, 보험회사는 서비스 운영비를 제공하는 중개자가 되었다. 이러한 외부의 대리인들 가운데 일부는 국소적인 이익에만 관심을 두기도 했지만, 때로는 정부와 정당, 사립재단, 고용주, 노동조합, 민간단체가 의료서비스를 제공하고, 그와 관련한 비용을 지불함으로써 다른 이익 — 선의, 감사, 충성심, 연대의식, 신뢰 등 — 을 얻고자 할 때도 있었다. 이러한 이득을 얻을 수 있다는 전망 때문에 의료 분야는 정치적·경제적 갈등이 빚어지는 전략적 거점이 되었다.

셋째, 의사의 지배를 연구할 때 문화와 제도 양쪽을 망라하는 접근이 필요하다는 점이다. 결과적으로 이 연구는 의사의 문화적 권위가 성장하고, 그것이 시장과 조직, 정부정책에 대한 통제력으로 전환되는 문제를 이해하기 위해서 의식과 제도를 함께 다룬다. 이것은 다른 작업을 하기에 앞서서 먼저 문화적 분석이나 정치경제학적 분석을 하자는 것이 아니다. 왜냐하면 내가 보기에 의사들의 문화적 권위를 먼저 다루지 않고서는 보건의료 분야에 작용하고 있는 다른 모든 정치경제적 세력들에 맞서서 그들이 어떻게 권위를 얻을 수 있었는지 이해할 수 없기 때문이다. 또한 물질적 삶과 사회적 조직의 저변에 존재하는 변화를 언급하지 않고서는 의사들의 문화적 권위가 어떻게 높아질 수 있었는지도 이해할 수 없을 것이다.*

* 일부 독자들은 여기서 바로 1장으로 건너가 3장까지 읽고 난 다음에 이 부분으로 돌아와도 된다. 특히 일반 독자들에게 이 방법을 권하고 싶다. 의학의 역사와 관련해 문화적 권위를 위한 의사들

권위의 기원

의존성과 정당성

만일 내가 주장한 것처럼 의사들의 성장이 권위의 성장에서 비롯된 것이라면, 우리는 권위가 무엇인지를 좀 더 정확하게 이해할 필요가 있다.

고전적 의미의 권위는 믿음과 복종을 강요할 수 있는 일정한 신분, 자질, 자격을 의미한다.[4] 믿음과 복종을 강요할 수 있다는 점에서 보면, 권위란 강제를 의미하기도 하고, 설득을 의미하기도 한다. 하지만 이 가운데 어느 한 가지라도 공공연하게 사용될 때 역설적으로 권위는 상실된다. 아렌트Hannah Arendt*의 주장에 따르면, 강제를 사용하는 것은 권위의 상실을 의미한다. 그것이 설득을 의미하더라도, "형평성을 전제로 하여 논의 과정을 거치게 되는데, 논의가 이루어지는 순간부터 권위는 정지되고 만다".[5] 권위는 자발적인 복종을 요구할 수도 있지만, 그것을 강제하려는 힘도 가지고 있다. 정치적 권위의 뒤에는 무력과 감금의 위협이 도사리고 있으며, 경영자의 권위 뒤에는 해고의 위협이 숨겨져 있는 법이다. 이러한 힘을 통해 권위에 종속된 사람들은 삶, 자유, 생계를 유지하기 위해 권위에 복종하게 된다.

권위의 두 가지 토대는 정당성과 의존성이다. 전자는 자신이 복종해야 한다는 주장을 스스로 받아들일 것인지에 달려 있으며, 후자는 복종을 하지 않을 경우 자신에게 좋지 않은 일이 생길지도 모른다는 추정에 의거한 것이다.

권위의 관계는 고정되어 있지 않고 유동적일 뿐 아니라 고통도 따른다. 예를 들

의 투쟁에 대한 내 생각을 어떻게 전개했는지를 살펴보고 나면, 독자들도 다음의 이론적인 논의들이 매우 유익하다고 생각할 것이다.

* 역 한나 아렌트(1906~1975)는 하이데거의 학문적 지도를 받은 뒤 야스퍼스를 스승으로 삼아 박사 학위논문을 썼다. 『인간의 조건』(이진우·태정호 번역, 한길사), 『전체주의의 기원』(박미애·이진우 번역, 한길사) 등의 저서를 남겼다. 독일 하노버에서 태어난 아렌트는 나치를 피해 파리로 이주했고, 다시 뉴욕으로 건너가 미국 시민이 되었다. 시몬느 베이유, 로자 룩셈부르크, 에디트 슈타인과 함께 4대 여성 유대인 철학자로 꼽힌다.

어, 아이가 부모와 싸우고 학생이 선생을 따르지 않거나 노동자가 고용주의 정책에 저항하면 그들은 힘든 시기를 겪게 된다. 그런 시기에는 권위의 정당성이 의문시되기도 하지만, 의존성이 지속된다면 권위는 유지될 수 있다. 반대로 권위가 약해져서 자발적인 복종이 불가능해지면 정당성에 근거하여 권위가 유지될 수 있다. 이와 같이 의존성과 정당성은 권위의 두 가지 근거가 되는 셈이다. 한쪽이 약해지면 다른 한쪽에 의해 권위가 유지된다. 또한 권위는 통제의 한 전략으로서 강제나 설득보다 영향력과 신뢰성이 있다.[6]

권위는 어떤 사람들에게는 복종을 의미하기도 한다. 예를 들어, 회사에서 가장 높은 권위를 가진 사람은 기업주나 사장이다. 왜냐하면 경영자가 소유권을 수용하고 기업에 대한 위임권을 받았기 때문이다. 물론 노동자도 이러한 권위를 갖는 경우가 있다. 거대한 공산당과 사회당이 있는 일부 나라에서는 노동자가 회사의 정당성을 인정하지 않는다. 그러나 그들도 살기 위해서는 회사에 크게 의존한다. 경영자의 권위에 대한 복종의 가능성은 아직도 대단히 높다. 마찬가지로, 한 사회에서 상류계층은 지배적인 정치적 권위가 최상의 가치를 보여준다고 믿기 때문에 그 권위를 믿는다. 이에 반해 종속적인 사회계층이나 종교적·인종적 집단의 경우에는 법률의 준수나 절대적인 의존성이 사회적 질서에 대한 순종의 근거가 된다. 어린 시절부터 그들은 지배적 권위에 대해 저항하면 곧바로 대가를 치르게 된다고 배웠을 것이다. 이로써 권위는 다시 한번 정당성과 의존성의 두 가지 힘을 통해 통제 양식으로서의 영향력을 높일 수 있게 된다.

타인의 권위를 받아들인다는 것은 "자신의 개인적 판단의 권리를 타인에게 넘겨준다."라는 것을 의미한다. 그러나 일부 사람들은 개인적인 판단의 권리를 타인에게 넘겨줄 때, 여전히 권위라는 단어가 설득력 있게 들릴 수도 있다.[7] 왜냐하면 권위는 대개 권력뿐만 아니라 이성의 의미도 포함하기 때문이다. 그러나 권위를 행사할 때 반항하는 자에게 무력을 행사하듯이, 권위에 복종하는 자에게 권위에 대한 근거를 굳이 제시할 필요가 없다는 이점이 있다. 이것이야말로 권위가 지니고 있는 경제적 가치일 것이다. 혼자서 전문적 조언을 구하려는 고객의 관점에서 볼 때 권위는 "이성의 가르침을 받을 수 있는 지름길"[8]일 수도 있다. 반면에 전문가의 조언을 들으려고 하지 않는 사람들을 통제하려는 전문가의 입장에서 보면, 강압적으로 사람들을 이끌 수 있는 권위가 지름길이 될 수 있다.

만약 권위를 행사하는 데 강제와 설득의 두 가지 방법을 모두 동원할 수 있다면, 정부의 후원을 받지 못하는 전문가적 권위는 대부분 설득의 방식을 통해 유지된다. 그렇기 때문에 의사는 권위를 인정받지 못하면 대개 환자와 논쟁을 벌이는 쪽으로 선회했다. 자발적으로 찾아온 환자에게 의사는 통치자나 고용주가 사용하는 폭력 또는 감금, 해고의 위협과 같은 방법을 사용할 수 없다. 환자가 의사에게 의존하는 가장 중요한 이유는 의사의 탁월한 의학적 능력 때문이지만, 만약 의사가 환자를 복종시키려고 의술을 사용해 해를 끼치려 한다면 그것은 의사의 윤리강령에도 크게 위배되는 것이다. 의사가 환자를 치료하지 않겠다고 위협한다면 환자는 이런 경우를 끔찍하게 생각할 것이다.[9] 물론 이런 위협은 드물겠지만, 그럴 가능성이 있다는 것만으로도 환자는 심리적 의존성이라는 또 다른 비합리적인 힘의 중대성을 느끼게 된다.

비록 의사는 지배자나 고용주가 가진 것과 같은 강제력을 가지고 있지는 못하지만, 때로는 환자로부터 정서적인 힘을 얻기도 한다. 자발적으로 찾아온 환자 중에는 다른 의사를 찾아가더라도 지금까지 지속해 온 의사와의 관계가 끝나는 것을 원하지 않는 이들도 있을 것이다. 이러한 두려움 때문에, 환자는 어려운 시기에 조언을 해줄 수 있는 의사에게 도움을 구하며 정서적으로 의존하게 된다. 이러한 정서적 의존성은 전적으로 긍정적인 측면만 있는 것은 아니어서 때로는 감정적 애증 관계로 나타나기도 한다. 하지만 이런 상황에서도 환자의 정서적 의존성은 의사의 권위를 강화하는 데 도움이 된다.[10]

특히 전문가와 고객의 만남에서 의존성은 권위를 강화하는 데 중요한 역할을 한다. 현대 국가에서 전문가는 고객의 요구를 중재할 수 있는 위치에 있다. 사회사업가, 교사, 의사는 복지수당을 받을 수 있는지, 학교를 졸업할 자격이 있는지, 군대를 면제받을 수 있는지를 판단한다. 이런 경우에 전문가는 다양한 제도의 안팎을 지키는 수문장으로서 권위의 도덕적 기반에 대한 믿음과는 아무런 상관없이 다른 이들을 통제할 수 있는 수단을 갖고 있다. 그러나 이런 상황에서도 전문가의 권위는 의심받을 수 있다. 고객은 복지 혜택을 정말로 받는지를 의심할 수도 있고, 전문가에게 교묘하게 속았다고 생각할 수도 있다. 정부와 공공기관이 전문가를 위해 행정적인 권위를 사용할수록 전문가의 권위는 높아질 수도 있고 낮아질 수도 있다.[11]

출신 계층이 서로 다른 고객들은 의존성, 권력, 신뢰의 정도가 서로 다른 다양한 전문가들과 관계를 맺는다. 부자들과 교육 수준이 높은 사람들은 전문가들이 어느 정도 자율적인 여건에 있다는 것을 알게 되었고, 정부가 돈을 대는 공공기관보다는 민간기관에서 서비스를 받고 싶어 한다. 또한 그들은 서로 동일한 생각을 공유하고 솔직하게 대화를 나눌 수 있으며 전문가들이 주장하는 의학적 능력을 타당하다고 본다. 반면 가난한 사람들과 노동자계급은 전문가들과 대화할 때 어려움을 자주 느낀다. 그들은 언어와 문화 차이 때문에 서로 생각을 공유하지 못했고 대화를 나누지 못했으며 전문가들에게 낯설고 적대적인 느낌을 받는다. 이들과 전문가들의 관계는 대부분 공공기관에서 타율적으로 맺어진 것이어서 재정적인 수단으로 얻을 수 있는 통제력을 갖지 못한다. 그러나 노동자계급은 별다른 대안이 없기 때문에 학교, 병원, 공공기관, 정부기관에 의존할 수밖에 없다.

의사들과 가난한 사람들의 관계는 사회사업가, 교사, 변호사, 판사와 가난한 사람들의 관계에 비하면 안정적인 편이다. 하지만 정신병원에서 정신과의사들이 그러한 것처럼, 의사들과 그들의 관계에서는 서로가 서로를 소외시키는 경우가 허다하다. 의사들은 다른 어떤 전문직보다도 문화적 차이나 의사소통의 어려움, 무력감, 의존성이 두드러지는 집단이다. 이는 의사들의 경제력이 커지고 사회적 지위가 높아졌기 때문이다. 어떤 경우에는 이런 격차로 인해 오히려 의사들이 고귀하고 비밀스러운 치료 능력을 가지고 있는 것으로 여겨져 그들의 권위가 높아지기도 한다. 하지만 이런 이유로 사람들이 과학적 의학에 복종하게 된 것은 아니다.

의사들을 포함해 대부분의 전문가들은 권위의 또 다른 기반인 정당성을 갖추고 있다. 그들은 자신들의 권위를 개인적인 차원이 아니라, 자신들의 자격을 객관적으로 인정해 주는 전문가 단체의 일원으로서 주장한다. 그들은 전문가 단체의 대표자로서 공통된 기준에 근거해 사람들에게 판단과 조언을 제공한다. 현대의 전문가들이 누리는 이러한 기준은 합리적인 조사와 경험적인 증거에 근거하고 있다.

전문가적 권위는 특정한 실질적인 가치들을 지향하고 있는데, 의학의 경우에는 건강의 가치를 지향한다. 만약 어느 개원의가 의사집단이 신봉하는 가치나 기준을 위반하면 그가 행사하는 권위는 비합법적인 것으로 간주되며 극단적인 경우에는 위법행위로 처리되기도 한다.

전문가의 권위는 여러 가지 측면에서 특징적이다. 전문가들은 행동에 대해 조언을 해줄 뿐만 아니라 조언을 받는 사람들의 '요구'를 포함해 현실과 경험의 본질을 평가하기도 한다. 홉스Thomas Hobbes가 『리바이어던Leviathan』*에서 주권에 관해 말한 것과 마찬가지로, 전문가의 권위를 통해 사물은 더욱 많은 의미를 지니게 되었고, 그렇기 때문에 우리는 권위가 과연 무엇을 규제하고 있는지 살펴봐야 할 것이다.

문화적 권위와 전문가의 통제

권위에 대한 대부분의 개념은 행위에 대한 규제를 강조하고 있다. 예를 들어 베버Max Weber의 고전적 정의에 따르면, 'Herrschaft'('권위' 혹은 '지배'로 다양하게 번역된다)는 사회의 법칙에 의해서 정당하다고 인정되는 명령에 대해 사람들이 복종하게 될 개연성을 말한다.[12] 하지만 우리가 보통 사용하는 언어에서 권위는 명령을 하는 것 이상의 의미를 담고 있다. 과학 논문, 종교적인 성전聖典, 심지어는 한 권의 문법책에도 권위가 담겨 있다. 교회와 같은 제도도 세상의 본질에 대해 권위 있는 심판을 내린다. 현대사회는 각기 다른 전문가 집단이 현실의 여러 측면을 지배하면서 그들의 판단도 점차 전문화되는 추세에 있다. 권위는 또한 현실에 대한 특정한 정의, 의미, 가치판단이 얼마나 정당하고 진실한지를 나타내는 확률을 일컫는다. 나는 이러한 형태의 권위를 베버의 사회적 권위와 구별해 **문화적 권위**라고 부르고자 한다. 이러한 차이는 의미와 이념의 영역인 문화, 그리고 사회적 행위자

---

* 역 토머스 홉스, 『리바이어던: 교회국가 및 시민국가의 재료와 형태 및 권력』(전 2권), 진석용 번역(나남출판, 2008).

들의 관계로 맺어진 영역인 사회 사이에서 흔히 — 비록 항상 문제가 있었지만 — 볼 수 있다.[13]

사회적 권위와 문화적 권위는 기본적으로 몇 가지 차이가 있다. 사회적 권위는 명령을 통해 행위를 통제하는 반면에, 문화적 권위는 사실과 가치를 정의함으로써 현실을 창조해 낸다. 사회적 권위가 오직 사회적 행위자들에게 국한되는 것과 달리, 문화적 권위는 종교 교리를 담은 서적(성경), 공인된 문헌(사전, 지도, 수학 공식), 학문적이고 과학적인 업적, 또는 법과 같은 과거의 지적 활동의 산물을 모두 포괄한다. 이러한 형식을 빌린 권위는 굳이 행사하지 않더라도 그 영향력을 발휘할 수 있는데, 이는 권위 있는 자리에 있던 사람들마저도 모호한 문제를 해결하기 위해서는 예외 없이 문화적 힘을 빌리기 때문이다.

사회적 권위와 문화적 권위는 간혹 서로 결합될 때도 있으나, 사회적 권위가 문화적 권위를 반드시 수반해야 할 필요는 없다. 국민들은 개별적으로는 진실하지 않거나 옳지 못한 주장을 거부하면서도, 집단적으로는 정부에 복종하기도 한다. 문화적 권위도 항상 어떻게 행동할 것인지를 결정할 수 있는 권위를 수반할 필요는 없다. 성직자나 과학자는 도덕과 자연현상에 대해 권위자임을 자처할 수 있지만, 특정한 선택을 하거나 행동을 취할 때 관례에 의해 제약을 받기도 한다.

의사가 간호사와 진료보조 인력에게 행사하는 권위는 그들의 행위를 규제하기 위한 것이기 때문에 기본적으로 사회적 권위라고 볼 수 있다. 또한 의사가 환자에게 처방과 조언을 하는 것도 사회적 권위를 행사하는 것으로 볼 수 있다. 하지만 의사는 다른 처방을 내리기 전에 미리 환자의 상태를 판정하고 평가해야 한다. 환자는 단지 조언을 듣는 것보다도 자신이 '진짜로' 병든 것인지, 증세가 무엇을 의미하는지 알아보기 위해서 의사에게 진찰을 받는다. 그들은 "선생님, 제가 무슨 병에 걸렸나요?", "심각한가요?"라고 묻는다. 이 대목에 이르면 문화적 권위가 행동에 우선하게 된다. 증상을 이해시키고, 건강 또는 질병을 진단하며, 질병을 명명하고, 처방을 내릴 수 있는 권위는 의사들에게 보장된 사회적 권위의 토대가 된다. 환자가 스스로의 경험을 이해하도록 함으로써 의사는 환자가 자신의 말을 수용할 수 있는 환경을 마련한다.

물론 환자들 중에는 의사의 판단을 권위 있는 것으로 받아들이면서도 따르지 않는 경우가 있다. 어떤 의사가 환자에게 담배를 끊고 체중을 줄이지 않으면 오래 살지 못할 것이라고 말했을 때 그 환자는 이 조언을 권위 있는 판단으로 받아들이고도 따르지 않을 수 있다. 이러한 경우에도 의사의 문화적 권위는 사회적 권위보다 우선하며, 이것은 주변에서 쉽게 찾아볼 수 있는 사례이기도 하다. 의사가 자발적으로 찾아온 환자를 치료할 때 의사 자신이 내린 현실적인 정의나 처방을 강요하기 위해서 강제적인 방법을 사용하지 않는다. 판사는 판결을 내리고, 의사는 조언을 하게 마련이다. 하지만 의사들의 권위는 독일의 역사가 몸젠Christian Matthias Theodor Mommsen*이 규정한 일반적인 권위의 개념 ― "조언보다는 강하게, 명령보다는 약하게 말해야 누구나 그러한 조언을 무시하지 않고 따를 것이다." ― 과 매우 유사하다.[14] 사람들이 의사의 조언을 따르는 것은 의사가 이를 지키도록 위협해서가 아니라, 그 조언을 무시했을 때 벌어질지도 모르는 결과에 대한 의사의 예견을 무서워하기 때문이다. 의사의 문화적 권위를 인정하는 사람이 존재하는 한, 의사의 예견은 진지하게 받아들여질 것이다.

그러나 환자가 의사의 문화적 권위를 따를 수밖에 없는 경우가 있는데, 그것은 바로 진단서 발급이다. 이때 환자는 진단서를 받기 위해서 전문가의 진단을 받을 수밖에 없다. 의사는 문화적 권위에 합당한 자격으로 질병을 일으킨 요인에 대해 권위 있는 판단을 내리며, 직업을 갖기에 적합한 사람을 평가하는 한편, 부상에 따른 장애의 정도를 평가하고, 사망 선고를 하거나 사람들이 사망한 후에 남긴 유서가 합법적인지 감정해 주기도 한다. 이러한 전문적인 판단은 법정이나 고용주를 비롯해 다른 사회적 권위와도 관련이 있다. 그러한 상황에서 의사는 사실만을 제시하면 되고, 밝혀진 사실을 처리하는 문제는 다른 사람의 몫이었다. 사회적 권위와 문화적 권위가 분리되는 이런 현상은 현대사회에서 매우 보편적으로 나타나며,

---

* 역 테오도어 몸젠(1817~1903)은 독일의 역사학자로서 로마사와 로마법에 관한 많은 저술을 남겼다. 그는 『로마사(Römische Geschichte)』(1854)로 1902년에 노벨문학상을 수상했으며, 정치가로도 활동해 프러시아와 독일 의회의 의원이 되기도 했다.

때로는 '사실'에 대한 공정하고 객관적인 평가를 받는 과정에서 경쟁집단의 상호 이익을 보장해 주는 수단이 되기도 한다. 그리하여 사회의 여러 기관은 정당성을 추구하기 위해 의학의 문화적 권위에 종종 의존한다. 이런 점에서 볼 때 의학적 권위는 의사와 환자를 위해서뿐만이 아니라 사회질서를 위한 하나의 자원이 된다.

이러한 의학적 권위는 단순히 서비스를 행하는 기술 이외에도 환자의 경험과 요구를 판단하는 능력까지 의미한다. 전문가의 권위는 해당 전문가의 뛰어난 능력에 의존하는데, 이때 권위는 전문가를 신뢰하는 유형에 따라 규정될 수 있다. 전문가에게 의존하는 성향은 고객의 감정적 욕구에 따른 것이거나 복지국가에서 행정적으로 전문가의 기능이 필요한 경우에 나타난다. 따라서 앞서 지적한 대로, 전문가적 권위가 정당성을 인정받기 위해서는 다음의 세 가지 특징을 가지고 있어야 한다. 첫째, 전문가의 지식과 능력은 그가 속한 전문가 집단에 의해 정당성을 인정받아야 한다. 둘째, 전문가로 인정받은 지식과 능력은 합리적이고 과학적인 근거를 지니고 있어야 한다. 셋째, 전문가의 판단과 조언은 건강과 같은 실질적인 가치를 지향해야 한다. 정당성의 이러한 요소는 보통 '전문직'이라는 용어를 정의하는 데 사용되는 속성들 — 집단적, 인지적, 도덕적 — 에 각각 해당한다. 전문직은 사회학자들이 제시했듯이 체계적인 교육과 조직적인 규율을 통해 자체적으로 규제가 이루어지는 직업이다. 또한 기술적이고 전문화된 지식을 바탕으로 전문가의 윤리강령을 준수하며 이익보다는 서비스를 지향하는 직업이다.[15]

물론, 전문가의 주장을 단순히 표면적으로 받아들여서는 안 될 것이다. 전문가로서의 신분에 적절한 보상을 받게 되면, 의료 분야 전공의나 기득권을 가진 의사들은 인정을 받기 위해 증명서를 발급하거나 과학을 발달시키거나 윤리규범을 제정하기도 한다. 그런 특징들은 전문가라는 신분을 보여주는 지표라기보다는 개원의들이 단결해 정부로부터 독점권을 따내어 전문가적 권위를 합법화하는 수단으로 봐야 할 것이다. 많은 직업들이 대중과 정부의 수용 여부와 집단적 조직화의 성공 여부에 따라 성공할 수도 있고 실패할 수도 있다. 이런 의미에서, 전문가주의professionalism는 어떤 일에 원래부터 들어 있던 속성이라기보다는 직업을 통제하는 하나의 방식으로 볼 수 있다.[16] 그러나 이것은 또한 일종의 사회적 연대이자 노동의 근간이며, 현대사회에서 신뢰를 통제하는 체계이기도 하다.

여기서 우리가 규명해야 할 역사적 과제는 이러한 전문가주의가 의학에서 어떻게 발달했는지를 알아보는 것이다. 의존성과 정당성에 대한 주장들이 어떻게 다양하게 나타났으며 어떠한 제도적 형태를 갖추게 되었는지, 그리고 의학적 권위의 영역은 어떻게 확장되었으며 어떤 과정을 거쳐 정치적·경제적 영향력으로 변화했는지를 설명하는 것이다.

의학적 권위의 성장은 현대 문화에 대한 믿음의 토대에서 일어난 전반적인 변화 및 복지국가의 성장과 직접적으로 연관되어 있기 때문에, 자칫 의사들이 이 모든 과정을 만들어낸 것으로 오해할 소지가 있다. 의사들에 관해 쓴 최근의 많은 글들은 그것을 일시적으로 형성된 하나의 카르텔로 설명하고 있다. 하지만 이것은 단지 의사들이 거둔 성공의 부차적인 부분에만 해당하는 이야기일 뿐이다. 더구나 문제는 의사의 권력이 처음에 어떻게 형성되었는지를 설명하는 것이다. 여러 가지 결과 중에 한 가지만을 가지고 원인을 설명하는 것은 옳지 않다.

미국 의학의 구조에 대한 가장 영향력 있는 해석은 과학기술적인 변화를 강조하고, 의학적 권위의 성장을 의사들의 치료 능력 향상에서 비롯되었다고 설명한다.[17] 이를 설명할 때마다 과학의 역할은 매번 중요한 요인으로 부각되지만, 과학과 기술이 발전했다고 해서 반드시 의사의 지배권이 확대되는 것은 아니다. 오히려 매우 다른 결과가 발생할 수도 있었다. 과학의 성장으로 인해 의사들이 조직에 의존함으로써 전문가적 자율성을 감소시켰을 수도 있다. 현대의 진료행위는 병원과 테크놀로지를 필요로 하므로, 다른 직업과는 달리 거대한 자본이 투자되어야만 한다. 테크놀로지의 발전에는 막대한 투자가 필요하므로, 의사들은 자본을 제공하는 사람들의 지배를 받게 된다. 다른 자영업을 하는 장인들도 테크놀로지의 필요성 때문에 간혹 독립성을 상실한다. 테크놀로지가 있다면 조직의 통제를 받지 않을 것이라고 생각하는 사람들에게 의학은 그렇지 않다는 한 가지 사례를 제시한다.

마르크스주의자들은 의학구조를 자본주의의 발달을 보여주는 거울이라고 설명한다. 이러한 입장에서 보면 의사들은 전문가로서의 야망을 성공적으로 실현했다. 왜냐하면 자본가들의 이념적 욕구와 의학구조의 변화가 이해관계에서 서로 일치했기 때문이다. 여기서 문제는 자본주의가 다양한 의료체계에 적합한 이념이며, 미국 의학이 자본가 계층이나 자본주의 체제의 '객관적' 이해에 의해 발달한 것인지가 분명치 않다는 사실이다. 당초 자본가들은 여러 차례에 걸쳐 의료를 적정화 rationalize하려고 시도해 왔으나, 성공을 거둔 적은 거의 없었다. 마르크스주의자들도 의사들이 어떻게 오랫동안 지배력을 유지해 왔는지를 밝혀야 할 것이다.

미국 의료의 단계적 변화

의학적 권위의 발달

전문직의 성장은 문화적 권위와 사회 이동을 위한 투쟁의 결실이다. 미국인들이 기꺼이 의사들에 대한 의존성을 받아들이고 어떻게 권위를 제도화했는지를 설명하려면, 이러한 현상을 의사들의 지식이나 야망의 관점뿐만 아니라 문화적·사회적 변화라는 더욱 넓은 맥락에서 이해할 필요가 있다. 미국인들이 의사의 권위를 받아들인 것은 문화혁명과도 같은 의미가 있는데, (다른 혁명이 그렇듯이) 이를 통해 의사들은 새로운 권력을 쟁취하게 되었다(이 경우에 새로운 권력은 노동과 제도를 지배하는 권력뿐만 아니라 경험을 지배하는 권력까지도 포함한다).

종교가 인간 경험의 모든 측면에 대해 최종적인 결정을 내리는 사회에서는 의학의 문화적 권위가 제한될 수밖에 없다. 하지만 19세기 초에 이르러 종교는 더 이상 의학의 발달을 가로막는 장애요인이 되지 않았다. 이미 질병에 대해 합리주의적이며 실용적인 생각을 하게 된 많은 미국인들은 의사들을 전문가로 인정하지 않았다. 그들은 상식과 타고난 지적 능력만으로도 건강과 질병에 대한 모든 문제를 효과적으로 처리할 수 있다고 믿었다. 더구나 의사라는 직업이 단일화되지 않았기 때문에, 다양하고도 양립할 수 없는 견해를 가진 의사들끼리 집단적 권위를 주장할 수도 없었다.

앞에서 지적했던 것처럼 권위를 인정하는 것은 개인의 판단권을 포기하겠다는 의미이기 때문에, 19세기 미국인들은 자신들의 판단권을 의사들에게 선뜻 넘겨주지 않았다. 권위 속에는 사람들이 의존할 수밖에 없는 특별한 지위와 무언가를 주장할 권리가 담겨 있지만, 19세기 미국 의사들은 그러한 주장을 내세울 만한 처지가 아니었다. 라틴 문화로부터 전수받은 학문적 지식과 영국 의사들의 수준 높은 문화와 지위는 미국과 같은 민주적인(평등을 강요하는) 사회보다는 영국과 같은 계급적인 사회에서 의존성을 강요하는 밑거름이 되었다. 현대의 전문가주의는 기술적 자격에 근거해 있으며 표준화된 교육과 평가를 통해 구축된 것이다. 그러나 의사의 자격을 표준화하려는 과정에는 내부적으로 의사들 간의 분파주의와 외부적으로 독점에 대한 사회적 저항이라는 어려움이 따랐다.

의사가 권위 있는 직업으로 인정받게 되면서 그들의 사회경제적인 생활에도 비약적인 변화가 일어났다. 내부적으로 의사들은 19세기 말에 이르러 사회구조의 변화와 과학의 발달에 힘입어 결속력을 강화했고, 좀 더 효과적으로 그들의 주장을 관철할 수 있었다. 또한 병원이 성장하고 전문화가 이루어짐으로써, 의사들은 환자를 소개받거나 병원시설을 이용하는 데 서로 도움을 주고받게 되었다. 결과적으로 의사들은 의학 분파의 일원으로서 경쟁하기보다는 동료 의사들과 의견을 조정하고 결속력을 다져나가면서 권위를 신장시킬 수 있었다. 이 외에도 진단기술의 발달 또한 의사들의 권위를 신장시키는 요인이 되었다. 진단기술이 발달하자 의사들은 예전처럼 환자들이 말하는 것을 듣고 진단을 내리기보다는 직접 관찰한 바를 통해 진단했고, 이로 인해 그들의 권한은 더욱 확대되었다.

동시에 미국인들의 생활방식과 의식이 근본적으로 바뀌면서 그들은 전문가적 권위에 의존하고 그 권위를 합법적인 것으로 받아들이게 되었다. 생활방식이 서로 달라짐에 따라 사람들의 요구도 다양해졌고, 이를 만족시키기 위한 다양한 능력을 갖추게 되었다. 산업화가 이루어지기 전 미국의 농촌과 소도시에서는 자기의 욕구를 충족시킬 만한 자신감과 다양한 기술이 있었다. 이곳에서는 노동의 분업화가 진척되지 않았고, 종교 및 정치적 사상에 뿌리를 둔 자립의지가 강하게 자리 잡고 있었다. 이러한 상황에서는 전문가의 권위가 거의 받아들여질 수 없었다. 가족이나 지역사회 안에서 생긴 질병을 자가치료하는 것이 대부분이었고, 의사들은 여기에 부차적으로 개입했을 뿐이었다. 하지만 19세기 말에 도시화가 진행되면서 미국인들은 이방인들의 전문화된 기술에 더욱 의존하게 되었다. 전화와 기계화된 교통수단의 발달로 시간과 여행경비를 절약하게 되어 의사들도 종전보다 싼값에 서비스를 제공할 수 있었다. 과학기술의 발달에 고무된 전문가의 권위는 아직 객관적인 자격을 갖추지 못한 경우에도 그럴 만한 자격이 있는 것처럼 보였다. 왜냐하면 과학이 실제로 질병의 과정을 규명하는 것 이상으로 질병에 대한 사람들의 믿음을 크게 변화시켰기 때문이다. 기술의 변화를 통해 일상생활도 크게 달라졌다. 사람들은 과학이 질병의 치료에도 기여할 것이라고 확신했으며, 실제로 그렇게 되었다. 게다가 사람들이 과학에 대해 현실을 설명하고 통제하기 위한 하나의 탁월하면서도 정당한 방법이라고 확신하면서, 의사가 치료제를 주든 안 주든 의사의 경험적인 해석을 듣고 싶어 했다.

전통적으로 분명했던 것들이 사라지고 있던 시점에 전문가적 권위는 각기 다른 인간의 욕구와 본성을 분류하고 사건의 의미를 밝혀내는 수단이 되었다. 19세기에 많은 미국인들은, 인민주의자populist들에게서 전형적으로 나타났듯이, 상식의 타당성을 믿으며 전문가적 권위에 계속해서 저항했다. 반면에 혁신주의자progressive들처럼 과학이 도덕적·정치적 개혁을 주도할 것으로 믿으며 전문가들로부터 새롭고 좀 더 발전된 질서의 근거를 찾아낸 사람들도 있었다. 그럼에도 불구하고 늘 공평무사한 사상으로 치부되어 왔던 혁신주의는 치료와 개혁을 위해 등장한 전문가 계급의 야망과 잘 부합했다. 혁신주의의 문화적 승리는 정치적 승리보다 더욱 오래 지속되었으며 전문가의 신분 상승 및 권력 신장과 불가분의 관계에 있었다. 그러나 이것은 단순한 변화가 아니었다. 전문가들이 새롭게 획득한 권위는 새로운 생활방식에 대한 불안감과 전통적인 믿음에 대한 도전이기도 했다. 사람들이 '자신의 눈' — 새로운 과학적 세계관에 의해 계속적으로 그러한 느낌을 갖게 되었다 — 을 믿지 않을수록, 전문성과 기술적 지식을 갖추고 있으면서 동료들로부터 검증을 받은 사람들의 눈을 통해 더욱 사리 있게 세상을 바라보게 되었다.[18]

의학적 권위의 성장은 또한 제도적 변화의 측면에서도 이해되어야 한다. 의사들이 일정한 지위를 굳히기 전인 19세기만 해도, 일부 의사들은 상당한 정도의 개인적 권위를 가지고 있었고 신체적인 질병 이외의 온갖 문제에 관여했다. 심지어 교육받은 사람들이 비교적 적었던 초기 미국의 지역사회에서 의사들은 오늘날의 의사보다 훨씬 높은 개인적 권위를 누리기도 했다. 그러나 내가 여기서 말하려는 것은 의사라는 직업에 내재되어 있는 권위이다. 왜냐하면 그것은 표준화된 교육과 면허 제도를 갖춘 사회 속에서 제도적으로 정착되었기 때문이다. 그러한 제도가 확립됨으로써 의사의 권위는 세대를 통해 재생산되었고, 그 권위는 조직화된 의사집단으로부터 개개인의 의사들에게 전달되었다. 의사의 권위가 제도화되기 이전인 19세기 후반과 20세기 초반까지, 의사들은 환자와의 친밀한 교제나 평판을 통해 개인적인 권위를 획득할 수 있었다. 하지만 의사의 권위가 일단 제도화되자, 표준화된 교육을 받고 면허를 받을 수 있는 시험을 통과한 사람만이 권위를 인정받을 수 있었다. 일반인과 동료들이 의사의 권위를 인정하는 일은 이제 분명해졌다. 권위는 더 이상 개인의 인격이나 일반인에 대한 태도에 구애받지 않게 되었으며 점차 제도적 구조를 다져나갔다.

병원은 사람들이 전문가의 권위에 의존하게 되면서 함께 성장했다. 정신병원은 가장 근본적으로 제도화된 의학적 권위를 보여주는 예이지만, 여기에서는 단지 정신병원의 발달만을 지칭하는 것은 아니다. 심지어 심각한 중병을 앓는 환자들이 자발적으로 종합병원을 찾아감으로써 의사의 권위에 대한 환자의 의존성은 더욱 심화되었다. 가정에서 환자들은 의사의 처방을 무시해 버리기 쉬웠고 실제로 많은 사람이 그러했다. 하지만 병원에서는 의사의 처방을 무시할 수 없었다. 중병에 걸려 의사의 지시를 따를 수밖에 없는 환자는 가족 대신 의사 대리인의 간호를 받았는데, 이들은 의사가 없을 때 치료를 관장했을 뿐만 아니라 환자의 상태를 기록하면서 감독하고 반드시 지켜야 할 의사의 처방을 시행하는 일을 담당했다.

의사를 수용하든 적대시하든 간에, 사람들이 의학적 권위에 의존하게 된 데는 또 다른 제도적 요인이 작용했다. 의사들이 보증하고 검증하는 다양한 역할들이 증가하면서, 의사들의 그런 역할들로부터 이익을 얻기를 원하는 사람들의 의존성도 커져갔다. 일반인들이 의사의 처방 없이 특정한 약을 취급할 수 없게 한 법률이 제정됨으로써 의사들에 대한 의존성은 더욱 커졌다. 프리드슨Eliot Freidson*의 지적대로 "의사들이 규제의 방식을 좀 더 전략적으로 사용할수록, 의사의 권위를 지지해 주는 법의 강제력도 강도가 세어져 갔다".[19] 20세기의 건강보험은 의사에 대한 의존성을 보장해 주는 중요한 수단이 되었다. 환자들은 의사에게 치료를 받아야만 보험 혜택을 받을 수 있었고, 결국 보험 혜택을 받기 위해서 의사의 치료를 받게 되었다. 약물과 보철장치에 대해 보험과 세금 혜택을 받으려면 의사의 인가가 필수적이 되었다. 이러한 방식으로 전문가의 권위는 제도적으로 정착되었으며, 전문가의 권위에 복종하는 것도 더 이상 임의로 선택할 수 있는 문제가 아니었다. 사람들이 의사의 판단을 어떻게 생각하는지는 여전히 중요한 문제이지만 과거에 비해 그 중요도는 한결 낮아졌다.

정당성의 기전(표준화된 교육과 면허제)과 의존성의 기전(입원, 보험)은 서로 접목된 채 의사의 인격이나 태도와는 상관없이 의사와 환자의 관계를 구조적으로 명확하게 해주었다. 이러한 사회구조로 인해 의사와 환자는 서로의 역할에 대한 기대를 공유할 뿐만 아니라, 다른 방식으로 행동하면 서로 간에 가혹한 대가를 종종 치를 것이라고 믿게 되었다.*

---

* 역 엘리엇 프리드슨(1923~2005)은 전문직의 사회학적 연구에서는 선구자로 평가된다. 그는 *Profession of Medicine: A Study of the Sociology of Applied Knowledge* (Chicago: The University of Chicago Press, 1988)에서 시작해 *Professionalism Reborn: Theory, Prophecy, and Policy* (Chicago: The University of Chicago Press, 1994)와 *Professionalism, the Third Logic: On the Practice of Knowledge* (Chicago: The University of Chicago Press, 2001)를 거쳐 *Professional Dominance: The Social Structure of Medical Care* (Piscataway, NJ: Aldine Transaction, 2006)로 이어지는 일련의 주목할 만한 업적들을 내놓았다.

* 파슨스(Talcott Parsons)의 정의에 따르면, 역할기대(role expectations)는 한때 의료사회학에서 가장 핵심적인 개념이었다. 파슨스에 따르면 의료의 사회구조는 "환자의 역할"과 "의사의 역할"에 관한 기대를 공유하는 것을 의미한다. 환자들은 일상적인 의무에서 벗어나, 그들의 병에 대해 아무런 책임도 지지 않는다. 다만 그들은 회복하려고 노력해야만 하며 병을 치료할 능력을 가진 사람에게 도움을 구해야만 한다. 다른 한편으로 의사들은 "보편적이고", "특수한 기능을 수행해야 하며", "감정적으로 중립적이어야 하고", "집단적 지향성"을 갖추어야 한다. 이러한 상호보완적인 규범들은 사회 및 진료 절차에서 일종의 기능적 관계를 맺고 있다.[20]

파슨스의 모델은 의사와 환자의 관계를 이해하는 데 유용하지만, 의료를 설명하는 모델로서는 전문가적 권위에 의한 제도적인 강제를 통해 의사와 다른 사람들의 관계가 규정되었다. 19세기에는 의사의 개인적 권위가 환자와의 관계에 의해 결정되었지만, 20세기에는 필요한 자격증을 소지하고 있는지, 혹은 어떤 단체나 병원에 소속되어 있는지에 따라 권위가 결정되는 매우 다른 상황이 되었다. 일반인들은 전문가들에게 더욱 의존하게 되었지만, 전문가들은 서로에게 의존하게 되었다. 이러한 변화가 일어남으로써 의사들은 집단적인 세력을 구축하게 되었으며, 임상적 권위를 사회경제적 특권으로 전환했다.

권위에서 경제력으로

의사들이 권위를 이용해 높은 수입과 자율성, 또 다른 특권을 누리기 위해서는 먼저 의료시장과 함께 진료행위나 재정 및 정책을 지배하는 다양한 조직적 계층을 장악해야만 했다. 의사들의 경제력 획득은 무면허 의사들을 축출해 의료를 독점하고 의사 공급을 제한하는 것 이상의 의미를 지닌다. 의사들이 경제력을 갖게 되면 병원, 보험, 민간의료기관을 만들 수 있으며, 이를 통해 진료행위에 영향력을 행사하고 보건활동이라든지 보건의료에 대한 공공투자의 적절한 방식과 한계를 분명히 설정할 수 있다. 지난 반세기 동안 이러한 의료조직 내부의 상황은 경제력을 획득하는 데 의료를 독점하는 것 이상으로 중요한 부분을 차지했다.

많은 이의가 제기되었다. 이 모델은 의사-환자 관계에 담긴 양면성과 모순된 기대를 설명하지 못한다는 것이다.[21] 또 이 모델은 의사들의 이데올로기적인 주장—예를 들면 의사들의 집단지향적인 이타성—을 곧이곧대로 받아들이고 동료 의사들의 실수를 무시하는 데 암묵적으로 동의하는 행위와 같은, 모순된 행위규칙도 무시한다.[22] 파슨스의 접근방법은 대체로 자발적인 의사-환자 관계에서 나타나는 규범체계에 초점을 맞추고 있다. 이러한 관계는 전문가적 지배 뒤에 도사리는 의존성의 조건과 역사적 발전 과정에 비추어볼 때 자발적인 관계로 볼 수 없음에도 불구하고, 파슨스는 이를 간과해 버렸다. 권력 분배, 시장 통제 등은 파슨스의 분석에서 의미 있게 다루어지지 않았다. 파슨스는 의료에서 중요한 다른 관계들—의사와 의사의 관계, 의사와 조직의 관계와 같은—을 고려하지 않았다. 이러한 조직적이며 관료주의적인 관계가 더욱 중요해질수록, 파슨스식의 접근방법은 더욱 의미를 잃게 된다.

의료시장의 형성은 근본적으로 전문가적 권위의 발생과 따로 떼어 생각할 수 없다. 초기의 미국에서는 환자가 생기면 친족으로서의 의무감과 상호부조의 하나로 환자를 보살폈다. 하지만 도시가 발달하면서, 가정과 지역사회에서 주로 담당해 왔던 치료의 임무가 점차 시장에서 경쟁적으로 서비스를 판매하는 개원의, 약사, 병원의 것이 되었다. 물론 오늘날에도 가정은 보건의료에서 중요한 역할을 수행하지만, 그 역할은 거의 부수적인 것에 지나지 않는다. 환자를 치료하는 지배적인 제도가 가정에서 의료시장으로 옮겨진 것은 — 이는 보건의료가 상품화된 것으로 볼 수 있다 — 의학에서 가장 중요한 사회적 변화이다. 그것은 노동이 더욱 전문화되었고, 환자와 환자를 치료하는 사람 사이에 정서적 거리감이 더욱 심화되었으며, 여성이 아니라 남성이 건강과 질병을 담당하게 되었음을 의미했다.

의료서비스는 어떤 상품인가? 의사는 약과 같은 재화, 의학적 상담, 시간, 실용성 등을 판매하고 있는가? 이러한 질문은 의료시장이 형성된 상황에서 반드시 밝혀야 할 문제이다. 의료에 대한 신뢰를 쌓기 위해서 의사들은 대중에게 그들의 '생산품'이 믿을 만하다는 것을 확신시켜야 했다. 라슨Magali Sarfatti Larson이 지적했듯이, 표준화된 생산품은 표준화된 생산자를 필요로 한다.[23] 의학교육과 면허제를 표준화함으로써 의사들은 권위를 세우고 시장을 지배할 수 있었다.

19세기 내내 의료시장은 경쟁 상태에 놓여 있었다. 교육을 받지 않은 사람이나 의과대학 졸업생들 모두가 쉽게 의사가 될 수 있었다. 그 결과 경쟁이 심해졌고, 의사들의 경제적 지위도 불안정해졌다. 19세기 말에 이르러 면허법이 생겨 의사들의 자격에 일정한 제한을 두었지만, 무료진료소와 회사 의무실을 비롯해 다양한 진료 방식이 확대됨에 따라 많은 의사들이 점차 위협을 느끼고 있었다. 의사들에게 시장에서의 경쟁은 수입뿐만 아니라 지위와 자율성에 대한 위협이기도 했다. 왜냐하면 의학교육을 받은 사람과 그렇지 않은 사람 사이에 명확한 기준이 없었고 상업과 전문가주의의 경계도 뚜렷하지 않아서 의사들은 단순근로자로 전락할 수도 있었기 때문이다.

전문가주의와 시장법칙은 필연적으로 모순을 일으킬 수밖에 없으며, 이러한 모순은 여전히 해결되지 않고 있다. 전문직 종사자들은 역사적으로 시장과 순수한 상업주의에 구애받지 않을 것을 천명했고, 기업의 활동과 자신들의 일을 명확히 구분했다. 전문가들은 대중의 믿음을 정당화하면서, 기본적인 시장법칙보다 한 차원 높은 행동규범을 설정했다. 그렇게 함으로써 그들은 일반인 대신 자신들끼리 정해 놓은 규범에 따라 심판을 받을 수 있었다. 시장이론은 선택에 대한 '주권'을 소비자가 가질 것을 전제로 한다. 그리고 전문직의 이상은 전문직 종사자 개개인의 독립적인 지배권과 권위 있는 판단력을 필요로 한다. 그러므로 지나치게 고객의 요구에 부응하는 전문가는 자신이 지켜야 할 가장 핵심적인 윤리를 위반하는 셈이었다. 휴스Everett Hughes*가 정의한 것처럼, 동료 의사 대신에 고객에게만 매달리는 의사는 돌팔이 의사이다. 전문가주의에 의거해 고객으로부터 동료에게로 업무의 지향점을 바꾸는 것은 시장법칙과의 결별을 분명하게 선언하는 것이었다.

시장은 완전경쟁 상태에 이르면 판매자의 생각대로만 움직이지 않는다. 시장은 그 안에서 현행 가격으로 물건과 서비스가 판매되는 일종의 교환체계이다. 경제학자들이 생각하는 이상적인 시장에서는 모든 구매자와 판매자가 서로 독립적으로 행동하기 때문에, 인위적인 힘을 가하지 않아도 공급과 수요에 따라 가격이 결정된다. 이상적인 시장에서는 의존 관계가 존재하지 않는다. 구매자는 판매자를 자유롭게 선택할 수 있고, 판매자도 구매자를 선택할 자유가 있다. 그리고 어떤 판매자 혹은 구매자 집단도 강압적으로 자신들이 원하는 가격을 강요할 수 없다. 시장에서는 교환법칙을 제시하고 계약을 이행해야 할 경우를 제외하고는 어떠한 권위 관계도 존재하지 않는다. 가정과 국가는 모두 지배적인 권위가 내린 결정에 따라 자원을 배분하지만, 시장은 그러한 권위를 지닌 지침이 아예 없는 것이 특징이다.

역설적이지만 경쟁시장에 구심점이 존재하지 않는 것이야말로 시장질서를 유지하는 근간이 되었다. 판매자들이 시장에서 집합적으로 행동할 때는 한계비용marginal cost(한계생산비)보다도 높게 상품의 가격을 유지하고 싶어 하지만, 그들이 개별적으로 행동할 경우에는 자신에게 돌아오는 시장의 지분을 가급적 많이 차지하기 위

* 역 에버렛 휴스(1897~1983)는 의학교육에 대한 사회학적 연구로 유명하며, 미국사회학회 회장을 역임했다.

해 시장가격을 균형equilibrium가격으로 낮추게 마련이다.

그러나 이 방법은 판매자들이 거의 사용하지 않을 뿐만 아니라 더 나은 방법이 있다면 재빨리 버리기도 한다. 자연이 진공상태를 싫어하는 것처럼 권력은 경쟁을 배척한다. 전문가 조직은 시장에 저항하기 위한 하나의 방식이라 할 수 있다. 이와 마찬가지로 노동조합과 소유권의 집중도 시장에서 권력을 얻기 위한 또 다른 기반으로서 서로 병행될 때가 많다. 재산이나 육체노동, 그리고 전문가의 능력은 소득이나 다른 보상을 증가시킬 수 있는 모든 수단이 되는 것처럼, 독점기업이나 강력한 길드 또는 노동조합이나 면허가 있는 강력한 전문직들은 이런 수단을 활용해 시장력market power을 구축할 수 있다. 바로 이것이 19세기 말에 기업들이 트러스트trust를 구축하고, 노동자들이 조합을 조직하려고 시도하던 시점에 의사들이 달성하려고 한 목표였다. 의사, 기업, 노동자가 이 시기에 이룬 여러 가지 성공도 시장의 힘에 지배당하기보다는 시장을 지배하기 위한 것이었다.

의사의 권위가 높아지면서 시장은 활성화되기도 하고 침체되기도 하는 이중적 결과를 보였다. 한편으로 그들의 문화적 권위가 높아지면서 질병 치료는 가족이나 이웃보다는 전문적인 서비스 영역으로 들어왔다. 다른 한편으로, 면허법과 같이 서비스 공급에 대해 규제하자는 정치적 주장이 대두했다. 수요를 늘리고 공급을 조절함으로써 전문가적 권위는 더욱 높아졌고 그에 따라 얻을 수 있는 보상도 늘어나게 되었다.

의사들이 시장력을 확보하는 데는 국가의 보호도 한몫을 했지만, 의사에 대한 환자의 신뢰가 깊어진 것도 한몫했다. 이상적인 시장에서는 판매자에게 의존하는 구매자가 없지만, 환자는 종종 개인 주치의에게 의존했고, 그들 간 지식의 불균형은 더욱 심화되었다. 환자는 의사와의 관계를 단절하기가 쉽지 않았는데, 그것이 자신에게 더욱 유리하다는 것을 알았을 때도 마찬가지였다. 결과적으로 환자는 일단 의사의 치료를 받으면, 자유시장의 특징인 판매자에 대한 자유로운 선택권을 행사할 수 없게 된다.

의사들이 이렇게 시장력을 발전시킬 수 있었던 원인은 조직보다 개인 환자들을 위주로 의료서비스를 제공한 데 있다. 만약 의료서비스를 구매하는 조직이 더욱 많았더라면, 이러한 조직들이 의사들의 임상 능력을 평가하는 데 더욱 차별성을 발휘했을 것이며 의사 공급을 제한하는 카르텔 조치에 반대하는 로비 활동을 펼쳤을지도 모른다. 물론 의사들은 급여를 받는 것이 의사와 환자의 개인적인 관계에 맞지 않는다고 주장했고, 20세기 초에 그들은 확장된 시장력을 통해 관료주의의 통제에서 벗어났으며, 자신들의 자율성을 보존할 수 있었다.

의사의 전략적 지위와 자율권의 수호

오늘날 보건의료체계health care system라고 하면 병원, 의료원university medical center, 보건 담당 정부기관, 혹은 의사협회나 건강보험, 제약회사 등을 흔히 떠올리게 된다. 이 중 일부 조직은 오래되었지만, 19세기 초까지만 해도 이러한 의료조직들은 현실적으로 상호의존적인 관계를 이루지 못했다. 일찍이 의료서비스의 조직화와 건강보험이 시도된 사례가 있었지만, 주목받은 적은 거의 없었다. 1870년을 전후로 수백 개의 병원이 설립되었으나, 1880년대와 1890년대까지 병원은 자선사업과 밀접한 관계를 맺고 있었고, 의료 분야에서 그 역할은 미미하기 짝이 없었다. 보건 또한 의학적인 문제에는 무관심했고 위생학과 통계학에 대한 관심에서 크게 벗어나지 못했다. 19세기 후반에 이르러서야 병원과 보건활동이 확대되어 의료와 더욱 직접적으로 관계를 맺게 되면서, 삼자 사이에 상호 접목된 체계가 갖추어지기 시작했다.

이러한 관료주의 조직들의 성장은 의사들에게 두 가지 측면에서 위협으로 다가왔다. 첫째, 의사들을 고용하거나 의료서비스를 제공하는 병원과 같은 의료조직들이 개원의들과의 경쟁에 돌입할 수 있었다. 둘째, 병원과 보험회사처럼 의료를 위한 시설이나 재정을 부담하는 조직들은 의사들에게 불리한 교환조건을 요구하거나, 수가나 의사 결정 과정에서 의사들의 권위를 약화시킬 수 있었다. 의사들은 전문가적 윤리를 침해한다는 이유로 공공진료소, 회사에서 제공하는 건강보험조합, 선불제 건강보험prepaid group health plans 등을 완전히 없애려고 했다. 또한 병원과 보험회사를 통해 의료 업무를 장악하고 의료수가를 결정하는 등 자신의 이익을 추구하고자 했다.

최근까지 의사들은 이러한 두 가지 활동에서 상당한 성공을 거두었다. 자영업에 종사하던 장인들이 산업조직과 관료조직 속으로 유입되었던 20세기에 의사들은 이러한 추세에 대항한 집단이기도 했다. 사실 19세기 후반과 20세기 초에 의사들은 다른 직종의 역사적 경험을 거꾸로 체험했다. 숙련공들이 독점권을 상실했을 때 의사들은 이를 획득했고, 장인들이 대기업에 예속되고 있을 때 의사들은 자율성을 확립해 나가고 있었다. 의사들은 자본주의의 희생양이 되지 않았으며, 그 대신에 소규모 자본가로 자리를 잡았다.

의사들은 물질적·심리적 차원에서 모두 자율성을 유지할 수 있었다. 의사들이 보험회사나 병원 같은 거대한 의료조직의 통제와 독점적인 권력에 종속되었다면 소득수준이 상당히 낮아졌을 것이다. 어쩌면 시간과 고객, 전공 분야를 선택할 권리마저 잃었을지도 모른다. 이 때문에 많은 의사들은 자율권의 문제를 재정적인 문제보다 중요하게 여겼다. 한 예로, 건강보험이 실시되면 환자들이 미지급한 의료비를 받을 수 있음에도 불구하고, 자신들의 자율성을 손상시킬지도 모른다는 이유로 반대했을 정도이다.

하지만 자영업자들이 기업으로 흡수되었던 것처럼 의사들도 병원과 같은 의료조직으로 흡수되었다. 일반적으로 노동자들을 직접 고용함으로써 기업은 노동자들의 행동뿐만 아니라 전체적인 생산체계를 더욱 강력하게 통제할 수 있고, 기업의 목표를 달성하기 위해 복종을 강요할 수 있었다. 또한 임금을 많이 받는 숙련공 대신에 기술이 떨어지더라도 임금이 싼 미숙련공을 고용해 생산과정을 재조직할 수도 있었다.[24]

보건의료체계의 일환으로 발달한 의료조직들은 의사들을 그러한 체계로 통합할 것인지를 결정해야만 했다. 예를 들어, 병원은 의사들을 고용해 봉급을 주고 필수적인 의료 업무를 수행하게 만들 수 있었다. 또한 보험회사에서는 피보험자가 회복할 수 있도록 의사들에게 서비스를 제공하게 할 수도 있었다. 이런 방식으로 몇몇 민간보험들이 발달했지만, 이는 전통적인 접근방법은 아니었다.

이러한 조직구조 바깥에 의사들을 남겨두면 의료수가가 인상될 것이 뻔했는데도, 병원이나 보험회사는 대체로 의사들이 자영업자로 남아 있게 했다. 사실 의사들을 통제하기란 결코 쉬운 일이 아니었다. 특히 보험회사들은 심각한 정보 문제에 직면했다. 자영업자였던 의사들은 의료 자원을 보존하려는 조직적인 이해관계에 관심을 갖지 않았다. 그로 인해 기업이 자영업자들을 포섭했던 것처럼 병원과 보험회사에서도 의사들을 통제하려는 명백한 동기를 가지고 있었다. 하지만 의사들은 이러한 통제에 저항할 수 있었기 때문에, 병원과 보험회사는 전문가적 자율성이 만들어내는 높은 수가를 규제할 수 있는 재정적인 조치를 취했다.

조직화된 의사들의 정치적 조직은 자신들을 고용할 수 있는 민간보험제도를 저지하는 데 결정적인 역할을 했다. 하지만 자율성을 수호하기 위해서 가장 중요한 것은 경제력을 창출해 내는 권위였다. 의사들은 조직과의 관계에서 권위를 통해 전략적 발판을 마련할 수 있다. 사실상 의사의 권위는 환자들의 구매 능력을 좌지우지한다. 건강보험회사의 관점에서 보면, 의사가 처방할 수 있는 권위란 환자를 어디에 입원시킬지 혹은 입원시키지 않을지를 결정하는데, 의사들은 이러한 권위에 의해 병원정책을 결정할 수 있다. 또한 의사는 약을 처방하거나 공급하는 권위를 가지고 있기 때문에, 제약회사나 생산업체는 어쩔 수 없이 의사의 권위에 굽실거리며 의학잡지에 돈을 대주고, 결국에는 의사단체와 그들의 정치활동을 지원할 수밖에 없다.

20세기 중반에 병원과 보험회사, 제약회사의 관계 속에서 의사들이 차지한 전략적 지위 덕분에 의사들의 경제적 지위는 철저히 보장되었으며, 이런 양상으로 인해 20세기 초에 진료 방식의 독점화를 이루게 되었다. 만일 오늘날 면허법이 완전히 철폐되었다면, 의사들의 수입에 미치는 영향도 줄어들었을 것이다. 의사들은 문화적 권위에 힘입어 환자를 확보할 수 있었으며, 보험체계의 구조를 통해 수가를 일정 수준으로 유지할 수 있었다.

보건의료체계 전반에 걸쳐 의사들은 1920년경 — 그리고 향후 50년 동안 — 전문가적 지배와 자율성이 확실하게 보장되는 조직구조를 구축할 수 있었다. 비평가들이 볼 때 병원, 진료, 건강보험이 하나의 단일 조직으로 형성되지 않았다는 점은, 보건과 의료가 분리되었다는 사실과 함께 대단히 비합리적인 현상이었다. 그러나 때로는 조직화되지 않았다는 점이 체계적인 것처럼 보일 수도 있다. 병원, 보건, 진료가 부분적으로 통합되었을 뿐이다. 어떤 통합적 권위도 의사의 자율성과 시장 통제를 위협할 수 있기 때문에 허용되지 않았다. 이 느슨한 구조는 최근 수십 년간 의료조직을 합리화하려는 운동에 맞서 의사들의 특권을 지키려는 투쟁의 발판이 되었다. 한때 의사들이 지지했던 조직들이 다시금 의사들의 지배권을 위협하는 세력으로 등장한 것이다. 여기에서 위협이란 경쟁과 통제이며, 이 두 가지는 서로 연결되어 있다. 선불제 건강보험은 이제 '건강유지조직Health Maintenance Organizations'이라고 불리며, 의료에서 경쟁적인 관료조직을 대변하고 있다. 의료비를 통제해야 할 부담감을 느낀 보험회사들은 의학적 결정을 규제할 방안을 모색했다. 병원도 과거에 비해 좀 더 거대하고 강력한 기업체계로 탈바꿈했다. 또한 민간의 관료적인 조직을 대신해 주 정부와 연방 정부의 규제력이 서서히 나타나고 있었다.

여러 기능 가운데서도 전문가주의는 전문가 집단의 사회경제적 위치를 위협하는 세력에 저항하기 위한 연대의 기초를 이룬다. 이러한 전문가주의는 19세기 초반에는 무면허 의사들과의 경쟁을 억제하기 위한 토대였으며, 19세기 후반에는 기업과의 경쟁과 통제에 저항하기 위한 수단이 되었다. 그리고 20세기에 와서는 정부의 개입에 저항할 수 있는 기초가 되었다.

물론 의사들이 정부의 모든 개입에 반발하고 나선 것은 아니었다. 오히려 그들은 면허제를 확립하는 데 적극적으로 동참하기도 했고, 일부 보건사업을 옹호하고 나섰는가 하면, 병원과 의학연구에 대한 공공투자에도 크게 반발하지 않았다. 정신병자를 격리할 수밖에 없듯이, 정부가 일탈행위에 대한 의학의 통제 역할을 지지한다고 해서 이의를 제기할 의사는 거의 없었다. 19세기의 의사들은 다양한 성적 행위를 규제하는 법안을 제정하는 데 중추적인 역할을 담당했다. 또한 도덕적인 차원의 의료개혁은 정부의 권력이 사생활 영역을 침범하는 것에 대해서도 뜻을 같이했다.[25] 이처럼 정부 개입에 대한 의사들의 반대는 순수한 자유주의 노선을 항상 그대로 따르지만은 않았다.

정부에 대한 의사들의 관심은 기업과 관료조직에 대한 관심과도 맥을 같이한다. 의사들은 경쟁과 통제에 우려를 표시했다. 의사들은 정부가 그들과 경쟁하거나,

진료에 규제를 가하거나, 최악의 경우에 의료를 교육과 마찬가지로 공공서비스의 하나로서 국가에 포함시키는 것에 대해 반발했다. 보건 영역을 제한하거나, 가난한 사람들에 대한 보건서비스를 제한하고, 강제건강보험의 입법 통과를 저지하려는 의사들의 투쟁은 모두 경쟁과 통제에 대한 우려를 보여주는 것이다.

이처럼 의사들의 관점에서 볼 때, 우선 의사의 권위를 수립하고 시장을 장악하는 것이었으며, 다음으로는 자신들에게 개입하려고 위협하는 거대한 조직과 정부로부터 스스로를 보호하는 것이었다.

1권의 1~3장에서는 19세기 초에서 20세기 초까지 전문가적 권위의 성장과 시장의 쇠퇴를 살펴볼 것이다. 4~6장에서는 병원, 보건, 민간기업의 발달이 잠재적으로 의사의 자율성을 어떻게 위협했는지를 살펴볼 것이다. 2권은 건강보험과 관련해 자율성의 수호와 20세기 보건의료의 정치와 경제를 둘러싼 투쟁에 관해 다룰 것이다.

현대 경제는 곳곳에서 거대 기업이나 국가의 지배를 받고 있다. 오늘날 대부분의 전문가들은 다른 사람들과 마찬가지로, 학교와 직장에서 경제적 수입을 올리고 있으며 자존심을 지키고 있다. 의사들 역시 병원이 그런 것처럼 거대한 조직에 의존하고 있지만, 조직의 통제에 대해서는 일정 거리를 유지하고 있다. 전문직 중에서도 의사는 모범적인 직업인 동시에 예외적인 직업이기도 하다. 모범적이라는 것은 다른 전문직들이 의사의 사례를 흉내 내고 있다는 뜻이며, 예외적이라는 것은 의사만큼 경제력과 문화적 권위를 획득한 전문직이 없다는 뜻이다. 하지만 만약 의사가 예외적인 경우라면, 그것은 — 길드와 기술직에 대해 한때 불신했던 — 미국 사회가 일과 믿음을 조직화하려는 전문가주의에 대해 왜 그토록 호의적인지를 이해하는 데 하나의 지침이 될 것이다.

1장

의학과 민주적인 문화, 1760~1850

가족의학 •

전문의학 •

의학의 반문화 •

정당한 복잡성의 쇠퇴 •

20세기가 되기 이전에 미국 의사들은 대중의 저항, 내부 분열, 냉혹한 경제적 환경으로 인해 가로막혔던 전문가적 지위를 얻기 위한 길을 발견했다. 미국 의사들이 전문가로서 인정받고자 노력하기 시작한 것은 식민지 시대 후기부터였다. 영국 의사들이 특별하고 상당히 높은 사회적 지위를 누렸던 것처럼, 교육을 받은 일부 미국 의사들은 1760년대에 이르러 전문가 제도를 만들고자 시도했다. 그들은 의과대학을 설립했고 산과학과 같은 영역에서는 경쟁자인 치료사(역 산파)들에게 맞서 기반을 마련했다. 그러나 그들은 특권을 지닌 전문가로는 자리 잡지 못했다. 의사의 면허권이란 명예로운 가치에 지나지 않았고, 1830~1840년대에 걸친 잭슨* 시대에 계속되었던 의사들의 특권에 대한 주장은 향후 50년 동안 강력한 저항을 불러일으켰다. 주 의회에서는 의료면허의 전면 폐지를 결정했다. 1844년 홈스Oliver Wendell Holmes는 하버드대학 졸업반 학생들에게 "어떤 의사도 자신의 동료와 교리에 대해 최고의 판단을 내릴 수 있도록 허용해서는 절대 안 된다."[1]라고 말하기까지 했다. 무면허 의사들은 야생약초와 민간요법을 사용해 각지에서 폭넓게 활동했으며, 정규교육을 받은 의사들의 치료를 조롱하면서 의술을 종교적 자유에 견주어 일종의 양도할 수 없는 자유라고 주장했다.

특권적 지위를 획득하려는 의사와 이에 저항하는 대중 사이의 이런 긴장관계는 민주적인 문화와 계층화된 사회 사이에 존재하는 미국 사회의 총체적인 갈등을 반영하고 있었다. 식민지 시대와 19세기 초 사이에 미국은 더욱 평등해졌고 동시에 반대로 불평등해졌다고 말할 수 있다. 민주주의적 이념, 예절, 제도는 광범위하게 확립된 반면, 부와 권력은 작은 마을과 도시에서 한층 한쪽으로 집중되었다.[2] 부와 권력의 집중은 민주주의로의 변화를 반증하지 못한다. 토크빌이 목격했던 바와 같이, 민주주의는 빈부 혹은 신분의 차이를 없애지 못했고, 다만 상호 관계에 변화를 주었을 뿐이다. 전통적인 신분질서가 무너졌고, 사람들은 더 이상 자신들의 신분을 결정적이거나 영구적인 것으로 여기지 않았다. 새로운 정착지와 변방 지역에서

---

* 역 앤드루 잭슨(Andrew Jackson, 1767~1845)은 미국의 7대 대통령으로 1829년에서 1837년까지 재임했다.

는 물질적인 삶의 조건들로 인해 특별한 자기 지침이 필요했다. 미국인들은 확고한 신념을 키워나갔다. 이러한 정치적·종교적 확신 때문에 그들은 공동체에서와 마찬가지로 일상에서도 자신들이 사리분별을 할 수 있는 자유와 평등권을 지니고 있음을 확신했다. 이러한 의미에서 미국 문화는 민주적인 것이다. 같은 시기에 초기 자본주의 경제는 새로운 부를 창출하면서 권력을 집중시켰다. 잭슨 시대에는 특권이 독점될지 모른다는 우려에 정치적·문화적 삶은 한층 더 평등주의적 수사학을 표현하게 되었다. 투표권, 대중교육, 대중언론이 확산되었고 민주적인 문화와 계급 불평등 간의 대립은 한층 극명해졌다.[3]

의학은 이러한 대립적인 경향을 공유하고 있었다. 일부 의사들은 의술을 독점하고 전문직에 편승하고자 한 반면, 대다수 대중은 이들에게 특권을 부여하기보다는 환자의 권리를 주장했다. 이뿐 아니라 의사들은 내부적인 도전에도 직면했다. 의학이 모든 효과적인 치료법을 제공할 것인지에 대해 일부 저명한 의사들이 의문을 제기했고, 많은 사람은 가장 훌륭한 의사가 할 수 있는 것은 자연의 치유력을 촉진하는 것이라고 생각했다. 의사들 사이에서 치료법을 둘러싼 의견 충돌이 빈번해지자 의사의 지위는 한층 약화되었다. 1850년대가 되자 처음에는 교육을 받지 못한 사람들 사이에 주로 집중되어 있었던 의사들에 대한 불만은 사회적인 차원으로 더욱 확산되기 시작했다.

의료란 단순히 전문적인 진료행위에 관한 문제가 아니다. 오늘날에도 치료는 의사의 영역 밖에 있는 가정이나 다른 종류의 치료사에 의해 행해지고 있다. 19세기 후반 이전에는 농업 중심의 생활 형편상 의학적 권위에 대한 의존성이 허용되지 않았고, 의사들의 주의·주장에 대한 대중적인 회의 때문에 의학적 권위가 고취되지 못했다. 그 중요성에 비춰볼 때 상대적으로 대등한 의료의 세 가지 영역이 있었는데, 그것은 가족의학, 전문가로서 의사의 의학, 비전문적인 치료사의 의학이었다. 그리고 이 세 가지 의학 영역은 각각의 방식으로 상식에 대한 민주주의적 존중과 특별한 지식을 강조하는 전문가들의 주장 사이에서 지속적으로 갈등을 야기했다.

가족의학 domestic medicine*

가족은 초기 미국 사회에서 사회경제적 생활의 중심으로서, 환자를 가장 잘 보살피는 자연스러운 장소였다. 여성은 가정에서 병을 치료했고 치료에 사용되는 물건을 비치해 두고 있었다. 예를 들면, 마치 식료품을 저장하듯이 가을에 약초를 거둬들였다. 아픈 사람을 돌보는 일은 여성의 몫이었기 때문에 치료에 필요한 물품 마련은 가정경제의 일부분을 차지했다. 여성은 병이 난 가족이 있을 때 친척이나 지역사회조직에 조언과 도움을 청했을 것이며, 병이 심각한 경우에는 환자를 잘 치료하기로 소문난 할머니를 모셔오기도 했을 것이다.

식민지 시대의 신문과 연감이 의학적인 조언을 제공하기도 했으나, 발행 부수가 한정되어 있었다. 그리고 가정에서의 처방은 대부분 입소문을 타고 전해졌다. 그러나 가족의학과 전문의학 간의 간극은 18세기 후반에서 19세기에 이르러 의사들이 가족의학에 관한 지침들을 발행하면서 좁혀지기 시작했다. 이러한 가족의학서 중에서 가장 널리 읽힌 책들은 정치적 특성뿐만 아니라 실용적 특성도 지니고 있었다. 두 가지 측면은 불가분의 관계에 있었다. 그러한 저작들은 라틴어나 기술적인 용어를 피하고 일상적인 용어로 저술되었으며, 질병에 관한 상식에서 출발해 이따금 솔직할 정도로 의학적 개념이 너무 신비에 쌓여 있다고 비난했다.

이러한 저작 중 가장 유명한 버컨William Buchan의 『가족의학Domestic Medicine』은 부제가 말해주듯이 "사람들에게 질병의 예방과 치료에 관한 것을 보여주어 의술을 더욱 유용하게 사용하기 위한 시도"였다. 『가족의학』은 1769년에 에든버러에서 초판이 나왔고, 2년 뒤 필라델피아에서 재판이 나온 이후 1800년대 중반에 걸쳐 미국에서 30쇄나 출간되어 이 분야에서 가장 영향력 있는 책이 되었다. 미국에서는 셀 수 없을 정도로 많은 사람이 버컨의 형식과 문체를 모방했다. 이 책은 두 부분으로 구성된다. 첫 번째는 질병의 원인과 예방에 관한 전반적인 설명이며, 두 번째는 특정 질병의 징후와 치료에 관한 것이다. 버컨은 에든버러 왕립의사협회

* 역 2권에서 논의할 '가정의학(family medicine)'과 구분하기 위해 '가족의학'으로 표기한다.

Royal College of Physicians의 회원이었음에도 불구하고, 동시대 전문가 집단에 대해 대단히 비판적이었다. 버컨은 천연두 접종에 관한 논문에서 "어떤 발견도 소수의 손아귀에서만 이루어진다면 사회 전반에 쓸모 있는 것이 될 수 없다."라면서, 영국에서 천연두 접종은 "의학교육을 받지 않은 사람들"이 병에 걸리기 전까지만 해도 확산된 적이 없었다고 했다. 그는 의사단체(엘리트 의사들)의 공포, 시기, 편견, 상반된 이해관계야말로 유익한 발견의 진보를 가로막는 가장 큰 장애가 될 것이라고 주장했다.[4]

버컨은 꼭 필요한 경우에는 의사의 가치를 무시하지 않았지만, 대부분의 질병을 치료하는 데 전문적인 지식이나 훈련이 그다지 필요하지 않다고 여겼다. 그는 "실질적인 의학 분야에서 중요한 것들은 모두 상식의 범주 안에 있으며, 평범한 능력을 지닌 사람들이 이해할 수 없는 모든 것을 제거한다 해도 의술은 잃을 게 하나도 없을 것"이라고 주장했다. 그는 대다수 사람들이 "지나치게 자신의 노력을 신뢰하지 못하고 있음"을 일반 독자들에게 확신시켰다. 필요한 경우에 의사들에게 조언을 구해야 하지만, 그러한 경우는 매우 드물어야 한다고 강조했다.[5]

보통 사람들이 병을 치료할 수 있는 능력을 지니고 있다는 시각은 영국 감리교의 창시자인 웨슬리John Wesley를 통해 이전부터 분명하고도 상세하게 알려져 있었다. 1747년에 초판이 발행되어 18세기에 재판이 보급된 『원시적인 의술Primitive Physic』에서 웨슬리는 이를 다루었다. 셈멜Bernard Semmel은 감리교의 발흥이 영국 사회에서 개인의 자율성과 자기 통제를 중시하게 되는 전환점이 되었다고 주장했다.[6] 이러한 해석에 따르면, 웨슬리의 치료법에 관한 저작들은 질병 치료에 노골적으로 개인적 자율성을 한층 진작시키기 위해 저술된 것이다. 그러나 버컨과 달리, 웨슬리는 질병의 증상이나 원인을 합리적으로 설명하지 못했고 단지 고대의 치료법으로 보이는 내용을 정리했을 뿐이다. 웨슬리는 의사들에 대해 버컨보다 한층 더 비판적이었다. 그는 사람들이 스스로를 치료해 왔는데 의사들이 혼란을 일으키는 복잡한 이론을 꾸며낸 것이라고 생각했다. "이제 의사들은 인간 이상의 무언가를 지닌 사람들처럼 찬양받기 시작했고 의사라는 지위에 명예와 소득이 뒤따르게 되자, 의사들은 보통 사람들과 거리를 유지하기 위해 이 두 가지 이유를 중요하게 생각했으며 전문직으로서의 신비감을 들추어내지 않았다. 이를 위해 의사들은 자신들의 저술을 기술적인 용어로 가득 채워 평범한 사람들이 도저히 이해할 수 없게 만들어버렸다."[7]

가족의학 지침서들은 의학 용어를 쉽게 사용할 것을 강조했다. 이 지침서들은 의학이 불필요하게 모호하고 복잡한 어휘로 가득 채워져 있으며 이것을 이해하기 쉽고 실용적인 용어로 바꿔야 한다고 주장했다. 건John C. Gunn의 『가족의학Domestic Medicine』은 1830년에 발간되어 19세기 중반에는 버컨의 책을 대체할 정도로 인기를 모았다. 그 표지에는 "의사들이 사용하는 용어를 배제하고 가족의 편의를 도모하고자 쉬운 언어를 사용했으며, 의술을 상식적인 원칙에 맞게 새롭고 단순한 방식으로 정리한 책"이라고 적혀 있었다. 그는 평범한 의학과 질병에 대해 라틴어로 된 명칭을 붙이는 것은 "처음부터 **사람들을 경탄하게 하기** 위한 수단"이었고, 학식 있는 사람들의 사기와 속임수를 부추겼다고 주장했다. "사람들이 일정 수준의 **지식**을 갖게 될수록 폭정이 될 위험은 점점 줄어들어 이 사회에서 사람들은 더욱 행복을 누리게 될 것이다."[8]

그들의 충고를 좇아서 이런 책들에서는 일반적으로 단순성의 미덕을 강조했다. 복잡하고 그다지 필요치 않은 복잡한 처방들에 대해 웨슬리는 그것이야말로 의학을 신비로운 것으로 만드는 중요한 방편의 일부라고 비난했다. 버컨 역시 쉽게 사용할 수 있는 재료들로 이루어진 단순한 의술만을 권고했다. 그러나 더욱 중요한 것은, 다른 대중적인 의학 저술가들과 달리 버컨은 약의 가치에 대해서도 전반적으로 회의적이었다는 점이다. 버컨은 자신의 저서에서 "만약 책이 요란스러운 처방과 함께 엄청난 치료 효과를 보장했더라면 더욱 많은 사람에게 인정받았을 것이다. 하지만 이는 내가 의도한 바가 아니다. 나는 의학에 늘 의심을 품고 있으며 때로는 위험하게 생각하고 있어 의학을 어떻게 이용할 것인지보다는 오히려 사람들에게 어떻게 하면 의학을 사용하지 않을 수 있는지를 가르쳐주려 한다."[9]라고 적었다.

의학의 효과와 안전성에 대한 회의적인 시각은 버컨의 저서 곳곳에 나타나 있는데, 그 결과 버컨은 식이요법과 간단한 예방조치를 강조하게 되었다. 그는 여러 차례에 걸쳐 운동, 신선한 공기, 간단한 섭생, 청결이야말로 어떤 의학적 치료 이상으로 중요하다고 설명했다. "공기와 청결에 대해 적절한 관심을 기울인다면, 어떤 의료진의 치료도 따라오지 못할 만큼 인류의 건강이 보전될 것이다." 그러나 방혈放血은 버컨의 치료법에서 가장 중요한 방법이었다. 건을 비롯한 다른 후대의 저서들 역시, 비록 대중적인 어조로 말하고 있기는 하지만, 여전히 대량의 출혈, 복통, 수포를 일으키는 '영웅적인' 치료법을 많이 권했다. 이러한 측면에서 볼 때 그러한 조치들은 당시의 전문적인 치료법을 반영한 셈이었다.[10]

가족의학 지침서가 중요한 까닭은 독창적인 생각을 담고 있어서가 아니라 대중적인 발상으로 그 시대의 문화를 보여주었기 때문이다. 버컨과 그의 모방자들은 질병을 근본적으로 자연주의적이면서도 세속적인 방법으로 치료했는데 여기에 마술이나 마법에 대한 암시는 전혀 찾아볼 수 없었다. 이들의 우주관은 유물론적이었다. 버컨은 간질을 설명하는 데 어떤 윤리적이거나 초자연적인 측면도 포함시키지 않았다. "이 병은 원인을 규명하기 어려운 데다 증상마저 괴상하여 예전에는 신의 분노나 악령의 힘에 의한 병으로 간주되었다. 오늘날에도 무지한 사람은 이 병을 마법이나 황홀경에서 비롯된 병으로 믿곤 한다. 그러나 간질병은 여느 병과 마찬가지로 자연적인 원인에 의해 발병한다."[11] 이러한 자연주의적인 질병관이야말로 의학지식의 대중화를 원했던 버컨에게는 필수불가결한 것이었다. 그는 상식적으로 납득할 수 없는 질병이나 치료법은 절대 존재하지 않으며, 환자의 병인病因이나 치료에 어떤 초자연적인 혹은 불가사의한 점도 존재하지 않는다고 믿었다.

이런 자연주의적 주장은 널리 확산되었다. 그러나 종종 질병의 원인과 발병에 도덕적 해석이 가미될 때도 있었다. 개신교 문화는 마술을 사용해 환자를 치유하는 방식을 단호하게 거부했다. 그러나 목사들은 비도덕성과 죄악 때문에 질병에 걸리며 기도가 충분한 대응책이 못 되더라도 기도를 해야 마땅하다고 경고했고, 신자들도 이를 믿었다. 이러한 견해는 종교개혁에 기원을 둔 것이었다. 영국의 역사가인 토머스Keith Thomas*가 예증한 바에 따르면, 개신교는 중세 교회가 허용했

---

* 역 영국의 역사학자 키스 토머스(1933~)는 역사학과 인류학의 경계를 넘어서려는 문제의식으로 쓴 *Religion and the Decline of Magic*(1971), 자연사(自然史)를 역사학의 관점에서 재해석

던 마술적인 치료행위들, 예를 들어 성인과 성상에 기도를 하고, 성지나 순례지를 방문하거나 성수聖水와 성호를 사용하는 것 등을 부정했다. 당시에는 과학이 질병을 충분히 해명하지 못했고 병을 예방할 방법마저 미약하기 짝이 없었는데, 개신교는 오직 유일한 단 하나의 초자연적인 힘, 즉 신의 섭리만을 인정하면서 "세상이 미몽에서 깨어나도록" 했다. 그리하여 당시의 통상적인 견해와 상반되는 이러한 사상은 의학적인 진보라기보다는 종교적 발전이었으며, 처음으로 치유 및 다른 생활의 영역으로부터 마술을 사라지게 한 힘이 되었다.[12]

개신교는 종교적인 영역으로부터 마술적인 치료행위를, 치료의 영역으로부터 초자연적인 시술을 추방해 버렸으나, 처음으로 불행에 대해 일종의 도덕적인 관심을 고취했다. 토머스에 따르면, 16~17세기 영국에서 사고가 나거나 병에 걸렸을 때 취해야 할 적절한 태도는 당사자가 도덕적인 죄를 저질렀는지 알아보는 것이었다. "질병은 특히나 신학적으로 해석되기 쉬웠다. 엘리자베스 시대의 기도서에는 성직자들이 병든 교구민을 방문할 때면 그들이 어떤 병에 걸렸을지라도 그 병이 하나님의 축복임을 깨닫게 해야만 한다고 되어 있었다. 물론 의사들은 환자를 자연적인 수단으로 치료하려고 노력해야 했고, 자신의 치료법은 반드시 신의 허락이 있을 때만 효력을 발휘한다는 인식에 사로잡혀 있었다. 의술행위는 합법적인 것이었지만, 지나치게 신봉하는 것은 불법이었다. 건강은 하나님이 주시는 것이지 의사가 주는 것이 아니었다."[13]

18세기 후반과 19세기 초에 이르자 병에 대한 자연주의적 관점은 보편화되었다. 그러나 이러한 관점은 여전히 불행에 대한 도덕적 관점과 불편한 상태로 공존했다. 대다수 미국인은 이 세상이 자연의 힘에 의해 지배되고 있다고 믿으면서도, 병을 신의 노여움의 징표로 혹은 방탕한 자에 대한 경고로 여겼다. 로젠버그Charles E. Rosenberg*는 19세기 동안 세 번이나 창궐했던 콜레라에 대한 미국인들의 반응

한 *Man and the Natural World*(1983)를 썼다. 자신의 강연록을 기초로 한 *The Ends of Life*(2009)는 역사학계는 물론이거니와 대중에게도 큰 영향을 마쳤다.

* 역 찰스 로젠버그(1936~)는 미국을 대표하는 의학사학자로서 하버드대학에 재직하고 있다. 미국 의학사학회 회장을 지냈던 그의 대표적인 저서로는 *The Cholera Years*(1962), *The Care*

에서 이러한 신념의 복합적인 상호작용을 추적한 바 있다. 1832년에는 성직자조차도 평신도와 마찬가지로 콜레라가 자연법칙에 의한 병이지만 동시에 죄악을 벌하고자 신이 내린 병이라고 믿었다. 어떤 이는 주일학교 학생들에게 "콜레라 자체가 타락과 방종에서 생겨난 병은 아니지만, 그 병은 신의 징계이며 처벌"이라고 경고했다. 전염병이 만연하는 상황 속에서 신의 징계라고 생각했던 사람들이 공식적인 후원을 받는 기도문 제정을 요청했지만, 잭슨 대통령은 이 제안을 위헌이라며 거부했다. 1849년에 두 번째로 콜레라가 발생하자 성직자들의 과학에 대한 공격은 한층 노골적으로 변했다. 그러나 1866년에 세 번째로 콜레라가 발생했을 때 종교적 권위는 더 이상 힘을 발휘하지 못했고, 그 즈음에 이르러 보건을 위한 방법과 조직이 더욱 실제적인 권위를 지니게 되었다.[14]

19세기 초에 개인들이 질병에 어떠한 의미를 부여했는지를 밝혀내기란 어렵다. 하지만 가족의학자들이 어떤 암시를 했는지 모르지만 이미 자연주의적인 질병관은 보편화되어 있었다. 자연주의적인 질병관은 오늘날 우리가 과학을 이해하는 관점에서 보면 과학적이라고 할 수 없는 것이다. 질병을 구별하는 방법들은 그 당시만 해도 이용할 만한 가치가 없었는데, 그 이유는 의사들이 대중과 마찬가지로 기이한 이론 같은 것에 사로잡혀 있었기 때문이다. 식물 및 다른 사물에서 비롯된 '자연적' 속성이 때로는 그것의 물리적 특성과는 무관한 고대의 상징적 교리에서 파생되는 경우도 많았다. 그러나 하나의 지향점, 즉 질병을 마술이나 도덕적 힘에 굴하지 않는 자연적 현상으로 간주하는 시각이 점차 확립되고 있었다. 가족의학 지침서들은 건강과 생리현상에 관한 대중 강연과 병행되었는데, 이는 질병과 의학에 관한 합리주의적인 사상을 대중에게 전파해 대중의 마음가짐과 행동을 바꾸어놓았다.

가족의학 지침서는 전문가적 권위에 도전해 가족들이 건강을 스스로 돌볼 수 있음을 확신했으며, 다른 한편으로는 근대 의술의 문화적 기초 — 병에 관한 세속적

---

of Strangers(1987), *No Other Goods*(1997) 등이 있다. 그의 부인인 파우스트(Drew Gilpin Faust)는 하버드대학 최초의 여성 총장이다.

관점 — 를 다지는 데도 기여했다. 지침서들은 가족의학을 추켜세우기도 했으나 가족의료를 전반적으로 변화시키고 있었다. 즉, 버컨과 그의 추종자들은 의학지식의 확산을 모색하면서 의학적 권위의 범위를 확장해 놓았다. 미국의 가족의학 지침서들은 농민과 가족, 농장 소유주와 노예 혹은 의사의 조언을 구할 수 없는 선원들에게 도움이 된다고 종종 떠들어댔다. 의학의 권위는 이전에는 의사와 직접 상담할 수 있었던 사람들에게만 한정되었지만, 이제는 의사가 쓴 책을 읽을 수 있는 사람에게로까지 크게 확대되었다. 대중의 자율적 권한이 증대함으로써 전문가적 권위가 받아들여질 수 있는 기반이 점차 조성되었다.

전문의학 professional medicine

영국에서 미국으로

전문의학은 가족의학과 마찬가지로 미국 민주주의 문화의 영향을 받았다. 전문직은 일반직과는 다른 위엄을 갖추며 자체적인 규율과 기준을 정할 권리를 가지기 때문에 그 속성상 불평등한 제도이다. 이러한 주장은 민주주의 풍토와는 상반되는 것이다. 또한 당시 사회는 유동적이고 급속히 팽창하고 있었으며, 중앙집권적인 정부나 신분을 보장해 줄 만한 특권적 엘리트도 없었다. 이 때문에 전문직이 확립되기까지는 난항을 겪어야 했다. 19세기 미국은 전문가적 지위로의 진입을 보장하기 위한 정치적·제도적 수단을 제공하지 않았다. 이를 갈망해 온 일부 의사들은 최소한이나마 다른 개원의들과 구분되는 영역을 확보할 필요성을 느꼈다. 19세기 중반까지만 해도 미국 의사들은 이런 최소한의 목표조차 성취할 만한 권력과 정당성을 갖추지 못했다. 이들은 교육, 면허법, 전문가 협회와 같은 수단을 통해 자신들의 영역을 확보하고자 했으나 경쟁, 알력, 경멸로 인해 실패하고 말았다.

식민지 시대 미국 의사들이 모델로 삼았던 18세기 영국의 예를 살펴보면, 의학의 사회적 구조는 영국 사회의 계급제도의 특성을 그대로 반영했다. 영국 의사들은 학식을 갖춘 전문직으로서 보다 낮은 서열의 의사들, 즉 단순한 기술을 행하던 외과의나 상업에 종사했던 약제사들과 구별되는 소규모 엘리트 집단을 형성하고 있었다. 각각의 '의료업 종사자들'은 그 영역이 언제나 분명한 것은 아니었지만 자체적인 길드 조직과 명확한 기능 및 특권을 지녔다. 신사를 자처한 의사들은 직접 손을 사용하지 않고 관찰과 추측을 하고 처방을 내리기만 했다. 외과의사는 1745년까지 이발사와 같은 길드에 소속되어 있어 때로는 처방을 하기도 했으나 주로 손으로 치료를 했다. 1703년 이후, 이 세 종류의 의사 가운데 가장 수적으로 많았던 약제사들이 약품 제조 이외에도 환자를 진찰하고 처방을 내릴 수 있는 권리를 갖게 되었으나, 단지 약품에 한해서만 비용을 청구할 수 있었다. 이 세 가지 서열의 하부에는 가지각색의 돌팔이 의사들과 비전문 치료사들이 있었다.

영국 의사들은 소위 '직업적 전문직'보다는 '신분상 전문직'이라 칭할 만한 지위를 지니고 있었는데, 이 경우에 전문직은 노동분업 안에서 행하는 역할보다는 특권을 가진 위계질서의 기준에 의해 정의되었다. 이들은 주로 런던에 사는 소수의 사람들로 왕립의사협회 회원이었다. 1771년과 1833년 사이에 대학에 임용된 교수는 168명에 불과했다. 이 수치는 이들보다 낮은 계급이었던 유자격 개원의까지도 포함해 임용한 결과였다. 옥스퍼드와 케임브리지 대학에서 의학교육을 실시하지 않았음에도 이 대학을 졸업하지 않으면 의사들은 교수로 임용될 수 없었다. 의사들은 두 대학에서 고전을 학습하고 보다 실무적인 경험은 런던의 병원에서 쌓았다. 이러한 체계는 과학을 발전시키는 데는 부적합했지만, 전문가로서의 성공이 적당한 사회적 품위와 사교 관계에 달려 있었기 때문에 경력을 쌓는 데는 잘 부합했다.[15]

영국 의사들이 외과의사나 약제사에 비해 명망이 높았다고는 하나, 자신들의 후원자이자 자신들이 비위를 맞추려고 애썼던 귀족 출신의 환자만큼 권력이 있었던 것은 아니었다. 의사들은 상류계급의 스타일과 외모를 흉내 내고, '사교계'에 입문하려고 노력하면서 독특한 예절과 유행하는 옷차림으로 주목을 끌려고 했다. 영국의 사회학자 주슨N. D. Jewson에 따르면, 유행하는 옷차림이 '사교계' 회원임을 증명하는 동시에 스스로를 선전하는 수단이었던 것처럼, 의사들은 동일한 개념적 기반을 공유하면서도 세부적인 면에서는 새로운 의학체계를 끊임없이 이론화하려고 했다. 고전적인 히포크라테스Hippocrates 저작물에서 유래된 이러한 이론들은 뉴턴의 영향과 이론들이 처한 사회적 상황에 따라 수정되어 왔다. 고전적인 시각에서 볼 때 병은 신체의 국소적인 원인에서 비롯된 것이 아니라 네 가지 체액(혈액, 점액, 황담즙, 흑담즙) 간의 불균형으로 인한 전반적인 장애였다. 물리학에서 뉴턴의 혁명이 일어난 이후에 나타난 새로운 의학이론들은 질병을 신체 안의 고형물, 예를 들면 혈관과 같은 기관이 장애를 일으킨 것에서 원인을 찾았지만, 기본적인 모델은 여전히 이전 시기와 마찬가지였다. 질병은 단일하고도 근본적인 조건이 체액의 구성에 영향을 주어 발생한 결과였다. 그러나 어떤 환자에게든 이러한 조건이 나타나게 된 요인들은 개별적인 것이었다. 전체적인 치료의 초점은 환자의 증상에 달려 있었는데, 이는 질병에 수반된 증상이라기보다는 질병 그 자체로 생각되었다. 주슨에 따르면, 이러한 증상에 대한 입장은 당시의 환자와 의사의 진료 관계를 즉각 반영하는 것으로, 이 관계에서 환자는 의사보다 우세한 존재였다.[16]

미국 의사들도 일원론적인 질병론에 영향을 받았으나, 영국의 모델을 그대로 답습해 발전시키지는 않았다. 영국의 엘리트 의사들은 미국으로 이주할 이유가 없었다. 17~18세기 식민지에서 훈련받은 개원의들은 고도로 엄격하게 계층화된 '사교계'와 관계를 맺고 있지 않았기 때문에, 길드라는 조직은 영향력이 크지 않았다. 미국인들은 의술을 행하는 모든 사람을 의사로 간주하면서, 의술행위에서 전통적인 계급 서열을 반영하는 언어 표현들을 포기했다.[17] 가족의학서에 나타난 것처럼, 일상적으로 사용하는 언어야말로 가장 직접적으로 민주적인 분위기를 표현한다.

온갖 종류의 사람들이 식민지 시대의 미국에서 의학을 들먹이며 의사라는 직함을 사용했다. 의사의 역할은 완전히 분리된 독립적인 형태로 존재하지 않았다. 17~18세기에는 목사들이 대중에게 진료와 예배를 병행하는 것이 일반적이었다(매더Cotton Mather는 이를 "천사의 주문呪文"이라고 불렀다). 이들보다 낮은 서열의 사람들 또한 의사로 활동했다. 영국에서는 전문직과 일반직 간의 경계가 엄격히 지켜졌으나, 미국에서는 그렇지 못했다. 18세기 버지니아의 한 역사가는 의사인 페이러스John Payras가 "약과 함께, 차, 설탕, 올리브, 포도, 건포도, 앤초비, 자두를 팔았다."라고 기록했다. 또 파스퇴르Jean Pasteur는 신문 부고란에 외과의사로 소개되었으나 그는 자기 멋대로 가발을 만드는 사람에 불과했다. 1773년 휴스Hughes 부인은 산파술과 함께, "백선, 치질, 기생충병을 치료하기도 하고 아울러 최신 유행 드레스와 모자를 만든다."라고 광고를 냈다. 1732년 프레더릭스버그를 지나던 한 여행자는 "나는 이곳에서 만난 레비스톤Levistone 부인을 잊을 수가 없어요. 그녀는 여의사이면서 커피를 파는 두 가지 일을 모두 하고 있었지요."[18]라고 썼다.

이런 상황에서 의학은 공동체 의식이나 조직을 형성할 수가 없었다. 그러나 점차 의료를 행하던 사람들이 온종일은 아닐지라도 진료를 우선적인 업무로 행하기 시작했고, 18세기 중엽에는 일종의 집단으로 등장하기에 이르렀다. 식민지 유럽 의사들 밑에서 도제로 있던 미국인들은 점차 유럽의 레이든, 런던, 에든버러와 같은 도시에서 의학교육을 받고자 했다. 이들은 유럽 의사들이 소유한 기준과 위엄을 갖춘 직업을 창출하려는 야망을 품고 고향으로 돌아왔다. 법률 분야에서도 비슷한 과정이 발생했다. 미국에서 '전문화를 향한 제1의 물결'은 1750년경 미국의 하류계층 의사들이 영국의 모델을 채택하면서 나타났다. 의학의 전문화 운동을 통해 최초의 의학교*와 의사협회가 설립되고 의료법을 제정하려는 움직임이 일어났다. 이러한 일은 동시에 진행되어 1765년에 최초의 의학교가 필라델피아에서 설립 허가를 받았고, 최초의 주 의사협회가 1766년 뉴저지에서 조직되었다. 또한 1766년 의사자격고시를 요구하는 최초의 면허법이 뉴욕에서 통과되었다. 독립전쟁기에는 3500~4000명가량의 의사들이 있었던 것으로 추정되는데, 그 가운데 400명이 공식적인 의학교육을 받았고 절반가량이 학위를 소지했던 것으로 보인다.[19] 이러한 전문 엘리트는 거의 대도시 지역에 집중되어 있었다.

전문직을 형성하기 위한 첫 번째 단계에서 우리는 의학이 종교의 영역에서 점차 분리되는 현상을 발견할 수 있다. 뉴저지에서 결성된 초기의 의사협회는 몇 가지

* 역 존스홉킨스대학은 4년제 일반대학 교육을 받은 후에야 입학할 수 있었던 미국 최초의 4년제 의과대학이다. 의학교는 그 이전에 설립되었던 의학교육기관을 지칭한다.

점에서 이를 입증한다. 1766년 제1대 회장은 목사였고, 뉴저지 대학의 초대 학장은 의사이자 목사였다. 의사협회가 결성된 첫 10년 동안에 학회원 36명 중 6명이 목사 겸 의사였다. 의사가 목사직을 병행할 수 없다고 여긴 교구민들 사이에서 이들의 겸임에 대한 반대가 제기되기 시작했다. 1796년 의사협회에는 91명의 회원이 가입해 있었으나 성직자는 7명에 불과했고, 시기적으로 맨 나중에 가입한 55명의 회원 중에 목사는 단 한 명뿐이었다.[20] 주임목사직은 19세기에도 계속 유지되었으나, 목사직을 갖고 있던 의사들(다시 말해서 원래는 목사이지만 의료에 종사하는 사람들)은 시간이 갈수록 찾아보기 어려워졌다.

개방적 시장에서의 의학교육

미국에 의학교가 설립되자, 의사들은 유럽적 이미지를 지닌 의료 전문직의 창출을 꿈꾸었다. 그러나 식민지 시대에 도제제도는 의학교육을 위한 주요한 방식으로 자리 잡고 있었고, 설립 초기의 의학교는 보조적인 역할만을 담당했기 때문에 도제는 여전히 중요한 위치를 차지하고 있었다. 성공한 개원의들은 젊은이들을 조수로 고용해 의학 서적을 읽게 하고 가사를 돌보게 했다. 그들은 식사와 의복을 제공받았고, 보통 3년간의 도제 생활을 마치면 숙련도와 훌륭한 품성을 입증하는 인증서를 받았다. 한 사람의 도제교육은 사실상 지도 의사의 지식수준을 반영한다. 이 경우 무엇을 배워야만 하는지는 예측 가능했지만, 기준이 분명하지는 않았다. 의사의 관점에 따라 도제는 일정한 문화적 한계가 있는 제도였다. 도제는 전문적인 지위에 필요한, 다시 말해 유럽처럼 교양 과목을 교육받은 남자들만이 가입하는 것과 같은 기반을 구축할 수도 없었으며, 전문인으로서 존경을 받기 위해 필요한 품행이나 몸가짐을 가르칠 수도 없었다. 도제수업을 거친 젊은이는 숙련도를 보증하는 증명서를 얻을 수 있었지만, 의학교를 나오면 권위를 인정하는 위임장을 받을 수 있었다. 의사가 학식 있는 직업으로 자리 잡기 위해서는 전문적인 교육이 중심적 위치를 차지해야만 했다.

당시에 필라델피아대학으로 불렸던 펜실베이니아대학에서는 1765년 식민지 최초로 의학교를 설립했는데, 이를 주도한 사람은 당시 유럽에서 돌아온 지 얼마 안 된 젊은 의사 모건John Morgan이었다. 모건은 강연에서 의사 직업을 외과술이나 약학에서 분리할 것과 의학 분야에서도 적절한 전문적 계급제도를 확립할 것을 요청했다. 모건의 제안에 대해 반대 여론이 일자, 그는 자신의 강연 출판본의 서문을 통해 계급제도는 "지혜롭고 품위 있는" 나라에서 존재한다고 변론했다. 또한 "군대의 지휘관은 군대와 관련된 모든 지식에 정통해야만 하며, 대령부터 일개 보초에 이르기까지 군인의 임무에 대해서도 자세하게 알고 있어야만 하나, 그가 공병으로 나서거나 참호를 파야 할 이유는 없다. 그렇기에 내과의사들은 이제 더 이상 진료실에서 외과의사들과 함께 칼을 만질 필요가 없다". 모건은 의사의 업무를 의술에 국한시키고 "손으로 하는 수술"을 모두 거부하면서 그에 알맞게 진료의 영역을 축소했다.[21] 의사들 가운데 이러한 순수성을 지키며 진료행위를 할 수 있는 사람들은 흔치 않았다. 많은 의사들이 독자적인 약을 개발하고 내과와 외과를 병행했다. 의사들이 특권을 갖기 위해서는 특권계급의 후원자가 있어야 하고 법적인 보호 조치가 전제되어야 했다. 영국의 전문가체계의 기반이 된 사회정치적 토대가 미국에는 마련되어 있지 않았다.

미국에는 문화적 특권을 누리는 전문직의 행동양식을 수용할 만한 기반이 없었다. 귀족계층은 옷차림, 말투, 교통수단 같은 세부적인 면에서도 계급과 권위에 신경을 써야만 했다. 우리는 식민지 시대 필라델피아에서 뛰어난 의사였던 쿤Adam Kuhn이 묘사했던 다음의 내용을 통해 전통적인 의사의 전형을 찾아볼 수 있다.

> 그는 이제껏 내가 본 사람들 중에서 가장 구식 학교의 의학적 문화를 전수받은 인물이었다. 그의 손과 가슴에는 주름이 가득 차 나풀거렸고, 하의는 검은색이었으며, 길게 드리운 조끼는 하얗거나 황갈색이었고, 코트도 황갈색이었다. 손에는 황금 손잡이가 달린 지팡이를 들고 있었고, 조끼 주머니에는 금으로 된 담뱃갑을 넣고, 무릎과 신발 장식도 금으로 되어 있었다. 그가 집마다 왕진을 다닐 때면 발걸음의 속도나 보폭이 지나칠 만큼 규칙적이어서 환자의 생명을 구하는 것과 같은 가치 있는 일이라 할지라도 발길을 재촉하

려 들지 않을 정도였다.[22]

이뿐 아니라 혁명 지도자이자 의사였던 러시Benjamin Rush — 예법이나 정치적 견해에서 공화주의자였던 그는 펜실베이니아대학에서 후대 의사들에게 커다란 영향을 주었던 인물이다 — 는 학생들에게 모든 특권적 가식은 "과학적 단순성이나 진정한 의술의 존엄성과 양립할 수 없기 때문에" 멀리해야 한다고 조언했다.[23]

그러나 러시는 귀족적인 예법을 배격했음에도 불구하고, 자신이 개발한 치료법에는 영국 의학사상의 특징을 이루고 있던 새로운 것에 대한 추구와 전통에 대한 추종이 투영되어 있었다. 1796년에 그는 학생들에게 다음과 같이 말했다. "과거에 나는 이 세상에는 단 하나의 열병fever만이 존재한다고 말해왔다. 놀라지 말게, 제군들! 나를 따르면 나는 이 세상에 오직 단 하나의 질병만이 있다고 말할 것이네."[24] 그 질병이란 "모세혈관 확장에 따른 병적인 흥분"이었으며, 이 병에는 유일한 치료법이 있었다. 그것은 랜싯lancet(양날의 끝이 뾰족한 의료용 칼)으로 피를 뽑아 방혈을 하는 것과, 강력한 구토제와 하제를 사용해 위와 장을 비우는 것이었다. 이러한 응급치료는 대담하게 사용해야만 했다. 환자는 정신을 잃을 때까지 피를 흘려야 했고, 타액을 분비할 때까지 다량의 하제 성분이 들어 있는 칼로멜(수은이 함유된 클로라이드)을 복용해야만 했다. 이 극단적인 치료 방법은 19세기 초에 10여 년간이나 미국의 의료 관행을 지배했다.

1812년 전쟁이 끝난 뒤에, 전국적으로 의학교들이 설립되기 시작했다. 이 새로운 의학교들은 서로 간에 거의 접촉이 없었으며, 설령 있었다 해도 매우 미약했다. 1810년과 1820년 사이에 볼티모어, 렉싱턴, 신시내티, 심지어는 버몬트와 뉴욕 서부의 시골 마을에도 의학교가 설립되었다. 이후 1850년까지 30년 동안 미국에는 42개의 의학교육기관이 설립될 정도였는데, 같은 기간에 프랑스 전역에는 불과 3개의 의학교만이 설립되었다. 1820년 이후 의학교가 크게 성장한 곳은 서부지역이었다. 이곳의 많은 의학교들은 농촌에 세워졌다. 농촌은 병원이나 임상시설이 없었지만, 비용을 절감할 수 있는 이점이 있었기 때문이다.

의학교의 교수들은 새로운 유형의 의과대학을 만들자고 주창했다. 일반적으로 일군의 의사들이 학교 설립안을 마련해 지방 대학에 접근하는 것이 보통이었다. 의사들의 입장에서 보면 대학은 학위를 수여함으로써 자신들에게 정당성과 법적 권위를 부여해 줄 수 있었고, 대학의 입장에서 보면 의과대학이 학생 수업료로 자체 운영되었기 때문에 아무런 투자를 하지 않고도 명성을 높일 수 있었다. 경우에 따라서는 의학교 시설은 강의실과 해부실만 갖추고 있을 때도 있었다. 실험실도 없었고 기껏해야 제한된 도서실이 있을 뿐이었다. 병원에서 시행하는 임상실습은 도시 학교에서조차 규칙적으로 실시되지 않았다.[25]

교수진은 보통 5~7명의 무급 교수로 이루어져 있었다. 그들은 직접적으로는 수업과 개인지도를 하면서 학생들의 수업료에서 보수를 받았고, 간접적으로는 교수직의 명망을 이용하여 개업해 돈을 벌었다. 의과대학 1년 동안 학기는 보통 11월 말부터 3월 초까지 겨우 3~4개월 동안 운영되었다. 학위를 받으려면 2년이 소요되었으며, 이듬해에 전년도 학습을 반복하는 과정으로 되어 있었다. 2년 중에 별도의 수업과정을 밟는 '단계별 교육과정'은 1850년 이후에 도입되어 획기적인 개혁으로 평가받았다.

원래 18세기에는 의학교에서 학사와 박사 학위를 모두 수여했다. 학생들이 학사 학위를 받고 나면 1년 뒤에 박사 학위를 받기 위해 학교로 돌아오는 경우가 거의 없었는데, 어떤 종류의 증서든지 졸업자로 인정받을 수 있었고 의사로 활동하는 데 지장을 받지 않았기 때문이다. 이로 인해 1789년 필라델피아 의과대학에서는 학사 학위를 폐지하는 대신, 의학박사 학위를 취득하기 위해서 자연철학과 경험철학 혹은 그에 상응하는 분야에서 한 과정을 반드시 이수할 것을 골자로 한 기준을 확정했다. 학위 임명이 늘어나자, 자격요건이 완화되어 학사에서 의학박사에 이르기까지 의학 분야의 학위가 범람했고, 외과와 약제사부터 의사에 이르기까지 직함이 난립했다. 이러한 현상을 의사의 지위가 높아진 증거로 해석할 수도 있겠지만, 그 원인은 완전히 다른 곳에 있었다. 직함과 학위가 의학 분야에서 범람하게 된 것은 의료계의 엘리트들이 신분적 상징의 확산과 그로 인한 질적 퇴보를 막아내지 못한 결과였다.

명목상으로 18세기 의학박사 학위는 라틴어, 자연철학, 경험철학에 대한 지식을 요구했다. 3년간의 도제수업을 마치고 2학기 동안 강좌를 수강한 뒤에는 모든 시험에 합격하고 논문을 써야만 했다. 게다가 졸업을 하려면 최소한 21세가 되어야만 했다. 이러한 자격요건은 잘 지켜지지 않았다. 라틴어는 무시되기 일쑤였고, 3년간 도제를 마친 인증서를 요구하지 않는 학교도 많았다. 논문은 대부분 독창적이지 않았고 때로는 거의 이해할 수 없는 경우도 있었다. 일부 시험은 그다지 엄격하게 치러지지 않았는데, 그 이유는 교수들이 학생을 합격시켜야만 급여를 받을 수 있기 때문이었다. 일시적으로 개혁가들은 자격요건을 강화하려 했으나 학교의 도움을 받지 못해 무위로 끝나고 말았다. 기준을 세웠던 의학교육기관은 학생과 수입을 모두 잃을 위기에 처해 있었다.

원래 의학교는 미국 의사들이 유럽 의사들과 같은 위엄과 특권을 갖기 위해 세운 것이었다. 그러나 그들은 미국 각지에서 다른 의사들이 개인적인 이익을 위해 의학교를 마구 양산하는 것을 막아낼 도리가 없었다. 그러자 학기를 최단 기간으로 운영하고 자격요건을 제물로 삼아 학생 수업료를 삭감해 주는 무한경쟁으로 치달았다. 의사들은 개인적 차원에서는 지위 상승의 길을 모색하고 있었으나, 집단적 차원에서는 그 기초를 위태롭게 만들어버렸다.

전문가주의의 좌절

의사협회와 면허제는 의료 전문직의 영역을 규정하고 그 지위와 권위를 높이는 데 일조했다. 영국에서는 이 두 가지가 서로 통합되어 있었는데, 다시 말해 의사협회가 면허를 인가할 권한을 갖고 있었다. 일부 저명한 미국 의사들도 이런 성과를 갈망하고 있었다. 모건이 필라델피아에 의학교를 설립하자는 제안을 내놓았을 때 그는 의사협회가 면허를 내줄 수 있는 권한을 가져야 한다고 보았다. 1763년 코네티컷주 노리치에서 의사들은 식민지 의회에 "의사들이 면허증을 가진 협회를 설립할 수 있게 하여 정직하고 재능 있는 의사와 돌팔이 의사들을 구분할 것"을 요구했다. 이러한 요구 사항은 모두 기각되었다.[26]

일부에서는 면허가 인정되고 있었으나 단지 존경을 표하는 것에 불과했다. 면허는 진료를 하는 모든 사람에게 발급되었다. 1600년대에는 의회에서 가끔씩 자격 있는 의사에게 면허를 내주었으나, 면허 승인 자체가 이들이 수년간 진료를 해왔음을 보여주는 것이었다. 분명한 사실은 면허를 가진 의사들만이 의료행위를 했던 것이 아니라는 점이다. 대부분 의료는 가정이나 비전문가에게 맡겨져 있었다. 초기 매사추세츠주 법률은 이러한 현실을 반영해 어느 누구도 "의술에 숙련된 사람의 조언과 동의가 없거나 적어도 가장 지혜롭고 침착한 사람이 참석하지 않은 상황에서" 진료를 해서는 안 된다고 명시했다.[27]

1760년 뉴욕시에서 유능한 의사를 선별하여 면허를 인가해 주고 무면허 의사에게 벌금을 부과하는 최초의 법안이 통과되었을 때, 그 권한은 시 공무원들에게 주어졌다. 그 법은 기존에 진료를 해왔던 사람들은 논외로 처리했다. 이러한 법령이 이후 수십 년간에 걸쳐 양적으로 증가했을 무면허 의사들에 대해 대응하기 위해 시행되었는지는 분명하지 않다.[28]

미국이 독립한 이후 의사협회가 여러 주에서 조직됨에 따라 의회에서도 면허 인가를 확대 적용하기 시작했다. 그러나 면허 승인권은 효력이 별로 없음이 판명되었다. 대표적인 예로, 교육이나 업적을 평가할 판단 기준이 서 있지 않았고, 무면허 의사에 대해 실시할 규정도, 법을 위반했을 때 부과할 무거운 처벌도 없었다. 보통의 경우에 무면허 의사에 대한 유일한 제재 조치는 환자들이 내지 않은 의료비를 보상받기 위한 소송을 걸 수 없게 한 정도였다. 사람들은 이것이 무면허 의사에게 미리 진료비를 요구하게 만든 좋은 핑곗거리가 되기도 했다고 종종 말했다. 법률에 무면허 의사에 대한 벌금 조항이 있었다 해도 벌금을 부과하는 데는 배심원 판결이 필요했고, 배심원들은 유죄를 인정하지 않았다. 법률상으로는 약제사, 산파, 약초학자는 적용 대상에서 제외되었는데, 무면허 의사들은 자신들이 이들과 함께 법적 제외 대상에 속한 것으로 믿고 있었다. 면허위원회는 의학교에 만연되어 있는 동일한 구조적 문제로 골머리를 앓고 있었다. 학교 당국이 학생들을 낙제시키려 하지 않은 결과 학위 수여비를 벌어들이지 못한 것처럼, 면허위원회도 지원자를 거절하지 못해 면허 인가비를 받지 못했다.[29]

이렇게 면허제가 비효과적이었음에도 계속 유지될 수 있었던 것은 그것이 의학교가 양적으로 팽창한 이유와 연관되어 있기 때문이다. 면허제와 의학교 모두가 업무 처리에서 의학 분파들과 직접적인 이해관계가 있었다. 의사들은 면허를 지도 의사의 추천장에 버금가는 공식적인 증명서로 이용할 수 있었다. 진료를 하는 의사들의 입장에서 보면 자신들의 이익 때문에 면허를 제한시킬 수도 있었지만, 의학교육과 면허 문제에 대해 특별한 이해관계를 가진 의사들은 분야를 개방하고 싶어 했다. 그러나 여전히 의사들은 이러한 특정이익에 대항해 집단이익을 내세울 방안이 없었다.

취약했던 의사협회는 더욱 입지가 약화되었는데, 의과대학의 범람으로 학교에서 받은 학위가 면허증과 동일한 것으로 간주되었기 때문이다. 이 두 가지 제도는 상호 경쟁 관계에 있으면서 서로에 대한 승인의 수단이 되었다. 그러나 한쪽 혹은 쌍방 간 승인이 없이도 의료활동을 할 수 있었기 때문에 양측 모두 결정적 권한이 없었다. 때로는 의사협회가 의학교의 확산에 대해 당혹감을 감추지 못했고, 의학교 교수들은 허점투성이인 면허제에 당황했다. 그러나 어느 쪽도 서로를 대신할 만한 위치가 아니었다.

의사협회는 면허 발급에 관한 문제를 제외하고는 의사직의 영역을 효과적으로 확보할 수 없었다. 협회에서는 정식 의사들로 이루어진 심의회가 윤리강령에 따라 돌팔이 의사들을 받아들이지 않음으로써 이들을 고립시키고자 했다. 돌팔이 의사들에게 조언을 구한 사람은 제명과 같은 처벌을 받을 각오를 해야만 했다. 또한 의사협회에서는 가격 경쟁을 누그러뜨리기 위해 단일수가표를 작성하려고 했다. 이 두 가지 시도는 모두 무산되었다. 의사협회의 경쟁자들은 고립되지도 않았고 단일수가표 역시 지켜지지 않았다.

의사협회는 근본적인 문제에 직면했다. 협회가 높은 기준을 고집한다면 회원이 줄어들고 돌팔이 의사들을 근절하지 못하며 경쟁자들에 의한 진료비 삭감 역시 통제할 수 없다는 것이다. 다른 한편으로, 협회가 더 많은 의사들을 받아들이면 돌팔이 의사들을 고립시키고 진료비를 부과하는 데 도움을 얻을 수는 있지만, 전문가적 신분에 맞는 높은 기준을 내세울 수 없게 된다는 것이다. 어떠한 대안도 의사의 사회경제적 여건을 향상시킬 수 없었다. 즉, 협회에 대한 의사들의 복종과 참여를 유도할 방안이 없었다. 그 결과 회원은 소수였으며 이따금 회비도 내지 않았고 규칙도 무시되었다. 초기에 결성된 몇몇 협회들은 오랫동안 완전히 침체에 빠져 있었다.[30]

상대적으로 성공을 거두었던 의사협회에서도 배타성과 권위가 유지되지 못했다. 1781년 매사추세츠의사협회Massachusetts Medical Society는 "정규교육을 받고 의사 임무에 적합한 자질을 갖춘 의사들과 무식하고 사악한 의료행위자들 간에 정당한 차별화를 이루기 위하여" 결성되었다. 이 협회는 교수진과 면허 소지 의사로 나누어 구성하고, 교수의 수를 70명으로 제한하는 등 왕립의사협회와 동일한 구조를 만들려고 했다. 이 폐쇄적인 연합구조는 곧 유지될 수 없음이 분명해졌다. 협회에서는 시험에 통과한 이들에게 '증명서'를 수여했으나 의사들은 그러한 승인을 받지 않아도 영업을 할 수 있었다. 또한 하버드 졸업생의 경우에는 의과대학 학위를 소지했기 때문에 공식적인 면허를 가지고 있는 것으로 여겨졌다. 협회는 제한된 권한으로는 많은 의사들이 협회를 승인하지도, 권위를 인정하지도 않는다는 것을 깨달았다. 협회는 1803년에 폐쇄적인 단체의 틀에서 벗어나 교수 회원에 대한 수적 제한을 철폐했고, 시험에 통과한 뒤 3년간 좋은 평판을 받으며 진료를 한 사람이면 누구나 가입할 수 있도록 했다. 협회가 배타성을 없앨수록 의학교육은 점차 접근하기가 쉬워졌다.[31]

전문의사는 세 가지 범주로 구분할 수 있는데, 즉 의학교 졸업생 대 비졸업생, 의사협회 회원 대 비회원, 면허 의사 대 무면허 의사가 그것이다. 그러나 어느 범주도 잘 구분되지 않았다. 선망하던 지위인 의학교 졸업생, 협회 회원, 면허를 소지한 개원의들은 학교가 양적으로 증가하고 협회가 덜 배타적이 되면서 면허 획득이 쉬워지자, 자신들의 영역을 낮은 서열에 있던 의사들에게 침범당하고 있었다. 결국 경계선은 점차 의학교육과 면허 소지가 일치되는 방향으로 나아가게 되었다. 의학교 졸업생만이 면허증을 받을 수 있고, 면허증을 소지해야만 진료를 할 수 있었다. 그런 까닭에 면허를 가진 의사들은 누구라도 해당 지역 의사협회에 반드시 가입하기를 원했다. 그러나 이러한 발전은 수십 년 후에야 이루어졌다. 19세기 초 고유 영역을 설정하려던 노력은 오히려 그 경계선을 한층 희미하게 만들어버렸다. 당시 중부지역의 유명한 의사였던 드레이크Daniel Drake는 면허 발급에 대해 다음과 같이 말했다. "진료를 인가한 법률 때문에, 의학교를 졸업하지도 않은 많은 젊은이들이 대중의 신뢰를 얻을 수 있는 면허증을 받게 되었지만, 그들은 그럴 자격이 없는 사람들이다. 더구나 면허위원회에서 기각당한 사람들 대부분은 바로 그러한 이유 때문에 협회에 계속 참여하고 있다. 이러한 사람들이 협회나 의사들이 인정할 만한 권위를 확립하기는 힘들다. 주에서는 졸업생들에게만 면허를 발급해야 한다. 그러나 학위를 받지 않은 사람에게 처벌을 가하는 것에는 반대하며, 그러한 법안은 절대 실효를 거둘 수 없다."[32]

의학의 반反문화

대중의학popular medicine

민주주의적 이데올로기는 비전문적 의학에서 가장 적나라하게 나타났다. 비전문의학이나 대중의학은 단순히 임시변통의 방법으로서만 전문의학을 대신하지는 않았다. 그것은 자체적으로 일관된 구조를 갖추고 능동적으로 행해지고 있었다. 의사들을 특권의 수호자로 바라보았던 19세기 초의 대중적인 치료사들은 전문가의 치료 원리와 사회적 열망에 대해 적대적인 입장을 취했다.

이러한 적대감의 이면에는 유사점이 있었다. 민간요법과 비전문적인 치료는 전문적이고 권위 있는 자료에서 취한 이념과 치료 방법을 포괄하고 있었다. 대중문화는 부분적으로는 '문화적 침전'의 과정을 통해 발전한다. 과거의 유산들, 학문적 전통을 가진 이론과 치료 방법들이 하층계급에게까지 걸러져 학자들이 이러한 지식을 내버려둔 이후에도 잔재는 남아 있었다.[33] 그뿐만 아니라 모든 사상적 반동은 과격한 구조적 변화를 수반하지 않고도 때때로 옛 이론의 내용들을 다시 정리하기도 한다. 19세기 초 주요 대중의학 운동이었던 톰슨의학Thomsonian medicine은 이러한 양상을 정확하게 보여주었다. 이 운동 역시 또 하나의 대중적 이단이자 동종요법homeopathy이었다. 그러나 전수된 이념들은 걸러지고 재정비되었다. 전문가와 비전문 치료사 간의 전이는 두 가지 방향으로 진행되었다. 일부 중요한 치료법은 정규의사들에 의해 계속 사용되었는데, 예를 들면, 천연두 접종과 퀴닌 등은 민간 문화에서 차용한 것이었다. 19세기에 비전문가들은 정규의사들에게 '영웅적인' 치료법을 버리도록 압력을 가했다. 그렇게 전문가와 비전문가가 서로를 적대시하고 경멸하는 동안 양측은 서로에게 빚진 것이 많았음에도 이를 좀처럼 인정하지 않았다.

비전문적인 의료행위는 가족의학과 전문의학 사이의 중간적 위치를 차지하고 있었던 것으로 보인다. 비공식적인 의료행위는 가족의료가 가장 단순한 방식으로 지역사회에 확대된 것이었다. 한층 발전적인 측면이 있다면 비전문 치료를 직업으로 인정한 것이었으나, 여전히 표준화된 수련 과정이나 단체가 결성되지는 않았다. 비전문적 의료행위는 전문의사들에게 맞서 조직적이고 의식적으로 이루어진 일종의 운동이었다. 미국 역사상 몇몇 비전문적 의료인들이 주도한 운동을 통해 이러한 조직화가 이루어져 왔으며, 그런 연후에 약용식물학은 의료 전문직으로 흡수되었고 안마술과 척추지압요법은 주변부에 머물게 되었다.

한 비전문의사가 남긴 자서전은 의료행위를 시작하기가 얼마나 손쉬웠는지를 보여준다. 1844년 뉴저지에 사는 자유노예였던 스틸James Still은 약용식물학에 관한 책을 구입해 가족들을 치료하려 했다. 어느 날 그는 사사프라스sassafras 뿌리를 받는 대가로 이웃 사람의 치질을 치료해 주기로 했고, 작은 나무절구와 약초를 섞을 긴 돌막대를 빌렸다. "나는 약을 준비해서 그에게 먹였는데, 효과가 있었다. 며칠이 지나자 그는 좋아졌고 우리 둘은 만족했다. 그러나 이번에 치료하려 했을 때는 효과가 나타나지 않았다. 나는 단지 도움을 준 것에 불과한 것 같다."[34] 결과적으로 보면, 스틸은 독학을 통해 치료를 실질적인 직업으로 삼았던 것이다.

약용식물 치료사와 산파들이 비전문 치료사의 대부분을 차지했을 것으로 추정되나, 숫자를 파악할 수 없는 암 치료사, 접골사, 종두접종사, 낙태시술사, 특효약 판매인도 상당수 있었다. 대부분이 다양한 업종에 종사하며 자유롭게 이동해 다녔다. 이들은 범주가 뚜렷하지는 않지만 두 가지 부류로 구분할 수 있다. 하나는 산파, 접골사, 종두접종사처럼 특별한 기술을 강조하는 부류이고, 다른 하나는 약용 식물학자, 특효약 판매인 등으로 의사와 마찬가지로 일반화된 자격을 주장하는 부류였다. 초창기 개척지에서는 원주민 의사들이 대중의료를 담당했다. 일부는 "정규교육을 받은 백인 의사에게 버금갈 정도로 명성이 높았다."[35] 많은 식민주의자들이 미국에 정착촌을 처음 세울 때부터 원주민 의학에 상당히 관심이 많았다. 식민주의자들이 원주민을 처음 보았을 때, 원주민들은 백인들을 괴롭혔던 모든 치명적인 질병에 걸리지 않는 듯이 보였고 덕분에 좋은 건강상태를 지니고 있는 것으로 여겨졌다. 1714년 노스캐롤라이나에 살던 한 역사가는 원주민이 행하는 치료법은 "상당수 되풀이되고 있는 것"이라고 기록했다. "원주민이 가진 모든 내과적·외과적 기술에 대한 지식"을 얻기 위해 때로 원주민과의 결혼을 장려하기도 했다. 매더 Cotton Mather 역시 원주민들이 "여러 차례 정말 놀라운 치료"를 행했다고 생각했다. 그는 신께서 그들이 필요로 하는 모든 곳에 치유책을 남겨두었다고 믿었다. 원주민들은 오랫동안 미국 땅에서 살아왔기 때문에 이미 치유책들을 발견했을 것이다. 웨슬리는 1730년대 미국에 다녀온 후 원주민에 대해 "질병이 거의 없었다."라며, 원주민 의술이 "신속할 뿐만 아니라 대부분 치료가 잘되었다."[36]라고 기술했다. 일반적으로 인디언 치료사의 이미지는 백인 혹은 흑백 혼혈의 '원주민 의사들'이 등장하는 계기가 되었다. 이들은 약초를 다루는 원주민에게 가르침을 받았거나 표면적으로 원주민과 동일한 방법을 사용하고 있음을 표방했다. 이들이 사용한 많은 의술들이 실제로는 자신들이 만들어낸 것이었으나, 인디언의 정체성을 받아들임으로써 원주민이 누렸던 평판을 얻었다.

다양한 비전문의사들 중에 가장 두드러진 이들은 천성적으로 타고난 접골사들이었는데, 이들은 골절과 탈구를 다루는 과정에서 전문적인 일을 맡았다. 그들은 공식 교육을 받지 않은 장인이었으나, 의학에 투신해 일종의 기술적인 솜씨를 대변하고 있었다. 가장 유명했던 사람들은 로드아일랜드에 살았던 스위트Sweet 가문이었는데, 이 가문 사람들은 17세기부터 20세기까지 접골사로 활동했다. 한 지방 역사가에 따르면, "스위트가의 사람들은 시간제로 치료를 하면서 대부분 근면한 농민, 기술자, 노동자, 어부로 일했고, 모두 열악한 환경에 있었으나 가난하지는 않았다."라고 전한다. 이들의 솜씨는 전설적이었다. 일반인들은 스위트가 사람들이 상처 치료에 '천부적인 재능'이 있다고 믿었으나, 의사가 된 한 후손의 연구에 따르면, 이 가문의 사람들은 실제로는 어린 시절부터 기술적인 훈련을 받았다고 한다. 일부 의사들에게서 무지하다는 비난도 받았으나 스위트가 사람들은 존경받았고 때로는 정식 의사들로부터 환자를 소개받기도 했다.[37]

앞서 설명한 대로 식민지 시대 미국에서는 대부분의 치료가 가정에서 여성들에 의해 일상적으로 이루어졌다. 여성 역시 탁월한 비전문 치료사였다. 켓Joseph Kett에 따르면, 1818년 말 뉴저지에서 이루어진 의료행위의 대부분은 여성이 한 것이었다.[38] 그러나 잭슨 시대에는 여성의 의료행위가 이전에 비해 더 이상 지배적인 자리를 갖지 못했다. 1700년대 후반부터 산파가 쇠퇴하기 시작했기 때문이다. 그때까지만 해도 임산부는 친척 여성이나 친구에게 도움을 청했고 때로는 출산할 때까지 친정에 돌아와 있기도 했다. 그러나 18세기가 되면서 해부학적 지식과 핀셋을 사용해 분만 시간을 단축할 수 있는 전문적 시술이 급속히 발전했다. 의사였던 시펜William Shippen Jr.이 1763년에 산과 치료를 시작했는데, 이 분야에서는 미국 최초의 의사였다.

숄턴Catherine Scholten은 산파에서 의사로의 전환이 도시 중산층 여성들을 중심으로 시작되었음을 밝혔다. 1815년 필라델피아시의 인명부에는 여성 21명과 남성 23명이 산파로 일한 것으로 기록되어 있다. 그러나 4년 후 그 숫자는 여성 13명, 남성 42명으로 바뀌었고, 1824년에는 불과 여성 6명만이 남아 있었다. 면허법 때문에 이렇게 된 것은 아니었으며, 산파를 대신하고자 하는 의사들의 경제적 동기가 있었다고 하나, 여성들이 의사를 선택할 만한 지위가 있는 것도 아니었다. 사실 남성 의사들이 출산에 참여하는 것에는 다소 도덕적 반감이 있었다. 비교적 납득할 만한 해석은 부유층 여성들이 우수한 기술을 내세운 의사들의 주장을 받아들였다는 것이다. 그 당시 의사들이 산과 치료를 담당하는 것에 대한 이의는 제기된 바가 없었다. 숄턴은 "미국의 산파들이 자신의 입장을 항변할 한마디 말도 못 한 채 상류층 여성들에게 행하던 일을 중단했다."라고 썼다.[39]

비전문 치료사로서의 여성이 지위를 잃은 것은 다른 분야의 발전과 동시에 일어났다. 식민지 시대 동안 여성들은 가게 주인의 역할을 맡았으나, 19세기 초 여론은 결혼한 여성들에게 한층 단호하게 가사 역할을 맡겼다(그러나 교사는 대부분 예외였다). 러너Gerda Lerner는 독립전쟁의 여파로 식민지의 계급적 이데올로기는 무너졌지만, 새로운 민주주의 이념은 여성을 배제해 여성의 역할을 한층 줄어들게 했다고 주장했다. 그녀는 적절한 예로 의료행위를 들었는데, 의학교의 설립과 면허 발급에 대한 요구가 높아진 것도 여성을 배제하려는 의도였다고 밝혔다.[40] 이에 대해 월시Mary Walsh는 면허제를 잘못 이해했다고 지적하면서, 면허는 단지 존경의 표시였을 뿐이며, 이때까지 치료를 해온 여성의 역할은 남성 의사의 역할과 대등한 것이 절대로 아니었다고 말했다. 여성은 원래 남성 의사가 없던 곳에서 치료를 했다. 남성 의사가 늘어나면서 여성 의사를 대체했다. 월시는 오히려 전문가주의의 성장이, 여성이 남성과 동등한 기반 위에서 의료를 할 수 있는 최초의 진정한 기회가 되었다고 주장한다. 여성 의사에 대한 대중의 편견 탓에, 여성에게는 의학교육을 받았다는 신용장이 더 필요했다. 1840년대 여권운동에 고무된 여성들이 미국 최초로 공식적인 의학 훈련을 받았고, 1848년 보스턴의 뉴잉글랜드 의학교 New England Medical College는 여성만을 위한 최초의 의학교였다.[41]

그러나 거의 모든 의사는 여성을 전문의사로 받아들이는 것에 반대했다. 의사협회의 정책은 엄격한 배척주의였다. 여성들은 약초와 나무뿌리로 치료하는 무면허 의사들에게서 더욱 동정을 받았다. 1830년대에는 여성들도 건강개혁가였던 그레이엄Sylvester Graham — 이제는 그레이엄식 섭생의 일부였던 크래커로 기억되는 그녀는 담백한 야채 위주의 식이요법, 정기적인 목욕, 술과 커피의 금지, 생리학과 위생에 관한 지식의 대중화를 주장했다[42] — 의 영향을 받아 대중운동에 열심히 참여했다. 그 결과 전문의사와 그들의 엄격한 치료법에 맞서 여성의 권리와 저항을 연계시킨 광범위한 동맹이 결성되었다. 그러나 이런 '대중적인 건강운동'에 저항하고자 했던 의사들은 이 운동의 내부에서 또 다른 운동을 준비하고 있었다.

톰슨주의와 한계

19세기 초 뉴잉글랜드의 톰슨Samuel Thomson이 이끈 약용식물학 분야의 급진적인 운동은 전문의사에게 대항하는 조직적이고 주요한 대안으로 등장했다. 톰슨은 정규교육을 받은 적이 없었던 인물로 1800년 이후 진료를 시작했는데, 그는 당시 의사들이 자신의 성공을 시기했다고 주장하기도 했다. 1809년 한 환자가 사망한 이후 그는 의사의 이름을 내걸었다는 이유 때문에 살인자로 기소를 당해 재판을 받았고 무죄를 인정받았다. 재판을 거치면서 톰슨의 이념은 대중의 관심을 끌어모았다. 4년 후 톰슨은 연방 정부로부터 톰슨식 약용식물학으로 환자를 볼 수 있도록 허가받았으며, 톰슨식 처방을 사용하는 권리를 판매하고 정식 승인을 받게 되었다. 그의 추종자들은 뉴잉글랜드로부터 모호크Mohawk 계곡을 거쳐 뉴욕 서부에 이르기까지 시골에 널리 퍼져 있었으며, 종교적 열정의 물결과 같은 경로를 타고 흘러넘쳤다. 톰슨주의Thomsonians는 하나의 운동에 뒤따르는 모든 부산물을 지니고 있었다. 그들은 '친목을 도모하는 식물학협회'를 조직해 정기모임을 개최했고 정기간행물을 발행했다. 1822년에 출간된 톰슨의 저서 『건강에 대한 새 지침서New Guide to Health』가 그들의 교리서였다. 1839년에 톰슨은 10만여 가족에게 자신의 치료 방식에 대한 권리를 판매했다고 주장했다. 추측컨대 통제가 불가능했던 상황이라서 다른 사람들도 이 방식을 사용했을 것으로 보인다. 톰슨은 오하이오 인구의 절반이 자신의 신봉자임을 과시했으나, 비평가들은 불과 3분의 1만이 그를 추종했다고 주장했다.[43]

톰슨의 방법은 몇 가지 단순한 원리로 이루어졌다. 모든 질병은 하나의 일반적인 원인에 의한 것이며, 그에 상응하는 하나의 일반적인 치료법으로 제거할 수 있다. 차가움이 원인이라면 열은 치료법이다. 모든 동물은 물, 불, 흙, 공기 네 가지 요소로 이루어져 있었다. 흙과 물은 고형물이고, 공기와 불 또는 열은 모든 생명과 활동의 근원이다. 건강해지는 길은 직접적으로는 모든 장애물을 정화하는 것이며(위가 음식을 소화하고 열을 발산할 수 있도록), 간접적으로는 땀을 발산하는 것이다.[44] 따라서 톰슨의 주요 치료법은 인디언 담배 혹은 로벨리아Lobelia Inflata로 알려져 있는 강력한 구토제, 고추, 스팀, 더운 물 목욕이었다. 톰슨은 정규의사들이 사용하던 모든 광물성 치료법에 반대했다. 광물질은 땅으로부터 나오는 것이기에 치명적인 해를 주지만, 태양을 향해 자라는 약초는 활력을 준다는 것이다.

정치적 이데올로기는 톰슨사상에서 중추적인 부분이었다. 가족의학서들과 마찬가지로 그의 저작에서 상식은 비밀스럽고 전문적인 지식과 대조를 이루며, 타당한 지식의 단순성과 접근성을 온전히 믿는다는 것을 표방했다. 톰슨은 의학연구가 "배고픔을 채우고자 요리하는 법을 배울 필요가 없듯이, 고통과 아픔으로부터 인류를 구제하는 데 자격을 갖출 필요는 없다."라고 믿었다.[45] 의학도 종교나 정부처럼 불필요하게 모호한 모습으로 숨어 있었으나 이제는 쉽게 이해할 수 있게 되었다. 『톰슨 레코더Thompsonian Recorder』에는 "모든 허울로부터 신비를 벗겨내라." 그리고 "의료행위는 상식과 결합하라."라고 적혀 있다. 1832년 한 논문이 간행물에 실렸는데, 저자는 "학식과 재산은 정치적 권력의 요소이며, 이러한 요소는 서로 결합해 작용하면서 소수를 승격시키고 다수를 정복하는 데 가장 효과적인 수단이다."라고 논했다. 나라마다 "학문상의 귀족주의, 특권을 지닌 계급"이 있는데 그들은 대중에게 적대적이다. 톰슨주의의 목표는 노동계급과 공감대를 형성하면서 성직자, 변호사, 의사의 폭압을 전복하는 것이었다.[46]

이러한 정치적·의학적 이념은 분명히 서로 연관되어 있으며 일치된 것처럼 보였을 것이다. 톰슨주의는 독창성이 부족했지만 일관성으로 이를 보완했다. 톰슨의 방식은 대부분 지배적인 권위로부터 차용한 것이었다. 톰슨의 병리학은 국부적인 것이라기보다는 체계론적systemic이었다. 톰슨도 러시처럼 하나의 질병에는 하나의 치료법이 있을 뿐이라고 주장했고, 그 방법은 몸에 있는 체액을 제거하는 것이었다. '광물성' 약물을 식물로 대체하기 위해서는 또 다른 유사한 구조에서 하나의 요인을 재배열해야만 했다. 톰슨의 방식은 전통에 의해 모습을 갖춘 문화적 '침전물'을 함유하고 있었다. 그러나 이 특이한 사상적 혼합물은 스스로 일관성을 가지고 단순하면서도 이원화된 반론으로 성립되었다. 치료 방식은 다음과 같이 정리할 수 있다. 질병은 마치 냉기가 열이 되고 광물질이 약초가 될 수 있듯이, 생명을 줄 수 있다. 정치적 이데올로기 역시 동일한 패턴을 공유하고 있다. 마치 귀족주의가 민주적인 정부가 되고 의사가 대중적 치료사가 될 수 있듯이, 학식은 상식이 될 수 있다. 톰슨 방식의 뛰어난 점은 정치적 이념에서 지배계급에 대한 저항의식을 표방한 데 있었다.

그러나 이러한 저항은 과학을 향하지 않고 지식이 통제되는 특별한 방식을 취했는데, 이는 톰슨의 모든 저작에 걸쳐 되풀이되었다. 톰슨은 "많은 의사들이 충분히 배운 것이라고는 환자들이 모르는 언어를 사용해 자신의 일을 은폐하여 사람들을 무지하게 내버려두는 것뿐이다."[47]라고 말했다. 톰슨주의자들은 '미신'을 일축하고 '돌팔이 의사'에 대해서는 정규의사들만큼이나 격렬하게 비난했다. 그들은 자신들이 이성의 전통에 속한 것으로 생각했다. 약용식물학의 '자연적인' 치료법은 톰슨주의의 핵심이었다. 어떤 초자연적인 힘도 존재하지 않았으며 인위적으로 덧붙이지 않아도 되었다. 어느 누구도 톰슨주의가 마술적 믿음의 흔적이라고 잘못 생각해서는 안 되었다. 그것은 계몽주의를 잘못 해석한 것이었다. 한 기고자는 돌팔이 의사에 대한 정기적인 칼럼에서 비밀에 부쳐진 엉터리 약을 맹렬히 비난하면서 "우리가 복용을 강요당하는 약에 대해 모르는 것은 어떤 그럴듯한 이유로도 설명할 수 없다."[48]라고 했다. 지식을 옹호하는 자들은 지식을 사회적 이해관계로 생각해 왔으나, 톰슨주의자들은 계급 갈등의 요인으로 인식했다.

톰슨주의 운동은 광범위한 호응을 얻었지만, 일련의 모순점을 해결하지는 못했다. 첫 번째 모순점은 톰슨주의가 오직 대중의 이익에만 관심을 가진 듯했으나 특허권의 보호 아래 창립자의 이해관계에 따라 움직였다는 데 있다. 톰슨은 치료 방식에 대한 권리를 각각 20달러에 팔았다. 안내용 팸플릿에는 중요한 처방 요소들이 빠져 있었는데, 구매자가 비밀을 지키겠다는 맹세를 하고 나서야 중개인이 처방전을 알려주었다. 톰슨은 자신을 배신하고 처방을 5달러에 판 사람을 '전체 사업'을 갈취했다며 고발하기도 했다.[49]

두 번째 모순점은 약용식물학자들이 가진 사회적 갈망이 톰슨주의 운동이 지닌 민주주의적 이데올로기와 대립했다는 것이다. 일부 약용식물학자들은 의사들이 그랬던 것처럼, 요구 사항과 기준을 내세워 자질을 갖춘 자와 그렇지 못한 자를 구분하고자 했다. 1835년 11월에 톰슨협회 필라델피아 지부에서는 "전체 대중의 존경과 신뢰를 얻기 위해서는 톰슨주의자들의 자질에 대한 규제를 강화해야 한다." 라고 촉구했다. 그들은 자격고시를 거쳐 최소 1년간 권위 있는 톰슨주의자와 함께 수련할 것을 제안했다. 다른 한편에서는 톰슨의학을 가르치는 의학교를 설립하자고 제안했다. 그러나 톰슨은 목재소처럼 실질적인 지도를 받을 수 있는 병원과 진료소 설립만을 생각하고 있었다.[50]

갈등이 빚어지자, 내부적으로 톰슨의 지위가 취약하다는 사실이 드러났다. 톰슨을 따르는 어떤 사람은 "당신은 가족의 권리를 소유한 모든 이가 당신의 책과 함께 당신의 행동까지도 이해해야 한다고 믿는 것 같습니다. 그러나 만약 당신이 전국을 여행하면서 당신의 치료법이 얼마나 어설프게 사용되는지 알게 된다면, 기꺼이 치료 방법의 응용을 가르칠 학교를 세우는 데 투자하려 들 것입니다."[51]라고 말하기도 했다.

톰슨주의 운동은 이 현안을 두고 양분되었다. 의학교는 자신들의 사회적 입지를 굳히기 위한 하나의 방법이었다. 카리스마를 가진 지도자를 추종하는 쪽에서는 상황을 안정시킬 만한 장치가 필요했다. 지도자는 그러한 필요성 자체를 인정하지 않을 수도 있었다. 그의 역할과 사상은 자신의 상황에 대한 만족과 공존할 수조차 없었을 것이다. 이것이 톰슨주의 운동의 진상이었다. 1843년에 톰슨이 사망하자 운동의 분파들은 몰락했다. 독립적인 톰슨주의자들은 신시내티 의학교를 설립해, 식물학에서 분화된 절충의학Eclectics으로 흡수되기 전까지 명성을 날렸다.[52] 의학에 대한 반反문화는 점차 자체적인 전문화 과정을 겪었다. 19세기 후반에는 대중의학과 전문의학 간의 반목이 중심 현안에서 벗어났다. 왜냐하면 대중의 기호에 맞추기 위한 의학교들 간의 경쟁이 주된 갈등이었기 때문이다.

정당한 복잡성legitimate complexity의 쇠퇴

19세기 미국 의학은 전문가주의와 민주주의 문화 사이의 변증법적인 관계에서 독특한 특성을 지니고 있었다. 의사들은 의학교와 협회의 면허 인가를 동원해 자신들의 기준, 위엄, 특권을 높이려 했으나, 사회적 개방성과 교수들의 야망이 그들의 노력을 수포로 만들었다. 학위와 면허에 대한 적합한 기준은 강화되지 않고 오히려 적당히 타협되었고, 자질 있는 의사와 그렇지 않은 의사를 구분하는 기준은 불분명했다. 면허증 역시 기준이 엄격해지기는커녕 오히려 느슨해졌다. 의사들의 지위는 논쟁을 거듭하며 점차 불안정해졌다.[53] 그러나 전문의학이 민주주의적 영향력에 저항할 수 없었던 것처럼 대중의학이 톰슨주의의 형태를 취하게 되면, 전문가주의의 유혹에 빠지기 쉽다는 것이 입증되었다. 모건의 이상도, 톰슨의 이념도 그들이 시작했던 운동을 통제하지 못했다. 양쪽의 결과는 모두 초기 목표와 정반대였다. 1800년대 중반에 이르러 전문가주의자들과 민주주의자들의 야망은 모두 좌절되었다.

19세기 전반에 심화되었던 치료법의 혼돈은 역설적으로 의학 분야에 엄청난 발전을 가져왔다. 프랑스에서는 대혁명 이후 보수적인 계급이 의료계에서 숙청되었고, 개혁가들은 의학교육과 의료 관행에 대해 추상적 개념 대신에 임상적 관찰을 강조할 것을 촉구했다. 파리에 세워진 대규모 병원에서 내과의사들은 외과의사들과 더욱 밀접한 관계를 맺으며 외과적 관점의 영향을 받았고, 체계론적 병리학 대신에 국소적인 병리 현상이 강조되었다. 1800년부터 1830년까지 모호한 고전의학의 '체계들systems'이 결정적으로 파기되고 근대적 임상 방법이 형성되었다. 임상적 관찰과 병리학적 해부학이 서로 결합되면서 프랑스 의사들은 부검을 통해 내적 병변을 가진 환자의 증상과 징후를 서로 연계시켰다.* 1816년에 라에네크René Théophile Hyacinthe Laennec가 최초로 청진기를 발명하면서, 의사들은 살아 있는 인간을 '들여다보기gaze' 위해 외적으로 볼 수 있었던 것의 이면까지도 간파할 수 있게 되었다. 과거에 의사들은 환자를 관찰했지만, 이제는 환자를 검사할 수 있었다. 그리고 한층 비판적인 단계에서 파리임상학파는 치료 기술의 효율성을 통계적으로 평가하기 시작했다.[54]

* 역 미셸 푸코(Michel Foucault)는 『임상의학의 탄생: 의학적 시선의 고고학(Naissance de la clinique: une archéologie du regard médical)』(홍성민 번역, 이매진)에서 이 주제를 다뤘다.

이러한 새로운 방향은 의학사상의 전통적인 구조 내의 요소들을 단순히 재배치한 것이 아니라 구조 자체를 변화시켰으며, 논쟁의 본질 또한 바뀌었다. 개인적이거나 전통적인 권위의 교조주의적인 주장보다 경험적인 증거가 진리를 판단하는 근거가 되었다. 초기의 경험적 연구는 기존에 도입한 기술들이 별다른 치료적 가치가 없음을 입증했으나, 아직까지 이를 대체할 만한 효과적인 대안은 존재하지 않았다. 의학은 역사상 가장 어려운 시기를 맞게 되었는데, 주도적인 과학자들이 그 한계를 인식했음에도 이를 극복할 만한 수단을 갖지 못했다. 슈라이옥Richard H. Shryock*은 역설적으로 "역사상 의학이 최고의 희망에 부풀어 있었던 시기가 의학에 대한 대중의 희망이 거의 사라진 때였다."라고 썼다.[55]

이러한 의학의 발전은 두 가지 방향으로 진행되었다. 한편에서는 국소적인 병리학을 강조하면서 특정 신체기관에 주목했고, 의료기구에 대한 관심이 높아져 의학적 전문 영역이 발전하기 시작했다.[56] 다른 한편에서는 기존의 치료법에 대한 회의적인 풍토가 만연해 예방적 위생에 대한 가치를 인정하기 시작했다. 19세기 중반, 세균학이 등장하기 전에 일부 유럽과 미국의 의사들은 질병의 원인이 되는 사회적 조건의 중요성을 강조하기 시작했다.[57] 의학에 대해 프랑스혁명은, 마르크스가 헤겔로부터 차용한 "부정의 법칙a labor of the negative"이라는 문구처럼, 두 가지 종류의 가능성을 제시했다. 하나는 근대 임상의학으로, 다른 하나는 사회의학으로 발전했다. 양자 간의 상대적인 우선권은 궁극적으로 정치적인 문제가 될 수밖에 없었다.

1820년대와 1830년대에 유럽으로 의학을 공부하러 갔던 미국인들은 파리에 모였다가 점차 프랑스식 치료법에 대한 회의에 빠져 되돌아왔다. 1835년 하버드대학의 비글로Jacob Bigelow는 '질병의 자기제한적 성격'에 관한 강연에서 당시 의학의 치료법이 부족하다는 것을 시인했다. 비글로는 "만약 모든 질병이 그대로 남아

---

* 역 리처드 H. 슈라이옥(1893~1972)은 1970년대 미국의 대표적인 의학사학자이며, 대표적인 저서로 『근세 서양의학사(The Development of Modern Medicine)』(이재담 번역, 디엘컴)가 있다.

있다면, 의사들의 신중한 판단, 오랜 경험, 편향되지 않은 의견이야말로 이 세상의 죽음과 질병을 한층 줄어들게 할 것"이라고 주장했다. 비글로는 자연을 "위대한 치유의 대리인"으로 인정하고 의술을 보조적인 수단으로만 사용할 것을 의사들에게 요청했다. 그에게는 이것이 "합리적인 의학"이었다. 다른 사람들은 이를 "치료법에 대한 회의주의"라고 말했으나, 의학적 개입을 완전히 거부하는 일은 드물었다. 그러나 1850년대에 이르러, 많은 정규의사들은 홈스Oliver Wendell Holmes가 "자연을 신봉하는 이단"이라고 말했던 쪽에 찬동하게 되었다. 방혈과 기타 극단적인 치료법이 쇠퇴하고 러시의 견해는 부정되었다. 정통 의학에 대한 종파적 도전이 더욱 완화된 치료법으로의 전환을 부추겼을지도 모른다. 의사들은 이러한 변화를 과학적 진보 혹은 환자들의 체질 변화로 설명하고자 했다.[58]

전문의학에 대한 대중의 저항은 종종 과학과 근대적인 것에 대한 적개심으로 나타나기도 했다. 그러나 앞서 19세기 초 치료법이 객관적으로 효과가 없었던 것처럼, 대중적 회의주의는 절대 불합리한 것이 아니었다. 더욱이 19세기 미국에서 대중적 믿음은 극단적인 합리주의 방식을 반영해 과학의 민주화를 요구했다. 만하임Karl Mannheim*은 지식의 영역에서 민주적 이상이란 가능한 한 최대의 이용 가능성과 의사소통을 요구한다고 주장했다. 만하임은 "민주주의 문화는 분파와 사적 모임에서 조성되는 온갖 종류의 '비밀스러운' 지식에 대해 깊은 의구심을 가지고 있다."라고 적었다.[59] 우리는 이러한 문화적 영향이 의학에 어느 정도 스며들어 갔는지를 살펴보았다. 미국에서는 의학이 모든 사회적 생활 영역인 법률, 정부, 종교, 과학, 산업에서 상식을 지닌 보통 사람들이 알 수 있는 자연스러운 이성의 원리를 지키는 신조로 자리 잡았다. 의학이 타당하고 쓸모 있으려면 이해하기 쉽고 단순 명료해야만 했다. 겉으로 드러나는 의학의 복잡성은 이해관계를 가진 계급에 의해 만들어졌기 때문이다. 다시 말해 의학의 복잡성은 속임수와 기만의 결과이지 어떤 본질적인 어려움의 결과가 아니라는 것이다. 이것은 1833년 ≪뉴욕 이브닝 스타

---

* 역 칼 만하임(1893~1947)은 '지식사회학'을 개척한 사회학자로서, 헝가리에서 태어나 독일에서 활동했다. 그의 대표적인 저서는 『이데올로기와 유토피아』(임석진 번역, 청아)이다.

New York Evening Star≫를 통해 한 투고자가 말했던 것처럼, 톰슨의 교리에서 이미 언급되었다. "유익한 여느 과학과 마찬가지로 의학도 모든 것을 관찰하고 조사할 수 있도록 개방해야 한다. 실제로 의학은 법률이나 다른 중요한 실용과학처럼 사람들이 받는 초등교육의 일부가 되어야만 한다. … 우리는 모든 속임수와 은폐된 기구, 즉 가발과 황금 지팡이, 횡설수설하고 있는 처방들처럼 무지와 합법적인 살인을 감싸고 있는 것들을 즉각 타파해야만 한다."[60]

이것이 당시의 일반적인 여론이었다. 초기 미국 사회의 사람들은 법률이 자신들의 타고난 지적 능력에 인위적으로 부과된 것이라는 이유만으로 몹시 싫어했으며, "지식인들이 자신들의 무력한 상황을 타개하기 위해 만든 엄청난 음모"라고 생각했다고 밀러Perry Miller는 말했다.[61] 잭슨 대통령 역시 공직자의 의무에 관하여 "지적 능력을 가진 사람들이 자신의 임무에 대해 쉽게 자격을 갖출 수 있도록 그 의무는 평이하고도 단순해야 한다."[62]라고 말했는데, 이것이야말로 사람들이 의학에 대해 말했던 바와 거의 일치했다.

톰슨주의 운동 및 의학의 여러 발전은 거대한 문화적·정치적 격변을 미미하게 표현한 것에 불과했다. 뉴욕, 매사추세츠, 버지니아에서 낡은 주 헌법이 파기됨에 따라 참정권과 공직을 얻기 위한 재산 및 종교적 자격이 약화되거나 폐지되었다. 국가적 수준에서 정치는 독점 세력과 중앙은행에 대한 비난으로 동요되었다. 지역적 수준에서는 메이슨Mason 가문이 비밀조직을 통해 조직원들에게 부당 이익을 갈취하고 영향력을 행사했다는 이유로 기소당하기도 했다.[63]

그러나 민주주의적 추진력은 전통적 특권 양식에 대해 반감을 표하면서도 항상 반反자본주의적이지는 않았다. 초기 미국에서 변호사나 법정에 대한 적대감은 대부분 상업 종사자와 중산계급에서 발생했는데, 소송비, 기간, 그리고 사업가들이 보기에 사업을 방해하는 것 같은 산업화 시대의 규율과 관행 등이 그 이유였다. 교육에서도 새로운 요구가 일어났다. 고전적 교육에 대한 공격, 보편적인 공립교육과 학교에 대한 공적인 통제, 실용적인 기술교육의 확대 등이었다.

정치에서는 특별한 독점적 특권을 규탄했으나, 개혁가들은 특정 법인체 설립 인가를 일반 법인체 법령으로 교체해 경제적 발전을 도모했다. 또한 정부의 부패에 맞서 관료주의적 규제를 강화해 공식적인 규정이 사적인 조직을 대신했다. 그 결과 비밀, 사적 통제, 특권을 제거하려는 사회적 요구는 혼란에 빠지지도 않았고 불평등을 완화하지도 못했지만 자본주의적이면서도 관료제적인 새로운 발전 과정을 보여주었고, 문화적·정치적으로 민주주의가 발전하게 되었다.[64]

전문가들은 무엇보다도 배타적인 특권을 확립하려고 했기 때문에 잭슨 시대의 이데올로기에 반대했다. 힘 있는 단체를 요구하면서도, '면허를 받은 독점권'을 철폐하자는 쪽이 대단히 우세했다. 이러한 주장은 특권을 소유한 기업체와 관련해 주로 언급되었으나, 의사도 포함되어 있었다. 전문직에 관한 법률을 시행했던 주와 지방의 수치는 1800년에 4분의 3에서 1830년에 3분의 1로 줄어들었고, 1860년에는 4분의 1로 감소했다.[65] 의사면허 인가 횟수는 더 많이 감소했다.

의사면허는 한 번도 엄격하게 시행된 적이 없었으나, 비전문의사들이 이를 폐지하기 위해 조직화를 촉구할 정도로 이에 대한 불만이 높았다. 톰슨의 식물학협회는 이러한 투쟁에 앞장섰다. 의사들이 협회를 결성해 비정규의사irregular practitioner들과 구분되고자 했듯이, 비정규의사들도 차별에 저항하기 위해 조직을 결성했다. 의사들은 이것을 과학 대 엉터리 치료법으로 규정한 반면, 비정규의사들은 자유경쟁 대 독점의 문제로 규정했다. 의사들의 빈약한 권위는 자신들이 내세운 용어가 우세하지 못한 데서 드러났다. 의사들은 순진한 대중을 둘러싸고 있는 위험한 돌팔이들과 의사인 체하는 자들을 사람들이 두려워한다고 말했다. 반면에 무면허 의사들은 자신들이 대중의 훌륭한 안목을 믿으며, 대중에게는 선택의 자유가 있어야 한다고 주장했다. 나중에는 규제가 대중의 이익을 보호하는 '혁신적인' 수단으로 간주되었으나, 1830년대와 1840년대에는 그렇지 못했다. 뉴욕주의 한 입안자는 "자치에 익숙하며 지적 능력을 과시하는 사람들은 구속을 참지 못한다."라며 면허 발급제 철회를 위한 법안을 제출했다. "그들은 보호받는 것보다는 자유롭게 연구하고 행동하기를 원한다."[66]

주 의회들은 1820년대에도 여전히 면허 발급 법안을 시행하고 있었는데, 이후부터는 잇달아 폐지했다. 일리노이에서는 1817년에 의사협회에 면허 발급 권한을 부여했으나, 1825년에 법안을 수정해 이듬해에 면허제를 폐지했다. 오하이오는

1811년에 면허제를 제정하고 1833년에 폐지했다. 면허 발급 법안 혹은 무면허 의사에 대한 처벌 조항은 1832년에 앨라배마를 필두로 1836년에는 미시시피에서, 1838년에는 사우스캐롤라이나, 메릴랜드, 버몬트에서, 1839년에는 조지아, 1844년에는 뉴욕, 1852년에는 루이지애나에서 폐지되었다. 펜실베이니아를 포함한 몇몇 주들은 단 한 번도 면허제를 시행하지 않았다.[67] 뉴욕과 같은 일부 지역에서는 분쟁이 지속되었으나 19세기 중반에 이르러서는 법률상 판결이 명백해졌다.

게다가 여론은 면허제가 지속되도록 내버려두지 않았고, 면허제 폐지는 사회 전반에서 합의된 판단을 단지 확인하는 절차였다. 1837년 뉴욕주 의사협회New York County Medical Society 회장은 무면허 의사의 의료행위에 대한 재판에서 검찰 측 증인으로 나선 의사들의 증언이 "배심원들의 의심과 냉대를 받았으며" 무면허 의사를 반대하는 법안을 "거의 사문화"했다고 지적했다. 그는 무면허 의사인 피고인이 늘 대중들로부터 동정을 받는 반면, 의사들은 검찰 측을 도왔다는 이유로 오명밖에 남은 것이 없다고 실토했다.[68]

근본적으로 면허제를 파기한 것은 면허가 자격이 아닌 호의의 표현이라는 의혹 때문이었다. 면허가 권위를 내세우는 유용한 수단이 되는 경우는 객관적인 기술을 입증하는 것으로 받아들여질 때뿐이었다. 그러나 의사협회와 면허위원회가 은행이나 독점가처럼 폐쇄적인 단체일 뿐이라는 사회적 믿음 탓에, 그들은 정당성의 대변자로서의 가치를 잃었다.

합리주의 정신은 이러한 의혹을 가중시킬 뿐이었다. 왜냐하면 합리주의는 의사를 비롯한 다른 전문직이 의존해 온 전통적인 신비화 방식에 대해 의문을 제기했기 때문이다. 그러나 동시에 합리주의 정신은 전문가적 권위를 재확립하는 데 도움을 주었다. 19세기 초 민주주의 사상의 관점에서 볼 때 겉으로 보이는 의학의 복잡한 특성은 인위적인 것이었다. 의학이 더욱 올바르게 이해되었더라면 '상식'의 범주로 들어올 수 있었을 것이다. 과학의 발전은 이러한 신념을 깨뜨리고 의학의 **정당한 복잡성**에 대한 인식을 되찾아줌으로써 문화적으로 의학의 권위를 확립할 수 있도록 만들었다. 미국에서 영국과 같은 제도를 재창출하려던 의사들의 시도는 낡은 정당성의 기반을 되찾으려는 헛된 노력으로 끝났다. 과학은 한층 안정된 토대를 마련해 줄 수 있었을 것이다.

과학이 민주주의적 성향과 공유했던 것은 모호하고 신비스러우며 접근할 수 없었던 모든 것에 대한 반감이었다. 그러나 동시에 과학은 복잡성과 전문화를 추구해 일반인이 이해할 수 있는 영역으로부터 지식을 제거해 버렸다. 19세기 전반에는 이용 가능성과 보편성에 대한 민주주의적인 주장이 의료계를 지배했다. 그러나 대중은 법률가나 그들 자신의 개인적 결정을 거치면서 점차 이런 주장을 포기했다. 대중은 가중되는 의학의 복잡성과 비전문인이 가진 자질의 한계를 깨달았던 것이다. 모든 사람이 자기 자신에 대한 의사가 될 수 없음이 명백해졌다. 19세기 민주주의 시대는 전통적인 신비화가 와해되는 동시에 근대적인 객관성의 요새는 아직 건설되지 않은 과도기였다.

2장

시장의 확대

남북전쟁 이전의 신흥시장 •

의료행위를 둘러싼 환경의 변화 •

시장과 전문직의 자율성 •

열악한 경제 환경은 19세기 의학의 전문적인 발전을 가로막았던 요인이다. 의료 행위를 통해 받는 대가가 턱없이 적었기 때문에, 의사들이 장기간에 걸쳐 전문 교육을 받거나 그러한 교육을 주 의회에 요구하는 것은 무리였다. 그러나 경제적 보상이 적었던 이유를 무면허 의사와의 경쟁 때문이라고 생각하는 것은 문제를 너무 지엽적으로 보는 것이다. 더욱 근본적인 원인은 대부분의 가정에서 자가自家치료를 했기 때문에 의사들이 진료할 수 있는 시장이 경제적으로 제약을 받았다는 데 있다. 이러한 상황은 산업화 이전 사회의 전형이기도 했다. 다시 말해, 당시 사회는 주로 소득이 낮고 농촌이 경제활동의 무대인 상황이었다. 19세기에 이르러 이러한 상황은 변화했고, 의료 전문직의 경제적 기회는 극적으로 확대되었다.

초기 미국 사회에서 의학은 경제적 관점에서 보면 상대적으로 비중이 낮았다. 환자를 보살피는 일이 가정과 지역사회에 속해 있는 한, 의료는 상품이 될 수 없었다. 의료는 금전적인 가격이 매겨져 있지 않았고, 숙련된 기술이나 서비스처럼 교환을 목적으로 하지도 않았다. 그러나 고통과 절망에 빠진 사람들이 자력으로 치료하기보다 의사에게 도움을 청해 병원에 대가를 지불하고 돈으로 의술을 구매하면서 의료는 시장에서 유통되었다. 의료가 시장으로 유입되면서 질병의 사회적·경제적 관계는 변했지만, 시장의 법칙을 따르지는 못했다. 왜냐하면 의사들뿐만 아니라 대중도 의학을 상품으로만 취급하는 데 반대하고 나섰기 때문이다.

폴라니Karl Polanyi*에 따르면, 19세기 사회는 이런 '이중 운동'을 통해 통제되었다. 시장은 계속적으로 모든 공식적인 생활의 영역 속으로 확대되었으나, 이를 제어하려는 대항운동과 맞닥뜨렸다. 한쪽에서는 경제적 자유주의의 원리로 시장에 대한 모든 규제를 철회할 것을 주장했고, 다른 쪽에서는 '사회적 보호주의'를 표방해 전통적인 사회제도와 자연, 심지어 경제체제 자체를 파괴하는 시장의 영향력에

---

* 역 칼 폴라니(1886~1964)는 빈에서 출생해 부다페스트대학에서 공부했다. 1908년에 헝가리 지식인 그룹인 갈릴레이 서클(Galilei Circle)을 만들어 헝가리혁명에서 주도적인 역할을 했다. 1960년에 버트란트 러셀, 아인슈타인, 사하로프 등과 ≪공존(Coexistence)≫이라는 잡지를 창간하는 데 기여했다. 대표적인 저서로는 『거대한 전환: 우리 시대의 정치경제적 기원(The Great Transformation)』(홍기빈 번역, 길)이 있다.

제동을 걸고자 했다.[1]

이러한 상반된 정치적 대응은 의학 분야에서도 마찬가지였다. 경제적 자유주의를 옹호하는 이들은 환자를 돌보는 것 역시 다른 활동과 마찬가지로 개인의 선택이 우선되어야 하기에 의사면허를 폐지하자고 주장했다. 그들은 누구나 원하는 사람은 치료를 받기 위해 계약을 할 수 있어야 한다고 생각했다. 왜냐하면 시장은 그 자체만으로도 최상의 규제를 할 수 있기 때문이었다. 이에 반대했던 의사협회는 시장으로부터의 보호책을 강구하면서 의료수가의 할인이나 광고와 같은 영리적 행위를 제한하려고 했다. 이러한 대항운동은 극빈자에 대한 의료부조와 제약산업에 대한 정부와 의사의 규제에서 더욱 두드러졌다. 의사, 자선단체, 정부의 개입은 시장제도를 완전히 폐지하지 않은 상태에서 시장 활동을 바꾸고자 서로 다른 방법을 사용했다.

남북전쟁 이전의 신흥시장

전문적인 의료행위에 내포된 상업적 성격은 영국보다 미국에서 두드러졌다. 과거의 불문법 아래에서 영국은 의사가 제공하는 진료를 순수한 박애적인 행위로 간주했다. 외과의사와 약제사들은 치료비를 받아내기 위해 소송을 제기할 수도 있었으나, 내과의사들은 그렇지 못했다. 비근한 예로 영국에서는 서열이 낮은 변호사라면 고객에게 지불청구 소송을 낼 수 있었으나, 엘리트 변호사들은 물질적 동기를 초월한 사람들로 여겨졌다. 의사들을 지위에 따라 등급을 나누었던 것과 마찬가지로 이러한 영국적인 제도는 미국에서는 실현되지 않았다.[2] 치료비를 받기 위해 소송할 수 없었던 유일한 의사들은 무면허 개원의들뿐이었다. 시장 밖에서 군림하는 것은 귀족주의적 영국 문화에서는 명예로운 일이었으나, 민주주의적이고 상업적인 미국 문화에서는 일종의 형벌이었다.

18세기 후반부터 19세기 초반까지 주 정부는 의사들에게 가장 중요했던 의료수가의 결정과 같은 의료서비스 시장에 대한 통제를 해제했다. 19세기에 자유방임주의가 대두되기 전까지, 주 정부는 가격규제를 포함하여 경제생활 전반에 대해 확실하고 직접적으로 개입했다. 1633년에 매사추세츠주는 과다한 치료비 징수에 대해 법적인 처벌 규정을 마련했고, 1639년에 버지니아주 의회는 처음으로 "사리와 탐욕에 찬" 의사들이 터무니없이 비싼 치료비를 징수하는 것에 대해 사법권을 행사할 수 있는 법안을 가결했다.[3] 1736년에 버지니아 주 하원은 상세한 의료수가표를 제정했다. 이 최초의 수가표는 최고 수가를 명시함으로써 진료비 갈취를 막는 데 그 목적이 있었다. 나중에 최저 수가를 명시해 진료비 할인을 막고자 만든 의사협회의 수가표와는 다르다고 할 수 있다. 그러나 주 정부에서 의료수가를 결정하는 것은 그리 오래가지 못했다. 1766년에 매사추세츠주의 대법원장은 "의사들의 여행경비, 약값, 치료비 등은 상점 주인이 파는 물건과 마찬가지로 요금이 정해져 있다."라고 판결했다. 그러나 이러한 판결은 4년 뒤 한 의사가 자신의 서비스에 대한 합당한 가치를 인정받고자 소송을 제기하면서 바뀌었다.[4] 변호사의 수수료에 대한 주 정부의 결정권은 서서히 약화되어 결국 1850년경에는 완전히 자취를 감추고 말았다.[5] 의료수가의 결정은 이제 법률과 관습이 아닌 계약에 의해 이루어졌다.

이처럼 주 정부의 간섭이 줄어들고 자가치료가 감소하면서 의료시장은 팽창기를 맞이할 수 있었다. 19세기 중엽, 특히 1830~1840년대에 면허제도가 와해된 직후, 주 정부는 계약의 불가침성을 보장하거나 잘못된 치료를 바로잡는 경우를 제외하고는 개원의와 환자 사이의 사적인 거래에 일체 개입하지 않았다. 어떤 지역사회는 빈민에 대한 치료비를 지불하면서, 전염병이 돌 경우에는 병원과 피병원避病院을 운영하기도 했고, 약소하나마 의학교를 보조해 주기도 했다. 1860년대가 되자 모든 주에 정신병원이 최소 한 개 이상 설립되었다. 연방 정부는 제한적으로 선원들에게 강제적인 병원보험제도를 시행했다. 그러나 남북전쟁 이전에 주 정부가 의료시장에 개입한 것은 이 정도 수준이었다.

의사협회는 주 정부에서 포기한 몇 가지 기능을 떠맡고자 했다. 1825년에 ≪뉴잉글랜드 내과학 및 외과학 잡지New England Journal of Medicine and Surgery≫*에

---

* 역 지금은 ≪뉴잉글랜드 의학잡지(New England Journal of Medicine)≫라는 이름으로 발간

실린 한 기사에서는, "법률에는 의사들의 의견이나 조언이 지닌 정확한 가치가 전혀 반영되지 않았으나 의료수가표에는 이러한 내용이 적혀 있었다."라고 지적하고 있다. "그러나 의료수가표는 지켜지지 않기 일쑤였고"[6] 익명의 저자가 지적했듯이 "아무런 법률적인 권한을 지니지 못했다". 1861년에 의사협회의 의료수가표를 발행한 바 있는 필라델피아의 잡지에서는 수가표가 이 도시에 있는 대부분의 개원의들에게 생소할 것이라고 지적했는데, 그때까지 의료비가 관련 법안에 따라 규제되지 않았기 때문이다. 그 잡지에서는 "학문적인 행위와 마찬가지로 의료행위도 시장의 가치에 의해 좌우된다."[7]라고 평했다.

의사들은 대부분 진료서비스나 환자를 기본 단위로 보수를 받았다. 어떤 의사들은 1년을 단위로 하여 가정이나 농장별로 보수를 받거나 지역사회의 궁핍한 사람들에게 필요한 모든 진료를 제공하고 보수를 받았다. 소위 '계약진료'라고 불린 이러한 방식은 일종의 원시적인 형태의 보험이었다. 이러한 제도에서는 의사들이 무제한적인 진료를 요구받기 때문에 그들은 착취당하고 있다고 생각해 어려움을 표시했다. 또한 계약진료 방식은 전반적으로 의사들 각자에게 위험 부담을 안겨주었다. 계약체결은 많은 의사들이 거래할 때 상대적으로 취약한 입장에 있음을 보여주는 것이다. 그러한 계약진료는 전혀 계약적이지 않았다. 계약은 계약을 포함하고 있다는 의미라기보다는 단지 수사적인 표현에 불과했다. 아무것도 분명하게 명시되지 않은 경우에도 법률적으로는 의사와 환자(혹은 환자 측 입장을 대변하는 사람) 간에 계약이 이루어진 것으로 상정했다.[8]

의사들은 보통 진료를 외상으로 제공했다. 의사들은 분기별 혹은 연도별로 수금을 하고자 했으나, 영수증 때문에 소득의 상당 부분을 잃었다. 계약진료와 마찬가지로 외상으로 진료하는 것도 의사들을 괴롭히는 문젯거리였으나, 이 방식을 없앨 만한 입장은 아니었다. 1800년대 초기 뉴잉글랜드주 의사들의 진료기록을 보면, 많은 의사들이 죽을 때까지 부채와 외상거래가 거미줄처럼 얽힌 상황에서 헤어나지 못한 것으로 나타난다. 1830년대 뉴잉글랜드의 개원의들은 연간 총소득이 500달

된다. 영국의 ≪랜싯(Lancet)≫에 필적하는 세계적인 의학잡지로 꼽힌다.

러가 채 되지 못했고, 이 중 상당액은 현금이 아닌 현물로 지불되었다.[9]

19세기 초·중반에 걸쳐 의사 공급을 통제할 만한 제도적 장치가 없었던 까닭에 의사의 수는 급증했다. 의학교의 증가와 느슨한 교과과정, 단기속성 학위 덕분에 금전적으로나 시간적으로 의학교육을 받는 데 드는 비용은 상대적으로 저렴한 편이었다. 1790년부터 1840년까지 뉴잉글랜드주의 다섯 지방에 있는 의사 가운데 의학교 졸업생은 20~35% 정도였다.[10] 1850년 동부 테네시주에 살았던 한 의사의 기록에 따르면, 그곳에 있었던 201명의 의사 중에 의학교 졸업생은 불과 35명(17%)이었고, 다른 42명의 개원의는 청강생이었다고 한다.[11] 1850년대를 예로 들면, 진료를 시작하는 데 필요한 총투자비는 직접비와 기회비용을 포함해(학위에 따라 달랐지만) 500~1300달러 정도로 추산된다.[12] 반대로 같은 시기에 서부지역에서 농장을 세우는 데 드는 비용은 이보다 약간 많은 1000~2000달러 정도였다.[13] 또한 면허증 소지 요건의 제한이 없었고, 지역에 따른 의과대학 수도 규제받지 않았기 때문에 개원의가 늘어났다. 1790~1850년대 사이에 의사의 수는 5000명에서 4만 명으로 늘어나 당시 인구 증가 속도보다도 빠른 성장률을 보였다. 결과적으로 같은 시기에 의사 한 명당 인구수는 950명에서 600명으로 감소했다.[14] 의사들도 이러한 과잉공급 현상에 대해 불만을 자주 토로했다.

의사들이 무제한적으로 진료를 시작한 결과, 겉으로는 시골 전역에 의사가 골고루 거주한 듯했다. "뉴잉글랜드 오지의 소도시에도 의사들이 남아돌았다." 그러나 경쟁이 치열해 항상 평화로운 상태를 유지하지는 못했다. 개원하고자 할 때 가장 고민스러운 문제는 환자가 죽는 것, 그리고 기존에 있던 의사들과 조화를 이루지 못하는 것이었다.[15] 이는 다른 지역에서도 마찬가지였다. 선배 의사들은 때때로 제자들에게 개원할 장소로 서부나 남부지역을 찾아보라고 충고했으나, 최근 연구에서 밝혀진 바에 따르면 "그들이 언제 어디로 가더라도 만족할 만한 개원 장소를 찾기 어려웠다". 1836년에 버몬트주의 한 젊은 의사는 조지아주에 정착할 것을 고려하고 있었는데, "개원할 수 있는 유일한 길은 이미 개원 중인 사람들보다 싼값에 진료를 하는 것"이라는 조언을 들었다. 또 1832년에 다트머스대학을 졸업한 한 의사는 버지니아주의 작은 마을로 이사를 했는데, 버지니아에서 가장 좋은 자리들은

이미 다 점유되었기 때문이다.[16]

만약 더욱 엄격한 교육과 면허증을 강조했더라면, 의사들은 찾아보기 어려웠을 것이며, 시골에서는 더욱 그랬을 것이다. 작은 마을과 시골에서 벌 수 있는 돈은 장기간 소요되는 의학교육을 받는 데 들인 투자비를 회수하기에는 턱없이 부족했다. 19세기에 의사 양성을 제한한 것은 무지에서 비롯된 조치라기보다는 유효수요가 제한된 당시 경제적 현실을 반영한 것이다.[17]

의료행위를 둘러싼 환경의 변화

지역 교통수단의 혁명

초기 미국 사회에서는 전문적인 의료서비스의 저조한 이용률이 근본적인 제약 요소였다. 많은 의사들이 의료만으로는 생계를 유지할 수 없어 때로는 부업이 필요했는데 대부분 농업이었다. 러시Benjamin Rush는 의과대학 학생들에게 "농장의 자원들은 풍부해서 한순간이라도 제군들이 이웃에 환자가 늘어났으면 하는 바람을 갖지 않게 될 것"[18]이라고 말하기도 했다. 훗날 소도시와 외딴 지역에서는 의사가 약국을 경영하거나 약제사가 종종 진료를 담당하기도 했다(한 역사가는 진료하는 일에 만족하지 못한 어떤 의사가 1855년 체포되어 투옥될 때까지 부업으로 역마차를 훔쳤다고 기록했다.[19] 어쩌면 그는 흥미로운 일을 즐겼는지도 모른다). 개원을 하면 장기적인 실업 상태가 되거나 역경을 겪게 마련이었다. 1836년에 ≪보스턴 내과학 및 외과학 잡지Boston Medical and Surgical Journal≫는 "사실을 말하자면, 모든 대도시에 거주하는 수많은 의사들이 12월 초부터 성탄절을 맞을 때까지 거의 환자를 보지 못했다."[20]라고 기술했다.

워딩턴Ivan Waddington은 이러한 양상이 산업화 이전 사회의 전형적인 의료 관행임을 보여주었다. 18~19세기 초 프랑스와 영국에서도 대부분의 사람들이 진료비를 지불할 능력이 없었으며 전통적인 민간요법을 고집해 의사들이 제한적인 진료를 할 수밖에 없었다. 의사들은 진료하는 일에만 전념하기 어려운 상황이었고, 많은 이가 의업醫業을 완전히 포기하기도 했다.[21] 구조적인 문제는 어느 곳이나 마찬가지였다. 시장 규모가 제한된 상황에서 의사들은 의료활동을 제대로 할 수 없었다. 유럽에서는 소수의 엘리트 의사들이 부자들에게만 의술을 행함으로써 자신들을 다른 개원의들과 분리했다. 미국에서는 이러한 '계급적 전문직'이 통용되지 못했다. 오히려 많은 미국 의사들은 작은 지역사회로 분산되거나 소규모 도시에 과잉 밀집하는 등 소규모 환경에서 경쟁하고 있었다.

불완전한 지역 시장은 미국인들의 뿌리 깊은 자립의지와 의학의 가치에 대한 불신 때문에 이 분야에 뛰어들기가 쉬워서 (부분적으로) 발생한 현상이었다. 어떤 사람들은 이 모든 요인이 당시 별다른 효과가 없었던 치료법 탓이라고 주장할 것이다. 그러나 당시 의사들이 직면한 경제적인 문제들은, 의사들이 1850년대 혹은 1880년대의 경제적·문화적 상황에서 1920년대의 과학적 지식을 갖고 있었다 해도 해결할 수 있었을지 미지수다. 나는 그러한 지식이 문화적 권위로서 널리 인정받았는지는 잠시 접어두고자 한다. 근본적인 문제점은 그대로 남아 있었을 것이며, 대부분의 가정은 경제적인 측면에서 의사들의 진료를 받을 수 없었을 것이다.

경제 문제의 핵심적인 사안은 의료비가 너무 고액이라는 점이 아니라 실제 의료비가 지나칠 정도로 의료수가를 상회한다는 것이었다. 의료비는 의사에 대한 사례금 및 병실 사용료와 같은 직접비와 교통비(환자가 진료를 받으려고 이동하거나 다른 사람을 보내 청하는 경우) 및 진료를 받는 데 걸리는 시간과 같은 간접비로 이루어진다. 의료비를 말할 때 항상 직접비만을 계산하지만 이러한 편향성은 옳지 않다.[22]

19세기 초·중반에 의료서비스에 대한 간접비는 직접비를 상회했을 것이다. 인구의 대다수는 주로 시골에 거주했고 근대적인 교통수단도 부족한 상황이었다. 이들은 비싼 교통비를 지불해야 겨우 의사를 만날 수 있었다. 진료를 받으러 10마일 떨어진 소도시로 가야 했던 농민은 하루 종일 농사일을 할 수 없었다. 이를 목격한 당시의 역사가들은 20세기 이전의 시골 생활과 소규모 지역사회에서의 소외 문제에 관심을 두었다. 이는 경제적인 현실이자 심리적인 현상이기도 했다.

미국의 초창기 가정에서는 자급자족이 결코 완전하지 않았지만, 개척지나 많은 미국인들이 살았던 농촌 마을에서는 자급자족이 어느 정도 이루어졌다. 가족이 먹을 식량 외에도 옷, 가구, 주방용품, 농기구, 건축자재 및 기타 생필품을 생산했다. 1815년 이후에 뉴잉글랜드 지역에서 가내수공업은 점차 줄어들었는데, 트라이언 Rolla Tryon에 따르면, 상업형 공장제로의 전환은 1830년경에 이루어졌다. 다른 지역은 더 늦었다. 19세기 중엽에 걸쳐 개척지에 살았던 사람들이 많았다는 것은, 이러한 전환이 일어나고는 있었지만 나라 전체에 걸쳐 완전히 이루어지지 않았음을 의미한다. "경매나 농산물과의 교환으로 제조품을 공급받을 수 있게 되자, 시장의 수요보다는 가정의 필요에 의해 운영되어 왔던 가내수공업 체제는 사라졌다. 1860년에 이르면 교통수단이 발달하여 공장에서도 사람들의 요구에 맞는 제조품을 공급할 수 있었다."[23]

점진적인 시장경제로의 전환은 개인서비스의 생산 분야에서도 비슷하게 이루어졌다. 시골 가정에서는 외부에서 전문적인 서비스를 받는 데 걸리는 시간 때문에 많은 비용이 들었는데, 도시의 증가와 근대적인 운송수단의 확립, 도로 건설 등은 가격구조를 급격하게 변화시켰다. 서비스를 받기 위한 기회비용과 운송비가 줄어들고, 도시화와 운송수단의 향상으로 전문적인 유급 노동자들이 비전문적인 무급 노동자들을 대신하게 되었다. 이발하는 일, 매춘부에게 놀러 가는 일, 의사에게 진료를 받는 일 모두가 시간 비용이 줄어든 덕분에 대체로 손쉬워졌다.

19세기 의료수가표가 포함된 자료에는 직접비와 간접비의 관계를 추산해 볼 수 있는 근거가 있다. 의사협회가 발행한 진료비 명세서는 평균 진료비에 대한 척도로는 신뢰할 수 없지만, 다른 서비스에 대한 상대적 가치척도로는 신뢰할 만하다. 19세기 의료수가표에는 의사들이 왕진한 경우 기본요금에 의사가 도시 밖으로 나가야 할 때의 마일당 요금을 기입해 놓았다. 거리에 대한 요금은 의사들이 이동하는 데 쓴 시간의 가치에다 의사 개인의 교통비(말 혹은 마차)를 더해 계산되었음을 보여준다. 우리는 그러한 시간이 환자와 의사 모두에게 동등한 가치를 지녔던 것으로 가정할 수 있다. 이러한 가정은 보통 사람들보다 의사들의 소득이 상대적으로 높은 오늘날에는 옹호할 수 없는 것이지만, 19세기에는 인정되었을 것으로 보인다. 그 결과 우리는 의사들이 이동에 할당했던 금전적 가치를 통해 환자들이 의사를 부를 때 드는 간접비를 추산할 수 있다.

19세기 의료수가표는 지역마다 달랐고 특히 시골과 도시의 차이는 더욱 컸으나, 어느 지역에서나 간접비가 중요했던 것만은 분명하다. 몇몇 사례에서 이러한 사실을 충분히 확인할 수 있다. 1843년 버몬트주의 애디슨 마을에서 의사가 왕진할 때마다 받았던 금액은 반 마일 이하까지는 50센트, 반 마일에서 2마일까지는 1달러, 2마일에서 4마일까지는 1달러 50센트, 4마일에서 6마일까지는 2달러 50센트였다. 보스턴의 한 잡지에 실린 기사를 보면, 같은 해 미시시피주에서는 1회당 1달러를 받았고, 이동경비는 주간에는 1마일당 1달러, 야간에는 1마일당 2달러를 받았다.[24] 이처럼 서비스와 거리를 단위로 한 비율은 전형적이었다. 심지어 상대적으로 단거리인 경우에도 이동과 기회비용 때문에 전체적인 의료비용은 의사들의 일반 진료비를 초과했다. 5~10마일일 때 거리비용은 1회 방문 진료비의 4~5배에 달했다.[25]

주요 서비스 분야에서 간접비 비중은 점차 줄어들었다. 중요한 수술에 대한 의료비는 마일당 부과되는 비용을 초과할 수도 있었다. 그 결과 간접비는 일상적인 병에 걸렸을 때 의료서비스를 받지 못하게 하는 요인이 되었다. 시골에서는 최악의 경우가 아니고서는 의사를 부를 생각조차 하지 않았다.

전화가 발명되기 전에는 환자가 의사를 집으로 불러 치료를 받으려면 인편으로 연락을 해야만 했다. 결과적으로, 연락하는 사람과 의사가 오가는 데만 2배의 이동경비가 들었다. 더욱이 의사가 외출 중인 경우가 많아 의사를 찾으러 간 사람이 의사를 만날 수가 없었다. 워싱턴 출신의 한 의사는 워싱턴에 의사가 없다는 것을 알고 1840~1850년대까지 정규적으로 근무시간을 지켰다. 나중에 회상하기를 "환자들은 의사와 면담하기 위해 시간도 정하지 않은 채 무한정 기다리다가 돌아가기도 하고, 지난번 진료에서 받았던 지시 사항을 그대로 따르기도 했으며, 의사가 집으로 돌아왔는지를 알아보려고 기다리기도 했다. 의사를 볼 수 있는 가장 정확한 시간은 그가 잠자리에 들 때, 또는 하인이 이 사실을 숨기라는 지시를 받지 않았을 때였다".[26]

일리노이의 한 의사는 도로가 건설되기 전까지 "의사들은 자기 집에서 10마일 이상을 벗어나지 않는 경우가 흔했다."[27]라고 전했다. 그 정도의 행동반경 안에서 진료할 수 있는 환자의 수는 제한되어 있었다. 시장의 규모는 마을 의사들이 부지런히 진료하기에 충분했으나, 진료 조건을 정하거나 치료실에서만 진료할 수 있는 상황은 아니었다. 19세기 초·중반에 의사들은 혼자 오지로 떠돌면서 밤낮을 보내야 했다. 19세기 의사들의 자서전에는 오랜 고독감과 이동 중에 엄습해 오는 피로가 자세하게 기술되어 있다. 어느 의사의 기록을 보면, 그는 "인생의 절반은 진흙탕에서, 나머지 절반은 먼지 속에서 보냈다."[28]라고 진술한다. 19세기 의료수가표에는 의사가 하루 종일 진료를 했을 경우 5~10달러의 보수를 받는 것으로 나와 있다.[29] 의사의 하루 평균소득은 장소에 따라 다르지만 대략 이 정도였을 것으로 보인다. 결과적으로 19세기 초·중반에 활동한 의사들은 하루 평균 5~7명의 환자 이상을 진료하지 못했던 듯하다. 이 수치는 도시에서는 다소 초과했을 것이고 시골에서는 밑돌았을 것으로 보인다.

많은 이동비는 의료에서의 개인주의와 고립 현상을 가져왔다. 시골 의사들은 자신의 치료술에만 매달려야 했다. 진료에 대한 상담은 그다지 쓸모가 없었다. 개원의들은 새로운 의술에 무지했을 것이며, 행여 새로운 의술에 대해 풍문으로 들은 바가 있어도 직접 사용하는 것은 개인의 문제였다. 오리건주의 한 의학사학자는 "1880년대 후반과 1890년대에 맹장 수술이 실용화될 때까지도, 많은 의사들이 처음 이 수술을 접한 때는 자신이 그 수술을 처음 시행할 때였다."[30]라고 지적했다.

더 많은 의사들이 보다 큰 도시에 살게 되면서 환자 및 의사 동료들과 한층 가까워졌다. 2500명 이상의 소도시에 사는 미국인의 비율은 1800년에는 약 6%였으나, 1850년이 되자 15%로 증가했다. 이후로도 증가 추세는 계속되어 1890년에는 37%, 1910년에는 46%에 달했다.[31] 의사들은 19세기 후반이 되면서 전체 인구의 이주율을 상회할 만큼 높은 도시 이주 경향을 나타냈다. 1870년부터 1910년 사이에 대도시에서 인구 10만 명당 의사 수는 177명에서 241명으로 늘어났다. 반면 시골에서는 160명에서 152명으로 감소세를 보였다. 이 시기는 인구에 대한 전체 의사의 비율이 여전히 증가하고 있던 때였다.[32]

도시의 발달은 부분적으로는 운하 건설과 증기선 및 철도 교통의 발달에서 비롯되었다. 이러한 '교통혁명'으로 인해 도시의 시장은 더욱 확대되고, 유능한 생산자들이 분산되어 있던 지방 시장을 잠식하기 시작했다. 이 외에도 철도와 전보의 점진적인 발달은 의사들의 활동 영역을 넓혀 시장을 확대했다. 이러한 상황은 특히 의사들에게 큰 이점이 되었을 것이다. 6개월 동안 1만 마일을 이동하면서 진료를 한 의사도 있었다.[33] 만약 철도가 의사들을 행선지로 줄곧 실어다주지 않았더라면, 그들이 도착할 즈음에 우마차가 기다리고 있었을 것이다. 의사들은 종종 기차표와 교환하는 조건으로 철도노동자의 상처를 치료해 줄 정도로 철도 이용률이 높았다. 철도는 원거리에 있는 환자를 데려다주었고, 자연스럽게 의사들은 수익을 올릴 수 있는 노선을 따라 소도시에 거주하기를 원했다. 이와 유사하게 도시에서는 전차 노선을 따라 주거지를 정하려는 경향이 나타났다.[34]

일반적으로 19세기 교통혁명은 상품, 정보, 심지어는 질병이 공간적으로 교환되거나 전파되는 맥락에서 고려되어 왔다. 그러나 지방을 여행하는 데에서도 혁명이 일어났다. "자동차와 전화는 19세기 철도의 경우에서처럼 교통비 절감에 크게 기여하지 못했다."[35] 비록 이러한 사실이 주요 도로를 잇는 도시 간의 교통에 관해서는 일리가 있는 지적일지라도, 지방 여행에는 해당하지 않았다.

전화가 발명되자 과거에 의사들이 도보로 왕진을 다니면서 낭비했던 시간이 크게 절약되어 진료비도 절감되었다. 최초로 전화가 실용화되기 시작한 것은 1870년대 후반 무렵이었다. 흥미롭게도 기록에 남아 있는 최초의 원시적인 전화 교환은 코네티컷주 하트퍼드에 있던 캐피털 애비뉴Capital Avenue 약국과 21명의 지방 의사들 사이에 이루어졌다.[36] 약국은 의사들에게 메시지를 전달해 주는 주요한 장소였다. 미네소타주 로체스터에서는 최초의 전화선이 1879년 12월에 설치되어 메이요William Worrall Mayo가의 농장과 시내의 가이싱어와 뉴턴Geisinger and Newton 약국을 연결했다.[37] 전화가 보급되자 사람들은 의사를 방문하지 않고서도 계속 상담을 받을 수 있었다. 1923년에 나온 한 진료안내서에는 전화가 의사들에게 청진기만큼이나 필요한 것이 되었다고 적혀 있다.[38]

1890년대에 처음 생산된 자동차는 20세기 전환기에 들어서면서 필수품으로 자리 잡아 이동 시간을 단축했다. 의사들은 가장 먼저 자동차를 구입한 계층에 속했다. ≪미국의사협회지Journal of the American Medical Association≫ — 이 잡지는 1906년부터 1912년까지 자동차에 관한 부록을 발간했다 — 에 글을 쓴 의사들은 자동차가 왕진에 걸리는 시간을 반으로 단축시켰다고 했다. 아이오와 출신의 한 의사는 "마치 하루가 24시간이 아니라 48시간이었으면 하고 바라는 것과 마찬가지"라며 반색했다.[39] 오클라호마의 한 의사는 "반시간 만에 왕진을 갈 수 있는 것 말고도, 자동차는 무언가 매혹적인 측면이 있어 탈수록 더 타고 싶어진다."[40]라고 말했다. 1910년에 324명의 의사 독자를 대상으로 자동차에 대해 설문조사를 한 결과, 5명 중 3명의 의사가 수입이 늘었다고 응답했고, 5명 중 4명이 차를 구입하는 데 찬성했다. 이 조사에서는 자동차와 말을 이용하고 있는 의사들에게 연간 주행거리와 비용(유지비와 감가상각비를 포함하여)에 대해 질문을 던졌다. 여전히 말을 이용하던 96명의 의사들은 1마일당 13센트가 든다고 답변했다. 1000달러 미만의 값싼 자동차를 가진 116명의 의사들은 1마일당 5.6센트, 1000달러 이상의 고급차를 소유한 208명의 의사들은 1마일에 9센트가 든다고 말했다. 그러나 차를 구입하는 데 드는 최초의 투자액은 말을 사는 데 드는 액수보다 많았다.[41] 한 의사는 "차를 굴리는 것과 같이 팀을 유지하는 데도 돈이 든다고 주장하는 것은 어불성설"이라고 주장했다. "그러나 이동 시간을 절약하고 편리하게 지내고 부수적인 사업까지 생각한다면, 바쁜 의사들은 자동차 쪽에 무게중심을 둘 것이다."[42]

자동차는 철도와 마찬가지로 시간 절약 외에도 지리적으로 의사들의 시장을 넓혀놓았다. 1912년 시카고의 한 의사는 환자들의 거주지 이동 때문에 의사들이 차를 운전하게 된다고 지적했다. "오늘날 시카고는 아파트로 된 도시이며 사람들은 그러한 공동주택으로 이사를 한다. 그 결과 환자들은 오늘은 이 구역에 살지만 다음 달에는 5마일 밖으로 이사할 수 있다. 사람들의 호출에 재빨리 응하지 못하면 의사들은 진료를 계속할 수가 없다. 그러나 나는 하루 평균 75마일 밖에서 온 왕진 요청에도 신속히 응한 덕분에 사업을 확장할 수 있었다."[43]

전화, 자동차, 포장도로의 발달로 의사들이 이동비를 절감할 수 있었던 것과 마찬가지로, 환자들도 진료를 받으러 가기가 한층 수월해졌다. 양측 모두 이동 시간이 줄어들자 의료비가 절감되었고, 의사가 환자와 접촉할 시간적 여유가 많아지면서 의사들의 서비스 공급도 늘어났다.

지역 교통혁명이 가져다준 간접비의 절감과 도시의 성장으로 더욱 많은 사람들이 의료비를 지불할 수 있었다. 방법상으로 볼 때, 이것은 제조업에서 새로운 기술로 인한 비용 절감 효과와 동일한 효력이 있었다. 상품 제조의 공간이 가정에서 시장으로 전환됨에 따라 상품의 상대적 가격이 크게 변화해 마침내 생산성이 급격히 증가했다. 직물 생산을 예로 들면 가내제조업은 단기간에 사실상 몰락하고 말았다. 1815년 동력방직기가 매사추세츠에 도입되었고, 1830년이 되자 갈색 윗옷의 가격은 1야드당 42센트에서 7.5센트로 떨어졌다. 보통 가정에서 여성은 하루에 4야드의 천을 짤 수 있었으나, 공장 노동자는 몇 개의 동력 방직기만으로 매일 90~160야드를 생산할 수 있었다. 집에서 일하는 여성들은 도저히 동력방직기와 경쟁할 수 없었다.[44]

의학 분야에서는 급격한 기술 변화로 의사들의 서비스 생산비용이 크게 절감되지는 않았다. 다만 한층 빨라진 교통과 도시화로 인해 점진적으로 간접비가 줄어들었을 따름이다. 의사들의 생산성(단순히 하루에 진료할 수 있는 환자 수로만 계산)을 측정하기는 어려우나 의미심장할 정도로 향상되었다. 앞서 19세기 중반에 의사들이 하루 평균 5~7명의 환자밖에 진료하지 못했던 데 반해, 1940년대 초에 이르면 일반 개원의의 평균 업무량은 도시와 시골을 막론하고 18~21명가량으로 나타났다.[45] 이러한 수치가 암시하는 것은 진료를 하는 의사들의 생산성이 약 300% 정도 높아졌다는 점이다. 외과의사들은 무균법이 나오기 전까지는 수술을 거의 하지 않았는데, 그것을 감안하면 그들의 생산성 증가 폭은 더욱 컸다.

지역 교통혁명은 또한 의료의 고립화 현상을 줄임으로써 치료 효과를 높일 수 있었다. 즉, 응급사태에 훨씬 신속하게 대처할 수 있었고, 응급차는 이를 더욱 가속화했다. 거리 단축에 따른 심리적인 효과도 파생되어 사람들은 점차 의사들의 진료를 기대했으며, 결과적으로 접근성이 향상되어 의사에 대한 의존도는 더욱 높아졌다.

노동, 시간, 사회적 혼란

두 번째 발전은 의사가 전문직으로서의 서비스 시간을 단축하고 그 기회를 확장할 계기를 마련한 것이다. 이것은 환자들이 점차 제도적인 영역으로 포함된다는 것을 의미했다. 나는 앞서 19세기 초 파리 등지에서 종합병원이 설립된 것이 근대적인 임상연구를 출현시킨 요인이었음을 지적한 바 있다. 경제적·과학적 이유 때문에 병원 증가는 의사의 전문성을 형성하는 데 필요하고도 중요한 전제 조건이었다. 정신의학에서 병원은 전문직의 근간을 이루고 있었다. 19세기 초만 해도 정신의학은 개인적인 치료라는 것이 없었다. 따라서 의사들에게 정신병원은 새로운 제도였을 뿐만 아니라 그들의 권위를 발휘할 수 있는 새로운 분야이기도 했다. 19세기 초 미국에서는 종합병원의 서비스에 대한 수요가 거의 전무했다. 병원 진료를 받고자 하는 사람은 거의 존재하지 않았다. 병원은 두려움의 대상이었고, 실제로도 그랬다. 병원은 위험한 장소였고, 환자들은 가정에서 치료하는 편이 더욱 안전했다. 환자들은 거의 병원에 가지 않았는데, 병원의 특수한 환경, 즉 가족의 도움에서 멀어진다는 이유 때문이었다. 그들은 낯선 항구의 선원이거나 행려병자, 또는 집 없는 빈민이거나 외로운 노인일 수도 있었다. 이러한 사람들은 여행하다가 또는 생활이 궁핍해져서 가족이나 친구, 하인 없이 언제라도 병이 날 수 있었다. 그러나 소외는 역으로 피병원이나 정신병원 같은 제도와도 연결되어 있었다. 지역사회로부터 소외된다는 것은 제도로부터 제거되는 것이 아니라 오히려 제도 속으로 포함되는 것을 의미했다.

미국에서 정신병원은 도시의 성장 속도를 그대로 밟았다. 식민지 시대에는 다른 종류의 부양자들과 함께 정신질환자들도 지역사회에서 책임을 졌는데, 일차적으로는 가정의 문제로 생각했다. 도시의 성장과 함께 문제의 성격은 바뀌었다. 도시 규모가 커질수록 정신이상자는 더 많이 나타났고, 공식적인 통제는 와해되었으며, 질서와 안전에 대한 요구가 높아졌다. 미국에서 정신병을 다루고자 한 최초의 새로운 제도는 자선사업이었다. 원래 자선사업은 전체 공동체에 봉사한다는 취지를 내세우고 있었으나, 점차 부유한 계층 쪽으로 눈을 돌리게 되었다. 왜냐하면 자선사업가들의 재산만으로는 빈민을 무료로 돌보기가 어려웠기 때문이다. 1820년대에 시작된 일부 민간구호소는 재력 있는 가문 출신의 정신이상자들을 위해 문을 열었다. 1820년대 후반 공공복지에 관한 몇몇 연구에서는 '옥외'에서(집안에서의) '옥내'(제도적인) 구제로 전환할 것을 권고했다. 뒤이어 1830년대에 주 정부가 관할하는 보호소가 증가하기 시작했다. 그롭Gerald Grob*이 지적하듯이, 19세기에는 정신의학이 제도(병원)를 형성하는 데 수행한 역할보다 제도(병원)가 정신의학을 형성하는 데 수행한 역할이 더 컸다.[46]

정신병을 다루는 전문 기관의 출현은 물론 엄밀하게 인구통계학적으로 설명되지 않는다. 도시 안전에 대한 요구는 빈민구호소와 같은 다른 조치를 통해서도 충족될 수 있었다. 그러나 18세기 후반부터 19세기 초의 물질적 생활은 인간 본성의 적응력에 관한 낙관적인 배경과는 반대로 변화를 거듭하고 있었다. 프랑스혁명기에 정신병 치료에 도입된 개혁안은 정신질환자들이 억압받지 않고서도 치유될 수 있다는 새로운 확신을 표명했다. 프랑스의 피넬Phillippe Pinel**이 새롭게 주장한 '도덕적 치료'는 영국의 튜크William Tuke***에 의해 따로 소개되었다. 미국인들은 이 같은 시도에 대해 알고 있었고, 미국 사회의 보다 폭넓은 종교적·이념적 경향으로 위와 같은 긍정적인 치료 노력은 지지를 받았다. 새로운 치료법은 영국, 미국, 프랑스에서 모두 의학적이면서도 도덕적인 양상을 띠고 있었으나, 주도적인 인물은 의사들이었다.[47]

정신병원은 미국 의사들에게 중요한 기회를 제공해 주었다. 원장들은 연간 1000~

---

* 역 제럴드 그롭(1931~2015)은 미국 정신보건의 역사를 연구한 의학사학자로서, 대표적인 저서로는 *From Asylum to Community: Mental Health Policy in Modern America* (Princeton: Princeton University Press, 1991)와 *The Deadly Truth: A Hisory of Disease in America* (Cambridge, Mass.: Harvard University Press, 2002)가 있다.

** 역 필립 피넬(1745~1826)은 프랑스의 '근대 정신의학의 아버지'로 불린다. 미셸 푸코는 『광기의 역사(Histoire de la folie à l'âge classique)』(이규현 번역, 나남출판)에서 피넬과 튜크를 집중적으로 분석했다.

*** 역 윌리엄 튜크(1732~1822)는 영국의 퀘이커 교도로, 정신치료 운동에 획기적 발자취를 남겼다.

2000달러를 받았을 뿐만 아니라[48] 상대적으로 의사들의 권위에 대해 별다른 저항이 없는 이 분야에서 의학적 판단과 통제를 할 기회가 생긴 것이다. 일부 원장들은 자신의 지위를 발판으로 삼아 대중에게 정신병과 악행 그리고 근대 문명의 무질서에 관해 강연을 하기도 했다. 1840년대가 되자 원장들은 대부분 의사들이었고, 이들은 다른 의사들과 일정 거리를 유지했다. 그리고 정신병원이 치료 위주에서 구류(격리, 감금) 위주로 전환한 것처럼, 정신의학도 본질적으로 의학적 전문성보다는 행정적인 측면이 강화되었다.[49]

가장 먼저 설립된 종합병원이 정신병원보다 시기적으로 앞선 것은 사실이지만, 최고의 급성장을 이룩한 시기는 반세기 정도가 지난 무렵이었다. 1873년 정부 조사에서는 종합병원이 200개가 채 안 되는 것으로 나타났으나, 1910년에는 4000여 개 이상의 병원이 생겼고, 1920년에는 6000개로 늘었다.[50]

가정과 병원 양측의 변화는 환자 치료를 관리하는 그들의 상대적인 능력에도 영향을 미쳤다. 노동공간과 주거공간이 서로 분리되면서, 가정에서 환자를 돌보기가 더욱 어려워졌다. 또한 산업화와 지리적 이동이 진행되면서 가족이 부부로만 이루어져 친척들과 멀어졌고, 그 결과 환자는 친척과 친밀해지는 경우가 거의 없었다. 그러나 19세기에 대가족에서 핵가족으로 전환되었다고 말하는 것은 변화의 정도를 너무 과장하는 것이다. 한 가구당 1790년에는 5.7명이었던 것이 1900년에는 4.8명으로 줄어들었다. 전반적인 산업화가 이루어지기 전임에도 불구하고 미국의 가족구조는 '근대적' 모양새를 갖추고 있었다.[51] 그러나 의미심장한 변화는 상류계급의 가족 수였다. 1790년에 매사추세츠주 세일럼Salem에 살던 상인 가족은 평균 9.8명이었고, 주임목수 가족은 6.7명, 노동자 가족은 5.4명이었다. 19세기 말이 되면서, 각기 다른 계급의 가족들도 이처럼 가족 수가 적었다.[52] 부유한 집안에서도 가족 수가 줄어들었는데 이는 하인과 자녀 수가 줄었기 때문이다. 도시의 성장은 재산가치를 더욱 높이기도 했다. 많은 가정들이 개인주택을 버리고 다세대 아파트로 이주했는데, 아파트에서는 환자나 출산에 필요한 방이 제한되어 있었다. 1913년 가정에서 환자를 돌보는 일이 감소하는 현상을 분석한 글에서는 "가족 중에 독방을 사용하는 이는 거의 없으며, 비좁거나 곤궁한 아파트에는 아픈 사람이 있어도 돌보기가 어렵다. 병원에서 환자를 돌보는 것이 에너지 낭비를 막을 수 있어서 더 나았고, 집 안에 있는 환자는 임금노동자의 직업을 가로막지는 않지만 수입을 탕진시킨다. 일반 가정에서 환자를 돌보던 시대가 다시 돌아오지는 않을 것이다."[53]

산업화와 도시화로 인해 도시마다 혼자 생활하는 사람들이 증가했다. 보스턴에서는 1880년에서 1900년 사이에 하숙집을 경영하는 사람들이 601명에서 1570명으로 늘어났는데, 이는 당시 도시 인구 성장률의 2배나 되는 수치였다. 하숙하는 사람들의 욕구를 충족시켜 주기 위해 새로운 상점들, 예를 들면 세탁소, 식당, 양복점 등이 등장했다. 보겔Morris Vogel*이 지적한 대로, 병원은 산업화와 도시화로 인해 생겨난 기관 중 하나였다. 영국과 미국에서 민간 환자를 위해 맨 처음 세워진 병원들은 대부분 하숙하는 사람들과 아파트 거주민을 염두에 두고 설립되었다.[54]

이러한 모든 변화는 집안에서 급성질환자를 도울 수 있는 노동력과 물리적 공간이 부족하다는 것을 의미했다. 파슨스Talcott Parsons와 폭스Renée Fox**는 현대 도시의 가족은 환자를 돌보려는 정서적인 능력을 어느 정도 상실했다고까지 말했다. 그들은 핵가족과 같이 규모가 작고 소외감이 증폭된 가족형태가 병으로 인한 스트레스에 매우 취약하다고 주장했다. 다시 말해서 가족 중 단 한 사람이라도 다른 가족들의 감정적인 지원과 관심을 받지 못하면 가정에서 보살핌을 받을 수 없었다. 아픈 사람이 발생하면 다른 가족들은 환자의 병이 계속될 것처럼 받아들이면서 지나치게 관대한 것 같기도 하지만, 회복을 불신하면서 최대한 가혹해지는 것처럼 보이기 일쑤였다. 그들의 주장에 따르면, 병은 점차 일상의 틀에서 벗어난 상태를 매력적으로 '반半합법화하는 방편'이 되어갔다. 그리고 그렇게 병원이 증가한 것

---

* 역 모리스 보겔은 미국의 의사학자로서, 저서로는 *Therapeutic Revolution: Essays in the Social History of American Medicine* (Philadelphia: University of Pennsylvania Press, 1979)과 *The Invention of the Modern Hospital, Boston* (Chicago: The University of Chicago Press, 1980) 등이 있다.

** 역 르네 폭스(1928~)는 미국의 사회학자로, 『의료의 사회학(The Sociology of Medicine: A Participant Observer's View)』(조혜인 번역, 나남출판)을 썼다.

은, 병으로부터의 회복을 도모하고 일상적인 의무감을 되찾도록 여러 가지 동기를 북돋우는 대안적인 메커니즘의 출현으로 설명할 수 있다.[55]

가족 수와 가족구조의 이러한 변화는 노동자 가정에서는 나타나지 않았다. 노동자 가정은 19세기 이전에도 소규모였는데 영아사망률이 높고 일찌감치 아이들을 일터로 내보냈기 때문이다. 그러나 파슨스와 폭스의 가설은 중산층과 상류층에 국한해서 볼 때 어느 정도 신빙성이 있어 보인다. 1900년 한 신문기사에서는 병원이 "빈자들뿐만 아니라 부자들에게도 커다란 은혜"임을 강조하면서 물질적인 면 외에도 정신적인 긴장을 덜어주는 데 큰 힘이 되었다고 기술했다. 한 병원장의 소견에 따르면 "친척이나 친구들이 환자를 돌보지 않아도 되는 것이야말로 병원이 가져다 준 이익 중 하나로 평가할 수 있다. 환자들도 지나치게 걱정을 하는 사람의 보살핌은 받지 않는 편이 낫다."[56]라는 것이다.

산업화 시대의 개막과 함께 노동과 가족구조의 변화로 지나치게 친절한 보살핌을 요하는 경향이 많아졌을 것으로 보인다. 그러나 병원에서는 감염될 위험이 있었으므로 가족들은 가능하면 가정에서 질병을 치료하고자 했다. 병원 위생의 개선과 소독법을 사용한 외과수술은 남북전쟁 직후에야 등장했다. 정신질환자 요양원이 널리 인정받은 이후에도 종합병원의 설립이 늦춰진 것은 이러한 측면에서 설명할 수 있을 것이다. 또한 종합병원은 교통수단의 변화에 직접적인 영향을 받았다. 기계화되지 않았던 시골에서 갑자기 급성질환을 보이는 환자가 생길 경우 종합병원을 찾아가기는 어려웠다. 그러나 정신병원에서는 빨리 치료를 받을 필요가 없었다. 왜냐하면 정신병원은 사회질서의 안정성을 기반으로 한 광범위한 문화적 관심사와 관련되어 있었기 때문에, 종합병원과는 다른 역사를 가지고 있었다. 종합병원이 신체적인 병을 치료하기에 완벽하게 적합하지 않았을 때도 정신병원은 정신장애를 통제하고 격리하는 공적인 기능을 수행할 수 있었다.

종합병원과 정신병원 모두 직장 문제에 대한 가정경제의 부담을 덜어주었다. 환자와 정신질환자의 격리 및 출산과 사망은 일상생활의 당연한 한 부분이었지만, 산업사회에서 어쩔 수 없이 생기는 불안과 긴장감으로 일상생활을 어렵게 하는 요인이었다. 신체적이든 정신적이든 간에 환자를 병원에 격리하는 것은 환자의 고통을 제도권으로부터 차단하려는 경향을 반영하는 것이었다. 밀John Stuart Mill이 언젠가 말했듯이 "(문명의 요인 중 하나가 아니라) 문명의 영향 중 하나는 문명의 혜택을 완전히 누리는 사람들이 문명이 가져다준 광경을 보지 않거나 심지어는 고통에 대한 생각조차 하지 않게 되었다는 점이다".[57]

그러나 이처럼 고통과 질병을 사적인 문제로 분리하려는 경향이 심화되면서 재력 있는 가문에서는 공공병원이나 진료실에 가기를 꺼리고 자택에서 의사에게 진료를 받고자 했다. 계급에 따라 치료를 받는 공간이 다르다는 것은 서로 다른 도덕적 의미를 함축하는 것이었다. 진료실이나 병원에서 받는 치료는 일반적으로 낮은 신분을 상징하는 것으로 받아들여졌다. 이러한 오명을 점차 떨쳐버렸다는 것은 의사들의 지위 변화를 보여주는 척도인 동시에 빅토리아 시대에 허약한 이미지를 가지고 있던 의사들이 이를 극복했음을 보여주는 척도이기도 했다. 20세기에 들어서서 진료실과 병원은 전통적인 오명을 벗게 되었고, 가정은 더 이상 의료서비스를 받는 곳이 아니었다. 경제적 측면에서의 고려가 다시 한번 부분적으로 작용했다. 전화는 환자가 예약 시간에 맞춰 의사를 진료실에서 손쉽게 만나도록 해주었고, 의사가 외출한 사이에 방문할 위험성을 줄여주었다. 또한 의사들 역시 진료실에서 일하는 것을 더욱 선호하게 되었는데, 질서정연하게 약속 시간을 정하는 것이 가능해졌고 사무실 앞에서 불규칙하게 들어오는 환자를 볼 때보다 더 많은 환자를 진료할 수 있었기 때문이다. 의사들의 수입이 전체 인구에 비해 상대적으로 높아지면서 환자들 역시 이동 시간을 의사와의 면담 시간으로 채우는 보상을 받을 수 있었다. 임상장비가 많아지고 진료보조원이 증가하면서 의사의 진료는 더욱더 가정에서 진료실로 바뀌었다. 의사들의 사회적 지위가 높아지자, 의사들은 점차 환자가 의사 자신의 귀한 시간을 낭비하지 않기를 원했다.

의사의 진료실이 병원 근처로 이동하고 병원과 진료실로 환자가 몰리면서 도시화와 교통의 발달은 더욱 가속화되었다. 그 결과, 의사들의 작업 공간은 지속적으로 더 압축되었다. 19세기 의사들은 지방으로 진료를 다닌 결과 환자의 집안과 사생활을 그들의 이웃보다도 잘 알고 있었다. 20세기 초가 되면서 의사들은 대부분 병원에서 진료를 했기 때문에 치료받는 환자의 가정이나 생활 형편을 접할 수 없었다. 의료 환경의 급격한 변화로 의사들은 노동시간 중에 비생산적인 시간을 절약할 수 있었다. 이것은 분명 이득이었다. 1909년에 한 의사는 이렇게 말했다. "병원에서 환자 10명을 진료하는 것이 경제적으로 훨씬 비용을 절감할 수 있다. 외부로 나가면 하루에 3명 정도만 진료할 수 있다. 병원에서는 몇 분 만에 전체 환자의 진료 목록을 끝마칠 수 있지만, 외부로 나가면 3명 중 2명조차도 2~3마일 이상 가까이 살고 있지 않다."[58]

지역 교통혁명, 도시화, 병원의 증가로 인해 의료시장은 확대되었고 의사들은 새로운 기회를 맞이하게 되었다. 여기에는 물론 전문화도 포함된다. 스미스Adam Smith가 『국부론The Wealth of Nation』에서 지적한 대로 노동분업은 시장의 규모에 따라 다양했다. 의료시장이 커지면서 전문화의 기회와 보상도 많아졌다. 전문화를 통해 생산업자들은 부분적으로나마 경쟁에서 구제받을 수 있었고 동시에 그들이 누릴 만한 모든 이익을 얻을 수 있었다. 전문가들은 전형적으로 보수가 너무 낮으면 서비스를 제공하지 않았고, 최고의 대가를 제공하는 쪽에 전력을 기울였다. 의학 분야에서 이러한 현상은 병원에서 종종 일어났는데, 그 이유는 의사에게 진료를 받는 시간에 대한 간접비가 줄어들었고, 이전에 까다로웠던 진료에 걸맞게 진료비가 비싸졌기 때문이다.

의료 환경의 변화는 경제적으로 엄청나게 중요했기 때문에, 의사들은 단위비용을 절감할 수 있었으며, 의료는 양적으로 증가하고 전문화될 수 있었다. 그러나 이것만이 시장 변화가 가져다준 유일한 결과는 아니었다. 기회를 넓혀주었던 시장 변화로 의사들 간의 경쟁은 더욱 치열해졌다.

시장과 전문직의 자율성

시장의 확대는 전문직을 변화시켰으나 보장해 주지는 못했다. 서비스에 대한 수요가 늘어나면서 서비스 시간의 공급도 늘어났다. 의사의 수는 더욱 많아졌을 뿐 아니라, 진료 시간을 더욱 효율적으로 사용해 더 많은 서비스를 제공하게 되었다.

더욱이 조산원들을 비롯한 다른 종류의 개원의들은 의사들이 주장했던 업무를 도맡아 전문화함으로써 잠재적으로 의료시장을 키우는 역할을 담당했다. 병원으로 환자가 모여들자 병원은 의사에 대한 통제권을 가지게 되었다. 의사는 개원의의 공급과 노동분업, 조직과의 관계를 통제할 수 있어야만 수익을 올릴 수 있었다.

교통수단이 개선된 결과, 의사들은 가까운 동료들과 격렬한 경쟁에 돌입해야만 했다. 과거 작은 마을에 거주하던 의사들은 읍내 사람들을 도우며 독점권을 행사했지만, 이제는 단골 환자들이 다른 도시에 있는 의사나 병원으로 가는 것을 걱정해야 할 상황에 놓였다. 교통수단과 미디어의 발달은 의사들에게 더 넓은 시장을 제공해 주기도 했지만, 동료들이나 먼 거리에 있는 의료기관들과 경쟁하는 상황도 유발했다.

이와 동일한 진행 과정이 19세기 경제 전반에 걸쳐서 일어났다. 지역 사업가들은 자신들의 시장이 외부인들에게 점유당하고 있다는 것을 깨달았다. 산업시장이 철도를 매개로 넓어진 것과 비슷하게 의료시장은 철도와 자동차, 전화의 발달에 힘입어 확대되었다. 지역 사업가가 대기업의 성장 속에서 살아남고자 몸부림쳤듯이, 소도시의 일반 개원의들 역시 도시의 전문의들이나 병원에 맞서 경쟁해야만 했다.

시장의 확대는 유럽과 미국 모두에서 의학 발달에 영향을 주었으나, 그 충격은 다소 달랐다. 영국 의료계에서는 중간계급을 위한 시장이 성장해 귀족 후원자에게 의존하던 의사들이 몰락하는 계기가 되었다. 할러웨이S. W. F. Holloway는 1830년부터 1858년 사이 영국 의학계에 일어난 변화를 평가하며 다음과 같이 기술했다. “전문적인 서비스시장의 확대는 개원의와 고객 간의 관계에 지대한 영향을 주었다. 의료에 대한 수요가 점차 늘어나면서 의사들이 귀족계층에 기대어 생계를 유지하는 것은 줄어들었다. 소수의 부유한 귀족 환자 대신, 시장은 이제 크고 늘어나는 사회의 각 영역을 포괄하기에 이르렀다. 18세기에는 환자들이 그러한 관계를 주도하는 입장이었으나, 19세기에는 권력이 역전되었다.”[59]

영국 의학의 전통적인 위계질서는 19세기 중반 경제적 발전과 프랑스에서 일어난 새로운 과학의 영향을 받아 붕괴되었다. 1830년에는 저명한 외과의사들은 더 이상 업무를 수술에만 국한하지 않고 내과의사로서도 진료를 했다. 동시에 국소병리학의 개념과 근대적인 임상검사 기술이 출현해 의사들은 어떠한 수작업도 거부하기 어려운 처지가 되었다. 내과의사와 외과의사가 수적으로 증가하면서, 그들은 늘어가는 중산층에게 '일반 진료general practice' — 지금도 이렇게 불린다 — 를 하기 시작했다. 이러한 일반의와 약제사 사이의 연계는 점차 약제사들이 런던대학 같은 곳에서 수준 높은 교육을 받으면서 불분명해졌다. 사실상 외과학회College of Surgeons에 소속한 5명 중 2명은 약제사협회Society of Apothecaries가 발급한 면허증을 소지하고 있었다. 1847년 의학 명부에는 전통적인 분류 체계가 "거의 구식이 되어버렸다."라고 지적했다. 내과의사와 외과의사, 약제사들은 "대중의 편의에 따라 그들이 점차 상담의 및 일반의로 분류되기 시작하자 더는 저항할 수 없었다".[60] 1858년 의회에서는 모든 개원의의 등록과 영국 내 의학교육을 총괄하는 위원회를 결성했다. 이는 영국에서 자율권을 가진, 단일화된 의사가 출현하는 중요한 전기가 되었다. 미국 의사들이 영국과 같이 비약적으로 발전한 의학교육과 국가적 지원을 받게 된 것은 반세기가 더 지나서였다.

3장

전문가 권위의 강화, 1850~1930

19세기 중반 미국 의사와 사회구조 •

의학의 남북전쟁과 재건 •

의학교육과 직업 통제의 부활 •

공적 권위의 확립 •

사회이동에 관한 연구들은 대부분 사회경제적 질서를 축으로 하여 그 안에서 일어난 개인 혹은 가족의 삶을 다룬다. 일반적으로 이러한 연구들은 마치 사회구조가 고정되어 있어서 개인의 운명만이 다양하게 표출되고 있는 것처럼, 직업과 계급의 상대적인 위치를 당연한 것으로 인정한다. 이러한 전제는 편리한 가정이기는 하지만, 계급과 직업 집단이 사회질서 속에서 주체적으로 추진해 왔던 운동을 간과하고 있다. 이러한 집단적 사회이동을 기반으로 하여 사회구조가 재편되며 개인적인 야망이 새롭게 실현되는 것이다. 겉으로 멈춰 있는 듯 보이는 풍경의 이면에 거대한 역사적 전환과 지각변동이 있는 것처럼, 변화가 없는 듯 보이는 사회질서의 이면에도 서로 다른 계급들이 권리를 얻기 위해 벌여온 과거의 투쟁들이 존재한다.

의학과 의사의 성장은 최근 역사에서 가장 주목할 만한 집단이동의 사례이다. 의사들이 역사적으로 성공을 거둘 수 있었던 것은 근본적으로 그들이 가진 부와 신분의 상승, 즉 권위의 성장에 힘입은 바가 크다. 전문가계급에게 공인된 기술과 문화적 권위가 가지는 의미는 부동산에서 토지와 자본이 지닌 의미와 유사하다. 이것들은 소득과 권력을 획득하는 수단이다. 어떠한 집단이든지 권위를 축적하기 위해서는 최소한 두 가지 문제를 먼저 해결해야만 한다. 첫 번째는 내부적인 합의의 문제이며, 두 번째는 대외적인 정당성의 문제이다. 이 두 가지는 권위를 획득하기 위한 필요조건일 뿐 충분조건은 아니다. 합의가 이루어지면 공동의 관심사가 접목되고 집단적 노력이 가능해지며, 더 많은 힘을 가진 계급으로부터 존경과 인정을 받게 되면 자원과 법률적인 특권을 가질 수 있다.

앞서 말한 대로, 의사라는 전문직은 자체적으로 규율과 기준을 정할 수 있다는 점에서 다른 직종과 다소 차이가 있다. 그러나 소속 구성원이 의사가 되기 위한 규범에 동의하지 않고 의사들이 요구하는 규율과 기준을 받아들이지 않는다면, 절대로 타 직종과 차별화될 수 없다. 의사들은 자신들의 자체적인 규제가 정당한 것임을 대중이나 국가에 대해 확신시키기 전에, 먼저 내부적으로 일정한 합의에 도달해야만 했다. 19세기 미국 사회에서 의사들이 집단적 권위를 내세우는 데 가장 큰 걸림돌이 되었던 것은 계급 내부에서 발생한 것으로 보인다. 개원의들 간의 상호 적대감과 과당경쟁, 경제적 이해관계의 차이, 종파적 배타주의 탓에 의사들은 사분오열되어 있었다. 이러한 내부적인 분열로 인해 여론의 지지도 얻을 수 없었을 뿐만 아니라 집단행동을 할 수도 없었다.

의사들 개개인은 어느 정도 자율성을 누리고 있었지만, 능력에 따라 생업을 위해 경쟁을 했다. 의사라고 해서 저절로 대중적인 존경을 받을 수는 없었기 때문이다. 우리가 이미 앞에서 살펴보았듯이, 19세기 초까지도 의사들은 면허를 받은 의사들과 무면허 의사들을 구분할 만한 뚜렷한 원칙을 세워놓지 못한 상황에서 서로 죽고 죽이는 적대감에 사로잡혀 있었다. 나중에 유명한 외과의사가 된 그로스Samuel Gross는 1830년대 초 펜실베이니아주 이스턴시에서 진료할 당시에 의사들이 온통 적대와 반목에 정신이 팔려 있음을 알게 되었다. "모든 사람이 혼자서만 살고 있는 것 같았다. 그 누구도 서로 만나서 진료상담에 대해 이야기하려 하지 않았다. 시기하고 증오하는 것은 당시로서는 당연한 이치였다."[1]

의사들이 의료 분야를 비롯해 사회 전반에 걸쳐 전혀 권위를 세우지 못하는 현상은 의사와 환자의 관계에도 심각한 영향을 주었다. 미국 의사들은 독선가보다는 일종의 아첨꾼이 되었다. 1870년대 뉴욕으로 온 헝가리 출신의 의사 거스터Arpad Gerster는 환자를 대하는 미국 의사들의 모습을 보고 충격을 받았다.

> (그는 나중에 다음과 같이 썼다.) 미국의 의사들은 헝가리 의사들에 비해 환자로부터 신뢰를 쌓음으로써 환자가 편안함을 느끼는 쪽에 더욱 치중하고 있었다. 미국 의사와 유럽 의사 간의 신분적 차이를 감안하면 이는 어느 정도 당연한 결과이기도 했다. 외국에서는 의학박사 학위 자체만으로도 사회적 지위와 권위가 주어진다는 사실이 1874년 미국에서는 거의 알려지지 않았다. 의학교육의 자격요건이 까다롭지 않았던 미국에서는 '1년에 2주가량, 두 학기 강의'를 마치면 쉽게 학위를 받을 수 있었다. 일반 교육에 한해 일부 예외도 있었으나, 대개 의료직 종사자들이 자신들의 고객보다 교육 수준이 높은 경우는 없다시피 했고, 이는 전문 교육을 받은 이들도 마찬가지였다. 그리고 고객들도 이 점을 인식하고 있었다. 그 결과 의사들은 더욱 순종적일 수밖에 없었다. 무식하고 억지 주장을 해대는 이들과 무례한 사람들을 대할

때조차 신중하다 못해 공손해야만 했다. 특히 그런 사람 중에는 교육을 받지 못한 부자들이 유난히 많았다.[2]

1870년대부터 1900년대 초에 걸쳐 일어난 변화를 든다면 의사와 환자 간의 사회적 격차는 커진 데 비해, 의사들 사이의 관계는 한층 단합되고 통일된 점을 들 수 있다. 국가는 잭슨 시대 이래로 의사들의 주장을 도외시해 왔으나, 결국 의사들이 정한 합법적인 개원의라는 정의를 받아들이게 되었다. 이 모든 발전 과정을 통해 의사들은 전문가로서의 지위를 상승시키고, 그 권위를 강화해 왔다.

19세기 중반 미국 의사와 사회구조

계급

20세기 이전 미국 사회에서 의사는 뚜렷한 계급적 지위를 갖지 못했다. 의사들 사이에는 그들이 사는 지역사회와 마찬가지로 상당히 불평등한 관계가 존속했던 것으로 보인다. 이 때문에 의학을 직업별 계급구조에서 특정 지점으로 위치시키기보다는 의사들의 불평등한 관계가 계급구조와 병행되었다고 보는 편이 더 정확할 것이다. 부유한 가정에는 엘리트 의료진이 있었으며, 가난한 사람들에게는 신분이 낮고 제대로 훈련받지 못한 의사들이 있었다. 대다수 의사들이 사회적 지위가 낮은 편은 아니었으나 불안정하고 모호할 때가 많았다. 의사의 지위는 직업적 특성뿐 아니라 그의 출신과 그가 담당하는 환자의 신분에 의해서도 결정되었다. 교육은 부차적인 규범일지는 모르나 사회적 지위를 구분하는 데 간과할 수 없는 요인이었다. 부차적이라고 한 까닭은 고등교육을 받는 것 역시 출신에 따라 결정되었기 때문이다. 서열이 가장 높은 의사들은 의학교를 졸업한 후에 최고의 명성을 지닌 유럽으로 유학을 다녀온 이들인 반면, 서열이 가장 낮은 의사들은 독학을 한 경우가 많았다. 이들 사이에 일반의가 있는데, 수적으로 가장 많은 일반의들은 도제수업을 마친 뒤 청강을 하거나 2학기 과정의 의학 학위를 받기도 했지만 일반 교육은 거의 받지 않았다. 결과적으로 의사들의 지위 변화는 상층 의사들의 지위가 향상되어서가 아니라, 중간계층 의사들의 지위가 올라가고 하층 의사들이 사라지면서 일어났다. 의사들 내부에서 어느 정도 통일성이 이루어지자, 출신이나 환자의 신분에 구애받지 않게 되었고 단지 진료를 하는 것만으로도 사회적 지위를 고양하기에 충분한 조건이 되었다.

잭슨 시대부터 19세기 말까지 의사들은 지금과 달리 특권도 없었고, 안정성도 보장되지 않았다. 나중에 미국 최고의 외과의사가 된 심스J. Marion Sims는 1832년 대학을 졸업하고 고향인 사우스캐롤라이나로 돌아왔다. 세상을 뜬 지 얼마 되지 않았던 그의 어머니는 생전에 그가 성직자가 되기를 원했고, 아버지는 변호사가 되기를 원했다. 심스는 어느 쪽도 되고 싶지 않았는데, 굳이 직업을 가져야만 한다면 의사야말로 특별한 재주가 없어도 될 수 있는 것으로 생각했다. 요즘의 부모들이라면 웃을 일이었지만, 그의 아버지는 "내가 이런 사실을 미리 알았다면 너를 대학에 보내지 않았을 것이다. 의사는 내가 이제껏 가장 경멸해 왔던 직업이다. 의학은 과학이랄 것도, 성취할 만한 명예도, 얻을 만한 명성도 없다."라며 불같이 화를 냈다고 한다.[3] 이것과 비슷한 이야기는 저명한 신경학자이자 소설가였던 미첼S. Weir Mitchell에게서도 찾아볼 수 있다. 그는 젊었을 때 화학제조업에 종사하려고 했다. 그의 아버지는 내과의사였는데, 그에게 상업을 제안했고, 무역회사를 경영하는 영국인 사촌이 조난사고로 죽자 거기에 들어가 일을 할 수도 있었다. 그러나 그는 "아버지가 분명한 선택을 하라고 말씀하신 지 얼마 후에 아버님의 반대를 무릅쓰고 의사가 되기로 결심했다".[4]

역설적으로 들리는 심스와 미첼의 이야기에서 부친들의 반응은 다소 윤색되었을지라도 그럴듯하게 들린다. 많은 사람들이 의학을 하류 직업으로 생각하거나 전망이 없는 직업으로 간주했다. 1851년에 갓 결성된 미국의사협회American Medical Association: AMA 산하의 한 위원회에서는 1800년부터 1850년까지 8개의 명문 대학(애머스트, 브라운, 다트머스, 해밀턴, 하버드, 프린스턴, 유니언, 예일)을 졸업한 1만 2400명을 대상으로 이들이 종사하는 직업에 관한 연구 결과를 발표했다. 졸업생의 26%는 성직자가 되었고, 비슷한 수의 졸업생이 법조계에 종사한 것으로 나타났다. 의사가 된 사람들은 8%도 채 되지 않았다. 더구나 보통 성적으로 졸업한 학생들보다 우등 졸업을 한 학생들이 의료계에 종사한 비율이 더욱 낮은 것으로 나타났다. 그 위원회는 이러한 결과를 두고 "교육을 받은 재주 많은 젊은이들"이 의학에 대한 일반적인 반감을 갖고 있다고 생각했다.[5] 1870년대 후반 어느 의학잡지에는 "재능과 능력을 갖춘 청년이 의사가 되겠다고 하면, 교양 있는 친구들은 그가 인생을 포기해 버린 것으로 생각했다."라는 글이 실리기도 했다.[6]

이러한 이야기들이 상황을 과장했을 가능성도 없지는 않다. 지역사회에서 의사들이 상당한 유력인사일 경우도 많았기 때문이다. 엘리트 의료 전문직은 오늘날보다 초기 미국사에서 공적으로 더욱 중요한 의미를 지니고 있었다. 1766년에 조직된 뉴저지의사협회Medical Society of New Jersey는 결성 당시 100여 명의 회원을 거느리고 있었는데, 이 중 17명의 회원이 나중에 연방 의회나 주 의회 의원을 역임했다.[7] 러시Benjamin Rush, 바틀릿Josiah Bartlett, 홀Lyman Hall, 손턴Matthew Thornton 등 4명의 의사들은 독립선언서에 조인했는가 하면, 다른 26명의 의사들은 연방 의회 의원을 지냈다. 역사적으로 의학교육을 받은 연방 의회 의원의 숫자는 공화국 초기에 최고조에 달했다. 1800년부터 남북전쟁까지 최소 7명, 평균 12~18명의 의사들이 의회에 참여했고, 그 수는 20세기 초에 6~10명을 헤아렸다. 지금은 의사들이 놀랄 만큼 높은 소득과 지위를 누리게 되었지만, 막상 의회에 참여하는 의사의 수는 4~5명에 불과한 실정이다.[8]

이러한 감소 현상에 대한 해명은 상대적으로 설득력 있게 들리기도 한다. 당시에는 전문 기능이 그다지 세분화되지 못했을 뿐만 아니라, 오늘날과 달리 전문적인 교육을 받는 데 오랜 시간이 소요되지도 않았고, 교육과정도 까다롭지 않았다. 그래서 법률, 의학, 신학에 관계없이 전문직 종사자들이 다양한 역할을 담당하기 일쑤였다. 제대로 된 교육을 받은 사람은 찾아보기 어려웠는데, 그중에 의사들이 다수 집단을 이루고 있었다. 의사들에게 이익이 보장되지 않았기 때문에 오히려 그들의 정치적 참여 동기는 더욱 강렬했던 것이다. 오늘날에는 전문직에 대한 수요가 늘었기 때문에 의사들은 산업화 이전의 덜 분화된 사회를 특징짓고 있던 여러 역할을 더 이상 동시에 수행할 수 없게 되었다. 교육받은 전문 인력이 수적으로 많아졌고 더욱 전문화되었다. 의사들의 지위는 상승했으나, 그 명성은 빛을 잃었다. 그들은 정치적이며 공적인 업무에 관해 한층 애매한 태도를 취하고 있는데, 이 분야에서 경제적 보상과 의료행위의 안정성을 보장받을 수 없었기 때문이다.

어떤 경우에도, 전문 엘리트들이 소유한 사회적·정치적 자산을 개원의들로 이루어진 규모가 더욱 큰 조직과 혼동해서는 안 될 것이다. 소수의 촉망받는 화가나 음악가가 얻은 부와 특권이 전체 예술가 사회의 상황을 말해주지 못하는 것처럼, 일부 저명한 의사들의 명성이 높아졌다 해서 전체 의사들의 명성이 높아진 것은 아니기 때문이다. 그러나 중간계급에 속한 의사들과 상층부 의사들 간의 격차는 그 자체만으로도 흥미 있는 사실이며, 19세기 의사들 사이에서 그러한 격차는 상당한 것이어서 단일한 사회계급에 속해 있다고 볼 수가 없었다.

당시의 의학은 부를 축적할 수 있는 방편이 되지 못했다. 부유한 의사들은 대부분 유산을 상속받았거나 사업을 통해 돈을 벌었다. 1831년에 발표된 글에는, 저자가 상당히 성공한 사람이었음에도 불구하고 의사의 벌이는 "한 차례의 운 좋은 항해나 단 하루의 성공적인 거래를 통해 벌어들이는 수익과는 도저히 비교할 수가 없었다."라고 지적했다.[9] 심스조차 "진료만 해서는 재산을 모을 수 없다는 사실을 깨닫고"[10] 몇 년 동안만 의사로 지낸 후에는 좋은 기회를 찾아나가기로 작정할 정도였다. 뉴욕주 로체스터에 남아 있는 자료를 보면, 실제로 19세기 중반에 이르러 이 지역 의사들의 재정적 지위가 낮아지고 있음을 알 수 있다. 1836년 당시 로체스터의 개원의 가운데 3분의 2는 평균 2400달러 상당의 재산을 소유한 반면에 당시 유권자의 평균 총재산은 1420달러였다. 그러나 1860년에 자산을 소유한 의사의 비율은 3분의 1로 줄어들었고, 이들이 소유한 재산은 평균 1500달러를 약간 넘는 수준이었다. 이는 당시 전 유권자의 소유 재산과 거의 같은 수치였다. 1865년에 1000달러 이상의 소득을 신고한 사람들은 총 455명이었는데, 그중에 의사는 겨우 11명에 불과했으며, 그나마 개원의로만 활동하는 의사들은 4명밖에 없었다.[11]

의사들의 소득을 추산할 수 있는 자료는 체계적으로 정리되어 있지는 않지만 상대적으로 일관된 상황을 보여주고 있다. 의사들 중에 소득을 1000달러 단위로 계산할 수 없는 사람들은 분명 예외적인 경우였다. 1850년에 섀턱Lemuel Shattuck은 보건에 관한 유명한 보고서에서 매사추세츠주의 개원의들이 평균 800달러가량의 진료비 청구서를 갖고 있었고, 소득으로 600달러를 벌었다고 밝혔다.[12] 1851년에 나온 ≪뉴욕 데일리 트리뷴New York Daily Tribune≫의 기사를 참고하면, 당시 5인 기준 노동자 가족 예산의 연간 지출액은 538달러 44센트로 나와 있다.[13] 그러나 이 지출액은 숙련노동자일 경우에 해당될 뿐이다. 1860년에 비농업노동자의 연평균소득은 363달러로 추정된다.[14] 한 경제학자의 계산에 따르면, 1860년경 노동계급의 소득액은 200~800달러, 중간계급은 800~5000달러, 상류계급은 5000~1만 달러 정도였다고 한다.[15] 이를 기준으로 볼 때 의사들은 중간계급 중에서도 비교적 소득이 낮은 편이었음을 알 수 있다. 1861년에 시카고의 의사는 13만 4000명을 헤아렸는데, 연평균 봉급은 600달러였다.[16] 1871년 디트로이트의 어느 잡지에서는 의사들이 1년에 평균 1000달러를 버는 것으로 계산했다.[17] 그러나 그해 물가는 1860년대보다 40%나 오른 수준이어서 여전히 남북전쟁으로 인한 인플레이션의 여파가 있었다. 1888년에 한 의사는 연민 어린 시선으로 "이 나라의 의사들은 제아무리 건강과 체력을 유지한다 해도, 오늘날 다른 전문 직종에서 벌어들일 수 있는 소득을 자력으로 벌 수가 없다."[18]라고 했다. 1901년에 나온 의사들을 위한 재정 안내서에는 도시 의사들의 평균수입은 730달러, 농촌지역 의사의 평균수입은 1200달러로 표시되어 있다.[19] 1890년부터 1905년까지 여러 번 인쇄된 다른 안내서에는 의사의 평균소득을 1000~1500달러로 추산하면서, 돈벌이가 될 만한 특별한 처방을 가진 경우를 제외하고는 오랫동안 의사직에 종사한 사람은 누구나 진료행위로 재산을 모을 수 없다는 것을 알고 있다고 지적했다.[20] 멋대로 과소평가한 것일 가능성은 있지만, 1904년에 발간된 ≪미국의사협회지≫에서는 의사들의 평균소득을 약 750달러 정도라고 보았다.[21]

같은 해에 농업노동자를 제외한 모든 직종의 평균수입은 540달러였다. 연방 정부 피고용인의 평균수입은 1000달러를 상회하는 것이 보통이었고, 목사는 759달러 정도였다.[22] 1903년 모 잡지에 나온 기사를 보면, 의사들의 수입이 '일반 기계공'에도 미치지 못하는 경우도 종종 있었다고 한다.[23] 분명 의사들의 평균소득을 축소해 말한 것이겠으나, 이는 의사들이 부유하지 못하다는 인식이 널리 확산되어 있었음을 반영한 것이다. 그들이 다른 전문직 종사자들에 비해 더 많은 소득을 올렸다고 보이지는 않는다.

사회적 신분

1800년대에 의사들은 수입이 얼마였든지 간에, 전문직이라는 점만으로 육체노동자보다 높은 신분을 차지했다. 사회적 서열을 이루는 다음 두 가지 요인은 서로 분리될 필요가 있다. 재산과 소득의 차이(희소 자원에 대한 객관적 접근), 그리고 명예와 존경, 위신의 차이(사회적 평가)가 그것이다. 정확히 일치하지는 않지만, 전자는 계급 개념에 해당하는 것이며, 후자는 신분 개념에 해당한다. 재산과 소득을 명예와 위신에 대한 정확한 지표로 생각해서는 안 된다. 의사의 신분은 불안정한 측면이 있기는 했지만 객관적인 경제적 여건을 통해 짐작할 수 있는 것보다는 높았을 것이다. 소득과 신분의 부조화는 또 다른 갈등을 만들어냈다. 의사들은 한편으로는 교양 있고 학식을 갖춘 존경받는 전문직의 이미지를 유지할 필요성을 느끼고 있었지만, 다른 한편으로는 교육을 제대로 받지 못한 의사들이 있어 진료를 자력으로 시작할 수 없는 경우가 종종 있었다. 재정적 압박에 시달린 미국 의사들은 약국이나 조산소와 같은 일을 떠맡을 수밖에 없었으나, 이런 일은 유럽 의사들이라면 위엄을 깎아내린다며 꺼릴 만한 것들이었다. 마을 의사는 농민과 그 가족을 치료하는 일 외에도, 가축을 돌보고 이를 뽑아주고 밤새 환자 시중을 들기도 했으며 때로는 장의사의 역할을 담당하기도 했다. 마을 의사들의 이러한 역할은 나중에 치과의사, 간호사, 장의사 등이 대신 맡게 되었다.

의사들은 사회적 지위가 다소 불안정했던 다른 많은 사람들과 마찬가지로, 예의 바른 태도와 존경심을 유지하는 것에 상당히 관심을 가졌다. 케이슬D. W. Cathell이 쓴 『의사The Physician, Himself』는 의술에 대한 대중적인 안내서로서, 1881년에 초판이 발행된 뒤 재판을 거듭하며 19세기 후반 의사들의 신분적인 갈망에 대해 명확하게 증언하고 있다. 케이슬은 의사들이 환자와 적정 거리를 유지하는 데 상당한 관심을 기울였다고 했다. 그는 의사들이 지나치게 환자들과 친근하게 지내도록 방치해서는 안 된다고 했다. 이뿐 아니라 여흥은 서로를 대등하게 만드는 효과가 있어 의사들의 위신을 떨어뜨린다고 했다. "소매 없는 옷을 입고 세수나 빗질도 하지 않은 채 사람들 앞에 모습을 나타내는 것은 현명하지 못하다. 그런 행동은 약점을 드러내 보일 뿐만 아니라 의사의 위신에 손상을 주고 위엄을 떨어뜨리며, 의사에 대한 공적인 존경심을 깎아내려 사람들이 의사들도 보통 사람에 불과하다는 결론을 내리게 한다."[24]

개인적인 조언자 역할을 하는 안내서는 일반적으로 두 가지 종류다. 하나는 경건함이 따분하게 물씬 풍기는 막연하고 상투적인 내용을 담고 있는 것과 다른 하나는 사람들이 현실적으로 쉽게 이용할 수 있으면서 도덕에 얽매이지 않는 내용이다. 케이슬의 책은 후자로 분류할 수 있으며, 내용은 고프먼Erving Goffman*이 말한 '이미지 관리'의 원칙을 따르고 있다. 케이슬에 따르면, 의사의 이상적인 이미지에서 가장 중요한 것은 예의범절과 외모였다. 그는 "훌륭한 예절을 갖추고 있는 사람이 의학에도 정통하다면, 조직학이나 발생학 그리고 다른 과학적 지식보다는 오히려 그의 예절 바른 행동이 돈독한 대중과의 관계에 도움이 될 것"[25]이라고 적었다.

다른 경우와 마찬가지로, 의사의 행동이나 인성을 평가하는 케이슬의 기준은 그것이 여론에 어느 정도로 영향력을 미치는지였다. 일반 의사들이 대중의 구미에 부응해 생계를 유지하고, 오히려 동료 의사나 능력이 뛰어난 사람의 판단에 구애받지 않았음을 그대로 보여주고 있었다. 대다수 의사들은 기본적으로 같은 일을 하는 독립된 일반 개원의였기에, 전문의들처럼 서로 환자를 소개해 주지도 않았고 병원에 고용된 의사들처럼 조직에 가입하지도 않았다. 오히려 비전문의들에게 환자를 소개받는 것으로 일거리를 얻고 있었다. 이 때문에 케이슬이 묘사한 의사는 근본적으로 비전문인의 판단에 좌우되었고 좋은 의도를 훼손하는 면도 있었다.

---

* 역 어빙 고프먼(1922~1982)은 베버, 뒤르켐과 비견될 정도로 20세기의 영향력 있는 사회학자였다. 그는 시카고대학 사회학과에서 휴스(Everett Hughes)나 쉴스(Edward Shils)와 같은 시기에 연구를 했다. 『자아연출의 사회학』(진수미 번역, 현암사)과 『스티그마: 장애의 세계와 사회적응』(윤선길·정기현 번역, 한신대학교출판부), 『수용소』(심보선 번역, 문학과 지성사)가 번역되었다.

결과적으로 의사들은 서로의 눈에 비친 모습보다는 환자의 눈에 비친 모습으로 이미지화되었다. 이러한 준거 틀은 의료심리학에도 영향을 주었다. 고프먼이 말한 대로, 사람들은 자신의 임무와 일과를 수행해야만 하고 이를 통해 자신의 능력을 과시하려 들게 마련이었다. 그러나 어떠한 경우에는 이러한 자기과시가 행동 자체보다 중요시될 때도 있다. 일부 학생들은 눈을 뜨고 펜을 똑바로 세운 채 정중하게 보이기 위해 온 신경을 기울인 나머지 무엇을 들었는지조차 잊어버리고 만다.[26] 이는 일상생활에서 벌어지고 있는 유사한 병리적 현상의 일부였으며, 케이슬의 책에서도 이러한 모습은 쉽게 찾아볼 수 있다. 케이슬은 먼저 능력을 과시하는 데 신경을 쓰고, 그 후 실제로 자질을 갖추는 데 힘쓰라고 의사들에게 조언했다. "진단이나 예후에서 실수를 하는 것은 치료 중에 실수를 하는 것보다 더 큰 손해이다. 여러분의 진단이나 치료 방법이 옳은 것인지 알아낼 수 있는 환자는 거의 없지만 … 혹시라도 환자에게 회복될 것이라고 말한 후에 환자가 죽거나, 죽을 것이라고 말한 뒤 환자가 회복된다면 … 모든 사람은 당신의 실책이라고 생각할 것이며 … 자연히 그들은 더욱 경험이 많고 사려 깊은 다른 의사를 찾아가게 될 것이다."[27]

그러므로 의사들은 대담하고도 신속하게 행동해야만 했다. 자발적으로 행동하는 것처럼 보일 때 사회적인 성취도는 극적으로 높아질 수 있다. 케이슬은 "대중은 환자의 상태를 완전히 이해하고 직관적으로 상황을 알아차리는 의사에게 진료를 받고 싶어 한다. 그러므로 의사들은 신속하게 진단을 내릴 수 있도록 연구하고, 일반 질병뿐만 아니라 전체 진료의 거의 전부를 차지하는 응급 상황에 대처해 만반의 준비를 갖추고 있어야만 한다."라고 주장했다.[28] 환자를 신속하고 대담한 방법으로 치료하는 데 따르는 이러한 대가는, 왜 의사들이 의학지식이 불확실할 때 오히려 적극적이고 '무모한' 치료(개입)를 하는지에 대해 시사하는 바가 크다.

케이슬의 책에 나오는 의사들은 적대적이고 회의적이며, 신뢰할 수 없는 세상과 직면해 있는 것처럼 보인다. 의사들은 자신의 환자를 빼앗아갈지도 모르는 동료 의사들과 시기심에 가득 찬 산파들, 무식한 여자 의사와 참견하기 좋아하는 이웃들처럼, 그들에 대해 악의적인 헛소문을 퍼뜨리는 사람에게 맞서서 대책을 강구해야만 했다.[29] 심지어는 환자마저도 잠재적인 경쟁자 못지않게 위협을 가해왔다.

케이슬은 자신의 책에서 의사들이 처방전을 숨길 수 있는 여러 가지 방법을 제시하고 있다. "처방전에 쓰는 용어를 석탄산 대신에 ac. phenicum으로, 맥각병 대신 secale cornutum, 포타슘 대신 칼륨, 소듐은 나트륨으로, 키닌은 chinin으로 바꿔 사용하면 일반 환자들이 처방전을 읽어볼 수 없고 … 또한 용어를 바꾸어놓음으로써 당신이 알고 있는 지식을 좀 더 숨길 수 있다." 그는 자가치료가 가능하다고 믿는 환자들을 어떻게 대할 것인가에 대해 다음과 같이 은밀하게 조언하고 있다.

> 특히 자만심에 찬 사람들에게는 나중에도 사용할 수 있는 치료법을 알려주지 않도록 주의해야 한다. 이러한 사람들에게 일반적인 용도의 약전을 알려주어 당신을 비롯한 다른 의사들의 정당한 진료를 방해하게 해서는 안 될 것이다. 어쩔 수 없이 단순한 방식으로 치료법을 알려주어야 할 경우에는 상대방의 자만심을 부추기지 않는 방법을 사용하되, 스스로 치료할 수 있고 당신의 도움이 필요 없다고 생각하게 만들어야 한다. 다시 말해서, 필요하다면 어떤 전략을 써서라도 그런 사람들이 당신의 처방전을 가지고 부당이득을 갈취하지 못하게 해야 한다는 것이다.

또한 케이슬은 "의사들은 환자들이 자가진단을 하지 못하도록 환자의 집 대신 진료실에서 검사를 해야 한다. 이런 사람들은 실제로 그들이 알고 있는 것보다 더 많은 것을 알고 있다고 믿으며 당신을 난처하게 만든다."[30]라고 지적했다.

이러한 상황에서 의사들은 강력한 의료 전문직이 되지 못하고 자신의 권위마저 주장하지 못하는 나약한 존재가 되었다. 케이슬의 저서는 19세기 의사들이 불안정한 데다 완전히 환자에게 종속되어 비전문가와의 경쟁뿐만 아니라 같은 의사들끼리의 경쟁에서도 취약하기 짝이 없었음을 보여준다. 의사들은 권위를 획득할 수 없자 위선적인 행동과 감언이설을 일삼기 시작했다. 거스터는 1870년대를 회고하며 이렇게 말했다. "그 당시 미국 의사들은 유럽 의사들에 비해 환자들에게 별로 권리를 주장하지 못했다. 의사들은 때로는 지나친 희롱을 견뎌야 했고, 따지기 좋아하는 환자들에게 침묵하면서 시간을 허비해야만 했다."[31] 1881년에 어느 의학

잡지에 절망적인 기사가 실렸는데, 철도관리위원회에 색맹의 중요성을 설명하려는 것이 얼마나 헛된 일인지에 대해 자세히 밝히고 있다.

> 그들은 이를 이해할 수도 없었고 이해하려 들지도 않았다. 한 활달한 노신사는 안락의자에 깊숙이 앉아 의심과 조소를 띤 채 쩌렁쩌렁한 목소리로 "제프리스 박사, 내가 40년이 넘도록 철도 관리를 해왔는데 실제로 색맹 같은 것이 있다면 진즉에 알고 있었을 것이오."라며 큰소리를 쳤다.[32]

환자에게 복종하라고 명령할 수 없는 것이야말로 의사들에게는 가장 중요한 고민거리였다. 케이슬은 의사들이 "많은 뻔뻔스러운 환자나 드센 친구들"을 만족시켜 주려고 하지만 그들은 처방전과 치료법에 의심을 품고 따지려 드는 사람들이라고 지적했다. "간혹 당신은 자신이 내세운 솔로몬 때문에 당황하게 될 것이며 심문을 당할 것이다. 그리고 갖가지 편법을 써서 그들을 만족시켜 주어야만 하며 변덕과 빈정거림, 편견으로 인한 분쟁을 피해야 할 것이다. 사실상 이런 이유로 인해 신비로움, 희망, 기대, 의지력은 거의 완전히 사라졌으며 모든 특별한 신념도 사그라졌다."[33] 어쩌면 케이슬은 이 부분에 강조점을 두었는지도 모른다. 의사들은 권위를 상실함으로써 치료 효과뿐만 아니라 사회적 신분까지도 잃을 처지가 되었다.

의사들의 권력 상실

19세기 미국 의료계의 중압감과 불안정성으로부터 가장 영향을 많이 받은 이는 바로 젊은 의사들이었다. 오늘날과 1800년대 의사들이 얼마나 대조적인지 한번 비교해 보자. 오늘날에는 표준화된 과정을 거쳐야만 의사가 될 수 있다. 미국에서는 4년간 대학교육을 받은 뒤에, 4년제 의과대학을 마치고, 평균 4년간의 병원 수련 과정을 거쳐야 한다. 맨 처음 의과대학에 들어가기 위해 국가에서 주관하는 시험을 치러야만 하며, 진급하거나 최종적으로 전문의 자격을 얻기 위해서는 반드시 국가고시에 합격해야만 한다. 글자 그대로 '시험에서 시험으로 전전'하는 과정에서는 학문적인 경쟁과 실력자로서의 성취가 주가 된다. 여기에는 강력한 정당성 같은 것이 담겨 있다. 시험에 떨어진 학생들은 대체로 그 원인을 자신들의 실책으로 돌리고, 합격한 학생들은 개인적인 능력을 기반으로 열심히 학업에 정진한 결과로 풀이한다. 학생들은 오랜 학습 과정을 거치며 기술적인 지식을 습득할 뿐만 아니라 공동의 정체성을 강하게 인식하게 된다. 수련 과정은 힘들지만, 사회적·경제적으로 그에 합당한 보상이 따른다.

19세기에는 의사가 되는 과정을 뚜렷하게 규정할 수가 없었다. 의사가 되기 위한 표준화된 과정이 아예 존재하지 않았다. 의과대학을 다녔든지 안 다녔든지 간에, 혹 다녔다 해도 얼마 동안 다녔으며 어떤 일반 교육을 받았는지는 모두 가변적이었다. 전공의 제도에도 기준이 없었다. 의학교육도 평준화를 지향함에 따라 기간이 짧은 편이었고, 전문가로서의 사회화도 조직적으로 이뤄지지 않았다. 병원에는 전공의 과정을 밟을 자리조차 마련되지 않았으며 경쟁할 만한 자리도 없었다. 사회적인 인맥이 전공의 지원자를 선정하는 데 큰 비중을 차지했다. 젊은 의사들은 대개 혼자서 진료 경험을 쌓아나가야만 했다. 오늘날 의사들이 초기에 전공의로 밤을 지새우며 과로하는 것과는 달리, 19세기 의사들은 첫 번째 환자가 나타나기만을 학수고대하고 있어야 했다. 때로는 첫 근무지에서 주민들의 불친절한 대우와 지역 의사들의 과잉공급으로 인해 좋은 결실을 맺지 못할 때도 있었다. 모든 것이 전적으로 환자의 비위를 잘 맞추는 데 달려 있었다. 이는 힘든 과정이었을 뿐만 아니라 사회적·경제적으로 보상이 되는 것도 아니었다.

야심을 가진 사람들의 입장에서 보면 신분 경쟁은 엇갈린 두 가지 부수적인 상황을 중심으로 벌어지고 있었다. 그것은 저명인사를 환자로 확보하려는 것과 의학교나 병원에 임용되는 것이었다. 때로는 이 두 가지 입장이 연결되어 저명인사가 의료기관의 이사직을 맡고 있다면 임용의 길을 열어줄 수 있었다. 엘리트 의사들은 웬만한 도시에도 별로 없었기 때문에 서로 잘 알고 지낼 정도로 가까웠다. 이러한 집단으로부터 가입 승인을 받기란 결코 쉽지 않았다. 유색인종이라는 이유로 무조건 배격할 때도 있었다. 가족적인 유대관계가 결정적인 요인이 되었다. 일부 도시에서는 동일한 성을 가진 사람들이 수세대에 걸쳐 유명한 의사로 이름을 날렸다.

예를 들면 보스턴에서는 비글로Bigelows, 워런Warrens, 미노트Minots, 잭슨Jacksons 등이, 필라델피아에서는 페퍼Peppers, 채프먼Chapmans, 매클렐런McClellans 등이 대표적이다.

이해관계에 관한 한, 엘리트 의사들은 스스로를 일반 개원의들과 동일시하지 않았다. 이들은 일반 개원의의 능력을 비웃기도 하고, 환영받지 못하는 이들과의 관계를 끊고 싶어 했다. 남북전쟁이 끝나고 몇 년이 지난 뒤 뉴욕시 의사들은 동심원 형태의 조직체를 결성했다. 맨 중앙에는 작은 규모의 미국 내과 및 외과의사협회Association of American Physicians and Surgeons의 회원 34명이 자리했다. 이들 회원은 시립병원에서 상담직과 진료 업무를 절반씩 맡고 있었으며, 말 그대로 '병원에 임용된 사람'으로 알려져 있다. 그 외곽에는 뉴욕의학아카데미New York Academy of Medicine 회원 273명이 있었고, 맨 가장자리에는 모든 정규 개원의들에게 가입을 개방하고 있던 지역 의사협회 회원 800여 명이 참여하고 있었다. 엘리트 의사들은 뉴욕의학아카데미에서 활동했으나 지역 의사협회에는 참여하지 않았다.[34]

의사들은 어느 계층에 속하든지 간에 대체로 의사면허의 효력에 대해 관심을 기울이지 않았다. 교육 수준이 낮은 개원의들, 다시 말해서 의학교를 나오지 않았거나 졸업을 못 했거나 근거가 의심스러운 학위를 소지한 의사들은 면허법이 자신들을 제명하는 데 이용되지 않을까 우려했다. 한편으로 엘리트 의사들은 면허법이 시행된다 해도 그다지 얻을 것이 없다는 입장이었다. 빌링스John Shaw Billings*는 이렇게 지적했다. "지위가 확실하고, 자기 판단에 기초해 진료를 하는 의사들은 수동적으로나마 면허법 제정에 동참하고, 적어도 반대 의사를 밝히지 않을 것이다. 하지만 면허법 제정을 촉구하는 청원서에 서명했다 해도 의료법을 보장하기 위한 운동에 적극적으로 나서지는 않을 것이다. 그들은 명석하고 약삭빠른 '실용적인' 사람들이며, 돌팔이 의사들이 사업에 특별한 장애를 주지 않는다는 것을 알고 있다."[35]

---

* 역 존 쇼 빌링스(1838~1913)는 미국 연방 정부에 보건성을 창시했던 의학자이며 뉴욕공립도서관의 창립자이기도 하다. 또한 그는 존스홉킨스 의과대학 건물을 디자인했으며, 펜실베이니아대학에서 위생학 교수로도 재직했다.

리더W. J. Reader에 따르면, 영국에서는 최상층에 있던 의사들이 아니라 그들 바로 아래에 있던 개원의들이 스스로를 보호하려고 움직이기 시작했다고 한다. 엘리트 의사들은 왕립대학에서 보직이 호선互選되는 비공식적인 방식에 크게 만족하고 있었다. 공식적인 시험과 기준이 확립되기를 가장 바라던 이들은 엘리트 계급 주변부에 있던 의사들이었다.[36] 이는 미국도 마찬가지였을 것이다. 빌링스는 기반을 구축하지 못한 젊은 의사와 교육받지 않은 무면허 개원의 간의 경쟁이 미국에서 유난히 치열했으며, 청년 의사들은 학위의 중요성에 관해 결연한 입장을 취했다고 지적했다.[37] 1846년 뉴욕에서는 몇 차례나 소집이 무산된 뒤에 비로소 전국적인 의사협회 결성을 위한 회의가 개최되었다. 의사협회의 주요 조직책들은(당시에는 29명에 불과했다) 대체로 젊고 적극적이며 야망에 가득 찬 회원들이 맡았다. "장차 중요한 의료 전문직 조직체인 미국의사협회로 성장하게 될 이 회의의 첫 번째 회기는 의학계 지도자들의 이목을 끌지 못한 채 폐회되었다."[38]

아직 자리를 잡지 못한 청년 의사들에 의해 출범되었지만 미국의사협회는 상당히 전통적인 프로그램을 토대로 하여 만들어졌다. 미국의사협회의 근본적인 목적은 의학학위에 대한 자격요건을 강화하고 이를 표준화하는 것이었다. 또한 미국의사협회에서는 '무면허' 개원의들에 대한 관대함을 부인하는 윤리강령을 제정했다. 몇 가지 시급한 문제들이 표출되자, 미국의사협회는 예정보다 창설을 서두르게 되었다. 첫 번째 문제는 뉴욕주 의사협회의 교육개혁 논의에서 지역적인 교육개혁이 실패할 수밖에 없다는 결론이 난 것이었다. 뉴욕주 학교들이 자격요건을 강화하면 학생들은 타 지역으로 이동할 수밖에 없었다. 그러면 학교와 교수들이 어려움에 처하기 때문에 이 문제는 전국적인 차원에서 다루어질 필요가 있었다. 두 번째 문제는 1844년에 뉴욕에서 이미 면허법이 폐지되어, 의사의 질을 떨어뜨리는 행위에 대항하려 해도 더 이상 주 정부의 도움을 받을 수 없다는 것이었다. 그 대신 정규의사들은 내부로 눈을 돌려 자체적인 규제 시스템에 의존하고자 했는데, 이것이 미국의사협회가 의사의 윤리강령을 채택하게 된 동기였다. 이것은 교육을 받지 않은 개원의들을 축출하는 데 목적을 두고 있었다. 주 정부의 권위를 부정하는 정통적인 의사들은 그들 자신에게 의존할 수밖에 없었다.

미국의사협회의 목적이 무엇이었든 간에, 결성된 지 반세기가 지나도록 별다른 영향력을 발휘하지 못한 것만은 분명했다. '무면허 의사'들은 미국의사협회가 의료시장을 독점하고 자신들을 축출하려 한다고 비난했다. 미국의사협회는 연방 정부 산하에 있던 일부 의료 관련직을 차지하는 데 성공을 거두었다. 그러나 미국의사협회의 프로그램이 의도했던 의료 분야의 독점을 달성하지는 못했다. '무면허 의사'는 더욱 늘어갔고, 미국의사협회가 추진한 의학교육의 개혁도 의학교들이 동참하지 않아 수포로 돌아갔다. 미국의사협회가 임의로 처분할 수 있는 자원은 빈약했고, 회원은 얼마 남지 않았으며, 항구적인 조직체도 결성하지 못한 채 재정이 바닥났다. 심지어 의사들이 미국의사협회의 권한을 의심하기에 이르렀다. 모든 실질적인 명분이 사라졌음에도 불구하고, 미국의사협회는 1년에 1회 모임을 개최했다. 아직 일정한 대표 체제를 갖추지 못했기 때문에 처음에는 병원과 의학교 및 의사협회에서 대표들을 모아야 했다. 일단 선출된 대표자들은 협회비를 내면 평생회원이 되었다. 한 저명한 의사의 말대로 당시의 미국의사협회는 "어떠한 특권도 부여하지 않는 동시에 명령할 권한도 갖지 않은 순수한 임의조직체"였다.[39]

정치적인 분쟁들에 휘말리면서 미국의사협회는 비교적 과학적인 사고를 지닌 회원들을 중심으로 별도의 학문적인 협회를 결성하기 위해 분리되었다. 미국내과의사협회Association of American Physicians 초대 회장을 지낸 델라필드Francis Delafield는 1886년 1차 회의에서 "우리는 의료정치나 의료윤리가 존재하지 않고, 누구도 간부가 되려 하지 않으며, 그 누구도 간부가 아닌 … 협회를 원한다. 우리는 회원 각자가 공동의 지식을 축적하는 데 실질적으로 기여할 수 있고, 그런 회원들로 구성된 협회를 원한다."라고 밝혔다.[40] 이 말에는 델라필드가 어떤 단체를 비판하고자 했는지 명백하게 드러나 있다.

의사들이 강력한 집단적 조직체를 결성하는 데 실패한 이유는 의료계가 구조적으로 아주 취약했기 때문이다. 일부 분석가들이 지적한 바와 같이, 독점이라는 공동의 이해관계를 가진 의사들이나 다른 집단들이 서로의 이익을 도모하고 방어하리라고 믿었던 것은 너무 안일한 생각이었다. 그러나 이것 외에도 충성심의 경쟁, 서로 다른 집단이나 계급 성원들 사이에 의사소통을 할 수 없다는 점, 주 정부와 교회 그리고 다른 강력한 기관들의 적대감 등의 요인이 있었다. 이는 공동의 이해관계를 효과적으로 접목할 수 없게 만들었다. 기본적으로 집단행동이 이루어지기 위해서는 개인적인 업무를 제쳐두고 집단의 이익을 위해 노력, 시간, 자원을 쏟아붓는 메커니즘이 필요한데, 역설적으로 조직이 집단적 목적만을 추구해서는 사람들을 충분히 모을 수 없다. 이익집단에서는 지지 여론이나 우호적인 입법안처럼, 집단의 성원들이 개인의 기여도와 상관없이 보편적으로 다 함께 누릴 이익을 창출하고자 한다. 그러한 집단적인 선(이익) 때문에 개인들은 다른 사람들의 노고에 '무임승차'하게 되는 것이다. 조직체에서는 이러한 경향에 대한 반작용으로 집단적인 선과는 별도로 약간의 특전을 부여하거나 처벌을 가할 수 있어야만 한다. 올슨 Mancur Olson은 이러한 구속력을 "선택적 유인책"이라고 지칭했다.[41]

엄밀히 말하면, 19세기 미국의사협회는 전문 조직에 참여하기 위한 선택적 유인책이 결여되어 있었다. 만약 면허 승인권이 그들의 소관이었고 면허가 실제 진료에 필수적인 것이었더라면, 미국의사협회는 상당히 강력한 유인책을 보유하게 되었을 것이다. 주 정부가 면허 승인권을 박탈했을 때 미국의사협회는 지지계층을 조직하고 교화할 힘마저도 함께 빼앗긴 것이었다. 미국의사협회의 회원이 되기 위해서는 면허를 통해 개원의의 사회적 신분을 증명해야 했지만, 의학교에서 받은 학위도 동일한 기능을 발휘했다. 미국의사협회에서는 각각의 의사들을 통제할 수 없었기 때문에 결국 침체상태에 빠져들었다.

19세기 개원의들은 대부분 자력으로 영업할 수 있었다. 그들은 병원과 관계를 맺을 필요성도 거의 느끼지 못했다. 그 이유는 병원이 의료활동의 중심지가 아니었기 때문이다. 그 당시 의사들은 자연히 개인적으로 당면한 문제점을 해결하는 방법에 눈을 돌리게 되었다. 그들은 예절과 신문을 매개로 혹은 경제학자들이 '생산 차별화'라고 부르는 독특한 의료 상품개발 등을 통해 판촉활동을 벌였다. 요컨대 의사들은 서로 **협력**하기보다는 **경쟁**하고 있었으며, 공동의 이익을 위해 한데 뭉치기보다는 서로 갈라서려는 경향이 더욱 지배적이었다.

의학의 남북전쟁과 재건

의학적 파벌주의의 기원

19세기 내내 의사들을 약하게 만든 것은 격심한 반목과 분열이었다. 의사들 간의 이러한 적대감은 부분적으로는 파벌적이면서도 개인적이었다. 적대감은 노골적이고 격렬한 양상을 띠었는데, 최상층부에 있는 의사들뿐만 아니라 하층부에 있는 의료인들 모두 그랬다. 초기 미국 의학의 중심지였던 필라델피아는 이런 직업적인 악감정의 소용돌이에 휘말려 있었다. 필라델피아 최초의 의학 교수였던 모건과 시펜William Shippen Jr. 간의 갈등은 특히 악명이 높았다. 이 두 의사들이 지배권을 장악하고자 서로에 대해 온갖 음해 공작을 해대는 바람에 미국 최초의 의학교는 분열되었고, 독립전쟁 당시에는 연방 군대 산하의 의무국마저도 양분되기에 이르렀다. 1793년 필라델피아에 황열병이 돌자 러시와 그에 반대하는 사람들은 신문을 통해 서로의 치료법을 비난하고 나섰다. "서로 상반된 원리로 진료를 행하는 두 명의 의사가 같은 환자의 생명을 두고 의논을 하느니 차라리 이슬람교도와 유대인에게 같은 성전 안에서 동일한 의식에 따라 하나님을 경배하라고 하는 편이 더 쉬울 것"[42]이라고 러시는 기술했다.

의학교야말로 이러한 적대감이 팽배한 곳이었다. 교수 임용은 조직의 규모를 확대하는 데 큰 영향을 주었기 때문에 교수직에서 제외된 사람들의 원성이 클 수밖에 없었다. 간혹 특정 대학 교수진이 다른 대학의 교수진을 받아들이지 못하는 경우도 있었다. 심지어 같은 학교의 교수들이라도 "공직에 있는 경우를 제외하고는 교수회의에서 서로 대화를 나누는 것조차 기피할 정도였다".[43] 19세기 의학교의 역사는 분열과 음모, 때로는 성장하고 있던 기관을 와해시켜 버릴 정도의 쿠데타로 점철되어 있다. 드레이크Daniel Drake는 의료 전문직의 분쟁 원인을 약 10개로 정리한 에세이를 펴내기도 했다. 그는 오하이오주에 의학교를 설립한 뒤 일부 동료들을 교수단에서 제명하는 데 가담했으나, 오히려 그 자신이 폭동에 휘말려 축출되고 말았다. 더욱 원색적인 분규는 1856년 신시내티 절충의학연구소Eclectic Medical

Institute of Cincinnati에서 발생했다. 그곳에서는 교수들과 그들에게 동조하던 학생들이 학교의 재정관리 및 새로 도입된 '중앙집권적' 중재 방식을 현안으로 삼아 둘로 나뉘었다. 학교 건물에 대한 통제권을 장악한 쪽이 문밖에 군집해 있던 반대쪽 사람들을 학교에 못 들어오게 막아버렸다. 그 학교의 역사를 저술한 역사가는 "그것은 선전포고였다. 칼과 피스톨, 강철끌, 몽둥이, 총이 마구 난무했다."라고 썼다. 결국 전투는 한쪽 편에서 6파운드짜리 대포를 끌고 온 뒤에야 막을 내렸다.[44]

솔직히 의사들은 일이 이렇게 진행되리라고는 예상하지 못했다. 전문가적인 전통에 따르면 의사들이 아무리 개인적으로 분열되어 있더라도 대중 앞에서는 통일전선을 구축하도록 되어 있었다. 미국의사협회의 윤리강령은 그 이전의 강령과 마찬가지로, 의사들 사이에 분쟁이 벌어질 경우에 대비하여 대중을 대하는 '독특한 방책'을 정해놓고 있었다. 이 강령에서는 상담의사들에게 모든 질환을 철저히 비밀리에 의논할 것과 환자에게는 단 하나의 소견만을 제시할 것을 권고했다. 만약 두 명의 개원의가 서로 의견이 일치하지 않을 때는 정식 주치의가 결정하든지, 아니면 제3의 의사에게 도움을 요청하도록 했다. 그러한 조치들 때문에 환자들은 자신들의 증세에 대해 다른 의견이 있다는 것을 전혀 알지 못했다. 절망적인 상황에 처했을 경우에만 의사들은 환자에게 선택권을 주었다.[45] 의사들은 회진 시 주치의를 앞세우고 병실로 들어가고 나올 때도 그를 따라 나오는 것을 예법으로 정하고 있었다. 그렇게 함으로써 외부인이 정규의사의 능력에 반박할 틈을 주지 않았다. 특히 진료하는 동안 주치의는 가능한 한 당황하지 않기 위해 치료 방법에 변화를 주지 않았다. 또한 주치의는 개원의가 창출하고 싶어 하는 좋은 인상에 손해가 될 만한 말을 절대 해서는 안 되었다.[46]

의사로서의 연대감을 고취하려는 관심이 높아지면서, 의료윤리가 확립되는 계기가 마련되었다. 이 강령에 따르면 의사들은 일상적인 활동에서도 환자를 빼앗아가는 행동을 자제해야만 했다. 예를 들어, 의사들은 친구가 아파도 그가 다른 의사의 진료를 받는 경우에는 오해의 소지를 피하기 위해 왕진을 가지 않도록 되어 있었다. 설사 문병을 갔다 해도 치료법에 대해서는 일체 언급하지 말아야 했다. 의사들은 상호 간에 진료의 자유를 인정해 주고, 병석에 있거나 여행 중인 동료를 대신해 줄 의무가 있었다. 환자를 맡았을 때도 최대한 정직하게 지난번 의사의 지시 사항을 존중해야만 했다. 윤리강령에 따르면 부유한 의사들은 절대로 부유한 환자에게 마음대로 조언할 수 없었는데, 그러한 행동이 의사들을 지원하는 데 사용되는 '공동 자원'을 소모해 버리는 결과를 가져올 수 있기 때문이었다.

이러한 규범은 일관된 성공을 거두지 못했다. 이뿐 아니라 주치의들 간의 입씨름도 심상치 않았다. 두 명의 주치의는 절대로 의견 일치를 볼 수 없다는 농담에는 변함이 없었다. 윤리강령 그 자체가 어떤 의사들을 의사단체로부터 배제하고 있는 것이었으므로, 분열은 더욱 심화되었다.

의사들을 갈라놓은 모든 분열상 속에서도 분파주의는 가장 심각한 문제였다. 일반적으로 19세기 중반에 의학 분파주의가 등장하게 된 이유는 당대의 의학적 불완전성, 그중에서도 방혈과 수은제 과다 복용, 현재는 효과가 없거나 치명적인 것으로 보이는 각종 치료 방법들에 중점을 둔 '영웅적인 치료법'의 끔찍한 결과 때문이었다. 의사들이 완전하지 못한 치료 방법 때문에 의견 차이를 보이게 된 것은 분명한 사실이다. 그러나 이것만으로는 의사들 간의 불화가 분파주의적인 조직을 결성하는 것으로 발전한 이유를 설명할 수 없다. 초기의 치료 방법이 결점이 많았던 것은 개탄스러운 일이나, 그것이 매번 분파 결성으로 이어진 것은 아니었다. 의사들이 격렬하게 대립했다고 해서 의료인의 명분에서 이탈한 것이라 생각할 필요는 없다. 모든 사상과 업무 분야마다 의견 차이(때로는 폭력적이다)가 있으며, 이것은 특정한 상황에서만 조직적인 파벌 결성으로 이어진다.

또한 분파주의는 특별한 의미를 내포하고 있었다. 분파는 기존의 제도권 교회나 직업과 같은 제도에서 갈라져 나온 이질적인 집단이기 때문에, 그 구성원들은 박해받는 진리의 사도임을 자처하는 경우도 있다. 트뢸치Ernst Troeltsch*와 베버Max Weber는 종교적 분파와 제도권 교회를 구분할 때, 분파는 카리스마적인 지도력에

---

* 역 에른스트 트뢸치(1865~1923)는 독일의 종교사학파를 대표하는 조직신학자이다. 주요 저서로는 『기독교의 절대성(Die Absolutheit des Christentums)』(이기호·최태관 번역, 한들), 『역사주의와 그 문제들(Der Historismusund seine Probleme)』(1922), 『역사주의와 그 극복(Der Historismus und seine Uberwindung)』(1924) 등이 있다.

서 비롯되며 근본적으로 자발적인 특징을 지니고 있다고 지적했다. 사람들은 분파에 가입하지만, 제도권으로 들어올 가능성도 있다(혹은 특정 직업으로 성장할 수도 있다).[47] 의학과 종교 분파는 구성원의 자격요건으로 특정 이념을 내건다는 점에서 유사하다. 반면 교회와 직업제도는 구성원을 받아들일 때 그들의 신념을 자세히 조사하지 않을 때도 있다. 그러나 종교 분파는 전형적으로 구성원들에게 완전한 삶의 방식을 제공하는 데 반해, 의학 분파는 관심사가 더 제한적이다.

종교 분파와 의학 분파는 서로 연결되어 있었다. 1830년대 근본주의자들은 톰슨주의 의학을 선호했고, 스베덴보리Emmanuel Swedenborg*의 학설을 추종하는 사람들은 동종요법을 사용했다. 크리스천과학Christian Science은 의학과 종교적인 관심 양쪽에 그 기원을 두었다. 미국에서는 수많은 종교적 분파들이 변함없이 환자치료에 적극적인 역할을 하고 있던 것과는 달리, 제도권 교회는 의사들의 주장에 부응해 목회 활동의 하나로 행해왔던 치유 권한을 포기했다.[48]

19세기 미국에서는 의학과 종교 모두 분파주의가 한창 고조되었다. 많은 사람들이 사회가 이제 막 다원화된 것이 아니라 '다원화되는 과정'에 있다고 설명했다. 이는 새로운 분열을 초래하는가 하면 전통적인 분파와 융합되기도 했다. 이러한 경향이 나타난 이유는 미국 사회의 관용과 미국인들의 삶의 다양성에서 찾아야 할 것이다. 종교적인 분파들은 무엇보다도 특권을 소유하지 못한 사람들 사이에서 보이는 계급과 지연, 인종적 배타주의, 신학적 견해의 차이 등에 의해 크게 확산되었다.[49] 즉, 분파주의의 확산은 미국 사회의 개방성 이외에 미국 사회의 폐쇄성에서도 그 이유를 찾을 수 있다. 이것은 지역적인 측면 못지않게 의학 분야에도 그대로 적용할 수 있다. 소외된 개원의들은 의료의 배타주의적 성격 때문에 자신들의 지위를 고양하기 위한 대항운동을 일으켰다. 어느 분석대로, 분파를 통해 성원들은

---

* 역 에마누엘 스베덴보리(1688~1772)는 스웨덴의 웁살라대학에서 처음에는 자연과학을 연구해 광산학자로서의 권위를 인정받았다. 이후 심령적 체험을 한 뒤 과학적 방법의 한계를 깨닫고 신비적인 신학자로 활약했다. 그의 사후인 1787년에는 런던에서 그의 교리에 따른 새 예루살렘교회가 설립되었고, 1810년에는 스베덴보리협회가 설립되었다. 종교와 관련된 그의 책은 상당히 번역되었지만, 과학에 관한 번역은 매우 드물다.

경쟁적인 '준거집단'을 형성해 한층 유용하고 유리한 조건을 갖춘 신분과 위신을 추구할 수 있었다.[50] 교육 수준이 낮은 개원의들이나 교육을 받은 이민 의사들은 병원과 의학교 임용 대상에서 배제되었기 때문에, 분파 조직은 이들이 지배적인 의료 전문직에 맞서서 주장을 펼 수 있는 수단을 제공해 주었다. 더구나 경쟁적인 의료 현실로 인해 의사들은 스스로를 차별화하는 동시에 독특한 진료 방식을 취하고, 변화하는 대중 정서의 조류에 편승하기 위한 모든 유인책을 갖게 되었다.

19세기 후반에 톰슨주의가 몰락하자, 절충의학파Eclectics와 동종요법 전문가들homeopaths이 의학 분파의 중심이 되었다. 톰슨주의 운동을 그대로 수용한 절충의학파는 학교에서 최고의 수련을 받았다고 공언했지만, 이름처럼 한낱 식물학자에 지나지 않았다. 그들은 톰슨처럼 급진적인 정책과 식물학을 접목한 — 이러한 결합은 오늘날에는 알려져 있지 않다 — 뉴욕 출신의 비치Wooster Beach를 추종하고 있었다. 절충의학파는 톰슨주의와는 다르게 경쟁 분파와 투쟁을 벌여 상대 집단을 없애버리는 것을 주저하지 않았지만, 적어도 과학적인 수련의 중요성을 부인하지도 않았으며 학교를 직접 설립하기도 했다. 이들은 의학의 관례적인 부분을 수용하고 지도하면서도, 치료법에 관해서만큼은 정규의사들이 즐겨 사용하는 과도한 약물 복용과 방혈에 대한 반대 운동을 활발히 전개하기도 했다. 절충의학파가 운영하던 의학교는 여성의 입학을 허용한 유일한 학교이기도 했다. 수적으로 볼 때 절충의학파는 정규의사들과 동종요법 전문가의 뒤를 이어 세 번째로 큰 집단이었으며, 또한 사회적 신분도 세 번째 등급을 차지했던 것으로 보인다. 절충의학파는 정규 개원의에 대해 반대하면서 개혁가로 자처했고, 고유한 미국적 전통과 경험주의 등을 통해 자신들을 구분 짓고자 했다.

동종요법 전문가들은 완전히 다른 계통에 서 있었다. 그들은 대단히 정교하고 난해한 철학적 교리를 내세워 독일계 이민 의사들을 끌어들였고, 도시의 상류계급에서 상당한 세력을 구축하고 있었다. 동종요법의 창시자는 독일 의사였던 하네만Samuel Hahnemann(1775~1843)이었다. 하네만과 그 추종자들은 질병을 영혼의 문제로 인식했기 때문에, 질병이 몸 안에서 발생하지만 물리적 법칙에 준하지 않는 것이라고 생각했다. 동종요법사들은 세 가지 핵심적인 교리를 가지고 있었다. 첫 번째 교리는 건강한 사람에게도 같은 증상이 나타나는 약을 사용해 질병을 치료할 수 있다는 것이었다. 이것이 동종요법이 강조하는 '유사성의 법칙'(독은 독으로 푸는 것과 같은)이었다. 둘째, 약은 극소량으로 복용해야만 효능을 높일 수 있다. 셋째, 거의 모든 질병은 금지된 욕망의 결과다. 동종요법의 이론적 근거는 환자가 천성적으로 타고난 질환은 동종요법을 통해 어느 정도 완화될 수 있다는 것이다.[51]

미국 최초의 동종요법 개업의는 1825년 뉴욕에 정착한 네덜란드계 이민자였다. 1840년대 이전까지만 해도 동종요법은 극소수의 지지자들을 통해 일부 주에서만 시행되었으나, 그 효능이 알려지면서 1850년에는 클리블랜드에 동종요법 학교가 설립되기도 했다. 1860년 이전에 많은 동종요법 의사들은 정규의사들 중에서 배출되었고, 자신들을 여전히 정규의사로 여기고 있었다. 동종요법을 사용하면 대중적 지지를 확보할 수 있는 통로가 마련되었기 때문에 많은 개원의들 사이에서 동종요법이 상당히 번성했던 것으로 추정된다.[52]

동종요법은 환자와 의사의 관계를 가깝게 해준다는 점에서 더욱 지지를 받을 수 있었다. 동종요법 교리에는 증상이야말로 병을 감지해 낼 수 있는 유일한 점이며, 이것은 환자에 대한 연속적인 관찰 기록을 토대로 인지되어야 한다고 씌어 있었다. 결과적으로 동종요법은 개별적인 진단, 환자에 대한 애정 어린 치료와 보살핌의 필요성을 피력하고 있었다(현대 정신의학을 연구하는 몇몇 학파들과의 유사성이 분명할 것이다). 더욱이 동종요법은 약의 복용량을 줄일 것을 주장했기 때문에, 정규의사들의 약물 과용에 대한 대안을 제시하고 있었다. 동종요법을 사용한 치료법은 아마도 당시 의사들의 관행에 비해 한결 편안한 방법이었을 것이다. 또한 하네만과 그의 추종자들은 비슷한 증상을 나타내는 약으로 질병을 치료할 수 있다는 주장을 토대로 약물실험 등에 관심을 기울였다. 동종요법은 철학적이면서 실험적인 의학이었기 때문에, 많은 사람들은 이를 일반 의학에 비해 다소 비과학적인 것으로 받아들였다.[53]

동종요법이 지지를 받았다는 사실은 매우 중요하며 결코 간과해서는 안 될 것이다. 의학적 정통론에 반기를 든 도전자들은 이제 더 이상 모든 유용한 의학적 지식이 단순명료하다고 주장하지 않았다. 이제는 그들도 의학이 복잡할 수밖에 없는 학문임을 인정하고 있었다. 이들 양대 분파는 모두 과학적인 수련을 신봉했으며, 그들의 커리큘럼도 정통적인 학파들의 커리큘럼과 크게 다를 바가 없었다. 이 세 집단은 치료법에서는 의견 일치를 보지 못했지만 하나의 공통된 기반을 공유하고 있었다. 사실 대다수의 대중은 이들을 갈라서게 만든 교리상의 차이를 전혀 깨닫지 못했을 수도 있다.

동종요법이 1850년대에 많은 지지자들을 확보하자, 정규의사들을 중심으로 대항운동이 일어나기 시작했다. 그들은 동종요법 치료사들을 축출해야 한다고 주장했는데, 이는 동종요법의 원리에 오류가 있기 때문이 아니라 그들의 진료가 '배타적인' 도그마에 입각해 있었고, 의사들과 일반인들 사이에 적극적으로 동종요법에 대한 지지를 확보해 나가면서도 동료 의사들을 공격하는 등 의료윤리를 위반했기 때문이다. 1852년 코네티컷의사협회Connecticut Medical Society에 제출된 한 보고서에서는 동종요법이 "의사에 대해 맞대항하는 급진주의적 전쟁"을 벌이고 있다고 비난했다. 또한 "동종요법이 의사들이 발전시킨 다른 요법처럼, 대중의 구미에 맞추거나 의사들에게 등을 돌리지 않고, 의사에 국한하여 기반을 구축했더라면 동종요법에 대한 의사들의 태도도 사뭇 달랐을 것"[54]이라고 주장했다. 동종요법이 어떠한 정당성을 지니고 있다고 할지라도 동종요법 치료사는 정규의사들의 집단에서 떠나도록 강요받았다. 그들은 탈퇴하지 않고 버텼으나, 정규의사들은 그들을 추방했다. 미국의사협회는 동종요법 치료사를 염두에 두고 결성된 단체는 아니었지만 이들의 도전에 신속하게 대응했다. 1855년에 미국의사협회는 협회에 대표 자격을 얻고자 하는 주 의사협회와 지역 의사협회에 미국의사협회의 윤리강령을 반드시 수용할 것을 요구했다. 여기에는 예외적인 도그마(동종요법이 가장 대표적인 사례였다)에 동조하는 회원들을 제명해야 한다는 조항도 포함되어 있었다. 막판 대결은 1870년대 초에 시작되었다. 미국의사협회 평의회는 회원들에게 동종요법을 허용해 주고 있던 매사추세츠의사협회의 대표 자격을 그러한 이단적인 행위를 중단할 때까지 박탈하도록 건의했다. 매사추세츠의사협회는 처음에는 이의를 제기했으나 곧 동종요법 치료사를 추방하기 위한 법적 투쟁에 나섰고, 결국 동종요법 치료사들을 제명했다. 미국의사협회는 동종요법의 발전을 저지하는 데는 실패했지만, 동종요법을 받아들인 정규의사들이 의사협회에 남지 못하도록 조처를 취한 셈이다.

1850~1880년에는 분쟁이 양 진영으로 나뉘어 정규의사들은 모든 공적인 직위에서 동종요법을 거부하는 움직임을 보였다. 동종요법 치료사와 접촉하는 것은 불경스러운 금기와도 같았다. 1878년에 코네티컷주 노워크의 의사였던 파디Moses Pardee는 동종요법사인 그의 아내 파디에게 자문을 구했다는 혐의로 지역 의사협회로부터 제명당했다. 코네티컷의사협회는 훗날 증거 불충분으로 이 결정을 부결시켰다. 뉴욕의 한 의사는 동종요법을 처방하는 약국에서 유당을 구입했다는 이유로 제명당했다. 미국 공중위생국장은 국무장관이었던 시워드William Seward의 치료에 참여했다는 이유로 비난을 받았는데, 그 이유는 시워드의 주치의가 동종요법 치료사였기 때문이었다(그날 밤 시워드는 칼에 찔렸고 링컨Abraham Lincoln 대통령은 저격을 당했는데, 시워드는 목숨을 구했다. 미국의사협회는 공중위생국장이 국무장관의 생명을 구하는 데 기여했기 때문에 비난을 철회했다). 정규의사들은 동종요법사들과 같이 근무하기를 주저했으며 30년 동안이나 뉴욕, 시카고 같은 주요 도시의 시립병원에서 이들을 배제하도록 영향력을 행사했다. 정규의사들은 남북전쟁 중에는 군대의 의료위원회를 장악했다. 동종요법 치료사들은 의회의 지원을 받았지만 군복무를 승인받을 수 없었다.[55]

동종요법사들은 이러한 공격에 굴하지 않았고, 남북전쟁 이후 20여 년이 넘도록 대중의 전폭적인 지지를 얻었다. 특히 보스턴과 뉴욕에서 상당한 세력을 떨쳤으며 저명한 사회인사들에게서 많은 지원을 받았다. 1870년에 의회는 워싱턴에 있는 동종요법사협회를 승인해 주었고, 이 협회는 다른 정규의사협회와는 다르게 흑인 의사들에게 가입 기회를 주었다. 1873년 보스턴대학에 의학교가 설립되면서 학교 측은 동종요법사들에게도 교수진을 구성하도록 요청했다. 동종요법 치료사들은 법적인 권리와 공적인 책임성 면에서(비록 수적인 면에서 정규 개원의와는 비교가 되지 않았지만) 의사들과 동등한 지위를 얻기 위해 투쟁했다.

비정규 개업의가 늘어나면서 그 수가 정규의사를 훨씬 웃돌고 있었다. 켓Joseph Kett의 연구 결과에 따르면, 1835~1860년에는 각종 분파들이 전체의 약 10%를 차지했다. 그러나 토너J. M. Toner가 수집하고 미국의사협회가 발행한 통계자료에 따르면 1871년에는 각종 분파들이 전체의 13%를 차지하고 있었다(분파들은 6000여 명에 이르렀지만, 정규의사는 고작 3900명이었다). 그러나 토너는 4800명가량의 의사들을 분류해 낼 수 없었고, 전체 의사들의 수는 1만~1만 4000명을 밑도는 수치로 계산한 것 같다. 1870년에 의학 분파들은 총 75개 의학교 중 15개 학교를 운영하고 있었고, 이후 20여 년 동안 전체 시장의 5분의 1가량을 차지하면서 안정된 듯했다. 1880년에 정규의사들은 76개, 동종요법사들은 14개, 절충의학파는 8개의 의학교를 운영하고 있었으며, 10년 뒤에는 각각의 총계가 106개, 16개, 9개로 나타나 있다. 10년의 격차를 둔 이 시기 동안 두 개의 학교가 네 번째 그룹으로 등장했는데, 이는 톰슨주의 운동을 그대로 이어받은 '식물학요법physiomedicals'이었다. 이러한 수치는 경쟁집단(약 20% 혹은 그에 약간 못 미치는 비정규의사들을 포함해) 간에 세력 분포가 상당히 안정되어 있음을 보여준다.[56]

의학 분파들의 갈등과 수렴

의학 분파들의 도전은 수많은 의사들에게 영향을 미쳤다. 의학 분야에 경쟁적인 분파가 생겨났다는 사실만으로도 과학을 대변하는 정통주의자들의 주장에 대한 비난이 계속되었다. 의사들이 분열되어 있는 한, 정규의사들의 정책, 예를 들어 면허제 시행이나 의학교육에 대한 개혁 등은 이견을 가진 사람들을 억누르고 이익만을 취하려는 편협한 책략으로 치부되었다. "오늘날 우리 의사들은 단지 수적으로 우세한 의학 분파의 하나로 간주되고 있을 뿐"[57]이라고 어느 개원의는 지적했다. 이러한 지적이 전혀 근거 없는 것은 아니었다. 하네만에 따르면 분파주의자들은 의사들을 '대증요법사allopaths'라고 불렀으며, 이들 역시 예외적인 교리, 즉 동종요법의 원리를 반대로 적용하여 반대 효과를 통해 환자를 치료하는 방식을 가지고 있다고 주장했다. 의사들은 이러한 호칭이 당치 않다고 반박했지만 많은 의사들은 이를 시인했고, 이러한 지적이 옳다고 믿음으로써 스스로를 정통주의적인 분파에 불과한 수준으로 전락시키고 말았다.[58]

이 기간 내내 언론과 재판부, 의회 등은 전반적으로 불가지론의 입장을 고수했다. 이러한 기관들은 각 경쟁집단의 주장에 대해 신뢰나 불신의 뜻을 비치지 않은 채 가능한 한 분쟁에 휩쓸리지 않도록 노력했다. 때로 언론은 의사들이 이탈한 개원의들을 비난할 때, 박해받는 이들의 편에서 자제를 요청하기도 했다. 물론 이런 행위만으로 언론이 분파주의자들의 이념에 동조한 것으로 볼 수는 없었다. 언론이 바라는 것은 관대한 다원주의가 확산되는 것이었다. 매사추세츠에서 동종요법사에 대한 추방 조치가 취해진 뒤에 ≪뉴욕 타임스New York Times≫는 다음과 같은 논평을 내보냈다. "의사협회가 분파주의 의사들에게 치욕을 안겨줄 작정을 하는 동안 … 우리는 그들이야말로 수치스러움을 불러일으키는 데 성공했다는 것을 모든 지식인의 마음속에 심어주었다."[59] 사람들은 의료 분야에 나타난 다양성을 종교적인 차이와 유사한 것으로 인식했다. 정규의사들이 의료를 지배하려고 할 때 그들은 교만에 가득 차 있었다. 개신교 교단에서 가톨릭 성직자의 수용 여부를 결정하기 어렵듯이, 의사들의 위원회가 동종요법사를 받아들일지를 결정하는 것도 어려운 문제였다.

곧이어 의사들은 불행한 현실에 직면해야만 했다. 그것은 그들이 무승부로 끝나게 될 싸움을 벌여왔다는 사실이었다. 그들의 주장에 대해 대중적인 저항이 일어나기 시작했기 때문에 그들은 결국 특권을 양보하게 되었다. 양자 간의 타협은 미시간주 의회가 미시간대학 의학교에 동종요법사들을 편입시킬 것을 요구하면서 시작되었다. 의사들은 격렬히 반대했으나 결국 굴복했다. 1875년에 의학교 안에 동종요법 분과가 설치되자 양 진영의 교수들이 함께 가르치게 되었다. 동종요법 분파의 학생들도 동일한 기본과정을 공부했고, 다만 약리학과 의학 실습만을 나누어 진행했다. 이러한 수업과정 때문에 정규의학의 교수진은 기초과학 과정에서 미래에 동종요법사가 될 학생들을 가르쳐야 하는 부담스러운 입장에 서게 되었으나, 미국의사협회는 이를 이유로 그들을 제명하지 않기로 결정했다.[60] 대중들도 주 의회를 법률적 근거지로 삼아 의사들과 동종요법사들이 서로 화해할 수 있도록 영향력을 행사하고 있었다.

이제 수렴과 타협으로 나아가는 운동이 양 진영에서 일어나기 시작했다. 1870년대 후반과 1880년대 초가 되면서 의사들 사이에서는 분파주의자들과 잠정적인 협정을 맺으려는 움직임이 점차 구체화되었다. 얼마 지나지 않아 분파주의 치료사들이 진료를 하는 모든 지역과 자신들이 수적 열세에 있는 지역에서도, 의사들이 이들에게 맞서 면허법을 쟁취할 수 없다는 것이 자명해졌다. 더구나 대도시의 전문의들은 시간이 지날수록 환자 상담과 관련한 제한에 만족하지 못했다. 그들에게는 동종요법이나 절충요법을 사용하는 일반의들로부터 환자를 소개받는 것이 잠재적으로 중요한 소득원의 일부였기 때문이다. 이러한 추세와 함께 많은 동종요법사들도 정규의학과의 타협점을 찾기 시작했다. 그들 가운데 순수주의자들은 약을 극단적으로 희석할 것을 주장한 하네만의 믿음을 지지하면서 개별적으로 증상을 치료하는 방법을 신봉했다. 그러나 주류 세력이었던 온건주의자들은 농축된 약품을 사용하고, 대증요법 의사들과 마찬가지로 질병을 치료하는 관점을 받아들이고 있었다. 또한 온건주의자들은 하네만의 '생기력vital force'에 대한 믿음도 비과학적이라는 이유로 인정하지 않았다. 1880년에는 동종요법사들 간에 내부 분쟁이 격화되었는데, 순수주의자들은 국제하네만협회International Hahnemannian Association를 결성해 이탈함으로써 동종요법사들의 전국적 조직체였던 미국동종요법협회American Institute of Homeopathy와 갈라섰다.[61]

이러한 갈등은 의사들 간에도 일어나, 동종요법사들과 타협하자는 의사들과 동종요법사에 반대하면서 미국의사협회의 정통 노선을 고수하자는 의사들로 나뉘었다. 미국의사협회에 대한 반기는 뉴욕에서 맨 처음 표면화되었다. 1882년에 뉴욕주 의사협회는 분파주의 치료사와의 협진을 금지하는 윤리강령의 폐지를 두고 투표를 실시했다. 이러한 반동을 주도한 사람들 중에는 뉴욕의 저명한 의사들 및 중요한 병원과 연계한 전문의들이 다수 포함되어 있었다. 그들은 미국의사협회의 반反분파주의 전략이 실패했으며, 그들에게 오욕을 안겨주기보다는 오히려 의료인의 우애를 부정함으로써 의사들이 편협하고 독점적인 존재로 비춰지게 했다고 주장했다. 윤리강령은 매번 지켜지지 않고 있었다. 의사들과 동종요법사들 사이의 협진은 보편화되었고, 윤리강령은 선택적으로만 시행되고 있었으며, 더 나아가 동종요법사들이 하네만의 극단적인 이념을 포기하면서 교리상의 차이도 차츰 좁혀지고 있었다. 당시 한 의사는 문제의 조항과 관련해 이렇게 말했다. "우리 모두가 잘 알고 있다시피 오늘날에는 많은 분파주의 치료사들이 정규 의학교육을 받고, 축적된 경험을 유용하게 사용하며, 해부학·생리학·병리학·유기화학을 통해 얻은 보조 지식까지도 실제로 활용하고 있습니다."[62]

의사들의 절대다수가 이러한 입장에 동의한 것은 아니었다. 뉴욕주 의사협회는 곧바로 미국의사협회에서 제명되었고, 새로이 뉴욕주의 전국 대표로 뉴욕의사협회New York Medical Association가 결성되어 이를 대신했다. 뉴욕에 있는 대부분 의사들은 동종요법과 타협점을 찾으려던 뉴욕의사협회의 결정에 반대했던 것으로 보인다. 당시 한 조사에 따르면 강령의 폐지에 대한 지지는 대도시에서 가장 높았으며, 뉴욕, 브루클린, 올버니, 로체스터 등지의 의사들 대다수가 지지 입장을 표명한 반면에 소도시 의사들은 대체로 반대 입장에 서 있었다.[63]

그러나 1880년대의 소수집단은 미래의 다수집단을 대변하고 있었다. 의료 전문직은 한층 도시화되고 전문화되어, 1880년대 분파주의에 대한 강경노선에 반발했던 의사들 편에 다가설 운명에 놓여 있었다. 의사들은 전문화되면서 상호의존도를 높이지 않을 수 없었고, 전문의들은 환자를 소개받기 위해 동종요법사나 절충의학파 치료사들에게 더욱 의존해야만 했다. 이와는 반대로 분파에 속한 일반 개업의들은 병원이 성장함에 따라 전문의들이 관리하고 있던 주요 시설에 접근하기 위해 '병원에 임용된 의사들'에게 의존했다. 분파주의자들은 일부 영역에 국한해 병원을 설립했다. 1880년대에 동종요법사들은 예전에는 이들에게 폐쇄적이었던 보스턴과 시카고의 시립병원에서 일할 수 있게 되었다. 자신들을 차별화하려던 유인책은 이제 순응과 적응을 위한 유인책을 통해 균형을 이루게 되었다. 이와 동시에 의학의 발달도 의료 분야의 갈등을 해소하는 안정된 기반을 제공했다. 분파주의자들은 의학의 기본원리를 의사들과 공유했다. 과학이 치료술로 진일보했던 것처럼 이들의 차이점도 줄어들었다. 그리하여 과학의 발전을 통해 새로운 전문가적 합의의 기초가 마련되었고, 새로운 제도가 만들어졌다.

면허와 조직

경쟁집단 사이에서 의견 수렴이 이루어졌음을 보여주는 가장 중요한 징조는 1870년대와 1880년대에 시작된 의사면허를 재개하기 위한 연대의식에서 나타났다. 정규교육을 마친 많은 의사들은 자력으로 법을 통과시킬 수 없음을 시인하고, 무자격 개원의들과의 경쟁에서 스스로를 보호할 면허법안을 통과시키기 위해 분파주의자들과 제휴했다. 비록 최초의 법안이 내용 면에서 면허 자격요건을 강조하지 않는, 단순한 의학학위 증명서에 불과한 것이었지만, 의사들이 일단 이 법안에 찬동하여 단합했기 때문에 유리한 행동을 취할 수 있었다. 동종요법사와 절충의학파 치료사들도 자체적으로 운영하는 의학교가 있었기 때문에 어느 정도 채택될 수 있었다. 더구나 일정 기간 진료를 해온 의사들의 경우에는 학위와 상관없이 대체로 진료를 계속하도록 허용했다.

이 면허법을 의사들이 새로운 이익집단이 되었다는 증거로 받아들인다면 큰 오류를 범하는 것이다. 19세기 후반의 면허 운동은 의사들에게만 국한되지 않았다. 배관공, 이발사, 제철공, 약제사, 방부처리사 등 각양각색의 집단들이 면허 인가를 통해 권리를 보호받고자 했고, 또한 보장받았다. 프리드먼Lawrence Friedman에 따르면, 역사적으로 직업 면허에는 두 가지 종류가 있었다. 행상인에 대한 면허를 자격요건으로 삼고 있던 일부 법령들은 노골적으로 적대적인 의도를 품고 있었다. 이 법안들은 금지조항이 아닐 경우 면허 인가 비용을 높게 책정했고, 지방자치단체 공무원들이 이를 관리해 왔다. 떠돌이 행상인을 대상으로 한 법률의 주요한 목표는 지역 상인들과의 경쟁을 규제하려는 데 있었다. 또 다른 면허 법안은 법률로 규정된 직업 종사자들이 추구하던 것으로, 비교적 적절한 요금을 설정해 그들의 자율권에 따라 시행되었다. 미국에서는 적대적인 의도를 내포한 면허제가 식민지 시대로 그 기원이 거슬러 올라갈 정도로 보편화되어 왔으나, '우호적인' 면허 인가는 19세기 후반에 와서야 겨우 자리를 잡기 시작했다.[64]

이 새로운 면허 승인 유형은 직업 면허가 실질적으로 새로이 조명되기 시작하는 사회환경의 변화에 기원을 두고 있었다. 새로운 기업들이 경제적인 판도를 장악하면서 독립적으로 일하던 전문가들과 소규모 사업가들의 입지는 위축되었다. 이들 집단은 자신들의 권리를 지키기 위해 투쟁에 나섰고, 다양한 운동의 기치 아래 모여 반격을 가했다. 독점금지법에 대한 지지도 생존투쟁의 한 예였다. 또 다른 기원은 상업과 전문가 조직에서 찾아볼 수 있다. 면허 인가는 권력이나 특권과 동일시되기보다는, 1830년대에 그랬던 것처럼, 위기감을 느낀 소시민적 저항의 일환이 되었다.

면허 인가를 통해 이권을 추구했던 직종들은 정치적 권력보다는 경제적 측면에서 구분되었다. 대부분이 자영업자였던 이 집단의 성원들은 주로 별다른 자본을 필요로 하지 않는 소규모 작업장에서 일하고 있었다. 이러한 업종과 직업은 일하기가 쉬운 편이어서 경쟁에서 살아남기가 어려웠다. 이발사와 같이 한 가지 직종에 고용인과 피고용인이 모두 포함되어 있는 경우에는 신분상의 격차가 적고 이동이 빈번해 갈등을 빚는 일이 드물었다. 가장 중요한 것은 이러한 직종에서는 면허 인가로 인해 야기될 수 있는, 다시 말해서 독점에 의해 설자리를 잃게 된 조직적인 구매자 혹은 고용인들을 거의 찾아볼 수 없었다는 점이다. 대체로 이러한 직종에서는 법인 형태를 갖추지 않고 개별적으로 상품과 서비스를 판매했다. 이러한 특성 때문에 오히려 면허법안에 대해 일치단결하는 정치적인 저항은 거의 없었다. 면허 인가를 통해 가장 직접적으로 경제적 이권을 침해받는 사람들은 상대적으로 조직화되어 있지 못한 미숙련 경쟁자들이었다. 그리고 사업에 종사하는 사람들은 법률이 효력을 발생하는 한 언제든지 자격을 인정받을 수 있음을 명문화해 업종 내부의 잠재적인 반론을 무력화했다.[65]

최초의 의료법들도 학위증명서만을 요구했고, 오랫동안 개원의로 일해 온 사람들을 위해 예외조항을 만들기는 했지만 대체로 위의 유형을 따랐다. 다만 자격요건이 점차 강화되었다는 차이가 있을 뿐이었다. 자격요건의 주요 전기가 마련된 것은 1877년 일리노이주에서 통과된 법안으로, 여기에서는 평판이 좋지 않은 학교의 학위를 무효 처리할 수 있는 권리를 의사고시 감독위원회에 부여했다. 이 법률이 시행됨에 따라 모든 의사들이 등록을 마쳐야만 했고, 인가가 난 학교에서 수여한 학위를 가진 사람을 제외한 나머지 사람들은 반드시 시험을 치러야만 했다.

1877년 당시 일리노이에서는 학위를 받지 못한 3600명의 의사들이 진료를 하고 있었는데, 그 가운데 1400명이 1년 사이에 일리노이를 떠난 것으로 기록되어 있다. 그로부터 10년 내에 3000명의 개원의들이 폐업했다고 한다.[66] 많은 주에서 면허 인가는 증가 일로에 있었다. 맨 처음에는 학위증명서만을 요구하던 미약한 법안이 시행되었다가, 나중에는 학위증명서는 검토될 수 있으며 만약 출신 학교가 부적당하다고 판명되면 면허 인가가 부결된다는 원칙을 확립했다. 맨 마지막에는 모든 의사 후보자들이 학위증명서를 제출하는 동시에 독자적인 주 정부의 시험에도 합격하도록 의무 규정을 요구했다. 1901년이 되자 25개 주와 수도 워싱턴은 세 번째 단계의 범주에 속해 있었고, 반면에 2개의 주만이 첫 번째 단계에 머물러 있었다. 이러한 종류의 면허제가 없었더라면 어떤 사법적 판단도 필요하지 않았을 것이다.[67]

미주리주는 면허 인가에 대한 통제를 점진적으로 확장해 나간 좋은 예였다. 주 정부는 1874년에 최초의 법안을 통과시켰다. 그러나 이 법안은 의사들이 카운티로부터 법률상 인가받은 의학교에서 수여한 학위를 등록하도록 정했지만, 거의 효력이 없었다. 미주리주에서는 누구든지 면허 인가를 받기만 하면 대학을 설립할 수 있었기 때문에 다른 곳에서 따라잡지 못할 정도로 많은 의학교가 자리 잡고 있었다. 많은 학교들은 단순히 졸업증 발행소에 불과했다. 의사들은 전혀 조직되지 않았기 때문에 그러한 상황에서 아무것도 할 수가 없었다. 주 의사협회 조사에 따르면 미주리주에서는 1882년에 줄잡아 5000여 명의 의사들이 진료를 하고 있었으며, 그중 절반만이 '명망 있는' 학교의 졸업생이었다. 의사협회는 그 이전 30여 년간 초절정기에도 불과 140명의 회원만이 남아 있었기 때문에 의사단체를 대변한다고 할 수 없었다. 1850년과 1900년 사이 어느 시기에도 재정이 500달러를 넘어선 적이 한 번도 없었다. 많은 의사들이 규제에는 관심이 없고 오히려 분열되었는데, 그 이유는 수준 이하의 학교를 운영하는 의사들은 면허 자격요건이 강화되고 있는 상황에 대해 관심이 없었기 때문이다. 의료 전문직 내부의 분열로 인해 이들은 거의 무기력한 상황에 처해 있었다. 결국 1894년에 명목상으로 면허 업무를 담당하고 있던 주 보건국에서는 대학 및 고등학교 졸업장이나 그에 준하는 자격증이 있어야 의학교에 입학할 수 있다고 주장했다. 그에 따라 사립 의학교들이 자격증을 남발하기 시작하자, 주 보건국은 사전교육 정도를 검사하기 위해 학생들이 주 정부의 시험을 통과해야만 한다고 공식적으로 발표했다. 그러나 의학교들이 사법적인 구제 방안을 모색한 결과, 미주리주 대법원은 의학교 진학 과정의 자격요건과 관련해 주 보건국이 월권 행위를 한 것으로 판결을 내렸다. 최종적인 의료법을 통해 주 보건국이 의사고시 감독위원회의 역할을 겸임하는 권한을 인정받은 것은 1901년에 이르러서였다. 그때까지 의사들은 입법안을 통과시키기 위해 서로 결탁했으며, 장로교와 감리교의 지지를 받고 있었다. 이 교파들은 국소적인 심령치료 분파였던 크리스천과학과 웰트머리즘Weltmerism의 인기가 날로 높아지는 것에 대해 전전긍긍하고 있었다.[68]

미주리주는 유난히 의료에 대한 규제가 늦었을 뿐 아니라 오랫동안 미국의사협회의 골칫덩어리로 남아 있었다. 그 역사에는 흔히 찾아볼 수 있는 한 가지 아이러니가 발견되는데, 분파주의자들을 흡수·통합한 이후에도 여전히 면허법에 대한 강한 반감이 의료 전문직 내부에서 표출되었다. 1887년에 미국의사협회 부회장은 "실질적으로 이 나라에서 실효성 있는 의료법에 대한 유일한 반대는 의료 전문직 그 자체에서 비롯되고 있다."라고 말했다. 그리고 그는 수도 많고 단기속성 학위를 주는 상업적인 의학교들을 지목했다.[69] 학교를 운영하던 의사들은 사실 의사들의 취약점을 존속시킴으로써 많은 이권을 획득해 왔다. 의사들이 넘쳐날수록 그들은 더욱 많은 의학교 졸업생들로부터 수익을 올릴 수 있었다. 최초의 면허법은 진위 여부에 상관없이 학위증명서에 대한 수요를 증대시켰고, 그 결과 상업성을 내세운 의학교들과 학위 제조공장이 오히려 난립하는 양상을 초래했다. 그러나 자격요건이 까다로워지고 법률 조항이 늘어갈 때마다 하위권 의학교 졸업자들의 진료 기회가 차단되어 결국 이러한 의학교들은 폐교 위기를 맞았다. 의학교 이사장들은 자기방어를 위해 면허 인가 요건을 강화하는 데 반대했다.

일부 자유주의자들과 인민주의자들populists도 이념적인 근거에 입각해 의사면허에 이의를 제기했다. 사회진화론자들social darwinists은 영국의 사회 이론가인 스펜서Herbert Spencer를 추종해 그러한 종류의 규제를 모두 어리석은 조치로 생각했다. 스펜서는 "하층계급에 속한 많은 사람들이 약제사의 처방과 돌팔이 의사들로부터 피해를 입고 있다."라는 것을 자명한 사실로 인정했다. 그러나 이러한 상황에서 잘못된 것은 없었다. 즉, 이것이야말로 무지에 대한 인과응보였다. 만약 가난한 자들이 자신의 무지로 인해 사멸한다면, 종種은 개량될 것이다. 스펜서와 그 추종자들도 의사들이 스스로를 성직자로 내세우려 한다고 경고한 바 있었다. 이 밖에도 의사면허에 대한 반대는 제임스William James*의 주장에서도 찾아볼 수 있다. 그는 1898년 매사추세츠주 의회에 나타나 면허는 의학연구의 자유를 간섭하는 행위라고 항변했다. 제임스는 개인적으로 치유사로 분류되고자 애써왔고 심령치료 연구에 주력하고 있었다. 크리스천과학이 주요 논쟁거리로 부각되던 시점에서 그는 새로운 치료 방식을 입증하고자 '심령치료사'의 입장을 옹호했다. 그는 이 사건 직후에 친구에게 다음과 같은 내용의 편지를 보냈다. "나는 의학교의 동료들이 나와 내가 하는 연구를 어떤 눈으로 보고 있는지 잘 알고 있네. 하지만 (드레퓌스 사건에서처럼) 졸라Emile Jola나 피카르Picquart 대령이 프랑스 군대를 상대로 대항할 수 있었는데, 나라고 해서 그들에게 맞서지 못하겠는가. 오히려 내가 생각하는 것 이상으로 훨씬 더 잘 대응해 나갈 수 있을 걸세."[70]

하지만 그러한 저항은 별다른 반향을 불러일으키지 못했다. 법원과 주 의회도 의사들과 마찬가지로 동요하고 있었다. 결정적으로 의사면허의 정당성을 시험대에 올려놓은 것은 1888년 연방대법원에서 쟁점이 제기된 덴트 대 웨스트버지니아Dent v. West Virginia 사건을 통해서였다. 6년간 절충의학파 치료사로서 진료를 해온 덴트Frank Dent는 1882년에 웨스트버지니아주의 법령, 즉 명망 있는 학교의 학위를 소지했거나 의사고시에 합격했거나 혹은 지난 10년간 주에서 진료를 해왔음을 증명하도록 요구하는 법령을 위반했다고 해서 벌금형에 처해졌다. 국립보건성The State Board of Health은 덴트의 신시내티 미국절충의과대학American Medical

---

* 역 윌리엄 제임스(1842~1910)는 하버드 의과대학에서 공부했으며, 심리학과 철학을 연구했다. 그의 대표적인 저서로는 『심리학의 원리(Psychology: The Briefer Course)』(정양은 번역, 아카넷)와 『종교적 경험의 다양성(The Varieties of Religious Experience)』(김재영 번역, 한길사)이 있다.

Eclectic College of Cincinnati 학위를 인정하지 않았다. 필드Stephen Field 판사는 대법원에서 이 법이 만장일치로 가결되었음을 밝히면서 모든 시민은 "동일한 연령, 성, 조건을 가진 사람들에게 부과되는 제한 규정에 한하여" 법률적 소환에 응할 권리를 가지고 있다고 지적했다. 그러나 주는 문제시되는 직업에 대해 그러한 권리를 행사하는 데 의사협회를 보호할 여지를 남겨놓고 있었다. 판사는 계속해서 다음과 같이 말했다. "전문직 가운데 의료 전문직 이상으로 … 조심스럽게 다루어야 할 직종은 없을 것이다." 의사들은 "건강과 생명에 직결된 온갖 미묘하고 신비로운 현상들"을 다루어야만 했고, "야채와 미네랄 섭취" 이외에도 복잡한 기관으로 이루어진 인간의 몸과 각 기관들의 관계, 몸이 정신에 미치는 영향에 대해서도 알고 있어야 했다. "모든 사람은 의사에게 자문을 구할 기회가 있지만 그의 지식과 기술적 자질을 판단할 수 있는 사람은 비교적 드물다." 의사에 대한 신뢰감은 면허를 매개로 한 확신 위에서 형성되어야만 했다. 그러므로 합리적인 판단을 내린다면 주 정부는 진료행위를 하는 의사들 가운데 무면허 의사들을 신속히 제명할 수도 있었다.[71] 이후 '호커 대 뉴욕Hawker v. New York, 1898' 사건에서는 의사들에게 "품성이 지식에 버금가는 중요한 자질"[72]임을 지적하면서 의료면허 취소의 근거를 더욱 확대했다. 각 주의 법원에서도 의료법을 지지했다. 대법원 판결이 내려진 뒤로는 더 이상 법안에 대해서 별다른 이견이 없었던 것으로 보인다.

의사고시 감독위원회가 구성되면서 두 가지 유형이 두드러지게 나타났다. 약세인 쪽은 의사와 동종요법사, 절충의학파 치료사들을 각각 담당하는 위원회를 설치해 각 분파에 속하는 의사와 치료사에게 면허 인가 권한을 갖게 하려 했다. 이에 비해 좀 더 일반적인 유형은 분파주의자들이나 의사들 모두 동일한 위원회에 자격을 부여하려는 쪽을 지향했다. 때로는 법률에 의해 의사면허증을 소지할 수 있는 분파주의자의 수가 규정되었다. 이로 인해 주 정부가 의사면허를 통제할 수 있는 권한이 약화되었지만, 재판부는 이러한 법률을 지지했다. 의학 분파와의 접촉을 거부하던 의사들의 오랜 분투에도 불구하고, 이제 그들은 단일화된 위원회가 서로 분리된 형태의 위원회보다 의사의 자격을 통제하는 데 더 유리하다는 것을 깨달았고, 결국 분파주의자와의 협력에 관한 의구심을 떨쳐버리면서 공동의 목표를 형성해 나갔다.

의사들과 분파주의자들 간의 연대는 미국의사협회의 윤리강령에 명백히 위배되는 것이었지만, 주 공동면허위원회에서 일하던 의사들은 한 사람도 제명되지 않았다. 윤리강령은 묵살되었을 뿐이다. 20세기에 들어오면서 미국의사협회의 저명한 지도자들은 윤리강령이 시대착오적임을 시인하고 분파주의의 현안을 감추려고 노력했다.[73] 그리하여 1903년에 미국의사협회는 수정된 윤리강령을 채택했는데, 여기에서 비정규 개원의들에 관한 언급은 거의 찾아볼 수가 없었다. 새로운 윤리강령은 의사들이 진료를 배타적이거나 분파주의적이라고 지목하는 것은 과학적인 원칙에 어긋난 것임을 표명했으며, 실제로 진료를 해왔던 어떤 분파의 의사들에 관해서도 일체의 언급이 없었다. 몇 년 사이에 의사협회에서는 분파주의 치료사들 중에서 회원을 모집하게 되었다. 뉴욕에서는 두 개의 경쟁적인 의사단체들이 20여 년 동안 분파주의들과의 관계를 두고 갈등을 빚어오다가 재통합하는 결실을 맺었다. 동종요법사와 절충의학파 치료사들도 조직 통합에 동조했다. 케이슬과 같이 오랫동안 분파주의를 격렬하게 배격했던 인물도 의학잡지에 이런 글을 남겼다. "새로운 윤리강령은 우리의 물질적인 이익에 상당한 영향을 미칠 것이다. 또한 이 윤리강령은 어디에서나 의사들의 단결력을 높이고 조장할 것이며, 무엇보다도 당파적인 혼란을 종식시킴으로써 미국의 모든 훌륭한 의사들의 명망을 드높일 것이다."[74]

오늘날에도 동종요법사들과 약용식물학자들이 지배세력인 의사들로부터 박해를 받았다는 신화는 계속되고 있다. 그러나 일련의 사건들은 이러한 신화와는 다른 면모를 보여준다. 동종요법사와 절충의학파 치료사들은 모두 의료 전문직에 대한 법적 특권을 획득했다. 그들이 대중적 인기를 잃은 것은 나중의 일이었다. 동종요법사와 절충의학파 치료사들은 정규의사들로부터 미움과 비난을 받던 시기에 번영을 누렸다. 그러나 그들이 의사들과 그 특권을 공유하면 할수록 오히려 그들의 수는 더욱 줄어들었다. 20세기의 전환기는 분파주의자들이 의사들로 영입되기 시작한 전환기인 동시에 그들이 와해되기 시작한 시발점이 되었다. 절충의학파 계열 학교는 1904년에 무려 1000여 개에 달하면서 절정을 맞이했으나, 1913년에는 256개로 줄어들었다. 동종요법 계열 학교는 1900년에 22개였던 것이 10년 후에는 12개만이 남아 있었다. 그 수는 1918년이 되면서 다시 6개 학교로 줄어들었고, 이 학교들마저 몇 년 뒤에는 동종요법 계열 학교로서의 명맥을 잃고 말았다.[75] 동종요법은 근대과학과 근대과학 이전의 신비주의의 특성을 모두 가지고 있었는데, 이러한 특성 때문에 결국에는 어느 쪽에도 안주할 수 없는 입장이 된 것이다. 의사들이 획기적이고도 현저하게 과학적인 성과를 이루어낼 때 동종요법사들은 새로운 연구 성과를 내놓지 못했다. 그들은 하네만으로부터 더욱 멀어졌으며, 파국은 저절로 찾아왔다. 절충의학파 치료사들 또한 분쟁을 일으키지 않는 호선互選 방식에 굴복했고, 의사단체의 일원으로 환영받는 것만으로도 만족했다.

일부 오래된 분파주의자들은 새로운 분파주의자들에게 굴복했다. 1890년대에는 완전히 정반대 입장에 선 새로운 양대 집단이 출현했다. 한쪽은 개념적인 측면에서 순수기계론적 입장을 내세우고 있었고, 다른 한쪽은 완전히 정신적인 개념을 추구하고 있었다. 전자는 정골요법사osteopathy 집단으로서 미주리주의 시골 의사였던 스틸Andrew Still에 의해 창설되었는데, 그는 병이 들었을 때는 신체의 각 기관들을 적절한 관계로 되돌려 놓는 방법으로 치료해야 한다고 주장했다. "약물 복용을 중지하고 정골요법을 통해 당신을 지배하는 원리를 배우라."라며 "당신은 일종의 기계이다. 당신의 심장은 엔진이고 허파는 선풍기이자 여과기이며, 두 개의 대뇌엽으로 이루어진 두뇌는 전기 배터리라는 사실을 터득하라."라고 공언했다. 1891년에 그는 미주리주의 커크스빌Kirksville에서 이를 가르치기 시작했고, 이듬해에는 주 정부의 허가를 받아 학교를 설립했다. 수백 명의 환자들이 몰려들었고, 학교도 번창했다. 1897년에 정골요법사들은 미주리주 의회로부터 법적 보호를 받을 수 있게 되었다.[76]

두 번째 등장한 새로운 분파는 크리스천과학이었는데 이들은 동부의 보스턴 근교에서 결성되었다. 이들도 동종요법사들과 마찬가지로 도시지역에 사는 상류계급 사이에서 추종자들을 그러모았다. 이 단체를 조직한 에디Mary Baker Eddy는 뉴잉글랜드 벽촌의 비법 전수자로서, 사물의 실재를 부정하고 질병은 다른 것과 마찬가지로 순수하게 정신과 영혼에 의한 작용임을 주장했다. 어떤 점에서 보면 크리스천과학은 전 세계가 이념으로 녹아들던 시점에 마지막으로 등장한 일종의 동종요법이었다. 그러나 에디가 의학과 영양분을 무용한 것으로 생각한 반면에 그녀의 전기를 쓴 데이킨Edward Dakin은 그녀가 금전적 가치마저 부인하지는 않았다고 적고 있다. 정골요법사들과 마찬가지로 크리스천과학도 일종의 사업화되는 경향을 보이며 운영되었고, 교단도 상당량의 재산을 모았다.[77]

이러한 후기 분파들의 운명은 이전의 분파들과는 판이하게 달랐다. 동종요법사들과 절충의학파 치료사들이 의료 전문직에 동화되는 사이에 정골요법사와 크리스천과학은 독립적인 존재로 남았다. 척추지압요법사chiropractic들도 마찬가지였다. 이들은 정골요법사들과 마찬가지로 기계론적인 원리들과 동일한 내용을 토대로 삼았다. 기묘하게도 동종요법과 절충의학파는 의사들이 면허입법의 지지를 필요로 하던 시기에 전성기를 구가했기 때문에 결국 사멸하고 말았다. 공동 협력을 해준 대가는 의료 전문직으로 영입되는 것이었다. 정골요법사들은 후에 전문화되었고 의료 전문직으로 통합되기를 갈구했다. 그러나 의사들에게 영향을 미칠 만한 결정적인 조치가 취해지지 않으면서 결국 의사협회의 일원이 되는 데는 실패했다.

미국의사협회가 예전에 경쟁자였던 동종요법사와 절충의학파 치료사들에게 호의적인 태도를 취한 것은 20세기 전환기에 의사들의 결속을 다지고 강화하기 위한 보편화된 노력의 일환이었다. 1900년경 미국의사협회의 회원은 겨우 8000명밖에 남아 있지 않았다. 전국적인 수준의 협회를 총망라한 전체 회원 수는 대략 3만 3000명이었다. 나머지 7만 7000명의 의사들은 어떤 단체에도 가입해 있지 않았다. 이러한 수치를 보고했던 어느 저자의 기록에는 의사들이 "정치적인 세력"에 못지않게 "비참한 여건"에 놓여 있었다고 한다.[78] 1901년에 미국의사협회는 규약을 수정해 새로운 입법조직인 대의원회를 설치했다. 그 대표자들은 주로 주 의사협회의 회원 수에 비례해 선정되었다. 과거에는 카운티와 주 의사협회가 마구 뒤섞여 있었으나, 이제는 미국의사협회 정기총회에 회원 10명당 대표자 1명의 비율로 대표를 파견할 수 있었다. 일부 지역 의사협회는 주 의사협회 참석자를 능가하는 대표자를 거느렸다. 1800년대 후반에 이르면 대표자 수를 가늠할 수 없을 정도가 되었다. 실제로는 미국의사협회의 연례 집회에 모습을 보인 사람들이라면 이 단체의 사업에 참여할 수 있었다. 이는 마치 신용의 정도를 측정할 수 없는 것과도 같은 원리였다. 이러한 상황은 조정하기가 어려웠을 뿐만 아니라, 연례 총회가 열리는 지역에 있는 의사들에게 과도한 영향을 미쳤으며, 동시에 정책 결정 과정에서 협회의 권한과 연속성을 잃게 했다. 새로운 규약에 따라 대의원회에는 고정 인원 150명이 배석했고, 하원에서 그랬듯이 정기적으로 의석을 재분배했다. 미국의사협회는 주 의사협회로 구성된 연합체가 될 것이며, 이것은 각 주 산하의 카운티 조직과의 동맹체가 된다는 의미였다. 카운티 의사협회는 조직위원회가 설명하고 있듯이 "전체적인 건축물의 기초"를 이루었다.[79] 이제 의사들은 카운티 조직에 가입하지 않는 한 상부조직의 임원이 될 수 없었다. 카운티 조직의 회원자격을 가지고 있으면 주 의사협회의 회원자격과 회비 지불 의무도 가지게 되었다. 교묘하게도 그러한 조직 구조 때문에 카운티 의사협회나 미국의사협회의 일원이 되고 싶어 하던 의사들은 모두 주 의사협회의 유료회원이 될 수밖에 없었다.

주 의사협회는 대단히 급속한 변화를 겪었다. 대부분의 주 의사협회는 의료 전문직에 종사하는 회원 수가 극히 적어, 기능을 상실한 명목상의 조직체에 불과했다. 면허법 시행과 같은 중요한 정치적 결정이 주 정부에 의해 총괄되고 있었기 때문에 주 의사협회의 이러한 특성은 오래전부터 심각한 취약점으로 지적되었다. 이제 미국의사협회의 새로운 규약에서 명시한 자격요건에 따라 1900년에서 1905년 사이에 3개의 주 의사협회와 지역 의사협회를 제외한 모든 조직이 일관된 계획에 근거해 재편되었다. 이러한 조직들은 과거에 독립적인 카운티 의사협회에서 지방 분회로 바뀌어 그 회원에게 주 전체의 정책 결정 기구에 참여할 수 있는 대표 자격을 부여했고, 회비에 따라 이들을 평가했다. 많은 주에서 자체적인 월간지를 발간하기 시작했고, 자원봉사자 대신 유급 근로자를 고용하기 시작했다. 그 효과는 즉각적으로 나타났을 뿐만 아니라 긍정적인 반응을 얻었다. 미시간의사협회Michigan State Medical Association는 1902년에 재조직되어 2년 사이에 회원 수가 452명에서 1772명으로 증가했고, 소득도 1615달러에서 4813달러로 늘어났다. 미주리의사협회도 1903년에 재편성되어 1년 사이에 회원이 258명에서 1600명으로 늘었고, 수입도 774달러에서 3200달러로 늘어났다. 1902년과 1904년 사이에 오하이오의사협회의 회원은 992명에서 2640명으로 뛰어올랐고, 테네시주의 경우는 386명에서 1097명으로 늘어났다.[80] 이러한 현상은 계속 이어졌다. 의사들은 놀라울 정도로 오랫동안 외면했던 통합성과 결속력을 단기간에 이룩했다. 1900년에 회원이 불과 8000명이었던 미국의사협회도 1910년에는 7만 명으로 늘어났다. 이 수치는 미국 전역에 있던 의사들의 절반에 달하는 것이었다.[81] 이러한 시기를 지나면서 소위 '의사조직'이 권력을 가지게 되었다.

당시 의사들의 집회활동은 결코 드문 일이 아니었다. 19세기 후반부터 20세기 초반까지 노동조합과 법인, 업종별 협회, 트러스트 등의 성장은 모두 사회적으로 광범위하게 퍼져나가고 있음을 시사했다. 의사들은 일부 다른 분야에서도 조직화를 추진하여 동일한 발전 과정에 대처하고 있었다. 전국적으로 철도와 자동차, 전신과 전화 시장이 개척되어 지역적인 고립 문제가 해결되기 시작하자, 다른 단체에서도 전국적인 조직체를 구성하기가 쉬워졌으며 이러한 조직체가 절실히 필요하다는 것을 깨닫게 되었다(1901년에 미국의사협회가 채택한 연방 형태의 구조는 다른 전국적인 단체를 모방한 것이었다). 역사학자인 호프스태터Richard Hofstadter* 는 전국적으로 법인이 성장하면서 지방 엘리트들에게 어두운 그림자가 드리워졌고, 이는 의사들에게도 영향력 상실에 대한 격렬한 분노를 불러일으키며 급격하게 미국의 권력구조와 신분구조를 뒤흔들어 놓았다고 주장했다.[82] 호프스태터가 전문가들이 과거에 누렸던 권력을 다소 과장한 측면이 없지는 않지만, 혁신주의 시대의 의사들은 분노를 표출했고 그 가운데 일부는 기업의 헤게모니를 향해 반감을 표시했다. 1902년에 오하이오주의 한 의사는 잡지에 "의료 전문직에 종사하는 사람들은 항상 부유한 기업과 주·카운티·시 공무원들에게 멸시와 모욕을 받고 있다."라고 썼다. 또한 그는 의사들에게 조직화된 사업이나 노동조직에 견줄 만한 권력이 없다는 불만을 토로했다. 의사들은 딱하기 짝이 없는 낮은 수가로 대기업과 계약하지 않을 수 없는 처지였다. 어느 지방 철강 생산업자는 응급처치를 핑계로 진

---

* 역 리처드 호프스태터(1916~1970)는 1950년대 미국의 대표적인 역사학자로서, *The Age of Reform*(1955)과 『미국의 반지성주의(Anti-intellectualism in American Life)』(유강은 번역, 교유서가)를 써서 두 차례 퓰리처상을 받았다.

료비의 60%가 넘는 돈을 지불하지 않기도 했다. "회사가 제공하는 진료비를 수락하지 않으면 내가 하던 일은 다른 의사에게 넘어갈 것이다. 회사도 돈에 상관없이 일을 맡으려는 의사들을 쉽게 구할 수 있다는 것을 잘 알고 있다. 광부들에게는 미첼이, 트러스트에는 모건과 같은 사람이 있는 것처럼, 빈곤과 굴욕의 계곡에서 우리를 탈출시켜 줄 지도자가 필요하다."[83]

그러나 기존의 경쟁적 성향을 공동체 의식으로 대체하기 위해서는 공동의 이해관계 이상의 것이 필요했다. 집단에 대한 권력 이행이 우선적으로 이루어져야 했으며, 이러한 변화는 1900년경을 전후로 의료계에 일기 시작한 사회구조적 변화와 함께 시작되었다. 의사들은 환자와 시설에 더욱 쉽게 접근하기 위해 타인의 선한 의지에 기대를 걸기 시작했다. 이미 앞에서도 병원의 성장과 전문화가 의사들의 독립성을 심화시키는 데 도구적인 역할을 했음을 언급한 바 있다. 의사들도 점차 증가하고 있던 의료 과오 소송에 맞서 동료 의사들에게 도움을 구했다. 19세기 후반에 의료에 대한 책임 규율을 다루던 사법부는 의사들이 진료를 해온 지역사회의 규율을 진료 기준으로 삼았다. 이로 인해 기소된 의사에게 불리한 증언을 하는 전문가는 주로 가까운 동료 의사로 한정되었다. 재판부가 '지역 규칙locality rule'을 채택함에 따라 지역 의사협회에 상당한 권한이 부여되었는데, 이는 환자들이 지역 의사협회 회원인 의사에게서 반대되는 증언을 들을 수 없기 때문이었다. 의사협회는 의료 과오 사건의 변호를 직접적으로 지원하기 시작했다. 20세기에 들어설 즈음, 뉴욕, 시카고, 클리블랜드의 의사들은 공동변호기금을 마련했고, 매사추세츠 의사협회는 1908년부터 의료 과오 소송을 처리하기 시작했다. 이후 10년 동안 이 협회는 심의 대상이 된 소송 94개 중에 불과 3건을 제외하고는 모두 피고인인 의사들을 지원해 주었다. 91개 사건 가운데 12건만이 재판에 회부되어 1건을 제외하고는 모두 의사 측이 승소했다. 의사협회가 회원들을 보호해 줄 수 있게 되자 협회에서는 보험률을 낮출 수 있었으나, 협회에 가입하지 못한 의사들은 보험 혜택을 전혀 받을 수가 없었다.[84] 이러한 조치를 통해 의사협회는 회원을 모으는 데 필요한 일종의 '선택적 유인책'을 제공했다. 의사들에 대한 집단적인 대응은 병원 특권의 부인, 환자 소개의 손실, 의료 과오 보험의 손실, 극단적인 경우에는 의료면허의 취소에 이르는 심각한 결과를 초래했다. 지역 의사단체가 의사의 지위와 재산의 중재자가 되었기 때문에, 의사들은 의사단체를 묵살할 수 없었다. 카운티 의사협회를 결성함으로써 상부 단체의 회원이 될 수 있는 길을 마련한 미국의사협회는 지역 의사협회의 지위를 승인해 주고 강화시켰을 뿐만 아니라 조직의 토대를 뒷받침했다.

그러나 여전히 미국의사협회는 맨 처음 조직을 결성하는 계기가 되었던 의학교육 문제를 해결할 책임이 있었다. 1900년 당시 의사들의 경제적 피폐의 주원인이었던 의사들의 과잉공급이 아직 해결되지 않은 데다가, 2장에서 다루었듯이 근무시간을 최대한 쥐어짜 냄으로써 의사들의 생산성이 향상되었기 때문에 상황은 더욱 악화되었다. 면허법 시행도 의사들의 생산성을 낮춰주지는 못했다. 19세기 말에 의과대학은 더욱 증가했다. 1850년부터 1870년까지 의과대학은 52개에서 75개로 증가했고, 10년 뒤에는 100여 개로, 또다시 10년 후에는 133개로 늘어나 1900년에는 160개가 되었다. 학생 수도 크게 늘어났는데 1880년에 1만 1826명이었던 것이, 20년 뒤에는 2만 5171명으로 늘어 약 2배가 되었다. 1870년에서 1910년까지 미국 인구는 138% 신장했는데, 의사들은 153% 증가했다.[85] 이처럼 의사 수가 늘어나자 직접적으로 혜택을 받은 것은 학교 경영자와 교수들이었다. 이들은 지위를 이용해 수입을 올리고 위신을 세웠다. 그러나 의학교에서 의사들을 더 많이 배출하자, 이는 오히려 의사들의 경쟁을 부추기는 원인이 되었다. 의료 전문직은 자급해야 하는 취약점을 가지고 있어 궁극적으로 외부의 도움을 받아야만 했다. 다른 기관이 중재에 나서기 전까지 의사들은 이러한 악순환에서 벗어날 수 없었다. 외부의 개입 움직임은 교육개혁가들이 서로 일치할 수 있었던 대학에서 이미 시작되고 있었다.

의학교육과 직업 통제의 부활

위로부터의 개혁

의학교육의 개혁은 1870년경 미국의 대학 시대 개막과 함께 시작되었다. 이 두 가지 발전 양상은 역사적으로 불가분의 관계에 놓여 있었다. 이러한 발전은 동일한 제도에서 출발했고, 일부 인사들, 특히 하버드대학 총장인 엘리엇Charles William Eliot과 존스홉킨스대학의 길먼Daniel Coit Gilman이 주도하고 있었다. 남북전쟁 이전에 미국 대학들은 경제적으로 열악한 상태에 있어서 교수들이 창조적인 사상이나 연구를 거의 내놓지 못하는, 지적으로 낙후된 곳이었다. 남북전쟁 이후에는 다양한 요인들에 의해 새로운 방식이 일부 대학에 도입되었다. 돈과 지도력, 사상들이 동시다발적으로 전면에 등장했다. 경제 상태가 좋아져서 대학 발전에 필요한 비용을 부담할 수 있을 만큼 충분한 잉여자본을 창출할 수 있었다. 소수의 부유층들이 거액을 기부할 정도로 교육에 대한 관심이 커졌다. 볼티모어의 상인이었던 홉킨스Johns Hopkins는 1873년에 사망하면서 대학과 병원 건립을 위해 700만 달러를 유산으로 남겼다. 이 금액은 당시 미국 역사상 최고 액수의 기부금이었다. 그사이 구세대 대학교육가들이 (기존의 일부 대학들에서는) 권한을 상실했다. 1820~1830년대에 대학을 운영했던 이들은 교육을 도덕적이며 정신적인 분야로 인식하고 있었고, 이러한 교육사상은 이전부터 규정되어 있던 고전적 교육과정, 다시 말해서 근대과학이 설 자리가 없는 교육과정을 통해 가장 쉽게 주입될 수 있었다. 이러한 전통적인 교육방침이 전면적으로 폐기된 것은 아니었지만, 시간이 흐를수록 후임자들 사이에서 정당성을 상실했다. 반면 고등교육에서는 학생들이 '현실' 세계에 적응할 때, 실용적인 가치를 지녀야 한다는 신념이 대두했다. 대학은 늘 동시대의 삶이나 노동과 유리되어 있었기 때문에 비난을 받아왔다. 이제 대학의 경영자들과 총장들은 실용적인 언어를 사용하기 시작했다. 고등교육에서는 경제적 신장에 대한 욕구를 만족시켜 줄 것이었다. 일부 사람들의 입장에서 보면 이는 실용적인 기술교육에 중점을 두는 것이었고, 또 다른 사람들에게는 과학적인 지식의 연구와 발전을 촉진시키는 새로운 출발점을 의미하고 있었다. 대학은 존중할 만한 가치가 있는 곳이었다. 교수들은 사소한 규율에 얽매인 책임감에서 벗어날 수 있으며, 더 나은 임금을 보장받고, 업무 면에서 훨씬 자유로워졌다. 교육개혁가들은 세속적 학문의 전통과 강력한 대학을 유지·발전시켜 온 독일을 모델 삼아 유럽 대학과 동일한 형태로 개편하고자 했다.[86]

개혁 의지를 품은 엘리엇이나 길먼과 같은 미국 교육자들의 생각에 의학은 고등교육의 퇴보와 미국 의료 전문직의 낙후성을 집약적으로 보여주는 분야였다. "의학교 졸업생들이 지역사회에 뿌리내리지 못하도록 학위를 남발하던 시기에, 보통 성적으로 대학을 졸업한 사람들의 무지와 무능은 생각만 해도 끔찍한 일이다. 우리나라 의학교육의 전반적인 체계는 철저한 개혁이 단행되어야만 한다."[87]라고 엘리엇은 천명했다. 하지만 이러한 문제는 그 후로도 수십 년간 고쳐지지 않았다. 학생들은 아무런 준비도 하지 않은 채 전문학교에 입학했다. 심지어 최상위권 의학교조차 고등학교 졸업장이 없는 청년들을 입학시켰다. 학생들은 원하는 순서에 따라 의학 교육과정을 밟을 수 있었고, 2년간의 단기 프로그램은 정규적인 순서도 없었다. 독일에서는 생리학, 화학, 조직학, 병리학적 해부학 및 다소 후대에 발달한 세균학과 같은 실험과학들로 의학을 혁명적으로 변화시키고 있었다. 그러나 미국 의학교들은 실험실은 고사하고, 기초연구의 전통만이 남아 있었다. 강의식 교수법은 여전히 주요한 교수법으로 남아 있었다. 학생들은 도제 제도를 통해 의술을 익히기를 기대했지만 교수진은 학생에 대한 통제력을 갖지 못했다. 교육기준 또한 지나칠 정도로 느슨했다. 하버드 의학교를 졸업하기 위해서는 몇 가지 중요한 시험에 합격해야 했지만, 나머지 시험에서는 낙제해도 아무 상관이 없었다.

화학자였던 엘리엇이 1869년 하버드대학에 총장으로 취임할 당시, 그의 핵심적인 개혁과제는 의과대학의 재조직이었다. 그는 전례를 깨고 의학교 교수회 회장을 맡았다. 1869년 이전만 해도 하버드 의학교는 대학과 미미한 관계를 유지하고 있었다. 독점적인 의학교의 경우처럼, 교수진은 학생들에게 직접 수강료를 받아서 학교 지출경비를 내고 남은 금액을 분배했다. 이들은 학장을 선출했고 관련 업무를 관리했다. 몇몇 교수들은 교과과정과 입학기준을 상향 조정하는 데 찬성했으나, 명망 높은 비글로Henry Bigelow를 필두로 한 보수적인 교수들은 일체의 변화를 반대했다. 비글로는 자격요건을 강화하면 치료술에 천부적인 재능을 가진 사람들이 배제될 가능성이 높다고 보았다. 상호연관된 생명과학에 대한 훈련은 실용적인 것이나, 반드시 필요한 과정으로 여기지는 않았다. 그는 의학적 발견은 절대로 실험실에서 이루어지지 않는다고 믿었다. 어느 모임에서 비글로는 다음과 같은 의문을 제기했다. "의학교 교수진은 지난 80년 동안 자신들의 업무를 관장해 왔고, 또 훌륭히 처리해 왔다. 그런데 모든 것이 순조로운 이때에 돌연 왜 엄청난 변화를 주장하고 나서는 것인가?" 무거운 침묵이 흐른 뒤 엘리엇은 조용히 답변했다. "나는 비글로 박사의 질문에 대해 쉽게 답변해 줄 수 있습니다. 이제 새로운 총장이 있습니다."[88] 1871년 가을이 되자 엘리엇은 "의학교 교수진이 의학교육 체제에 총체적인 혁명을 일으키기로 결의했다."라고 보고했다. 학교 재정은 하버드 재단의 통제를 받게 되었고 수강료 분배체계도 폐지되어 교수들은 봉급을 받게 되었다. 교육기간은 1년 중 4개월에서 9개월로 연장되었다. 졸업이 가능한 수련 기간도 2년에서 3년으로 늘었다. 생리학, 화학, 병리해부학에서 실험이 강의식 교수법을 보완하거나 대신하게 되었다. 이제 학생들이 졸업하기 위해서는 이 모든 과정을 통과해야만 했다.[89]

의학교육의 기준을 강화하는 문제를 두고 오랫동안 마찰을 빚어온 논쟁의 내용은 새로운 기준들이 학생들의 입학을 막을 뿐만 아니라 학교마저도 도산시킬 것이라는 주장이었다. 하버드 의학교의 개혁으로 처음에는 입학생 수가 현저히 줄어들었으나, 교수진은 몇 년 동안 어려운 시간을 견디며 원칙을 고수했다. 1872년에 170명의 학생들이 입학했던 것이 차차 그 수가 증가해 1879년에는 263명에 이르렀다. 이는 10년 전 330명의 수준에 미치지 못한 것이었고 수업료가 인상되어 학교는 일시적으로 침체기를 맞았다. 그러나 학생들의 자질은 향상되었다. 학사 학위자의 비율은 1869년 가을에 21%였으나, 1880년에는 48%로 증가했다. 같은 해에 엘리엇은 10년 전 의학교 학생들이 하버드대학의 다른 학생들에 비해 태도와 몸가짐이 "눈에 띌 정도로 형편없었으나" 이제는 서로 대등하다고 평가하기도 했다.[90]

과거에는 의학교 사이의 경쟁으로 대학들이 개혁을 단행할 수 없었다면, 이제는 이와 상반되는 효과가 나타나기 시작했다. 다른 대학들도 그냥 있을 수는 없었다. 1870년대 중반에 펜실베이니아대학 이사회는 대학의 명성을 잃지 않을까 노심초사하다 결국 보수적인 학장의 소망과는 달리, 하버드의 모델을 따라 의과대학 연한을 2년에서 3년으로 늘리기로 결정했다. 1847년에도 이 학교는 학기를 4개월에서 6개월로 연장하려 했으나, 인접한 제퍼슨 의과대학에 학생들을 빼앗기자 이를 철회한 적이 있었다. 이러한 조치가 취해진 당시에는 입학생이 22% 감소했으나, 하버드와 마찬가지로 변화는 계속되었다.[91] 이후 20년간에 걸쳐 다른 명문 의학교들도 동일한 방침을 지향하기에 이르렀다. 좀 더 진보적인 의학교들은 1890년에 전국적인 연합회를 결성해 회원이 되기 위한 최소한의 기준을 설정했다. 그 내용은 최소 3년간 의학교에서 수련하고, 1년 중 6개월간 조직학, 화학, 병리학 실습 경력을 갖추는 것이었다.* 1890년대 출현한 이 조직체는 오늘날의 미국의과대학연합회Association of American Medical Colleges: AAMC로서 당시 전국에 있는 의학교 중 3분의 1만을 대표하고 있었으나 권위와 입지는 확고부동했다. 의사면허위원회가 더욱 엄격하게 자격기준을 설정하기 시작하자 2년제 의학교 학위는 사라졌다. 1893년에 이르자 96% 이상의 학교에서 재학 연한이 3년 혹은 그 이상으로 연장되었다.[92]

구체제에서 가장 급진적으로 벗어난 곳은 존스홉킨스대학이었다. 1893년에 의과대학의 모든 입학생이 4년간의 교육과정과 함께 4년제 학사 학위를 소지해야 한다는 전례 없는 자격요건을 내세우고 개교했다. 첫 출발부터 존스홉킨스 의과대학은 의학교육의 개념을 대학원 연구로 구체화해 기초의학과 병원 진료에 주력했다. 이는 결과적으로 미국 내 모든 의학교에 적용되었다. 과학적 연구와 임상적인 지도는 이제 의학교육에서 중심을 차지했다. 미국 교수진의 유형이 늘 그러했듯이 교수진은 지방 개원의들 가운데 채용했으나, 이제는 볼티모어 이외의 지역에서 지원한 사람들로 구성되었다. 학생들 역시 멀리 떨어진 타 지역에서도 모집해 주의 깊

* 이러한 노력은 이때가 처음이 아니었다. 1876년에서 1882년 사이에 이런 유사한 조직이 있었지만 성공하지 못해 3년제 교육과정으로 귀결되고 말았다.

게 선발했다. 그들은 첫 2년 동안은 기초적인 실험과학을 연구했고, 나머지 2년간은 병동에서 보내며 나름대로 교수의 꼼꼼한 지도를 받으면서 몇 명의 환자를 담당했다. 병원은 대학과 연계를 맺어 설립되었고, 공동규정에 따라 운영되었다. 이와 함께 의학의 전문화를 위해 전공의 제도가 만들어졌다. '전공의residency'라는 용어는 인턴에 뒤이은 고도의 전공 수련 과정으로, 존스홉킨스 의과대학이 맨 처음 도입했다. 바로 이 시점에서 다음 세기에 나타날 대학 중심적인 의료원의 모습을 어렴풋하게나마 엿볼 수 있다.[93]

존스홉킨스 의과대학이 지닌 의의는 새로운 관계의 확립에서 찾을 수 있다. 존스홉킨스 의과대학은 과학과 학문적인 연구를 임상적인 병원 진료와 확고하게 결합시켰다. 지도의사의 진료실이나 환자 집에서 의학기술을 익혔던 도제제도와 달리 이제 전공의들은 교육을 받는 병원의 병동에서 진료활동의 전 과정을 참관할 수 있었다. 또한 존스홉킨스 의과대학은 의학과 문화의 새로운 통합을 제창했는데, 이러한 결합은 이 학교에 재직 중이던 웰치William H. Welch와 오슬러William Osler라는 두 명의 위대한 인물에 의해 생생하게 대변되었다. 웰치는 젊은 나이에도 불구하고 병리학에서 중요한 업적을 이룩했고, 오슬러는 위대한 임상의학자였다. 이 두 사람은 연구에 전념했으며 동시에 교육에도 폭넓게 관여했고, 의학과 의료의 역사와 전통에도 지대한 관심을 가지고 있었다. 존스홉킨스 의과대학은 과학을 역설했는데, 이는 의학의 기술적 관심과 같은 좁은 의미의 과학을 지칭하는 것이 아니었다. 이 점이 바로 존스홉킨스 의과대학이 거둔 놀라운 성공의 비밀이었다. 특히 오슬러는 문화적 자긍심과 과학적 확신을 심어주었다. 웰치는 행정 분야에서 권위를 인정받았다. 존스홉킨스 의과대학의 영향력은 볼티모어에 국한되지 않고 멀리까지 파급되었다. 존스홉킨스 의과대학은 졸업생들을 멀리 타 지역이나 해외 의료기관에 파견했고, 이들은 교수 혹은 과학자로서 20세기 의료에 관한 교육 및 연구 발전에 많은 기여를 했다.[94]

의학교육 제도의 강화

1900년까지 미국 의료계는 두 가지 상반된 특징을 보여주었다. 하버드와 존스 홉킨스를 비롯한 여러 대학의 변화는 상업성을 내세운 의학교들의 성장과 비교했을 때 더욱 두드러졌다. 1850년만 해도 의학교육에 대한 적절한 대안적 사례는 존재하지 않았다. 15년의 세월이 흐른 뒤에야 점차 모습을 갖추기 시작했으나, 아직까지는 세력을 확장하는 단계에 머물러 있었다. 새로운 면허법이 제정되었지만, 의료계에 입문하기 위한 문은 여전히 넓게 열려 있었고, 달갑지 않은 사람들이 부지기수로 밀려들어 왔다. 영리성을 내세운 의학교와 의학과가 취약한 일부 대학에서는 노동자와 중산계급 출신의 의사들을 채용했다. 이러한 사람들은 의사들의 사회적 신분을 고양하기 위한 여러 가지 노력을 위태롭게 했다. 이러한 사실은 당연히 의학교육의 개혁가들에게 절망감을 안겨주었다. 기존 의사들의 관점에서 볼 때 상업적인 학교들은 적어도 두 가지 측면에서 타당성을 인정받을 수 없었다. 첫 번째는 그들이 경쟁을 부추겼다는 점이고, 두 번째는 이러한 학교의 졸업생들이 만들어내는 저질 의사의 이미지였다. 불만에 가득 찬 어느 의사들의 대변자가 공언한 것처럼, 상스럽고 상투적인 모습에서 탈피하지 않는 한 의사는 절대로 존경받는 직업이 되지 못할 것이었다.[95]

의료계에 투신한 사람들 중 수적으로 높은 증가율을 보인 것은 여성들이었다. 19세기 후반 미국에서는 여성을 위한 의학교가 17개 설립되었다. 상위권 의학교 입학을 두고 오랜 투쟁을 벌인 끝에 여성들은 1890년에 승리를 거두었다. 존스홉킨스 의과대학은 자금이 고갈되자, 여성의 입학을 허용해 주는 대가로 부유한 여성들로부터 기부금 50만 달러를 받아냈다. 사실상 미국 여성들은 이러한 방식으로 고등 의학교육을 구걸할 수밖에 없었다. 독립된 여성 의과대학을 건립하기 위해 분투했던 많은 사람들은 여성 의과대학의 기능이 필요하지 않다고 여겼다. 여성 의학교는 여성들이 남성들을 가르치는 학교에 입학하자 폐교되거나 합병되었다. 1893~1894년에는 여성들의 수가 19개 남녀 공학 의학교 학생의 10%를 약간 상회했다. 1880~1900년에는 여성 의사의 비율이 전국적으로 2.8%에서 5.6%로 늘어났다. 일부 도시에서는 여성 의사의 비율이 상당히 높았는데, 보스턴에서는 전체 의사의 18.2%, 미니애폴리스에서는 19%, 샌프란시스코에서는 13.8%에 육박했다. 20세기에 들어설 무렵에는 7000명 이상의 여성 의사들이 미국에 있었고, 이는 이제 겨우 258명의 여성 의사가 있던 영국이나 95명의 여성 의사가 있던 프랑스를 앞지르는 것이었다. 미국 의료계에서 여성 의사의 증가는 이 분야에 종사하던 남성들의 반감을 증폭시키는 결과를 낳았다.[96]

미국의사협회는 조직 개편 직후 의학교의 개혁을 최우선 과제로 삼았다. 연방정부가 개입할 기회가 없었기 때문에 전국적인 수준의 개혁 조치를 취하기 위해서는 협회 측이 협회 임원을 관리·감독하고 있던 주 면허위원회를 거쳐야만 했다. 1904년에 미국의사협회는 의학교육위원회를 설치했다. 이 위원회는 주요 대학에서 발탁된 5명의 의대 교수로 구성되었으며, 1명의 상근 간사를 두었고, 정규 예산을 확보했으며, 의학교육의 자격요건을 상향 조정하고 표준화할 수 있는 양식을 구비하고 있었다. 이 위원회는 의사가 될 수 있는 최저 기준으로 4년제 고등학교 졸업장과 같은 기간의 의학교육 및 면허시험의 통과 등을 공식화했다. 이상적인 기준은 5년제 의과대학(나중에 '예과 과정'으로 편입된 1년간의 기초과학 학습 기간을 포함해)과 6개월의 인턴 과정이라고 명문화했다. 이 위원회는 대학을 평가하기 위해 졸업생의 주 면허시험 성적에 준해 의과대학의 등급을 매기기 시작했다. 위원회는 나중에 교과과정과 학교시설, 교수진, 입학자격 등을 포괄해 평가를 확대했다. 1906년에 위원회에서 당시 160개 학교를 대상으로 평가를 실시해 이 중 A등급에 해당하는 82개 학교만을 승인했다. B등급은 불완전하지만 어느 정도 구제 가능한 46개교가 선정되었고, 이에 비해 구제 불능한 상태인 32개교는 C등급으로 떨어졌다. 조사 결과는 미국의사협회 회의에서 발표되었지만, 이로 인해 야기될지 모르는 악영향을 우려해 공식적으로 발표되지 않았다. 의료윤리 때문에 의사들은 공적인 장소에서 서로를 공격하지 않고자 했던 것이다. 미국의사협회는 자신의 윤리강령을 위반하지 않은 것이다. 그 대신에 의학교육위원회는 외부 집단인 카네기교육진흥재단Carnegie Foundation for the Advancement of Teaching을 끌어들여 유사한 조사를 실시했다.[97] 재단 측도 이에 동의했고, 젊은 교육가인 에이브러

햄 플렉스너Abraham Flexner가 이러한 업무를 맡을 적임자로 선정되었다. 그는 존스홉킨스대학을 졸업했고, 그의 형인 사이먼 플렉스너Simon Flexner는 웰치의 후계자인 동시에 록펠러의학연구소Rockefeller Institute for Medical Research 소장이기도 했다.

『플렉스너 보고서Bulletin Number Four』*가 발행된 1910년 이전부터 의학교의 상당수가 폐교될 조짐을 보이기 시작했다. 1906년에는 162개였다가 4년 뒤에는 131개로 줄어들어 약 5분의 1가량이 폐교되었다. 이것은 주 면허위원회와 다른 부서가 설정한 자격요건이 점차 강화됨에 따라 학생과 학교를 위한 의학교육이 변화된 것과 때를 같이한다. 새로운 자격요건은 수련 기간의 연장을 골자로 삼고 있어 전도유망한 의사들에게 더 큰 기회비용의 부담을 안겼다. 돈을 거의 벌 수가 없는 재학 기간은 4개월에서 8~9개월이 될 수 있었으며, 전체 수련 과정은 고등학교 과정을 제외한다고 해도 2년에서 4~5년에 이르기 때문에 결과적으로 고등학교 졸업 이후 8년 이상의 기간이 소요되었다. 신설된 교육제도에서는 30세 이전에는 생계를 꾸려나갈 엄두도 낼 수가 없었다. 수업료 인상도 이러한 변화를 가속화했다. 직접비와 간접비가 동시에 상승함으로써 장기간에 걸쳐 의과대학 학생 수는 감소했다. 이는 B등급이나 C등급으로 분류된 많은 학교에서 뚜렷하게 나타났으며, 결국 이러한 학교들은 문을 닫고 말았다.[98] 이런 학교에서는 입학생이 줄어든 데 따른 손실을 보충할 만한 형편이 안 되었다. 당시의 의학교들은 새로운 자격기준으로 인해 크게 증가한 근대적인 실험실, 도서관, 임상시설 등에 대한 지출 부담으로 고민하고 있었다. 수업료만으로 이 비용을 충당할 수 있는 학교는 존재하지 않았고, 상업적인 학교들은 다른 기타 소득원이 전혀 없었기 때문에 퇴보할 수밖에 없었다. 이처럼 경제적 현실의 변화 때문에 1906년 이후에 많은 의학교들은 문을 닫아버린 것이다.

상업적인 학교들은 선택의 여지가 없었다. 새로운 의학교육의 기준을 따르지 않는다면 학위증명서는 더 이상 주 면허위원회의 인정을 받지 못할 것이며 학생들은

* 역 에이브러햄 플렉스너, 『플렉스너 보고서』, 김선 번역(한길사, 2005)를 참고할 것.

입학하지 않을 것이었다. 그러나 그럴 경우에 예비 자격요건이 더욱 엄격해질 것이며, 수련 기간의 연장으로 인한 학생 수 감소와 값비싼 시설의 구입비로 인한 지출비용 상승을 동시에 감수해야만 할 것이었다. 이들에게 도움을 줄 수 있는 방안은 얼마 되지 않았다. 그 한 가지는 사립 혹은 주립대학의 의학교와 합병을 모색하는 것이었는데, 이를 통해 기부금이나 주 정부의 보조금을 끌어올 수 있었다. 많은 이류 학교들이 실제로 이런 방법을 채택했다. 또 다른 선택은 사기성이 농후한 것이었는데, 지출경비를 끝까지 부담하지 않은 채 새 기준을 따를 것처럼 가장하는 것이었다. 많은 학교들이 이런 조치를 취했다. 합병 혹은 도산을 막으려면 필연적으로 거짓 행동을 취하지 않을 수 없었던 것이다.

이상이 『플렉스너 보고서』가 등장한 배경이다. 플렉스너는 미국의사협회 의학교육위원회 간사를 데리고 전국에 있는 의학교들을 시찰했다. 자선사업의 대명사인 카네기교육진흥재단의 대표라는 직함만으로도 모든 학교의 문이 활짝 열렸다. 자포자기 상태에 빠져 있던 학장이나 교수들은 이 재단의 이름만으로도 분명 거액의 기부금을 떠올렸을 것이다. 행여 그랬다면 그들은 플렉스너가 발행한 그 유명한 『플렉스너 보고서』를 보면서 곧바로 백일몽에서 깨어나야 했을 것이다. 플렉스너는 일반인이었지만, 그가 내린 특정 학교에 대한 판단은 미국의사협회가 의학교를 대상으로 발행한 그 어떤 보고서 이상으로 신랄했다. 미국의사협회는 온갖 의혹으로 제약을 받았지만, 플렉스너는 전혀 거리낌이 없었다. 그는 섬세하고 신랄한 유머를 교묘히 사용해 상업적인 학교들이 펴낸 편람에 소개된 내용들이 명백히 거짓임을 입증했다. 극구 자랑하던 실험실은 어느 곳에서도 찾아볼 수 없었고, 담뱃갑 속에는 빼돌려 숨겨놓은 몇 개의 시험관이 있는가 하면, 시체는 해부실에서 소독을 잘못해 악취를 풍겼다. 도서관에는 장서도 없었고, 교수진으로 소개된 사람들은 개인진료에 열중해 있었다. 편람에 제시된 입학요건은 수업료를 지불할 사람들을 위해 전혀 지켜지지 않았다. 그 어느 것도 새삼스러운 일은 아니었다. 그런 문제는 해묵은 것이었으나, 그 의미는 전혀 달랐다. 1800년대의 의학교는 1910년대가 요구하고 있던 시설을 모두 갖추고 있는 척할 필요가 전혀 없었다. 하버드대학조차 1870년 이전에는 생리학 실험실이 없었다. 이제 많은 학교들은 분명히 시설을 갖추고 있음을 내세워야 했다. 또한 그들은 플렉스너가 자신들에게 강제로 요구한 기준의 정당성을 인정하면서도 더욱더 당혹스러웠다.

플렉스너의 판단대로 의학과 의학교육 사이에는 커다란 모순점이 있었다. 과학은 진보를 거듭하고 있었지만, 교육은 뒤처지고만 있었다. "바로 이 순간 사회는 오늘날의 지식을 통해 얻을 수 있는 극히 일부의 혜택만을 거둬들이고 있다." 미국에는 세계 최고의 의학교들도 있었지만, 최악의 의학교도 공존했다. 플렉스너의 충고는 현실 그 자체였다. A등급 학교들은 존스홉킨스의 모델에 준해 학교 발전을 도모해야만 했고, 중간 등급에 속한 일부 학교들은 상위권 대학의 기준을 목표로 성장해 나가야만 했다. 나머지 대다수 학교들은 폐교되어야 마땅했다. 이러한 상황은 의사 수를 줄이되 자질을 향상시킴으로써 해결할 수 있었다.[99] 이것이 전문적인 의학교육 개혁가들의 입장이었으나, 플렉스너가 미국의사협회의 대변인과 같은 인물이었음을 간과해서도 안 될 것이다. 그는 강한 지적 열망을 지닌 인물이었고, 그것이 오랜 교육개혁의 경력에서 하나의 지침이 되어주었다. 의학교의 폐교는 개원의들의 시장 점유율을 크게 높이는 결과를 낳았지만, 플렉스너 자신은 상업적인 것을 멸시하는 고상한 입장을 견지했다. 그리고 바로 이러한 성향 때문에 그의 보고서는 미국의사협회의 활동 이상으로 의과대학의 수와 의사 공급 규제에 대한 정당성을 성공적으로 부여했다.

20세기 초에 10년간 벌어진 소규모 의학교의 몰락에 대해 플렉스너는 수많은 영예와 비난을 한 몸에 받았고, 이 때문에 그의 보고서는 특정 관점에서 설명하기 어려운 부분도 있다. 의과대학들은 『플렉스너 보고서』보다는 의사면허법으로 야기된 여러 가지 변화 때문에 비난을 받았다. 플렉스너는 이러한 학교의 폐교를 재촉했고, 이를 슬퍼하는 것마저 허용하지 않았다. 그는 경제적 문제가 최우선 과제임을 인정했다. 그의 보고서에 의하면, 의학교 가운데 절반가량은 연간 소득이 1000달러 미만이었다. 다시 말해서 이러한 학교의 존속은 위태롭기 짝이 없었다. 플렉스너는 "이 의학교들은 과학이나 자격요건 및 이윤은 말할 것도 없고, 법령에 의거한 의례적인 형식마저도 지킬 수가 없을 지경이었다."[100]라고 말했다. 그 시점에 의학교들은 한계에 다다랐기 때문에 상대적으로 쉽사리 규제될 수 있었다.

의학교육의 강화는 1910년 이후 10년 사이에 신속하게 진행되었다. 1915년에는 학교 수가 131개에서 95개로 감소했고, 졸업생 역시 5440명에서 3536명으로 줄어들었다. A등급과 B등급 학교가 합병되었고, C등급 학교들이 학생 부족 사태로 문을 닫는 경우가 잦았다. 5년 뒤에는 최소 1년간의 학부 과정을 요구하는 학교가 35개에서 83개교로 증가했으며, 비율상으로는 1910년에 27%를 차지하던 것이 1915년에는 80%를 차지했다. 학부 과정을 의무화한 면허위원회의 수도 8개에서 18개로 늘어났다. 1912년에는 많은 면허위원회가 자발적인 연합체를 결성해 의무위원회연맹Federation of State Medical Boards이라 명명하고, 미국의사협회의 의과대학에 대한 평가 결과를 권위 있는 것으로 채택했다. 여러 주에서 미국의사협회의 의학교육위원회가 매긴 평가 기준을 인정하면서 이 위원회는 의과대학에 관한 한 전국적으로 공인된 기관으로 자리 잡게 되었다. 1914년 가을, 미국의사협회에서 A급 평점을 받은 대학들은 의과대학 입학의 필수자격으로 1년제 학부 경력을 요구했고, 1918년에는 2년제 학부 과정을 요구하기에 이르렀다. 1922년에는 38개 주에서 예비 과정으로 2년제 학부 경력을 의무화했다. 의과대학 수는 81개로 감소했고, 졸업생 역시 2529명으로 줄어들었다.[101] 의무위원회연맹이나 미국의사협회 의학교육위원회의 활동을 뒷받침하는 어떤 법률적 근거가 없었는데도 불구하고, 이 두 기관이 내린 결정은 법적 효력을 지니게 되었다. 이는 의사들의 조직 단체가 이루어낸 보기 드문 성과이기도 했다. 불과 20년 전만 해도 많은 사람은 의학교육을 효과적으로 규제하지 못한 원인이 미국 정부의 지방분권적인 특징 때문이라고 믿어 의심치 않았다. 만약 어느 주에서 자격요건을 강화하면, 학생들은 다른 지역의 학교로 가면 그만이었다. 연방 정부의 개입 없이 통제는 불가능할 것 같았다. 그러나 의사들은 모든 주에서 이러한 정책을 실현에 옮겼고, 결과는 성공적이었다. 이는 1800년대 중반 이후로 그 영향력이 어디까지 파급될 수 있는지를 보여주는 척도가 되었다.

의학교육의 합병은 플렉스너나 미국의사협회가 기대했던 선까지 이루어지지는 않았다. 『플렉스너 보고서』는 엄청난 수의 의학교를 31개로 감축할 것을 건의했으나, 실제로는 70여 개 이상의 학교가 살아남았다. 플렉스너는 의학교가 소재하지 않은 20개 주를 제외시키려 했으나, 이 또한 정치적으로 수용될 수 없음이 분명해졌다. 각 주 의회는 최소한 해당 주에 1개 이상의 의학교를 유지하려는 의지를 가지고 있었기 때문이다. 만약 미국이 유럽과 같은 교육체계에서 중앙집권화되어 있었더라면, 폐교된 학교 수는 훨씬 더 많았을 것이다.

『플렉스너 보고서』가 여론에 어떤 영향을 주었든지 간에 이 보고서는 이후 20년 동안 유력한 재단의 투자를 유도하는 것이 얼마나 중요한지를 입증해 주었다. 어떤 의미에서 이 보고서는 1936년 록펠러 의무교육위원회가 910만 달러를 일부 선발된 의학교에 기부하도록 만든 프로그램의 개막을 알리는 선언이었다. 7개 대학이 의무교육위원회가 제공한 기금에서 3분의 2 이상을 받았다. 위원회 자체는 과학 지식과 의학교의 요청에 부응한 완전 중립의 입장을 대변하고 있었지만, 위원회 임원들은 진료보다는 의학연구에 주력하는 의학교육의 모델을 모색하고 있었다. 이러한 정책들은 어떤 의학교들이 존속해야 하는지를 결정하기보다는 이 기관을 누가 어떻게 경영하고 어떤 이념을 우선시해야 하는지를 결정했다.[102]

각 주 의회에서는 의학교가 의사를 필요로 하는 지역적 요구를 충족시키는 데 도움이 되기를 원했으나, 의학교는 일반적으로 연구기관의 설립에 대해 투자할 필요성을 느끼지 못했다. 의학연구는 '공공재'의 전형적인 사례였으며, 특정 기업과 마찬가지로 각 주에서도 의학연구에 드는 비용을 정당화할 수 있을 정도로 충분한 사회적 이익이 확보되지 않았다. 따라서 주 의회와 민간기업들은 늘 기초과학 연구에 대한 투자를 게을리하기 마련이었다. 한편 자선사업가들의 상황은 전혀 달랐다. 그들의 이해관계는 자신들의 선행을 대중에게 드러냄으로써 부와 권력을 합법화하려는 데 있었다. 그들은 의학연구와 교육을 통해 점차 과학을 중시하게 된 당시의 문화적 기준에 부합하는 방식으로 자신들의 도덕적 책임성을 널리 선전했고, 전국적으로 사업이 진행되면서부터 이런 식으로 자선사업을 펼쳤다.[103]

의학교육이 대학교육에 동화되면서 학문으로서의 의학은 개원의의 진료와 유리되었다. 19세기 내내 의과대학들은 해당 지역에서 명성을 날리던 개원의들의 조직체가 되었다. 20세기에 학문적인 의사와 진료 의사가 분화되면서 이는 별개의 이해와 가치를 대변했다. 이 양 집단이 분화된 중요한 계기는 임상의학 분야에서 종일 근무하는 학문적 직위가 최초로 마련되면서부터였다. 1870년대 초에 A급 의학교의 실험과학은 종일 근무를 원칙으로 했지만, 임상수련은 개원진료를 하고 있던 의사들이 계속 장악하고 있었다. 의학교의 입장에서 보면 이러한 상황은 비용을 절감할 수 있다는 이점이 있었다. 1891년 펜실베이니아대학에서 실험과학 교수들이 연봉 3000달러를 받았던 것에 비해 임상의학분야의 선임 교수들은 겨우 2000달러를 받았다. 교수진이 수강료를 분배하던 구체제에서라면 임상교수들은 이보다 3~4배가량 더 높은 수입을 올릴 수 있었을 것이다. 그러나 이들은 전문의 자격을 내세워 진료비 인상을 요구할 수 있었기 때문에 개인진료로 번 소득이 갈수록 많아졌다. 임상교수직은 이제 직접적으로 소득을 증대시킨 점보다 오히려 개원진료를 배가시키는 간접적인 효과 측면에서 완전히 선망의 대상이 되었다.[104] 그러나 이들 교수진이 일반 환자들의 주위를 환기하고자 시간과 진료를 낭비하자, 임상교육 및 연구의 개선을 원하는 사람들은 불만을 품었다. 사이먼 플렉스너와 다른 동조자들은 의문을 제기했다. "왜 임상의학 분야의 학문적인 지위는 실험과학에 비해 갖추어야 할 의무 사항이 적은 것인가?" 1907년 존스홉킨스대학의 웰치 학장은 임상교수의 종일근무제를 지지했다. 그러나 당시 옥스퍼드대학에 있던 오슬러는 그렇게 되면 교수와 학생들이 연구에만 몰입하게 되어 "종합병원에서 반드시 수행해야 할 폭넓은 일들을 무시하게 될지 모른다."[105]라고 경고했다. 이는 "과학에는 이로운 것이 될지 모르나, 의사들에게는 상당히 좋지 못한 처사"가 될 것이었다. 그러나 의무교육위원회를 통해 고무된 일부 의과대학에서는 임상교수직을 종일근무제로 변경했다. 시카고대학과 예일대학, 밴더빌트대학, 세인트루이스에 위치한 워싱턴대학에서도 위원회의 인가 조건을 만족시키기 위해 임상진료과를 만들었다. 그러나 위원회가 주장한 임상교수의 종일근무제는 커다란 저항을 불러일으켜 결국 1925년에 철회되고 말았다.[106]

시간이 흐를수록 과학자와 연구자들이 의학교육을 주도하면서 학문적 기준과 가치에 준해 의사들이 양성되기 시작했다. 많은 이들이 오래전부터 이런 경향이 잘못된 것임을 주장해 왔다. 그들은 단지 존스홉킨스처럼 과학자와 전문가를 양성하는 경우를 지켜보고 싶었을지도 모른다. 반면 존스홉킨스에 비해 온건한 프로그램을 운영하던 학교에서는 일반 개원의들이 일상적인 질병을 치료하고 있음이 밝혀졌다. 그러나 이는 결코 미국 의학교육이 추앙해 온 과정이 아니었다. 동일한 교과과정과 자격요건은 모든 학생을 대상으로 확립되었다. 기초과학에 대한 강조도 처음에는 의료계에 종사하는 다수의 성향에 역행하는 것이었다. 비글로가 엘리엇의 1870년 하버드대학 개혁안에 대해 반기를 들었던 일은 의사들 사이에 팽배한 기초과학에 대한 깊은 반감을 드러낸 전형적인 사건이었으며, 1900년 이후까지도 전통주의자들은 투쟁을 포기하지 않았다. 펜실베이니아대학과 워싱턴대학 등지에서는 옛 노선을 지지하는 개원의들과 기초과학자 진영 간에 간헐적이나마 강도 높은 세력 쟁탈전이 벌어지곤 했다.[107] 막강한 재단의 후원을 받은 존스홉킨스 의과대학 모델의 승리로 미국 의학은 본래의 성향과 맞아떨어지는 실용성을 고집할 수 없는 처지에 놓였다. 한편으로 플렉스너는 의학교육을 더욱 융통성 있게 실시하기를 원했고, 획일적인 의학교육을 받으면 창조적인 연구를 할 수 없다고 생각했다. 그는 『플렉스너 보고서』를 발표하고 몇 년이 흐른 뒤에 교육기준의 경직성에 대한 미몽에서 깨어나게 되었다.[108]

개혁의 여파

새로운 제도는 의사들의 동질성과 결집력을 크게 증대시켰다. 교육 기간이 연장되면서 의사들은 공동의 가치와 신념을 갖게 되었고, 교과과정이 일관성을 유지하면서 의학 분파의 분열도 약화되었다. 개원의들로 운영되던 옛 수련제도에서 의사들은 특이한 의학관을 갖게 되었고, 동료보다는 지도교수와 개인적으로 더욱 가까워졌다. 그러나 의사들은 병원의 인턴제도를 통해 강한 공감대를 형성했다. 미국의사협회가 최초로 인턴제도에 대해 조사했던 1904년에는 의사들의 50%가 병원 수련 과정을 밟고 있는 것으로 나타났고, 1912년에는 의과대학 졸업생 중에 70~80%가 인턴 과정을 거치는 것으로 나타났다. 미국의사협회는 1914년에 인턴 명부를 발간했으며, 1923년에 이르러 처음으로 의과대학 졸업생 전원이 인턴 과정을 밟을 수 있을 만큼 자리에 여유가 생겼다.[109]

의사들의 출신 계층도 한층 단일화되었다. 의학교육비의 상승과 까다로운 자격 조건 때문에 하층 및 노동계급 출신의 학생들은 점차 의사가 되기 어려워졌고, 여기에 유대인과 여성, 흑인에 대한 차별정책도 의사의 출신 계층을 단일화하는 데 일조했다. 의료계는 1890년대에 여성과 이민자에게도 의학교 입학을 허용했으나, 이제 상황은 달라졌다.

여성의 의료계 유입은 이미 『플렉스너 보고서』가 발표되기 이전부터 감소할 조짐을 보였다. 1909년에 이르면 불과 3개의 여성 의학교만이 남았고, 남녀 공학 재학생을 포함한 전체 의과대학생 가운데 여성 의과대학생 수는 15년 전에 1419명에서 921명으로 줄어들었다. 19세기 후반에 여성 의사들이 늘어난 이유는 남성 의사들이 여성의 몸을 검사하는 행위에 대한 빅토리아적인 정서가 사라지게 된 결과로 볼 수 있을 것이다. 1910년에 『플렉스너 보고서』는 여성 의사가 줄어든 원인을 이들에 대한 수요가 줄었거나 아니면 여성들이 의사가 되는 것에 흥미를 잃었기 때문인 것으로 해석했다. 그러나 여성 의사에 대한 남성 의사들의 노골적인 적개심을 그 원인으로 보는 의견도 제기되었다. 과거 여성에게 유화적이었던 학교들도 의학교에서 설 자리가 점점 줄어들게 되자, 여성을 배척하기에 이르렀다. 대학행정가들은 여성이 결혼하면 진료를 하지 못할 것이라는 이유를 들어 여성 지망자에 대한 차별을 정당화했다. 1910년 이후 반세기 동안, 전시戰時를 제외하고는 대부분의 의과대학에서 여학생은 전체 입학생의 5% 미만으로 제한되었다.[110]

『플렉스너 보고서』가 발표되기 전만 해도, 7개 대학에서 흑인에게 입학을 허용하고 있었으나, 그중에 하워드대학과 메해리대학만이 흑인을 받아들였다. 또한 흑인은 극소수 병원을 제외하고는 인턴이나 병원 임용에서 차별을 받았다. 흑인은 교육과 진료의 기회가 제한되었기 때문에 물리적으로 충격을 받을 수밖에 없었다. 예를 들어, 1930년에 흑인은 3000명 가운데 겨우 1명꼴로 의사가 되었으며, 남부 지역의 상황은 더욱 절망적이어서 미시시피주에는 흑인 1만 4634명 가운데 의사가 겨우 1명 있을 정도였다.[111]

의학교육의 개혁에 관한 논쟁 가운데 상업적인 의과대학을 폐지하자는 의견에 맞서 늘 제기된 주장은 이러한 학교들이 있어서 그나마 생활이 어려운 지역에 의사를 공급할 수 있으며 빈민층 자녀들이 의학공부를 할 수 있다는 것이었다. 『플렉스너 보고서』는 사회를 위한 최선의 선택이 아닌 한, "가난한 소년"은 의과대학에 들어가 공부할 필요가 없다고 주장했고, 저소득 지역에서 진료비를 지불할 능력이 없다는 점을 전혀 감안하지 않았다. 테네시주 채타누가Chattanooga의 의학교를 나온 한 의사는 "우리 학교의 입학조건이 펜실베이니아대학이나 하버드대학과 비교할 수 없는 것은 사실이다. 또한 그런 학교의 졸업생들처럼 대단한 체하지도 않을 것이다. 그러나 우리는 의사가 되기 위해 실낱같은 기회를 움켜쥐고 고군분투하며 어려운 여건을 극복하고 성장한 사람들로, 남부의 농민들에게 혹은 작은 광산 도시로 기꺼이 파견될 각오가 되어 있다."라고 말했다. 그는 유명한 의과대학을 졸업한 사람들은 이런 지역에 정착할 생각이 전혀 없었다고 말하면서, "상황이 이런데도 가난한 사람들에게 의사가 되지 말라고 할 수 있는가? 소수에 불과한 부유한 사람들이 가난한 사람들에게 너는 의사가 되지 못할 것이라고 말할 수 있는가?"라고 항변했다.[112]

그러나 부자들의 말 속에는 바로 이러한 주장이 그대로 담겨 있었다.

『플렉스너 보고서』는 일종의 '자연발생적인 분산'에 의해 일류 의학교의 졸업생들이 전국에 골고루 확산되었다고 주장했다.[113] 그러나 이 문제에 관해 플렉스너는 큰 오류를 범하고 있다. 미국에서 의사들은 주로 부유한 지역에 밀집해 있었기 때문이다. 1920년 생물통계학자였던 펄Raymond Pearl은 미국 의사들의 지역적인 분포 현황이 1인당 소득과 밀접한 관련을 맺고 있음을 밝혀냈다. 그는 의사들이 "약삭빠른 사람들"이 할 수 있는 갖가지 행동방식에 따라 행동하고 있기 때문에, "진료하기에 적합한 곳에서는 개원을 하지만 잘되지 않을 곳은 회피한다."[114]라고 주장했다.

의과대학 졸업생이 줄어들면서 빈민지역과 농촌지역에서는 의사가 부족해졌으며, 의사의 지역적 불균형은 남북전쟁 이래로 계속 심화되고 있었다. 1870년부터 1910년까지 빈곤한 주에서는 인구에 비해 의사가 줄었으나 부유한 주에서는 의사가 늘어났다. 예를 들어, 1870년 사우스캐롤라이나주에서는 의사 1인당 인구수가 849명의 비율을 보인 데 비해 매사추세츠주에서는 의사 1인당 712명의 비율을 나타냈다. 1910년에는 사우스캐롤라이나주에서는 의사 1인당 인구수가 1170명으로 늘어난 반면에 매사추세츠주에서는 497명으로 감소했다. 이와 함께 도시와 농촌 사이의 편차도 점차 커지고 있었다.[115]

이처럼 지역 간 편차가 심한 것은 앞에서 논한 바 있는 의료 분야의 경제적 변화와도 밀접한 관계가 있었다. 교통 상황이 개선된 지역을 중심으로 의료시장은 확대되기 시작했다. 부유한 지역, 특히 도시가 밀집된 주에서 도로와 대중교통 수단 및 전화는 빠른 속도로 보급되었다. 이러한 변화에 힘입어 도시에서는 더욱 많은 의사를 수용할 수 있었다. 철도와 자동차가 농촌지역으로까지 확산되면서, 이제까지 지역을 기반으로 독점을 누려왔던 마을 의사들도 인근 도시의 의사나 병원과 경쟁해야 할 상황에 놓이게 되었다. 19세기 후반에 시작된 이러한 분포상의 변화는 의료시장에서 일어나고 있던 근본적인 변화에 따른 결과였다.

의학교육비의 증가도 많은 소도시와 농촌지역에서 의사의 진료를 받기가 어려워진 한 가지 요인이 되었다. 1920년대부터 '사라지는 시골 의사'에 관한 기사들이 각종 대중매체에 등장하기 시작했다. 미국의사협회 회장이었던 퓨지William Allen Pusey의 연구는 1914년에 의사를 보유하고 있었던 910개 소도시의 3분의 1 이상이 1925년에는 의사도 없이 방치되었다는 사실을 밝혀냈다. 퓨지는 "면허를 따기 위한 비용이 인상됨에 따라, 의사들은 진료비를 인상했고 그에 상응해 진료를 받을 수 있는 사람들의 수도 줄어들었다."라고 지적하며, 특히 의사들이 떠나버린 지역에 무면허 돌팔이들이 정착하게 된 점에 주목했다.[116]

1920년대에는 플렉스너마저도 의사들의 지역적 분포가 예상보다 더욱 심각해진 것을 인정하지 않을 수 없었다. 그가 관할했던 일반교육위원회의 조사 결과, 소도시와 대도시 간에 의료 격차는 더욱 벌어진 것으로 나타났다. 1906년에 소도시(인구 500명 이하)의 경우, 인구 590명당 의사 1명이 있었던 반면에, 대도시(인구 10만 명 이상)는 492명당 의사 1명이 있는 것으로 나타났다. 1923년에는 소도시는 910명당 의사 1명이 있는 데 비해 대도시는 536명당 의사 1명이 있는 것으로 나타났다.[117] 그러나 이 조사에서는 아직도 많은 의사들이 불완전고용 상태에 있기 때문에 전반적으로 의사들이 남아돌고 있다고 주장했다.

20세기로 접어들면서 의사 공급은 더 이상 전체 인구의 증가 추세를 따라잡을 수 없었다. 센서스 자료에 의거하면, 1900년에는 인구 10만 명당 의사 173명이 있었으나, 1910년에는 겨우 164명 수준으로 줄어들었다(미국의사협회의 통계는 다소 차이를 보여서 더 낮은 수치인 157명에서 146명으로 나타나 있다). 1920년에는 인구에 대한 의사의 비율이 인구 10만 명당 137명으로 떨어졌고, 10년 뒤에는 다시 125명 수준으로 떨어졌다.[118]

의사들은 의사 수를 어느 정도 통제할 수 있었지만, 경쟁 상대인 개원의들이 법적 보호를 받지 못하게 하거나 진료를 하지 못하도록 막는 데는 실패했다. 의사들의 격렬한 반대에도 불구하고, 정골요법사들과 척추지압요법사들은 거의 모든 주에서 면허법을 쟁취했다. 척추요법지압사들은 면허를 받은 지역에 버금갈 정도로, 법적인 승인을 받지 못한 지역에서까지 진료를 계속했다. 1920년대 말에는 약 36만 명의 분파주의 개업의들이 진료 중이었던 것으로 추산되며,[119] 이에 견주어 의사 수는 15만 명에 육박했다. 이는 15년 전에 동종요법사·절충의학파 치료사와 의사의 수를 비교했던 것과 동일한 비율이었다. 그러나 20세기 분파주의 치료사들은 선배들과는 판이하게 다른 상황에 놓였다. 이들은 의사면허를 얻었지만 거의 병원에 출입할 수 없었고 약을 처방할 수도 없었다. 또한 이들은 19세기 중반 동종요법사들과는 달리 의사들의 경쟁자가 되지 못했다. 1928년부터 1931년까지 9000가구를 조사한 결과, 의사가 아닌 개업의들, 즉 정골요법사와 척추지압요법사, 크리스천과학자Christian Scientist와 심령치료사, 수족치료사chiropodists와 조산원은 전체 환자 가운데 불과 5.1%만을 치료했다.[120] 결과적으로 의사들이 훨씬 더 많은 환자들을 치료한 것이다.

공적 권위의 확립

약물치료에 대한 권위

19세기 의료시장에서 치료는 개원의만의 전유물이 아니었다. 특허의약품 제조업자도 치료와 상담을 담당했고, 그들이 낸 신문광고가 도처에 널려 있었다. 당시 개원의는 혼자서 약을 조제하는 경우가 많았기 때문에 특허의약품 제조회사는 직접적인 경쟁 상대가 되었다. 제약회사에서는 약을 판매하는 일 외에도 건강 안내 책자를 배포하거나 의학 상담 내용을 신문에 투고하기도 했다. 제약회사는 재정적으로 각종 의학 분파에 못지않은 강력한 경쟁자였다. 그들은 엄청난 돈을 신문광고비로 쓰며 회사를 홍보했기에 많은 일간지의 후원을 받을 수 있었다.

엉터리 의약품 제조업자들은 의사들에게 복수의 여신과도 같았다. 그들은 의사들을 모방하고 왜곡하거나 조롱하며 의사의 권한을 잠식했다. 그들은 의사를 자처하면서 건강연구소나 의학교를 운영해야 한다고 주장했고 저명한 의사들로부터 인정받고자 했다. 그러면서도 기회가 있을 때마다 의사들이 시기심에 불타서 자신들의 발견 성과를 모함한다고 말하곤 했다. 그들은 의사와 자신의 차이점을 생생하게 설명했다. 즉, 의사는 환자를 난도질하며 치료 기간을 연장하고 싶어 하지만, 자신은 '확실한 치료법'을 사용해 곧바로 치료 효과를 낼 수 있다는 것이었다. 또한 의사는 비싼 진료비를 요구하지만, 자신은 저렴한 치료비를 요구한다는 것이었다. 새로운 과학 이념이 등장할 때마다 제약업자들은 재빨리 이를 이용해 상품을 개발했다. 1880년대 후반에 수완 좋은 텍사스 출신의 래덤William Radam은 당시 파스퇴르Louis Pasteur와 코흐Robert Koch가 발견한 미생물 살균제가 대중에게 잘 알려지지 않은 점을 이용해 광고판촉에 나섰다. 사람들은 약간의 적포도주와 염화수소, 황산 그리고 물로 이루어진 이 제품을 신체에 존재하는 병균을 박멸하는 만병통치약으로 여겼다. 1890년에 이르자 래덤은 7개의 생산공장을 보유하게 되었다. 그는 "질병에 대한 진단은 대중을 기만하는 행위일 뿐이다."라며 의사들은 쓸데없이 진단하느라 시간을 허비하며 대중을 기만하는 자들이라고 비난했다. 역사학자인 영James Harvey Young*은 래덤의 성공과 관련해 한 가지 아이러니컬한 점을 지적했는데, 그것은 처음으로 의사들이 각종 질병을 정확하게 설명할 수 있게 된 바로 그때 "특허의약품이 최고의 전성기를 구가했다."라는 사실이었다.[121]

특허의약품 제조업자들은 의사들에게 불만을 갖는 이유가 달라지고 있는 점을 이용했다. 1876년에 '허약한 여성'과 '남녀의 모든 생식세포의 질병과 신장질환'을 위해 소개된 핑컴Lydia Pinkham의 야채화합물 치료법에 관한 광고는 주로 의학적 치료, 그중에서도 특히 외과수술을 두려워하는 이들을 겨냥한 것이었다. 스테이지Sarah Stage가 쓴 핑컴의 역사에도 나타나듯이, 1879년에 이 회사는 독자들이 치료에 대한 불만을 적어 보내는 "핑컴 여사에게 편지하기" 사업을 통해 환자를 모으기 시작했다(이 사업은 1883년 핑컴이 사망한 뒤에도 계속되었다). 자궁탈출증으로 고생하고 있던 한 여성은 다음과 같은 편지를 보내왔다. "의사는 제가 나을 거라고 말했지만 저는 (별로 신뢰할 수 없는) 의사의 수술을 받기 전에 야채화합물 치료가 가능한지 문의하고 싶습니다." 회사 측은 "부인의 경우에 수술기구를 사용하는 치료법은 반드시 피해야 합니다. 야채화합물을 지금처럼 믿음과 인내심을 가지고 계속 복용하시면 완치될 것입니다."라고 답장을 보냈다. 1890년대 후반에 핑컴사Pinkham company는 여성들의 관심을 불러 모으기 시작했다. 당시 광고를 보면 "의사는 절대로 친절을 베풀지 않는다."라는 표제와 함께 "낯선 남자가 당신의 특별한 질환에 대한 이야기를 모두 다 들어도 좋습니까?"라는 질문을 던지며 "남성들은 절대로 여러분의 편지를 보지 못할 것입니다."[122]라고 장담하고 있었다.

미국의사협회는 창립 이후로 줄곧 특허의약품 제조업자들과 불편한 관계에 있었다. 의약품은 '약품 인정 기준에 따른' 성분이 표시되어 광고가 나가는 약품, 그리고 성분을 밝히지 않은 채 직접 대중에게 시판되는 특허의약품으로 나뉘었다(대다수 특허의약품은 제조 방식을 밝히도록 되어 있어 비밀리에 제조된 것은 아니었다. 기술적으로도 특허의약품은 저작권에 의해 보호를 받았다). 미국의사협회는 처

* 역 제임스 영(1916~2006)은 미국의 의학사학자로서, 대표적인 저서로 *The Medical Messiahs: A Social History of Health Quackery in Twentieth-Century America*(1967)가 있다.

음에는 비윤리적인 비밀 제조 방식이나 의학지식과 기술의 도용에 반대하며 모든 권한을 의사에게 귀속해야 한다고 주장했지만, 이를 관철할 만한 능력은 없었다. 1849년에 미국의사협회는 불량 의약품에 대한 평가를 담당할 위원회를 발족하기로 결의했으나, 재정적 여건이 좋지 않아 실천에 옮기지 못했다. 19세기 후반에 특허의약품이 널리 사용되기 시작하면서부터 의약품에 대한 전문적인 관심도 높아지기 시작했다. 각종 의약품 광고가 의학잡지뿐만 아니라 일간지를 가득 메웠고, 의약품의 성분이나 효능을 자세히 알지 못한 채 처방을 내리는 경우도 있었다. 뉴욕 약국을 대상으로 실시한 설문조사 결과에 따르면, 의사들이 처방하고 조제하는 약에 비해 제약회사의 의약품이 꾸준히 증가해 1874년 후반에는 그 비율이 1% 미만이었던 것이 1902년에는 20~25%에 달했다.[123] 1900년에 미국의사협회는 특허의약품 제조업자들에게 약품 제조 방식을 밝히고, 대중을 상대로 한 광고를 중지하도록 촉구하여 특허의약품을 의료윤리에 맞게 합법화하기 위한 캠페인을 시작했다.

≪미국의사협회지≫는 현재의 광고계약이 만료되는 대로 위반약품에 대한 일체의 광고를 중지할 것이라고 밝혔다. 그리고 미국의사협회는 의사들에게 이 의약품을 처방하지 말 것을 촉구했다. 또한 의학잡지에도 "일반인에게 직접 광고가 나가는" 비밀 처방전이나 약품의 광고를 싣지 않도록 촉구했다.[124] 그러나 대부분은 제대로 실행되지 못했고, 제약회사들은 여전히 많은 의학잡지에 광고를 게재했다. 왜냐하면 이러한 잡지들도 신문과 마찬가지로 운영비의 상당 부분을 광고 수입에 의존하고 있었기 때문이다.

의사들은 1900년과 1910년 사이에 일어난 세 가지 변화에 힘입어 의약품 정보를 통제할 수 있게 되었다. 첫 번째 가장 중요한 변화는 사회비리 폭로자들muckrakers* 과 일부 혁신주의자들이 의사들과 합세해 특허의약품 규제운동을 전개한 것이다. 두 번째는 미국의사협회 회원이 늘어나면서 자체적인 규제기구를 창설하고 제약

* 역 1900년대 초반에 미국의 각종 사회문제와 기업 비리를 폭로하는 기사들을 발표했던 일련의 사람들을 일컫는다.

업자들에 대항할 만한 재원을 확보한 것이다. 세 번째는 대중이 약물치료에 관해 점차 전문가의 의견을 구하자 제약업자들도 약품을 판매하려면 의사들에게 의존하지 않을 수 없었다는 점이다.

일반 대중이 전문가에게 자문을 구하게 된 것은 특허의약품이 얼마나 위험천만한지를 다룬 폭로성 기사의 영향 때문인 것 같다. 주부 잡지들은 1903년 무렵부터 연속적으로 약물치료의 위험성에 대한 경고 글을 실었다. ≪레이디스 홈 저널Ladies' Home Journal≫의 편집장이었던 복Edward Bok은 약품과 시럽에 아편, 코카인, 알코올 같은 성분이 들어 있는 줄도 모르고 복용하거나 투약하고 있음을 지적하며, "주부들이 1~2달러의 치료비를 아끼려 한 것이 어쩌면 가장 큰 경제적 손실을 가져올 수도 있다."라고 경고했다.[125]

1905년 미국 역사상 제약산업에 관한 가장 유명한 설문조사 결과가 ≪콜리어스 위클리Collier's Weekly≫를 통해 발표되기 시작했다. 이것은 특허의약품에 관한 기사로 된 두 시리즈였다. 애덤스Samuel Hopkins Adams는 제약업자들과 의사들 중에서 위험한 중독성 약품을 판매하고 있는 자들의 사기 행각을 집중 취재했다. 애덤스는 264명의 저명인사와 회사 이름을 제시하고, 상세한 증거(약품이 효과가 없음을 판정한 실험실 보고서와 완치된 줄 알고 제약회사에 감사장까지 수여한 뒤에 사망한 사람들의 부고장)를 제시하면서 이들을 비난했다. 애덤스는 인체에 치명적인 아세트아닐리드가 들어 있던 두통약에 관한 기사에서 이 약품을 사용하다가 사망한 사람들의 명단을 제시하고 다음과 같이 경고했다. "이러한 의약품을 사용할 때에는 단 하나의 예방책이 있을 뿐이다. 이 의약품을 아편과 같이 생각하고, 그것의 성분을 알고 있는 의사의 동의가 있을 때 사용하는 것이다."[126] 이러한 폭로성 기사는 상업적 이해관계 때문에 사람들의 건강이 위협받을 수 있으므로 의사들을 신뢰해야 한다는 교훈을 담고 있었다. ≪콜리어스 위클리≫는 이 시리즈의 전편 기사에서 어느 약국의 포스터를 패러디했는데, 포스터에 등장하는 한 사람은 의약품을 "사용하기 전"에 건강했던 노동자였고, 다른 사람은 "사용한 후"에 해골로 변한 모습이었다. 그 밑에는 "남을 속인 자의 약초 뿌리, 혹은 오래된 특허의약품"이라는 말과 함께 다음과 같은 내용이 적혀 있었다.

도덕

성분을 알 수 없는 특허약을 복용하지 말라. 모든 약이 엉터리이며 속임수이다. 환자가 생기면 의사에게 치료를 받고, 그의 처방에 따르라. 그것이 현명한 방법이며, 당신도 결국 그 방법이 더욱 저렴하다는 것을 깨닫게 될 것이다.

이제 사회비리 폭로자들은 전적으로 특허의약품 제조회사가 해준다는 개별적인 의학 상담을 믿지 않았다. ≪레이디스 홈 저널≫ 기자였던 설리번Mark Sullivan은 "여성들의 개인적인 믿음은 어떻게 조롱받고 있는가", "의학 상담은 어떻게 이루어지는가" 등을 쓴 바 있다. 복은 제약업자들이 개인적으로 조언을 구하는 여성들의 편지를 우송용 고객명부를 모아놓은 회사에서 차용했음을 폭로했다. 그는 여성들이 핑컴에게 편지를 쓰게 만든 광고문 옆에 핑컴이 20년 전에 이미 사망했음을 보여주는 묘비명 사진을 함께 게재했다.[127] 애덤스도 "개별적인 의학 상담은 기계적으로 추진되고 있다. 당신의 돈을 갈취하는 사기꾼들에게 당신의 궁금증이 전해지기 전에 이미 답장은 인쇄되고 서명이 끝난다."[128]라고 적었다.

애덤스는 후편에서 돌팔이 의사들을 취재하면서, 이들을 결핵, 암, 마약중독을 완치할 수 있다고 보증하는, 인간의 불행을 숙주로 삼는 사기꾼이자 기생충이라고 표현했다. 애덤스는 "어떻게 하면 대중을 돌팔이 의사로부터 보호할 수 있는가?"라고 질문을 던지며 다음과 같이 주장했다.

모든 질병이 완치된다고 광고하는 의사, 특허약 추천장을 발행하는 자, 비밀 치료법을 사칭하며 치료하는 자, 한 번도 만난 적이 없는 우편 환자에 대해 진단과 치료를 하는 자는 모두 돌팔이 의사입니다. 신문에 실린 의학 기사를 읽지 마십시오. 그러면 당신은 많은 조짐과 증상으로부터 스스로를 구하게 될 것입니다. 인쇄된 잉크가 의사들의 치료 약속을 자세히 설명하고 있을 때 그것이야말로 가장 교묘하고 위험한 독약인 것입니다.[129]

미국의사협회는 이후 5년 동안 애덤스의 『미국의 엄청난 사기The Great American

Fraud』를 15만 부나 배포했다. 애덤스의 글이 제약업자들과 의사들에게 미친 영향은 5년 뒤에 『플렉스너 보고서』가 상업적인 의학교에 미친 영향과도 매우 유사했다. 사기에 대한 각종 조사는 의사들의 권위를 강화해 나가는 데 많은 보탬이 되었다.

『미국의 엄청난 사기』와 육류 포장산업의 불결한 현황을 폭로한 싱클레어Upton Sinclair의 소설 『정글The Jungle』이 발표되고 난 뒤, 연방 의회는 1906년에 '자연식 및 의약품 규제법Pure Food and Drug Act'을 통과시켰다. 이 법안은 연방 정부의 의약품 규제의 효시가 되었으나, 명백한 사기로 판명되지 않으면 법적 효력이 없었다. 마취제를 제외하고는 모든 의약품이 그 성분을 표시할 의무가 없었다. 다만 약병에 성분을 "속였거나 잘못 표기한" 부분만을 삭제하도록 조치하는 수준에 머물렀다. 처음에는 이러한 원칙마저도 의약품의 효능에 대한 주장이나 신문에 실린 광고문안에 적용되지 않았다. 일부 제약업자들은 1차 주의와 경고를 받았거나 순도나 효능 면에서 약품이 연방 정부가 규정해 놓은 기준에 미달한 경우에도 약품을 선전할 기회를 찾아냈다. 이 최초의 법은 제약업자들을 제재하는 데 별다른 성과를 거두지 못했지만, 이때부터 각종 규제 방침이 제정되기 시작해 이후 수십 년 동안 중요한 기능을 담당하게 되었다.

1905년 미국의사협회는 ≪미국의사협회지≫에 특허의약품 광고를 금지한 직후 '약국 및 화학약품에 관한 위원회Council on Pharmacy and Chemistry'를 결성해 의약품 평가 기준을 세우는 한편 불량 의약품 추방 운동에 나섰다. 그 일환으로 미국의사협회는 실험실을 세우고, 식품과 약품법에 해당하는 생산품을 검사하는 연방화학국Bureau of Chemistry과도 밀접한 관계를 유지해 나갔다. 이는 미국의사협회의 재정적인 여건이 나아졌기 때문에 가능한 것이었다. 이 위원회에서 발행한 ≪새로운 비공식적인 치료법New and Nonofficial Remedies≫은 의학잡지의 광고 정책 결정이나 의사의 처방에 널리 이용되었다. 어느 회사에서 검사용 약품을 내놓기를 거부하자 이 위원회에 속해 있던 한 위원은 "문제의 소지가 있는 모든 약품을 이런 식으로 사멸하게 만들 수만 있다면 작업이 훨씬 수월해질 것"이라고 말했다.[130]

제약회사는 의약품을 인정받기 위해서 '약국 및 화학약품에 관한 위원회'의 원칙을 수용해야만 했다. 이 위원회는 잘못된 광고를 했거나, 대중에게 직접적으로 광고를 했거나, '라벨, 포장지 혹은 광고지'에 사용 가능한 질병을 나열해 놓은 의약품도 인준하지 않았다. 제약회사들은 판매시장을 선택해야 할 처지에 놓였다. 만약 의사에게 약을 광고한다면 일반인에게는 약을 선전할 수도 없고 약을 사용하고 있는 사람들에게 지시를 내릴 수도 없게 되는 것이었다. 결국 대중이 이러한 약품을 사용하려면 의사에게 도움을 청할 수밖에 없었다.

또한 미국의사협회는 사회비리 폭로자들의 활동을 제도적으로 정착시켰다. 미국의사협회는 사기성이 농후한 약품들을 색출하기 위해 사무실을 설치하고 잡지와 신문 발행인들에게 모든 특허 판매 약품에 대한 광고를 삭제하도록 조치했다. 미국의사협회는 특허의약품의 효능을 전면적으로 부정했고, ≪미국의사협회지≫의 편집장은 "신문에 이의를 제기할 수 없는 '특허약'을 광고하는 일은 절대로 있을 수 없다."라고 공언하기까지 했다.[131] 의사들은 약품 광고에 대한 제재를 통해 신문사에 보건과 공적 책임을 위해 수익성 높은 소득원을 포기하라고 요구했다. 많은 신문사들이 재정적인 손실을 감수하면서까지 의약품 광고를 검토하기 시작했고, 미국의사협회를 통해 그 효과가 사실무근으로 밝혀진 의약품 광고를 삭제하자 이는 의사들의 권위를 판가름하는 새로운 척도가 되었다. 일부 주에서는 의사들을 대상으로 한 광고라 할지라도 신문에 의약품 광고를 게재하는 것 자체를 불법으로 간주하는 법안을 통과시키기도 했다. 1919년에 미국 보건청Public Health Service에서 2만여 정기간행물을 대상으로 실시한 설문조사 결과, 1만 9000여 개 이상의 신문이 의사를 위한 약품 광고를 게재하지 않고 있음이 밝혀졌다. 이로써 미국의사협회의 활동은 그 중요성이 더욱 부각되었다.[132]

예전에 있었던 연방 정부의 규제 조치나 미국의사협회의 활동만으로는 대중을 상대로 한 제약회사의 마케팅을 막지 못했을 뿐만 아니라 일반인의 자가치료도 근절할 수 없었다. 그러나 이제 제약회사들은 의약품의 효능에 관해 더욱 엄격한 제한을 받아야 했다. 1912년에는 연방법이 수정되어 약효에 대한 허위광고를 했을 때는 처벌을 받게 되었고, 1920년에는 신문광고 및 약품의 표시까지 법을 확대 적용하기에 이르렀다. 이 시기에 제약업자들은 계속해서 수세를 면치 못했다. 핑컴의 경우를 살펴보면, 1915년에 이르러 관련 광고에서 자궁탈출증에 관한 모든 문구가 사라졌고, 10년 뒤에는 여성질환에 대한 문구가 자취를 감추었다. 이제 핑컴 사의 포장지에는 "이 처방이 적합한 경우에 채식성 강장제로서 이를 권한다."[133]라고 적혀 있었다. 특허의약품 근절 운동을 담당했던 미국의사협회 간부는 "이런 일은 좋아하는 사람들이나 즐기는 일"로 치부해 버리는 편이 낫다는 견해를 밝혔다. 약품을 규제하기 전까지는 과학적인 의학과 특허의약품은 늘 경쟁해야만 했고, 이러한 불협화음 속에서 각각의 특성이 분명치 않을 때도 있었다. 그러나 의약품을 규제하기 시작한 다음부터 특허약의 가치는 떨어졌으며, 과학적 의학의 가치는 더욱 분명하게 인정받았다.

여론의 변화를 감지한 제약회사들은 의사들의 의견을 좀 더 존중하게 되었다. 과거에 애덤스의 조사를 받기도 했던 피어스R. V. Pierce는 1919년 『대중의 의학상식 조언자The People's Common Sense Medical Advisor』를 통해 "모든 사람들이 자가치료를 할 수 없다."라고 시인했다. 그는 심각한 병에 걸렸을 때는 의사의 자문을 구하라고 권고하면서, "누구도 직접 변호사나 목수, 양복장이, 인쇄업자가 되어 이득을 얻을 수는 없다. 하물며 자기 체질까지 치료하기를 바랄 수는 없다."[134]라고 밝혔다.

의사들의 권한이 더욱 확고해지면서 많은 제약회사들은 의사들에게 새로운 상품에 대한 홍보를 하는 편이 더 유리하다는 것을 깨달았다. 그러나 이를 위해서는 먼저 미국의사협회의 조항을 준수해야만 했고 더불어 대중을 상대로 한 모든 광고를 중지해야만 했다. 1924년에 미국의사협회의 '약국과 화학약품에 관한 위원회'는 제약회사가 미국의사협회의 지침을 따르지 않는 약품을 판매해 수익을 얻었을 때는 이에 대한 판매 금지도 조처할 수 있다는 결정을 내렸다.[135] 이 위원회는 제약회사들이 각기 다른 약을 들고 거리에서 승부를 겨루지 않기를 바랐다. 결과적으로 회사 측은 어느 쪽이든 선택해야만 했다.

미국의사협회의 규제는 단순히 연방 정부의 정책을 확대하는 것에 멈추지 않았다. 1906년에 제정된 법안의 목석은 더욱 정확한 소비자 정보를 통해 시장 기능을 활성화하려는 데 있었다.[136] 이에 반해 미국의사협회의 규제 방침은 소비자에게 정보를 주지 않고, 의사를 통해 약품을 구매하도록 하려는 것이었다. 여기에는 시장 기능을 개선하는 차원이 아닌 시장 기능의 구조를 변화시키려는 의도가 담겨 있었다. 결과적으로 의사들은 환자들이 약품을 구매할 때 큰 영향력을 행사했다.

또한 의사들은 보건과 관련한 다른 권한도 확대해 나갔다. 1800년대 후반에 제조업자들이 유아용 조리식품을 내놓았을 때 그들은 신문과 잡지 이외에 의학 신문에도 대대적인 광고를 내보냈다. 사용법은 간단했다. 1873년 미국에 소개된 네슬레Nestle 분유는 물만 부으면 조리할 수 있었다. 유아식품 생산업자는 제약업자만큼이나 의사나 개혁가들의 경쟁 상대였다. 1893년에 어느 저명한 소아과 의사는 "수유를 대신할 만한 확고한 규칙을 마련할 권리는 의사에게 있어야 하며, 의학과는 무관한 자본가들에게 그러한 권리가 주어져서는 안 된다."[137]라고 지적했다.

사람들이 수유 문제를 의사에게 의존하게 된 과정은 약품의 경우와 거의 동일했다. 육아 관련 저작들은 의사에게 아기의 식이요법에 대한 자문을 구하도록 권했다. 1910년대에 제조업자들은 의사들에게 광고하는 것이 대중에게 다가가는 것보다 시장확보에 더욱 효과적임을 깨달았다. 미드 존슨Mead Johnson은 1912년에 덱스트리-말토오스Dextri-Maltose라는 우유 판매를 시작하면서 의사들에게만 광고했는데, 거기에는 아이를 키우는 엄마들을 위한 지시 사항은 단 한 줄도 없었다. 애플Rima Apple에 따르면 덱스트리-말토오스와 여타 상품의 잇따른 성공은 "그러한 광고전략이 제조업자의 상품 판매 욕구와 의사들의 유아식에 대한 통제 욕구 사이에서 만족스러운 타협을 이루어낼 수 있다는 사실을 증명해 주었다."[138] 1924년 네슬레는 ≪미국의사협회지≫에 신상품을 소개할 때 "오직 의사의 권고와 처방에 따라서만 판매되며 포장지에는 어떤 지시 사항도 표시되지 않았다."라는 광고를 게재했다. 미드 존슨은 직접적으로 의학 광고에 요점을 제시했다. "미국 어머니들이 비전문가의 조언을 좇아 아기에게 젖을 먹인다면, 의사들이여! 소아과 환자들은 당신을 떠나버리고 말 것입니다." 미드 존슨이 의사들에게만 광고를 하여 엄마들이 전문가의 조언을 따르도록 설득했다는 점에서 의사들과 공감대를 형성할 수 있었다.

약품을 비롯한 다른 생산품에 대한 의학적 권위를 갖게 된 미국의사협회는 제조업자와 시장의 중간자적 입지를 다질 수 있었다. 이러한 역할을 통해 미국의사협회는 생산업자들로부터 광고료를 거둬들일 수 있었고, ≪미국의사협회지≫의 광고 수입은 미국의사협회의 주요한 자금원이 되었다. 1912년 미국의사협회는 주의사협회에 필적할 만한 재정적 능력을 갖추게 되어 전국적인 단체로서의 위상을 공고히 할 수 있었다. 다시 한번 문화적 권위가 경제력과 효과적인 정치조직으로 탈바꿈하고 있었다.

불확실성과 권위

특허의약품에 대한 규제운동을 살펴보면 혁신주의 시대에 의사들이 새로운 신뢰와 권위를 인정받았다는 사실을 알 수 있다. 이러한 신뢰는 특별히 효과가 뛰어난 치료약이 개발됨으로써 얻어진 것은 아니었다. 설사 이러한 치료약이 점차 늘어났다고 할지라도, 약품을 사용할 때 개인의 판단을 경시하는 현상이 생긴 이유를 해명할 수가 없다. 의학적 권위의 성장은 과학이 의학의 다른 측면들을 성공적으로 혁명화하는 것에 연관되어 있을 뿐만 아니라, 세계를 이해하려면 타인의 도움을 받으면서 교육도 받아야 한다는 것을 점점 인식하는 것에도 더욱 연관되어 있다.

19세기 의학은 공중위생 분야에서 일찍이 성공적으로 적용되었다. 1860~1870년대에 파스퇴르와 코흐가 세균학 분야에서 중요한 과학적 발전을 이루어냈고, 이러한 성과가 1880년대에 확산되었으며, 1890년에 이르러서는 그 영향을 실감하기 시작했다. 주요 질병을 일으키는 유기체를 분리하는 데 성공함으로써 공중위생 분야에서도 일반 질환을 치료하던 비효과적인 방법이 아닌, 특정 질병에 더욱 초점을 맞춘 방법을 사용하게 되었다. 특히 이 새로운 연구 성과는 물이나 음식을 통해 전염되는 질병을 통제하는 데 중요한 기여를 했다. 1890년대에 도입된 모래 여과장치는 장티푸스 예방에 큰 도움을 주었으며, 우유 공급에 대한 규제는 유아사망률을 급속하게 낮추었다.

세균학을 성공적으로 응용한 또 다른 분야는 외과였다. 무균법을 이용한 외과수술이 19세기 후반에 도입되면서 수술로 인한 사망률이 급격히 감소했고, 외과수술의 범위도 크게 늘어났다.* 그러나 의학사학자인 아커크네히트 Erwin Ackerknecht** 는 이에 비해 다른 치료법들은 상당히 뒤처져 있었다고 지적했다. 19세기는 "보건의 전성 시대"[139]였던 것이다. 1893년에 어느 의사는 세균학에 대해 "의료에서 예방의학의 중요성을 알리는 데 많은 보탬이 되었으나 약물로 치료하는 데는 별로 기여하지 못했다."[140]라고 평가했다. 파스퇴르는 광견병(뇌에 바이러스가 느리게 침투하는 관계로 미친개에게 물린 뒤 발병할 수 있는) 백신을 개발했으나, 광견병은 비교적 희귀한 질병이었다.

디프테리아 면역소처럼 세균학을 의료 영역에 응용한 치료법들은 1890년대 중반에야 등장했다. 1910년에 에를리히Paul Erlich는 살바르산('606')을 발견해 매독 치료에 응용했다. 그러나 이러한 화학요법에도 불구하고, 에를리히의 '마법의 탄환magic bullet'은 효과가 제한적이었으며 25년 뒤에 설파제가 등장하기 전까지 별다른 성과를 얻지 못했다.

또 다른 획기적인 발전은 면역학에서 이루어졌다. 20세기가 되면서 장티푸스와 파상풍 예방 백신이 개발된 것이다. 사람들은 이러한 백신들 덕분에 예방의학에 대해 많은 희망을 가질 수 있었다. 1909년에 경제학자 피셔Irving Fisher는 기대수명을 연장할 수 있는 방안에 대해서 조사했는데, 그는 ≪국민 생명에 관한 보고서Report on National Vitality≫에서, 일반적인 공중위생과 "의학연구 및 진료활동을 포함한 공중위생", 그리고 개인위생이 모두 중요하다고 밝혔다. 혁신주의 단체이며 건강과 효율성에 많은 관심을 가졌던 '국민 건강에 관한 백인百人위원회Committee of One Hundred on National Health'의 후원으로 작성된 이 보고서는 보건의료의 우선순위를 규정하려고 했던 초기의 시도에 해당했다. 피셔는 '공중위생'에 대해 "지난 세기에 무균법을 사용한 외과수술은 가장 위대한 의학적 승리이며, 의사들의 위신을 과거보다 높이 세워준 계기가 되었다."라고 평가하면서도 의사들이 약품을 경시하고 점차 위생에만 의존하는 경향을 낳았다고 지적했다. 그는 "의사들이 사

* 외과수술에 관해서는 1권 4장을 보라.

** 역 어윈 아커크네히트(1906~1988)는 독일에서 태어났고, 로젠(George Rosen)과 함께 전후 미국 의사학계를 이끌었던 의학사학자로, 특히 질병을 지리적 관점에서 인식했다. 대표적인 저서로는 *Medicine at the Paris Hospital, 1794-1848*(1967), *History and Geography of the Most Important Diseases*(1965) 등이 있다.

용하는 약품 수가 점차 줄어들고 있으며, 전문가의 예상이 맞는다면 마침내 현재 사용되는 약전은 극히 일부분으로 줄어들게 될 것"이라고 경고했다.[141]

의학 분야에서 큰 성공을 거두었던 공중위생과 외과수술은 19세기 후반에 그 위상을 한껏 높일 수 있었다. 반면 내과학은 대중적으로 다소 뒤처진 평가를 받는 감이 없지 않았다. 1912년 미국의사협회의 법사위원회가 발표한 보고서에는 내과의사들이 외과의사와 "나누어 먹기"식의 다툼을 벌인 원인을 규명하면서 내과의 의료수가는 25년 전의 수준으로 "사실상 동결"되어 있는데 외과의 의료수가는 "큰 폭으로 상향조정"되었다고 밝히고 있다. 또한 외과수술이 "눈으로 확인할 수 있고 쉽게 체감할 수 있는 명확한 치료 방식"인 데 비해, "내과학은 의료수술이 불가능한 질병, 일상생활의 각종 골치 아픈 상황과 눈에 보이지 않는 감염을 방지하기 위한 막연한 투쟁을 벌인 결과, 질병 예방에 큰 성과를 보여주었다."라고 평가했다.[142]

새로운 진단기술이 개발되자 내과학의 권위가 신장되었고 동시에 의사와 환자의 관계도 크게 달라졌다. 19세기 초에 의사들은 주로 환자가 자기 증상에 대해 설명한 내용과 의사의 피상적인 관찰에 근거해 진단을 내렸다. 1800년대 중반부터 일련의 새로운 진단기구들, 즉 청진기, 검안경, 후두경 등이 개발되어 의사들은 임상검사에서 더욱 확진을 할 수 있었다. 라이저Stanley J. Reiser에 따르면 청진기를 사용하면서 의사들은 한순간이나마 "환자가 들을 수 없는 소리의 세계에 홀로 남을 수 있었다." 또한 의사들은 "환자의 경험과 느낌에 빠져들지 않고, 환자의 몸에서 들려오는 소리에 더욱 귀를 기울일 수 있는"[143] 입장에 서게 되었다. 환자들은 이러한 소리를 들을 수도, 해석할 수도 없었다. 마찬가지로 다른 진단기구들도 의사의 권위를 보장해 주는 수단이 되었다. 점차 의사들은 환자의 진술에 의존하지 않게 되었고, 이들 사이에는 정보의 불균형이 심화되었다.

두 번째로 등장한 새로운 진단기술은 현미경, 방사선, 화학 및 세균학적 검사, 그리고 환자의 생리학적 조건에 관한 자료를 제공하는 기계, 즉 폐활량계와 심전도계 같은 기구들이었다. 이러한 진단기술을 활용함으로써 의사나 환자의 주관적 판단에 영향을 받지 않는 자료가 산출되었다. 이러한 성과는 전문가적 자율성에 부합하는 측면이 있었다. 이러한 진단기술에 힘입어 의사들은 더욱 환자의 의견을 경시하게 되었고, 중요한 장비와 공식적인 조직체를 선호하게 되었다. 반대로 환자들은 이러한 기술 때문에 의학적인 권위를 더욱더 설득력 있는 것으로 믿게 되었다. 심지어 환자들의 눈앞에서 내려졌던 일부 진단들이 환자들이 보지 못하는 곳, 즉 의사들이 임상적 증거를 접할 수 있는 별도의 장소에서 이루어지게 되었다. 라이저도 지적했듯이, 검안경과 후두경은 "한 번에 한 사람만을 관찰할 수 있었기 때문에, 관찰자가 관찰 결과를 주관적으로 해석하는 문제점이 있었다". 그러나 방사선을 이용하면 여러 명의 의사들이 "동시에 관찰하고, 관찰한 내용을 서로 논의할 수가 있었다".[144] 의사들은 집단적으로 권위를 행사함으로써 객관적인 판단의 정당성을 더욱 관철할 수 있었다.

새로운 진단기술로 인해 의사들은 사회에서 문지기로서의 역할을 더욱 부각시킬 수 있었다. 새로운 의학 측정기구를 구비하게 된 의사들은 생리학의 기준을 확립하며, 일탈의 정도를 평가하고, 개개인을 분류할 수 있었다. 1840년대 영국 의사인 허친슨John Hutchinson은 폐활량을 측정할 수 있는 폐활량계를 발명했고, 이 기계로 군복무를 할 수 있는 신체적 타당성을 판정할 수 있다고 발표했다. 의사들은 1800년대 중반에 맥박과 혈압, 체온 및 기타 생리학적 지수를 연구하기 시작했으나 혈압과 체온을 재는 간단한 기구들은 19세기 말에 이르러서야 겨우 발명되었다. 1900년대 초에는 진단을 내릴 때 좀 더 정확한 측정기구를 사용하는 것이 진료기준이 되었다. 표준화된 시력검사, 표준체중표, 그리고 지능검사는 인간의 생리학 행태에 대한 통계학적 기준치를 검증하려는 운동에서 비롯되었다. 의사들은 이러한 새로운 기술에 힘입어 사회적 분류에서 중요한 역할을 하게 되었다.

20세기 전환기에는 특정한 화학 및 세균학적 질병들에 대한 검사들이 등장했다. 1880년대에는 결핵, 콜레라, 장티푸스, 디프테리아를 일으키는 유기체를 분리하는 데 성공했고, 1890년대 중반에는 실험실의 검사를 이용해서 이러한 질병을 파악하려는 움직임이 나타났다. 1905년에는 매독의 원인이 나선상구균이라는 것이 규명되었고, 1906년에는 매독을 진단할 수 있는 바세르만 검사법Wasserman test이 소개되었다. 19세기 후반에는 소변과 혈액 분석에 대한 성과가 나타나 당뇨병과 같은 질환을 진단할 수 있는 여러 가지 방법을 알게 되었다.

이러한 혁신은 우연히 얻어진 것이 아니었다. 이것은 기초과학의 발전으로 예전보다 빠르게 성공적인 적용을 확산시킬 수 있게 된 결과였다. 이전까지만 해도 천연두 예방접종과 같은 면역학적인 연구 성과는 순수한 경험에 의해 얻어진 결과였으며 확산되는 속도도 느렸다. 의사들은 미생물학을 연구함으로써 최초로 원인과 증상과 병소病巢를 체계적으로 연계해 파악할 수 있었다. 파스퇴르가 탄저병과 광견병 백신을 개발하면서 입증했던 원리는 오늘날 장티푸스와 콜레라, 페스트 백신을 개발하는 데도 합리적인 기준이 되었다.[145]

그 시대 많은 사람은 이러한 원리의 힘을 이해하지 못했다. 이러한 원리가 과학적 의학에 도입된 계기는 1910~1920년에 마련된 것 같다. 19세기 후반에도 상황은 여전히 혼미했다. 과학을 치료에 적용할 때 실수를 범하거나 이를 통제하지 못했기 때문에 의학은 오히려 발전했다. 이러한 상황은 무균법을 사용한 외과수술과 광견병 백신, 디프테리아 면역소와 살바르산에도 해당되었다. 처음부터 잘못된 시작이 상황을 혼란스럽게 했다. 1890년에 코흐가 결핵 치료에 대한 잘못된 발표를 했던 탓에 세균학을 임상에 적용하는 데 심각한 타격이 있었다.

그러나 1890년대 후반에 이르면 의학은 주로 공중위생에 주력함으로써 인간의 건강에 기여했다. 그렇다고 해서 의사들의 역할을 과소평가해서는 안 된다. 최근 몇 년간 학계에서는 19세기 후반에서 20세기 초까지 사망률이 격감한 원인을 생활수준의 변화나 일반적인 보건정책에서 찾았다.* 그리고 특정 질병의 사망률 감소는 의사들이 효과적인 예방법이나 치료법을 적용하기 전부터 이미 나타나고 있었다는 증거들이 제시되었다.[146] 그러나 이러한 생각은 의학과 보건의 차이점을 과장한 것이며, 의학적 효능이 단지 '마법의 탄환'의 유무에 따라 결정된다고 보는 것이다. 의사들은 더욱 정확한 진단을 내림으로써 병균의 원인과 감염 방식을 검증하고, 개인위생에 대한 인식을 확산시켜 보건 효과를 높이는 데 직접적으로 개

---

* 역 폴 스타는 토머스 맥퀀(Thomas Mckeown)의 논의를 염두에 두면서 논의를 전개하고 있다. 맥퀀은 자신의 책 『의학의 한계와 새로운 가능성』(장상혁 외 번역, 한울)에서 영양상태 및 환경 개선이 치료법의 발달보다 사망률을 개선하는 데 더 큰 영향을 미쳤다고 주장했다.

입했다. 디프테리아와 파상풍의 경우 면역소를 도입하면서 사망률이 급격하게 낮아졌고, 장티푸스의 경우 백신은 사망률을 낮추는 중요한 원인이 되었다. 이 시기에 주요 사망 원인이었던 디프테리아와 장티푸스가 줄어든 것은 일반적으로 기대수명이 연장되는 와중에 두드러진 현상이었다.[147]

어쨌든 백신과 혈청이 사회적 행태에 미친 파장은 그 역학疫學적인 영향에 비할 바가 아니었다. 디프테리아와 파상풍은 광견병과 마찬가지로 사망률이 높은 치명적인 질병이었고, 이에 대한 의학적 치료는 대단한 효과를 불러일으켜 사망률을 50%에서 31%로 떨어뜨렸다. 디프테리아 면역소의 가치는 조기 진단과 정확한 진단에 의해 결정되었으며, 이 경우에 의학적인 전문 지식에 따라 삶과 죽음이 결정될 수도 있었다. 의학적 권위가 높아졌음을 이해하기 위해, 의사들 대부분이 인후염을 치료할 수 없었다는 사실은 별로 상관없는 일일 수도 있다. 의사로부터 의학지식을 사전에 들었던 부모들이라면 아이가 설령 디프테리아에 걸렸을 가능성이 희박하더라도, 의사가 아이의 인후를 진찰해 주기를 원하게 마련이다. 더구나 의사에 대한 환자 부모들의 의존성은 의사들이 자신들의 전문성을 상대적으로 덜 요구하는 분야로까지 일반화될 수 있다.

의학적 권위는 객관적인 오류가 있다고 해도 반드시 실추되는 것은 아니었다. 수유가 좋은 예이다. 19세기 후반에 특허를 받은 유아식들은 사실 아무런 효과도 없었다. 일부 식품에는 우유가 전혀 들어 있지 않았고, 인공적인 수유를 한 아기들의 사망률은 모유를 먹는 아기보다 매우 높았다. 일부 의사들은 인공식품을 먹이지 않도록 권했지만 다른 의사들은 먹여도 된다고 생각했다. 대부분의 사람들이 영양학에 대해 아는 바가 없었고 권장식품도 신뢰하지 않았다. 극소수 사람들이 보건의 권위를 내세워 우유 공급에 대한 규제를 활성화하는 데 중요한 기여를 했다. 그러나 수유는 아주 복잡한 문제이므로 의학적인 관리감독이 필요하다는 관계자들의 주장은 의학적 증거를 잘못 이해한 데서 비롯되었다. 의사들은 우유가 모유보다 단백질이 풍부하며 당분이 적지만 지방의 함량은 동일하다는 것을 밝혀냈다. 그들은 이러한 차이를 들어 모유를 먹지 않은 아기가 걸리는 질병과 소화불량 증세를 설명할 수 있으리라 생각했다. 그리고 우유는 복잡한 제조 방식에 따라 가

공해야만 한다고 주장했다. 당시 저명한 소아과 의사였던 로치Thomas Morgan Rotch는 우유 성분에 0.1% 정도의 미세한 변화를 가하면 모든 차이가 나타날 것으로 생각했다. 의사들도 아기들의 조그만 위에 부담이 갈 정도로 많은 수유를 했을 경우에 이상이 생긴다고 믿었다. 그들은 우유가 얼마나 신속하게 흡수되는지를 몰랐기 때문에 정기적으로 제한된 수유 스케줄을 권했다. 이뿐만 아니라 로치는 어떤 아기에게 맞는 음식이 다른 아기에게 맞지 않을 수도 있으므로 개별적인 영양관리가 반드시 필요하다고 주장했다. 역설적이지만, 당시의 많은 소아과의사들은 데운 우유가 자연적인 조건에 변화를 가한 것이므로 아기에게 적합하지 않다고 생각했다. 결과적으로 그들은 신선한 우유를 공급받기 위한 여러 가지 지원을 하면서도 파스퇴르식 저온살균법에 관해 양면적인 입장을 취했다. 수유와 관련한 지난 45년간의 소아과적 의견을 검토한 어느 저명한 소아과의사는 1935년에 다음과 같은 사실을 지적했다. "가장 놀라운 사실은 당시의 생화학적 연구 결과와 수많은 탐구에도 불구하고, 비타민의 발견과 그 영양학적 중요성을 인정하지 않은 것이다. 오늘날에도 아기들은 그 당시와 같은 방식으로 수유를 받고 있다."[148] 1979년에 또 다른 소아과의사도 로치의 이론을 재검토한 뒤에 홈스의 말을 인용해 수유에 관한 한, 실속 있는 두 개의 유선이 교수들의 좌우 두뇌보다 훨씬 쓸모 있다는 결론을 내렸다.[149]

이처럼 문화적 권위는 반드시 능력에 입각할 필요가 없었으며, 명료하지 않아도 내세울 수 있었다. 보건과 일부 전염병을 치료할 때 전문가들이 내세운 능력은 합리적인 근거를 지니고 있었지만, 수유의 경우에는 그렇지 못했다. 그러나 의학지식을 항목별로 평가해서는 의학적 권위의 성장 과정을 이해할 수 없을 것이다. 인간의 사회적 행위가 반드시 의학적 권위에 따라 이루어지는 것은 아니었다. 광대한 역사적 세력의 지평 위에서 개인의 판단은 인간적 선택의 광활한 변경을 따라 물러나고 있었다.

정당성의 복원

미국의 정치문화는 잭슨 시대부터 혁신주의 시대까지 근본적인 변화를 겪었다.

민주주의적 단순성과 상식에 대한 믿음은 과학과 효율성 앞에 무릎을 꿇었다. 그러나 이 두 시대의 차이를 굳이 과장할 필요는 없다. 양 시기에는 모두 대기업의 권력에 맞선 격렬한 공격이 시작되었고, 기업과 관료주의 조직이 한층 성장했다. 그리고 국민의 민주주의 문화와 자본주의 경제 사이에 긴장이 계속되면서 첨예한 대립 양상을 띠었다. 잭슨 시대와 혁신주의 시대는 모두 과학을 중시했으나, 이를 이해하는 방식은 서로 달랐다. 잭슨 시대에는 과학을 널리 그리고 쉽게 확산될 수 있는 지식으로 인식했던 반면, 혁신주의 시대에는 과학의 복잡성과 과학에 다가가기 어려운 특성이 서로 접목되었다. 그리하여 두 시기에 의사들의 차이점은 놀라울 정도였다. 잭슨 시대에 의사의 독점 행위는 기업의 독점과 마찬가지로 비판의 대상이었지만, 혁신주의 시대에는 개혁가들이 기업적 이해관계에 반기를 들고 나서서 보편적인 정당성을 보여주는 하나의 표본으로서 전문가의 권위를 지지했다.

잭슨 시대와 달리 혁신주의자들은 의료 분야를 통제하려는 의료운동을 지원하며 엄격한 의사면허 제도의 확립과 약품에 대한 규제를 목적으로 운동을 벌였다. 미국의사협회는 돌팔이 의사 근절을 위한 운동을 계기로 의기투합했다. 사회주의자들과 록펠러재단Rockefeller Foundation의 자선사업 또한 과학적 의학의 확대에 관여했고, 이는 여성단체와 반反페미니스트들도 마찬가지였다.

급진주의자들과 개혁가들, 그리고 보수주의자들의 주장에서, 일반인들이 신체적·개인적 문제를 처리하는 능력에 대한 자신감을 점차 잃고 있었다는 사실을 발견할 수 있다. 20세기 초에 가족의학 상담가들은 반세기 전의 선배들과는 달리 주로 일상적인 위생과 응급처치에 주력했다. 혁신주의 시대에는 치료에 대한 대중의 자율권을 요구하는 것이 개인의 진실성을 위험에 빠뜨릴 수도 있었다. 대중은 의학을 전문적이며 복잡한 학문으로 인정하는 한편, 전문가의 권위를 제도화할 필요성을 인정하게 되었다.

의사들도 자신의 생활에 일어난 변화를 감지할 수 있었다. 1923년에 미네소타주의 한 의사는 "10년 전에는 아이에게 아무 이상이 없다는 것을 확인받기 위해 찾아오는 부모가 없었다. 하지만 오늘날에는 소아과의사의 업무 중에 가장 중요한 것이 예방의학이라고 단언할 수 있다."라고 평가했다. 이는 나이 든 환자에게도 동일하게 적용되었다. "사람들은 진찰을 받고 싶다고 말하면서 자신의 여생을 어떻게 연장할 수 있는지 듣고 싶어 한다."[150]

스페인과 미국 간 전쟁과 제1차 세계대전에 참여했던 의사의 경험만큼 의학적 권위가 신장된 것을 극명하게 보여주는 사례는 찾아보기 어려울 것이다. 미시간 의과대학 학장을 오랫동안 지낸 보간Victor C. Vaughan은 1923년에 다음과 같이 회고했다.

> 나는 1898년에 스페인과의 전쟁에 참여했으며, 그 이후에는 사단 장교로 참전해 특별한 요청을 하거나 조언을 하기도 했다. 대체로 나는 무시당하는 편이었다. 내가 군의관에 불과하며 어떤 제안도 할 수 없다는 말을 직접 듣지 않더라도 나를 대하는 태도로 느낄 수 있었다. 내게 그런 행동은 무례하기 짝이 없는 것이었다.
>
> 치카모가(군대 주둔 캠프)에서 장티푸스 환자가 날로 늘어가고 있을 때 우리를 지휘하던 장군은 매일 거드름을 피우며 장티푸스가 발생했던 우물에 걸터앉아 자신의 경멸을 표시하기 위해 물을 마셨다. 그러나 전쟁이 막바지에 이르렀을 때 나는 색다른 경험을 하게 되었다. 전투병과로 갈 때마다, 그는 나에게 "의사 선생이 전염병을 해결하세요."라고 제안했다.

"의사들이 전쟁 막바지에 이토록 권위를 인정받고, 신임을 얻은 때는 없었다." 또한 보간은 "의사들이 오늘날만큼 명예와 신임을 누렸던 시절도 없었다."[151]라고 지적했다.

래시Christopher Lasch는 혁신주의 시대에 의사들에게 대적하여 비전문 치료사들이 자율권과 능력을 상실한 것은, 노동자들이 자본가와 기술자들에게 대적해 자율성과 자질을 잃은 것과 마찬가지라고 주장했다.[152] 그러나 이와 관련한 메커니즘은 매우 달랐기 때문에 이 유추는 잘못된 것이었다. 고용주들은 작업을 통제해 권력을 획득했기 때문에 피고용자들은 자신이 원하지 않는 변화를 겪어야 했다. 그러나 의사들은 일반인들의 자율권을 박탈할 만한 권력 기반을 갖지 못했다. 사장은 직원을 해고할 수도 있었지만, 의사는 환자를 해고할 수 없었다. 의사들이 법적 권한을 부여받았거나 수문장으로서 제도적인 권한을 인정받은 경우를 제외하고는, 고객들은 전문가의 자문을 구해야 할 때만 의사들에게 의지했다. 완전한 강제력이라든지 허위의식만으로는 이것을 설명할 수 없다. 래시가 지적한 것처럼 의사들은 자가치료 능력에 대해 조소를 보냈을지 모른다. 그러나 사람들이 전문가의 조언을 듣기 위해 모여든 이유는 자기중심적인 의사들의 훈계가 아니라 19세기 말에 등장한 새로운 생활환경에서 찾아야 할 것이다.

일상생활에서 일어난 광범위한 변화는 기술과 사회조직의 혁명에서부터 시작되어 결국 사람들의 전문 지식에 대한 인식을 바꾸어놓았다. 새로운 도시 생활의 질서와 산업자본주의를 통해서 다른 사람이 가진 기술에 대한 의존도는 높아진 반면, 비전문가에 대한 의존도는 낮아졌다. 의사들의 권위 중 일부는 사람들이 가지고 있던 자신의 능력과 지식에 대한 신념이 변화하면서 생긴 것이었다. 의사들은 새로운 환경 속에서 자본화되었지만 스스로 새로운 조건을 창출하지는 못했다. 의사들은 과학을 대변하는 주요 사절로서 영향력을 계속 확대하면서 혜택을 받았다. 그들은 진단기술의 계속적인 발달과 치료 능력의 향상을 통해 자신의 권위에 대한 신뢰를 유지해 나갈 수 있었다. 1900년 이후에 의사들은 정치적인 조직체를 결성했으며, 권위를 이용해 법적 특권과 경제력, 소득의 신장 및 사회적 신분을 고양할 수 있었다.

20세기 초에 의사들은 수입 면에서 실질적인 성장을 기록했다. 정확하지는 않지만 앞서 인용한 통계자료에 따르면, 1900년경 의사들의 평균수입은 750~1500달러 정도였다. 물가가 1900년과 1928년 사이에 약 2배 정도 상승한 점을 감안하면, 1928년 의사의 수입은 1500~3000달러 수준이었을 것으로 추산된다. 그러나 미국의사협회가 6000명의 의사들을 표본으로 수집한 자료에 따르면, 1928년에 의사들의 평균 순수입은 6354달러, 중위median 순수입은 4900달러로 나타났다. 1929년에 상무성Commerce Department에 따르면 개원의들의 평균 순수입은 5224달러였고, 중위 순수입은 3758달러였다. 같은 해에 5000명의 의사를 대상으로 의료수가위원회Committee on the Cost of Medical Care: CCMC가 실시한 조사에 따르면 유급·

무급을 통틀어 전체 의사의 평균 순수입이 5304달러이며, 중위 순수입은 3827달러로 보고되었다. 의사들의 수입은 대공황과 함께 줄어들었지만 다른 직종에 비해 상대적으로 높은 수준을 유지했다. 전국경제조사사무국National Bureau of Economic Research이 실시한 조사에서 쿠즈네츠Simon Kuznets와 프리드먼Milton Friedman은 1929년부터 1934년까지 의사들의 연평균 순수입은 4081달러로서 노동자들의 평균수입(991달러)의 4배에 달했다고 밝혔다. 이 두 집단에서 중산층 가정의 수입은 비교적 격차가 줄어서 의사 가족의 수입이 유급 노동자 가족에 비해 약 2~3배 정도 높은 것으로 나타났다. 전문직은 다른 직종에 비해 교육비 지출이 높아 이를 충당하기 위해서라도 비전문직에 비해 적어도 70% 이상 높은 수입이 필요했을 것이다. 그러나 현실적인 격차는 더욱 컸다. 쿠즈네츠와 프리드먼은 여러 가지 요인을 검토한 후에 이러한 초과액이 전문직에 종사하지 못하게 하려는 독점 장벽에서 비롯되었다고 결론지었다.[153]

1910년대에 의사들은 위신과 소득 면에서 큰 성과를 거두었다. 의사는 대단히 바람직한 직업이 되었다. 1930년대가 되자 이전에 입학이 허용되었던 인원의 2배 정도가 의과대학에 지원했다. 입학을 거부당하는 비율도 45%에 달했다.[154] 선별 입학은 상업적인 의학교의 몰락과 함께 시작되었다. 1900년 이전까지만 해도 실제로 입학을 거부하는 의학교는 거의 없었다. 1925년에 나온 직업적 위신에 관한 연구를 보면, 주로 고등학교 2학년 담당교사들을 대상으로 조사했을 때, 의사의 평균 순위는 은행가와 대학교수의 뒤를 이어 3위에 올랐고, 목사와 변호사가 그 뒤를 이었다. 1933년에 실시된 두 번째 조사에서는 직종이나 지역에 상관없이 의사가 고르게 1위를 차지했다. 이후 여러 차례의 연구에서도 의사는 미국 대법원장직을 제외한 모든 여타 직종에서 가장 높은 자리를 굳혔다.[155]

사회계층을 설명하는 방식에는 두 가지 사상적 줄기가 있다. 첫 번째는 사회 전반에 걸친 다양한 사회적 역할과 직업의 기능적 중요성의 차이에 주목하는 것이며, 두 번째는 각기 다른 구조적 상황에 처한 사람들에게 유리한 권력의 변화를 중시하는 것이다. 사회계층의 변화에 대한 이론들, 즉 집단이동에 관한 이론들도 이와 동일한 양상을 띠고 있다. 기능주의자들은 사회적 요구나 이를 충족시켜 줄 각기 다른 집단의 역량이 어떻게 변화하는지를 중시한다. 이와 대립적인 입장에서는 자원의 증가나 저항의 감소에 따라 계급이나 직업 집단의 권력이 어떻게 변화하는지를 주목한다. 이러한 관점은 상호보완되기 어려운 딜레마에 빠져 있다. 기능주의자들의 시각은 사회적인 요구만을 중시하며, 권력이론가들은 사적인 이해관계에만 초점을 두고 있다. 어느 쪽도 편향된 측면을 대신할 대안을 발견하지 못하고 있다.

이 두 가지 이론의 관점과 한계는 전문직의 성장을 해석할 때도 뚜렷하게 나타난다. 기능주의자들은 전문가들의 성장 원인을 전문 기술과 지식이 중요해진 것에서 찾는 데 반해, 권력이론가들은 전문가들의 독점적인 관행에서 찾는다. 의학의 경우에 전자는 의사의 성장 원인을 의학지식의 발전에서 찾는 반면, 후자는 의사들의 지식 독점에서 찾고 있다.[156]

나는 서문에서 과학의 진보가 중요하기는 하지만 그것만으로 의사들이 겪어온 사회적 지위의 역사적인 변화를 설명할 수 없다고 지적한 바 있다. 과학은 전문가들에게 부와 존경을 부여하지 않으면서도 그들의 생산성과 능력을 향상시킬 수 있었다. 지식은 반드시 권위로 변화되어야 하며, 과학적 진보로 얻은 성과는 전문가들에 의해 개인적으로 점유되기 전에 시장력으로 전용되어야 한다. 다른 한편으로, 독점적인 의술만으로는 이를 설명하기에 충분하지 않다. 많은 직종들이 독점적인 권력을 추구하고 있는데, 왜 일부는 성공하고 일부는 실패했는지에 대해서는 설명할 수 없다. 이를 독점화 이론으로 설명하려는 사람들은 한 집단이 경쟁 상태의 다른 집단에 대응해 어떻게 이해관계를 명확하게 했는지에 관심을 두는 경향이 있다. 이를 위해서는 집단이 어떻게 합의를 이루어내고, 구성원들을 동원할 수 있었는지를 먼저 밝혀야 할 것이다.

만약 의사들이 단지 독점적인 길드에 불과했다면, 그 지위는 오늘날과는 달리 대단히 불안정했을 것이다. 내가 계속 주장해 온 것처럼, 의사들의 높은 소득과 신분은 그들의 권위에 기반한 것이며, 이는 일반인의 맹종과 제도적으로 정착된 의존성에 기인한다. 만약 의사들이 다른 사람들의 욕구를 만족시켜 주지 못했다면 그들의 사적인 이익만으로는 사회를 지배할 수 없었을 것이다. 폴라니의 말대로,

"계급의 힘은 구성원이 외부로부터 지지를 담보할 수 있는지에 달려 있다. 그리고 이는 사적인 이해보다 광범위한 사회적 이해관계에 의해 주어진 임무를 완수하느냐에 달려 있다".[157] 이는 자신들 이외에는 아무런 권력도 없던 의사들의 입장에서 실제로 그러했다. 사회 전체에 파급된 복합적인 변화 덕분에 의사들은 광범위한 지지를 받게 되었고, 이를 무기로 사회적 이해관계를 자신들의 이익에 맞도록 재정립할 수 있었다. 바로 이것이 의사들이 이룩한 업적의 본질이었다.

4장

병원의 새로운 변화

병원 내부의 변화 •

전문가 집단의 승리 •

병원체계의 유형 •

근현대사에서 병원만큼 가장 근본적인 변화를 겪은 기관은 없다. 인간 낙오자들을 모아놓은, 부도덕하고 두려운 곳이었던 병원은 과학과 관료주의의 성채로 거듭나면서 새로운 도덕적 정체성과 목적을 갖게 되었으며, 사회적 신분이 더 높은 환자들을 치료하는 곳으로 발전해 나갔다. 병원은 처음에 빈민들을 위해서 설립되었으나, 나중에는 완전히 다른 목적을 가지게 되었다. 이런 점에서 병원은 다른 기관과 구별된다. 기능이 달라짐에 따라 병원은 사회의 밑바닥에서 벗어나 점차 사회적 경험의 일상적인 부분으로 자리 잡게 되었다. 그 경험은 여전히 두렵기는 하지만 공포스럽지는 않았다.

19세기 말에 이르러 병원이 과학적으로 새롭게 정의되고 병원과 의학이 연계성을 갖게 되면서, 병원은 도덕적인 면모를 갖추게 되었다. 오늘날 우리는 기술적으로 가장 정교한 형태를 갖추고 있다는 점에서 병원을 의료 분야에서 가장 발달된 공간으로 생각한다. 그러나 100여 년 전만 해도 병원은 의료와 별로 관계가 없었다. 산업화 이전에 병원은 주로 아픈 사람을 돌보는 종교적인 자선기관이었지 치료를 받는 의료기관이 아니었다. 유럽에서 병원은 이미 18세기부터 의학교육과 의학연구에서 중요한 역할을 담당해 왔으나, 미국에서는 존스홉킨스 의과대학이 설립되기 이전까지 체계적인 임상교육과 탐구는 무시되어 왔다. 남북전쟁이 일어나기 전만 해도 미국 의사들은 병동에 발을 딛지 않고서도 얼마든지 진료 경력을 쌓을 수 있었다. 병원은 일반 개원의들의 현안에 일체 관여하지 않았으며, 개원의들도 병원의 일상 업무에 신경을 쓰지 않았다.

그러나 수십 년이 지난 1870~1910년경에 병원은 의학교육과 진료의 주변부적 위치에서 벗어나 중심적인 위치를 차지하게 되었다. 주로 집 없는 빈민과 정신병자들의 피난처였던 병원은 이 시기에 온갖 종류의 환자들을 치료하는 의사들의 작업장으로 변모했다. 또한 병원은 구호물자에 의존하던 자선기관에서 점차 환자들에게서 치료비를 받아 재정을 유지하는 시장 제도로 발달했다. 이렇게 달라진 이유를 과학적인 발전이라고 생각할 수 있다. 이보다 더욱 중요한 요인은 산업자본주의 사회의 수요로 인해 많은 사람이 도심지로 모여들었고, 자급자족의 전통과는 다른 전문화와 기술적인 능력에 대한 이념이 널리 전파되었기 때문이다. 이러한 요인은 병원의 성장을 가속화했을 뿐만 아니라 병원의 운영권을 의사와 행정가들에게 이전시켰다. 간호는 교육을 받은 뒤에 수행하는 전문 업무가 되었으며, 효율적·합리적인 조직화라는 경제학적 개념이 의료 분야에 적용되면서 노동분업도 더욱 세분화되고 강화되었다. 환자들은 병이 나을 때까지 병원에 머무르는 대신에 이제는 증상이 가장 심한 시기에만 병원에서 치료를 받기 시작했다. 병원도 과거에 비해 적극적인 성향을 띠게 되었고, 더 이상 슬픔과 자선의 샘이 아니라 건강을 생산하는 작업실로 자리를 잡아갔다.

이러한 변화는 병원 외부로 확산되어 의사와 병원의 관계에 영향을 미쳤고, 전반적인 병원체계를 전반적으로 발전시켜 나가는 원동력이 되었다. 일단 병원이 의료에서 필수적인 기관으로 자리를 잡게 되자, 병원시설에 대한 접근을 통제하는 것이 권력을 획득하는 전략적 토대가 되었다. 오랫동안 병원을 장악해 왔던 소수 엘리트들의 지배에 대한 일반 의사들의 반감이 극에 달하면서, 의사들은 독자적인 기구를 창설하거나 기존 병원에 접근하기 위해 압력을 행사했다. 재정적인 압박과 과열된 경쟁에 위기감을 느낀 병원들은 점차로 많은 의사들에게 문호를 개방했고, 새로운 방식으로 이들을 계층화하여 광범위한 조직망을 형성했다.

일반 의사들이 임용을 받지 않고서도 병원시설을 이용할 수 있다는 점은 미국 의료의 가장 큰 특징이라고 할 수 있지만, 오늘날까지도 이는 제대로 평가되지 않고 있다. 유럽 및 여러 나라에서는, 환자들이 병원에 오면 그들을 치료했던 의사들은 병원 의료진에게 책임을 일임하는 것이 관행으로 되어 있으며, 병원 의료진들은 의사들 내에서 별개의 집단을 이루고 있다. 그러나 미국에서는 개원의가 병원까지 환자를 따라와서 그들을 진료한다. 이로 인해 환자에 대한 결정권을 가진 사람들이 병원 직원이 아닐 때도 많아 병원 행정이 복잡해졌다. 그러나 이러한 관행 덕분에 병원에 고용된 의사에게만 진료를 받는 것에 비해 의사와 환자의 관계가 더욱 친밀한 개인적인 관계가 될 수 있다는 장점도 있다.[1]

'공公'과 '사私'라는 용어는 개별적인 경험(타인에게 비춰지는 경험)과 기관들의 구조(기관과 국가의 관계) 양쪽에서 모두 거론되는데, 미국의 병원 의료는 전반적으로 사적인 성격을 강하게 띠고 있다. 미국 병원은 개원의들을 보유하고 있을 뿐 아니라 건물구조에서도 그들을 위한 별도의 치료 공간을 만들었다. 유럽 및 다른 나라의 병원은 일반적으로 넓게 개방된 장소에서 진료를 하는데, 미국 병원은 개인적인 특성에 맞도록 진료 장소가 좁은 편이다. 미국 병원의 경제조직을 살펴보면 병원 기능의 공적 개념이 유럽에 비해 다소 약하다. 미국 병원은 국가 소유로 된 중앙집권적인 병원체계 대신에 '혼합경제'처럼 독자적인 경영진 아래 여러 종류의 공공기관과 민간기관이 공존하는 방식으로 운영되고 있기 때문이다. 그러나 이러한 제도적인 변화에도 불구하고, 19세기 미국 병원들은 조직적으로 통합되지 못했다. 당시 의사들은 병원으로부터 자율권을 보장받고 있었고, 또한 병원은 정부로부터 자율권을 확보하고 있었기 때문에 병원체계상 혹은 내부적으로도 그 구조가 느슨할 수밖에 없었다. 병원이 급격하게 변화하던 시기에도 사적인 이해관계와 사생활이 중시되고 한층 강조되었다.[2]

병원 내부의 변화

1870년 전후의 병원

병원의 새로운 변화란 병원을 사회복지기관이 아닌 의료기관으로 정의하는 것이며, 자선단체가 아니라 사업체로서 병원을 조직하는 것인 동시에 특정 고객이나 빈민을 위한 병원이 아니라 전문의와 환자를 위한 병원을 지향하는 것을 의미했다. 나는 특히 이러한 변화를 중점적으로 논의하고자 하며 일부 특별한 사례로 범위를 좁혀 살펴볼 것이다. 1870년 이전까지만 해도 민간 자선기관이었던 미국 병원들은 적극적인 치료를 강조하고 일부 유료 환자들을 받았다. 1910년 이후에도 병원은 기부자들의 관할 아래 법률상 자선단체의 성격을 지니고 있었다. 그러나 19세기 말에 이르러 병원 의료가 상당한 규모의 산업으로 발전함에 따라, 자선기관에서도 의료활동과 전문가의 지배와 시장지향성이 한층 두드러졌고 병원도 널리 확산되어 나갔다. 그 결과 많은 병원들이 새로 건립되었으며 그 가운데 상당수 병원들이 상업적인 목적으로 설립되었다.

19세기 후반, 미국 사회는 경제적인 팽창기였을 뿐만 아니라 제도적인 발전이 급격히 이루어진 시기로서 각종 조직체들이 수적으로 늘어나고, 구조적으로도 일대 개혁이 이루어졌다. 챈들러Alfred Chandler에 따르면, 이 시기에 기업이 성장함에 따라 유급 경영진과 복합회사가 출현했다. 대학과 마찬가지로 병원의 성장 과정을 살펴보면, 시장이 어떻게 자본주의 이전 제도의 이데올로기와 사회적 관계를 침식해 들어갔는지를 알 수 있다. 대학에서는 학생들이 실용적인 직업에 종사할 수 있도록 교육했고 신사다운 것보다는 실용적인 가치를 중시했다. 교수진들도 높은 명성과 자율성을 누렸다. 병원도 돌보는 기능에서 적극적인 치료 기능으로 진일보하면서 의사들이 더 많은 권한을 누리게 되었다. 시장성 있는 새로운 서비스를 모색하게 된 병원과 대학은 도덕적인 감독자 역할 대신 새로운 생산 기능을 수행할 전문가들에게 관심을 갖게 되었다.[3]

더욱 넓은 역사적인 틀 속에서 병원의 새로운 변화를 평가하자면, 그것은 사회구조가 '공동체적communal' 관계에서 '결사체적associative' 관계로 나아가는 보편적인 운동의 일환이었다고 볼 수 있다. 베버는 이 두 가지 관계를 구분했다. 공동체적 관계는 가족과 형제애 및 그 밖의 개인적 충성심의 유대관계 혹은 집단적 결속력이며, 결사체적인 관계는 공유된 이해관계나 목적을 근거로 한 연합이나 경제적인 교환관계라고 보았다.[4] 공동체적 관계에서 결사체적 관계로의 전환은 두 가지 측면에서 이루어졌다. 즉, 가정과 지역사회가 수행해 왔던 기능이 공식적인 조직체로 넘어갔을 뿐만 아니라, 새로운 기능을 떠맡은 조직체에도 큰 변화가 일어났다. 과거에 공동체적이었던 기관들이 점차 결사체적인 성격을 띠게 되었고 기업도 마찬가지였다. 원래 기업의 개념은 수도원과 소도시, 대학 등에서 소속원들이 물건을 공동으로 소유하지 않고 함께 생활하며 노동하는 관계에 적용되던 것이었으며, 당시 기업은 곧 지역공동체였다. 기업이 사업기관으로 모습을 갖추게 된 것은 훨씬 뒤의 일이었다.[5] 이러한 과정은 병원의 발전 과정에서도 일어났다. 병원의 역사 속에는 가장 오래된 기업의 속성이 담겨 있었다. 중세에 병원은 종교적 질서에 의해 운영되었고 강한 공동체적인 특성을 가지고 있었다. 이곳에서 일하던 사람들은 한데 뭉쳐 공동가구에 소속되어 있었다. 로젠George Rosen*은 "병원들은 중세 말기에 자치도시에 의해 교회의 지배에서 벗어나게 되었을 때도 세속화되지 않았다. 병원은 본질적으로 종교적인 장소였고, 그곳에서 일하는 구성원들은 종교적인 규율에 따라 운영되는 일종의 공동체 의식을 지니고 있었다."[6]라고 썼다. 식민지 시대의 구빈원almshouse은 병원과 같은 방식은 아니었지만, 환자를 돌보는 기능과 공동체적 특성을 강하게 지니고 있었던 최초의 의료기관이었다. 로스먼David Rothman은 당시 구빈원이 가난하고 집 없는 병자들에게 가정의 역할을 대신 해주었다고 평가했다. "구빈원에 수용된 사람들은 단순한 동거인이 아니라 가족이었다. 구빈원의 건물 또한 일반 가정집과 유사하여 가정으로서의 개념을 반영하고 있었다." 건축사가에 따르면, 구빈원의 건축양식과 사회구조는 "계획적으로" 만들어진 것이 아니라 자연적으로 '파생된' 것이었다.[7]

이런 구빈원과 병원도 나중에는 관료주의적 구조로 점차 변모했다. 초기 병원은 근본적으로 가족주의적인 사회구조였다. 환자들은 후원자가 허락하면 병원에 들어왔고 도덕적으로는 어린이와 같은 대우를 받았다. 의료진들은 병원에 기거하면서 일했고 사생활까지 규제하는 규율과 훈육을 따르며 생활했다. 병원장과 간호장은 부부일 때가 많았으며, 병원의 가족을 일괄적으로 관리했다. 그러나 병원이 일단 관료조직화되자, 병원 의료진들도 더 이상 병원을 가정과 동일시하지 않았으며 스스로를 기관에 고용된 사람으로 간주했다. 환자와 대중에 대해서도 병원은 자선보다 서비스에 대한 치료비 지불에 더욱 비중을 두게 되었다. 이처럼 근대 병원의 역사는 공동체적인 관계로부터 결사체적인 사업조직으로 변화하는 과정을 보여주었다.

지거리스트Henry E. Sigerist**도 지적한 바 있듯이, 미국 병원은 유럽 병원이 거친

---

* 역 조지 로젠(1910~1977)은 어윈 아커크네히트와 함께 전후 미국 의학사학계를 이끌었던 인물로, 지금도 발간되는 *Journal of the History of Medicine and Allied Sciences*를 창간했다. 그의 저서 『보건과 문명(A History of Public Health)』(이종찬 외 번역, 몸과마음)은 이 분야의 고전이다.

** 역 헨리 지거리스트(1891~1957)는 파리에서 출생하여 스위스에서 의학을 공부한 후에 독일에

역사적 발전 과정을 단기간에 경험했다.[8] 첫 번째 단계로는, 구빈원과 기타 비전문적인 기관들처럼 일반 복지 기능을 주로 담당하면서 부수적으로 환자를 돌보는 기관이 등장했다. 17세기 초에 설립된 이 기관들은 노약자, 고아, 정신이상자, 병자들과 같은 기식자들을 망라하여 수용했다. 두 번째 단계로는, 환자를 돌보기는 했지만 그 대상을 빈민에 국한시켜 치료하는 병원들이 나타났다. 마지막 단계로, 19세기에 이르러 사회의 전체 계급을 대상으로 치료하는 병원이 출현했다. 다시 말해 구빈원이 전문화되기 시작하고, 그 목적이 한층 보편화되는 과정을 거쳐 근대적인 병원으로 탈바꿈한 것이다. 1752년 필라델피아에 설립된 펜실베이니아병원은 환자만을 전문적으로 진료하기 위해 세워진 미국 최초의 종합병원이었다. 그 뒤를 이어서 1771년 뉴욕병원이 설립 인가를 받았으나 20년이 흐른 뒤에야 개원했다. 1821년에는 매사추세츠종합병원이 보스턴에서 개원했다. 이 세 병원은 나중에 '자선병원'이라고 불렸는데, 그 이유는 세금보다는 임의기부금을 받아 병원 재정을 충당했기 때문이다.

이렇게 1세대 병원들이 설립되었지만 구빈원이 곧바로 문을 닫지는 않았다. 오히려 구빈원은 19세기에 와서 더욱 중요한 의미를 지니게 되었다. 식민지 시대만 해도 구빈원은 빈민과 병자를 돌보는 부차적인 기관이었다. 앞에서 지적했듯이, 식민통치자들은 가정에서 빈민을 구제하거나 이웃에게 정신박약아와 환자를 돌보는 대가를 지불하는 방법을 선호했다. 특정 수용기관으로 이들을 보내는 것은 최후의 방법이었으며, 주로 낯선 이방인이나 유달리 문제가 많은 환자를 대상으로만 사용할 따름이었다. 그러나 1828년을 즈음하여 주 정부는 정책적으로 가정에서의 구호를 금지했다. 가정에서의 구호는 일반적으로 경기침체기에만 이루어졌다. 의회

서 의학사를 전공했다. 1932년, 존스홉킨스대학의 초대 의학사 연구소장을 맡았으며, 1947년 스위스로 돌아갈 때까지 의학사와 의료사회학의 발전에 혼신의 정열을 쏟았다. 미국의학사학회 내 일군의 의학사학자들이 'Sigerist Circle'을 조직해 그의 학문적 사상을 계승하고 있다. 그가 쓴 책들 중에서 『다섯 가지 기념비적 사건으로 본 서양보건의학사(Landmarks in the History of Hygiene)』(이종찬 번역, 한울), 『문명과 질병(Civilisation and Disease)』(황상익 번역, 한길사)이 한국어로 번역되었다.

는 구빈원을 유일한 정부의 빈민원조기관으로 운영함으로써 공적부조에 대한 지출을 제한하려고 했다. 구빈원은 북적대고 불결할 뿐만 아니라 수치스러운 장소였으며, 빈곤 억제 및 공적부조의 기능 때문에 안락함을 느낄 수도 없었다. 구빈원의 빈민에 대한 지원은 미미하기 짝이 없었다. 직무태만과 부패는 어디서나 찾아볼 수 있었다. 특히 남북전쟁이 끝난 뒤에 개혁가들은 획일화된 구빈원을 차별화하여 고아와 정신병자, 시각장애인, 병자를 각각 전문적으로 담당하는 기관으로 보내기 위해 각고의 노력을 기울였다. 이 과정에서 간혹 구빈원의 의무실이 발전하여 대도시의 공립병원으로 발전한 경우도 있었다. 예를 들면 필라델피아 구빈원은 필라델피아종합병원이 되었고, 맨해튼 벨뷰병원Bellevue Hospital은 뉴욕 구빈원에서 시작되었으며 볼티모어카운티 구빈원은 볼티모어시립병원의 일부가 되었다.[9]

초기 미국의 자선병원은 구빈원과 공립병원을 보완하기 위해 발전했다. 자선병원은 일부 환자를 빈민이나 기식자들과 분리하는 방법인 동시에 어느 정도 완치 가능한 빈민 환자를 위한 대안이었으며, 드물게는 부유한 환자를 위한 안식처가 되기도 했다. 펜실베이니아종합병원과 매사추세츠종합병원과 같은 자선병원은 중·상류층 사람들이 많이 이용하는 편은 아니었지만, 구빈원에 비해 깨끗했고 도덕적인 평가도 좋았다.[10] 이곳의 경영자와 의사들은 사람들의 이목을 끌기 위해 더욱 안전하고 쾌적하게 지낼 방안을 강구하는 한편, 도덕적으로 위험한 환자들은 받아들이지 않았다. 전염병 환자들은 격리병원으로 보냈고, 완치가 불가능한 환자라든지 치료받을 자격이 없다고 판단되는 환자들은 구빈원으로 보냈다. 이러한 조치를 통해 병원은 수용 가능한 환자 수를 제한할 수 있었고, 가망이 없는 환자는 병원에 오점을 남기기 전에 다른 곳으로 보냈기 때문에 사망자의 비율을 한층 낮출 수 있었다. 이러한 관행은 병원 의료진들에 의해 이루어졌는데, 병원이 만성질환자로 가득 차면 더 이상 학생을 가르칠 만한 장소가 될 수 없었기 때문이다.

그러나 환자를 선별하는 관행 덕분에 병원의 전통적인 이미지인 '죽음의 집'에서 벗어나는 계기가 되었다. 초기 병원들은 적어도 필요성은 인정받았지만 여전히 불길한 장소로 여겨졌다. 러시Benjamin Rush는 독립전쟁 당시의 경험을 회고하면서, 병원을 "군대에 있는 인간 생명의 쓰레기장"이라고 불렀고, "과학이 급성 질병을 위한 병원을 완전히 철폐해 버리기를" 희망했다. 병원을 설립하려는 초기의 노력들은 주로 그 근처에 살고 있던 거주민들의 강한 반감을 불러일으켰다. 병원의 가치에 대한 이러한 회의주의는 일면 타당한 구석도 없지 않았다. 1870년경 영국의 각종 병원에서 발행한 자료에 따르면, 수술 후 환자 사망률은 가정보다 병원이 더욱 높았을 뿐만 아니라 병원 규모가 클수록 사망률도 높았다. 1876년에 하버드대학에서 상을 받은 윌리W. Gill Wylie는 아직까지는 문명화가 "병원 없이도 살아갈 수 있을 만큼 완벽한 경지"에 다다르지 못했다고 평가했다. 사고로 인한 부상자, 전염병자, 군인, 집 없는 부랑자, 정신병자는 병원에서 치료를 받아야만 했다. 그러나 병원이 더 확대된다면 그것은 빈곤과 나태함을 조장하고 가족의 붕괴를 가져올 수 있었다. 윌리가 보기에 "병원은 환자로 인한 부담감에서 벗어나고 싶어 하는 친지와 가정으로부터 환자를 떼어놓아 가족의 유대관계를 약화시키는 경향이 있었다".[11]

윌리는 당시 병원들이 주로 환자를 돌보기 위해서 세워졌기 때문에 가족의료에는 걸맞지 않음을 지적했다. 초기 병원들은 필라델피아, 뉴욕, 보스턴, 뉴올리언스, 루이빌 등 주로 항구나 강어귀의 소도시에 설립되었는데, 상업 중심지였던 이곳들은 이방인들이 행려병자가 되기 쉬운 곳이자 홀로 직장을 구하기에 적합한 곳이었다. 당시의 사회사업 허가서와 기금 마련을 촉구하는 호소문에는 그런 사람들의 요구가 고스란히 담겨 있었다. 1810년에 의사인 잭슨James Jackson과 워런John C. Warren은 보스턴의 몇몇 영향력 있는 인사들에게 병원에 대한 관심을 촉구하는 유인물을 배포했다. 여기에는 하숙집에 기거하는 기계공, 과부, 버림받은 여자들, 하인들, 지낼 곳이 마땅치 않거나 돌봐줄 친척이 없는 사람들의 사례가 열거되어 있었다. 산발적인 수치들이 어느 정도 타당하다고 볼 때 종합병원 환자들 중에서 소외된 사람들이 상대적으로 많았던 것으로 보인다.[12]

초창기 병원 건립은 권력과 재력을 갖춘 후원자들과 힘을 합친 의사들이 있었기에 가능했다. 그들은 의학교육을 발전시키고 위신을 지키는 수단으로서 병원 건립에 관심을 기울였다. 병원 직위를 통해 얻는 신분이나 영향력은 의사들에게 무료로 병원에 서비스를 제공하는 것과 같은 가치를 지니고 있었다. 사실 1751년 펜실베이니아병원이 처음 설립되었을 때, 의료진으로 근무한 세 명의 의사들은 3년간 자원해서 무료진료를 했을 뿐만 아니라, 자신들의 비용으로 모든 약을 제공했다.[13] 그러나 의사들은 병원으로부터 여러 가지 이익을 얻었음에도 불구하고 스스로의 힘으로는 이러한 이익을 누리지 못했다. 그 이유는 기금 부족과 의사들에 대한 환자들의 불신 때문이었다. 특히 가난한 환자들은 외과수술에 이용될지도 모른다는 두려움과 죽고 나서 해부용으로 의과대학생들에게 떠넘겨질지 모른다는 우려를 안고 있었다. 의사들은 자본과 정당성이 뒷받침되어야 할 필요성을 느꼈고, 상인, 은행가, 변호사, 정치지도자처럼 돈을 기부하거나 모금 운동을 이끌어줄 만한 후원자를 구할 수밖에 없었다. 그 결과, 개인병원뿐만 아니라 공립병원에서도 의사들 대신에 관리인, 경영자, 정치가, 지방행정관을 중심으로 한 이사회가 최종 결정권을 갖는 조직구조가 발전했다. 이러한 조직은 영국에서는 선례를 찾아볼 수 있었으나, 미국에서는 막강한 세력이 이러한 입장을 지지하지 않는 한 성공할 수가 없었다. 의사들이 병원 투자에 상응하는 결과를 산출하지 못하면 그들은 후원자들에게 종속될 수밖에 없었다. 1860년대 후반에 펜실베이니아주 리딩Reading에서 공공진료소 및 병원 건립에 관심을 가져온 의사들은 "전문가적 이해와 상업적 이익을 대변하는 특정 시민과의 연대가 얼마나 중요하며 필요한지"를 곧바로 깨달았다. 양질의 의료를 베풀기 위해서 그들은 "판사와 변호사, 금융·철강·목재·출판·주류 산업 및 철도와 선박 업계의 대표자들 이외에도 주 정부와 연방 정부의 정치인들을" 선택했다. 당시 이러한 선택을 기록한 지방의 한 역사가는 다음과 같이 소견을 밝혔다. "여기에 참여한 사람들은 여러 가지 방식으로 지역사회의 이권에 밀접하게 개입하고 있었다. 교회와 학교, 자선단체를 비롯한 갖가지 공동체적 조직망은 바로 이러한 시민들을 통해 의견을 내놓을 수 있었다."[14] 이것이야말로 지배계급을 동반자로 삼았을 때 얻을 수 있는 이점이다.

병원 후원자들도 얻을 수 있는 혜택이 다양했다. 사회에 보탬이 되는 일을 함으로써 돈과 성공을 동시에 거머쥐게 되었으므로, 그들은 더욱더 자발적으로 이 일에 참여할 수 있었다. 분명한 것은 병원이 의지할 곳 없는 사람들에게 진정한 의미의 종교적인 의무를 다하게 되었으며, 청년 의사들 또한 병원에서 가난한 사람들을 보살피는 경험을 쌓을 수 있어서 병원 의료의 수준을 한 단계 발전시키는 계기가 되었다는 점이다. 이 밖에도 병원은 치료를 받지 않을 경우 사회적으로 큰 부담이 되었을 환자들을 생산 가능한 노동자로 회복시켜서 병원 건립이 지역사회에 알맞은 투자임을 보여주었다. 이러한 — 사회학자들이 현재적 기능이라고 말하는 — 점들이 바로 병원 투자의 동기를 유발하는 수사학을 지배하고 있었다. 또 다른 단계에서 병원은 기부자들에게 기부금 관리, 계약 허용, 보직 임명권 및 환자의 입원 허가를 결정할 권한을 인정해 주었다. 19세기 병원 기부자들과 경영진은 병원 운영에도 직접적으로 관여했다. 예를 들어 환자가(개인적으로 지원금을 받으며 치료비는 내지 않는) '무료병상'에 입원하려면, 병원에 기부한 적이 있는 기부자의 소개장이 있어야 했다. 자선을 베푸는 자와 받는 자의 관계는 때때로 지나칠 만큼 개인적이었다. 병원의 후원회는 기증자의 부와 지위를 정당한 것으로 인정해 주었는데, 이는 마치 유명한 시민단체들이 병원과 의사들의 정당성을 인정해 준 것과도 같은 맥락이었다. 다른 자선사업과 마찬가지로, 병원 자선사업도 재산을 이용해 신분과 영향력을 획득할 수 있는 좋은 방안이었다. 월스트리트의 변호사이자 성누가병원St. Luke's Hospital의 설립을 주도했던 스트롱George Templeton Strong은 애스터John Jacob Aster가 13만 달러를 기부하기로 약속한 후인 1852년 5월 자신의 일기에 다음과 같이 적었다. "만약 그와 휘트니Whitney 이외에도 이 도시의 백만장자 20~30명이 이런 일을 좀 더 자주 하게 된다면, 그들 사이에 불화가 있을 리 없고 10년 안에 그들이 얻게 될 대중의 신뢰와 감사에 힘입어 뉴욕을 장악하게 될 것이다."[15] 물론 이것은 다소 과장된 것이지만 나중에 록펠러가의 자선사업에서 볼 수 있듯이 완전히 허무맹랑한 이야기만은 아니었다. 후원자들은 또한 자선사업을 통해서 배당금을 챙길 수도 있었다. 자선사업을 통해서 그들은 재산 축적에 따른 대중의 적대감을 누그러뜨릴 수 있었고, 마치 주요 기부자들의 준거집단과도 같았던 상류계급 안에서 확고한 지위를 누릴 수 있었다. 이로써 병원이나 다른 민간기관의 이사회 임원 자격은 중요한 사회적 지위의 지표가 되었다. 유대인 사회를 연구한 어느 역사가에 따르면 유대인 병원인 오늘날의 마운트시나이Mt. Sinai병원은 1852년 뉴욕시에 설립된 이래로 "이 도시에서 가장 중요한 조직체"로 발전했다. 병원의 연례 공식 만찬은 뉴욕의 유대인들 사이에서 가장 성대하게 개최되었다.

이 도시의 독일계 유대인들이 이 병원의 이사회에 의석을 얻게 되면서부터 기존에 입지를 굳혀온 영국계와 포르투갈계 유대인에 대한 독일계 유대인의 예속도 종지부를 찍었다.[16]

기부금을 마련하려는 다양한 움직임이 있었지만, 대개는 기부금과 유산만으로는 자선병원을 운영할 수 없었다. 병원은 기부금을 마련하는 대신에 환자에게 눈을 돌려 그들로부터 최소한 치료비의 일부만이라도 받기 시작했다. 한 연구에서 밝혀진 바로는 1751~1850년에 펜실베이니아병원에서 일반 진료 환자의 39%(임산부는 단 한 명도 치료비를 지불하지 않았다)가 진료비를 지불했으나, 정신과 환자는 약 70%가 치료비를 지불한 것으로 나타났다.[17] 이러한 수치를 일반적인 것으로 볼 수는 없지만, 적어도 중산층이나 자영업을 하는 사람들이 점차 줄어드는 현상에 대해 짐작할 수 있다. 어쩌면 유료 환자의 등장으로 병원은 전통적인 오명을 어느 정도 벗었을지도 모른다. 미국에서는 유럽과 달리 병원과 빈곤계급이 반드시 동일시되지는 않았다. 유료 환자든 무료 환자든 모두 같은 진료실에서 치료를 받았으며, 재력 있는 몇몇 사람은 개인병원을 이용하고 진료비를 냈다. 그러나 소수의 개인 환자들은 의사에게 치료비를 내지 않았다. 공립병원이든 자선병원이든 간에 의사들이 병원에서 일한 대가를 받지 않는 것이 하나의 전통으로 확립되어 있었다. 자선단체로서 병원은 생산과 교환의 장외에 존재해 있었다.

근대 병원의 형성

무엇보다도 청결과 환기에 대한 관심이 높아지면서 병원들은 오명과 불명예에서 벗어나기 시작했다. 남북전쟁 기간 병원에서는 독립전쟁 당시에 러시가 병원을 인간 생명의 쓰레기장이라고 개탄했던 모습은 찾아볼 수 없었다. 북군은 전쟁의 막바지에 13만 개가 넘는 침상을 갖추고 100만 명 이상의 병사들을 치료했는데, 이 과정에서 사망률을 8%로 낮추는 개가를 올렸다. 질병에 대한 세균이론이 아직 완성되지 못한 상황에서 병원은 나이팅게일Florence Nightingale의 가르침을 부분적으로 따랐다. 위생 개혁을 통해 그녀는 크림전쟁Crimean War 당시에 알바니아

스쿠타리Scutari에 있던 영국 육군병원에서 40%에 이르던 사망률을 2%까지 낮추는 데 성공한 바 있었다.[18]

남북전쟁이 끝난 뒤, 두 가지 성과인 의료조직과 의학지식의 발전에 힘입어 질서와 청결은 한층 강조되었다. 그 첫째는 간호의 전문화로 1873년에 뉴욕, 뉴헤이븐, 보스턴에 간호사 양성학교가 설립되었다. 둘째는 무균법을 사용한 외과수술의 등장이다. 1867년에 리스터Joseph Lister가 최초로 발표한 이 방법은 10~15년 동안 그 가치를 인정받지 못했다. 그러나 도시화와 가족구조의 변화에 따라 중·상류계급의 수요가 많아지자 이러한 성과들은 병원의 성격에 큰 변화를 가져온 동시에 병원 수를 늘리는 요인이 되었다.*

1870년대 이전까지만 해도 미국에서는 엄밀한 의미의 유자격(정규) 간호사가 없었다. 병원에서 간호하는 일은 주로 하층계급 여성들이 맡았으며, 간호사 중에는 교도소나 구빈원에 수감된 전력을 가진 이들도 있었다. 간호 분야에 대한 개혁운동을 시작한 사람들은 의사들이 아니라 상류층 여성들이었으며, 그들은 새로운 위생질서를 수호하는 역할을 도맡았다. 이들은 맨 처음 뉴욕주 자선원조협회State Charities Aid Association의 소속 회원들을 중심으로 활동을 시작했다. 1872년에 이들은 병원과 공립 구빈원의 관리 실태를 감시하는 위원회를 결성했다. 그들은 "계몽의식, 지혜로운 자비심, 경험, 재산, 영향력, 사회적 지위, 이 모든 면에서 최고의 시민계급"을 대변하고 있었다. 벨뷰병원을 조사한 결과, 여성들은 환자와 병상이 이루 말할 수 없는 상태에 있음을 알게 되었다. 수술실을 맡은 간호사는 목욕탕에서 잠을 자고, 병원 세탁실에는 몇 주 동안이나 비누가 없을 정도였고, 밤이면 마룻바닥을 기어다니는 쥐를 제외하고는 아무도 환자를 돌봐주지 않았다. 일부 의사들이 간호사 양성학교를 세우려는 상류층 여성들에게 동조했으며, 중산층 여성들도 대체로 여기에 관심을 표명했다. 그러나 이의를 제기하는 의사들도 없지 않았다. 솔직히 의사들은 앞으로의 전망에 대한 위협으로서, 훈련받은 간호사들이 의사가 말한 대로 행하지 않을지 모른다는 우려에서 반대한 것이었다. 이는 19세기 의사

---

* 도시화와 가족의 변화가 병원에 미친 영향에 관해서는 1권 2장을 볼 것.

들의 신분적 불안감을 확실히 보여준다. 그러나 여성개혁가들은 의사들의 승인이 떨어질 때까지 기다리지 않았다. 그들은 벨뷰병원의 분만실에 간호사를 배정하려다가 반대에 부딪히자, 권력을 가진 상류층 사람들을 시켜 반대한 의사들을 내사하게 했다.[19] 영국 육군병원을 개혁할 당시에 나이팅게일도 영국 정부의 고위직 친구들을 이용해 동일한 조치를 취한 적이 있었다. 다시 말해서 전문 간호는 의학적인 연구 성과나 의사들이 주도한 병원 개혁 프로그램에서 시작되지 않았다. 전문 간호의 필요성을 맨 처음 찾아낸 것은 외부 사람들이었다. 결국 의사들은 유자격 간호사들을 받아들여 이들의 도움을 받았을 뿐만 아니라 병원에서 복잡한 업무를 수행하는 데 반드시 간호사가 필요하다는 것을 확신하게 되었다. 새로 세워진 간호사 양성학교도 무급으로 일하는 학생 간호사 제도를 통해서 값싼 노동력을 제공했고, 이들은 중요한 병원 노동력의 일부가 되었다. 졸업생들은 개인 간호사로 취업하기도 했다. 1873년에 3개에 불과했던 간호사 양성학교는 1900년에는 432개, 1910년에는 1129개로 크게 늘어났다.[20]

19세기 후반 외과수술은 지위나 업적 면에서 괄목할 만한 성장을 이룩했다. 마취법이 사용되기 전에도 외과수술은 잔인한 작업이었다. 주로 육체적인 힘과 속도가 최우선적으로 요구되었는데, 이는 신체에 의료기구를 넣고 빼는 과정을 가능한 한 신속하게 해내는 것이 매우 중요했기 때문이다. 마취법은 1846년 매사추세츠 종합병원에서 모턴William Thomas Green Morton*이 시범을 보인 이후로 외과수술에 이용되기 시작하면서 수술을 좀 더 신중하게 해주었다. 그러나 외과수술을 하는 부위나 시술 횟수는 극히 제한되어 있었다. 왜냐하면 모든 '치명적인 수술'(역 주요 외과수술을 가리킨다)을 하는 도중에 감염으로 인해 많은 사상자가 발생했기 때문이다. 절단 수술로 인한 사망률은 거의 40%에 이를 정도였다. 외과의사들은 모든 희망이 좌절되어 절망에 빠졌을 때가 아니면 좀처럼 신체의 중요 기관에 손을 대려 하지 않았다. 외과의사들에게도 수술을 하는 것은 이례적인 일이어서 잡일을

---

* 역 윌리엄 T. G. 모턴(1819~1863)은 치과의사로서 1846년에 에테르를 처음으로 주입하여 외과수술을 위한 마취법을 개발했다.

하더라도 여기에 참여하는 것을 특권으로 여길 정도였다. 얼마 되지 않아 외과수술의 종류도 치료 방식에서 내과의학에 한참 뒤졌다.[21]

리스터의 무균법은 1867년에 발표되었지만 재현하기가 어려워 큰 변화를 일으키지 못했다. 많은 외과의사들이 리스터의 석탄산 스프레이를 실험해 보았으나 여전히 치명적인 병균에 감염되는 것을 막지 못했다. 그것은 이들이 오늘날 말하는 무균처리 과정을 거쳐야 한다는 것을 몰랐기 때문이다. 리스터의 방법은 1880년경이 될 때까지도 이용되지 않았고, 곧이어 방부처리 기술로 대체되었다. 방부법은 외과수술을 하는 동안에 미생물을 박멸하고자 소독제를 사용해야 했으나, 무균법은 수술실에 세균을 차단하는 살균처리 과정을 거쳐야 했다. 세균 감염을 막을 수 있게 된 외과의사들은 복부와 흉부, 두개골까지도 탐색하기 시작했으나, 더 큰 성과를 거두기까지는 아직도 새로운 기술의 개발과 함께 의사들이 이를 능란하게 이용할 수 있을 때까지 기다려야만 했다. 실제로 외과수술은 1890년대와 1900년대 초가 되어서야 비로소 시행되기 시작했다. 그 무렵 외과수술에 새로운 자극이 나타났고, 외과수술의 범위와 대담성 그리고 중요성이 크게 부각되기에 이르렀다. 1859년에 개발된 방사선을 비롯해 각종 진단 장비가 개량되면서 이러한 발전은 더욱 박차를 가했다. 외과의사들은 과거에 충수염, 담낭질병, 위궤양처럼 내과 질환으로 간주되던 질병들을 수술로 치료하기 시작했다. 20세기 전환기에 외과 치료를 행하는 주요 부위는 복부였다. 미국 중서부지역의 위대한 의사였던 메이요 형제William and Charles Mayo는 1889년부터 1892년까지 불과 54회의 개복수술을 행했으나, 1900년부터 1905년 사이에는 무려 612회 수술을 시행했다. 윌리엄 메이요는 1899년 어느 유명한 의학잡지로부터 105건의 담낭 수술에 대한 발표 게재를 거절당했는데, 그 이유는 105건이라는 수술 횟수가 터무니없다고 여겨졌기 때문이다. 그러나 5년이 흐른 뒤에 이 잡지는 1000여 건에 달하는 수술 결과를 보고한 윌리엄의 논문을 재발간하게 되었다.[22] 1900년대 초 흉부 수술과 신경계 및 심장혈관계에 대한 수술이 발달하면서 외과수술은 계속 확대되어 나갔다.

외과수술이 양적으로 증가한 것은 병원 의료를 확장하고 수익을 올리는 데 밑거름이 되었다. 그러나 먼저 병원을 이용하는 데 따르는 불편함을 제거해야만 했다.

1900년 전만 해도 병원 치료는 가정에서의 치료보다 이로운 점이 없었고, 간헐적으로 병동을 휩쓸었던 세균 감염 때문에 의사들은 오히려 환자를 병원에 보내는 것에 신중을 기했다. 복합감염의 위험이 줄어든 뒤에도 '죽음의 집'이라는 이미지와 자선기관으로서의 지위 때문에 병원은 성장할 수 없었다. 많은 사람들이 가정에서 치료를 받을 때와는 달리 사생활 침해와 통제력의 상실을 들어 병원 치료에 대해 이의를 제기했다. 병동에 있던 빈민 환자들은 의사를 선택할 권리도 없었다. 또한 개원의들은 병원에 환자를 더 많이 소개시켜 줄 수 있었음에도 불구하고, 병원 의료진들이 병실 비용을 따로 부과하지 않고 환자를 치료하자 자신들의 소득원을 잃게 될까 우려하기도 했다. 의료수가나 환자에 대한 통제에 대한 새로운 인식이 자리 잡기까지는 상당한 시간이 소요되었다. 첫 번째 조짐은 가정에서 에테르와 방부법을 사용해 '주방 수술kitchen surgery'을 계속한 것이었다. 그러나 가정에서 하는 수술은 수술 절차가 복잡할 뿐만 아니라 사람들이 아파트로 이주한 뒤로는 의사와 가족 모두에게 불편함을 가중시키는 결과를 가져왔다. 외과의사들이 바빠질수록 환자 집에 찾아가는 데 걸리는 시간적 손실이 커졌다. 사생활을 존중하고 병원에 대한 두려움을 완화하기 위해 외과의사들은 개인 '진료실'에서 수술을 하고 호텔급 서비스와 간호를 모두 제공했다. 의사들은 교외와 소도시에 자신들의 명의로 된 작은 병원을 세웠고, 이로써 외과수술은 병원 의료의 수익성을 높여주는 한편, 상류계급의 후원 없이도 병원을 개원할 수 있도록 해주었다. 1900년 이후부터는 외과수술에 대한 오래된 편견이 사라지면서 대부분의 수술이 병원에서 이루어졌다.[23]

병원은 입원할 때도 상당한 제약을 받았기 때문에 점차 진료 기간 내내 입원하지 않고 병이 심할 때만 입원해 진료를 받도록 제한했다. 미국 병원들은 초창기부터 만성환자보다는 치료가 가능한 환자를 위주로 진료를 해왔지만, 병원에 입원하는 기간은 평균 한 달 내지 그 이상일 정도로 긴 편이었다. 매사추세츠종합병원의 경우에 무료 환자의 평균 입원 기간은 1886년에 와서야 처음으로 4주 이하로 줄어들었고, 10년 뒤에는 평균 입원 기간을 몇 주 내지는 일일 단위로 보고하기 시작했다. 1870~1871년에 보스턴시립병원Boston City Hospital에서는 평균 입원 기간이 27일이었으나, 30년 후에는 17.8일로 줄어들었다. 코네티컷주의 브리지포트병원에서는 1900~1920년에 역시 평균 입원 기간이 32일에서 13일로 줄어들었다. 1923년에 미국 종합병원들은 평균 12.5일의 입원 기간을 기록했고, 반세기가 지나면서는 7일이 되었다.[24]

외과수술과 중병 구제에 대한 중요성이 높아지면서 역사가 오래된 일부 자선병원들은 그 목적을 다시 정의하지 않을 수 없었다. 내과와 외과 치료가 종교적·도덕적인 객관성을 대신하여 우선과제로 부상했다. 뉴욕시에서는 상류층 여성들로 이루어진 한 자선단체가 과거 노예였던 사람들의 '보이지 않는 고통'에 관심을 보이며 1842년에 '빈민과 노인과 유색인종을 위한 요양소'를 열었다. 1882년에 이 기관은 '조직화된 의학만을 위하여' 그 이름을 '유색인을 위한 요양소 및 병원'으로 개칭했다. 이어 이 병원은 1902년에 백인 환자와 지역 의사들만을 받아들이는 '링컨병원 및 요양소Lincoln Hospital and Home'가 되었다가 1925년 뉴욕시에 귀속되면서 링컨병원으로 변모했다. 이로써 빈민이나 도움이 필요한 흑인들을 보호하기 위한 온정주의적인 자선단체였던 병원은 모든 빈민에게 단기간의 의료를 제공하는 종합병원으로 탈바꿈하게 되었다.[25]

이처럼 병원의 목적이 도덕적인 차원에서 의료적인 차원으로 바뀌는 현상은 보스턴아동병원에서도 나타났고, 보겔Morris Vogel은 그 과정을 자세히 기술했다. 이 병원은 1869년에 개원했는데 당시 경영진은 "가난한 어린이들의 질병을 치료하거나 경감시켜 주기 위한 노력을 기울이며" 동시에 "어린이들이 자연의 질서와 순결과 사랑을 받을 수 있기를 희망한다."라고 말했다. 개원 당시에 이 병원은 의학적인 치료보다는 가정을 대신해 버려진 아이들을 돌보았고, 아이들이 깨끗하고 안전하게 지낼 수 있는 건전한 안식처를 제공했다. 병원 경영진은 '절대적인 그리스도의 보살핌'에 비유하여 갖가지 보호를 받도록 하는 데 주안점을 두고 있었다. 그들은 지나칠 정도로 어린이들을 외부세계와 떼어놓았고, 면회 시간도 주중에 한해 친척 한 사람당 11~12시 사이에 1회로 제한하여 노동자인 부모가 아이와 자주 접촉할 수 없게 했다. 병원 의료에 대한 관심은 외래환자를 위한 진료실이 문을 연 1870년대에 한층 부각되었으나, 의학적 실천을 향한 진정한 전환은 1880년대에 어린이 정형외과수술이 진일보함으로써 이루어졌다. 1883년에 처음으로 외과 환자 수가 내과 환자 수를 넘어섰다. 병원의 목적을 밝혀놓은 공식 보고서에서 도덕적인 훈화가 사라진 한편, 질병과 상처를 치료하는 일이 병원의 중요한 사안으로 대두했으며, 빈민가의 어린이 이외에도 모든 계층의 어린이 환자를 수용하기 시작했다.[26]

병원이 사회적으로 인정받게 되자 환자의 사회적인 출신도 크게 달라졌다. 아직 사회경제적으로 체계화된 자료를 가지고 있지는 않지만, 몇몇 병원의 통계자료만을 살펴보면 20세기 초에 성인 환자들의 직업 분포는 전체 인구의 직업 분포와 거의 유사해진 것으로 나타난다. 이러한 현상을 가장 잘 보여주는 증거는 병원의 건축양식에서 찾아볼 수 있다. 병동과 개인병실의 비율이 점차 달라진 것은 사회적 균형이 변화하고 있음을 의미했다. 더 이상 환자들의 계급은 뚜렷하게 나타나지 않았다. 병동 환자들이 병원 의료진에게 진료를 받았던 것과는 달리 개인병실의 환자들은 보통 자기들이 선택한 의사로부터 진료를 받았다. 이들의 식사가 서로 다른 것이 관례였으며, 병동 환자들은 개인병실 환자들에 비해 친구나 친척의 면회가 허락되지 않을 때도 많았다. 종합병원 가운데 1880년 이전에 세워진 병원들은 거의 병동으로만 이루어져 있었고, 개인병실 수는 얼마 되지 않았다. 나이팅게일이 큰 반향을 불러일으켰던 『병원 일기Notes on Hospitals』에서 지적한 것처럼, 커다란 병동이 간호를 하기에는 훨씬 능률적이었다. 야간 당직 간호사 1명이 한 병동에 있는 40명의 환자를 돌볼 수는 있었지만, 4개의 방에 분산되어 있는 10명의 환자를 돌볼 수는 없었다. 나이팅게일도 통풍을 개선하거나 규율을 단순화하고 건축비를 절감하기에는 큰 병동이 유리하다고 주장했다.[27] 그러나 대규모 병동의 이러한 이점에도 불구하고, 1908년에 설계된 병원 병실 중 대규모 병동은 불과 28%로 줄어들었고, 개인병실은 무려 40%를 차지했다. 이러한 현상은 뒤이어 20여 년간 계속되었다.[28] 새로운 절충 방식으로 준準개인병실이 중산층 환자들을 위해 마련되었는데, 한동안 이들은 병원에서 별로 개의치 않았던 사람들이었다. 병원은 자선을 베풀기 위해 가난한 사람을 치료해 왔으나, 이제는 수익을 올리기 위해 부유한 사람을 치료하는 장소가 되었으며 뒤늦게야 중산층 환자에게 신경을 쓰기 시작했다.

병원마다 외과수술이나 급성환자를 치료하기 위한 병동은 늘어났지만, 회복 단계에 있는 환자를 위한 병실은 점차 줄어들었다. 이들 회복기 환자들은 미리 퇴원을 시켰다. 간혹 회복기 환자 요양소를 새로 설립하기도 했다. 결과적으로 한때 병원 안에서 회복기 환자와 중환자들 때문에 의료진과 환자의 영역이 서로 겹칠 때가 있었지만, 이제 그들의 역할은 정해졌다. 구빈원에서 원생들은 서로를 보살펴주었으며, 펜실베이니아병원에서도 환자들은 원칙적으로 간호, 세탁, 다림질, 병실 청소와 같은 일을 돕도록 되어 있었다. 그러나 종합병원들이 급성질환 치료에 비중을 두기 시작하면서 그러한 역할은 전적으로 병원 근로자들의 몫이 되었다. 1907년 '병원의 사회적 기능'에 관한 소논문을 쓴 어느 저자는 다음과 같이 병원의 실태를 털어놓았다. "그가 병원에서 지내는 동안 그는 늘 실험 재료로 취급당했다. 그는 병이 났기 때문에 병원에 입원했으며 내과와 외과의 환자로 간주되었고, '완치되거나' 또는 '병세가 호전되었으나' 혹은 '증세가 없다'는 이유로 퇴원을 당했다. 누구라도 그의 사회적 지위는 완전히 무시되었다고 말했을 것이다." 그의 역할은 파슨스가 말했던 환자 역할로 축소되고 있었다. 환자들이 자신의 질병에 책임이 없다고 생각했더라면, 건강을 되찾기 위해 치료를 받고 노력한 반대급부로서 일상적인 의무로부터 벗어날 수 있었을 것이다.[29] 그러나 구빈원에서는 이러한 가정이 통용되지 않았다. 이곳에서는 환자들이 질병에 대해 책임을 져야 했고, 모든 의무를 감수하면서 회복될 것을 기대하지도 않았다. 환자가 모든 의무로부터 완전히 해방될 수 있었던 곳은 관료주의적인 병원뿐이었다. 이는 예전에 환자들이 했던 일을 대신할 사람들을 고용해야만 가능했기 때문에 비용이 많이 드는 일이기도 했다.

병원의 기능과 표준이 달라짐에 따라 병원의 건축양식에도 변화가 일어났고 병원 운영비도 크게 치솟았다. 1905년에 골드워터S. S. Goldwater가 쓴 글을 보면, 1870년에 병원을 짓는 데 입방피트당 약 15센트가 들었고, 환자 1인당 6000입방피트를 차지할 수 있었다. 당시 병원은 가장 기본적인 난방과 배관 시설만 되어 있었고 대체로 화재방지 시설이 없었다. 그러나 골드워터의 계산에 따르면 1905년에는 병원을 짓는 데 입방피트당 20센트가 들거나 침상당 1200달러가 소요되었다. 새로운 기술과 병원에 대한 법적 허가기준 때문에 입방피트당 전체 비용은 40센트로 늘어났고, 환자 1인당 1만 1000입방피트를 차지할 수 있었다. 결국 침상 1개당 비용은 4400달러가 되었다.[30] 이뿐만 아니라 단기적인 의료에 치중할수록 더 많은 병원 직원이 필요했으며, 환자 1인당 관리비용도 높아질 수밖에 없었다. 병원 예산은 필요한 인원과 비용을 감당할 수 없을 만큼 치솟았다.

병원 의료를 강화하려면 먼저 많은 비용이 들었기 때문에 병원 재정을 맡아줄 자선기관이 필요했다. 1904년에 뉴욕 시내 병원의 재정적 위기는 언론과 정책 입안자들 이외에 병원 내에서도 자체적으로 대안을 모색하는 등 대중적 이목을 집중시키는 계기를 마련했다.[31] 개인병원은 원조를 받기 위해 정부에 도움을 요청했지만, 시 당국은 이미 기존의 시립병원을 운영해야 할 부담을 안고 있었다. 아무도 올버니Albany(역 미국 뉴욕주의 주도州都)나 수도 워싱턴에 손을 내밀려고 하지 않았다. 또한 그들은 대중들로부터 기부금을 얻기 위해 공동기금 마련을 위한 운동을 시작했으나, 여기에서 얻은 재원만으로는 병원을 운영할 수 없다는 것을 깨달았다. 세 번째 대응 방안은 병원 경영을 효율적으로 하고, 기업적인 운영 방식을 강화하는 것이었다. 오래된 자선병원들은 거의 비공식적인 기초 위에서 운영되고 있었다. 이제 이 병원들은 대규모 조직으로 탈바꿈하고 있어서 예전보다 세심한 회계 관리와 전문화된 노동력, 그리고 병원에서 운영하는 호텔, 식당, 실험실과 같은 부대시설이 필요했다. 가부장적 자선을 베풀려는 해묵은 수사학은 새로운 과학적 경영과 효율성으로 대체되었다. 이 모든 것이 실제로 이루어졌다기보다는 논의 수준에 머물러 있었지만, 적어도 이념적으로는 병원이 가정에서 관료주의적인 병원으로 이동해 가는 진일보의 조짐이 보였다.[32]

병원이 재정적 위기를 타개할 수 있는 주요 해결책은 환자들에게 진료비를 더 많이 부과하는 것이었다. 새로운 여건이 조성되면서 의료비는 상승했지만 동시에 잠재적인 소득원도 확대되었다. 이제 진료비를 지불할 수 있는 사람들이 병원에 찾아오기 시작했고, 병원 진료의 가치가 높아짐으로써 진료비를 징수한다 해도 환자들이 계속 병원을 찾았다. 병원에서 환자들에게 진료비를 부과하게 된 것은 무료진료에 반대하는 의사들에게서 원인을 찾을 수 있었다. 이들은 가정에서라면 얼마든지 의사에게 진료비를 지불할 여유가 있는데도 일부러 병원에 와서 진료비를 내지 않는 환자들에게 이의를 제기했다. 뉴욕에서는 1911년부터 1942년 사이에 병실 요금을 내는 환자가 전체의 18%에서 45%로 늘어났으며, 개인병실 환자는 총 20%에서 24%로 증가했으나, 무료 환자들은 점차 줄어드는 추세를 나타냈다. 뉴욕 의학아카데미에서 실시한 조사에 따르면, 20세기에 들어설 무렵 뉴욕시의 병원 재정은 안정세를 나타내기 시작했다. 한 예로 뉴욕 시내 병원 가운데 5분의 2가량이 흑자 예산을 기록했다.[33] 1922년에는 미국 전역에서 환자로부터 받는 수입이 종합병원 수익의 65.2%를 차지했고, 공공예산으로 충당하는 것이 17.7%, 기금 수입액 3.6%, 기부금 5.7%, 그리고 기타 소득원이 7.8%를 차지했다.[34]

병원조직과 재정의 변화는 병원 내부의 권력과 권위의 분배를 점점 바꿔놓았다. 기부자가 통제할 수 있는 영역은 줄어든 반면, 의사가 통제할 수 있는 영역은 확대되었다. 이러한 상황은 입원 문제에서 가장 뚜렷하게 나타났다. 원래 자선병원에서는 기부자와 의사가 입원시킬 빈민을 선정하는 데 모두 참여했으나, 의료기관으로서의 병원이 크게 부각되면서 기부자는 입원에 대한 결정권을 상실했다. 1875년 뉴욕장로교병원의 의료진 5명이 기부자의 입원 허가권에 반발해 사임한 사건은 기부자들과 의사들의 갈등이 계속되고 있음을 그대로 보여준 사건이었다. 보스턴시립병원은 1897년에 기부자가 환자를 받아들일 수 있다는 조항을 삭제했으며, 다른 곳에서도 기부자가 환자를 선정할 수 있는 권한은 급속히 소멸되었다.[35]

(앞에서 잠깐 다루었던 대로) 의사들이 정책 결정권을 갖게 된 것은 19세기 후반 사회조직의 보편적인 변화를 반영하는 것이었다. 즉, 기업에서는 유급 경영이, 대학에서는 행정가와 교수가, 언론에서는 유급 편집장과 전문 기자가, 정부에서는 공무원이 중요해진 것과 맥을 같이하고 있었던 것이다. 병원에서 기부자들은 더 이상 경영의 세부 사항에 관여할 수 없었다. 병원의 실무진이 모든 일상적인 현안을 처리하고 간혹 중요한 사안만을 이사회에서 다루는 방식이 보편화되었다.[36] 그러나 기업과 달리, 병원에서는 유급 경영진이 아닌 외부 전문의와 병원 의료진이 권위를 인정받는 특징이 나타났다. 병원조직이 이러한 특성을 갖게 된 것은 병원에 고용되지 않은 외부 의사들이 병원 발전에 중요한 역할을 담당했기 때문이다. 이들은 기부자들을 대신하여 주요 소득원이 되었다. 병원이 기부금에 의존해 운영

될 당시에는 기부자가 없어서는 안 될 중요한 존재였다. 하지만 환자에게서 받는 수입으로 병원이 운영되기 시작하면서부터 환자를 끌어오는 의사야말로 병원의 성공을 판가름하는 중요한 존재가 되었다.

전문가 집단의 승리

병원 의료의 중요성이 높아지면서 대부분의 의사들은 골치 아픈 문제에 봉착하게 되었다. 병원에 임용된 의사들이 중요한 역할을 맡는 경우는 대단히 드물었던 데 비해, 대부분의 개원의들은 병원 출입이 거의 차단되어 있었다. 1873년에 최초로 전국 병원을 대상으로 조사를 실시한 결과 병원을 방문한 의사의 수는 580명으로 나타났다.[37] 이 자료가 완전하지 못한 것은 분명한 사실이나, 만약 그 인원을 2배로 가정했더라도 병원을 이용할 수 있는 특권을 가진 미국 의사의 비율은 2% 미만이었다. 1870년대 이러한 제한적인 독점은 당시 맨해튼 병원들의 대부분을 빈민들이 이용하고 있었기 때문이고, 대다수 의사들에게는 거의 해당되는 바가 없었기 때문이다. 그러나 1907년 후반 병원이 양적으로 증가하고 그 중요성이 높아지던 시기에 한 의사가 브롱크스와 맨해튼에 있던 동료 의사들을 조사한 결과, 불과 10%가량만이 병원에 임용되어 있었다. 그에 따르면 "나머지 사람들은 아무런 이유도 없이 병원으로부터 배척당하고 있으며, 그러한 관계를 통해 얻을 수 있는 여러 가지 수혜조차 누릴 수 없었다". 이러한 배척으로 인해 의사들은 심각할 정도로 불리한 입장에 놓이게 되었다. 더군다나 환자들이 병원에 왔을 때 가족주치의의 선택이 받아들여지지 않는 것이 환자들에게는 부당한 처사였다. "우리는 한편으로는 심한 병에 걸렸을 때 병원시설을 이용하라는 교육을 받았으나, 다른 한편으로 병원의 문을 다수의 개원의에게 굳게 걸어 잠그는 융통성 없는 규제를 받고 있다. 이러한 '체계'가 범람하고 있는 도시마다 엄청난 금전적인 손실이 일어났으며, 의사들의 소득이 눈에 띄게 감소했다."[38]

조직의 양상이 다양해지면서 19세기 후반 병원 의료진은 네 개의 각기 다른 집단으로 나뉘었다. 첫 번째는 연장자이며 저명한 의사들로 이루어진 전문 상담의사로, 외래환자를 담당했다. 네 집단 중에서 가장 중요한 것은 두 번째 의사들이었다. 일반적으로 이들은 1년에 3~4개월가량을 교대로 근무했는데, 이 시스템은 의사 각 개인의 부담을 덜어주면서, 1885년에 어느 의사가 지적했다시피, "훨씬 더 많은 의사들에게 이익이 되었다".[39]

병원은 이들에게 근무 대가를 지불하지 않았다. 수련의들은 1년 혹은 18개월가량 근무하는 대신에 숙소를 해결하면서 경험을 얻을 수 있었다. 외래전담 의료진들은 방문 의사로 임용되기를 기대하거나 환자들과 안면을 익혀 그들이 자신의 개인 진료실로 오도록 애썼다. 방문 의사들은 외과시설을 이용하고 전문화를 꾀할 기회와 지역사회가 병원에 투자하고 있는 각종 자본을 이용했다. 또한 동료 의사들과의 정규적인 모임을 통해 환자를 소개받고 전문인으로서 인정받을 발판을 마련하기 위해 자신의 노동력을 제공하고 있었다.[40] 1870~1910년에 의사의 병원 임용은 병원이 외과 시술과 전문화의 증진을 꾀하는 데 필수불가결한 존재가 된 것만큼이나 중요한 가치를 지녔다.

병원 임용의 경제적 가치는 높아졌지만, 여전히 임용은 소수의 전문 엘리트에게 집중되어 있었다. 일반의들은 병원에 대해 적대감을 갖기 시작했다. 1894년에 ≪메디컬 레코드Medical Record≫의 사설에서는 대부분의 의사들이 병원의 성장에 대해 "냉정하지는 않지만 비판적"으로 바라보고 있음을 지적했다. 병원 경영진들이 임용을 바라는 의사들의 바람을 이용해 "가능한 한 대가를 지불하지 않고 의사들로부터 많은 것을 빼앗고 있기 때문에" 의사들은 병원 경영진의 손아귀에서 "제멋대로" 대우받는다고 불쾌하게 여겼다. 병원은 개원의들의 외과 시술을 잠식하고 있었다. 병원이 의사들이 환자로부터 진료비를 받지 못하게 한 규정 때문에, 심지어 부유한 환자들마저도 "아무것도 지불하지 않아도 될 것"이라고 기대하며 병원에 찾아왔을 것이다. "그리하여 점점 많은 병원이 법인 소유로 넘어가고 있었다."[41]

의사들이 개인 환자로부터 진료비를 받지 못하게 함으로써 많은 불만을 불러일으킨 이 규정은 과거 자선병원에서도 있었으나 20세기에 들어설 즈음에는 사라졌다. 버뎃Henry Burdett이 ≪보스턴 내과학 및 외과학 잡지≫에 발표한 조사에 따르면, 뉴잉글랜드의 52개 병원 중에서 매사추세츠종합병원을 포함한 5개 병원만이 의사들이 환자로부터 진료비를 받을 권리가 없다는 입장을 고수하고 있었다. 일반적으로 병원들은 의사들이 개인 의원 병실의 환자들로부터 치료비를 받는 것을 허용했지만 병동 환자들에게는 치료비를 받지 못하도록 했다. 이들 병원에서도 점차로 병원 의료진이 아닌 의사들이 개인병실에서 돈을 내는 환자를 치료하도록 허가했다. 그러나 어려움은 계속 남아 있었다. 1940년에 한 병원 잡지는 개인병실의 환자가 의사에게 진료비를 내야 하는지는 아직도 "명확하게 규정되지 않은 것"으로 보고했다. "병원 의료진이 아닌 의사가 환자를 병원에 보내면, 아마 그가 첫 방문을 하기도 전에 병원 당국은 병원 의료진의 진료에 대한 비용을 내지 않아도 된다는 것을 넌지시 일러주었을 것이다. 환자가 제아무리 지불 능력을 갖고 있어도 병원 의료진이 치료비를 부과하지 않는 상황은, 가정에서 치료받는 환자 때문에 의사들이 환자와 진료비를 모두 잃는 상황과 별로 차이가 없다."[42]

개원의들은 병원 당국이 전문가의 윤리강령을 고수하고 자신들의 이해관계를 보호한다는 미명 아래 병원 의료진에 의해 자행되는 '환자 강탈' 행위에 대해 격렬히 항의했다. 또한 그들은 전문가로서의 불간섭 서약을 준수하라고 주장했다. 병원의 그러한 협조가 없다면, 환자들은 의사들의 능력을 두고 서로 헐뜯게 될 것이고 의료진은 진단과 치료 계획을 번복해야 할 상황에 처할 수도 있었기 때문이다. 개원의들은 환자를 병원에 보내면서 진료비를 손해 보는 것 이외에도 애써 유지하고 있던 이미지가 손상될 위기를 맞고 있었다. 병원 의료진의 협조가 이루어지지 않는다는 이미지를 내세운 경영 방식은 가정의료에 비해 병원 의료에서 더욱 취약했기 때문이다.

의사들은 왜 자신들이 완전하게 병원을 장악하지 못하는지에 대해 의문을 제기하기 시작했다. 1902년에 ≪미국의사협회지≫를 통해 한 의사는 "이제 전문가적인 사고가 이러한 병원들을 통제하기 위해 부상할 시점에 이르지 않았는가?"라는 물음을 제기했다. "공정하게 평가를 내리자면, 우리는 왜 병원 안팎의 모든 전문적인 현안에 대해, 심지어 자선사업가나 자선단체 혹은 종교단체의 문제에 대해서도 주장할 권리가 없는 것인가?" 시카고의 저명한 의사이자 사회주의자였던 홈스

Bayard Holmes는 ≪미국의사협회지≫에 다음과 같은 글을 실어 동료 의사들의 '병원 문제'를 명확히 표명했다.

> 17세기 산업혁명이 시작되었을 때 유럽은 독립 자영업자로 들끓었다. 오늘날 우리는 집도 없고 장비도 없는 기계공들이 자신들의 땀으로 일구어낸 규격화된 상품을 시장에 공급하는 사람들과 상당히 유리되어 있음을 알게 되었다. 병원은 본질적으로 의료시설의 일부이다. 만약 우리가 상업주의의 속박에서 탈출하고자 한다면, 장비도 없는 임금노동자의 운명을 피하고 싶다면, 반드시 병원을 통제해야만 할 것이다.[43]

묘하게도 영리적인 병원들은 법인의 지배에 저항하면서 전문가적 통제력을 확립하는 데 중요한 수단이 되었다. 일부 소규모 개인병원은 외과의사들이 자신의 환자를 위해 설립한 것이었고, 다른 병원들은 합작투자로 설립되었다. 수익을 올리는 데 필요한 환자를 위해 병원과 경쟁을 벌이던 의사들은 때때로 서로 합심해야만 했다. 뉴욕주의 북부 소도시에 8명의 의사들이 함께 건립한 병원의 대표는 "어떠한 전문 직종도 이만큼 값비싼 희생을 치른 적은 없었다. 이제 이러한 의견 차이는 사라지고 있다. 그리고 병원이 성공하기 위해서는 반드시 그렇게 되어야만 한다."라고 술회했다. 의사들이 통제하는 병원을 설립하기에는 소도시나 시골 전역 그리고 서부지역의 여러 도시들처럼, 기부자가 운영하는 병원이 한 번도 들어서지 않았던 곳이 좋았다. 20세기 초에는 자선병원보다는 영리적인 병원이 더 많이 건립되고 있었다. 주로 병원의 특전을 얻지 못했던 의사들이나, 병원에 임용되었지만 병원이 개인 환자를 위해 충분한 편의를 제공하지 못하고 있다고 여긴 의사들이 주축이 되어 영리적인 병원을 열었다. 중·상류계층을 만족시키기 위한 이 새로운 계획으로 경쟁은 과열되었고, 기존의 자선병원들도 고객과 수입을 잃을까 봐 대응책을 강구하게 되었다. 1903년 한 저술가는 "개인병원은 평판이 좋은 모든 의사들에게 문호를 개방해야 한다고 가르쳐주었다."라고 지적했다.[44]

1907년에 의사들은 병원 문호를 개방하라는 운동을 벌였는데, ≪내셔널 호스피털 레코드National Hospital Record≫의 편집장은 "이 흐름은 그렇게 강력하지는 않았지만 당시의 조류가 움직이는 방향을 확실히 보여주었다."라고 논평했다. "경험을 통해 결과적으로 입증된 것은 병원에 대한 '문호가 열림'으로써 일반 의사들뿐만 아니라 병원에도 이득이 생긴다는 사실이다. 이러한 조치는 돈벌이가 된다." 소수의 사람들이 정반대 편에서 운동을 촉구하고 있었기 때문에, 모든 사람이 확신에 차 있지만은 않았다. 일련의 비판자들은 오래전부터 미국 병원이 환자들의 이익과 병원 예산에 대해 지나칠 정도로 방만하다고 지적해 왔다. 소수의 상임 의료진이 운영하는 유럽 병원들은 더욱 학문적이면서 경제적인 조직체의 본보기가 되어왔다. 거스터Arpad Gerster는 미국 병원들이 교대로 근무하는 방문의사들과 매년 바뀌는 수련의와 학생 간호사들로 이루어져 있어 "실제보다 혼란과 낭비가 더 심하지 않은 것만으로도 의아할 따름"이라고 평했다. 방문의료진의 서비스는 무료로 시행되었기 때문에 이들의 시간을 규제하거나 환자마다 충분히 진료를 했는지를 확인할 방도가 없었다. 거스터는 이어 다음과 같이 말했다. "병원이 학위를 가진 의사들에게 훌륭한 공간을 제공하지 않는다고 불평하는 이들에게 병원시설 비용을 부담하는 의사 수를 제한하겠다고 하면 그들은 더욱 환멸을 느낄 것이다. 그러나 그들이 인정해야 할 것은 병원이 의사들에게 공평한 혜택을 주기 위해 존재하는 것이 아니라, 첫째는 환자의 이익을 위해, 둘째는 지역사회의 이익을 위해 존재한다는 점이다. 병원의 진료 의사 수를 제한하는 조치는 경제적 개혁을 위해 필수불가결한 조치이다."[45]

개원의들은 당연히 병원의 폐쇄적인 의료진에 대해 의료의 질보다는 특권을 유지하기 위한 수단으로 생각했다. 루이빌이나 신시내티의 시립병원에서 배제당한 의사들은 독점주의자들이 병원을 "불공정하고 비민주적으로" 통제하는 데 맞서서 탄원서를 제출했다. 뉴욕에서는 일부 의사들을 주축으로 투쟁에 나서 '의사들의 경제연맹physicians' economic leagues'을 조직하기도 했다. 1951년 이 연맹의 집회에서 한 의사는 이렇게 연설했다. "우리 모두는 유감스럽게도 병원에서 벌어지고 있는 극심한 쟁탈전에 대해 알고 있습니다. 병원 의료진들로 이루어진 모임에 속하지 못한 의사들은 자리를 얻기 위해 모든 인맥을 모으고 있으며, 성공하지 못한 의사들은 다른 병원에서 자리를 얻기 위해 또 다른 모임을 시작합니다. 위선적인 정치가들조차도 병원 의료진이 되기 위해 어느 정도로 부정한 행위를 일삼고 있는지 알게 된다면 우리 의사들의 모임에 모습을 드러낸 것을 수치스러워하며 얼굴을 붉힐 것입니다." 병원에서 제명당한 의사들은 자신들이 의학의 새로운 발전을 따라갈 수 없다는 이유로, 병원들이 의사를 교육하거나 특혜를 전체 의사들에게 확대시켰다고 불만을 토로했다.[46]

재정 문제가 결정적으로 작용했다. 자선병원은 수적으로 증가해 왔으나 대부분 심각한 부채의 늪에 빠져들었다. 상공업 잡지에서 다룬 내용에 따르면, 병원은 지역 의사들의 지원을 받지 못할 경우 폐쇄될 수밖에 없었다. "만약 의사들이 병원의 적재적소에 배치되기만 하면 이러한 수요가 분명히 없는 지역의 환자들과 이러한 요구가 없었던 지역에서까지도 병원으로 가도록 더욱 자주 권고할 수 있다." 병원 행정에 대한 1909년의 안내에서는 "일반 환자로부터 벌어들인 소득의 대부분은 병원 의료진에게 달려 있다."라고 적혀 있다. 만약 병원 의료진이 "다수의 수지맞는" 진료를 한다면, "그때는 충분한 액수로 손쉽게 병원 운영비를 지불할 수 있으며 이러한 돈으로 일반 환자 이외에 자선 대상자도 의료를 제공받을 수 있게 된다".[47]

이러한 희망을 품고 병원 이사회는 의사들이 병상을 채울 수 있도록 의사 채용 인원을 늘렸다. 브루클린의 로스너David Rosner가 연구한 의사 인명록에 따르면, 1900년부터 1910년 사이에 병원에 고용된 의사들의 비율은 15.6%에서 42.3%로 크게 증가했다. 브루클린의 많은 병원들은 비용 상승 때문에 재정적인 어려움을 겪고 있어서, 수익을 늘리기 위해 의사들에게 문호를 개방했다. 다른 연구 결과를 참조해도 뉴욕에서 병원과 계약을 맺은 의사는 1921년부터 1927년 사이에 36.8%에서 52%로 증가했음을 알 수 있다. 더욱이 연구기관을 제외하고는 어느 병원도 완전히 폐쇄되어 있지 않았는데, 이는 병원이 대체로 일반병실에서 환자를 진료할 수 있는 특진 담당 의료진을 인정하고 있었기 때문이다. 다른 한편으로 병원은 전면 '개방'된 상태에 있지도 않았다. 왜냐하면 특진 의료진을 대거 보유하고 있던 병원이라 할지라도 무료병동에 대한 출입은 제한을 받았기 때문이다. 1928년에 전국적으로 전체 의사 15만여 명 중에 3분의 2인 9만 903명이 병원에서 진료를 할 수 있었다. 1933년이 되면 이 수치는 12만 6261명으로 급상승하는데, 아무 특권도 갖지 못한 의사가 6명당 1명꼴이었다.[48]

의사들의 병원에 대한 접근이 쉬워지면서 의사단체들은 병원의 조직을 정비하는 방안을 모색했다. 1919년에 병원 진료의 최저기준을 보장하려는 운동의 일환으로 갓 설립되었던 미국외과학회American College of Surgeons는 병원의사들을 '전임의사'만으로 채워야 한다는 자격요건을 채택했다. 전임의사들은 능력이 있고 명성이 있으면서도 진료비 분쟁에 가담하지 않았다. 또한 이들은 규정을 지키면서 월례 임상회의를 가지는 한, 그들이 바라기만 한다면 병원에서 적극적으로 일하거나 개원의로서 병원과 협진하거나 명목상의 병원의사가 되는 등 '개방형' 의사가 될 수도, '폐쇄형' 의사가 될 수도 있었다. 1919년에 미국의사협회의 의학교육위원회Council on Medical Education는 병원의 인턴제도를 위한 최소한의 기준을 마련했고, 다음 해에는 그 이름을 의학교육 및 병원 위원회Council on Medical Education and Hospital로 바꾸었다. 이러한 단체는 자발적으로 만들어졌지만, 이들 단체의 압력으로 인해 병원은 더욱 구조화되고 위계질서를 갖춘 조직으로 발전하게 되었다.[49]

아무리 많은 의사들이 병원에서 자리를 얻는다 해도 다른 의사들과 동등한 지위를 갖지는 못했으며, 비슷한 의료시설을 갖춘 병원을 이용할 수도 없었다. 클리블랜드에서 1920년에 발표된 연구에 따르면, 25%의 의사들이 병상의 80%가량을 장악하고 있었다. 흑인과 외국인, 특히 이탈리아인과 슬라브계 사람들은 거의 병원 의료진으로 대접받지 못하고 있었다. 이러한 종류의 불평등은 지속되었다. 낮은 신분에 인종적 배경을 지닌 의사들은 임용되었을 때도 하위직으로 임용되었다. 홀Oswald Hall은 1940년경 로드아일랜드 지방의 비공식적인 의료조직에 대해 연구했는데, 임용 결정이 대부분 인성과 사회적 배경과 같은 비기술적인 요인들에 의해 이루어졌음을 발견했다. 한 병원 행정가는 홀에게 인턴 선발에 대해 다음과 같은 이야기를 들려주었다. "초기에 우리는 경쟁적인 시험제도를 운영했지만 이를 중단해야만 했습니다. 시험에서 최고 성적을 올린 사람이 인턴 과정에서는 좋은 성적을 거두지 못하는 경우도 있었습니다. 재능이 부족할 수도 있고 위기에 처했을 때 침착하지 않았던 경우도 있습니다. 또는 처방을 따르지 못할 수도 있었습니다.

무엇보다도 필기시험에서 최고 성적을 낼 만한 사람은 유대인이었을 겁니다."[50]

의사들이 병원에 계속 의존함으로써 홀이 정의한 바대로 전문직의 '내적인 우애'에 더욱 매달리게 되었다. 홀은 "개원의들은 점차로 병원조직에 비중을 두는 의사들로 대체되고 있다."라고 기술했다. 이러한 조직망에서 유리한 지위를 차지하려는 노력은 지역에서 자리를 잡은 의사들의 후원으로 이루어졌다. 지역 의사들은 의과대학의 입학에 영향력을 행사하거나 병원 임용을 결정하고 환자를 소개하며, 후임자를 결정하는 일을 통해 지망자를 밀어줄 수도 제명할 수도 있었다. 병원은 성공적인 진료에 필수적인 공간이었기 때문에 병원 종사자들의 다양한 등급은 경력의 발전 가능성을 평가해 주는 잣대가 되었다.[51] 비록 병원이 더욱 많은 의사들에게 개방되어 전통적인 엘리트 의사들의 병원에 대한 독점을 약화시켰다고 해도, 병원 개방은 의사에 대한 통제를 가중시키는 결과를 초래했다.

글레이저William Glaser*는 "역설적이지만 의사의 민간 진료와 병원 의료가 미국에서 통합됨으로써 병원 내부적으로 한층 확대된 구조가 만들어졌고, 개원의들의 사회에서는 한층 질서정연한 구조가 나타났다."라고 지적했다. "많은 지역에서 의사들이 공립병원과 자선병원의 외부에서 진료를 하고 있었기 때문에 이러한 병원들에서 얻은 지위는 일반적으로 의료 전문직의 계급구조를 조정하는 데 이용될 수가 없었다. 입원에 대한 특권을 가지거나 박탈당하든지 간에 이러한 상황 때문에 전문가적인 행동과 개인적인 행위는 규제를 받지 않았다. 개원의들이 환자를 병원에 입원시킬 수 있는 특권이야말로 미국을 민간 진료의 질이 통제되는 몇 개 안 되는 나라가 될 수 있게 한 요인이었다."[52]

---

* 역 윌리엄 글레이저는 세계적인 명성에 비해 한국에서는 별로 알려지지 않았다. 하버드대학에서 정치학으로 박사 학위를 받은 그는 *Paying the Doctor*(1970)에서 의사에 대한 지불 방식을 행위별수가제 방식, 인두제, 고정 봉급제로 유형화했다. 또한 *Paying the Hospital*(1987)에서 그는 선진국에서 병원 재정의 다양한 구성요소와 병원 수가 방식을 체계적으로 규명했다. 많은 학자들과의 교류를 통해, 그는 *Social Settings and Medical Organization: A Cross-National Study of the Hospital*(1970)을 썼는데, 여기서 서구의 병원들을 비교조직학의 관점에서 분석했다. 학제 간 교육과 연구를 추구했던 뉴욕의 사회조사 뉴스쿨(The New School for Social Research)에서 교수로 정년퇴임했다.

이러한 권력의 사용이 20세기 초 미국에서 민간 진료의 질을 고양시켜 주었는지는 확실치 않다. 그러나 한 가지 분명한 사실은 이러한 권력에 의해 전문가 집단이 용인할 수 없는 의사들이 제명되었다는 것이다. 1920년에는 지역 의사협회 회원 자격이 지역 병원 의료진의 자격을 얻기 위한 비공식적인 전제조건이 되었다. 1934년에 미국의사협회는 병원에 대한 통제를 제도화하기 위해 인턴을 수련할 자격이 있는 병원들로 하여금 지역 의사 회원을 제외하고는 어느 누구도 병원 소속 의사로 임용하지 못하도록 했다. 시역 의사협회에서 제외된 흑인 의사들은 이러한 조치 때문에 병원 임용에서도 배제되었다.[53] 개원의들은 맨 처음에는 병원을 자신들의 지위를 위협하는 존재로 인식했으나, 점차 병원을 권력 획득의 도구로 이용하는 데 성공했다.

병원체계의 유형

계급, 정치 그리고 인종

1872년에 178개였던 병원 수가 1910년에 와서 4000개 이상으로 급격히 늘어난 것은 입원의 증가에서 그 원인을 부분적으로 찾을 수 있다. 결국 줄어드는 병원 수에 적응하기 위해 병원의 평균 규모를 크게 함으로써 병상을 늘릴 수도 있었을 것이다. 미국 정신병원은 이러한 과정을 거쳤는데, 정신병원을 불안정하게 양적으로 늘리는 대신에 수용 능력을 확장하는 방식으로 발전해 왔다. 1920년에 평균 78개의 병상을 갖춘 종합병원은 약 4013개였으나, 정신병원은 평균 567개 병상을 가진 병원이 무려 521개나 되었다.[54] 이 두 가지 종류의 병원들은 매우 다른 기능을 가지고 있었기 때문에 그 차이도 유달리 두드러졌다. 종합병원은 의료에서 반드시 필요한 기관으로 자리를 잡았지만, 정신병원은 그렇지 못했다. 의사들 가운데 기존의 종합병원에서 의료진이 되지 못한 의사들이 주축이 되어 새로운 병원을 설립했는가 하면, 소도시 의사들은 대도시 의사들이 자기 환자를 끌어가지 못하게 하기 위해 개원을 했기 때문에 종합병원은 증가할 수밖에 없었다. 그러나 정신병원의 경우에는 이러한 유인책이 병원 증가에 별다른 영향을 주지 못했다. 지역사회는 대체로 종합병원을 쉽게 이용할 수 있기를 원하면서도, 정신병원을 되도록 먼 곳에 격리시키고 싶어 했다. 소규모 종합병원도 경쟁적인 종교집단의 후원에 힘입어 그 수가 크게 늘었지만, 성가실 뿐만 아니라 수지타산도 맞지 않는 장기적인 정신질환 치료는 전적으로 주 정부의 소관이 되었고, 각 주에서는 비용을 절약하기 위해서 시설을 집중시켜 놓았다.

정신병원은 차치하고, 미국 병원체계는 어느 정도 일관성 있게 세 가지 국면을 통해 출현했다. 첫 번째는 1751년부터 약 한 세기까지에 해당하는 시기로 두 종류의 병원이 형성되었다. 먼저 평이사회가 운영했던 자선병원인데, 평이사회는 언뜻 보기에는 종파를 초월한 듯했으나 실제로는 대부분 개신교도들이었다. 다음으로 공립병원이 등장했는데, 이는 구빈원에서 발전한 것으로 주로 시市나 카운티에서 운영했다. 연방 정부에서 운영했던 해양선원병원 등이 여기에 속했다.

두 번째 단계는 1850년경에 시작되었는데, 한층 다양한 '특징을 가진' 병원들이 이 시기에 형성되었다. 이 시기에 병원들은 주로 종교적이거나 인종적인 특성을 가지고 있었고, 특정 질환이나 아동 또는 여성과 같은 환자에게 맞춰 전문화된 양상을 보여주었다. 또한 이때 개원한 병원들은 의학 분파 중에서 동종요법을 사용하는 병원이 주를 이루었다.

세 번째 단계는 1890~1920년에 해당하는데, 영리를 추구하는 병원이 출현하고 확산되었던 시기였다. 당시 병원은 주로 의사들이 혼자 운영하거나 그렇지 않으면 공동경영 방식 및 법인체로 운영되었다.

이러한 발전 유형은 우연히 형성된 것이 아니었다. 1850년대 이후 종파성을 띤 병원이 건립된 것은 가톨릭 신자가 대량으로 이민한 결과였으며, 1890년 이후 상업적인 병원이 늘어난 것은 외과수술의 발전이 병원의 새로운 수익 가능성을 열어주었기 때문이다. 여기에서 내재적인 변증법이 다시 한번 작용했다. 일단 종합병원이 건립되면 병원 건립에 관심을 가졌던 의사들은 인종적인 고용이나 특정한 범주에 속한 질환들과 분파적인 의학사상과 같은 지엽적인 관심에서, 자금을 요청하고 환자를 유치하며 병원을 세우는 쪽으로 관심을 바꾸었다. 영리를 추구하는 병원과 마찬가지로 이러한 병원들도 달라진 상황에 대응하기 위해서 설립되었다.

주요 도시에서는 지역사회가 형성된 시기와 그 규모, 주민의 인종 구성 및 경제적 수준에 따라서 병원의 발전 과정도 각기 다르게 나타났다. 1850년 이후에 출현한 도시에서는 첫 번째 단계와 두 번째 단계가 동시에 진행되었다. 반면에 시 당국이 운영하거나 의학 분파를 표방하지 않았던 자선병원은 대체로 동부 옛 도시들의 종파적인 병원들에 비해 시기적으로 앞서 있었다. 이러한 병원들은 중서부지역을 중심으로 동시다발적으로 등장했고, 일부 도시에서는 가톨릭병원이 맨 처음 설립되기도 했다. 남부지역은 남북전쟁의 여파로 인해 병원의 성장이 교착 상태에 빠졌지만, 타 지역에 비해 일찍 상업적인 병원의 중요성을 인정한 곳이었다. 1900년대 초에 전국적인 병원 분포를 살펴보면 동부지역에서는 오히려 비종파적인 자선병원이 두드러졌고, 중서부지역에서는 가톨릭병원이 간간이 존재했으며, 남부와 서부지역에서는 상업적인 병원이 많았다.* 이러한 지역 차이를 살펴보면 병원이 얼마나 성공했는지, 그리고 여기에 결부된 지역이 얼마나 잘사는지를 알 수 있다. 동부 도시들은 가장 먼저 성장한 도시였기 때문에 금융과 산업의 중심지라는 이점을 지니고 있었다. 남부와 서부는 자선사업에 사용할 만한 사적 자본의 여유가 별로 없었기 때문에 병원 의료에서 수익을 올릴 만한 분야와 고등교육에서 주 정부에 대한 의존도가 높았다.

이러한 지역 격차에도 불구하고, 전국에 걸쳐서 대도시의 병원체계는 하나의 표준 유형을 보여주었다. 중앙에는 가장 규모가 큰 병원과 엘리트 자선병원 그리고

---

* 이러한 차이는 놀라운 것이다. 1923년 연방 정부의 조사 결과에 따르면, 비분파적인 자선병원은 중부 대서양 연안 주에 있던 병원 중 49%를 차지했고, 그에 비해 북동 중앙부의 주들(역 일리노이, 인디애나, 미시간, 오하이오, 위스콘신)에서는 25%를, 태평양 연안 지역에서는 불과 12%를 차지했다. 종교적 후원을 받는 병원은 뉴잉글랜드에서 8%로 비율이 낮았지만 중서부로 가면 23%로 상승하다가 태평양 연안 주에서는 다시 13%로 떨어졌다. 태평양 연안 지역에 있던 병원 가운데 절반 이상(52%)은 상업적인 병원이었는데, 이는 중부 대서양 지역의 17%, 동부 및 중부 지역의 30%와 크게 차이가 난다. 남부와 서부는 유사한 양상을 띠었다.[55]

시립병원들이 자리 잡고 있었다. 인종적·종교적·전문적인 병원들은 규모가 다소 작았으며 기능이나 지리적인 면에서 중심부에서 약간 벗어나 있었다. 반면 상업적인 병원과 의학 분파에서 운영하는 병원들은 대체로 규모가 작았을 뿐만 아니라 이러한 체계의 가장자리를 간신히 차지하고 있었다. 각각의 병원 집단은 특징적인 기능, 조직구조, 환자, 재정적 수단을 보유했다.

엘리트 자선병원은 단기 치료에 주력했으며, 의료진들도 비교적 폐쇄적으로 임용되는 한편, 의과대학과 가장 밀접한 유대관계를 맺고 있었다. 이곳을 찾는 환자들은 주로 극빈자(교육을 목적으로 한)이거나, 가장 부유한 계층의 환자들(수익과 유산을 목적으로 한)이었다. 이러한 병원들은 엄청난 기부금을 받으며 의사 양성 및 치료의 중심지로서 명성을 구가했고, 대체로 역사가 깊고 안정적이었다.

시립병원 및 카운티병원은 일반적으로 가장 규모가 큰 병원으로, 급성환자와 만성질환자를 모두 치료했다. 이곳의 의료진은 지역에 따라 차이가 커서 서부지역에 있는 도시로 갈수록 병원 의료진이 개방적이었다. 공립병원은 대체로 빈민을 치료했고, 진료비보다는 정부 세액에 의존해 운영되었다. 횡령과 근무태만 등으로 구설수에 오른 적도 있었지만, 일부 병원은 특히 교육기관으로서 중요한 역할을 했다.

종교병원과 인종병원은 몇몇 특성이 혼합된 중간적인 형태였다. 규모 면에서는 엘리트 자선병원이나 시립병원보다 평균적으로 작았으나 상업적인 병원에 비하면 큰 편에 속했다. 이 병원들은 기부금이 많지 않아 환자들의 진료비에 의존했고, 대부분 급성질환을 치료했다. 엘리트 자선병원에 비해 의료진이 더욱 개방되어 있었으며 의학교에 진학하는 빈도도 낮았고, 유대관계도 긴밀하지 못했다.

상업적인 병원은 주로 외과수술의 중심지였다. 이들 병원은 비교적 작은 편이었으며 의과대학과 아무런 관계도 맺고 있지 않았다. 병원 가운데 유일하게 진료비를 받아 운영하고 있었으며 중·상류층 환자들이 주류를 이루었다. 이러한 병원이 제도 안에서 살아남는 비율은 극히 저조했다. 이러한 점에서 볼 때 상업적인 병원은 소규모 사업의 전형적인 사례였으며, 개인적인 재산 능력에 따라서 개원을 하기도 하고 폐원을 하기도 했다.

병원체계는 계획적으로 만들어진 것이 아니었기 때문에 특별히 목적이 설정되어 있지 않았다. 다만 병원체계는 일정한 계급 관계를 반영하고 있었기 때문에 하나의 유형을 지니고 있었다. 엘리트 자선병원에는 한 지붕 아래 최상위계급과 최하위계급 사람들이 한데 모여 있었다. 이것은 이곳 의사들이 교육을 위해 가난한 환자를 보면서 같은 장소에서 부유한 환자를 치료하며 시간을 절약하길 바랐기 때문이다. 각기 다른 계급의 사람들을 함께 있게 하는 것은 어느 정도 교육적 가치를 지닌 것으로 생각되기도 했다. 한 병원 감독은 이러한 병원에서 수련 중인 의사나 간호사 가운데 병동 환자들을 "인간이라기보다는 오히려 병례病例"로 생각하는 사람도 있었지만, 개인병실에서 환자를 치료하면 의사와 환자의 인성이 크게 고양되기도 한다고 털어놓았다.[56] 뉴욕의 몇몇 중요 병원의 원장들은 1904년에 실시한 조사에서 병원이 개인병실의 사용료를 낼 수 있는 환자를 위한 사립병원과 그렇지 못한 환자를 수용하는 공립병원으로 나뉘어야 할 것인가를 묻는 질문에 대해 이구동성으로 반대했다. 만약 모든 가난한 환자가 시립병원에서 치료를 받는다면 자선기부금은 바닥나게 될 것이며, 개인병실의 사용료를 더욱 올리도록 요구할 가능성이 있었기 때문이다.[57]

그리하여 공립병원과 사립병원의 분열이 직접적인 계급 구분으로 이어지지는 않았다. 양쪽 모두 가난한 환자들을 치료했지만, 치료 방식은 서로 달랐다. "공립병원은 지출 비용이 매우 낮게 운영되었는데, 이는 효율성도 낮다는 뜻을 함축했다." 1906년에 골드워터는 "병원들이 자발적인 기부금으로 운영되면서 질 높은 서비스를 목표로 삼고, 막대한 지출 계정을 부끄럽지 않게 여겼다."라고 지적하며 뉴욕시를 가장 좋은 본보기로 들어 다음과 같이 설명했다. "한쪽에는 공립병원인 벨뷰병원, 시립병원, 메트로폴리탄앤드킹스 카운티병원Metropolitan and Kings County Hospital이 있는데 이 병원들은 매일 환자 1명당 평균 지출액이 1달러 혹은 그 미만으로 운영되고 있었다. 그러나 다른 한쪽에 있는 최고급 사립병원들은 주로 자선가들의 증여를 받아 하루에 환자 1명당 평균 2달러의 비용을 들여가며 운영하고 있었다. 필라델피아, 신시내티, 세인트폴, 밀워키, 시카고, 세인트루이스, 샌프란시스코, 뉴올리언스 등 전국에 걸쳐 이러한 차이점은 현저하게 나타났다."[58]

공립병원과 사립병원의 관계는 구빈원과 초창기 자선병원의 상호보완적인 역할에서 그 선례를 찾아볼 수 있다. 자선병원이 가난한 환자를 받아주었던 반면에, 공립병원은 별로 바람직하지 못한 가난한 환자를 주로 수용했기 때문에 만성질환자로 가득 차 있었다. 또 다른 주립 복지기관, 예를 들면 정신병원과 청각장애인, 시각장애인, 저능아를 위한 요양소 등은 1인당 하루 평균 지출액을 극히 낮은 수준으로 유지해 빈민에게 장기적인 치료를 해주었다. 정부는 이러한 시설에서 수용하지 못한 문제 환자를 맡았다.

대부분의 주 정부와 연방 정부는 자체적으로 병원을 운영하는 한편, 사립병원의 자선의료와 유사한 원조를 해주었다. 1904년에 병원 의료에 쓰인 모든 공공기금 가운데 4분의 1이 사립병원을 지원하는 데 사용되었다.[59] 그러나 이러한 지원은 오히려 의료서비스의 불균형을 조장하는 결과를 빚고 말았다. 1906년에 워싱턴에 있는 한 자선위원회 서기관은 정부 보조금이 "지나치게 단기적인 내과 및 외과의 진료만을 행하는 소규모 병원에 치중되어 만성질환자, 회복기 환자, 결핵 환자, 알코올중독자 및 기타 질환자에게 필요한 설비를 제공하는 데는 완전히 실패하고 말았다."라고 평가했다. 시 당국의 직접적인 통제를 받던 병원은 단 한 곳에 불과했다. "남은 것은 이 병원이 계속적으로 일반 만성질환자들로 넘쳐나고 있다는 사실뿐이다. 이들은 완치될 가능성도 없을뿐더러 시 당국의 통제를 받지 않는 병원에서는 받아주지도 않는다."[60] 이러한 유형이 미국 의료의 표준적인 특징을 이루게 되었다. 즉, 사립병원은 급성질환을 치료하며 고도로 발달된 반면에, 공립병원은 만성질환을 담당하면서 낙후되었다. 급성질환 치료에 목적을 둔 사립병원은 수용능력이 작아도 경영하는 데 어려움이 없었지만, 공립병원은 결핵과 알코올중독, 정신병 및 기타 사회적 혼란에서 비롯된 각종 질환을 앓는 환자로 가득 차 있었다.

또한 공립병원과 사립병원은 새로운 차원의 후원자로서 기능하고 있었다. 엘리트 사립병원에서는 부유한 후원자들이 무료 병상에 수용될 환자의 입원을 지원해주었고, 의료진을 임용할 권리도 의사들에게 주었다. 반면, 가톨릭 신자와 유대인들은 그 대상에서 제외되었다. 이뿐만 아니라 공무원들은 일자리를 제공하기 위해 시립병원을 이용했고, 적절한 시기에 친구들과 선거구민들을 환자로 받았다. 의사들과 상류계급 개혁가들은 이에 반발하여 시립병원을 공정한 기반 위에서 운영하라고 요구했다. 그러나 많은 사람들이 논의해 온 것처럼 도시의 공공기관도 자주 혼선을 빚었지만, 하층계급이 가하는 압력에 한층 동조하는 기색이었다. 보스턴에서는 브라민Bramin 가문*이 사립병원의 의료진을 거의 장악하고 있었으나, 1864년에 보스턴시립병원이 개원한 뒤로는 가톨릭 신자와 유대인 의사들도 자신들의 대표자들의 힘을 빌려 의료진으로 임용될 수 있었다.[61]

차별은 종교병원이나 인종병원이 형성된 주요 원인이었다. 비록 매사추세츠종합병원이 다른 환자들이 병원에 들어오기를 꺼린다는 이유로 아일랜드계 환자들을 원래 거부한 적이 있었지만, 흑인에 대한 반감을 뺀다면 노골적인 편견은 그리 흔치 않았다. 소수 종교집단은 초창기 병원의 도덕주의적인 목표를 두려워했다. 가톨릭 신자들은 임종 시에 집전을 받지 못할까 염려했고, 유대인들은 불경한 음식을 먹게 되거나 자신들의 외양이나 관습에 대해 놀림을 받지 않을까 우려했다. 이들 종교집단이 우려한 것은 치료를 통해 이들 중 일부가 개인적인 위기 상황에서 개종할지도 모른다는 사실이었다. 병원에 가는 것은 매번 병들고 상처받기 쉬운 이방인들과의 만남을 의미했지만, 병원 당국과 의료진이 같은 종교를 가지고 있고 더 나아가 동일한 인종적 배경을 가지고 있다면 이러한 만남에 대한 두려움을 완화할 수 있었다. 1894년 뉴욕의 한 러시아계 유대인이 독일계 유대인이 주로 장악하고 있던 마운틴시나이병원 및 '주택지대' 병원들을 방문한 후에 느낀 바를 다음과 같이 적어놓았는데, 이 글을 보면 같은 종교집단 사이에도 상당한 격차가 있었음을 알 수 있다.

> 귀족적인 독일계 유대인들의 자선병원에서 당신은 아름다운 사무실과 책상들, 온갖 장신구를 보겠지만 엄격하고 성난 얼굴들도 보게 될 것이다. 모든 가난한 사람들이 범죄자로 의심받고, 멸시를 당한다. 자기비하의 고통을 느끼게 되고, 마치 러시아인 간부 앞에 서 있는 기분을 몸서리치게 느낄 것이다. 러시아계 유대인이 같은 인종적 배경을 가진 병원에 가면 아무리 초라하

* 역 높은 사회적 신분과 문화적 자긍심을 지닌 뉴잉글랜드 지방의 유서 깊은 귀족 가문 사람들.

고 작은 건물이라 해도 크고 안락하게만 보일 것이다. 그는 같은 언어를 사용하며 그의 생각을 이해하고 마음을 알아주는 형제들 사이에서 편안함을 느낄 것이다.

이교도 의사의 편견에 사로잡힌 고백은 유대인 환자와의 또 다른 만남을 통해서도 찾아볼 수 있다. 의사인 캐봇Richard Cabot은 당시에 하버드 의과대학의 교수이자 매사추세츠종합병원의 의사이기도 했다.

> 내 눈으로 그를 코언Abraham Cohen이 **아니라** 일개 **유대인**으로 바라보는 순간은 10 대 1 정도에 불과했다. 나는 **이** 남자를 전혀 쳐다보지 않았고, 그를 보통의 유대인이라는 흐릿한 배경 속으로 녹여버렸다. 그러나 만약 오늘날 보통 때보다 조금 크게 눈을 떴더라면, 그가 무릎에 손을 올려놓은 모습에서 무언가를 눈여겨보았을 것이다. 그것은 이상하고 예기치 못한 것이었다. 그 손 … 그것은 강건한 손이었고, 잡기 쉬울 것 같은 손이었다. 그리고 누구든지 그런 근육질 손을 가진 살렘가의 유대인을 본 적이 있었을 것이다. 나는 **그**를 바라보았다. 그러나 그는 더 이상 내가 이전에 만나고 잊어버린 다른 수많은 사람처럼 실재하고 있지 않았다. 왜냐하면 나는 단 한 번도 **그들**을 쳐다본 적이 없었고, 다만 그들의 희미한 윤곽과 일반적인 유형 그리고 그들이 태어난 인종적인 배경만을 보았기 때문이다.[62] (강조는 원문 그대로임)

인종적이거나 종교적인 병원은 환자들에 대한 편견을 막아주었으며 해당 공동체의 의사들에게 물질적 이익을 제공해 주었다. 이 병원들은 유대인, 가톨릭 신자, 흑인 의사들이 다른 병원에서 거부당할 경우에 전공의 과정을 밟을 기회를 제공하는 한편, 입원 환자를 진료할 수 있도록 이들을 병원 의료진으로 임용하기도 했다. 홀이 지적한 대로 병원을 분열시킨 가장 중요한 요인은 기술이 아니라 인종적·종교적 문제였다. 인종 및 종교 병원은 해당 집단에 속한 의사들이 계속적으로 경력을 쌓을 수 있게 해주었다. 상류계급의 양키Yankee들이 비싼 대학과 명문 의과대학에 진학해 일류 병원에서 전공의 과정을 밟는 동안, 젊은 이탈리아 의사들은 이러한 관문이 완전히 차단되어 있음을 깨달았다. 홀은 "그러나 (가톨릭 신자의 경우) 또 다른 병원이 그들에게 개방되어 있었기 때문에 경력을 쌓을 수 있었고 극심한 경쟁으로부터 어느 정도 보호받을 수 있었다."[63]라고 적었다.

종파적인 병원들이 차별을 완화하는 역할을 함으로써 각기 다른 집단에 속한 환자들의 눈길을 끌 것처럼 보였으나, 현실은 그렇지 않았다. 병원은 처음에는 종교적인 차이를 옹호했으나, 나중에는 이러한 가치를 감추곤 했다. 특정 집단이 병원을 후원하는 한편, 그들은 모든 종파(비록 모든 인종을 포괄하지는 못했지만)의 환자를 편견 없이 진료한다는 자부심을 가지고 있었다. 한 개신교 병원의 단골 환자 중에는 가톨릭 신자가 압도적으로 많았다. 뉴욕의 유대인 병원은 원래 사고나 비상사태가 발생했을 경우에만 일반인들을 받았으나, 그 이름을 마운트시나이병원으로 개칭하면서 사회 전체에 봉사한다는 의미를 강조했다. 가톨릭계 병원들은 일반인에게 문호를 개방했을 뿐만 아니라 일부 지역에서는 공공의료서비스를 책임지기도 했다. 미네소타주 로체스터의 메이요 형제는 가톨릭계 병원인 성마리아병원에서 주로 진료를 했지만 가톨릭 신자가 아니었으며, 이 병원의 환자들도 대부분 가톨릭 신자가 아니었다.

종파를 초월한 병원들은 미국 사회에서 광범위한 유형을 예시하고 있었다. 일부 국가에서는 문화적인 분화가 미국에 비해 한층 심화되고 있어서 다양한 집단의 다양한 사회적 요구를 충족시켜 주기 위해 별도로 병원을 건립했다. 네덜란드에서는 따로 떨어진 기둥이 하나의 지붕을 떠받치고 있는 이미지를 차용해 이를 '주석 현상pillarization'이라고 불렀다. 하우츠블룸Johan Goudsblom은 "네덜란드에서는 각각의 종파적인 진영이 삶의 모든 영역을 망라하는 하나의 통일된 조직을 정비했다. 학교와 대학, 라디오와 텔레비전 회사들, 노동조합, 보건 및 복지 기관들, 스포츠 단체 등이 자윌런zuilen* 체제에 적응했다."[64]라고 설명하고 있다. 미국에서는

* 역 자윌런은 북부 네덜란드에서의 지방자치단체를 의미하며, 1954년까지 존속하다가 울트레흐트와 통합되었다.

이러한 '분열된 통합'의 유형이 부분적으로만 발달했다. 가장 큰 집단이었던 개신교는 일반적으로 개신교 병원을 종교적인 노선에 따라 규정할 필요성을 거의 느끼지 않았다. 학교와 병원을 건립한 종파들도 지배적인 문화와 상당히 불편한 관계에 놓여 있었다. 주요 종교집단 가운데 가톨릭만이 별개의 기관, 즉 학교, 대학, 병원 및 교단 연합체 등을 모아 정교한 조직망을 구성했다. 흑인들도 최소한 남부지역에서 흑인들만의 병원을 창설했으나, 이는 아마도 원해서가 아니라 필요했기 때문인 것으로 보인다. 유대인들은 별도의 분리된 기관을 설립하지 않고 주로 일반사회기관에 참여하는 열의를 보였다. 교육을 예로 들어보면, 유대인들은 대체로 모든 면에서 기존 체제에 안주하는 쪽을 선호했다(최초의 유대인 대학인 브랜다이스대학은 제2차 세계대전이 끝난 뒤에야 설립되었다).[65] 유대인들은 특별한 병원을 설립했는데 — 모든 유대인 교단이 각자 병원을 설립해 교단이 요구하는 규모를 넘어서는 경우도 있었다 — 이는 아마도 의학이 유대인들이 열망하는 특별한 영역이었기 때문일 것이다. 의사는 유대인들에게 이상적인 직업이었다. 왜냐하면 민간의료에서 누릴 수 있는 전문가적인 자율성을 통해 관례적인 반유대주의를 일소해버릴 수 있었기 때문이다. 그러나 유대인들은 병원에서 차별을 받았기 때문에 가정의사와 담임의사, 상담의사가 되려면 전문적인 유대인 병원을 설립해야만 했다. 그럼에도 불구하고 장기적으로는 동화주의자들이 우세했다. 많은 유대인 병원들이 나중에 교육 및 연구기관으로 발전했고, 의과대학으로도 발전했다. 어떤 의미에서 유대인 병원의 동화와 상승, 이동은 미국 유대인 사회의 폭넓은 경험과 맞물려 있었던 셈이었다.

문화적인 이질감은 주 정부에서 운영하는 병원들의 통합을 가로막았던 주요한 원인이기도 했다. 인종 및 종교 집단은 자신들의 이익이 보호받기를 원했으며, 상류계급의 개신교는 자발성voluntarism에 따라 주 정부나 연방 정부의 중재가 없더라도 직접적으로 통제력을 행사할 수 있었다. 이를 통해 이민집단은 19세기 후반부터 영향력을 발휘하기 시작했다. 신분이 낮은 인종집단은 개인적인 후원을 통해 차별에 대항할 수 있었다. 문화가 비교적 동질화된 사회에서는 병원 행정이 국가의 소관으로 이양된다. 국가별로 병원을 비교·연구한 글레이저는 한 가지 종교가 우세한 나라에서는 어디서나 병원이 정부에 의해 경영되고 있음을 밝혀냈다. 심지어 병원이 종교적인 조직에 의해 시작되었다고 해도, 교회는 병원 경영에 드는 지출비용이 지나치게 번잡스러운 것을 깨닫고 그 자원을 종교적인 규칙과 믿음에 영향을 줄 수 있는 종교활동에 사용하기로 결정을 내렸다. 그러나 종교집단이 서로 경쟁하는 곳에서는 종교적인 세력을 보호하고 확대하고자 종교집단이 계속적으로 병원의 통제권을 쥐고 있었다. 이를 통해 글레이저는 다음과 같이 일반적인 명제로 제시했다. "한 사회에서 종교 수가 많아질수록 병원의 소유권과 경영은 널리 확산되며 병원의 평균적인 규모는 점차 작아진다."[66]

1900년부터 미국에서는 소규모 병원이 지나치게 난립한 현상에 대해 불만이 표출되기 시작했고, 이는 병원체계에 대한 계속된 비판의 일부가 되었다. "만약 각 도시의 병원들이 이익을 공동으로 출자할 수 있다면 효율성을 높이고 더욱 경제적인 결과를 가져올 것이다. 그러나 독립적으로 운영하는 병원들은 이익을 공동출자하지 않을 것이다." 특히 1929년 대공황 이후, 사립병원들은 심각한 침체에 빠져들었다. 1937년에 한 의과대학 교수는 부채를 짊어진 많은 병원들의 경영 능력이 50% 정도밖에 되지 않는다는 점에 주목하고, 일부 병원이 문을 닫으면 나머지 병원의 점유율이 75~80%까지 상승하게 되어 병원의 재정적 문제가 해결될 수 있을 것이라고 지적했다. "물론 문제는 이러한 병원들이 분파적이고, 부분적으로 기부를 받거나 특정 외과의사나 직원들의 개인적인 이해관계를 위해 운영되고 있다는 것이다."[67]

독특한 관료주의

기업은 19세기 말에 이미 나타났지만, 병원은 편협한 이해관계에 얽매여 산업화의 초기 단계에 머물러 있었다. 병원조직을 통합하면 이익을 얻을 수 있었음에도 불구하고 아무런 성과도 얻지 못했다. 미국외과학회가 시작한 병원 개혁의 주요 목표는 '표준화'였다. 이러한 표준화의 목적은 의료기록의 관리와 보관을 위한 최소한의 기준을 설정하고, 부검을 실시하는 한편, 병원조직의 다양한 측면을 표준화하려는 것이었다. 이러한 활동에 참여한 병원들은 정부 규제가 더욱 철저해져야 한다고 요구했다. 병원들이 서로 경쟁하는 과정에서 지역사회의 수요를 고려하지 않은 채 똑같은 서비스를 제공함으로써 병원이 필요 이상으로 표준화되었다. 병원은 매우 획일화된 동시에 거의 통일되지 않은 체제에 담겨진 미국적 역설을 보여준다. 통합적인 경영이 이루어지지 않았기 때문에 오히려 미국의 사립병원들은 행정기능이 중앙집권화되어 있는 다른 나라에 비해 좀 더 정교한 행정체계를 발전시킬 수 있었다. 미국에서 자선병원들은 지출할 자금을 충당하고, 수가를 결정하며, 물품을 구입하고, 의료진을 임용하는 일을 비롯해 환자의 지불 능력을 판별하고, 공적인 활동도 벌여야만 했다. 이러한 활동을 하려면 인력과 돈과 공간이 필요했다. 동시에 미국의 담임의사attending physician 제도는 행정에 대한 수요를 확대시켰다. 외국 병원의 경우에는 안정적인 제도에서 일하는 의료진들이 서로 상의를 하면서 많은 문제를 해결할 수 있었다. 그러나 미국에서는 개원의들이 병원 의료진들에게 의료 업무를 위임하고, 일을 순탄하게 진행하기 위해 그들과 협력하면서 매번 다른 시간에 병원을 순회했다. 외국 병원에서는 강력한 책임의사가 병원 내부의 일들을 책임지고 있었으나, 미국에서 이런 일은 행정가들의 소관이었다. 외국에서는 사회 기능이 집권화되어 있는 반면에 병원은 분권화되는 경향이 강해, 행정가들은 권위가 미약했을 뿐만 아니라 신분도 매우 낮은 편이었다. 그러나 미국에서는 오히려 병원 행정의 중요성과 위신이 한층 높아지는 현상이 나타났는데, 이는 사회가 분권화 경향을 보였고 병원 내부에서는 분권화 경향이 더욱 두드러졌기 때문이다.[68]

역설적이지만 병원과 의사들이 관료주의적 권위로부터 독립하면서, 병원 행정은 미국에서 유난히 빠른 속도로 전문화되었다. 유럽의 병원 행정가들은 대체로 전문적인 학위를 소지하고 있지 않았으며, 지위나 권위 면에서 의사들에게 종속되어 있었다. 그러나 미국 의사들은 병원 행정에 눈을 돌렸고, 1920년대에는 병원 행정에 대한 학위과정이 개설되었다. 병원 행정가들은 1899년 병원감독관협회Association of Hospital Superintendents를 창설했고, 1908년에는 그 이름을 미국병원협회American Hospital Association: AHA로 개칭했으며, 1933년에는 미국병원행정가협회American

College of Hospital Administrators가 창설되기에 이르렀다.

병원에 대한 의학적 지배는 1930~1940년대에 이르러 병원 행정가들이 의사들의 권위에 도전하면서 점차 약화되기 시작했다. 20세기 중반에 미국 병원과 관련한 각종 사회학적 저작들은 '두 가지의 권위', 즉 임상적인 권위와 행정적인 권위 사이의 분열에 역점을 두었다. 미국 병원에서는 행정가의 지위가 다소 강한 편이었기 때문에 이러한 발전 과정이 상당히 부각되었다. 두 집단은 병원에 대해 각기 다른 개념을 가지고 있었다. 개인의사들은 병원을 '의사의 일터', 다시 말해서 자신이 진료를 하는 보조적인 장소로 생각했으나, 병원 행정가들은 병원을 '의료의 중심지', 즉 지역사회 보건의료의 조정자 역할을 하는 곳으로 간주했다. 의사와 병원 행정가들은 외래진료를 확대하려는 노력과 의학연구 및 교육의 확장, 그리고 전문의료 분야에서 종일 근무할 의사의 고용 및 이러한 다양한 활동을 수행할 행정인력의 충원 등을 두고 자주 마찰을 빚었다.[69]

페로Charles Perrow는 미국 병원의 권위가 기부자에게서 의사에게로, 그리고 마침내 행정가에게로 옮겨졌으며, 이러한 발전 과정은 기술의 변화와 병원의 요구에 부응한 결과였다고 주장했다. 기부자는 자본의 투자와 지역사회의 수용성을 근거로 병원을 배제할 수 있었다. 그리고 의사는 가중되는 복잡성과 자신이 가진 기술의 중요성에 힘입어 지배권을 획득할 수 있었다. 마지막으로 내부 조직의 복잡한 특성과 외부 기관과의 관계 때문에 병원은 행정가에 의해 지배되었다.[70] 이러한 논의는 전적으로 조직의 기능적인 요구에 부응하는 조직의 내재적인 변화 과정을 시사한다. 그러나 우리가 살펴본 대로 권위구조의 변화는 특정한 역사적 상황과도 밀접한 관계를 맺고 있다. 19세기에서 20세기로 넘어오는 과도기에 의사 권력이 확대된 것은 진료비를 내는 환자들의 병원 이용률이 높아짐으로써 의사들이 수익을 올릴 수 있는 새로운 능력에 크게 의존했기 때문이다. 마찬가지로 병원 행정가의 성장은 부분적으로는 병원체계에 대한 중앙집권적인 조정을 반대하고 의사들의 종일근무제를 저지하는 데 달려 있었다. 이러한 상황은 기능적인 필요성에서 비롯된 것이 아니라, 특별한 이해관계가 뒤얽힌 결과였다.

병원의 행정적인 통제와 병원 내부의 구조화를 지향하는 것이 20세기의 보편적인 추세였지만, 병원은 완전한 조화를 이루지 못했다. 병원 내부에는 여전히 기부자, 의사, 행정가로 이루어진 권위의 축이 존재하고 있어서 공식적인 조직을 연구하는 사람들에게 커다란 수수께끼를 던져주고 있다. 사회학자들은 왜 병원이 단일하고 명료한 위계질서가 결여된 채로 표준적인 관료주의 모델에서 이탈했는지 궁금해한다. 경제학자들은 병원이 이익을 극대화할 수 없다면 과연 무엇을 극대화했는지 밝히고 싶어 한다. 각각의 학문적 패러다임에서 바라볼 때 병원은 비정상적인 존재이지만, 역사적으로 살펴보면 그렇지만은 않다. 병원은 부유한 후원자의 지원을 받으며 자선을 위해 시작되었다. 병원이 적극적인 치료의 중심지로 개편되면서 개원의들은 병원 출입을 갈망하게 되었다. 미국에서 자선병원은 정부의 세금으로 충분히 지원받지 못했기 때문에 개원의들이 쉽게 접근할 수 있었다. 인종적·종교적으로 상이한 개원의들의 이해관계가 뒤얽혀 소규모 병원은 더욱 늘어났으며, 정부가 이들을 통합하는 것은 불가능했다. 뒤를 이어 통합적인 경영의 부재로 인해 병원 간 경쟁이 과열되면서 병원의 상업적 기능이 중시되는 한편, 병원의 행정 기능도 한층 강화되었다. 단일한 통제권을 대신한 세 가지의 권위는 느슨한 동맹관계를 유지하고 있었다. 병원은 조직과 체제에서 제도적 발전이 중단된 일례였으며, 불완전하게 통합된 상태에 머무르게 되었다. 기능과 도덕적 정체성에서 전前자본주의적 기관인 병원은 급격한 변화를 겪었으나, 조직구조상으로는 부분적으로 변형되었을 따름이다.

이렇게 중단된 발전 유형은 의료체계 전반에 걸쳐 뚜렷하게 나타났다. 조직의 통합은 주로 보건 분야에 한정되었고, 오늘날 우리가 '외래진료'라고 부르는 의료서비스는 통합 조직에서는 거의 찾아볼 수가 없었다. 현대인의 생활 속에서 관료주의는 불가피하게 필요했지만, 미국 의사들은 관료주의에 맞서지 못하고 도피하거나 항복하는 순간을 늦추었을 뿐이다.

5장

보건의 영역

보건*은 모든 생활영역에 대해 관심을 가진다. 혹자는 관심을 불러일으켰다고 말할지도 모른다. 선구자들이 내린 보건에 대한 깜짝 놀랄 만한 정의는 보건의 범위를 암시하고 있다. 1920년 예일대학 보건학 교수인 윈슬로Charles Edward Amory Winslow는 보건을 이렇게 정의했다. "질병을 예방하고, 생명을 연장시키며, 환경위생을 개선하기 위한 지역사회의 조직적인 노력을 통해 신체적 건강과 효율성을 향상시키고, 지역적인 감염을 통제하고, 개인위생의 원칙에 충실하도록 교육하며, 질병의 조기진단과 예방을 위해 의료 및 간호서비스 조직을 설립하고, 지역사회의 개인들이 건강을 유지하는 데 알맞은 생활기준을 보장하는 사회기구를 발전시키는 과학이자 예술이다."[1] 이러한 광의의—동시에 기존의 정의와 완전히 다른—개념은 진지하게 정의된 것이었으나 여러 가지 갈등을 일으키는 원인이 되었다. 보건은 개인적인 신념과 사유재산 혹은 다른 제도적 특권을 침해하지 않고서는 도저히 이러한 활동을 펼칠 수가 없었다. 보건사史의 많은 부분은 바로 이러한 제한을 둘러싸고 일어난 투쟁의 기록이기도 하다. 한편으로, 보건당국은 종교집단의 저항에 직면했으며, 보건과 위생 개념을 지지하는 정부의 개입에 대해 도덕적인 이의를 제기하는 사람들도 생기기 시작했다. 다른 한편으로, 보건은 경제적 이권을 잃지 않으려는 기업의 반발을 감수해야만 했다. 19세기 말, 이제껏 자신의 것으로 여겼던 의사들의 영역에 보건단체들이 침투해 들어오면서 보건의 도덕적·경제적 영역에 대한 치열한 논쟁이 전개되었다.

이러한 갈등은 과거부터 있어왔으나, 의학과 보건 사이의 역사적인 수렴을 통해 한층 치열한 양상을 띠게 되었다. 19세기 중반 미국 보건은 주로 위생 개혁에 관심을 두었고, 의학보다는 공학과 더욱 밀접하게 관련되어 있었다. 질병을 퇴치하려는 초기 위생운동가들의 노력은 주로 더러운 환경을 정화하는 데 모아졌다. 그들에게는 불결함이 곧 위험한 것이었다. 왜냐하면 질병은 불결함에서 발생하기 때문

* 역 'public health'는 20세기만 해도 '공중보건'으로 번역하는 것이 마땅했지만, 21세기에는 '보건'으로 표현하는 것이 문화적 의미를 더욱 잘 드러낸다. 이 책에서는 특별한 경우가 아니면 '보건'으로 표기한다.

이다. 그러나 1800년대 후반 세균학의 발전과 더불어 보건의 이론과 실천 및 보건과 의학과의 관계에도 커다란 변화가 일어났다. 보건당국은 전염성 질환의 전파 원인과 방식을 정확하게 밝혀냈으며, 특정한 병을 유발하는 세균과의 전쟁에 돌입했다. 환경에서 개인으로 관심이 전환되면서 이들은 의학기술과 개인위생에 더욱 큰 비중을 두게 되었다.[2] 이러한 발전은 부분적으로는 여러 질병이 보균자를 통해 감염된다는 것을 발견한 결과라고 볼 수 있다. 환자가 감염의 원인이라면 질병의 확산을 예방(보건의 기능)할 수 있는 한 가지 방법은 아픈 사람을 진찰하고 치료하는 것(의학의 기능)이었다. 보건의 영역에 의학 분야를 포함하려는 것은 일부 보건 운동가들에게는 필요하고도 바람직한 경향으로 비춰졌지만, 누구라도 상상할 수 있듯이, 개원의들은 보건 영역의 확장을 일종의 권리 침해로 간주했다. 의사들은 환자에 대한 공공기관의 치료, 결핵 및 성병 환자에 대한 보고 규정, 그리고 보건당국이 예방의학과 치료의학을 결합한 보건소health center를 설립하려는 것에 대해 저항했다.

보건과 민간의료

진료소와 자선의 한계

보건과 민간의료 사이의 초기 갈등은 가난한 환자를 치료하는 진료소dispensary의 역할과 관련이 있었다. 독립 기관으로서의 진료소는 남아 있지 않았으나, 진료소의 폐지 자체는 중요한 의미를 지닌 사건이었다. 병원과 마찬가지로 진료소는 원래 빈민을 위한 자선의 차원에서 설립되었으나, 병원과 달리 진료소는 전체 사회에 봉사하는 방향으로 전환되지 못했다. 만약 다른 요인들이 작용했더라면, 진료소가 오히려 병원을 제치고 지역사회 의료서비스의 핵심이 되었을지도 모른다. 그러나 상황은 그렇게 전개되지 않았다.

최초의 공공진료소는 18세기 후반 필라델피아(1786년), 뉴욕(1791년), 보스턴

(1796년), 볼티모어(1800년) 같은 주도적인 상업도시에 설립되었다. 19세기 중반을 거치면서, 비록 수적으로 많진 않았지만 진료소는 동부지역에 집중 분포되었다. '진료소'라는 명칭이 암시하듯이 주로 의약품을 나눠주는 일을 맡았기 때문에 한때 '의학적인 반찬을 만드는 부엌'이라고 불린 적도 있었다. 진료소는 적은 예산으로 운영되었기 때문에 주된 자원은 시간제로 무료 봉사하는 의사들이었고, 그들은 이곳에서 의학교 학생을 가르치거나 진단 경험 및 경력을 쌓았다. 의학교육과의 관계는 중심적인 사항이었다. 훈련받을 기회의 필요성을 절감한 학생들이 많아질수록 진료소 수도 증가했다. 19세기 후반에 의학교가 수적으로 늘어났을 때 진료소 역시 증가했다. 1900년이 되자 전국적으로 진료소 수는 100여 개를 헤아렸다.[3]

진료소의 성장에 대해 개원의들과 개혁가들은 불만을 표시했다. 이들은 진료비를 지불할 수 있는 사람들이 진료소를 이용하는 데 반대했다. 한 의사는 다음과 같이 썼다. "한번 생각해 봅시다. 만약 의사가 52주 동안 매일 평균 환자 다섯 명을 치료하며 일주일에 세 차례 진료하는데, 환자 가운데 한 사람만이 진료비(평균 진료비에 가까운 1달러 정도)를 지불할 수 있다면 환자들은 무슨 짓을 해온 겁니까? 의사들로부터 연간 780달러를 강탈했을 뿐이죠." 많은 의사들은 빈민들에게 이용당한 기분이었다. ≪메디컬 레코드≫의 편집인이자 의사인 슈래디George Shrady는 월간지 ≪포럼Forum≫에서 이렇게 말했다. "빈민들이 숙련된 진료를 받지 못해 고통받고 있다는 주장은 근거 없는 억측이며, 오히려 반대로 그들은 예상했던 것보다 더 많은 혜택을 얻어냈다. 엄청난 액수의 돈이 매년 도와줄 가치도 없는 사람을 위해 쓰이고 있다." 게다가 이런 자선행위가 빈민들에게 도움이 되지 못할 것임은 자명했다. 개혁가들은 자선행위가 빈민의 자립심을 약화시키고 이들을 더욱더 타락의 길로 내몰고 있다고 주장했다. 이러한 '기생 상태'를 척결하는 방안의 하나로 진료소에서는 사회사업가들을 동원해 자신이 극빈자임을 확인하려는 환자들을 상대로 조사를 실시했다. 1899년 뉴욕주는 한 번도 법적으로 고발당한 적이 없었음에도 무고한 혐의를 받고 있던 한 진료소를 시찰하는 실수를 범했다.[4]

'진료소의 폐해'는 사회문제에 대한 규정이 계급적 편견에 의해 좌우됨을 여실히 보여준다. 개혁가들과 의사들은 환자의 말에 편견을 가지고 있었기 때문에 진료소에 대해 거의 관심을 두지 않았다. 데이비스Michael Davis와 워너Andrew Warner가 1918년에 지적한 것처럼, 진료소에 관한 논문과 연례 보고서는 어떻게 하면 환자의 요구를 가장 효과적으로 충족시키느냐보다는 "어떻게 하면 사람들이 치료를 받지 못하도록 할 수 있을까?"에 집중되어 있었다.[5]

진료소의 폐해가 민간 개원의들과 상류계급 개혁가들이 생각한 것처럼 확산되어 있었는지는 확실치 않다. 일부 연구에 따르면, 진료소 환자 중에서 진료비를 낼 만한 여력을 가진 사람은 2~12%로 아주 극소수였다. 진료소가 환자에게 진료비를 부과하지 않았다고 하지만, 결코 무료는 아니었다. 환자들은 오랫동안 기다려야 했기 때문에 노동을 할 수 없었는데, 이는 상당한 간접비를 지불하는 셈이었다. 또한 환자들은 학생들을 위한 강의와 실습의 대상으로 이용되는 것을 감수함으로써 간접비를 지불하고 있었다. 테이어W. S. Thayer는 "정말 **많은 시간이 걸리기 일쑤**였다. 빈민과 교육을 받지 못한 사람 중 치료비를 낼 수 있는 사람은 시간을 낭비하지도 않고 지루하게 기다리지 않아도 되는 민간 개원의에게서 진료를 받으려고 했다."라고 말했다. 사회사업가인 리치먼드Mary Richmond는 '빈민화'에 관해 언급하면서, 15년 동안 진료소에서 무료검진을 받은 사람들을 관찰한 결과, '빈민의 낌새'는 전혀 찾아볼 수 없었으며, 반대로 의학적인 지원이 필요한 시기에 사람들을 빈곤으로부터 구제하기도 했다고 지적했다.[6]

일부 환자들이 진료소를 악용했을지라도 일부 진료소가 환자들을 방치하고 무례하게 대한 것은 사실이었다. 1913년 뉴욕시의 동부지역을 대상으로 실시한 가구별 조사에 따르면, 환자의 절반 이상이 치료를 받지 못하고 있었으며, 그 부분적인 원인은 환자들이 진료소를 두려워했기 때문인 것으로 밝혀졌다. 진료소에 도움을 받고자 온 사람들은 피상적인 진단을 받는데도 몇 시간을 기다려야만 했다. "일부 진료소에는 때로 15~20명에 이르는 환자들이 비좁은 공간을 메울 만큼 많았는데, 의사들은 서둘러 처방전을 나눠주고 있었다. 약국 창문가에는 처방전이 조제되기를 2~3시간이나 기다리는 환자들로 붐비기 일쑤였다. 이러한 경험을 하게 되면 흔히 소심한 사람이나 진료소를 찾느라 반나절을 허비할 수 없는 사람은 다시 이곳을 찾지 않았다."[7]

진료소의 폐해를 둘러싼 논쟁은 크게는 두 가지 의료 전문직 분파의 갈등으로 나타났다. 즉, 경제적으로 불안한 일반 개원의들은 진료소가 소득원을 빼앗아가는 곳으로 간주한 반면, 이들에 비해 특권을 누리고 있는 전문의 혹은 전문의가 되려는 사람은 진료소를 교육과 연구 및 전문가적 친분을 쌓을 수 있는 장소로 생각했다. 전자는 자선치료가 제한되고 민간시장이 가능한 한 확대되기를 희망했다. 후자는 '흥미로운' 환자를 받을 수 있는 무제한적인 특권 때문에 간혹 치료비를 부담할 여유가 있는 환자를 빼앗겨도 이를 원했다. 수세에 몰리고 있던 일반 개원의들이 불공정한 경쟁에 대해 불만을 토로하는 사이에도 일부 저명한 의사들, 예를 들면 오슬러William Osler와 플린트Austin Flint 등은 과학의 이름과 빈민의 이익을 내걸고 진료소에 대해 우호적인 입장을 견지했다.

적어도 전통적인 형태를 갖춘 진료소의 운명은 의학교육의 개혁과도 밀접한 관련이 있었다. 존스홉킨스 병원장이었던 허드Henry Hurd가 1902년에 지적한 바에 따르면, 진료소의 '폐해'는 의학교 수가 엄청나게 증가한 데서 비롯되었다고 볼 수 있다. "졸업생이 조금만 적었더라도 그렇게 많은 진료소는 필요하지 않았을 것이다."라는 그의 말은 진료소를 원했던 사람들이 실제로는 환자가 아닌 의사였다는 것을 의미한다. "우리가 의학교 간의 경쟁을 해소할 때까지 이러한 악습을 치유할 도리가 없다." 의사들이 20세기 초 20여 년간 많은 의학교 수를 자발적으로 감축한 이후에야 진료소에서의 무임노동은 사라지게 되었다. 이제 진료에 필요한 경험은 병원에서의 수련의 과정으로 대체되었다. 독립기관으로서의 진료소는 자취를 감추었다. 많은 공공진료소가 병원의 외래에 통합·흡수되었고, 20세기에 이르러서는 진료비를 낼 수 있는 환자에게 요금을 부과했다.[8]

보건 부서와 정부의 한계

개원의들의 보건에 대한 애매모호한 입장은 연방 정부와 주 정부 산하의 보건국이 발달하는 데 주요인이 되었다. 보건당국은 남북전쟁 이후에 안정적이며 관료주의적인 토대 위에서 성장했다. 19세기 초, 콜레라와 황열병 등의 전염성 질환과 '위험한 계급'의 불결한 생활환경에 대해 사람들이 관심을 갖게 되면서, 도시 청결을 목적으로 한 위생조직 및 위생협회의 결성이 시민들 사이에서 촉진되었다. 의사들은 이러한 단체에서 실질적인 역할을 했으나 주도적인 입지를 차지하지는 못했다. 루이지애나주는 1855년 최초로 보건국을 창설했으나 큰 효과를 거두지 못했다. 이보다 중요한 의미를 지닌 것은 1866년 뉴욕시의 메트로폴리탄 보건국이 설립된 것과 1869년에 최초로 법적 효력을 가진 보건국이 매사추세츠주에 설립된 것이었다. 1870년 연방 정부는 해군병원에 대한 지휘권을 해군보건국Marine Hospital Service 내의 군의무감 산하로 일원화했다. 1878년 4월 신종 콜레라와 황열병이 발생한 후, 의회는 모든 권한을 검역소에 일임한 동시에 모든 검역소의 결정을 번복할 수 있는 권리를 지방자치단체에 부여했다. 그해 말 뉴올리언스에서 황열병이 확산하자 보건개혁가들은 이를 1879년 3월 의회가 연방 보건국National Board of Health을 설립하는 계기로 이용했다. 그러나 이러한 움직임은 군의무감의 반감을 샀고, 4년 뒤 군의무감은 의회를 설득해 보건국을 없애는 데 성공했다. 그 후 보건은 대부분 주 정부와 연방 정부의 책임 아래 있게 되었다.

19세기 후반 의사들은 면허권 보호 방안을 강구하면서도, 주 정부의 개입에 대해서는 긍정적인 시각을 가지고 있었다. 의사들은 보건 부서의 규제 강화 정책에 대해 지지를 표명했다. 1872년에 뉴욕에서 스미스Stephen Smith의 주도로 미국보건협회American Public Health Association: APHA가 설립되었을 때, 그 회원들은 주로 연방과 주 정부의 보건 부서에서 일했던 의사들이었다. 혁신주의 시대 내내 미국의사협회는 연방 정부에 보건 부서를 설립하자고 주장했다. 그러나 의사들은 병원이나 진료소가 자신들의 환자를 빼앗아가는 데 반대한 것처럼, 공공기관이 의료에 관여하는 것 역시 원치 않았다. 그들은 보건활동이 민간의료에 보완적인 역할을 하는 것에는 찬성했지만, 민간의료와 경쟁하는 것에는 반대했다. 이러한 저항은 20세기 초 한층 격렬한 양상을 띠게 되었다.[9]

의사들은 보건에 대해 협력에서 저항까지 다양하게 대응했는데, 뉴욕의 사례가 이를 잘 보여준다. 세기가 바뀔 무렵 뉴욕시 보건국New York City Health Department은 전염성 질환을 진단할 수 있는 연구소를 설립했고, 백신과 혈청의 생산과 무료

배분, 결핵 및 성병 환자의 강제 등록, 적극적인 보건교육 프로그램, 그리고 학생에 대한 신체검사 및 치료 등을 도입했다. 뉴욕시는 미국의 축소판은 아니었다. 많은 지역, 특히 남부와 서부에서 보건이 발달하지 않은 것은 미국에서 특이한 형태로 나타났다. 뉴욕시 보건국의 경험은 의미가 있는데, 왜냐하면 예외적인 경우로서 보건을 제한하는 일부 정치적 요인이 그것을 통해 폭로되었기 때문이다.[10]

뉴욕시 보건국이 이룩한 가장 큰 업적은 새로운 세균학을 실용적인 목적으로 전환한 것이었다. 뉴욕시 보건국은 진단을 위한 세균학연구소를 설립했는데, 이 연구소는 원래 1893년에 빅스Hermann M. Biggs와 그의 조수인 파크William H. Park의 주도로 설립되었다. 파크는 디프테리아로 진단된 환자 가운데 거의 절반이 사실상 '유사 디프테리아' 환자이며, 이러한 환자들이 생명을 위협하는 진짜 디프테리아 환자들과 접촉하고 있음을 밝혀냈다. 디프테리아 환자로 의심되는 사람을 검사함으로써 보건국은 사망률을 줄이고 불필요한 소독비를 절약할 수 있었다. 건강과 경제적 이익을 위해 뉴욕시는 의사들이 무료로 사용할 수 있는 진단검사법을 개발하도록 연구소에 위탁했다. 의사들은 지역 약국에서 보건국이 마련한 '세균 배양 장비'를 입수해 예방접종을 한 후 연구소로 되돌려 보내면 24시간 안에 우편으로 판정 결과를 받을 수 있었다.

의사들은 처음부터 이 신종 서비스를 쉽게 이용했다. 1893년의 뉴욕시 연례 보고서에는 개원의들이 "혼자 힘으로 도저히 해결할 수 없었던" 일들에 대해 보건국이 "절대적으로 확실한 진단법"을 제시해 주었고, 자체적으로 디프테리아 환자가 분포된 지역을 발견하여 전염병 발생을 막기 위해 적절한 격리와 소독을 실시했다고 나와 있다.[11] 이듬해 보건국은 전염병을 치료하는 의사들을 지원하는 정책을 실시했다. 루Emile Roux*가 말에서 추출한 디프테리아 면역소의 생성 방법을 즉각 시험함으로써, 파크의 연구소는 유럽 이외의 지역에서 최초로 혈청을 만들어냈다.

---

* 역 피에르 폴 에밀 루(1853~1933)는 프랑스의 면역학자이자 세균학자로, 루이 파스퇴르와 가장 절친했던 과학자 중의 한 명이었으며, 파스퇴르연구소의 공동창립자이기도 했다. 그는 항디프테리아 혈청을 발견했다.

이 혈청은 약국에서 판매되었고, 의사들은 무료로 사용할 수 있었다. 보건국은 뉴욕에서 사용하고도 남을 만큼 많은 혈청을 생산할 수 있었기 때문에 잉여분을 전국 소도시와 대도시에 판매했으며, 그 결과 많은 뉴욕시 근로자들에게 충분한 급료를 지불할 만한 수익을 올렸다.

이러한 방안들로 인해 디프테리아에 의한 사망률이 현저히 감소했고, 곧이어 다른 도시에서도 같은 현상이 나타났다. 빅스와 파크는 뉴욕시 보건국이 국제적인 명성을 얻는 데 기여했다. 유럽인들이 세균학 분야에서 이론적으로 중요한 발전을 이룩했다면, 미국인들은 실질적인 응용 분야에서 개가를 올렸다. 뉴욕시 보건국은 면역소를 생산하는 기술을 향상시킴으로써 혈청 비용을 한 병에 12달러에서 1달러로 인하했다. 또한 파상풍 치료를 위해 많은 양의 혈청을 생산하기 시작했으며, 동시에 장티푸스를 진단하는 비달Widal 검사를 실시하고, 개에게 물린 사람들에게는 광견병 백신을 주사했다.

그러나 국제적인 갈채에도 불구하고, 이러한 성과들은 곧바로 지방의 화학제조업자들과 의사들의 반발을 불러왔다. 이들은 보건국의 활동에 대해 '시정municipal 사회주의'라고 하면서 민간사업자와의 불공정한 경쟁이라고 비난했다. 한 비판자는 "보건국에서 일상 약품을 비축해 두는 것 이외에 면역소와 백신 바이러스를 반드시 생산해야만 하는 이유가 무엇인가."라고 의문을 제기했다.[12] 1898년 시장선거를 치른 후, 과잉생산과 잉여물 판매를 방지하기 위해 면역소의 생산이 감축되었다. 보건국에서는 "이 도시는 이러한 성질의 사업을 실시해서는 안 된다."라고 공표했다. 그러나 응급 상황에 대비하고자 연구소는 계속 디프테리아 면역소를 정기적으로 공급했으며, 비상사태가 일어나지 않으면 그저 버리게 될 혈청을 싼값에 처분했다. 그 결과 1902년 4월 수천 명의 의사와 약사들은 보건국의 계속되는 '상업주의' 근절을 촉구하는 청원서를 시장에게 제출했다. 그해 이후 보건국은 의사들이 빈민을 치료할 경우에 한해서만 혈청을 무료로 지급했고, 외부에서의 판매는 모두 중지했다.

문제는 보건국이 초기에 노력을 기울인 결핵퇴치 사업에서도 나타났다. 코흐가 결핵균 분리에 성공하자, 1889년 보건국의 한 보고서는 당시 주요 사망 원인이었던 결핵이 전염성이 있으며 예방할 수 있는 병이라는 결론을 내렸다. 보건국은 또한 주거지 소독과 환자의 가래 처리를 포함한 위생적 처치를 하기 위해서는 전염자를 확인하고 이를 관리하는 관리감독이 필요하다고 결론지었다. 1893~1894년 겨울, 보건국은 진료소와 공공기관에 결핵을 앓는 모든 환자의 이름을 보고할 것을 요청했다. 의사들의 자발적인 협력을 이끌어내기 위해 보건국은 의사들이 결핵을 무료로 검사할 수 있도록 했다. 그러나 이러한 노력이 수포로 돌아가자 보건국은 의사들에게 결핵 발병 시 의무적으로 신고하도록 하는 전례 없던 조치를 취했다. 일반적으로 개원의가 담당하던 환자에 대해서는 일체 개입하지 않았고, 다른 폐결핵 환자도 대체로 의무감독관이 방문해 안내문을 남기고 가거나 전염을 방지하는 것에 대한 조언을 해줄 따름이었다. 그러나 결핵에 대한 공포가 확산되면서 많은 사람은 자신의 가족이 결핵 보균자로 발표될까 걱정했다. 일부 생명보험사는 결핵이 사망 원인일 경우 무효로 처리하기도 했다. 의사들은 결핵이 전염되지 않는다고 주장하면서, 강제적인 보고가 환자와 의사의 관계 및 환자의 비밀보장권을 침해하는 것이라며 반대했다. 뉴욕의사협회 회장은 1897년 회원들에게 다음과 같이 말했다. 발병 신고를 요구하고 무료 치료를 제공함으로써 보건국은 "의사의 의무와 권리, 그리고 특권을 침해하고 있다".[13] 그럼에도 불구하고 이후 10년 이상 뉴욕시 보건국은 다른 도시에 비해 상대적으로 결핵 발병 신고율이 높은 수준이었다.[14]

정부의 보건사업은 학교보건서비스에서 가장 두드러지게 나타났다. 다른 보건사업과 마찬가지로, 19세기 후반 취학아동에 대한 보건서비스는 환경에서 개인에게로 관심을 돌렸고, 개원의들이 세워놓은 장벽과 부딪히게 되었다. 1800년대 중반, 학교에서는 먼저 환풍과 난방을 개선하고 과밀 현상을 해소했다. 비정기적으로 실시되는 의료서비스 중 하나는 천연두 접종이었다. 1890년대 세균학의 발달에 영향을 받기 시작한 학교보건사업은 점차로 의학적인 접근방식을 띠게 되었다. 또다시 전염성 질환을 통제하는 것이 주된 목적으로 대두했다. 1894년 보스턴시는 학교에 의무감독관을 둔 최초의 도시가 되었고, 의무감독관의 역할은 전염병 환자를 판별해 집으로 돌려보내는 일이었다. 뉴욕시는 이듬해에 보건국에서 의무감독관 1명을 임명하고 비상근 감독관 150명을 따로 파견해 교사들이 아픈 학생이라고 지목한 아동들에 대해 매일 건강진단을 하도록 했다. 더피John Duffy는 다음과 같이 적었다. "의사들이 민감하게 반응할 것이라고 의식했기 때문에 보건국은 감독관이 전문적인 치료를 행하지 못하게 했다. 감독관의 임무는 전염될 우려가 있는 병을 가진 아동을 진단해 학교에서 내보내는 것이다. 만약 치료가 필요하다면, 주치의나 병원 혹은 진료소에서 받게 될 것이다."[15]

학교보건사업은 처음부터 시력검사 및 학습을 저해하는 여타 신체적 손상 분야로 그 영역을 확대했다. 그러나 학교 의무감독관들이 학부모와 접촉을 거의 하지 않았고 학생들은 가정형편이 좋지 않았던 까닭에 진단을 받은 뒤에 치료가 이루어지지 않는 경우도 허다했다. 1902년 뉴욕에서는 또다시 시 최초로 학교에 간호사를 파견해 환자를 의사에게 후송할 뿐 아니라 학부모와 대화를 나누고 경미한 치료를 행하며 스스로 건강을 돌보는 방법을 가르치도록 했다. 같은 해, 보건국은 뉴욕의 취학아동 가운데 18%가 트라코마를 앓고 있는 것으로 판단하고 시의 공립병원 가운데 한 곳에 치료를 전담할 안과 진료실을 개설했다. 많은 도시에서 학교보건사업은 적어도 경미한 질병에 한해 진단에서 치료로 방향을 바꾸었다. 개원의들은 일부 보건사업에 등을 돌렸다. 그러나 보건공무원들이 지적하듯이, 의사들 역시 학교의 신체검사 및 진료 의뢰를 통해 환자를 받았다. 1911년에 이르러 4개 도시 중 3개 도시에서 보건사업의 권한이 지방의 보건 부서에서 교육 부서로 이전되면서 학교보건서비스는 의학적 목적을 다소 상실했다.

보건사업은 점차 결함을 가진 학생을 찾아내고 전염성 질환을 예방하는 본연의 임무에 몰두하게 되었다. 해를 거듭할수록 감독관들과 간호사들은 아동을 진단해 청각장애나 구강 문제를 찾아내고, 학부모에게는 의사나 치과의사의 진료를 받아야 한다고 말하면서 아동의 기록부를 건네주었다. 그러나 아동이 그 이듬해에 건강진단을 받을 때 건강상의 문제점은 여전히 그대로였다. "만약 우리가 아동들을 검사 또는 재검사하고 가장 중요한 종류의 일을 행하는 데 사용할 약간의 돈이 있다면, 우리는 현실적으로 무엇인가를 이룰 수 있을 것이다."라고 한 학교보건 행정가는 보건집회에서 말했다.[16] 그러나 다른 보건사업이 상호 통합되지 않은 것과 마찬가지로, 학교보건사업과 의료서비스의 통합은 이루어지지 않았다. 사적인 이해관계는 어떠한 단일한 조직에 대해서도 걸림돌로 작용했다.

개혁에서 정기진단으로

쓰레기의 근대적 처리와 새로운 보건

보건의 경제적인 범위는 부분적으로는 비용에 의해 결정되는데, 그중에서도 단순히 납세자를 대상으로 한 보건사업에 드는 직접비가 아니라 이러한 사업에 대해 기업 및 사회가 부담하는 간접비에 의해 결정된다. 19세기 전반 보건당국에서는 유행성 질환의 원인이 전염에 의한 것이라고 보고 검역을 실시할 것을 권고했는데, 검역은 상업을 퇴보시키기 때문에 피해가 크게 나타나는 방법이었다. 다른 한편에서는 전염병의 원인을 독기毒氣, miasma에서 비롯된 것으로 보고, 주위 환경을 정화할 것을 주장했다. 환경적 접근방법은 상업적인 이해관계를 가진 사람들에게 많은 지지를 받았는데, 이 방법이 시장을 폐쇄하는 것보다는 덜 급진적인 방안이었기 때문이다. 그러나 대규모 정화사업과 검역은 모두 질병을 퇴치하는 데 많은 비용이 드는 방법이었다. 세균학의 등장은 보건사업의 능률성을 향상시켰을 뿐만 아니라 무차별적인 개입을 자제함으로써 사회가 부담해야 할 비용을 줄여주었다. 상수도 급수시설이나 우유 공급과 같은 특정 정책으로의 전환은 보건사업과 일반사업 간의 이해관계에 타협의 여지를 마련했다. 세균학적 관점에 대해 더욱 좁은 의미의 관점을 가지게 됨으로써 보건 분야의 관리들은 도덕적이고 사회적인 개혁으로부터 벗어날 수 있었다.

이러한 보건사업과 일반사업 간의 타협에서 핵심적인 요소는 쓰레기에 대한 새로운 개념이었다. 쓰레기에 관한 생각은, 오늘날 맹독성 화학물과 사투를 벌이는 것에 비추어보면 알 수 있듯이, 중요한 정치적 의미를 내포하고 있었다. 넓은 의미의 쓰레기는 쓰레기 정화사업에서 대규모 투자가 필요하다는 암시가 될 수도 있다. 좁은 의미의 쓰레기 개념은 비용을 훨씬 절감할 수 있는 방안이었다. 20세기에 접어들 무렵, 로드아일랜드의 프로비던스에서 보건국장을 역임했고 이 분야에서는 독보적인 인물이었던 채핀Charles V. Chapin*은 '오물이론'에 영향을 받은 초창기 공중보건법에 대해, "위해한 쓰레기와 그렇지 않은 쓰레기에 대한 구분도 없었고, 부패하는 쓰레기 내지는 악취를 풍기는 오물과 씨름을 하고 있었다."라고 지적했다. 채핀은 과거의 위생운동가들이 '하수구 가스'와 같은 애매모호한 독기에 정신이 팔려 대안을 강구하는 데 실패했다고 주장했다. 일반적인 정화사업을 한다고 해도 상수도 급수시설에 있는 인간의 모든 배설물이 없어지지는 않았다.[17] 심지어 '세균이론'이 처음 등장했을 때도 어떻게 감염이 전이되는지 정확히 설명해 내지 못했다. 보건당국은 더러운 공기와 오염된 물체가 위험하다는 생각으로 전염병 환자들을 병원에 격리하고 환자가 접촉한 모든 물건들을 소독할 필요가 있다고 생각했다. 과학자들이 질병을 일으키는 박테리아가 공기를 통해 멀리 돌아다닐 수 없다는 것을 알았을 때, 훈증소독법fumigation과 같은 방법에 한층 회의를 갖게 되었다. 1906년 채핀은 훈증소독법을 일종의 물신숭배라며 비난했고, 이후 10년 동안 다른 도시도 프로비던스 지역의 전철을 밟았다.

이러한 새로운 시각의 등장으로 보건의 필요성은 급격히 감소했다. 쓰레기가 전염병을 유발하지 않음을 확신하게 된 채핀은 청결을 목적으로 한 방안들을 폐기해 버렸다. 1902년에 그는 "거리가 깨끗하든지 아니든지 간에, 혹은 쓰레기를 신속하게 처리하든지 쌓아두든지 간에 도시의 사망률은 별다른 차이가 없을 것"이라고 적었다. 채핀은 일단 한 지역사회가 자체의 배설물을 처리할 수 있다면 환경위생은 보건상의 현안이 아니라고 믿었다. 채핀은 "부실한 주거환경이 어떻게 질병을 유발하는지 모르겠다."라고 말하면서 왜 자신이 주거문제를 보건의 문제로 생각하지 않는지를 설명했다.[18] 그는 1917년에 발간되어 인기를 끈 소책자 『감염을 피하는 방법How to Avoid Infection』에 "뒷마당에 있는 잿더미를 치우는 일보다 중요한

---

* 역 찰스 채핀(1856~1941)은 미국보건협회장과 미국역학회장을 맡았을 정도로 이 시기 미국의 보건 분야에 상당한 영향력을 끼쳤다.

것은 어린이에게서 아데노이드를 제거하는 일이다."라고 적었다. 개인위생이 보건 활동을 대체할 수 있다는 것이다. "식사하기 전과 화장실을 다녀온 이후에는 반드시 손을 씻어야 한다. 현대의 위생학은 보건국이 무능하더라도 개인이 스스로를 보호하도록 해야 한다." 개인위생은 비용도 저렴하다. "도시에 상수도 급수시설을 도입하거나 정화하는 일에는 수백만 달러가 든다. 하지만 식사 전이나 화장실에서 나와 손을 씻는 데는 아무런 비용도 들지 않는다."[19]

채핀의 견해는 극단적인 면이 있었지만 '새로운 보건'이라는 획기적인 입장의 전환을 가져왔다. 윈슬로는 이 시기를 보건에서 근대적 발전의 세 번째 단계로 보았다. 윈슬로에 따르면, 첫 번째 단계는 1840~1890년에 해당하며, 이때를 '경험적 환경위생'의 시기로 보았다. 두 번째 단계는 1890~1910년에 해당하며, 최초로 세균학이 응용되고 격리와 살균이 강조된 시기로 보았다. 윈슬로는 '새로운 보건'이 1910년경에 시작되었는데 그 특징을 두 가지로 정의내릴 수 있다고 말했다. 하나는 개인위생에 대한 교육을 강조한 것이며, 다른 하나는 "전 인구에게 조직적으로 건강진단을 실시해 예방을 위한 실질적인 세력으로 의사들을 활용하는 것"이었다. 그는 이러한 특징들이 결핵과 성병 퇴치 및 유아와 아동의 건강 개선을 비롯한 일련의 새로운 캠페인을 통해 명백하게 드러났다고 주장했다.[20]

채핀과 같은 권위자들은 새로운 보건이 세균학적인 발견에 대한 대응으로 등장했다고 보았지만, 새로운 보건은 또 다른 기능을 하고 있었다. 즉, 보건의 목적을 좁은 범위로 한정함으로써 정치적으로 수용될 수 있게 한 것이다. 다른 분야에서와 마찬가지로, 전문가주의의 성장은 사회개혁에 대한 광범위한 지지를 획득하기보다는 중립적인 권위를 행사하는 것으로 지지받을 수 있는, 좁은 범위의 사회개혁을 지향했다.

개인위생과 건강진단에 대한 강조는 사실상 세균학적인 성과에 대한 논리적인 대응으로 보기 어렵다. 결핵퇴치운동은 이에 대한 적절한 사례를 제시해 준다. 투베르쿨린 검사는 1890년경에 처음 도입되어 1907년에 개선되었는데, 검사 결과 많은 결핵 보균자가 널리 퍼져 있다는 것이 밝혀졌다. 대다수 사람들이 감염되었으나 발병하지 않았다는 사실은 결핵과의 싸움에서 (영양상태와 주거환경, 근로조건의 개선을 통해) 저항력을 기르는 것이 질병 예방 못지않게 중요함을 보여주었다.

그래서 결핵의 경우에서처럼, 세균학적 발견은 채핀과 보건 분야 사람들이 전문적인 과제와는 무관하다고 거부했던 유형의 사회개혁에 대한 관심을 논리적으로 불러일으켰을 수도 있었을 것이다. 그러나 1900년대 초 결핵 퇴치 운동은 주로 개인의 건강습관, 특히 어린이들의 습관을 변화시키는 데 주력했다. 예를 들면, 주된 캠페인 중 하나였던 크리스마스 실Seal 운동은 결핵 퇴치 운동가들의 모금 운동의 일환으로 1907년 말에 시작된 이래로 광범위한 지지를 받았다. 이 운동의 지도자는 모든 어린이를 '근대적 보건개혁가'로 포함하려는 이상을 품고 있었다. 어린이들이 양치질과 같은 '손쉬운 위생생활'을 함으로써 이 운동의 명성을 진일보시킨다는 것이었다. 1919년에 이르러 전국에서 약 300만 명 이상의 학생이 이 운동에 동참하는 성과를 거두었다.[21]

새로운 보건운동은 위생과 건강진단을 강조함으로써 새로운 클리닉이 많이 형성되는 데 기여했다. 선두 주자였던 결핵 클리닉은 전국 결핵연구 및 예방협회National Association for the Study and Prevention of Tuberculosis가 조직되었던 1905년에 불과 20여 개였던 것이 1915년에는 500여 개 이상으로 늘어났다. 1915년 미국에는 최소한 538개의 유아 클리닉이 있었는데, 이는 1910년 전국 영아사망률 연구 및 예방협회National Association for the Study and Prevention of Infant Mortality가 결성되었던 시기에 비해 무려 5배나 증가한 것이다.[22] 클리닉 가운데 일부는 자선단체에서 운영하기도 했지만, 대부분은 시 보건국에서 경영하고 있었다. 구식 진료소에서는 주로 처방전에 따라 약을 조제해 준 데 반해 새로 등장한 클리닉은 건강진단과 보건교육에 우선적인 관심을 두고 있었다. '진료소'에서 '클리닉'으로 변한 것은 단지 용어상의 문제만은 아니었다. 이것은 진단기술을 더욱 많이 사용했으며, 보건운동의 지향점이 변했다는 것을 의미했다. 단순히 약을 제공하는 업무를 넘어서 육아와 식이요법 그리고 생활방식에 걸친 변화를 지향하는 복잡한 업무로 변하고 있었던 것이다. 물론 이러한 변화는 과학적 정보의 문제인 동시에 문화와 가치의 문제이기도 했다. 즉, 과학이 변화되지 않고 미국 중산층의 미덕의 기준이 바뀌지 않았다면 이러한 변화는 결코 일어날 수 없었을 것이다. 그러나 새로운 위생습관이 질병을 예방하고 건강을 유지하는 가치를 지니고 있었던 것만은 의문의 여지가 없다. 그러므로 클리닉을 단순히 사회통제의 수단으로 치부해 버리는 것은 잘못이다.*

아마도 보건운동의 방향이 환경에서 개인으로 변화한 것을 가장 잘 보여주는 사례는 개인 건강진단의 중요성이 높아진 데서 찾을 수 있을 것이다. 나는 앞서 1890년대에 학생들의 신체검사가 시작되었음을 언급한 적이 있었다. 영아 위생운동은 어머니들이 아기의 질병을 예방하기 위해서는 의사들로부터 조언을 구해야 함을 강조했다. 소아과는 예방에 주된 관심을 기울이는 전문 분야가 되었다. 결핵과 성병 퇴치 운동은 건강진단의 필요성을 확고히 하는 데 영향을 미쳤다. 즉, 결핵과 성병에 대한 비교적 간단한 검사법으로 병의 발생 여부를 판별할 수 있었다. 미국에서는 일자리를 얻거나 자격을 평가받을 때 건강진단서를 제출하는 것이 점차 의무가 되었다. 생명보험회사들은 미국인들에게 건강진단을 홍보하는 데 큰 역할을 담당했고, 1914년 보험산업과 연계된 조직체인 생명연장연구소Life Extension Institute

---

* 근래 들어 일부 역사가들은 이러한 근거를 들어 보건운동을 비판하지만, 그들은 사회통제의 개념을 매우 느슨하게 사용하고 있다. 예를 들어, 혁신주의 시대의 세 가지 보건운동에 관한 논문을 썼던 버넘(John Burnham)은 "미국 의학의 지도자들은 여러 번에 걸쳐 자신들의 가치를 타인들에게 강요하려 했다. 다시 말해서 그들은 사회적 통제를 행사하려고 했다."라고 했다.[23] 이러한 정의에 따르면 부흥운동에서부터 혁명에 이르기까지 모든 사회운동은 '사회통제'로 설명할 수 있다. 이렇게 획일적으로 용어를 사용하면 운동이 지닌 정확한 의미를 파악할 수가 없다.

사회통제는 사회의 지배적인 법칙에서 일탈하려는 것을 억제하는 행동 혹은 메커니즘을 지칭한다. 의학과 보건은 종종 사회통제에 기여하지만, 그것이 전부는 아니다. 의학을 사회통제의 한 형태로서 환원하는 것은 인간의 행동 능력을 제어하는 질병의 영향을 무시한 것이다. 보건과 의학이 질병을 퇴치하는 역할을 하는 한, 이 둘은 사회적으로 규정된 의무를 수행하는 데 그치지 않고, 개인의 권력을 증대해 그들의 목적을 실현시킬 것이다. 마르크스주의자와 자유주의자를 포함한 최근의 반(反)진보주의적인 역사가들은 자유의 역사적인 성취로 간주되었던 질병의 정복과 같은 사건들을 사회통제로 재분류하는 경향을 보인다. 그들은 영아위생을 어머니들에게 가르쳤던 보건간호사를 경찰의 은밀한 대리인으로, 노동계급의 문화에 부르주아 이념을 주입한 사람들로 기억하고 있다. 그 간호사들이 어머니들에게 아이를 잃지 않기 위한 예방법을 가르쳤는데도 불구하고, 우리는 이를 부차적이고 무관한 문제로 간과하고 있다.

는 등록되어 있는 의사들을 통해 전국적으로 건강진단을 제공하기 시작했다.

건강진단은 건강하고 정상적인 사람이 극히 드물다는 것을 보여주었기 때문에 의료와 건강관리의 필요성을 일깨워 주었다. 신체검사는 제1차 세계대전 중에 징병을 위한 결정적인 증거 자료가 되었던 것으로 보인다. 검사를 받은 376만 명 가운데 55만 명이 부적격 판정을 받았으며, 진료를 받은 270만 명 가운데 47%가 신체적인 손상을 입은 상태였다. 1만 명의 노동자를 대상으로 실시한 한 연구에서는 건강진단 결과 완전한 건강상태에 있는 사람이 단 한 명도 보고되지 않았다. 10%는 가벼운 손상을 입은 상태였으며, 나머지 90%는 매우 좋지 않은 상태였다. 41%는 약간의 치료가 필요한 경미한 결함을 가지고 있었고, 35%는 의학적인 검사가 필요할 정도의 결함이 있었다. 9%는 체계적인 치료를 받아야 할 정도로 신체적 손상이 있었고, 5%는 즉각적인 치료를 받을 필요가 있는 것으로 나타났다. 결핵 관리를 위해 메트로폴리탄생명보험회사가 매사추세츠주 프레이밍햄에 사는 시민 5000명을 대상으로 실시한 검사에서 건강진단을 받은 사람 가운데 77%가 어떤 병을 앓고 있는 것으로 나타났다. 발견된 질병 가운데 3분의 2는 명백히 예방할 수 있는 것이었다. 의사들의 건강진단은 자기보고식의 가구별 조사에 비해 무려 12배나 많은 사람이 어떤 병이든 앓고 있음을 보여주었다.[24]

보험회사와 생명연장연구소는 예방진단을 받은 사람들의 사망률이 상당히 감소했다고 주장했고, 1920년대에 건강진단에 대한 장려는 보건조직의 주목적이 되었다. 건강진단에 대한 장려는 애초에 일반인이 주도했으나 의사도 이에 큰 몫을 담당했다. 1922년에 미국의사협회는 이러한 건강진단을 지지하는 의사를 밝혔다. 자선보건단체와 보건공무원들의 대표가 참여한 국민건강회의National Health Council 측에서는 미국인이 건강검진을 받는 기간을 3일로 하자고 요구했다. 미국의사협회가 그렇게 되면 의사들이 상당히 스트레스를 받게 된다고 말하자, 국민건강회의는 다음과 같은 슬로건을 내걸었다. "여러분의 생일에 건강진단을 받읍시다."[25]

예방을 목적으로 한 건강진단에 대한 후원은 의사의 입장에서 보면 무료로 광고를 하는 셈이었다. 1922년 오하이오에서는 주 보건국이 22개 카운티에서 1600명가량을 대상으로 흉부진단 클리닉을 운영했다. 이들 가운데 721명이 양성반응을 보이거나 잠재적으로 병이 있는 것으로 판정되어 개원의들에게 보내졌다. "이 721명 가운데 적어도 90%가 치료를 받았다."라고 보건국 담당자는 보고했다. 게다가 이 지역의 의사들은 친척과 친구, 이웃으로부터 건강진단에 대한 요청을 계속 받고 있다고 했다. "그들은 완전한 건강진단을 원하며, 수치상으로 볼 때 지금까지 이 지역에 알려진 그 어떤 수치보다도 많은 사람이 건강진단을 원하고 있다."[26]

진단서비스와 교육서비스가 보건사업의 후원을 통해 확대되는 동안, 치료는 일반적으로 의사들을 통해 이루어졌다. 그러나 두 영역의 경계를 구분하는 것은 때로 쉽지 않았다. 위생과 식이요법에 대한 자문에 뒤따르는 일련의 진단검사들이 과연 보건교육이나 진료를 구성할 수 있겠는가? 의사들은 이러한 사업이 일면 보건의 한계를 지나치게 확대하며, 일부 클리닉에서는 예방이라는 미명 아래 치료를 은폐하고 있다고 생각했다. 1919년 저명한 자선사업가들이 세운 시카고의 한 성병 클리닉은 치료를 위해 연간 185달러를 사용한 데 반해 개인병원에서는 평균 치료비가 525달러로 큰 차이를 보였다. 그 환자들이 극빈자였는데도 시카고의사협회Chicago Medical Society는 클리닉을 비윤리적이라고 비난하면서 불공정경쟁으로 고발했고, 클리닉의 전임의사들을 제명했다. 시카고의사협회가 연맹을 대표해 클리닉의 잉여수익 중 1만 2000달러를 받은 전력을 문제 삼아 노스웨스턴 의과대학의 교수이자 일리노이 사회위생연맹Illinois Social Hygiene League 의장이었던 슈밋Louis Schmidt을 제명하자, 논쟁은 전국적인 문제로 번져나갔다. 이는 보건의 개입에 저항하려는 미국의사협회의 투쟁을 상징적으로 보여준 사건이었다.[27]

보건소에 의한 예방

많은 보건공무원들은 자신의 일관성 없는 정책의 한계를 잘 알고 있었다. 일부 진보적인 비평가들은 보건소가 취학아동을 대상으로 보건서비스나 모자보건사업, 성병과 결핵 및 기타 질환을 치료하는 클리닉 등을 대신할 것을 주장했다. 보건소 운동은 1910~1920년 사이에 시작되어 1930년대에 상당한 주목을 받다가 사라졌는데, 결국 1960년대 완전히 다른 형태로 부활했다. 당시 보건소는 보건국 사업과 지역 자선기관을 연계하는 데 주된 관심을 두었다. 1927년에 데이비스는 보건소에 대해 다음과 같이 정의했다. "보건소는 의료서비스를 제공하고 증진하며 통합하는 한편, 특정 지역에 적합한 사회적 서비스를 연결해 주는 조직이다." 이는 현실이라기보다는 일종의 바람이었다. 의료서비스가 상호 결합되는 경우는 드물었고, 당시에 '보건소'라는 용어 역시 아동복지기관, 사회복지기관, 병원의 외래 클리닉, 결핵과 성병 클리닉 등에 모호하게 사용되고 있었다. 결과적으로, 이러한 보건소가 수천 개나 있었음을 보여주는 통계자료는 정확하지 않다고 볼 수 있다.[28]

보건소를 개원의에 대한 대안이 아니라 보완적인 개념으로 인식하는 경향이 지배적이었으며 가장 혁신적인 제안을 하는 경우에조차 그러했다. 제1차 세계대전이 끝나갈 무렵 뉴욕주의 보건국장이었던 빅스는 농촌지역의 수요를 해결하기 위해 보건소 연결망을 조직하자고 제안했다. 주 정부의 조사에 따르면, 농촌지역에서는 가용할 의사 수가 점차 줄어든 탓에 의료 수준이 상당히 낮았다. 빅스는 주 정부가 건축비와 유지비의 절반을 부담한다면 보건소가 설치된 농촌지역에 의사를 불러들일 수 있을 것으로 생각했다. 문제는 농촌지역의 의사들이 윤택한 생활을 누리는 데 어려움이 있어서가 아니었다. 빅스는 1920년 12월 뉴욕의사협회 모임에서 다음과 같이 연설했다. "사실상 그들은 지나칠 정도로 부유하게 살고 있으며, 그 도시에 사는 다른 많은 사람들보다 상대적으로 훨씬 나은 생활을 하고 있습니다. 그러나 적절한 교육을 받았고 병원서비스 시설을 이용해 본 사람이라면 25~30년 이전의 진료 형태로 돌아가고자 하지 않을 것입니다."

그는 계속해서 말하기를 "잠시 동안만 그것이 의미하는 바를 생각해 봅시다. 만약 당신에게 모든 종류의 실험 및 방사선 촬영이 차단되고, 동료들과의 관계와 전문가의 지원마저 차단된다면, 당신은 모든 것, 즉 외과수술, 부인과, 산과 및 기타 모든 전공 분야의 진료를 그만두어야 할 것입니다. 바로 그것이 이 나라 농촌지역에서의 진료 형태인 것입니다. 우리 중 누가 이러한 일을 떠맡으려고 할지 모르겠습니다."[29]

빅스가 제안한 보건소는 농촌 의료에서 결여된 이러한 부분을 보완하려는 시도였다. 병원과 외래환자 클리닉, 실험실, 보건소는 개원의들과 그들의 환자에게 유급 전문가에 의한 임상적인 상담, 방사선 촬영, 세균학 및 화학실험실 진단검사 등을 제공할 것이었다. 빅스는 "이러한 계획안은 절대로 지역 의사들의 자리를 빼앗으려는 것이 아니며, 오히려 그들이 지금 갖추지 못한 여러 가지 장비를 제공해 줄 것"이라고 주장했다.[30]

이처럼 보건소가 개원의의 역할을 보완해 줌에도 불구하고 의사협회의 반발은 거세었다. 한 의사의 변론문에는 이 사업에 대한 네 가지 반대 의견이 담겨 있었다. "비전문가에게 너무 많은 권한이 부여되고, 의료전문가에게 주어지는 권한은 너무나 미약하다. 카운티 감독위원회와 시장에게 너무나 많은 권한이 부여된다. 주 보건국에도 너무나 많은 권한이 부여된다. 의료전문가에게 주어지는 권한과 사회적 인정은 너무나 미약하다."[31]

법안이 주 의회에 상정되었을 때 보건, 사회복지, 노동자, 농민단체는 지지를 표했으나 의사들은 반대했다. 윈슬로에 따르면, 의사들의 반대는 치명적이었다. 1923년 이 법안은 두 차례 기각된 뒤, 결국 보건시설을 마련하기 위한 주 정부의 지원을 각 지역에 위임한다는 내용으로 통과되었다. 그러나 보건소 설립에 관한 조항은 어디에도 언급되지 않았고, 기금은 결과적으로 보건 기능을 표준화하는 데 사용되었다.

그 밖에도 보건소를 건립하려는 산발적인 시도가 있었으나, 획기적이고 지속적인 변화는 일어나지 않았다. 학교보건서비스와 마찬가지로 보건소는 환자를 진단한 뒤 그들을 의사에게 보내고, 의사와 경쟁하기보다는 의사들의 사업을 지원해 주었기 때문에 민간의료를 보완하는 역할을 담당했다.

진단과 치료의 인위적인 분리, 더 일반적으로 말해서 예방의학과 치료의학의 분리는 후대에 비평가들이 의료체계의 '분열'이라고 표현한 것의 일부가 되기도 했다. 사적인 이해관계에 대한 옹호는 미국의 합리적인 의료조직에 한 가지 제한점을 만들어냈다. 전문가들이 규정한 영역을 보건 영역이 넘어섰을 때 의사들은 이를 되돌려 놓으려 했다. 그러나 이는 단지 의학 분야에만 해당하는 것은 아니었다. 주 정부가 민간사업과 경쟁하지 않는다는 것은 미국에서 대단히 중요한 원칙이었다. 의사들이 생각하는 보건 영역은 주 정부의 활동 범위에 대한 보건공무원들의 생각과 일치했다. 한 보건 지도자는 노스캐롤라이나주에서 카운티 보건국을 설치했던 경험을 회고하면서, 감독관이 먼저 다음과 같은 카운티 의사협회의 이야기를 들어야만 했다고 말했다. "카운티 보건국을 세우기 전에 당신은 절대로 치료의학을 행하지 않겠다고 약속해야만 합니다." 그러나 "질병에 합리적으로 대처하기 위해서는 예방과 치료의 노선이 서로 접목될 수밖에 없기 때문에 약속을 하는 것도 '불합리'했고 실천에 옮기는 것도 '불가능'했다".[32]

그러나 20세기에 보건에 가해진 여러 가지 제한점은 일면 심오한 의미가 있었다. 19세기 보건개혁가들은 그들이 지켜온 온갖 도덕주의에도 불구하고 넓은 의미에서 사회복지에 관심을 기울이고 있었다. 20세기의 보건개혁가들은 이러한 관심을 편협하고 기술적인 것으로 받아들였다. 로젠크란츠Barbara Rosenkrantz는 "사회개혁의 책임감에 대한 분명한 거부"가 보건에 관한 새로운 이념과 오래된 이념 사이의 '경계선'이 되었음을 지적했다. 1936년에 매사추세츠주에서, 주로 의사들로 구성된 한 위원회는 주 정부가 점차 예방의학에서 물러서야 한다고 지적하면서 "보건의 범위가 환경에 대한 규제와 의사들에 대한 기술적인 지원책에 한정될 것"이라고 예견했다.[33]

돌이켜보면 세기의 전환기는 보건의 업적이 잇따른 혼란 속에서 달성되고, 그 가능성이 무한했던 황금기였던 듯하다. 1930년대에 보건의 팽창기는 종말을 고하고, 보건 기능은 더욱 교착상태에 빠져들었다. 세균학 혁명은 공공서비스 조직에서 대단한 역할을 수행했고, 뒤이어 항생제와 그 밖의 약품들이 소개됨으로써 개원의들은 결핵과 성병 치료 같은 자신들의 기능 가운데 일부를 수정할 수 있었다. 그런데 오래 지나지 않아 미국에서 보건은 부차적인 지위로 떨어지고 말았다. 보건은 임상의학에 밀려 그 명성을 잃었고, 재정적인 지원도 충분히 받지 못했다. 의료 분야로부터 배척당한 보건은 더 이상 높은 수준의 통합과 감독 기능을 담당하지 못하게 되었다.

6장

기업으로부터의 도피, 1900~1930

기업통제에 대한 의사들의 저항 •

자본주의와 의사들 •

의사들이 아직 권위를 확립하지 못했던 1900년대에 의학은 여전히 많은 문제를 해결하지 못한 채 어려움을 겪고 있었다. 쉽게 잘 믿는 환자들의 돈으로 먹고사는 돌팔이 의사들, 남의 처방전을 베끼고 제멋대로 조언하는 약사들, 의학교에서 한꺼번에 배출된 많은 의사들, 의사들에게서 환자를 빼앗아가면서도 그들에게 특권을 주지 않았던 병원들, 그리고 진료비를 낼 수 있는 사람들까지도 무료로 진료해 주던 공공진료소와 보건당국들로 인해 의사들은 사면초가 상태에 놓여 있었다.

그 후 30년 동안 이러한 문제들은 해소되었지만, 의사들은 자신들의 자율성을 잠재적으로 위협하는 다양한 조직들과 불편한 관계에 있었다. 개원의들은 기업과 아무런 끈을 맺지 않고 환자들과 밀접한 관계를 유지하고 싶어 했다. 그들이 경계했던 대상은 다름 아니라 의사들을 고용해 노동자들에게 의료서비스를 제공하는 회사들이었다. 의사들은 이러한 '계약진료' 방식이 널리 확산되면 행여 노사 양쪽으로부터 자신들의 진료가 전혀 가치가 없는 저질 프로그램이라고 비난받을까 우려했다. 어떤 지역에서는 경영주가 노동자들에게 의료서비스를 제공하는 조건으로 영리회사(역 보험회사를 의미한다) 측에 일정한 금액을 지불하는 방식을 취하기도 했다. 이러한 영리회사들은 의사들과 계약을 맺은 뒤에 경영주로부터 받은 돈에서 아주 적은 금액을 떼어 그들에게 지불했다. 이러한 상업적인 중개자들이야말로 의사들이 가장 싫어한 존재였다. 몇몇 공제조합과 노동자단체는 소속 회원에 한해 진료비를 할인해 주는 조건으로 계약의사들에게 돈을 지불하기도 했다. 일반의사들도 늘어가는 전문의들과 소수의 외과의사나 내과의사가 운영하고 있던 민간 클리닉의 성장에 맞서서 경쟁해야 할 입장이었다.

그러나 개혁가들은 다양한 전문 클리닉을 비롯한 의료서비스의 조직화 현상을 의료 분야에 새로운 질서가 구축되는 조짐으로 보았다. 그들은 가까운 장래에 의료 분야에서 '협동적인 팀워크'와 '집단진료'의 진가가 나타나게 될 것이라고 믿었다. 의료에서 개인주의 경향은 전성기가 지나갔다. 기술의 발전과 전문화를 통해 사회 전반에 커다란 변화가 일어난 것처럼 의료 분야도 유사한 조직화가 이루어질 것으로 보였다.

이러한 예상이 터무니없는 것이 아니었음에도 개혁가들의 예상은 빗나갔다. 적어도 예상대로는 아니더라도 반드시 이루어질 것으로 믿었던 일들이 일어나지 않았다. 단독 개원의들은 예상과는 달리 곧바로 사라지지 않았으며, 조직적인 의료서비스 또한 널리 확산되었지만 간신히 의료제도의 가장자리에 자리를 잡는 단계에 머무르고 말았다. 수수께끼는 바로 여기에 있었다. 조직화로 인한 장점과 테크놀로지 및 전문화에 대한 사회적 수요가 있었는데도 불구하고 그러한 예상은 왜 빗나갔을까?

국가와 자본주의 경제에서 의료의 위상을 생각할 때 단독개원이나 행위별수가제를 대신할 만한 조직적 대안을 찾지 못한 것도 커다란 문제점으로 지적된다. 정부와 근대적인 기업은 통합된 조직을 위해 두 가지 대안을 제시했으며, 둘 중 하나는 통합체계를 마련하는 토대가 될 수도 있었다. 나는 앞 장에서 어떻게 보건이 치료서비스를 배제했는지를 설명했다. 그러나 의사들은 왜 기업으로부터 도피했던 것일까? 우리는 20세기 미국 의학의 독특한 경제조직을 어떻게 설명할 수 있을까?

기업통제에 대한 의사들의 저항

기업의사와 의료기업

의사들이 '사회화된 의료'에 반대한 것은 잘 알려진 사실이지만, 의료 분야에서의 기업적 자본주의에 대해서도 이에 못지않은 반감을 가지고 있었다. 의사들은 더 이상 민간기업이나 정부기관의 통제를 원하지 않았다. 그래서 의사들은 기업들이 의료서비스를 두 가지 방식 — '기업의사'를 통해 피고용자에게 의료서비스를 제공하는 방식과 대중에게 직접 의료서비스를 마케팅하는 방식 — 으로 분리하려 들자 이에 반발하고 나섰다.

19세기에는 노동자들을 위한 의료서비스가 매우 제한되어 있었다. 기업의사들을 맨 처음 고용하기 시작한 것은 철도회사와 탄광회사였다. 1860년에 한 철도회사에서 의사들을 고용한 것이 시발점이었다. 하지만 그러한 제도가 좀 더 일반화된 것은 남북전쟁이 끝난 뒤였다. 1880년에 이르러 산업화로 인해 사고 발생률이 날로 높아지자 철강 생산업자들과 여타 제조업자들도 이 제도를 채택하게 되었다. 초기 기업의사들은 산업재해로 인한 희생자들의 외과적 치료를 주로 담당했다. 산업의학은 직업병보다는 노동과정에서 입은 재해를 치료하는 것이 주된 업무였다.[1]

그 무렵의 산업의학은 의학 및 산업의 발전 과정을 그대로 따르며 발전했다. 재해가 발생했을 때 외과적 치료가 아직도 주류를 이루었던 1900년대 초반, 산업체의 의사들은 노동자들을 고용하기 전에 건강진단을 하거나 주기적으로 검진을 했고, 나중에는 노동자들의 건강관리에 좀 더 깊이 관여하게 되었다. 1910년경, 노동자보상법이 각 주에서 제정되면서 산업의학도 노동현장에서의 예방의학적 문제에 점차 관심을 두었다. 산업위생과 의공학biomedical engineering은 테일러Frederick Taylor*의 과학적 경영이론이 나타나게 된 시대적인 조류를 따라 발달했다. 산업위생과 의공학은 생산과정을 설계하고 분석할 때 전문 지식을 활용할 것을 강조했다. 이후 1930~1940년대 경영의 주요 관심이 인간관계의 문제와 노동자들의 동기부여에 쏠리면서 산업체의 의사들도 알코올중독자나 정신질환과 같은 문제에 관심을 갖게 되었다.

고용주들은 노동자를 채용하거나 선별하고, 그들의 역량과 노동 의욕을 고취하며, 책임보험료와 보험부담금을 줄이고, 노동자와 대중에게 좋은 평가를 받기 위해서 의료서비스에 실제적인 관심을 기울였다. 그러나 고용주들은 의료서비스에 대한 대가를 직접 지불하거나 노동자와 지역사회가 부담해야 할 질병에 대한 간접비를 대신 지불하려고 하지 않았다. 의학의 효과가 더욱 커지고 정치적인 저항과 개혁으로 인해 빈발하는 산업재해에 대응해야 함에 따라, 1890~1920년대에 고용주들은 이 문제에 다른 반응을 보였다. 고용주들은 의학지식이 필요하다는 생각을 공유했다. 1890년대에는 십장들이 공장 내 의료시설을 관리했으나, 1920년대의

---

* 역 프레더릭 테일러(1856~1915)는 소위 '테일러 시스템'을 창안한 공로로 '과학적 관리의 아버지'로 불린다. 『과학적 관리의 원칙(The Principles of Scientific Management)』(박진우 번역, 박영사)은 그의 대표적인 저서이다.

큰 기업에는 의사가 상근하는 의무실이 있었다.[2] 그러나 그때까지만 해도 고용주들이 의료 부문에 지출한 비용은 극히 적었고, 내역도 주로 건강검진이나 의료시설에 대한 것으로 제한되어 있었다. 하지만 공장과 회사 중에는 이러한 양상을 '벗어난' 집단이 있었는데, 이들은 의료서비스의 재정을 담당하고 관리하는 데 깊이 개입하기에 이르렀다. 왜 기업들이 의료에 대해 책임을 지지 않으려 했는지를 알아보기 전에 먼저 이러한 예외 집단에 관해 살펴보자.

철도산업은 노동자 의료사업을 널리 발전시키는 데 앞장섰던 분야였다. 20세기에 접어들 무렵 철도노동자들은 100만 명을 넘어섰다. 1900년 6월 30일, 주 통상위원회가 낸 보고서에 따르면, 업무와 관련하여 매일 노동자 28명당 1명이 상해를 입고 있으며 노동자 399명당 1명이 사망하는 것으로 나타났다. 부상을 당한 많은 사람 — 그중에는 노동자뿐만 아니라 승객이나 보행자도 있었다 — 을 치료하기 위해 6000명이 넘는 철도 외과의사들이 있었다.[3] 철도산업의 외과는 자체적으로 잡지도 발행되는, 전국적인 조직을 갖춘 전문 진료과목이었다. 초기의 철도회사들은 사고를 당한 부상자를 치료하기 위해 철도노선을 따라 개원의를 고용했다. 그러나 사람들이 살지 않는 서부지역으로 갈수록, 그들은 상근 외과의사들이 있는 의료조직의 필요성을 절감했다. 그리하여 1880년대에는 철도회사가 의료비 지출을 전담하고, 장애인이 된 노동자들을 조금이라도 지원하기 위해 청구 부서와 구제조합을 설치하기에 이르렀다. 철도 업무는 유난히 위험했고, 철도회사들은 법적 소송에 대해 자기방어를 해야 할 입장이었기 때문에 외과의사들의 고용과 구제기금 마련은 더욱 촉진되었다. 철도 외과의사가 했던 일은 부상자를 치료하고 전문가의 입장에서 부상 정도를 회사에 보고하는 것이었다. 여러 주에서 노동자들이 구제기금을 받을 때를 제외하고는, 상해를 빌미로 회사에 소송을 제기해서는 안 된다는 근로협정이 시행될 수 없다는 판결이 내려졌다. 만일 노동자들이 기소할 움직임을 보이면 8개의 기금은 일제히 모든 급여를 중단했을 것이다.[4]

철도산업 이외에 광업과 목재산업의 특수한 지리적 조건들도 기업이 광범위하게 의료 분야에 개입하게 된 주된 요인이 되었다. 광산과 목재회사가 위치한 무의촌 지역에서도 수술은 시행되었으나 의사들을 구하기는 매우 어려웠다. 이처럼 가난하고 열악한 지역으로 의사를 데려오기 위해서 회사는 노동자의 임금에서 공제액을 빼내어 의사들에게 지불했다.[5] 누구나 짐작할 수 있겠지만 사실상 도시에서는 기업체에 의한 의료사업이 별로 시행되고 있지 않았다.

노동자 의료사업은 일부 회사를 필두로 하여 미국 기업 내부의 '복지자본주의' 운동의 일환으로 시작되었다. 노동자의 충성심과 '미국주의Americanism'를 확고히 하기 위해 기업주들은 교육, 주택, 사회적·종교적 프로그램 등이 포함된 복지서비스를 노동자들에게 제공했다. 기업의 온정주의를 지지하는 이들은 노동자들이 취해야 할 태도를 주입하고 노동자들을 회사에 복종하도록 만드는 정교한 조직망을 결성하고자 했다. 이러한 시점에 노동조합은 발판을 마련하지 못하도록 제재를 받았을 것이다.[6] 의료는 이러한 통제전략의 요소로 기능하고 있었다.

이러한 다양한 사안 — 법적 책임, 지리적 고립, 온정주의 — 은 계약진료의 범위와 분포에도 많은 영향을 끼쳤다. 1910년대 기업의 의료서비스는 캐롤라이나와 조지아주의 공장지역과 철도산업뿐만 아니라 태평양 연안 주들에 있는 광산, 목재 기지와 로키산맥의 광산지역 중서부와 애팔래치아의 석탄산지 등에서 실시되고 있었다. 1930년대에는 광산과 목재산업에서 근무하는 약 54만 명의 노동자와 53만 명으로 추산되는 철도노동자가 이 프로그램의 혜택을 받았다. 여기에 부수적으로 관련된 사람들까지 합하면 그 수는 훨씬 많았을 것이다.[7]

1900년 이전에는 산업체 외과의사들의 집이나 사무실이 병원으로 사용되었으나, 20세기에 들어설 무렵에는 많은 회사들이 회사 소유의 병원과 진료소를 설립했다. 일반적으로 큰 기업들만이 의료시설을 직접 소유하고 운영했다. 대부분의 시설은 한 달을 기준으로 노동자 1인당 부담하는 액수에 따라 병원과 의사를 배정했다. 그러한 조직 방식은 기존의 의료 자원 — 미개발 지역일수록 회사가 자체적인 시설을 갖출 필요성이 컸다 — 과 법률적인 고려 — 일부 주에서는 회사가 의료비 지출과 보상금을 최소화하기 위해서 주 정부의 기금에서 보상금을 지출하지 않고 직접 의사들을 고용하기도 했다 — 에 의해 결정되었던 것으로 보인다. 하지만 회사시설을 통해 의료서비스를 제공했든지, 혹은 개별 의사들을 통해 제공했든지 간에 회사가 의사를 선택할 권한을 쥐고 있었던 것만은 분명하다.

결과적으로 기업의사들을 데려오기 위한 총액공제 방법은 노동자들 사이에서 별로 인기를 끌지 못했다. 대다수 노동자는 자신이 선택한 개원의를 찾아가고 싶어 했다. 의학적 진단에 따라 보상금이 결정되는 산업재해의 경우에 노동자가 회사에서 급료를 받는 의사를 신뢰하지 않는 것은 당연했다. 노동조합은 지속적으로 기업이 제공하는 의료를 현금급여로 대체하라고 압력을 가했다. 미국노동연맹American Federation of Labor은 고용주에 의한 의무적인 의료서비스 일체를 '온정주의'로 간주하고 이에 반대했다.[8]

의사협회는 무의촌 지역에 계약진료가 필요하다는 것을 인정하면서도, 회사가 의사에 대한 급료를 매길 수 있고 의사의 노동가치를 평가절하한다는 측면에서 이를 착취 행위로 규정했다. 1908년에 시어스Sears사에서 일하던 의사 로벅이 사임한 일이 있었다. 그가 염가로 노동자의 가족들을 진료해 준 것에 대해 시카고의사협회가 민간 진료를 침해하는 비윤리적인 행위라며 회원자격을 박탈했기 때문이다. 그의 후임자는 회사의 의료서비스를 제한할 것과 정기 검진이나 건강관리를 대신할 만한 독자적인 의료사업을 제안했다. 회사에 고용되어 일했던 의사들은 흔히 다른 의사들의 의혹을 사기도 했다. 20세기 초 수년간에 걸쳐 노동조건의 위험성을 폭로하는 데 뛰어난 역할을 했던 의사이자 독성 학자인 해밀턴Alice Hamilton* 은 "외과의사나 내과의사들이 제조업체의 일자리를 받아들이면 동료들의 멸시를 받게 된다."라고 적었다.[9]

의사들이 계약진료에 대해 반발하자 기업주들은 의료서비스의 확대를 재고하게 되었다. 광산과 목재, 철도, 직물 산업 이외의 노동자들은 제한적인 의료서비스만을 받았다. 1921년 뉴잉글랜드에 있는 공장 90곳에 대해서 쓴 한 연구논문은 "노동자가 일을 계속할 수 없을 정도로 아프게 되면, 집에서 쉬거나 담당의사에게 진찰을 받으라는 충고를 들었을 것"이라며 '대다수' 공장에서 의료서비스는 노동자

---

* 역 앨리스 해밀턴(1869~1970)은 하버드 의과대학 최초의 여성 교수이며 미국 산업위생의 지도자였다. 그녀는 자서전 『닥터 앨리스 해밀턴(Exploring the Dangerous Trades: The Autobiography of Alice Hamilton, M.D.)』(우종민 번역, 한울)을 남겼다.

들을 직장에 묶어두기 위한 방편이었음을 지적했다.[10] 1926년 전국의 407개 공장(대부분 고용 노동자 300명 이상)을 조사한 결과, 약 4분의 3이 무료로 의료서비스를 제공하고 있는 것으로 조사되었다. 10년 전에 375개의 공장을 대상으로 실시한 유사한 조사에서는 110개의 공장이 간신히 응급처치가 가능한 시설을 갖추고 있는 것으로 보고되었다. 하지만 1926년에 이르자 그처럼 제한된 서비스를 실시하는 공장은 34개소로 줄어든 반면에 그런 공장 가운데 3분의 2가 상근의사를 두고 있었다. 대부분의 산업의학 프로그램의 주된 기능은 산업재해로 다친 노동자를 치료하고 구직자들을 검사하며, 회사의 위생상태를 관리하고, 위생적 실천을 독려하는 것이었다.[11] 중병에 걸린 노동자들은 보통 개원의나 병원으로 보내졌다. 미국의사협회와 산업체 의사들 간의 갈등이 계속되고 있었음에도 불구하고, 의사들은 이런 유형의 산업의학을 용인해 주었다.[12]

기업의료가 크게 발달하지 못한 것은 기업이 노동자들의 복지에 대해 제한적으로 개입했다는 사실과 따로 떼어 생각할 수 없다. 기업적 온정주의는 1920년대에 절정에 달했으나, 대공황을 거치면서 급격히 퇴조했다. 기업주들이 생산을 중단하자, 제일 먼저 노동자 복지 프로그램이 폐지되었다. 사회보장social security 실시와 함께 뉴딜New Deal 정책을 통해 연방 정부가 사회복지에 대한 책임을 최우선적으로 지게 되었다. 중공업 분야에서 단체교섭을 법적으로 보호하거나 노동조합을 수용한다는 것은 노동 의욕과 규율을 강조한 전략으로, 회사가 통제하던 각종 복지서비스를 포기한다는 뜻이기도 했다.[13]

노동자들에게 의료서비스를 제공하는 두 번째 단계는 1940년대의 단체교섭과 집단건강보험을 통해 이루어졌다. 기업의료와는 달리, 건강보험은 노동자가 직접 의사나 병원을 선택할 수 있었고, 큰 기업의 직접적인 통제를 받지 않았다. 보건의 영역이 제한되었던 것과 마찬가지로, 기업이 제한적으로 보건의료 부문에 관여함으로써 의사들은 지배권을 유지할 수 있었다. 산업의학은 학교보건서비스나 보건소와 마찬가지로 사적인 의료 영역에 포함되지 않았다.

의료 분야에 기업이 개입한 또 다른 방식은 대중에게 의료서비스를 판매하는 것으로, '기업의료'로 알려진 이 방식은 크게 발전하지는 못했다. 20세기 직후에 내려진 일련의 법적 조치로 인해 대부분의 지역에서 영리 의료법인이 결성되지 못했다. 1905년에서 1917년 사이에, 일부 주는 기업에서 의사면허증을 가진 의사들을 고용하더라도 상업적인 의료행위를 할 수 없다는 판결을 내렸다. 그 이유는 기업이 진료를 할 자격을 갖추고 있지 않을 뿐만 아니라 의료 분야에서의 상업주의는 '건전한 공공정책'에 위배된다는 것이다. 이러한 판례는 엄격한 법적 논의를 거친 사례라고 볼 수 없었다. 법원은 이 논리를 적용해야 마땅하나 기업의사의 고용 문제나 영리병원의 설립에 대해서 이러한 판결을 적용하지 않았다.[14] 그러나 어느 누구도 공연히 소란을 피우지는 않았다. 하지만 지각 있는 사람들은 의료의 '상업주의'에 대해 반감을 가지고 있었다.

법원은 영리회사에 대해 관용적이었지만, 몇몇 예외적인 사례들은 의사들의 경제력이 신장됨으로써 언젠가는 영리회사의 발전이 저지될 것임을 시사했다. 워싱턴주와 오리건주의 노동자보상법에서는 목재 및 광산업체의 기업주들이 노동자들을 위해 '병원협회'와 의료서비스를 계약하도록 했다. 이러한 회사들은 — 일부 회사만이 병원을 소유하고 있었다 — 노동자 1인당 일정 금액으로 의료를 제공하고 있었다. 이 방식을 처음 도입한 것은 의사들이었으나 나중에는 일반인들이 전적으로 관할했다. 처음에 병원협회는 소속 의사들을 활용했으나 얼마 후에는 개원의들에게 떠맡겨졌고, 병원협회는 행위별수가제를 기본으로 그들에게 일정 비용을 지불했다. 병원협회는 당초 목표로 삼았던 목재·광산·철도 산업에서 벗어나 다른 계약자들을 확보하게 되었다. 1917년, 오리건주에서는 의사면허가 없더라도, 기업이 의료서비스나 다른 관련 서비스를 제공할 수 있다는 병원협회법Hospital Association Act이 통과되었다.[15]

나중에 등장한 상업적인 건강보험회사와는 달리, 병원협회는 의사들을 직접 관찰했고 어느 정도 그들에게 통제력을 행사했다. 병원협회는 중요한 외과수술을 허가해 주기 전에 다른 의사의 소견을 반드시 참고하도록 했고, 재원 기간도 면밀히 검토했다. 진료비가 너무 비싸다고 생각될 때는 지불을 거부함으로써 의료수가를 제한했다. 요컨대 병원협회는 의료시장의 대항세력이었으며 의사들의 전문가적 자율성을 제한하고 있었다. 이에 비해 무기력한 소비자들을 다루던 의사들은 병원협회의 이러한 제재에 대해 불쾌한 감정을 갖고 있었지만, 병원협회가 저소득층 환자의 진료비 지불을 보장해 주었기 때문에 협회와의 관계를 계속 유지했다.

1932년 오리건주 의사협회Oregon State Medical Society가 병원협회와 경쟁하기 위해 계획을 세웠다. 그러나 이러한 계획이 수포로 돌아가자 의사협회는 기업과 일해왔던 의사들을 비난하며 이들을 제명하기 시작했다. 1936년 미국의사협회의 노선을 따르던 오리건주 의사협회는 전략을 바꾸어 오리건주 전체에 걸쳐 '오리건 의사서비스Oregon Physicians Service'라는 사업을 수립해 의사들의 결정을 규제하지 않고, 선불서비스를 제공했다. 그 후로 의사들은 환자들에게 의료비를 지불하도록 강요했고, 병원협회와의 직접적인 거래를 거부했다. 결과적으로 병원협회는 환자들이 내는 보상금에 대한 지불을 보류함으로써 수가를 통제했는데, 그것은 등록자들로부터 반발을 초래해 결국 '오리건 의사서비스'에 사업 기반을 빼앗기게 되었다. 게다가 의사들이 진료기록을 보관하게 되면서 병원협회가 불필요한 절차를 제한할 수 없도록 조치했다. 병원협회가 의사들의 행동이 상거래 제한 규정에 해당하는지 법원에 판결을 요청했을 때 법원은 의사들을 지지해 주었다. 시장점유율이 떨어진 병원협회는 의료비 통제에 대한 절차를 포기하고, 의료서비스의 공급자이기보다는 보험업자처럼 행동하기 시작했다. 병원협회는 간신히 명맥을 유지했지만, 의사들의 반대에 도저히 대항할 수 없었다.

비록 법원이 이러한 상황을 허락했지만, 의사들의 반발이 아니더라도 영리 회사에 대해 제재를 가할 요인은 많았다. 일단 영리회사들은 의학적인 판정을 규제할 길이 막히게 되자, 개원의에게 맞서서 비용을 절감하거나 이윤을 얻을 만한 뾰족한 방안을 쉽사리 찾아내지 못했다. 큰 기업들이 자영업자들을 대체하게 된 다른 산업들과 달리, 의사들이 지역사회 병원에 접근하는 한 의료에서 규모의 경제는 제한될 수밖에 없었다. 게다가 의사면허법은 영리회사가 의료의 생산과정을 재조직하거나 의사를 싼 임금의 의료종사자로 대체하지 못하도록 했을 수도 있었다. 동시에 기업조직은 자영업에서 얻을 수 있는 경제적 이익의 일부를 손해 보기도 했다. 간혹 자영업자들은 과중하다고 생각될 만큼 시간과 근무조건을 감수하며 일하기 때문에 갤브레이스John Kenneth Galbraith*의 말대로, "그들 스스로가 노동력을 구성하고 있기 때문에 조직과는 달리 자신의 노동력을 자유로이 사용할 수 있었다".[16] 다른 소규모 사업가와 마찬가지로 의사도 "자신의 노동력을 착취하는" 성향이 있었다. 그러나 기업은 전문직 노동자인 의사의 노동력을 성공적으로 착취할 수 없었을 것이다.

소비자 클럽

중세의 길드는 오늘날의 기업처럼 생산을 규제하거나 여러 가지 공적부조를 제공했다. 길드는 오래전에 소멸되었지만 공제조합, 상호부조회, 근로자협회, 노동조합이 이를 대신하여 각종 부조 기능을 담당하게 되었다. 19세기 미국에서는 공제조합과 부조회가 생명보험을 제공하기도 하고, 환자와 장애인을 도와주는 일에 깊이 관여했다. 1900년대 초에 이르면 800만 명의 미국인들이 공제조합에 가입해 결과적으로 미국 가정의 25~30% 정도가 공제조합의 혜택을 받고 있었다.[17] 몇몇 공제조합은 생명보험회사와도 꽤 긴밀한 관계를 맺고 있었다. 또한 여러 조합들은 가족과 노동현장 이외에 교제를 나누는 장소로서 중요한 의미를 지니고 있었다. 공제조합의 대부분이 사회계층에 구애받지 않고 조합원 자격을 주었기 때문에 때때로 노동자와 사장이 같은 조합에 함께 소속되기도 했다.[18]

의사들은 두 가지 이유에서 공제조합과 계약을 맺었다. 의사들은 가끔씩 공제조합이 제공하는 생명보험의 혜택을 받는 데 필요한 검진을 해주고 있었다. 특히 1890년대부터는 지부의 소속 회원에 한해 진료를 해주는 내용의 계약을 맺기 시작했다. 공제조합은 회원 1인당 1년에 1~2달러에 불과한 매우 적은 액수를 의사들에게 지불했고, 조합원이 여기에 1~2달러를 추가로 내면 개별적으로 진료를 받을 수 있었다. 의사들은 300~400명의 회원들로 구성된 하나의 조합과 계약을 맺음으

---

* 역 존 갤브레이스(1908~2006)는 세계적으로 널리 알려진 케인스주의 경제학자로 『풍요한 사회(The Affluent Society)』(노택선 번역, 한국경제신문)와 『불확실성의 시대(The Age of Uncertainty』(박현채·전철환 공역, 범우사) 등 걸작을 남겼다. 하버드대학 교수와 케네디 대통령 시절 인도 대사를 지냈으며, 미국경제연합회 회장을 역임했다.

로써 부족한 생계비를 가까스로 충당했다. 비교적 성공한 의사들은 대체로 이러한 일을 맡지 않으려 했다. 하지만 1890년대부터 제1차 세계대전 사이에 많은 의사들은 여전히 공제조합과의 계약이 필요했고, 일부 개원의들은 싼값에 환자를 끌어들이기 위한 개인 '클럽'을 조직할 정도로 고객을 확보하는 데 열의를 보였다.[19]

공제조합을 통한 의료는 주로 이민사회에 널리 보편화되어 있었다. 1914년 뉴욕시를 대상으로 한 어느 조사에 따르면, "문자 그대로 수천 개의 건강보험조합"이 난립하고 있었는데 그 대부분이 규모가 큰 공제조합의 지부들이었다. 질병에 대해 다른 보험들은 일반적으로 현금 부조만을 해주었으나, 공제조합들은 소득과 의료서비스를 모두 제공해 주었다.[20] 뉴욕시의 동부지역은 동부유럽에서 온 유대인들에게 선불 방식으로 의료서비스를 제공해 주는 소규모 부조회로 넘쳐날 정도였다. 로드아일랜드의 의사였던 매슈스George S. Mathews가 1909년에 작성한 보고서에 의하면, 프로비던스 지역에 사는 유대인들의 3분의 1이 의사들과 계약을 맺었고, 일부 공장지역에서는 그 비율이 50%에 달할 만큼 높았다. "농촌과 소도시에는 공제조합의 의사를 아는 사람들이 거의 없었고, 각 주의 도시마다 어떤 구역은 아예 이런 의사가 없는가 하면, 다른 구역에서는 뉴욕시의 동부지역 못지않게 많은 조합의 의사들이 있었다."[21] 1911년에 뉴욕주 버펄로의 지역의료위원회는 약 15만 명이 공제조합의 의료를 받은 것으로 추산했다. 공제조합도 펜실베이니아, 미시간, 일리노이, 캘리포니아에서 의료서비스를 제공했던 것으로 보고했다.[22] 펜실베이니아주의 의사들에 따르면, 새로운 회원들을 찾아내기 위해서 조합들은 "무료로 의료서비스를 제공한다는 사실을 계속해서 전면에 내세웠다".[23]

매슈스는 프로비던스에서는 세 가지 유형의 계약진료가 있다고 했다. 즉, 의사들에 의해 조직된 개인클럽, 공제조합 및 지부, 그리고 노동자조직 및 산업조직이 그것이다. 어느 공장에는 노동자들이 조직한 두 개의 클럽이 결성되어 있었다. 그 중 하나는 회원 수가 400명이었고, 다른 클럽은 700명이나 되었다. 회원이 많은 클럽은 1년에 회원당 2.25달러를 의사에게 지급했다. 의사들은 매일 진찰받을 노동자의 이름을 받아 적기 위해서 공장에 들렀으며, 하루에 적어도 15~35차례나 진료실로 걸려오는 전화를 받아야 했고, 집에서도 2~3차례 진료 전화를 받았다.[24]

계약진료를 선호한 의사들은 "이 일에는 비윤리적인 면이 별로 없다. … 보수도 하층민을 정식으로 진료할 때보다 낫다. … 보험 혜택을 받지 못한 이 불쌍한 사람은 한 번도 지불하지 못한 의료비 청구서를 줄이지 않으면 무료 환자가 될 처지에 있다. … 병원과 진료소는 공제조합의 의사들에 비하면 너무나 악용되고 있다."라고 주장했다고 매슈스는 보고하고 있다. 한편 대부분의 의사들은 다음과 같은 사건을 예로 들어 공제조합 의료가 의사들에게 비윤리적이며 공정하지 못하다고 반대했다.

> 주 의사협회에서 꽤 높은 지위에 있던 회원 두 명이 조합 집회 도중에 노골적으로 상대방보다 낮은 진료비를 책정하려 했다. 한 회원이 먼저 1인당 진료비를 2달러로 내리자, 다른 회원은 진료비를 1달러 75센트로 더 내렸다. 첫 번째 입찰자는 약을 제공하는 조건으로 이 가격을 부른 것이었다. 두 번째 입찰자는 이 때문에 가격을 낮추게 되었는데, 후자의 가격은 약과 최소한의 외과수술을 포함한 것이었다. 조합에 대한 높은 신용을 위해서라도 그 가격은 수용될 수 없었고, 입찰자 가운데 어느 누구도 2달러라는 말도 안 되는 가격으로 환자를 받을 수는 없었다.[25]

미국의사협회는 조합진료에 대해 "경제적인 이유도, 정당화도 있을 수 없다."라며 제한된 비용으로 무한정 서비스를 제공하거나 이로 인해 "지속적으로", "소모적인 경쟁"을 벌이는 데 반발하고 나섰다.[26] 지역 의사협회들은 조합과 계약을 맺은 의사를 회원으로 받지 않았다. 펜실베이니아의 노리스타운에서 온 한 의사가 남긴 기록에는 카운티 의사협회가 두 공제조합과 계약진료를 하고 있던 7명의 의사에게 계약을 포기하도록 종용했는데, 3명은 그 명령에 따랐지만 다른 4명은 이를 거부해 마침내 의사협회로부터 제명당했다고 적혀 있다.[27]

의사협회의 반대에도 불구하고, 이제 막 수련 과정을 마친 의사들은 진료를 하기 위해 할 수 없이 그런 일들을 떠맡기도 했다. 뉴욕에서 은퇴한 실버버그Samuel Silverberg는 1900년대 초 유대인 부조회를 위해 일한 경험을 이렇게 털어놓았다.

공제조합은 그에게 독신 회원을 진료한 경우에는 1년에 2달러, 가족의 경우에는 3~4달러만을 지급했는데, "사무실 임대료를 낼 수 있는 가장 확실한 방법이었기에 일을 맡았지만, 나 혼자서 벌어들인 돈은 매우 적었다".

"조합원들은 친구들에게 의사를 추천해 주었고, 그러한 방법으로 진료를 계속할 수 있었다. 하지만 수많은 아파트 계단을 오르내리는 것은 매우 힘들었다. 결국 사무실을 그랜드콩코스Grand Concourse로 옮긴 뒤로 나는 조합 일을 그만두었다."[28]

1913년에 한 의사는 뉴욕의사보호연맹Physicans' Protective League of New York에서 "지금 당장은 계약진료를 근절할 수가 없다. 왜냐하면 우선 이러한 방식이 너무나 확고하게 이루어졌고, 다음으로 교육비를 상쇄할 만큼 충분한 수입이 필요한 젊은 의사들에게 더 나은 대안이 없었기 때문이다."라고 지적했다.[29]

하지만 그 후로 수십 년 동안 의사 공급이 줄어들면서 의사들의 가치가 높아졌고, 진료소와 마찬가지로 조합의료의 문제점이 자연스럽게 해결되었다. 공제조합들은 예전과 같은 조건으로 의사들을 구할 수 없었고, 값비싼 행위별수가제에 필요한 재원을 마련할 수 없었다.

이에 비해 몇몇 자선단체들은 지속적으로 의료사업과 시설을 확대해 나갔다. 1852년 샌프란시스코에서는 프랑스공제조합La Societe Francaise de Bienfaisance Mutuelle이 회원들을 위한 병원을 세웠고, 3년 후에 독일공제조합German Benevolent Society도 이곳에 병원을 설립했다. 한 세기가 지난 뒤에도 이 병원들은 계속 운영되었다. 하지만 이러한 병원들은 예외적인 경우였다. 미국에서 공제조합이나 근로자 단체는 의료서비스를 제공하는 데 중심 세력으로 성장하지 못했다. 1914년 이미 총 770만 명의 '부조' 회원을 가진 공제조합이 179개나 있었지만, 그 해에 이 조합들이 의료비 부조로 지출한 금액은 9700달러 중 1%에 불과했다. 1916년의 근로자 상호부조회에 관한 조사에서는 전체 의사의 불과 17%만이 정규직으로 고용된 의사로 나타났다. 1930년에 전국경제조사사무국National Bureau of Economic Research은 상호부조회를 통해 의료 혜택을 받은 사람도 극소수일 뿐만 아니라 노동조합의 기금도 보잘것없는 수준이라는 결론을 내렸다.[30]

부조회가 제공한 의료서비스는 그저 혼합된 명성에 불과했다. 실버버그 박사의 회고에 의하면 "몇몇 헌신적인 의사들도 있었지만 대부분의 의사는 그렇지 않았다. 어떤 의사들은 그런 제도를 통해 이득을 얻었지만 늘 좋았던 것도 아니었다. 대체로 조합원들은 의사들을 존중해 주었지만, '조합 의사? 그가 뭘 알지?'라고 비웃는 사람도 있었다. 중병에 걸리면 다른 의사를 찾아가곤 했다".[31] 의료 혜택을 제공하던 전국의 공제조합 가운데 부유한 조합원을 가진 지부에서는 개인 주치의를 두고 있었기 때문에 조합에 의사들을 고용하지 않는 경향도 있었다. 노리스타운에서는 회원의 절반가량이 "직접 선택한 의사가 더 나은 진료를 해주리라 생각하여"[32] 개인의사들에게 돈을 지불한 것으로 보고되었다. 가장 오래된 선불 방식을 가지고 있는 산업의료와 조합의료는 노동자계급에게만 필요한 것으로 생각되었다. 아직은 집단적인 조직화가 의료의 이상이 되지 않았으며 그저 편리한 방편일 따름이었다.

집단개원의 기원과 한계

민간 집단개원은 — '민간 집단클리닉' 혹은 '집단의료'라고도 부른다 — 기업조직이 의료를 담당한 또 하나의 유형이었다. 민간 클리닉은 회사나 조합의 계약진료와 연계되어 있지 않은 이상, 굳이 지불 방법을 바꿀 필요가 없었다. 이러한 클리닉들은 환자와의 관계에서 의사들의 경제력이 감소했음을 보여주는 것도 아니었다. 하지만 집단개원에 의해 의사들 간의 관계는 크게 달라졌다. 의사들은 집단개원을 통해서 종종 기업주들이나 의료기사들과 함께 일하면서, 새롭고 좀 더 정교한 노동분업을 토대로 한 단일 조직을 이루게 되었다. 일부 의사들은 자본 이외에 기업체의 노동력까지 사들여 직접 소유주가 되었고, 반면 어떤 의사들은 그러한 사업체의 피고용자가 되었다. 따라서 집단개원은 의사협회의 통제를 받았지만, 위계질서가 있는 영리조직의 형태로 의료 분야에 도입되었다.

미국에서 처음 집단의료를 시작한 것은 메이요클리닉Mayo Clinic이었다. 여러 면에서 독특한 메이요클리닉은 다른 민간 클리닉의 원형이 되었는데, 그 발전 과정을 살펴보면 초창기 집단개원이 등장하게 된 배경을 알 수 있다. 1880년대 윌리엄 메이요와 찰스 메이요는 남부 미니애폴리스에서 90마일 떨어진 옥수수밭에 있는 조그만 마을인 미네소타주의 로체스터에 크고 화려한 클리닉을 세워 부친과 동업을 시작했다. 부친과 마찬가지로 이 두 아들도 최신 기술을 개발하고, 그 기술을 새로운 수술에 응용하면서 외과 분야의 전문화를 발전시켰다. 이 밖에도 윌리엄 메이요는 시카고철도회사와 노스웨스트철도회사의 구역 담당 외과의가 되었고, 덕분에 메이요 형제는 진료 범위를 널리 확대할 수 있었다. 뛰어난 기술과 발명, 그리고 매우 낮은 사망률에 대한 명성으로 메이요 형제는 환자들로부터 직업적인 존경심을 얻었다. 부친이 은퇴할 즈음인 1890년대에도 그들은 1년에 수백여 건의 수술을 했고, 20세기가 될 무렵에는 무려 3000여 건의 수술을 해내기에 이르렀다. 그들은 진료 횟수를 감축하는 방안과 새로운 동업자를 데려오는 방안 가운데 진료를 확장하는 것을 선택하기로 마음을 굳혔는데, 그 부분적인 이유는 그들이 미국 동부지역과 유럽을 둘러보면서 새로운 과학적 업적을 보고 배우고 싶었기 때문이다. 1892년에 그들은 50세의 명망 있는 어느 의사에게 동업을 제안했고, 이후 10년 동안 혈액검사, 방사선, 세균검사와 같은 새로운 진단기술에 정통한 몇 명의 젊은 의사들을 더 충원했다. 클래퍼새틀Helen Clapesattle이 쓴 메이요클리닉의 역사를 보면, 1903년에 젊은 외과 조수들을 임용할 때까지 메이요 가족은 "수술을 완전히 도맡아 하되, 수술 시에 비외과적 분야를 도와줄 동업자와 조수들"을 구했다. 진단기술의 전문화는 이 분야에서의 엄청난 과학적 진보와 또 다른 사업적 필요성을 모두 반영하고 있었다. 클래퍼새틀은 이를 가리켜 "진단의사가 해야 하는 일차적 역할은 메이요 형제가 도울 수 있는 시기를 그냥 지나쳐버리기 전에 환자들의 증상을 찾아내는 것이다."라고 썼다.[33] 1904년에 메이요 형제는 미네소타주 보건국의 세균학연구실에서 부실장을 지낸 윌슨Louis B. Wilson을 고용했다. 그 이듬해에 윌슨은 신선한 조직을 착색하는 데 필요한 방법을 개발해 수술 도중에 분석 결과를 재빨리 보고할 수 있었다. 이 방법은 임상병리학의 발전에 획기적인 전기를 마련했고, 그것은 의학을 가르치고 연구하기 위한 것이라기보다는 병리학을 의료 분야에 응용한 것이었다.

진단과 연구는 점차로 외과 분야에 못지않게 중요한 비중을 차지했다. 1914년 메이요클리닉이 자체 건물을 개원할 즈음에 이곳에는 진단 담당 직원으로 의사 17명과 임상 조수 11명이 있었다. 예방 차원에서 건강진단의 중요성이 점점 부각되던 1920년대에 메이요클리닉의 진단서비스는 외과수술만큼이나 대외적으로 가치를 인정받았다. 메이요클리닉은 의사들에 대한 영향력을 강화하면서 의과대학 졸업생들의 의학교육센터로 발전해 나가기 시작했다. 1897년부터 메이요 형제는 인턴을 받기 시작했다. 많은 현직 의사들도 메이요 형제의 활동을 주시하기 시작했고, 그들은 오늘날과 같은 수련 과정이라고도 할 수 있는 외과 의사 클럽을 독자적으로 조직했다. 많은 재산을 축적한 메이요 가족은 1915년에 150만 달러를 메이요 의학교육 및 연구재단Mayo Foundation for Medical Education and Research에 기부했고, 이곳은 나중에 미네소타대학 의과대학과 제휴를 맺었다.

근본적으로 메이요 형제의 진료는 대단히 독점적이었다. 그들은 다른 의사들이 참여하게 된 이후에도 계속 지배권을 행사했다. 동업자들은 수익배분에만 참여했을 뿐, 소유권 문제에는 관여하지 않았다. 그러나 1919년 메이요클리닉이 2단계 발전 과정에 들어갔을 때 메이요 형제는 소유권을 포기하고 이곳을 비영리조직으로 전환했으며, 1923년부터는 메이요 가족을 포함한 모든 의사는 봉급을 받는 직원이 되었다. 그럼에도 불구하고 메이요 형제는 10년 뒤에 현직에서 은퇴할 때까지 여전히 영향력을 행사했다. 그리고 그들이 은퇴한 뒤에야 운영권은 상임 의료진들을 대표하는 의사위원회 쪽으로 넘어갈 수 있었다. 1929년 메이요클리닉은 386명의 실험기사, 간호사 및 기타 직원들을 거느린 거대한 조직으로 성장했고, 288개의 진료실과 21개의 실험실을 갖춘 15층 건물에 자리하게 되었다.[34]

메이요클리닉의 명성은 로체스터에서 전국으로 퍼져나갔다. 1906년부터 1909년까지 이곳에서 조수로 근무한 거스리Donald Guthrie라는 젊은 의사는 1910년, 펜실베이니아주 세이레Sayre에 거스리클리닉Guthrie Clinic을 개원했다. 또한 1908년 여름에는 캔자스주 토피카 출신의 의사인 메닝어Charles F. Menninger가 메이요클리닉에서 일하다가 고향으로 돌아왔다. 저녁식사 시간에 그는 세 아들인 칼, 에드윈, 윌을 앉혀놓고 "나는 메이요에 가서 굉장한 일들을 직접 눈으로 확인하고 돌아왔다. 너희들은 장차 의사가 되어서 우리도 여기 토피카에 그러한 클리닉을 만들자."라고 말했다.[35] 제1차 세계대전을 통해 의무부대에서 새로운 경험을 쌓은 젊은 의사들은 공동으로 운영하는 집단개원의 가치를 깨닫게 되었다. 이후 몇 년 사이에 새로운 집단클리닉이 여럿 생겨났다.

집단개원의 발전에 대한 자료들은 불행하게도 정리되지 못한 상태인데, 이는 초창기의 조사들이 주로 1930년경에 실시되었기 때문이다. 현존하는 집단을 대상으로 1932년에 실시한 미국의사협회의 조사에는 당시의 여러 집단 가운데 1912년 이전에 결성된 집단은 18개, 1912년에 결성된 집단은 9개로 나와 있다. 이러한 집단은 1914~1920년까지 크게 성장해 1918~1920년에 전성기를 맞이했다. 1932년경에 미국의사협회는 5~6명의 의사를 둔 중간 규모의 집단클리닉이 약 300개에 달한다고 보고했으며,[36] 1932년에 나온 다른 조사에서 로렘C. Rufus Rorem은 1500~2000명 정도의 의사가 참여한 클리닉이 미국에만 150개가 있었다고 집계했다. 그 가운데 약 55개 집단에 대한 연구를 토대로, 로렘은 그런 집단에는 평균 11명의 의사들을 고용했을 것으로 추정했다.[37] 이처럼 기록들이 서로 다른 것은 기준이나 방법론적인 차이에서 비롯된 것으로 보인다.*

다른 두 조사에서도 중서부지역에서 클리닉이 발달했고, 주로 소도시에 편중되어 있음을 보여주고 있다. 이러한 지리적 경향은 집단클리닉이 생성된 원인을 이해하는 데 중요한 실마리를 제공해 준다. 미국의사협회의 조사에 따르면, 인구 25만 명 미만의 도시에 전체 집단클리닉의 절반가량이 몰려 있었고, 5만 명 이하의 도시에 나머지 3분의 2가 자리하고 있었다. 반면 인구 50만 이상의 도시에 클리닉이 있는 경우는 4%에 불과했으며, 동부지역에서는 클리닉을 거의 찾아볼 수 없었다.[38]

---

* 로렘은 집단클리닉을 이렇게 정의했다. 두 명 혹은 그 이상의 전문의를 대표로 하여 환자에 대한 책임을 공유하고 '협력적으로' 진료에 참여하는 한편, 자본을 공동으로 출자하고, 사업 경영인을 고용한 의사집단이다. 그러나 미국의사협회는 이러한 정의에 반대했는데, 소득을 공동관리하지 않고 단 한 분야의 전공자들로 구성된 집단도 집단클리닉에 포함시켰다. 로렘이 조사한 클리닉들은 클리닉경영자협회를 통해 찾아낸 것이었기 때문에 경영인을 따로 두지 않은 많은 소규모 클리닉들을 간과한 것 같다. 미국의사협회는 전국의 의사협회 조직망을 이용해 클리닉 수를 파악했고, 결과적으로 많은 군소 클리닉을 찾아낼 수 있었다.

이러한 결과는 복잡한 조직들이 도시지역에서 먼저 발전해 빠르게 성장할 것이라는 일반적인 예상과 맞지 않는다. 그러나 클리닉들은 한발 후퇴함으로써 오히려 이익을 얻는 경우라고 볼 수 있다. 캘리포니아의 팰로앨토클리닉Palo Alto Clinic을 설립한 고故 리Russell Lee는 1975년도에 서부에서는 전문화된 서비스와 외과술, 진단검사에 대한 수요가 있었기 때문에 클리닉이 발전했음을 시사했다. 동부에서는 기존의 자선병원과 의사들이 이미 그러한 서비스를 제공하고 있었다. 크고 좋은 자선병원이 없는 서부에서는 소도시를 중심으로 1900년대 초기부터 독점적인 클리닉이 발전할 기회가 형성되고 있었다.[39] 1933년 미국의사협회의 조사도 이와 유사한 주장을 한 바 있다. 즉, 큰 병원과 실험실을 갖춘 대도시에서는 의사들이 집단클리닉을 세울 만한 특별한 필요성을 느끼지 않았다. 손쉽게 이용할 수 있는 병원과 의료시설은 "비교적 작은 지역에서, 집단의료를 지지하는 다수의 사람들에게" 의료를 베풀었다.[40]

처음에 클리닉에 참여했던 의사들은 어떤 이념적인 이유도 없었다. 로렘의 생각대로, 그들은 집단개원을 일종의 '사회개혁적인 실험'이라고 생각하지 않았다.[41] 메이요 형제는 전혀 의도하지 않았지만 클리닉을 크게 확장시켰다. 사람들은 그들을 가리켜 집단개원의 '아버지'라고 부르기도 하지만, 윌리엄 메이요는 "차라리 우리가 그것을 알지 못했더라면" 하고 탄식한 적도 있었다. 1910년이 될 즈음에는 윌리엄도 의료서비스는 "협력을 필요로 하는 과학"이며 "의학에서의 개인주의"는 더 이상 존속되지 못할 것이라고 말했다.[42] 1915년에 개혁가인 데이비스Michael Davis는 메이요클리닉을 방문했다. 메닝어처럼 그도 앞날을 내다보았고, 그것은 적중했다. 그로부터 오래지 않아 그는 집단개원을 가족주치의의 소멸에 대비한 방책이라고 썼다. 비록 대다수 의사는 아직은 일반의였지만, 더 이상 가족주치의가 전문의의 역할을 대신할 수는 없었다. 사람들은 직접 전문의를 찾아갔으나, 결과는 비효율적이었다. "현대 산업은 순수과학과 응용과학의 진보에 근거한 전문화의 결과이며 여기에 조직화가 첨가된 것이다. 우리는 현대 의학에서 전문화를 이루어냈지만 … 개인의료에서는 조직화를 이루지 못했다."라고 데이비스는 지적했다.[43]

그러나 많은 의사들은 집단개원에 대해 적대적이었고, 집단개원을 시작했던 지역에서 개원의들은 "전쟁이라도 벌이듯이, 적대적"이었다고 로렘은 보고했다.[44] 그들은 종종 집단개원의들이 현 시세보다 싼값으로 진료비를 받는다고 불평했다. 메이요 형제도 미네소타에서 시중가보다 싸게 진료를 한다고 광고를 내어 동료 의사들로부터 심한 비난을 받았다. 미국의사협회는 집단개원에 대해 노골적으로 비난하지는 않았으나, 기회가 있을 때마다 집단개원으로 인한 충격을 염려하고 집단개원의 폐단을 지적했다. 1921년 ≪미국의사협회지≫는 다음과 같이 지적했다. "현대 의학과 진단학에서 과학적인 진보가 이루어짐에 따라, 이러한 집단개원이 제공하려는 것과 같은 협동을 요하는 프로그램들이 필요할 수도 있다. 하지만 새로운 진보의 결과는 무엇인가? 집단 외부에 남아 있는 의사들은 무엇인가? 분명한 것은 일부 의사들이 집단개원의 이익을 직시하고, 또 다른 집단을 만들고 있다는 것이다. 아마도 일부 의사들은 자기방어를 위해 그렇게 할 수 밖에 없을 것이다!" 뒤이어 이 잡지에서는 집단개원의 성장에 대해 개원의들에게 "이것은 가족주치의가 기업으로 대체되고 있다는 의미인가?"라는 질문을 던졌다.[45]

집단클리닉은 영리조직이었지만 기업처럼 모두 합법적으로 조직된 것은 아니었다. 많은 클리닉들은 이중적 조직구조를 가지고 있었다. 개원의들로 이루어진 클리닉과 공장이나 시설을 소유한 법인체가 그것이다. 클리닉은 법인체로부터 시설을 대여해 사용했으며, 동업자들이 출자한 노동력과 자본에 따라 수익을 적절히 나누었다. 클리닉은 단독 소유 방식, 합자 및 기업체 방식으로 조직되었다.[46]

법률적인 문제는 차치하고, 초기 클리닉들은 명확한 계급구조를 이루고 있었다. 대부분의 클리닉들은 실력 있는 외과의사나 내과의사를 중심으로 시작되었기 때문에 '일인 집단'이라고 불리기도 했다. 이와 달리 환자들을 서로 소개하거나 진료실을 함께 사용하는 의사들이 관계를 공식화하여, 부수적인 업무를 담당할 의사들을 늘리면서 시작된 클리닉도 있었다.[47] 하지만 아무리 클리닉에서 권력의 배분이 다각화되었더라도, 여기에 속한 의사들은 대개 두 가지 부류로 나뉘었다. 하나는 동업자와 주식을 공유하는 소유주인 의사들이었고, 다른 하나는 월급을 받는 고용된 의사들이었다. 로렘에 의하면 소유주인 의사들의 평균연령은 40~46세가량이었고, 피고용인 의사들의 평균연령은 30~34세였다. 소유주인 의사들은 주로 외과

의사나 내과의사들이었으며 병리학자나 방사선과의사와 치과의사들은 거의 없었다.[48] 1923년에 캘리포니아주 샌타바버라의 집단클리닉에서 진료를 하던 브라운Rexwald Brown은 민간클리닉의 활동에 대한 그래프 분석을 통해 환자가 많은 의사들을 성공한 개원의로 설명했다. 그에 따르면 이런 의사들은 "경제적 보상이 얼마 되지 않았던 어려운 시기를 지내왔고", "자신들의 부담을 덜고 환자들에게는 좀 더 나은 서비스를 제공하는 한편, 필요한 공부를 하고 휴식을 취할 기회"를 기대했다고 한다. 브라운이 편견을 가지고 설명했듯이, 젊은 의료진과 마찰을 빚는 일도 잦았다.

> 젊은 의사들은 진료의 현실을 전혀 알지 못한 채 집단클리닉에 참여하게 된다. 그들은 어떤 특정 질병만을 주로 치료하는 병원에서 수련을 쌓은 경우가 대부분이다. 그들은 사람들로부터 인정받고 싶어 한다. 그들은 진료 경험을 쌓기 위한 분투와 시련, 시행착오를 몰랐으며 천천히 세월을 보내다 보면 수입이 늘어날 것으로 믿고 있었다.
>
> 따라서 집단개원이 양적으로 성장할수록 의사들은 자신들의 태도를 분명히 정해야 한다. 젊은 의사들은 월급 액수를 그대로 받아들여야 하고, 시작 단계에 있는 집단클리닉은 나이든 의사들이 제공해 주는 의료장비를 제외하고는 물질적인 자산이 없었다. 실질적인 자산들은 … 눈으로 확인할 수 없는 … 나이든 의사들의 시술과 환자들과 관계를 맺어온 그들의 연륜과 성공, 명성이다.
>
> 젊은 전문의가 스스로 성공했다는 것을 깨닫는 데는 그리 오랜 시간이 걸리지 않는다. 그의 환자들은 수없이 많다. 그는 수련 과정을 잘 마쳤고 능숙했기 때문에 존경을 받게 된다. 그는 자신이 받는 보수가 자신이 클리닉에 기여한 만큼의 업적이나 가치와 맞지 않음을 느끼게 된다. 그는 연로한 의사들이 학술회의나 휴가를 보내며 자신에게만 야간 호출을 강요하고 중요한 업무를 하라고 요구하는 것을 인정하지 않기 때문에 그들을 비판한다. 결국 그는 자신이 착취를 당한다고 여기면서 일을 한다.

젊은 의사들이 착취당하고 있다고 여기게 되면서 클리닉은 더 이상 전통적인 방식으로 운영될 수 없었다. 브라운의 지적대로, 연로한 의사들이 불쾌해하는 젊은 의사들을 해고하는 것은 현명하지 못한 처사였다. 왜냐하면 그들은 '클리닉의 성공에 꼭 필요한 존재'가 되었기 때문이다. 그는 일부 중요한 통제권을 유지하기 위해 경륜이 있는 의사들로 구성된 실무위원회를 설치하되, 젊은 의사들을 동업자로 받아들여 일정 지분을 나눠주는 방안을 권했다. 또한 클리닉을 분과별 구조로 편성해 각 분과별로 총경비를 정한 뒤에 각각의 서비스에 대한 수금액을 유지하는 것을 제안했다.[49]

이러한 변화는 클리닉에 고용된 의사들이 언제까지나 피고용자로 머물지 않음을 인정한 결과이기도 했다. 이들을 계급적으로 지배하지 못하게 되자, 집단개원에서 노동에 대한 자본의 영향력은 크게 약화되었다. 때로는 집단클리닉이 이러한 경제적 갈등으로 와해되기도 했다. 로렘은 보고서를 낸 뒤에 어느 클리닉 경영자 회의에 참석해, 클리닉이 성장하지 못한 원인은 경제적 가치에 대한 의사들의 내부적 갈등에 있다고 지적했다.[50] 미국의사협회는 집단개원에 대한 연구에서, 의사들이 의료의 기업화에 대해 강하게 반발하고 있음을 지적했다. "산업노동자들과 달리, 개인진료라는 대안을 가지고 있었던 의사들은 특히 이 방식을 선호했다."[51] 사실 의사들은 혼자서 진료를 했다.

제1차 세계대전 이후 성공했던 집단개원은 다소 기세가 꺾인 듯이 보였다. 전후에 집단개원이 크게 번창했던 것은 이러한 서비스가 필요하다고 생각한 중간 규모의 도시에 임상병리실과 연구소의 발달이 지체되었기 때문이다. 20세기에 병원과 임상병리실은 수요를 충족시킬 수 있을 정도로 늘어났다. 1933년 미국의사협회는 집단개원을 분석하며 다음과 같이 주장했다. "많은 개인의사들이 이제는 집단개원을 하지 않고도 병원이나 임상병리실을 이용할 수 있다." 그리고 "의료가 지나칠 정도로 전문화됨으로써 대부분의 도시에서 전문의들을 폭넓게 선택할 수 있었고, 그 결과 진료시설이나 상담을 위해 집단클리닉의 필요성도 줄어들었다."[52] 전문화와 기술적인 발전을 통해 민간클리닉이 복합적인 의료조직으로 성장할 것으로 예상했지만, 1910년대에 민간클리닉이 설 자리는 거의 없었다.

자본주의와 의사들

왜 의료 분야에는 기업이 존재하지 않는가

의사들은 권위를 유지하고 의료 분야에서 얻을 수 있는 잠재적인 이익을 다른 중개자나 제3자에게 빼앗기지 않기 위해서 기업화된 의료에 반대했다. 미국의사협회는 1934년에 채택한 윤리강령에서 의사가 진료를 통해 발생하는 "직접 이익"을 남에게 허용하는 것은 "전문가답지 못한 행위"라고 하면서, 이러한 행위는 "전문 의료의 위엄을 떨어뜨리고 다른 의사들과 불공정한 경쟁을 하는 것인 동시에 의사들과 대중의 복지를 위협하고, 건전한 공공정책에 위배"되는 것이라고 언급했다.[53] 미국의사협회는 의사들이 이윤을 얻는 것이 잘못된 일이라고 생각하지 않았으며, 집단클리닉을 소유한 의사들이 다른 의사의 일을 빼앗거나 이익을 얻는다고 비난하지도 않았다. 미국의사협회는 의사가 아닌 투자자들이 의사의 노동을 통해 수익을 얻는 것에 반대했다. 미국의사협회의 입장을 정리하면, 의료 분야에서는 (의사들이 축적한 것과는 다른) 자본이 축적되어서는 안 되며, 의사들의 노동에 대한 보상은 의사에게로 돌아가야 하고, 여기에 의사들이 제공할 수 없는 다른 자본이 필요하다면 이윤을 추구하는 투자자들 대신에 지역사회로부터 무료로 원조를 받아야 한다는 것이다. 다시 말해서 의사들은 지역사회에서 자본을 제공한다면 얼마든지 소득을 벌어들여도 된다는 의미였다.

대체로 의사들은 산업자본주의를 지배하는 계급적인 통제에 예속되기를 원치 않았다. 자본주의 기업체가 노동을 계급적으로 조직한 것은 자본의 축적을 높이기 위한 것이었다. 경제학자인 마글린Steven Marglin은 "만약 자본 축적의 속도를 조절할 수만 있다면, 자본가조직은 생산자와 소비자 사이를 매개함으로써 개인이 가져가야 할 몫을 차지하고 공장과 설비를 확장했을 것이다."라고 주장했다.[54] 한때 조직화는 생산자와 시장 사이에 성공적으로 도입되었고, 스미스Adam Smith의 말처럼 노동분업에 의해 최적의 효율성을 이루었든지, 혹은 마르크스주의자들의 말처럼 노동자로부터 엄청난 노력과 훈련을 강요해 값싼 비숙련노동자로 대체했든지 간에, 개인 생산업자들은 노동과 생계를 유지하기 위해 기업에 의존하게 되었다. 미국의사협회는 이와 유사한 과정이 의료 분야에서도 일어날 가능성을 우려하고 있었다. 의료경제사무국Bureau of Medical Economics은 "현 사회의 일부 사업은 상품과 현금으로부터 이윤을 남기기 위해 구매자와 판매자의 사업에 개입할 기회를 모색하고 있다. 때로는 한쪽이나 양쪽 모두에게 편의와 정보를 제공하는 것으로 실제 서비스가 이루어질 때도 있다."라고 주장했다. 하지만 가장 옳지 못한 방식인 "방해와 강탈은 '공갈 행위'로 알려지게 된다". 미국의사협회는 이러한 '방해'가 의료 분야에서 일어나지 않도록 하기 위해 일부 프랑스 의사들의 슬로건, 즉 "제3자는 없다."를 인용하고 다음과 같이 선언했다. "의사들이 피고용인이 되어 그들의 서비스를 상품으로 내놓도록 방치되는 곳에서는 의료서비스의 질이 전반적으로 떨어질 것이며, 그러한 서비스를 구매한 대중은 피해를 입을 것이다."[55]

의사들은 사기업 이외에도 그들과 환자 사이에 회사나 공제조합 혹은 노동조합과 같은 제3자 단체가 개입하는 것도 반기지 않았다. 1911년 펜실베이니아의 한 의사는 조합의료에 대해 "중개인의 이익을 위해 의사들이 착취당하고 있다. 의사 서비스는 도매금으로 구매되어 소매로 팔리고 있다."[56]라고 주장했다. 미국의사협회도 그것이 "병원과 행정관리들의 영광을 위해 아무리 좋은 자선 활동"이 되더라도, 비영리기관이 의료서비스를 통해 이윤을 얻는 것에는 반대했다.[57]

의사 이외의 다른 집단들은 계급적으로 예속되는 것을 원하지 않고 노동으로 생긴 이익을 빼앗기지 않으려고 했지만, 그들은 실패했다. 그렇다면, 왜 의사들은 성공했을까 하는 의문이 생길 것이다. 해답은 20세기 초반의 경제 상황에서 기업이 의료서비스의 생산자와 소비자 사이에 성공적으로 개입하지 못한 데 있는 것으로 보인다. 의사들은 평범한 노동자들이 갖지 못한 자원을 가지고 있었다. 환자들은 의료가 병원이나 클리닉에서 발생할 때조차 의사들과 개인적 관계를 맺어왔다. 이 점에서 병원과 클리닉은 근본적으로 공장과 다르다. 의사들은 의료서비스를 생산하는 과정에서 획득한 문화적 권위와 전략적 위치를 통해 독특한 세력 기반을 만들어낼 수 있었다.* 집단개원이 행해지던 당시에, 의사들이 떠나면 그가 담당했던 환자도 그를 따라갈 것이 분명했고, 이는 집단개원에 만족하지 못한 젊은 의사들을 다루면서 부딪쳐야 하는 문제였다. 연로한 의사들은 초기에 자본을 기업체에 가져다주었지만, 젊은 의사들은 환자들을 진료하는 과정에서 오히려 자본을 축적했다. 그들은 환자들에게 전념하면서 기술과 경험과 명성을 얻었다. 다른 의사로 바꿀 경우 대신할 의사가 아무리 유능할지라도 지난번 의사가 맡았던 환자들을 유지하지는 못했다(비록 집단개원에서는 한 의사에게만 충성심을 갖지 못하도록 여러 명의 의사가 돌아가면서 환자를 진료했지만, 담당의사를 제공하지 못하면 경쟁력도 제한될 수밖에 없었다). 대체로 젊은 의사들은 개인진료라는 대안을 가지고 있었기 때문에 동료 의식을 공유했고, 환자와의 관계를 통해 자본도 어느 정도 축적했다.

여기에서 중요한 것은 단독개원으로 전환하는 데 그다지 많은 비용이 들지 않았다는 사실이다. 의사들이 지역사회의 병원에 접근하지 않았더라면, 단독개원에는 별로 관심을 두지 않았을 것이다.

병원도 의사와 시장 사이에 자리를 잡지 못했다. 반대로 의사들은 병원과 시장 사이에 자리를 잡았다. 병원이 유산이나 기부금 대신에 환자들이 내는 진료비로 운영되면서 의사들은 병원을 통제할 수 있었다. 4장에서 지적한 것처럼, 병원은 병상을 꾸준히 채워줄 의사들이 필요했다. 이러한 제도에서 의사들은 집단개원과 마찬가지로, 환자에 대한 권위와 전략적 위치를 기반으로 병원을 능가하는 권력을 갖게 되었다.

1920년대까지 기업은 제약업이나 병원 장비, 그리고 보잘것없는 의료산업에 한정되어 있었다. 의사들이 직접 관계를 맺었던 진료, 병원 치료, 의학교육에서는 기업이 발달하지 못했다. 그러나 물론 예외도 있었다. 1900년대만 해도 상업적인 의학교와 병원은 널리 보편화되어 있었지만 곧 몰락하게 되었다. 내가 주장하려는 것은 의사들이 의료 분야를 성공적으로 지배할 수 있는지는 그들이 영리기업을 의학교육과 병원 그리고 진료 영역에서 추방할 수 있는지에 달려 있다는 점이다.

상업적인 의학교들은 의사들을 지배하려 들지는 않았지만 과학적인 교육에 드

---

* 문화적 권위와 전략적 지위에 관해서는 1권의 서문을 볼 것.

는 자본을 끌어올 수 없었다. 나는 앞에서 한때 영리를 추구했던 의학교들이 어떻게 비영리기관으로 탈바꿈했는지를 다루었다. 처음에 몇몇 대학에만 적용되었던 임상교육은 면허법에 의해 다른 학교에도 적용되었는데, 교육 기간이 연장되고 과학적인 임상훈련으로 인해 비용이 많이 들었기 때문에 의학교육도 비영리적이 되었다. 상업적인 의학교들은 이윤을 남길 정도로 충분한 수업료를 벌어들일 수 없었다. 그러한 금액을 선뜻 수업료로 낼 만한 학생들이 많지 않았기 때문이다. 그 무렵 의학적 경력은 많은 돈을 투자할 만한 가치가 없었다. 이 학교들은 보조를 받아야만 했지만 도저히 지원자금을 얻어낼 수가 없었다. "기업이나 동업자단체를 만들기로 작정한 몇몇 외과의사나 내과의사의 이익을 위해 의학교들이 사적인 투자를 계속한다면 지역사회는 절대로 기부금을 내지 않을 것"이라고 하버드대학의 엘리엇 총장은 적고 있다. 오직 '수가제'를 폐지한 다음에야 하버드 의학교는 실질적인 기부금을 원조받을 수 있었다.[58] 이는 다른 학교에서도 마찬가지였다. 1890년대 필라델피아 제퍼슨의 학교에서는 건축자금을 마련하기 위해 노력했으나, 교수들이 이윤을 챙기고 있다는 인식 때문에 성공하지 못했다. 1894년 필라델피아에서 가장 부유한 사업가였던 포터William Potter는 이사진으로 참여해 그 이듬해에 곧바로 제퍼슨 의학교를 비영리법인으로 재조직했다. 그 결과 제퍼슨대학은 많은 기부를 받을 수 있었고, 독자적으로 살아남은 몇몇 유서 깊은 의학교 중 하나로 거듭나게 되었다.[59]

의학교가 비영리조직으로 바뀌게 된 것은 의사면허법을 둘러싼 의사협회와 상업적인 의과대학 사이에 벌어진 오랜 투쟁의 결과였다. 상업적인 의과대학들은 까다로워진 입학요건에 반발했지만, 의사들이 문화적 권위의 주체이자 정치세력으로 성장함에 따라 결국 패배하고 말았다. 이러한 학교의 몰락은 의사들의 성장과 밀접한 관계가 있었다. 말하자면 의사들의 집단적인 이익이 상업적인 의학교에서 수익을 챙기던 몇몇 의사들의 편협한 이해관계보다 우선시되기 시작했던 것이다.

병원은 이와는 다른 방식으로 의학교와 현격한 차이를 보였다. 19세기에 의학교육은 이익을 낼 수 있는 사업이었으나, 병원은 비영리성을 표방하고 자선단체로 운영되고 있었다. 20세기에 들어설 즈음 병원 의료는 영리적으로, 의학교육은 비영리적으로 변모했다. 하지만 결국에는 병원들도 대부분 비영리기관으로 남게 되었다.

많은 상업적인 병원들이 1900년경 전후로 설립되었으나, 대부분 소규모였고 전체 병원 중에 상업적인 병원의 비율은 얼마 되지 않았다. 1910년의 통계에서는 상업적인 병원이 전체 병원의 56%를 차지하는 것으로 나타났으나, 1928년경에는 36%로, 10년 후에는 27%, 그리고 1946년에는 18%로 감소했다. 병상에서도 영리병원은 1934년에 전체의 6%를 점유했지만, 10년 후에는 겨우 2.8%만을 차지했다.[60]

일반적으로 영리병원은 병원을 소유한 의사들에 의해 비영리법인으로 전환되었다. 영리병원은 의사들이 전문가적 자율성을 유지하는 데 하나의 수단이 되었다. 많은 영리병원들은 주로 폐쇄적인 조직에 대응하기 위해 설립되었다. 영리를 목적으로 병원을 운영하던 의사들이 수지타산을 맞추지 못하고 있으며, 병원에서 "의사들은 주어진 시간 안에 좀 더 많은 환자를 돌보고 있다."라고 1929년 미국의사협회는 보고했다.[61] 그러나 지역 병원이 의사들에게 문호를 개방하고 의사들이 자본을 댈 수 있는 사람들을 끌어올 뿐만 아니라 수가를 통해 수입을 최대로 올릴 수 있음을 깨닫게 되면서, 상업적인 병원을 계속 운영하고자 하는 의사들의 관심은 감소했다.

의사들이 대부분의 병원에서 직위를 갖고자 하는 데는 다양한 요인이 작용했다. 전문가적 권위는 일면 재산소유권과 같은 기능을 했다. 즉, 투자에 대한 위험 부담을 떠맡지 않고도 의사들은 병원과 다른 의료기관의 운영권을 얻을 수 있었다. 덧붙여 병원의 시혜적인 특성으로 세금이나 직무상 과실 책임을 면제받을 수 있었다. 이러한 특권 때문에 영리병원은 손해를 감수해야만 했다.

(상업적인 의학교와 병원 및 클리닉을 소유한) 일부 의사들은 영리조직으로부터 수익을 얻었을 테지만, 의사들은 전반적으로 독립성과 시장에 대한 통제력을 잃었을 것이다. 기업자본주의는 의료 분야에서는 통용되지 않았다. 그것은 법원과 의회와 노조와 대중이 의사를 자유업의 이상적인 형태로 생각한 탓도 있었고, 또한 이 무렵의 발전 단계(제3자 건강보험이 성장하기 전)에서 볼 때, 기업이 경쟁을 벌일 만한 중요한 이해관계가 의학 분야에 없었으며, 의사들이 환자와 직접적인 관

계를 맺음으로써 경제력을 얻었다는 것을 원인으로 볼 수 있다. 그러나 의료 분야에서 기업을 제외시킴으로써 의사들은 집단적 자율성을 유지할 수 있었고, 개인의사의 이익보다 집단의 이익을 우선시하는 데도 성공했다.

전문가주의와 노동분업

의사들이 기업의 지배를 성공적으로 저지함으로써 의료 분야에서는 독특한 노동분업이 발달하게 되었다. 산업 분야에서는 숙련공들의 저항에도 불구하고, 시장법칙에 따라 숙련된 장인들의 노동은 비숙련노동, 결과적으로 값싼 노동으로 전락했다. 이와 달리 의료 분야에서 의사들은 고유의 기술과 노동분업에 대한 지배력을 계속 유지했다. 의학은 고도로 전문화된 반면에, 의사들의 노동분업은 소유주나 경영자, 기술자에 의해 계급적으로 주어진 것이 아니라 의사들끼리 자체적으로 조정되었다. 그리고 전문가적 이해관계와 이상은 현대식 병원, 클리닉, 임상병리실의 발전과 함께 등장한 의료 관련 종사자와 의사들 간의 복잡한 노동분업에 결정적인 영향을 끼쳤다.

의사들은 그들의 '권능을 독점'하는 데 그치지 않고, 병원과 임상병리실에 임용되지 않더라도 그곳의 시설을 이용하길 원했으며, 그들이 자리를 비웠을 때 역할을 대신하면서도 그들의 권위를 위협하지 않을 조수들을 필요로 했다. 권위는 유지하되, 지배력은 잃지 않는 이 문제에 대한 해결책은 세 가지로 나누어볼 수 있었다. 첫째는 병원을 운영하는 데 전공의를 활용하는 것이고, 둘째는 하위직종 중에서 지위가 높은 사람들이 책임감을 지니도록 격려하는 것이며, 셋째는 비록 전문적인 훈련을 받았지만 의사의 권위나 경제적 지위에 도전하지 않을 여성 조수들을 채용하는 것이었다.

테크놀로지와 조직의 성장으로 해결하기 어려운 새로운 문제들이 등장했다. 누가 새로운 종류의 업무를 관장하고 돈을 벌어들일 것인가? 의사들은 영리기업을 저지하면서도 조직과 이윤이 경영자와 투자가들에 의해 장악될 위험성을 제거했다. 하지만 새로운 노동분업 안에서, 기술직과 전문직 사이의 능력과 권위의 경계는 불분명해졌다. 임상병리나 방사선과 같은 기술적인 분야에서 전문화를 이룬 의사들은 새로운 직종들을 지배하고자 했으며 병원으로부터 자율성을 누리고 싶어 했다. 스티븐스Rosemary Stevens*가 지적한 바와 같이, 임상병리실 검사와 방사선, 마취를 담당하기 위해서는 전문화된 교육이 필요했지만 의사만이 이러한 일을 맡아야 했는지는 분명치 않았다. 간호사는 1920년대 이전에 마취사로서의 자리를 확고히 했고, 의사가 아닌 사람들이 방사선 시설을 담당할 때도 있었다. 초기 단계에는 이러한 분야에서 수련을 쌓은 의사가 수요에 훨씬 못 미쳤으나 내과의들은 각종 분야를 최종적으로 지배하고 있었고, 다른 의사들은 그들에게 복종해야 했다. 1930년대에 이르자, 병원에 고용된 전문의들도 월급 대신 의료수가에 근거해 자신들의 대가를 지급해 줄 것을 병원에 요구했다. 방사선과의사들과 병원은 1937년에야 합의점을 찾았고, 이듬해에 마취사들이 이러한 선례를 따랐다.[62]

임상병리실의 발달은 노동분업에 대한 전문가적 통제를 생생하게 보여준다. 1890년대 후반 대부분의 임상검사 과정은 현미경과 슬라이드를 가진 의사 집이나 진료실에서 하는 것이 고작이었다. 이후 10년 사이에 실험 횟수는 늘고 장비는 더욱 복잡해지기 시작했다. 병리실도 복잡한 조직으로 발전했고, 보건국이나 병원 및 개별적인 회사에 의해 운영되었다. 병리검사도 의사들이 아니라 전문 기술자들에 의해 이루어졌다. 그러나 이러한 새로운 전문가들이 환자들에게 검사 결과를 설명할 수 있었을까? 그리고 그들이 임상병리실을 관리할 수 있었을까?[63]

임상검사에 관한 사업은 병원과 상업적인 임상병리실로 나눌 수 있다. 1923년경에 행한 미국의사협회의 조사에 따르면, 48%의 병원이 임상병리실을 갖추고 있었다. 상업적인 임상병리실은 주로 사업가나 화학자들이 운영했는데 그 수는 매우 적었다. 1925년에 있었던 한 연구는 이러한 임상병리실이 전체 임상병리실의 14% 정도라고 추산했다. 경제적인 규모는 작았지만, 이러한 외부 임상병리실들은 다음

---

* 역 로즈메리 스티븐스(1935~)는 펜실베이니아대학에서 미국 의료제도의 역사를 연구해 온 학자로서, 대표적인 저서로는 *American Medicine and the Public Interest*(1971), *In Sickness and In Wealth: American Hospitals in the Twentieth Century*(1989) 등이 있다.

수십 년 동안에 꾸준히 일을 수행해 나갔다. 화이트William White가 보여준 것처럼, 미국외과학회의 병원표준화 프로그램은 임상병리실이 주로 병리학자가 관할하던 병원에서 발전했음을 보여준다. 대학의 인정 기준을 보면 병원은 임상병리실을 보유할 것과 의사 또는 병리학자를 둘 것을 규정하고 있었다. 외부 임상병리실과의 계약은 그렇게 만족스럽지 않았다. 병원 임상병리실에 대한 독점권을 병리학자에게 줌으로써, 부검 분야처럼 병리학자들이 맡았던 수익성이 낮은 일들을 외과의사들이 도와주는 경향이 나타났다. 일종의 특권을 가지게 된 병원 임상병리실에서 많은 검사가 이루어질수록 병리학자에게 많은 이익이 돌아갔다.

임상병리실 작업에 대한 병리학자들의 지배력은 자연스럽게 임상병리실 내의 다른 직원을 통제하는 권한으로 이어졌다. 1929년 당시 갓 결성된 미국임상병리학회American Society of Clinical Pathologists는 의사들을 독점적으로 충원했으며, 임상병리실 직원들에게 면허를 주는 제도를 운영하기 시작했다. 이 프로그램은 의료기사들을 요구했고 그들에게 면허를 주었는데, 2년제 대학과 1년의 현장 경험 및 필기시험 2단계를 통과해야만 했다. 때로는 개인적으로 의사들의 추천을 받기도 했다. 6년 후, 이들에 대한 교육기준은 대학 학위까지 요구했다. 그 내용은 다음과 같이 성문화되었다. 등록된 기술자들과 의료기사들은 "의사면허를 가진 의사와 감독 아래에서 종일제로 일할 것에 동의하고, 어떠한 환경에서도 솔선수범하며, 필기 또는 구두 진단은 자격 있는 내과의사 또는 임상병리학자의 감독 없이 스스로 결정할 수 없고, 질병 치료에 관해 의사나 다른 사람에게 충고하거나 독자적인 검사를 하지 않는다".[64] 병리학자들이 기사와 임상병리실 직원의 노동시장을 장악하면서 면허증을 강력하게 요구하게 되었다. 병리학자들은 정부에서 의료기사들에게 면허를 주는 것을 반대했다. 왜냐하면 이러한 조처로 인해 의료기사 집단의 인력을 활용하는 데 융통성이 줄어들기 때문이었다.

그러므로 의료기사들에게 전문가주의의 의미는 의사들의 경우와 사뭇 달랐다. 여기에서 전문가주의는 능력의 영역을 독점하려는 것이 아니었다. 하위직의 전문기관들은 의사들의 소관 아래에서 발전했다. 병리학자들은 노동력의 질을 높이고 감독의 책임을 덜기 위해서, 기사들의 전문성이 발달할 수 있도록 독려했다.

언윈George Unwin은 16세기의 동업조합에 대해 "시장과 길드 사이에서 경제적 이익을 얻기 위해 계속 싸움을 벌였다."라고 지적한 바 있다.[65] 20세기 미국 의사들도 임상병리실 기사와 같은 의료 관련 직종에 속한 사람들과 유사한 싸움을 했다. 의사들은 의사와 시장 사이에서 기업이 설 수 없도록 했고, 병리실의 기사들처럼 경쟁 상대가 될 수 있는 사람들을 차단함으로써 이러한 전략적 위치를 차지할 수 있었다.

산파들과의 싸움에도 마찬가지 이유가 있었다. 전통적으로 산파는 의사들의 경쟁자였다. 그러나 이들을 계승한 산파 간호사는 경쟁자가 아니었다. 물론 모든 집단이 그렇게 제한되어 있지는 않았다. 치과의사와 검안사들은 독립된 개원의로 남아 있었고, 정골요법사와 척추지압요법사들도 제재 없이 시장에서 활동할 수 있었다. 그러나 그들이 병원을 이용하거나 약을 조제하는 것은 여러 면에서 제재를 받았다. 의사들만이 시장과 의료의 테크놀로지와 관련한 자원을 모두 이용할 수 있었다.

의료계 내부적으로는 전문의와 일반 개원의 사이의 분업 문제가 또 다른 갈등을 빚었다. 전문의들은 다양한 기술과 절차가 자신들의 진료에 필요하다고 공언했고, 이에 일반 개원의들은 스스로 의사가 아닌 것처럼 느낄 정도였다. 산부인과 의사들은 산파들이 분만을 할 만한 준비가 되어 있지 않다고 주장했다.[66] 따라서 양자 간의 충돌은 같은 영역에서 발생했다. 산부인과의사와 산파, 안과의사와 검안사, 마취과의사와 마취간호사의 관계처럼 전문의들은 해당 영역에서 비전문 의료인들로부터 주도권을 장악하고 일반 개원의들의 치료 범위를 제한하려고 했다.

1930년과 비교해 볼 때 이러한 두 가지 갈등의 결과는 매우 달랐다. 비전문의료인들은 의사처럼 독립적으로 진료를 하지도 않았고, 검사나 방사선 결과를 환자에게 직접 설명할 수가 없었기 때문에 의사의 권위에 복종했다. 일반 개원의들은 몇 가지 의료 분야에서 전문가의 독점적인 특권을 인정하려고 했으나, 전문 교육과 경력을 쌓을 기회를 제한하려는 움직임에는 저항했다.

1930년대 이전에는 개원의가 전문의 교육을 받는 데 아무런 제한이 없었다. 전문의가 되는 방법은 수도 없이 많았고, 쉽게 통제할 수 있는 통일된 방안도 없었다.

많은 의사들은 처음에 일반 진료를 하다가 특정 분야에 대해 관심을 갖고 그들이 볼 수 있는 진료과목을 제한하기 시작했다. 어떤 사람들은 전문화를 강조하는 인턴 과정을 밟았다. 또 어떤 사람들은 후배로서 전문 기술을 익히기도 했다. 일부는 유명한 개원의 밑에서 조수로 근무하며 수련을 받았다. 그리고 일부는 뉴욕, 미국의 다른 도시, 유럽에서 대학을 졸업한 후에 단기 과정을 밟았다. 플렉스너Abraham Flexner에 따르면, 1910년에 미국에는 의과대학을 졸업한 후에 다닐 수 있는 13개의 상업적인 교육기관이 있었고, 1914년에는 그중 5개가 대학에 의해 운영되고 있었다. 이 시기에 인턴 과정에 이어 전공의 과정을 거치며 전문 훈련을 받은 의사는 극히 소수였다.[67]

『플렉스너 보고서』가 나오고 얼마 안 되어, 의학교육 지도자들과 전문가들은 전문의 자격에 어떤 표준이나 규범이 필요하다고 지적했다. 1913년에는 미국의사협회 의학교육위원회의 지명을 받은 한 단체가 대학교육처럼 대학원교육에서도 상업주의를 몰아내자고 미국의사협회에 제안했다. 1915년에는 인턴 과정에 더해 2년 동안의 대학원교육을 표준으로 삼자는 안건이 발표되었다. 제1차 세계대전은 전문적인 진료가 표준화되어야 한다는 인식을 널리 확산시킨 계기가 되었다. 많은 의사들이 전문의를 요구하는 시험에서 자격 미달이었다. 안과의사의 경우에는 51%가 시험에 합격하지 못했다. 전쟁 이후 의학교육위원회는 대학원교육 개혁에 집중하겠다고 선언했지만, 스티븐스가 지적했듯이 그것은 주의 깊게 시행되어야 했다. 왜냐하면 미국의사협회 내부에서 병원과 전문의 교육을 받고 싶어 하는 일반 개원의들의 영향력을 무시할 수 없었기 때문이다.[68] 따라서 전문의위원회의 자격 인정 제도는 1930년대에 미국의사협회 외부에서 일반적인 기준에 의해 마련되었다. 그리고 그때까지도 전문의위원회는 자격도 없는 의사들이 전문가로 행세하는 것을 막을 수 없었고, 위원회의 자격증을 가진 사람들을 병원에서 임용하도록 강제할 수도 없었다.

따라서 몇 가지 지침들이 전문의 수련과 면허제도에 채택된 뒤에도, 미국 의학은 영국과 같은 이원적인 체계를 발전시키지 못했다. 영국의 전문의들(전문 상담의사)은 병원에서 독점적인 위치를 차지했다. 반면에 미국의 일반 개원의들은 영국에서와 같은 일반의의 지위를 보장받지 못했다. 영국에서는 환자가 일반 개원의와 상담을 거친 뒤에야 전문의를 찾아갈 수 있었다. 미국에서는 환자가 곧장 전문의를 찾아갔기 때문에, 일반 개원의들은 전문의와 시장 사이에서 설 자리를 잃고 말았다. 장기적으로 볼 때, 일반의들이 확고한 중개자 역할을 하지 못한 것이 이들이 몰락한 요인이 되었다.

미국 의료에서 노동분업에 대한 전문가의 지배적인 영향력은 의사들 사이의 영역을 유동적으로 만든 반면에 다른 직종과의 영역 경계선을 뚜렷하게 구분 지었다. 내과의사들 사이에서 노동분업은 느슨하게 규정되었지만, 내과의사와 다른 직종과의 관계는 계층적이었고 경계도 확고부동해서 간호사나 의료기사에서 의사로 옮겨갈 가능성은 거의 없었다. 한 단계에서의 경험이 다음 단계로 넘어갈 자격이 되지 않을 때도 있었다. 더욱이 간호나 병리실 업무와 같은 보조적인 일은 더욱 서열이 분명했다. 의사는 두 부류로 나뉘는 데 반대했지만, 간호사는 자신들을 세 부류, 다시 말해 공인 간호사, 면허가 있는 간호사, 간호조무사로 분류했다.

의료가 기업화되었더라면, 의료기업은 (비록 그것이 의사에 의해 경영되었더라도) 의료인력을 융통성 있게 이용할 수 있는 유인책을 갖게 되었을지도 모른다. 또한 의사들이 지배권을 주장해 온 많은 분야에서 더 값싸고 보조적인 노동자로 의사를 대체하려고 했을지도 모른다. 예를 들어, 산부인과 의사가 항상 정상분만에 참여해야 했는지, 소아과의사가 건강한 아기를 보살피는 데 논리적인 선택을 했는지는 분명치 않다. 기업 역시 소속 의사들을 좀 더 통제하려고 했을 것이다. 예컨대 제한적인 수련교육을 받은 의사가 스스로 자격이 있다고 생각하는 어떤 진료를 하더라도 그는 절대로 자유롭게 진료를 할 수 없었을 것이다. 산업체의 기업경영이라면 노동자로부터 노동분업에 대한 통제권을 빼앗기 위해 노력했겠지만, 의사는 전문가적 지배권을 통해 노동분업에 대한 통제권을 유지할 수 있었다.

미국 의료의 경제구조

이제까지 분석한 내용을 종합하기 위해서, 미국 의료의 정치경제학에 대한 두 가지 다른 해석을 대조해 보는 것이 도움이 될 것이다.

애로Kenneth Arrow*는 가장 영향력 있는 신고전주의적인 정책을 논하면서, 의료의 독특한 구조적 특징은 아마도 "질병 발생과 치료 효과의 불확실성"일 것이라고 주장했다. 애로가 말하는 구조적 특징이란 경쟁적 시장의 표준 모델과는 동떨어진 상태를 의미하는 것으로, 그 예는 다음과 같다. 광고나 가격 경쟁을 금하는 것과 같은 의사의 행위에 대한 윤리적 규제, 의사의 조언은 이해관계와 상관이 없으리라는 기대, 면허 제한 규정, 과중한 의학교육 비용, 값비싼 진료(의사들이 선불제에 맞서 주장했던 행위별수가제 및 정률제) 등이다.

애로는 이러한 다양한 구조적 특징이 의료시장의 불완전성을 상쇄하고 있다고 주장했다. 그의 주장은 '시장실패'에 대한 개념에서 출발한다. 그는 이를 다음과 같이 설명했다. "시장이 최적의 상태를 달성하는 데 실패했을 때, 사회는 어느 정도 그 간격을 인식할 것이며, 시장에 속하지 않는 사회기구들이 그 틈을 메우게 될 것이다." 의료시장은 효율적으로 움직이지 않는데, 그 이유는 환자들이 치료의 가치를 평가할 수 없고, 어떤 불완전한 결과에 대해서도 보상받을 수 있다는 확신을 갖지 못하기 때문이다. "정보의 가치는 구매자에게도 알려지지 않는 경우가 많았다. 만일 구매자가 정보의 가치를 측정할 만한 지식이 있다면, 그는 정보를 아는 셈이 된다." 보통 구매자가 판매자에게 의존하지 않는 것과 달리, 환자는 전적으로 의사에게 의존했다. 애로에 따르면, 의사의 행위에 대한 도덕적 규제와 시장 진입에 필요한 면허 제한과 같은 안전장치는 환자를 보호하기 위해 생겨났다.[69]

불행히도 애로는 불확실성의 빈도와 의사의 행위별수가제에 대한 주장 사이의 관계를 설명하지 못했다. 선불제는 '질병 발생과 치료비의 불확실성'에 대한 대응책이었다. 만일 그렇다면 의사의 계약진료(건강보험, 의료협동조합, 선불제보험)는 환자가 부담해야 할 불확실성을 증대시키는 것이었다.

---

* 역 케네스 애로(1921~2017)는 신고전주의 경제학자로서 일반균형이론과 사회적 선택이론을 정립한 공로로 1972년에 노벨경제학상을 수상했다. 그의 저서로는 『신조직이론: 조직의 한계(The Limits of Organization)』(이하형 번역, 선학사) 등이 있다.

애로의 주장에서 빠진 내용은 좀 더 근본적인 난제들과 결부된다. 의료의 불확실성은 부분적으로는 시장이 조직되는 방식에 따른 산물이기도 했다. 만일 의료서비스의 구매자가 국가나 공제조합과 같은 단체라면, 제3자는 의사와 의료시설을 선택할 수 있는 지식이 풍부한 대리인이어야 한다. 불확실성 또한 의사들에 의해 증대되었다. 사실 애로가 지적한 대로, 의사들의 윤리강령에는 동료 의사를 불신하는 환자의 정보를 거부하라고 되어 있다. 물론 불확실성은 대부분 인위적으로 만들어진 것이 아니다. 불확실성은 보다 일반적인 문화적 믿음을 반영한다. 1800년대 초의 민주적 사고에 따르면, 의학에서 유용했던 것은 모두 평범한 인간의 능력으로도 할 수 있다고 보았다. 내가 앞서 주장한 것처럼, 잭슨 시대와 혁신주의 시대 사이에 과학의 발달과 상식에 대한 믿음의 퇴조는 의학의 정당성에 대한 믿음을 복원하는 데 도움을 주었다. 불확실성에 대한 인식이 높아지면서(덴트 대 웨스트버지니아 사건에 대한 대법원 판결이 보여주듯이) 19세기 말에 면허제도가 다시 제도화될 수 있는 기반이 마련되었다.

그런데 불확실성이 시장의 실패 이유를 설명해 줄 수는 있겠으나, 그 실패가 어떤 형태로 이루어졌는지를 설명해 주지는 못한다. 의사들이 정한 제한적인 진료와 법률적 규정 이외에도 다른 제도적 장치를 통해 불확실성을 조정하려 했지만, 저항에 직면해 실패했다. 미국에서 발달한 경쟁적 시장에 대한 대안은 순수한 관념적 분석에서 도출될 수 없다. 그것은 구조적이고 역사적인 분석을 요구한다. 애로가 지적한 구조적 요인은 하나의 역사를 가지고 있다. 그는 시장이 실패했을 때 '사회'는 조정을 할 것이라고 썼다. 이는 너무나 추상적이다. 이것은 마치 내부의 어떤 역동성이 세계를 파레토 Vilfredo Pareto*가 말한 파레토 최적상태 Pareto optimality로 몰아가고 있는 것과 같다. 누구나 질문을 던져야만 한다. 시장은 누구를 위해 실패한 것이고, 어떻게 '사회'는 이러한 조정을 이루는가? 경쟁적 시장은 실패했으

---

* 역 빌프레도 파레토(1848~1923)는 이탈리아의 경제학자이며 '최적 상태'(모든 사람이 타인의 불만을 사는 일이 없이 자기만족을 더 이상 향상시킬 수 없는 상태)라는 개념을 도입함으로써 신후생경제학의 길을 제시했다.

며, 의사들은 이를 바꾸고자 조직화를 이루었다. 광고와 가격 경쟁을 금지하고, 면허법을 위해 로비하며, 가격 차별화에 참여하고, 선불제에 맞서 싸운 것이 바로 의사들이었다.

그러나 여전히 더욱 심각한 문제가 남아 있다. 애로는 의료시장의 구조를 의료서비스의 어떤 고유한 특성에 대한 합리적인 적응으로 파악했다. 그는 주어진 역사적 순간에 의학의 보편적 특성에 입각하여 그 체제의 특성들을 설명하려고 했다. 실재하는 것은 합리적이라는, 혹은 경제학자들이 '최적 상태'라고 말하는 것과 같은 가정을 한다(이러한 오류의 사회학적 해석은 구조적인 것이 반드시 기능적이어야 한다는 것이다). 그 결과는 미국에서 나타난 의료 분야의 독특한 제도적 구조를 설명하기보다는 오히려 이를 떼어놓고 설명하는 것이다.

최근의 마르크스주의적 해석은 기업자본주의의 이해관계가 과학적 의학을 발생시켰다고 주장하고 있다. 브라운E. Richard Brown은 『록펠러재단의 의사들Rockefeller Medicine Men』에서 자본가들은 자신들이 설립한 재단들을 통해 의학의 발달에 대한 지배력을 사적으로 행사하고 있다고 주장했다. 브라운의 견해에 따르면, 과학적 의학은 전 세계 자본가들의 생각과 일치하는 반면, 동종요법이나 약용식물학의 전일론적holistic 관점은 그렇지 않다는 것이다. 그는 과학적 의학은 "의사와 자본가계급의 요구를 만족시키기 위해 발달된 하나의 도구"라고 적었다. 록펠러재단은 과학적 의학을 선호했는데, 그 이유는 과학적 의학이 질병의 사회적 원인들에 대한 관심을 바꿈으로써 자본주의의 불평등을 '정당화'하기 때문이다. 자본가들 또한 노동자들의 건강을 유지하는 데 관심이 있었다.[70]

사람들은 동종요법이 지속되었더라면 위협받을지도 모르는 자본주의의 취약성에 대해 깊이 성찰해야 한다. 과학적 의학에 대해 가장 열광적이었던 신봉자들 중 일부는 노동자계급에게 의학의 혜택을 확대하는 데 실패해 격분한 사회주의자들이었다. 록펠러재단이 의학적 권위에 의해 입증된 연구를 지지함으로써 대중의 신뢰와 좋은 인식을 얻으려고 했음은 자명한 사실이다. 하지만 이 말은 부자들이 교회에 기부한다고 해서 기독교 정신이 백만장자에게 특히 유리하지 않은 것처럼, 과학적 의학이 자본가들에게 이익에 특히 유익하다는 것을 입증해 주는 것은 아니다. 자본주의의 합법성은 계급적 이해보다 박테리아에 대한 관심에 초점을 맞춘 의학의 이데올로기적 기능을 넘어서는 보다 광범위한 기반에 근거했다. 경제적 기회와 종교적·정치적 자유에 대한 믿음과 비교할 때, 의학은 미국에서 민주적 자본주의를 유지하는 데는 별다른 역할을 하지 못했다.

마르크스주의자들은 종종 자본주의가 보건과 예방보다는 의료를 강조했다고 주장한다. 이러한 주장을 입증하기 위해 브라운은 록펠러재단의 의학연구에 대한 투자, 산업장에서의 의료서비스 이용, 강제건강보험에 대한 자유분방한 자본주의자들의 지지를 인용하고 있다. 이러한 주장은 엄밀히 검토해 보면 신빙성을 찾을 수 없다. 혁신주의 시대에 기업이 보건에 관심을 가진 만큼, 기업은 의료보다는 주로 예방과 산업위생에 관심을 가졌다. 고용주들은 치료비용을 떠맡으려고 하지 않았고, 개인의사들의 영역을 침범함으로써 그들과 적대관계가 되기를 원치 않았다. 거의 모든 고용주는 강제건강보험에 반대했다. 브라운이 이를 지지한다고 언급한 조직들은 실제로는 반대 입장을 주도하고 있었다.[71] 록펠러재단의 사업은 대부분 보건과 연계되어 있었고, 브라운 자신도 록펠러자선사업을 운영하던 게이츠Frederick Gates*가 "그의 경력 전체를 통해 줄곧 '의학의 근본 목표는 일차적으로 치료가 아니라 질병의 예방이 되어야 한다'고 주장했다."라고 적었다.[72]

자본주의 체제가 보건보다는 의료서비스를 선호함으로써 어떤 이익을 얻었는지를 이해하기란 어렵다. 위생서비스가 상대적으로 값이 저렴하고 의료서비스에 비해 한결 나은 투자라는 것은 의심할 여지가 없다. 확실히 많은 회사들은 그들의 생산가를 증가시키거나 시장을 제한시킬지도 모르는 보건정책에 반대했다. 반면 생명보험회사들은 똑같은 이기적인 이유로 보건정책을 촉진했다. 무역 확대, 경제활동 조정, 거대한 사업의 복합적 요구 등은 산업자본주의가 충족시킬 필요가 있던 보건에 대한 수요를 창출했다. 더욱이 노동운동을 포함한 개혁운동가들은 자본가

---

* 역 프레더릭 게이츠(1853~1929)는 미국 침례교 목사로, 존 록펠러에게 의학이야말로 록펠러재단의 명예와 위엄을 드높이는 전략이 된다고 설득했던 인물이다. 그는 록펠러재단이 중국에서 보건의료사업을 시행하는 데도 깊이 관여했으며, 록펠러의학연구소(지금의 록펠러대학)를 설립하는데도 주도적인 역할을 수행했다.

들이 재단을 통해 현명하게 자본주의를 운용하는 과정을 지켜보는 단순한 방관자가 아니었다. 사업 간에 이해관계의 갈등, 사업과 대중 사이에 빚어지는 이해관계의 충돌은 정부에 의해 해결되어야만 했다. 고용주들이 항상 단결했던 것은 아니지만, 그들이 경쟁에서 늘 승리를 거두지도 않았으며 그럴 필요도 없었다.

모든 다른 삶의 부분에서도 그러하듯이, 자본주의가 보건과 의료에 영향을 미치는 합리적인 사고를 권장하는 것은 확실하다. 보수적인 경제학자인 슘페터Joseph Schumpeter*는 "비록 현대의 병원이 이윤을 목적으로 운영되지 않더라도 그것은 자본주의의 생산품이다. 왜냐하면 자본주의 과정이 병원을 위한 수단과 의지를 제공할 뿐만 아니라, 더욱 근본적으로 자본주의적 합리성은 이러한 병원들에서 사용되는 방법들에 대한 정신적 습관을 제공하기 때문이다."[73]라고 주장했다. 페티William Petty**로부터 이 시대의 이윤 분석에 이르기까지, 사람들은 합리적 논리를 의료와 보건에 적용해 왔다. 이것이 불가피하게 보건정책보다 의료정책 쪽에 유리했다고 말할 수는 없다. 그러한 합리적인 계산은 오히려 그 반대 입장을 증명하기 위해 자주 사용되어 왔다. 개혁가들은 종종 그러한 계산을 통해 보건정책이 합리적인 사회적 투자라는 것을 보여주었다. 문제는 방정식의 사용이 아니라 무엇이 그 방정식에 포함되는가이다.

내 생각에는 마르크스주의자들과 자유시장의 일부 우익 지지자들이 의사들에 의한 의료의 독점화를 지나치게 강조했던 것으로 보인다. 경쟁적인 의료제도에 대한 제재는 의사들의 이익을 증진시키는 데 미미하고도 성공적이지 못한 수단에 불과했다. 의사들은 동종요법사들과 약용식물학자들을 규제하려고 했지만, 19세기

---

* 역 조지프 슘페터(1883~1950)는 빈 대학교에서 경제학과 법학을 전공한 후에, 1932년에 하버드 대학 교수로 부임했다. 그의 주요 저작인 『자본주의·사회주의·민주주의(Capitalism, Socialism, and Democracy)』(변상진 번역, 한길사)를 비롯해 이론경제학과 경제학사에 관한 많은 책을 남겼다.

** 역 윌리엄 페티(1623~1687)는 영국의 경제철학자로서 '정치산술(political arithmetic)'의 개념을 창안했다. 그는 인구, 교육, 질병, 세입 등 국가정책 수립에서 통계적 분석의 중요성을 강조했다.

후반 면허운동을 전개할 때는 그들을 동반자로 끌어들여야만 했다. 그들이 사라진 것은 의사면허를 획득한 이후였다. 20세기 전환기에 나타난 새로운 의료 형태들도 법률적인 인가를 받았다. 정골요법사와 척추지압요법사는 별도로 면허를 딸 수 있었고, 크리스천과학은 하나의 종파로서 보호를 받았다. 의사들의 승리는 힘보다는 믿음에 기반한 것이었고, 권력보다는 문화적 권위의 신장에 힘입은 것이었으며, 막강한 힘이라기보다는 권능과 이해에 대한 그들의 주장이 성공적으로 받아들여진 결과였다. 의사들의 성장을 강제적인 것으로 바라보는 것은, 의사들의 권위가 일반인의 믿음에 얼마나 깊이 스며들었으며 의사들이 어느 정도로 확고하게 경쟁자들의 창의력마저도 지배했는지를 과소평가하는 것이다.

그러나 권력 분포의 변화는 미국 의료를 사회적으로 변화시킨 중요한 요인이었다. 우리는 앞에서 설명했던 5개의 중요한 구조적 변화 중 첫 번째를 여기서 보게 된다. 그것은 전문화와 병원의 성장에서 비롯된 것으로, 의료를 비공식적으로 통제하는 체제가 출현한 것이었다. 환자 소개와 병원 특권에 대한 요구가 커짐으로써 의사들은 고객보다 동료 의사들에게 의존하게 되었으며 경쟁을 지향하던 의사들도 공동체적인 지향성을 보였다. 이를 통해 의사들은 강력한 전문가적 조직력을 갖추고, 개인의 단기적인 이익보다 집단의 장기적인 이익을 우선적으로 주장하게 되었다. 이러한 변화에 힘입어 예전의 경쟁자들은 면허법과 공동의 정치적 목적을 위해 이견을 좁히고 협력할 수 있었으며, 의사들의 분쟁이 없어지면서 그들의 권위도 신장되었다. 대중의 정서를 지배하기 위해서는 먼저 의사 자신들을 지배해야 했다.

의사들이 강력한 집단적인 조직과 권위를 갖춤으로써 의료계의 두 번째 구조적 변화가 일어나는데, 그것은 노동시장에 대한 통제였다. 의사면허를 통해 의사 공급은 어느 정도 제한되었지만, 그것의 주요 기능은 경쟁적인 개원의의 배제보다는 의학교육을 수지타산이 맞지 않는 사업으로 만들어 의사 수를 줄이자는 데 있었다. 그렇기 때문에 『플렉스너 보고서』 이외에도 다른 역사적인 자료들이 지적했다시피, 상업적인 의과대학에 대한 통제를 강화한 것은 다름 아닌 면허위원회였다. 졸업생이 줄어든 것은 다른 의사들과 경쟁할 의사들이 적어진 것뿐만 아니라, 진료소나 계약진료와 같은 값싼 전문 노동을 제공하는 공간도 줄어들었다는 것을 의미했다. 그 결과, 의사는 환자에 대한 지배력을 강화할 수 있었을 뿐만 아니라, 하위직에 대한 책임 있는 전문성과 면허증을 강조함으로써 기술인력과 시장의 중간에서 수익을 얻을 수 있었다.

세 번째로, 의사들은 자본주의 기업이라면 반드시 져야 할 책무를 특별히 면제받았던 집단이었다. 의료의 '상업주의'는 용납될 수 없었고, 의료에 필요한 자본투자는 사회화되었다. 의과대학의 개혁으로 의사들의 인적 자본도 크게 감소했지만, 의사들은 그에 대한 대가를 받을 수 있었다. 지역사회에서 공공병원이 개원함으로써 일반 개원의들은 의료수가에 대한 아무런 부담도 없이 병원시설에 투자된 자본을 활용할 수 있었다(원래 의사들은 병동에서 무료로 치료하며 병원 사용에 대한 대가를 지불하고 있었지만, 무료서비스는 줄어드는 데 비해 병원에 투자된 자본과 병원 임용에 대한 가치는 날로 높아지고 있었다). 디프테리아 진단을 위한 무료 임상병리실에서부터 출발한 보건국은 의사들이 비용을 감당할 수 없었던 다양한 기술적 서비스들을 제공해 주었다. 보건소와 학교보건사업을 통해 일반 개원의들은 진단과 조언을 받아 새로운 질병을 발견했고, 그 결과 의료서비스에 대한 수요를 증가시켰다. 의학연구는 개인적으로 기부를 받다가 나중에 공적으로 지원을 받아 기술혁신에 든 비용을 사회화할 수 있었다.

의료 분야에서 의사들에 대한 대항세력이 제거된 것은 전문가적 지배의 구조적 발전을 가져온 네 번째 요인이다. 국가, 기업, 자선단체(공제조합 등)는 의사들에게 맞서서 권한을 행사했지만, 모두 의료 분야에서 축출되거나 주변부에 머무르게 되었다. 당시 의사는 고객이 지불할 수 있는 정도에 맞추어 가격을 결정할 수 있었다. 의사들에게 대항할 만한 권력을 가진 집단이 없었던 것도 의사들이 정치적 영향력을 행사하게 된 주요인이 되었다. 3장에서 언급한 것처럼, 19세기 후반에 면허를 가지게 된 직종들은 조직화된 구매자들이나 고용주들처럼 면허 발급을 방해하려 했던 이들과 대립하지 않았기 때문에 이익을 얻을 수 있었다. 그렇게 얻은 이익을 의사들이 취하면서 의사들은 의료와 전략적인 관련이 있는 여러 가지 정치적 문제를 다룰 수 있는 확실한 영역을 확보하게 되었다.

다섯 번째 발전은 특정한 영역에서 전문가적 권위를 확립하는 것이었다. 이제 의료의 특징은 의사들의 영역을 정해놓은 일련의 내적인 경계를 의미하게 되었다. 보건과 치료의학 사이에 빈틈없이 그어진 경계선이 그 예이다. 병원에서의 권위는 전문적 권위와 행정적인 권위로 분리되었고, 제약시장은 윤리적인 약품과 의사의 처방 없이 팔리는 약품으로 나뉘었다. 전자는 의사들의 권위에 의해서만 가능한 것이었다. 의료체계에서 통합조직이나 고차원적인 경영이 전반적으로 이루어지지 않았기 때문에, 의사들의 지배권은 오히려 보존되었다. 병원과 의료조직 및 보건을 합리화하려는 여러 가지 노력은 사적인 이해관계에 토대를 두고 있었기 때문에 아무리 가치 있는 사업이나 정책이라 할지라도 의사들의 전문적인 권위를 존중하지 않는다면 결코 받아들여지지 않았다.

이처럼 의사들의 이해관계에 대한 구조적인 수용 과정은 개인의 진료가 비효율적이기 때문에 소멸될 것으로 보았던 초기의 예상을 뒤엎은 것이었다. 병원에 접근할 수 있게 된 의사들은 조직의 일원이 되지 않으면서도 현대적인 진료에 필요한 각종 기술적 자원을 사용할 수 있었다. 이러한 상호보완적인 관계를 통해 의사들은 자신들을 조직적으로 통제하려는 압력에서 벗어날 수 있었다. 공공의료가 비용의 일부를 기꺼이 분담함으로써 민간의료는 유지되었다.

이는 절대로 의사들의 우회적 속임수가 아니었다. 그것은 의사와 환자의 개인적 관계를 유지하기 위해 내려진 정치적 결정이었다. 이제 미국인들은 더 이상 의사들과 그러한 관계를 맺지 않게 되었으며, 결정 과정에서 영향력을 행사하지 못한다. 하지만 더욱 중요한 것은 미국인들이 의료 분야에서 관료적인 조직이라고 생각했던 진료소나 회사의 클리닉이 발전하지 못한다는 점이다.

1920년대에 의사들은 1900년대 후반기에 자신들이 겪은 가장 어려운 문제들을 해결하는 데 성공했다. 그들은 오랫동안 지속되었던 분파 간의 싸움을 중지했고, 좀 더 강력한 면허법을 획득했다. 또한 의사들의 지위를 위협하던 병원, 제약업자들, 보건은 의사들을 뒷받침하는 보루가 되었고, 기업과 상호부조단체가 의료서비스를 실시하지 못하도록 저지했다. 그들은 테크놀로지의 발달, 조직 형태, 노동분업을 통제하는 데 성공을 거두었다. 결국 이러한 이유로 의료체계는 모습을 갖추고, 의료구조는 전문가적인 지배권을 침식하는 대신 이를 지탱해 주었다.

이후 수십 년에 걸쳐서 항생제를 비롯한 여러 가지 발전이 이루어지면서, 의사들은 질병에 대한 지배력을 강화하고 자신들의 판단과 기술에 대한 확고한 자신감을 갖게 되었다. 전문가적인 지배를 위협했던 주요 요인들은 이러한 성공에 따른 결과였다. 의료는 매우 중요했고, 이를 억압하는 것은 부당하게 여겨졌다. 그러나 의료에 대한 수요가 증가함에 따라 여기에 드는 비용도 가정이 부담할 수 없는 수준으로 증가했고, 결국 그 비용을 일부 대리자들이 부담할 수밖에 없었다. 그것은 제3의 세력이 될 수도 있는데, 바로 이것이야말로 의사들이 우려하는 것이었다. 그 당시 자율성을 유지하기 위한 의사들의 투쟁은 개혁 프로그램뿐만 아니라 의학의 계속적인 발전이 가져다줄 기대와 희망에 대한 저항운동이 되었다. 의사들이 지속적으로 기업과 국가로부터 도피하려 한 것은 그러한 갈등을 빚어온 체계를 보존하기 위해서였다.

2권

의사, 국가 그리고 기업

1장

개혁, 그 신기루

유럽과의 비교 관점 •

거대한 환상, 1915~1920 •

패전 속의 진전, 1920~1932 •

뉴딜과 건강보험, 1932~1943 •

상징적 정치, 1943~1950 •

의료를 제공하거나 의료비를 청구하는 사람들은 누구나 환자나 그 가족들로부터 감사와 사례비를 받는다. 보건의료에 대한 투자를 하면 이런 선의의 보답을 받을 수 있다는 기대 때문에, 정부나 다른 기관들은 의료경제에 개입하려는 강력한 동기를 갖게 된다. 비스마르크Bismarck 이래로, 국가의 역할을 강화하거나 자신과 정당의 이익을 추구해 온 정치지도자들은 자비심을 권력으로 전환하기 위한 수단으로 건강보험제도를 이용해 왔다. 마찬가지로 고용주들은 노동자를 새로 채용하고 회사에 대한 충성심을 고양시키기 위해 의료를 제공한다. 노동조합과 공제조합은 연대감을 굳건히 하기 위해 의료라는 수단을 사용해 왔다. 좁은 의미에서의 상업주의적 관점에서 볼 때, 보험회사들은 중재자로서의 이익을 얻는다. 의료비의 지불에서 중재자가 된다는 것은 엄격히 말해서 경제적 이득뿐만 아니라 사회적·정치적 이득을 얻는 중요한 역할을 수행함을 뜻한다.

의사의 관점에서 볼 때, 그러한 중재자들은 정부기관이든 민간보험회사든 간에 의사의 이익을 침해하거나 그럴 위험이 있다. 보험자단체가 나오기 전에 의사들은 치유자나 시혜자로서 환자와 직접적인 관계를 맺고 있었다. 전통적인 관념에 따르면 — 이는 결코 픽션이 아니다 — 의사는 환자의 요구에 따라 의료를 제공했고, 치료비는 환자의 지불 능력에 따라 좌우되었다. 이러한 제도는 환자는 물론 의사에게도 항상 경제적인 보장이 되지 않았다. 그러나 이것은 의사가 그들의 수입과 진료 환경에 개입할 수 있는 더 크고 강력한 조직과 아직 상대하지 않았다는 것을 의미했다. 또한 많은 의사들은 체계화된 지불 방법이나 건강보험이 제공할지도 모르는 안정된 수입보다는 위계적 통제로부터의 자유를 더 소중히 했다.

그러나 이러한 단순한 협정들은 경제생활의 변화로 더 이상 지속될 수 없었다. 가정의 경제 상태는 그들의 주요 수입원인 임금근로자에게 의존했고 치료를 위해서는 병원과 의사를 이용했기 때문에 가정경제가 곤궁해지면서 건강보험이 필요해졌다. 각 가정은 질병 때문에 정상적인 가정생활을 하지 못했고 가계 수입이 줄어들었으며 예측할 수 없는 비용이 의료비로 지출되었다. 이러한 상황은 개인의 문제로만 끝나지 않았다. 일반적으로 경제학에서 질병은 직접적인 의료비 지출뿐만 아니라 생산 감소를 야기하는 간접비를 발생시킨다고 본다. 건강보험의 정치에서는 다음과 같은 네 가지 비용을 고려한다. ① 개인의 수입 상실, ② 개인 의료비, ③ 질병 발생으로 인한 사회간접비,* ④ 의료의 사회적 비용이 그것이다. 지난 세기에 벌어진 이러한 일들은 의료개혁에 대한 여러 가지 흥미를 불러일으켰다. 처음에 보험 주창자들은 건강보험이 노동자 가족의 수입 상실에 대한 위험을 분산시키며 사회적 생산의 효율성을 감소시키는 기능이 있다고 강조했다. 1920년대 이후에는 중산층조차 고액 진료비 때문에 어려움을 겪었으며, 이에 건강보험에 대한 새로운 관심이 생겨났다. 최근에는 더욱 증가하는 의료비로 인한 사회적 부담 때문에 개혁 방안이 모색되고 있다.

거의 모든 유럽 국가가 유사한 종류의 건강보험제도를 채택한 이후에야 미국의 건강보험은 제1차 세계대전 직전에 처음으로 정치적인 문제로 부각되었다. 1910~1913년에 제정된 노동자보상법을 계기로 개혁가들은, 만약 미국인들이 산업재해보상보험(이하 산재보험으로 약칭)을 채택하는 데 동의한다면 많은 가정을 가난과 고통에 빠뜨린 질병에 대한 강제건강보험도 채택할 것으로 믿었다. 다른 서구 국가에서 이미 건강보험법을 제정한 상황에서 미국이 예외가 될 이유는 전혀 없었다. 또한 개혁가들은 건강보험이 노동자에게 혜택을 줄 뿐 아니라 고용주에게도 더욱 건강하고 생산적인 노동력을 제공함으로써 상당한 기여를 할 수 있으리라 믿었다. 그때부터 개혁가들은 강제건강보험을 시행하기 위한 국가적 노력에 대해 광범위한 지지를 기대했으며, 그것이 '사회입법의 거대한 도약'이 될 것으로 믿었다. 그러나 그 후 수십 년간 반복해서 일어났던 상황이 보여주듯이, 개혁가들은 승리가 가까워졌다는 느낌만 가졌을 뿐 의료개혁이 신기루처럼 사라져 가는 것을 볼 수밖에 없었다.

이 장에서는 개혁가들이 왜 국민건강보험을 성공시키지 못했는지, 즉 미국에서 왜 아직까지 국민건강보험제도가 실시되지 않는지를 살펴볼 것이다. 다음 장에서는 이런 상황에서 발달되어 왔던 재정 및 조직체계를 알아볼 것이다.

---

* 역 예를 들어 병원에 오가는 데 걸리는 시간.

유럽과의 비교 관점

사회보험의 기원

임의보험조합이 오랫동안 관심을 기울였던 의료비에 대한 보호는 19세기 말 정치적 관심사가 되었다. 1883년에 독일은 최초로 국가가 관장하는 강제질병보험을 실시했다. 독립적인 질병금고로 조직된 이 제도는 처음에는 일부 산업의 임금소득자에게만 적용되었고, 의료 제공은 물론 치료 기간에 받지 못한 임금을 보상해 주는 현금급여도 제공했다. 이와 유사한 제도가 오스트리아(1888년)와 헝가리(1891년)에서도 실시되었다. 두 번째 개혁의 흐름을 타고 강제질병보험은 노르웨이(1909년), 세르비아(1910년), 영국(1911년), 러시아(1912년), 네덜란드(1913년)에서 채택되었다.

다른 유럽 국가들은 노동자들이 스스로 결성한 공제조합을 지원해 주었다. 철도나 선박과 같은 몇몇 산업에만 질병보험이 필요했던 프랑스와 이탈리아 같은 나라들은 — 프랑스는 1910년에 그 제도를 확대했다 — 상대적으로 적은 보조금을 지원했다. 다른 한편으로 스웨덴(1891년), 덴마크(1892년), 스위스(1912년) 등의 나라들은 임의보험조합에 상당한 국가 지원을 했고, 회원 가입을 위해 강력한 유인책을 사용했다. 그 결과 1970년에 덴마크에서는 질병보험의 혜택을 받는 인구의 비율이 독일보다 높았다(27% : 12%).[1]

그러나 이 기간에 미국 정부는 임의보험조합에 대한 보조도, 강제질병보험도 실시하지 않았다. 독일(1883년)과 영국(1911년)이 강제질병보험을 실시했을 때도 미국에서는 이 문제가 전혀 논의되지 않았다. 왜 미국이 이렇게 오랫동안 건강보험에 무관심했는지에 대해서는 어느 정도 설명이 필요하다. 미국은 왜 유럽 국가들이 채택한 건강보험을 무시했을까?

유럽 국가들은 지속적인 수입을 방해하는 중요한 위험 요인 — 산업재해, 질병과 장애, 노령, 실업 — 에 대한 전반적인 사회보장의 일환으로 강제질병보험을 시행했다. 우리는 건강보험을 의료재정과 연관 짓지만, 건강보험의 원래 기능은 소득

안정이었다. 초기의 많은 임의보험과 정부사업에는 상실된 임금을 보상하기 위해 질병수당만이 포함되었고, 의료비 지불은 나중에 포함되거나 완전히 부차적인 것이었다. 정부사업은 원래 수입, 생산적인 노동, 노동계급의 정치적 협력을 지속시키는 수단으로 간주되었기 때문에, 보편적universal*이지 못했다. 건강보험의 급여 대상은 일정 소득 이하의 임금노동자로 제한되었고, 임금노동자의 부양가족, 농업노동자, 자영업자, 중·상류층은 제외되었다. 이들 계층은 비싼 보험관리비 때문에 건강보험의 혜택이 어렵거나 소득 보호의 필요성이 없다고 생각되었다.

사회보험은 자본주의 사회의 빈곤 관리에 새로운 국면을 제시해 주었다. 국민경제의 발흥에서 산업자본주의 발생까지, 즉 16세기에서 18세기 말과 19세기 초 사이에 가난한 사람들은 그들 자신의 행정교구parish로부터 도움을 받았다. 그러나 산업화 이후 노동력의 이동과 노동에 대한 유인이 자유로워지자, 지역 빈민구제의 효과에 대한 불만이 점점 불거져 나왔다. 림링거Gaston Rimlinger**가 소위 온정주의와의 '자유주의적 단절'이라고 말했던 상황에서, 미국 정부는 전통적인 빈민구제제도를 폐지하고, 가장 극한적인 상황에서 이용이 가능한 구빈원에 대해서만 공적부조를 제공하도록 제한했다. 또한 정부는 노동을 할 수 있는 빈곤 계층이 일을 하거나 다른 지역으로 이주할 수 있도록 했다. 사회보호제도의 오래된 형태는 기술자나 기능직 노동자로 구성된 공제조합에만 존속된 반면, 자유주의는 복지의 파수꾼으로서의 정부 역할을 감소시켰다.[2]

19세기 말에 탄생한 사회보험은 사회보호로의 복귀를 의미했다. 그러나 사회보험은 자선 대신에 급여에 대한 권리를 제공함으로써 이전 시대의 온정주의와 결별했다. 이러한 의미에서 그것은 시민권 및 정치적 권리의 자유주의 원칙에 입각한 사회복지로의 확대를 의미했다. 다른 한편으로, 사회보험은 국가의 역할을 확대시키고 강제기여금을 요구함으로써 자유주의로부터 이탈해 갔다. 결과적으로 그것

---

* 역 성, 연령, 계층을 막론하고 모든 국민을 포함한다는 뜻.

** 역 가스통 림링거의 『사회복지의 사상과 역사』, 비판과 대안을 위한 사회복지학회 번역(한울, 2009)을 참고할 것.

은 자유와 마찬가지로 의무의 확대를 의미했다.[3] 이런 점에서 사회보험은 현대의 많은 개혁과 전혀 다른 점이 없다. 예를 들어, 기초교육을 받게 되면 누구나 적어도 일정 연령까지 학교에 입학할 의무가 있다. 질병보험에서도 급여에 대한 권리는 — 환자가 반드시 의사를 면담해야 할 필요는 없지만 — 대체로 피보험자들이 면허의사를 이용하는 것을 제한함으로써 의료행위에 대한 사회적 통제를 확대해 왔다. 더구나 사회보험은 피고용자는 물론 고용주로부터도 기여금을 필요로 했기에, 국가는 임금 결정 과정에서 고용주의 특권에 개입했다. 자유주의가 막대한 영향력을 떨치고 개인의 이해관계가 국가에 비해 상대적으로 강력한 나라에서는 사회보험이 가장 늦게 발전할 수밖에 없었다. 그래서 사회보험은 '자유주의' 개혁으로서의 근대적 복지국가관과는 정반대로 독일과 같은 전체주의적이고 온정주의적인 정부에서 처음으로 도입되었고, 그 후에야 자유민주주의 국가인 영국, 프랑스, 미국에 도입되었다.[4] 부분적으로 독일은 늦게 출발하여 급속한 산업화를 이루었기 때문에, 사회보호의 전통적인 형태는 독일이 사회주의의 위협에 직면했을 때도 어느 정도 온존해 있었다. 그 결과 독일식 복지국가는 사회보호제도를 향해 한층 더 나아갔다.

독일과 영국에서는 정치적 불만 때문에 사회보험 도입이 촉진되었다. 1880년대의 독일 왕실은 사회민주당으로부터 점진적으로 도전을 받았다. 1875년에 마르크스와 라살레Ferdinansd Lassalle의 추종자들이 연합함으로써 사회주의는 더욱 강화되었다. 비스마르크는 사회민주당을 진압한 후 억압만으로는 불충분하다는 것을 확신하고 노동자의 충성심을 얻기 위해 '복지군주국가welfare monarchy'를 추구했다.[5]

영국에서도 1900년 초 노동자의 소요로 인해 사회보험 도입이 촉진되었다. 그러나 정치적 상황은 독일과는 다소 달랐다. 영국은 자유주의자들이 사회개혁을 부르짖음으로써 노동자의 지지를 얻고자 한 의회민주주의 국가였다. 독일에서 비스마르크가 정치적 권리의 확대를 피하고 사회적 권리를 도입한 데 비해, 영국에서 조지Lloyd George는 정치적 참여에 대한 기존의 권리 범위 내에서 사회적 권리를 추구했다. 그러나 독일과 영국 모두 기본적으로 노동자를 확대된 복지체계에 포함시킴으로써 정치질서를 안정시키려 했던 방어적인 노력에 불과했다. 또한 사회보험 옹호자들은 사회보험이 계급적 갈등을 완화하고 건강한 노동력과 군대를 창출함으로써 산업의 생산성과 군사력을 증대시킬 것으로 기대했다. 조지 경은 후에 기념사에서 "3등급의 인구로 1등급의 제국empire을 유지할 수는 없다."라고 지적했다.[6]

독일과 영국은 당시 질병수당의 제공에 활발한 역할을 한 보조기금을 이용해 사회보험사업을 시행할 준비를 하고 있었다. 독일에서는 여러 가지 길드, 노동조합, 사업장, 공동조합이 질병금고를 운영하고 있었고, 영국에서도 1911년까지 성인 남자의 거의 절반 — 보수적 수공업자와 가난하지 않은 자영업자 — 이 공제조합에 소속되어 있었다. 이들 모두는 강력한 국민적 조직이었고, 임의건강보험은 전 인구의 13%에게만 혜택을 주었다.[7] 비록 이러한 기존의 기금이 국가의 사회보험에 대한 통제에 일부 방해가 되긴 했지만, 건강보험의 가치를 노동자에게 인식시키는 데 크게 기여했다.

미국은 왜 뒤처졌는가

미국의 정치적 상황과 제도는 유럽과는 전혀 달랐다. 미국은 고전적인 자유주의에 의해 국가와 사회의 관계를 형성해 왔다. 1900년만 하더라도 미국 정부는 고도로 분권화되었고, 경제나 사회 부문에 대해 직접 규제를 하지 않았으며, 소수의 비전문적 공공서비스만이 유지되고 있었다. 이 시기에는 정부의 기능을 강화하는 것이 진보적 개혁의 주된 관심사였으나, 그 역할은 제한되었다. 정부는 국가적 차원에서 사회복지와 거의 관련이 없었고 보건 분야에서는 최소한에 그쳤다. 의회는 1798년에 선원을 위한 강제병원보험을 제정했으나, 이것 또한 외국과의 교역에서 상업 및 역학적疫學的 이해관계가 있는 집단을 다루기 위한 예외적 조치에 불과했다. 1854년에 의회가 정신병원에 대한 원조를 승인했으나, 피어스Franklin Pierce 대통령에 의해 거부되었다. 의회는 1879년 연방 보건국National Board of Health을 창설했으나 1883년에 폐지했다. 1902년과 1912년 두 단계에 걸쳐 의회는 해양보건청Marine Hospital Service을 보건청Public Health Service으로 확대했으나, 보건청은 거의 기능을 발휘하지 못했고 권한도 없었다. 연방 정부는 그러한 문제를 주나 지방자치단체에 넘겼고, 이 단계에서 일반적인 조례도 가능한 한 민간부문과 자발적인 단체의 뜻에 맡겨졌다. 유럽에서는 일반 병원이 정부 책임 아래 세금 보조를 받았던 데 비해, 미국에서는 주로 민간부문으로 남아 있었다. 이러한 원칙을 따르는 정부조직에서는 강제건강보험으로의 조기 전환이 불가능했다.

더구나 미국에서는 유럽에서와 같은 정치적 안정에 대한 도전의 위협이 없었다. 1890년대의 미국은 공황과 사회적 불안을 경험했으나, 대부분 농민과 인민주의자들의 불만에 의해 생긴 것이었고, 사회보험은 농민들의 관심을 끌지 못했다. 사회주의는 20세기 직후에야 정치세력화했으나, 그때조차 사회당은 유럽에서처럼 정치적 위협을 주지 못했다. 최전성기였던 1912년부터 1916년까지의 선거에서 사회당은 6%의 지지율을 기록하는 데 그쳤는데, 이때는 건강보험 캠페인이 시작된 시기였다. 불안하게 출발했던 미국 노동조합은 1897년에는 회원 수가 50만 명도 채 못 되었으나 1910년에는 200만 명, 1920년에는 500만 명으로 증가했다. 그러나 이러한 성장은 정치적 개혁가들에 대해 의구심을 갖고 있던 보수적 노동계 지도자들에 의해 이루어졌다. 보수적 노동조합과 사회당의 분열로 인해 사회보험에 대한 노동계급의 강력한 지지는 기대할 수 없었다.

마지막으로 임의건강보험은 미국보다는 유럽에서 더 발달했는데, 이는 미국 사회가 건강보험에 대한 관심과 이해가 낮았다는 것을 반영한다. 20세기에 들어 유럽에서 건너온 이주민들은 미국 도시에서 회원들에게 질병수당을 제공하는 많은 종류의 소규모 친목조합을 설립했는데, 그중에는 같은 인종으로 구성되어 주로 생명보험을 제공하는 공제조합이 더 많았다. 국가의 명령으로 몇몇 지방단체는 질병에 걸린 이들에게 재정적 지원을 했지만, 유럽보다는 훨씬 단편적이었다.[8] 마찬가지로 노동조합이 질병수당을 제공하는 경우에도 국가기구가 아닌 지방단체를 통해 시행되었다.

미국 노동조합은 급여 내용에 대해서도 갈피를 잡지 못했다. 19세기 초 최초의 노동조합은 직업 및 임금뿐만 아니라 상호부조에도 관심을 가졌다. 그러나 남북전쟁 시 노동자들이 높은 조합비로 인해 노동조합에 소극적이었기 때문에, 그들은 고용주와의 협상에 더욱 관심을 가지게 되었고 급여 부분에 대해서는 포기를 했다. 그러나 전쟁 직후에 그들은 급여가 회원 가입을 촉진한다는 이론을 채택했고, 1877년 그래니트사Granite Cutters가 최초로 질병수당보험을 채택했다. 여전히 노동조합은 비싼 조합비의 부정적 효과와 급여로 인한 단결력 강화의 이득 사이에서 신중하게 저울질해야 했고, 이러한 저울질 때문에 노동법이 의료비를 보호할 수 있는 능력은 한정되었다.[9]

상업적인 건강보험은 아직 발달하지 못했다. 1850년경 여러 건강보험회사가 설립되었으나 곧 파산했다. 그러나 돌발적인 사고나 사망으로 인한 손실을 보전해 주는 보험 형태가 19세기 후반에 확고히 정착하게 되었다. 1896년부터 이러한 사업에 뛰어든 회사들은 특정 질병에 대한 보험을 제공하기 시작했고, 정책을 확대해 질병과 사고로 일어나는 모든 장애인들까지 점차로 포함시켰다. 그러한 보험정책들은 높은 관리비 때문에 비용이 많이 들었고 주로 중산층을 대상으로 이루어졌다. 노동자를 위한 소수의 건강보험 및 산업재해보험이 있었으나 간접비와 이윤 때문에 보험료 수입의 30~35%만이 가입자에게 급여로 제공되었다. 보험사기는 다반사였고, 규모가 크고 신뢰할 만한 회사는 보험사업을 포기했다.[10] 1875년 푸르덴셜보험회사를 설립해 질병수당을 취급한 바 있는 드라이든John F. Dryden은 1909년에 보수적 기업경영의 입장에서 상업적 보험회사는 장제비에만 급여를 제한해야 할 것이라고 말했다. 그는 “질병 시에 보험회사는 공제조합을 통해 회원 개개인을 완전히 파악하고 관리함으로써 규정된 급여비를 안전하고도 제한적으로 제공할 수 있다.”라고 썼다.[11] 그런데 공제조합이 보험회사가 당면한 어려움의 일부를 개선할 수는 있었지만, 공제조합 또한 문제를 가지고 있었다. 공제조합은 가끔 부적절하게 관리되었고, 규모가 너무 작아서 재정 상태가 나빴으며, 구성원들이 노령화되면서 적립금이 충분하지 못했다.

대부분의 질병수당은 소규모의 이민친목조합, 공제조합 및 노동조합의 지부가 제공했으므로, 초기의 연구자들은 건강보험에 대한 정확한 통계자료를 모으기가 어려웠다. 그러나 정부 주도의 건강보험이 영국이나 독일에 도입되기 전에도 이런 보험들은 미국보다 이들 나라에서 더 확대되었다. 1918년경에 일리노이, 오하이오, 캘리포니아의 주 의회는 이런 문제를 연구했는데, 어떠한 형태의 질병 수당—항상 매우 최소한의 것이었지만—이라도 받고 있는 산업노동자는 대략 3분의 1 정도였다. 이 비율을 전체 인구에 대비해 계산했다면 훨씬 더 낮았을 것이다. 전반적으로 미국에서는 소수 인구만이 수입 상실에 대한 보호를 받고 있었고, 보험을 통해서는 의료를 제공받거나 의료비를 보상받지 못했다.[12]

그러나 미국 노동자들은 자신과 관련된 재해를 한 가지라도 더 보상받기 위해 보험에 많은 돈을 썼다. 20세기 초 상업보험회사들은 생명보험을 노동자 가족에게 판매함으로써 큰 성공을 거두었다. 급여는 이러한 보험을 통해 장제비와 죽기 전 마지막에 걸린 질병에 제공되었다. 이 사업은 푸르덴셜보험회사와 메트로폴리탄보험회사가 주축이 되었는데, 이들은 수백만 명의 노동자 가족으로부터 주당 10센트, 15센트, 25센트씩을 모금해 보험산업의 선두를 차지했다. 그러나 매주 보험료를 지불했고 착오가 빈번했기 때문에 보험설계사들을 통해 보험을 판매해야 했는데, 그들은 가능한 한 지불 기간이 지난 후에 고객을 방문했다. 생명보험의 관리비용이 엄청났기 때문에 가입자들은 지불한 보험료의 40%만을 급여로 받았고, 나머지는 보험설계사나 회사에 귀속되었다. 그러나 장례식이 초라해 보이는 것을 두려워한 나머지 1911년에 1억 8300만 달러에 상당하는 보험금을 지불했는데, 이는 독일이 사회보험에 지출했던 전체 비용과 맞먹을 정도였다.[13]

거대한 환상, 1915~1920

효율성의 민주화

미국에서는 정치지도자들보다는 정부 밖에 있는 개혁가들이 건강보험을 지지하는 데 선구적인 역할을 수행했다. 그들의 이념은 유럽에서 가끔 그랬던 것처럼, 반反사회주의자의 입김 때문에 정치적 토론의 장 밖으로 밀려나 있었다. 사실 1940년에 사회당은 건강보험을 지지한 최초의 미국 정당이었다. 그러나 그 운동의 중심에 선 것은 미국노동입법협회American Association for Labor Legislation: AALL였다. 이 단체는 1906년에 결성되어 자본주의를 철폐하기보다는 개혁하기를 바라는 곳이었고, 사회진보를 추구했던 '사회적 진보주의자'의 단체였다. 회원 수는 적었고 원래 학구적인 단체였다. 여기에는 진보적인 경제학자인 코먼스John R. Commons, 위스콘신대학의 엘리Richard Ely, 컬럼비아대학의 시거Henry R. Seager도 포함되어 있었다. 초기 미국노동입법협회의 주된 관심사는 직업병이었는데, 최초의 성공적 사업은 생산과정에서 인燐을 제거함으로써 예방할 수 있는, 성냥공장 노동자에게 자주 발생하는 '인산괴사燐酸壞死'에 대한 캠페인이었다. 미국 노동입법협회는 노동자 보상을 요구하는 데 능력을 발휘했으며, 소년 노동자의 취업 금지를 추진했고, 공공단체와 주립 고용기관, 실업보험을 통한 실업구호금을 지지했다. 미국노동입법협회는 공식적으로 노동조합에 대한 태도를 표명하지 않았으나, 많은 회원들이 노동조합을 지지했고, 처음부터 여러 명의 탁월한 노동조합 지도자들이 이 단체에 속해 있었다.[14]

건강보험에 대한 미국노동입법협회의 캠페인은 진보주의가 쇠퇴하는 시기와 때를 같이해 사라지는 불운을 겪었다. 정치세력으로서의 혁신주의는 1912년 선거에서 최고조에 달했는데, 이때 혁신주의자들은 공화당에서 탈당해 루스벨트Theodore Roosevelt 전 대통령을 그들의 후보로 지명했다. 로이드 조지David Llyod George와 처칠Winston Churchill처럼, 루스벨트 역시 국민이 아프거나 가난하면 나라가 강해질 수 없다는 믿음을 가지고 있었으므로 건강보험을 포함한 사회보험을 옹호했다. 그러나 1912년 선거에서 그가 윌슨Woodrow Wilson에게 패하자, 그 후로 20년 동안 사회복지 부문에서 정부의 역할을 확대하려는 노력은 더 이상 찾아볼 수 없게 되었다. 미국 사회에서 강제건강보험은 서독이나 영국에서와 같이 국가적 차원의 정치적 후원을 얻지 못했다.

1912년 선거 후인 12월에 미국노동입법협회는 투표를 통해 사회보험에 관한 위원회를 만들고, 1913년 6월 처음으로 이를 주제로 한 전국회의를 개최했다. 회원들의 다양한 요구에도 불구하고, 그 위원회는 건강보험에 전념하기로 하고 이듬해 여름 기초안을 작성하여 1915년에 발표했다.

미국노동입법협회의 대안은 노동자 계층뿐만 아니라 그들의 부양자까지 보험 범위를 확대했지만, 대체로 노동자로 제한하는 유럽의 전례를 따랐다. 이 대안은 가사노동이나 임시고용을 제외한 모든 단순노동자나 연봉 1200달러 이하의 계층에 적용되었다. 급여는 네 가지로 나뉘었다. ① 의료부조(의사, 병원, 간호사의 서비스 포함), ② 질병수당(26주까지는 임금의 3분의 2, 입원 기간은 임금의 3분의 1), ③ 피보험 여성 및 피보험 남성의 부인에 대한 분만수당, ④ 장례비 지불을 위한 50달러의 사망수당이다. 임금의 4%로 추정되는 비용 중에서 고용주와 피고용자는 각각 5분의 2씩 부담하고, 주 정부가 나머지 5분의 1을 부담한다는 것이다. 최저소득 노동자들에 대한 고용주의 부담은 증가하여, 연간 600달러 소득의 노동자들은 매월 기여금 2달러 중에서 80센트만 지불하면 되었다.[15]

개혁가들은 두 가지 목적 때문에 건강보험을 주장했다. 첫째, 건강보험은 각 세대가 겪게 되는 예측할 수 없는 수입 상실과 의료비를 재분배함으로써 질병으로 인한 가난을 구제할 수 있다. 둘째, 건강보험은 효과적인 의료를 제공하고 질병 예방을 위한 금전적 유익을 제공하며 산업보험에 대한 낭비적 지출을 제거함으로써 사회 전체의 의료비와 보험료를 줄일 수 있다. 이러한 복합적인 내용은 바로 혁신주의자들의 전형적인 관심사였다. 한편으로는 빈민구제를 강조함으로써 도덕적 온정에 호소했고, 다른 한편으로는 예방과 국가 효율성의 증대를 강조함으로써 경제적 합리성을 강조했다.[16] 사회개량론을 효율성의 개념과 결합시키는 것은 혁신주의 이념과 맞아떨어졌다. 또한 그것은 민주주의적 자본주의 사회의 정치적 상황을 반영했는데, 대중의 지지를 얻고 기업의 강력한 이익을 담보하는 것이 개혁가들의 당면 과제였다. 이처럼 혁신주의자들이 지지한 건강보험은 당대의 보건의료경제학은 물론 정치적 현실에 의해 규정되었다.

개혁가들이 지지한 대로 질병으로 인한 가난을 구제하는 데는 상실된 수입의 보상과 의료비 지불을 포함했다. 혁신주의자들은 이 양자가 똑같이 중요하다고 생각했다. 당시 기록으로 볼 때, 개개의 노동자들에게 수입 상실은 의료비보다 2~4배 더 컸다. 그러나 전반적으로 볼 때, 부양가족의 부가적인 의료비 지출 때문에 가족들에게는 총수입의 상실과 의료비가 거의 같았다.[17] 시카고 근교의 노동자 4474명을 대상으로 한 조사에 따르면, 1년에 4명 중 1명이 일주일 이상 아팠고, 질병으로 연봉의 13.7%인 199달러가 지출되었음을 보여준다. 생계유지가 불가능한 가구 비율은 질병이 없는 가구에서는 4.7%인 데 반해 중증 질환을 가진 가구에서는 16.6%로 증가했다.[18] 건강보험의 지지자들은 자선단체의 자료를 이용해 질병이 가난의 직접적인 원인임을 지적했다. 일리노이 위원회의 보수적인 추정에 따르면, 질병은 일리노이 구호사업의 3분의 1에서 4분의 1을 차지하는 주된 요인이었다.[19]

루비노I. M. Rubinow — 사회주의자이고 의사이자 보험통계학자이며 사회보험의 권위자였다 — 는 건강보험을 질병과 가난 사이의 '악순환'을 차단하는 수단으로 보았다. 건강보험이 환자 가족의 빈곤을 방지할 뿐 아니라 질병을 예방할 수 있다는 것이었다. 그는 건강보험이 강제적이면서도 보편적이어야 하고(즉, 저소득층에게도 해당되어야 하고), 질병 발생에 대한 책임을 공유하고 있는 고용주와 일반 대중 모두 기여금을 내야 한다고 주장했다. 또한 "미국 노동자들은 기업과 사회가 의료비의 일부를 부담해야 한다는 것을 알아야 하며, 국가가 적어도 기업의 이익을 원조하는 것과 같은 노력으로 권력과 권위를 이용해 노동자 자신들을 돕도록 요구할 때만 국가는 자신들을 지원함을 알아야 한다."[20]라고 썼다.

그러나 대부분의 혁신주의 개혁가들은 건강보험을 옹호할 때 소득의 재분배보다는 안정화를 주장했고, 노동자의 불평보다는 대중의 가난과 질병을 예방하는 데 관심을 두었다. 그들은 건강보험이 비록 재분배의 의미를 가졌지만 기업을 포함한 모든 이익집단이 보험을 옹호한다는 견지에서 지지를 호소했다.

이러한 방침은 혁신주의자의 건강보험에 관한 대안의 후반부에 명백히 나타나 있다. 미국노동입법협회가 지적한 것처럼 건강보험은 천연자원의 보호와 유사한 개념인 인적 자원의 보호를 하나의 목적으로 하고 있다. 미국의 저명한 경제학자인 피셔Irving Fisher는 1916년 미국노동입법협회에서 행한 한 연설에서 이렇게 주장했다. "건강보험은 예방대책을 촉진하는 데서 크나큰 가치를 찾을 수 있다. 그러므로 건강보험은 노동자들에게 비상사태를 극복하게 할 뿐 아니라 질병 자체를 감소시키고, 생명을 연장시키며, 가난을 퇴치하고, 노동력을 향상시키고, 임금 수준을 올리며, 노동자의 불만을 감소시키기 때문에 시행할 필요가 있다."[21] 보건청의 워런B. S. Warren과 사이든스트리커Edgar Sydenstricker는 강제건강보험은 기업·노동자·지역사회로부터의 재정적 기여를 필요로 하므로, 질병을 예방하고 비용을 절약하기 위해 이 세 집단은 보건사업을 지지해야 한다고 말했다.[22]

아울러 강제건강보험은 장례비를 포함해야 산재보험의 이익은 물론 막대한 판매비용을 없앨 수 있다는 것이다. 그러므로 개혁가들은 산재보험에 소비된 돈으로 건강보험 비용의 많은 부분을 조달할 수 있으리라고 주장했다. 워런과 사이든스트리커는 1901년 노동국Bureau of Labor의 연구를 인용했는데, 이에 따르면 2567가구 중 65.8%가 가구당 평균 29.55달러의 산재보험료를 지출했고, 76.7%는 가구당 평균 26.78달러를 질병과 사망 시의 비용으로 지출했다.[23] 사실상 수금을 위해 매주 자신을 방문하는 보험설계사에게 지불하는 대신 자신이 아플 때 방문하는 의사나 간호사에게 지불한 것이다. 장례비를 포함한 것은 혁신주의 개혁가의 색다른 선택이 아니라, 사회의 효율성을 증대시키기 위한 일반적 제도의 일부분이었다.

건강보험에 대한 논쟁은 혁신주의 개혁가들이 질병을 치료하고 예방하는 데 보건과 의료의 힘을 크게 믿고 있음을 반영했다. 루비노가 건강보험에 대해 방어적 입장에서 말한 것처럼, 의학의 성취는 반세기 이전의 황량했던 꿈을 뛰어넘었다. "그 당시 널리 유행했던 의학의 허무주의에 대한 합리적 기반이 있었다 해도 그것은 오래전에 사라졌다. 아무리 분별력 없는 사람이라도 의학적 치료의 엄청난 효율성에 대해 의심하지는 않을 것이다."[24] 그러한 민주적 입장에서는 모든 사람이 자신의 의사가 되어야 한다고 요구하는 대신에, 모두가 의사의 서비스를 이용해야 한다고 주장했다. 환자의 4분의 1에서 5분의 2 정도가 의료 제공을 받지 못한다는 증거에 대해, 오하이오의 한 위원회는 이러한 모든 사실은 '의료서비스의 민주화', 즉 대중의 의료에 대한 통제가 아니라 의료의 광범위한 분배를 뜻한다고 논평했다.[25]

의료의 가치와 전문적 권위의 정당한 근거를 열렬히 옹호했던 혁신주의 개혁가들은 기본적으로 의사들과 어떤 대립도 하지 않았다. 그 결과 미국노동입법협회는 1914년에 건강보험을 입안하는 데 의료계 지도자를 참석시켰다. 일반 개원의들의 저항을 어느 정도 예상하면서, 그들은 의사에게 영향을 미치는 조항들에 대해 유연하게 대응하려고 애썼다. 놀랍게도 저명한 의사들은 법안을 확정하는 데 호의적일 뿐 아니라 적극적으로 돕고 싶어 했다.[26] 이러한 협조적인 의사들 중에는 미국의사협회의 지도자들이 포함되어 있었다. ≪미국의사협회지≫의 편집인인 시먼스George H. Simmons와 미국의사협회 산하 건강과 대중교육위원회의 그린Frederick R. Green 등이 그랬는데, 그린은 미국노동입법협회 회장인 앤드루스John Andrews에게 "당신들의 계획은 내가 모든 지원을 다하고 싶을 만큼 우리의 입장과 일치한다."라고 썼다.[27] 그는 미국노동입법협회와 함께 일할 3인 위원회를 설치하자고 제안했다. 1916년 2월 미국의사협회 이사회는 위원회를 인가했고, 사회주의자인 루비노가 실행 책임자로 임명되었다. 3인 위원회는 뉴욕시의 미국노동입법협회와 같은 빌딩에 있었는데, 3인 위원회의 위원장은 루스벨트 대통령의 주치의이자 미국노동입법협회의 의학자문관인 램버트Alexander Lambert였다. 이 시점에 미국노동입법협회는 건강보험을 위한 연합전선을 형성했다.

그렇지만 개혁가들과 의사들의 갈등 요인은 여전히 남아 있었다. 특히 수입과 자율성을 지키려는 의사들은 효율성을 추구하는 혁신주의자들과 충돌을 일으켰다. 일부 개혁가들은 건강보험을 계기로 진료행위가 보건에 종속되고, 공동개원group practice이 활성화되며, 행위별수가제가 봉급제나 인두제(즉, 연간 진료 환자 수)로 바뀔 것으로 보았다. 하지만 의사들은 이러한 변화를 받아들이려고 하지 않았다.

건강보험과 보건의 관계는 미국노동입법협회가 의사들에게 양보하기 위해 준비한 주제였다. 보건 분야의 관리들은 예방의학이 우선적 관심사가 되어야 한다고 주장하면서 보건당국에 건강보험 관리부서를 설치하기를 원했다. 그러나 1916년 미국의사협회와 미국노동입법협회의 합동연설에서 램버트는 의사들은 보건당국에 의한 '절대적인 통제'에 굴복하지 않을 것이며, 의사들의 요구를 먼저 존중해야 한다고 역설했다.[28]

루비노 같은 다른 개혁가들은 건강보험을 이용해 개원의의 일반 진료가 정부가 통제하는 전문화된 공동개원으로 변화되기를 원했다. 1915년 미국의사협회 지도자들의 첫 긍정적인 반응에 힘입어 당시 보스턴의 보건소장인 데이비스Michael M. Davis는 미국은 의료서비스의 조직화를 통해 독일과 영국의 경험을 '개선할 수 있으리라'는 희망을 갖게 되었다. 미국노동입법협회의 앤드루스에게 보낸 서한에서 데이비스는 그들이 건강보험을 "개인진료와 연관시킬 때는 반드시 진단과 치료에서의 협동적 진료행위에 대해서도 창구를 확대하도록" 유의해야 한다고 썼다. 데이비스는 메이요클리닉을 방문한 이래로 "조직에 대해 좋은 생각을 많이 할 수 있었다."라고 덧붙였다.[29] 그러나 대부분의 의사들은 데이비스의 이런 생각에 별로 동조하지 않았다. 미국노동입법협회가 할 수 있는 최상의 일은 지역보험위원회로 하여금 개인의사는 물론 공동개원 의사들과도 계약하도록 하는 조항을 포함시키는 것이었다.

확실하게 쟁점이 된 사항은 건강보험에서 의사에 대한 지불 방법이었다. 개혁가들은 보험제도에 재정적 위험을 야기하는 방법을 채택하기를 꺼렸고, 유럽의 경험으로 보아 행위별수가제는 인두제로 지불되는 것보다 훨씬 많은 예산 문제를 야기할 것으로 생각했다. 결과적으로 개혁가들은 의사들의 방문에 따른 지불보다는 인두제로 지불받는 방법을 추천했다. 그러나 의사들은 어떠한 종류이든 계약진료의 형태에 반대했는데, 이는 공동개원을 위해 서로 경쟁했던 공제조합과 생명보험회사에 대한 의사들의 경험에서 우러나온 결과였다. 갈등을 완화하기 위해 노력해 온 램버트는 지역 내 피보험자 수에 의해 결정되는 의사서비스에 대한 예산 중에서 환자 방문당 의료비용을 지불하자고 제안했다.[30]

초기에 미국의사협회가 미국노동입법협회와 협력하게 된 이유는 회원들의 광범위한 호응 때문만은 아니었다. 위스콘신과 펜실베이니아의 주 의사협회는 강제건강보험의 원칙을 수용했으나, 다른 주 의사협회는 이에 대해 무관심했다. 1916년 후반 주 의사협회를 조사한 결과 대부분의 주 의사협회가 건강보험에 대해 논의조차 하지 않았음이 드러났다.[31] 1916년 후반기에 열린 미국노동입법협회의 연례회의에서 몇몇 의사들은 대다수 개원의들이 건강보험에 대해 반대할 것이라고 논평했다. 하지만 그들은 이런 반대가 일차적으로는 그들의 무지 때문이라고 확신했다. 미국의사협회의 그린은 건강보험을 세심하게 연구했던 의사는 반대하지 않을 것이라고 말했지만, 오래 지나지 않아 그린 자신이 건강보험을 지지해 왔다는 사실을 부인했다.[32]

비록 혁신주의 정당이 공화당 후보를 승인한 후 1916년 선거에서 와해되었지만, 개혁가들은 자신들이 제안했던 건강보험에 대해 보수주의자들이 긍정적으로 반응한 점에 어느 정도 만족할 수 있었다. 노동자들의 소요 와중에 윌슨 대통령에 의해 설치된 산업관계위원회는 건강보험을 위원회의 마지막 보고서로 추천했다. 미국 하원의 노동위원회는 유일한 사회주의자 의원이 소개한, 국가사회보험위원회를 설립하자는 해결책에 대한 공청회를 개최했다. 비록 그 제안은 승인을 얻지 못했지만, 여러 주에서 조사위원회가 설치되었다. 보건 분야 공무원들과 간호사단체들도 그 제안을 받아들였다. 말하자면 건강보험은 지지를 얻어 점차 승인을 얻을 것처럼 보였다.

개혁에 반대하는 노동과 자본

여전히 어려움은 남아 있었다. 개혁가들에게는 유감스러운 일이었겠지만, 미국노동연맹은 건강보험 제안에 반대했다(비록 이 연맹의 모든 회원과 주 연맹이 다 그런 것은 아니지만). 미국노동연맹의 곰퍼스Samuel Gompers 회장은 강제건강보험이 국민 건강에 대한 국가 개입을 조장하는 불필요하고 가부장적인 개혁이라고 거듭해서 반대했다. 1916년 의회 공청회에서 루비노와 벌인 신랄한 논쟁에서 곰퍼스는, 정부가 노동자의 복지를 보장해 주고 노동조합이 노동자의 생활수준을 향상시켜 주어야 한다는 사회주의자의 신념에 반대했다.[33]

이러한 견해는 곰퍼스와 미국노동연맹의 특징적인 면이었는데, 이들은 최저임금제, 실업보험, 노령임금, 하루 8시간 노동을 실시하려는 법안에 반대했다. 곰퍼스는 노동자가 고임금과 수당을 얻으려고 국가에 의존해서는 안 되며 그들 자신의 경제력에만 의존해야 한다고 주장했다. 그는 보험제도가 사회적 급여를 제공할 때 노동조합의 역할을 빼앗음으로써 노동조합을 약화시킬지도 모른다고 걱정했다.[34]

곰퍼스의 주된 관심사는 노동조합의 힘을 유지하는 것이었다. 펄먼Selig Perlman이 자신의 고전적 저작인 『노동운동의 이론Theory of the Labor Movement』에 쓴 것처럼 미국 노동조합의 "암울한 문제"는 "미국 노동운동에서 계급 결집력의 결핍"

으로 인한 "조직의 정체停滯"라는 점이었다.[35] 미국에서 노동조합을 만들려는 이전의 모든 시도는 경제공황 시기에 무산되어 버렸다. 곰퍼스는 활동 초기에 이런 말을 남겼다. 가장 지적인 노동자만이 어려운 시기에 조합원으로 남아 있었고, 노동조합의 혜택을 입을 만한 "성향, 능력, 시간을 가지고 있지 않았던 다른 사람들은" 자신들의 이익이 "노동조합과 밀접히 연결되어 있어서, 노동조합과의 관계를 단절하는 것이 자신들에게 직접적이고 결정적인 손실이 된다는 것을 알아야만 한다. … 나는 우리 조합이 조합원을 보호하고 너그럽고 유익하게 대하는 것보다 더 좋은 방법은 없다고 생각한다".[36] 뉴욕 담배 회사의 젊은 지도자였던 곰퍼스는 1879년 노동조합에 질병수당 및 사망수당을 제공할 것을 제안했다. 그의 제안은 채택되었고 1년 내에 그의 노동조합 지부는 회원이 300명에서 3000명으로 늘었다. 곰퍼스는 자서전에서 "144개 지부의 회원 수가 급속히 증가한 것은 이러한 수당을 도입했기 때문이라고 믿는다."라고 썼다.[37] 1902년 미국노동연맹이 연방 노령연금을 거부한 이유를 곰퍼스는 다음과 같이 설명했다. "노동조합은 회원 가입을 확대하는 수단으로서 생활상의 변화무쌍함을 모두 보호할 수 있는 노동조합 고유의 보호체계를 개발시키기를 바란다. 사회보장은 노동조합으로부터 그러한 기능을 박탈하게 될 것이다."[38]

그러나 사실상 미국 노동조합들은 복지제도를 크게 발전시키지 못했다. 그들은 점차로 안정된 회원을 확보했는데, 이는 복지수당을 제공했기 때문이 아니라 직업 기회를 통제함으로써 가능했다. 곰퍼스의 견해는 직업 기회를 광범위하게 활용하는 것보다도 복지급여비가 유용하리라는 기대에 바탕을 두고 있었다. 비록 곰퍼스의 견해는 전국적인 노동조합의 차원에서 우세했지만, 부회장인 그린William Green을 비롯해 미국노동연맹의 다른 지도자들은 정부의 건강보험이 노동자 연대에 덜 위협적이라 생각해 건강보험을 선호했다. 캘리포니아, 뉴욕, 매사추세츠, 펜실베이니아, 위스콘신을 포함한 미국노동연맹 내의 가장 큰 주 노동연맹 중 10개 주에서는 건강보험안을 지지했다. 단지 뉴욕의 노동조합만이 곰퍼스의 입장을 지지하는 캠페인의 선도적 역할을 수행했다.[39]

일부 기업들이 애초에 호의적인 반응을 보였음에도 불구하고, 고용주들은 일반적으로 강제건강보험이 자신들의 이익을 해친다고 보았다. 강경한 반노동조합단체인 전국제조업협회National Association of Manufacturers: NAM의 한 위원회는 1916년 임의보험이 훨씬 나은 방법이지만 강제보험도 필요하다고 인정하면서, 만약 보험이 실시된다면 모든 직종이 포함되어야 한다고 보고했다. 이 보고서는 전국제조업협회에 의해 인정되었을 뿐 채택되지는 않았으며, 다른 기업단체들처럼 이 협회는 곧 강제건강보험에 대한 반대 입장을 표명했다.[40]

미국 기업을 대변했던 사람들은 건강보험이 생산의 효율성을 증대시킬 것이라는 주장을 전적으로 거부했다. 여러 기업들에 의해 설립된 연구단체인 전국산업위원회National Industrial Conference Board는 질병이 "국가의 사회복지와 생산 효율성"에 심각한 장애가 되는 것에는 동의했으나, 보건에 직접 투자하는 것이 환자에 대한 현금수당보다 더 높은 보상이 될 것이라고 주장했다. 또한 강제보험은 "질병의 발생 정도를 실질적으로 줄일 수 없을 것이며", 질병은 대부분 책임관계가 분명하지 않으므로 예방에 대한 유인책은 소용이 없을 것이라고 주장했다. 사실상 노동자들이 질병수당을 받게 되면 꾀병을 부리기 때문에 노동자들이 작업장으로부터 이탈하는 일수가 증가할 것이라고 주장하기도 했다. 전국산업위원회는 질병으로 인한 근로 상실 일수가 보험 실시 후 독일에서 증가했음을 보여주는 통계를 인용했다. 더구나 건강보험이 가난을 크게 해결하지도 못했으며, 가난으로 인한 질병을 나타내는 그 수치가 다른 요인을 무시한 것이라고 주장했다. 또한 자선을 호소하는 많은 사람이 임시노동자이거나 자영업자 또는 실업자이기 때문에 스스로도 건강보험을 가지려고 하지 않으므로, 건강보험에 지출되는 막대한 돈은 국민의 일부분에게만 이익이 된다고 지적했다. 위원회는 뉴욕에서 보험이 실시되면 인구의 3분의 1만이 혜택을 받을 것으로 추산했다.[41]

전국시민연맹National Civic Federation: NCF으로 대표되는 가장 자유주의적인 기업들조차 강제건강보험을 반대했다. 전국시민연맹은 1901년 언론인 이슬리Ralph Easley가 사회통합에 흥미를 가진 자본가, 노동자 및 대중 지도자들을 모아 설립했다. 여기에는 미국 자본주의에서 조직화된 노동조합을 공장 밖에 존재하는 합법적 동반자로 인정한, 온건한 대기업인들이 포함되어 있었다.[42] 전국시민연맹은 노동자 보상 캠페인에서 미국노동입법협회의 동반자였고, 양 그룹에는 부회장으로 재직한 곰퍼스를 포함해 다수의 중복되는 회원이 있었다. 비록 두 조직은 자본주의 틀 안에서 평화로운 노동개혁을 추구했지만, 그들은 건강보험에 관한 갈등을 풀지 못한 채 점차 멀어져 갔다. 미국노동입법협회는 주요 특정 계급의 이익보다는 전 국민의 이익을 추구한다고 스스로 믿고 있는 지적인 개혁가들로 구성되었다. 반면에 전국시민연맹은 노동조합과 대기업 사이의 이해관계를 조정하려고 애썼다. 미국노동입법협회 내의 혁신주의자들은 전문가의 판단과 정부의 힘에 의존하는 경향이 있었던 반면에, 노동조합과 대기업은 국가의 간섭을 받지 않는 사적인 협상을 선호했다. 곰퍼스는 1915년 미국노동입법협회에서 사퇴했는데, 그 이유는 부분적으로 미국노동입법협회가 사회문제를 해결하기 위해 사심 없는 전문가들로 구성된 위원회를 빈번히 요구했기 때문이다. 곰퍼스 같은 전문가들은 자신의 이익을 추구하는 명확한 계급성 때문에 불신의 대상이었다. 다른 한편으로 곰퍼스는 대기업과 협력한다고 좌파 노동자들이 자신을 계속 공격했음에도 불구하고 전국시민연맹에 남아 있었다. 많은 혁신주의자들과는 달리 미국 노동연맹의 지도자들은 대기업을 불가피하게 받아들였고, 노동조합이 노동자의 이익을 위해 필요한 상대라고 보았다. 가끔 지적되듯이 미국 노동계 지도자들은 스스로를 실용적이라고 보며, 정책을 비웃고, 지식인 및 지식인의 추상적인 계획을 불신하는 것을 자랑으로 삼는다는 점에서 대기업의 고용주들과 닮았다.[43] 더구나 당시에 사회보험과 관련해 노동조합과 대기업의 어느 쪽도 노동자의 충성을 증대시킬 수 있는 사회복지 정책을 놓고 정부와 경쟁하기를 원하지 않았다.[44] 그리하여 건강보험으로 인해 노동자는 자본가를 적대시하기보다 그들 모두가 개혁가들과 싸우게 되었다.

1914년 전국시민연맹은 한 위원회를 영국에 보내 당시의 사회보험입법을 연구하도록 했고, 2년 후 이 단체는 사회보험부서를 설치했다. 처음에 전국시민연맹은 미국적 보험안의 특수 조항만을 비판했다. 그러나 1917년 전국시민연맹은 아예 건강보험 반대의 선봉에 서서, 비록 노동자들이 — 곰퍼스와 미국노동연맹의 사례를 통해 알 수 있듯이 — 건강보험을 원하지 않았지만 공상적 개혁가들이 미국의 노동자들에게 강요하기를 원했던 건강보험이 유럽에서는 실패로 끝났다고 주장했다.[45]

전국시민연맹을 대표하는 한 기업체는 특히 강제건강보험의 실시를 거부하는 데 중요한 역할을 했는데, 그것은 다름 아닌 보험회사였다. 제약회사와 같이 건강 분야에 상업적 이해관계를 가진 다른 단체들도 건강보험을 공격했다. 그러나 어떤 단체도 보험회사만큼 단호하지는 않았다. 개혁가들이 건강보험에 대한 캠페인을 벌이는 곳에서 보험회사는 반대 입장을 표명했다. 특히 푸르덴셜보험회사와 메트로폴리탄생명보험회사의 대표자는 건강보험을 열렬히 반대했는데, 개혁가들이 건강보험에 장제비 급여를 포함시키려는 것은 보험사업에 직접적인 위협을 가했기 때문이다. 1915년에 푸르덴셜과 메트로폴리탄은 전체 생명보험사업의 30%와 34%를 각각 점유하고 있었다.[46] 이제 두 회사는 똑같이 위험에 봉착했다. 두 회사는 이사회 등을 통해 다른 대기업과 밀접한 관련을 맺고 있었다. 효율성에 대해 진정으로 열광하는 개혁가들은 생명보험회사의 이익과 미국 기업의 투자 자본의 중요한 원천을 봉쇄하려고 위협하고 있었다. 그 결과 개혁가들은 대기업과 적대적인 관계에 놓이게 되었다. 보험산업에 대한 주요 지지자는 1917년까지 미국노동입법협회의 회원이자 푸르덴셜의 부사장이었던 저명한 보험 통계학자 호프먼Frederick L. Hoffman이었다. 그는 건강보험 문제에서 물러나 개혁가들을 끊임없이 물고 늘어지는 비평가로 변해 있었다. 코먼스John R. Commons에 의하면 호프먼은 강제보험에 반대하는 거의 모든 안건들을 접할 수 있었다고 하는데, 이 말은 약간 과장되었을 뿐이었다.[47] 두 번째 지지자인 메트로폴리탄의 부사장인 프랭클Lee K. Frankel은 전국시민연맹 사회보험위원회의 회장을 맡아 건강보험에 대한 자신의 답변을 준비했다.[48] 세 번째 주요 지지자는 셔먼P. Tecumseh Sherman이었는데, 그 역시 전국시민연맹에서 활동하면서 보험 관계를 다루는 변호사였다. 이들의 결합은 보험회사와 고용주가 건강보험에 대한 반대 입장을 확고히 하는 데 도움이 되었다. 다른 한편으로 노동조합은 분열되어 개혁을 옹호하는 정치단체들과 불편한 관계에 있었다.

혁신주의자들, 패배를 맛보다

1917년에는 두 가지 양상이 건강보험 논쟁의 전체 국면을 변화시켰다. 첫째는 의사들의 점진적인 반대였다. 비록 1917년 6월 미국의사협회 대의원회가 건강보험을 옹호하는 사회보험위원회의 마지막 보고서를 승인했지만, 주 의사협회의 의견을 반영하지는 않았다. 뉴욕주 의사협회가 소집되어 초기의 승인안은 거부되었다. 넘버스Ronald L. Numbers에 따르면, 이러한 반대의 근거는 대부분 경제적인 문제였다.[49] 3월에 입법공청회가 개최되었을 때 증언했던 의사들은 거의 모두 건강보험에 반대했다. 일리노이주 의사협회의 한 위원회는 3월에 그들이 의회에서 싸우기 위해 준비했던 보험안은 결코 실현되지 못했다고 보고했다. "우리는 건강인의 강력한 반대로 보험 도입이 금지되었다고 느낀다."[50]

둘째로, 미국이 참가했던 1917년 4월 전쟁은 건강보험 운동에서 중대한 전환점이 되었다. 많은 의사들이 의료서비스를 제공해야 했고, 미국의사협회는 사회보험에 관한 위원회를 폐지했으며, 루비노는 다른 직업을 가졌다. 매사추세츠에서는 보스턴의 저명한 의사와 혁신적인 사회정치 지도자가 지지했던 건강보험에 대한 논의가 지연되었다. 반反독일 감정이 열기를 더했고, 행정부의 공보국은 독일의 사회보험을 비난하는 기사를 부탁했으며, 건강보험 반대자들은 건강보험이 미국의 가치체계와 일치하지 않는 프러시아의 위협이라고 공격했다.[51]

건강보험에 대한 국민투표가 전시의 흥분 상태에서 실시되었다. 1917년 초 캘리포니아 사회보험위원회는 건강보험을 추천했고, 첫 번째로 필요한 단계로서 주 헌법의 가능한 수정을 제안했다. 캘리포니아의사협회California Medical Association: CMA의 몇몇 지도자들은 그 계획을 지지했고 협회를 중립적인 상태로 유지했으나, 대부분의 의사들은 독자적으로 보건연맹League for the Conservation of Public Health을 결성해 그 제안에 반대 의사를 표명했다. 이 연맹의 팸플릿은 "강제건강보험이란 무엇인가?"라고 질문한 뒤 "그것은 독일 황제가 세계를 정복하기 위한 구상을 시작했던 바로 그해 독일에서 고안된, 독일 황제에 의해 선포된 위험한 발명품이다."라고 답했다. 이 연맹에 소속된 의사들은 건강보험이 실시되면 "의료서비스가 염가로 판매되고" 일정하게 보상을 받을 수 있는 등록된 의사들이 인구의 3분의 2를 진료하며, 의료서비스는 정치적으로 지명된 사람에 의해 감독될 것이라고 썼다.[52] 강제건강보험의 반대 입장에 선 저명인사로는 크리스천과학자들이 있었는데, 그들은 보험회사에 의해 재정이 지원되는 기관에서 근무했다. 1918년 11월에 건강보험에 관한 투표는 3만 58324 대 13만 3858이라는 엄청난 차이로 부결되었다.[53]

또 다른 기대할 만한 노력이 뉴욕에서 실패했는데, 뉴욕에서 주 노동연맹과 미국노동입법협회는 주지사인 스미스Alfred M. Smith, 그리고 민주당과 혁신주의적인 공화당원의 연합 지지를 받아 건강보험안을 공동으로 지지했다. 1919년 주 상원은 건강보험안을 30 대 20의 표결로 통과시켰으나, 보수파가 지배하고 있던 주 하원에서 해당 안건은 기각되었다. 그해 오하이오의 보험위원회가 강제건강보험을 지지한다고 밝혔으나, 어떠한 조치도 취하지 않았다. 펜실베이니아에서 건강보험위원회는 아무런 추천도 하지 않았고, 가장 완전한 조사를 실시했던 일리노이주 위원회는 건강보험의 종류와 관계없이 7 대 2로 이를 부결시켰다.[54]

전쟁은 미국에서 단지 18개월만 지속되었지만, 그것은 이미 쇠퇴하고 있던 혁신주의 운동의 종착점이 되었다. 전쟁은 사회개혁에 대한 관심을 다른 방향으로 돌렸고, 선행에 대한 열정을 해외 종군으로 방향을 바꾸었으며, 이 운동의 평화적이고 고립적인 요소들로부터 루스벨트와 같은 민족주의적 혁신주의자들을 분리시켰다. 전쟁 직후 소란한 와중에서 정부가 혁신주의자들의 마지막 자취를 제거하려고 했을 때, 강제건강보험 반대자들은 혁신주의를 볼셰비즘과 연관시키면서 쇄도하는 반공산주의의 구호 속에 묻어버렸다. 그 후 대부분은 다른 혁신주의자들의 주장과 같이, 건강보험도 1920년대의 평안함 속에서 사라지고 말았다.

건강보험에 대한 혁신주의자들의 제안은 왜 실패했을까. 전쟁이 모든 것을 명백하게 설명해 줄 수는 없었다. 반대파는 이전부터 있어왔다. 초기의 낙관주의는 부분적으로는 반대파들이 조직적인 반응을 보이는 데 걸린 시간 때문에 나타난 현상일지도 모른다. 개혁가 자신들은 그들의 정치적 순진함을 인정하면서도, 그들이 패배한 원인을 의사와 보험회사를 중심으로 한 특수한 이익집단 때문이라고 회고했다. 루비노는 1931년에 어떤 글에서 개혁가들은 산재보험에 대한 성공에 '도취되어' 있었고, 고용주나 보험자, 그 외 다른 사람들이 제기했던 반대를 제대로 평가하지 못했다고 회상했다. "적의 힘을 평가하는 데 적들과 함께하는 동맹국을 인식하지 못하는 것만큼 군사작전에서 해로운 일은 없었다."라고 루비노는 썼다. 루비노는 노동자에 대한 산재보상이 개혁가들이 예상한 것보다 더 많은 비용이 들며, 건강보험도 고용주들에게 '그만큼 많은' 비용이 들 것이라고 인정했다.* 기업가들은 그러한 비용을 대차대조표의 어느 부분에 넣어야 하는지를 알 수 있었고, 그 비용으로 얻는 간접적 이익을 인정할 수가 없었다. 보험회사는 "건강보험이 실시될 경우의 엄청난 위험을 갑자기 깨달았다". 장제비를 건강보험에 포함시키는 것은 "생명보험회사의 거대한 조직에 잠재적 위협을 주기 때문에 굉장한 실책이었다". 의사들은 "당황했다". 크리스천과학자와 같이 소수이지만 큰 목소리를 지닌 집단들은 정부의 건강보험이 종교와 의료의 자유를 제한할 것이라는 두려움 때문에 반대했다. "이러한 모든 두려움이 일부는 정당하고 일부는 과장되고 일부는 환상적으로 이익집단 간의 혼란을 초래했다. 수백만 미국 노동자들의 요구를 정확히 인식하는 것만이 그러한 갈등을 극복할 수 있게 하겠지만, 그러한 노력은 부족했다."[56]

그러나 이익집단이 건강보험을 사장시켰다는 견해는 — 일어난 정황으로 보아 충분히 타당하지만 — 왜 이런 단체들이 그러한 방법으로 이해관계를 해석했는지에 대한 선행 질문을 소홀히 한 것이다. 일부 역사가들은 이런 이해관계들을 마치 자명한 것처럼 다루었다.[57] 그러나 의사, 노동, 기업이라는 세 주요 반대 세력은 이해관계가 서로 대립적이고 모호해 처음에는 주저하다가 자신이 어떤 입장을 취해야 할지를 두고 서로 분열했다. 미국노동연맹은 반대했지만, 처음에 미국의사협회가 건강보험을 승인하려고 했던 것은 이익단체의 이해관계를 구체화하는 것이 얼마나 복잡한 일인지를 보여준다. 일부 의사들은 건강보험이 자신의 수입을 증대시켜 주리라고 믿었고, 노동계 지도자들은 그것이 노동계급의 조직화를 금지하리라고 믿었다. 조직의 이해관계를 이러한 방법으로 해석하는 것은 결국 인정되지 않았으나, 그들이 명백히 실수를 한 것은 아니었다. 더구나 미국의 건강보험 반대자

---

* 미국노동입법협회는 질병수당, 의료부조, 분만수당, 장제수당을 포함한 건강보험의 비용으로 임금의 4%만 들 것이라고 추정했다. 그러나 일리노이 위원회가 행한 시카고 조사에서는 건강보험 비용이 상실 임금과 의료를 겨우 부담할 정도임에도 임금의 7.5%에 이른다고 밝혔다.[55]

에 비견되는 유럽의 이익집단은 종종 정부의 건강보험사업으로부터 물질적 혜택을 입은 것으로 판명되었다. 예를 들어, 영국의 보험회사는 민간기업이 현금수당을 지불하는 데 주요한 역할을 하도록 만들어 결국에는 건강보험제도에서 이익을 얻었다.[58] 고용주는 더 큰 정치적 안정으로 이익을 얻었고, 건강보험으로 인한 이직률을 감소시킬 수 있었다. 미국의 주 의원들이 보험회사와 의사 모두에게 이익이 되고, 결국에는 경제체제를 강화할 수 있는 보험안을 어떻게 통과시켰을지 상상하기는 어렵지 않다. 의사, 보험회사, 고용주는 수정만으로 자신의 이해관계를 충족할 수 있었을 텐데 왜 건강보험을 파기하는 것이 이익이 된다고 생각했는지는 결코 명확하지 않다.

이념, 역사적 경험, 정치적 상황은 각 단체가 자신의 이익을 어떻게 구체화하고 표명할 것인지를 결정하는 데 중요한 역할을 했다. 이러한 요인은 미국에서의 건강보험 실패와 유럽에서의 초기 성공을 비교해 볼 때 분명히 드러난다.

독일은 물론 영국에서 강제건강보험이 맨 처음 제안되었을 때도 그것은 전혀 근본적인 논쟁의 대상이 되지 않았다. 이 나라들에서 반대자들은 미국에서처럼 건강보험이 개인의 창의력과 자립정신을 해친다고 주장하지 않았다. 미국에서처럼 많은 단체가 보험을 비판했으나, 기존의 힘의 역학관계를 변화시킬 위험이 있는 조항을 수정하는 데 집중했다. 독일에서는 보수당과 사회주의자, 기업인을 포함한 반대자들이 국가권력을 확대하기 위해 사회보험을 이용하려는 비스마르크에게 저항했고, 결국 건강보험은 국가보험공사가 아닌 분권화된 지방의 질병금고에서 운영하게 되었다.[59]

영국에서 강제건강보험의 설립은 개별 이익집단과의 타협을 필요로 했다. 보험회사와 의사는 공제조합에 특권적 역할을 부여한 로이드 조지의 원안에 반대했다. 보험회사는 공제조합이 생명보험 판매에서 이득을 얻을 것을 염려했고, 의사들은 공제조합이 의료서비스를 제공하는 과정에서 누려온 권력에 분노를 느끼고 있었다. 로이드 조지는 보험회사가 현금수당을 담당하게 함으로써 보험회사의 반대를 무마했고, 의사들이 지역위원회 산하 공공부문에서 요양수당을 통제하게 함으로써 의사들의 불만을 해결했다. 영국에서 의료가 공공부문으로 전환된 이유는 부분적으로는 의사들이 환자 관리에서 자유로워지기를 원했기 때문이다. 교육받은 공무원과 상대하는 것이 공제조합의 노동계급을 상대하는 것보다 더 즐거운 일이었는지 모른다. 더구나 로이드 조지는 협동에 대한 유인책으로 보상률을 높여 의사의 수입이 늘어나게 했다. 그렇지만 회원과 접촉할 수 없게 된 영국의사협회British Medical Association는 마지막 순간에 정부에 대한 파업을 벌였다. 그러나 오랜 가난에 허덕이고 있던 일반 개원의들이 보험 환자를 진료하기 위해 인두제 방식을 채택해 50%의 평균수입을 올릴 수 있게 되자 파업은 어이없이 끝나버렸다.[60]

미국 의사들은 공제조합과 같은 독점적 구매자와 대면하지 않았다. 그러나 의사들은 계약진료와 노동자 산재보상을 이미 경험했기 때문에 어떤 재정적 중재자들도 가능한 한 적게 지불하려고 한다는 사실을 충분히 인식했다. 따라서 그들은 조직화된 재정 확대에 대해 강한 편견을 가졌다. "내가 의사들에게 연설하면서 받은 유일한 질문은 돈을 얼마만큼 벌 수 있으며 호출이 올 때마다 밤에 일어나야 하는지 등에 대한 세세한 것들이었다."라고 1918년 캘리포니아 위원장은 서신에서 밝혔다.[61] 더구나 혁신주의자들의 제안은 의사들을 좀 더 안정된 경제적 지위로 변화시켰다. 전쟁 동안 그들의 수입은 상당히 증가했다.[62] 건강보험을 지지함으로써 그들이 얻었을지도 모르는 적극적인 경제적 유인은 사라지고 있었다.

그러나 정부의 구조와 정치적 요구는 반대파의 전략을 구체화하는 데 무엇보다 중요했다. 미국에서는 로이드 조지나 비스마르크의 권력에 필적할 만한 통합된 정치권력이 없었다. 미국 대통령은 건강보험을 원한다 하더라도 반대파와 타협할 수 있는 지렛대를 갖지 못했다. 미국에서 정치적 안정에 대한 더욱 심각한 위협이 생기면 논쟁의 용어들이 바뀌어 이익단체가 개혁에 반대하기보다는 개혁의 틀 내에서 어쩔 수 없이 움직이게 되었다. 위협이 없을 경우에 고용주는 장래의 불확실한 이익보다는 직접비를 인정했고, 그들의 반대파들도 특히 전국시민연맹을 통해 단호한 조치를 취했다. 노동자에 대한 산재보상은 고용주가 보상체계가 너무 잘못되어 있고 비용을 예측할 수 없어 그들의 이익에 유리하다고 판단하고 나서야 인정되었다.[63] 사회주의자의 도전이 좀 더 거세었더라면 고용주들은 건강보험을 비롯해 다른 사회보험에서 가능한 혜택에 대한 자신들의 견해를 수정했을지도 모른다. 의사들은 일부를 개혁하는 것이 불가피하다는 것을 인식하고 자신들이 할 수 있는 한 유리한 계획을 확보하기 위해 움직였다. 사실 이것이 그들의 최초 반응이었다. 그러나 건강보험의 통과가 점점 불확실해지자 그들의 반대 입장은 더욱 절대적이 되었다. 의사들로서는 영국과 독일에서 논의되지 않고 남겨졌던 이념적 문제를 제기해 건강보험을 격퇴하는 것이, 건강보험이 자신들에게 유리하게 작용하리라는 희망을 갖고 개혁의 틀 속에서 활동하는 것보다 훨씬 더 안전한 전략이었을 것이다.

패배 속의 전진, 1920~1932

1920년대에 강제건강보험 운동이 쇠퇴해 가는 동안 미국은 사회와 정치뿐만 아니라 의료경제 분야에서도 큰 변화를 겪었다. 그리하여 이 운동이 이후 10년간 되살아났을 때 개혁가들은 새로운 투쟁을 전개했다. 논쟁과 패배의 교훈, 증대되는 의료비, 의사들의 강력한 정치적 영향력과 문화적 권위로 인해 건강보험의 목적과 옹호 전략이 미묘하게 변화했다.

비록 건강보험의 광의의 목적은 계속해서 가난한 사람들의 경제적 문제를 덜어주는 것이었지만, 개혁의 초점은 소득 안정이나 효율성 증대에서 의료에 대한 재정적 지원 및 접근성의 확대로 이어졌다. 1930년대에 이러한 운동의 중심적 인물들은 질병으로 인한 임금 상실보다 의료비를 더 심각한 문제로 여겼다. 개혁가들은 여전히 질병으로 인한 현금급여를 선호했으나 이를 차선의 것으로 돌리고, 현금급여의 관리를 의료비의 적용 범위로부터 완전히 분리할 것을 제안했다. 의료에 대한 초점을 좁혀나가면서 개혁가들은 장제비 급여를 정치적으로 실용적이지 않다는 이유로 누락시켰다. 사회적 효율성의 추구는 이익집단의 반대를 더욱 기꺼이 수용함으로써 완화되었다. 이때 개혁가들은 보건에 대한 유인책을 제공함으로써 건강보험이 사회의 순의료비를 줄일 수 있어 실제로는 이익과 임금을 늘릴 것이리라는 의심스러운 주장을 고수하지도 않았다.

의료의 사회적 비용은 보험이 실시되더라도 감소하지 않을 것이라는 점도 인정했다. 그 대신에 개혁가들은 각 개인에게 불확실하고 때로는 엄청난 의료비를 건강보험으로써 예측 가능하게 관리할 수 있게 된다는 것을 근거로 건강보험을 정당화했다. 그들은 또한 건강보험이 미국인들에게 '충족되지 않은 의료에 대한 수요unmedical needs'를 충족시킬 수 있는 수단을 제공할 것이라고 말했다. 더욱이 혁신주의자들이 건강보험의 대상을 근로자 및 그 가족으로 제한한 데 반해, 개혁가들은 이를 중산층으로까지 확대하고자 했다. 이러한 변화, 특히 마지막 사항은 건강보험을 노동계층의 소득 유지나 생산성에 대한 자극제로 인식했던 유럽의 전통적 개념으로부터 근본적인 이탈을 의미했다. 유럽에서 임금근로자를 위한 제도로 시작된 건강보험은 이제 대중을 위한 의료재정을 지원하는 체계로 점차 변해가고 있었다.

개혁가들의 관심이 질병으로 인한 수입 상실에서 의료비 지출로 바뀐 것은 두 가지 비용의 비율이, 특히 중산층에서 객관적으로 변화하고 있음을 반영한다. 1920년대 말기의 추정치를 놓고 보면, 연간 수입이 1200달러 이하인 가정에서는 의료비가 질병으로 인해 상실된 수입보다 20% 더 높고, 1200~2500달러인 가정에서는 85% 더 높은 것으로 나타난다. 의료경제학자 포크I. S. Falk에 따르면, 상대적으로 훨씬 높은 의료비는 "새로운 상황이었는데, 이는 다른 시기와 다른 나라에서 건강보험제도가 실시되었던 상황과는 달랐다".[64] 1837년에 쓴 논문에서 데이비스는 "건강보험의 발달은 경제성에 대한 강조에서 의료에 대한 강조로 꾸준하면서도 천천히 변화하는 것을 보여준다."라고 했다. 데이비스에 의하면, 의료비가 가족생계비 예산에서 수입 상실보다 더 큰 항목일 뿐 아니라 의료비의 보상이 소득보장보다 더 중요해졌는데, 이는 의료가 고통을 덜어주고 건강 증진에 효과적이기 때문이다.[65]

의료비에 대한 관심의 증대는 대공황과 건강보험 운동의 부활에 앞서 일어났다. 1934년에 데이비스는 풍요로웠던 1920년대에 일어난 관심에 대해 "의료비에 대한 대부분의 표면적인 불만은 모두 중산층에서 일어났던 역설적인 현상"이라고 말했다.[66] 이러한 새로운 발전은 건강보험 운동의 새로운 방향을 설명해 줄 열쇠였다. 의료비는 건강보험을 둘러싼 갈등이 일어나기 이전에 이미 증가하고 있었다. 그러나 20세기까지 중산층은 그러한 영향을 거의 느끼지 못했고, 개혁가들은 변화를 갈망하고 있었다. 주로 의사와 병원서비스에 대한 비용이 증가했다. 의사서비스의 비용은 질적 향상(과학적 진보와 의무교육에 대한 투자의 증대)과 독점력 강화(면허 제한과 1920년대까지 의사에게 훨씬 높은 보수를 지급하게 했던 그 밖의 조치들) 때문에 증가했다.[67]

병원비 증가는 20세기 들어 병원 진료가 완전히 전환한 것에 기인한다. 그러나 환자들의 병원비는 혁신주의자들의 건강보험이 입안되었을 때와 비교할 때 상대적으로 낮았다. 1918년 오하이오주 콜럼버스에 살고 있는 211가구를 대상으로 한 노동통계국Bureau of Labor Statistics의 조사에서, 병원비는 평균 48.41달러(이 중 절반은 의사의 몫이었다)를 차지하는 전체 의료비 중 7.6%만을 차지하는 것으로 나타났다.[68] 결과적으로 혁신주의자들은 병원비와 병원 진료의 상환 문제에 대해 주의를 기울이지 않았다. 1929년에 더 많은 가구 수를 대상으로 이루어진 전국 조사에 따르면, 병원비(의사와 간호 비용은 포함하지 않음)는 평균 108달러에 달하며, 이는 전체 가구 총의료비의 13%에 달했다.[69] 1934년 데이비스는 병원비와 의사 비용을 합한 금액이 전체 가구 의료비 지출의 40%를 차지한다고 밝혔다.[70] 1918년 의료비 증가의 일부는 병원서비스 이용과 건당 비용의 증가 때문이고, 또 다른 일부는 병원이 증가하는 경향 때문이며, 또 다른 일부는 그 이전에는 무료로 또는 자선으로 행해진 서비스에 비용이 부과되었기 때문이다.

그러나 증가하는 평균비용이 모든 것을 말해줄 수는 없다. 주요한 새로운 진전은, 드물긴 했지만 예외적으로 큰 몫을 차지하는 입원비용으로 인해 의료비의 **변동** variation이 커졌다는 점이다. 이처럼 높은 입원비용이 1920년대 중산층의 뇌리에 점차 떠올랐고, 건강보험에 대한 정치적 양상을 변화시켰다. 1929년 1년간 17명 중 1명만이 병원에 입원을 했으나 의료비의 50%가 입원비용에 사용되었다. 연간 수입이 2000~3000달러인 도시 가정에서 입원해야 할 질병이 있을 경우에는 평균 126달러가 의료비로 쓰였고, 입원하지 않아도 되는 질병이 있을 경우에는 67달러가 소요되었다.[71] 이런 도시 가정들은 연간 수입의 2분의 1에서 3분의 1에 달하는 의료비 청구서를 받았다. 데이비스의 지적대로, "질병비용의 폭이 좁고, 고액 지출을 요하는 질병이 없었던 이전 시대에는 중산층 가족들이 질병으로 인해 느끼는 재정적 곤란이 훨씬 적었다. 지금은 다른 일반적 수요에 대해서 경제적으로 안전함을 느끼는 사람들이 의료비에 대해서는 안전함을 느끼지 못한다. 점차 임금소득자뿐만 아니라 전 국민이 의료의 경제적 문제를 심각하게 느꼈다". 그 결과 미국인들은 "의료비가 많은 지출을 차지하고 질병으로 인한 수입 상실보다 더욱 많은 사람에게 영향을 주었기 때문에 건강보험에 대한 새로운 접근방법"[72]을 찾았다.

1920년대에는 또 다른 발전을 보여주었는데, 건강보험 논쟁의 내용이 심화·변화된 것이다. 그것은 전문가의 힘이 확고해졌다는 것을 뜻한다. 앞에서도 언급한 것처럼, 제1차 세계대전 시기와 그 이후에 의사의 수입은 상당히 늘어났고, 의과학의 성공에 힘입어 그들의 명성은 미국 문화에 확고히 자리 잡게 되었다. 1920년대는 입법의원, 변호사, 미국의사협회의 많은 논객들과 보건공무원들이 정부를 각성시킨다는 원대한 목적으로 '돌팔이 의사'와 전쟁을 치렀고, 학위를 남발하는 대학의 운영자를 색출해서 엄단했던 기간이었다.

의사들의 영향력이 증대되어 간다는 사실은 미국의사협회의 항의 때문에 정부사업이 바뀌게 된 극소수의 사업 중 하나에서 명백하게 드러났다. 1921년 여성 개혁가들은 여성 참정권이라는 새로운 힘을 이용해 의회에서 '세퍼드-타우너 법Shepherd-Towner Act'이 통과되도록 했는데, 이 법에 따라 모자보건소의 건립을 위한 주 정부의 자금이 제공되었다. 모자보건소들은 주로 보건간호사와 여의사가 주축이 되어 임산부에게 개인위생과 모자보건에 관해 교육함으로써 임산부와 영아의 사망률을 줄이고자 했다. 역사학자인 로스먼Sheila Rothman이 지적한 것처럼, "의료의 발전은 병원 건립이나 의학연구, 전문의 훈련 또는 질병에 대한 새로운 치료법에 의해 이루어지는 것이 아니다. 오히려 교육받은 여성이 다른 여성에게 신체위생에 관한 광범위한 지식을 제공함으로써 질병 발생을 막을 수 있다". 그러나 의사들이 점차 이러한 기능에 대해 흥미를 갖기 시작하자 1927년 미국의사협회는 그 사업을 중단하도록 의회에 압력을 가했다.[73]

세 번째로 의료에 영향을 미쳤던 발전은, 비록 20년 이상 계속되기는 했지만, 1920년대에 더욱 명백히 드러났다. 그것은 도시로의 이주와 의과대학 정원 축소로 농촌지역에서 의사가 점차 부족해졌다는 사실이다. 의료에서 병원의 중요성이 더욱 광범위하게 인식됨에 따라 농촌의 의료시설이 적절하지 못하다는 비난이 쏟아졌다.* 1920년대에 의료의 비용과 분배에 대한 관심이 증가하면서 의료정책 개발에 주요한 이정표가 된 위원회가 민간 재정에 의해 설립되었다. 의료수가위원회Committee on the Costs of Medical Care가 그것이다. 만약 혁신주의 시대였다면 질병비용위원회Committee on the Costs of Illness라고 불렸을 것이다. 독립된 단체인 의료수가위원회는 15명의 경제학자, 의사, 보건 전문가로 구성되었고, 1926년 4월 워싱턴에서 의료경제학에 대한 회담을 개최했다. 그들은 데이비스, 법학 교수인 해밀턴Walton Hamilton과 보건학 교수인 윈슬로C. E. A. Winslow를 포함한 소위원회를 구성해 연구계획을 세웠다. 1년 후에 — 곧 50명 정도로 늘어났고, 저명한 교수와 이익집단의 대표자가 포함된 — 이 그룹은 5개년 연구사업을 위해 여러 재단으로부터 재정 원조를 구하기로 합의했다. 이 위원회는 회장으로 스탠퍼드대학 총장이었으며 곧이어 후버 정권의 내무성 장관이 된 윌버Ray Lyman Wilbur를 선정했다. 미국의사협회의 전 회장으로서 공화당의 저명인사였던 윌버는 이 위원회가 명망이 있으면서 미디어의 주목을 받을 수 있도록 하고, '사회주의적' 경향에 대한 비판으로부터 이 위원회를 보호하는 데 적합한 인물이었다. 그는 8개의 재단으로부터 100만 달러 이상의 연구비를 모금하는 수완을 발휘했다.

의료수가위원회를 설립하고 그곳에서 봉사하거나 전문 요원으로 일하거나 연구의 재정 지원을 담당했던 사람들은 모두 강제건강보험을 지지했다. 윌버는 이러한 움직임 속에서 특출하게 행동하지는 않았지만 1918년 캘리포니아 건강보험 선거를 지지하는 연설을 했다. 그 후 이 위원회의 중심적 관점은 의료 분야에 좀 더 나은 조직화가 필요하다는 믿음이었다. 이러한 믿음은 이 위원회의 전문 관리자가 되기 위해 보건청을 떠났던 무어Harry. H. Moore에 의해 제시되었다. 그는 1927년에 발행된 『미국 의학과 국민 건강American Medical and the People's Health』에서 의학이 가져온 진보에도 불구하고 의료서비스는 불균형하게 분배되어 있고 조직화가 안 되어 있다고 주장했다. 특히 병원이나 의원의 범위를 벗어나서는 어떠한 통

---

* 1920년대 의료에 영향을 미쳤던 발전에 관해서는 이 책의 1권, 특히 3장을 볼 것.

합이나 조정도 이루어지지 않았다고 했다. 무어는 다음 반세기 동안 자유주의적 개혁가가 주장했던 내용의 연장선에서, "문제점은 제도 그 자체보다도 제도의 부재였다."라고 말했다.[74]

반대파의 위험을 감지한 의료수가위원회의 설립자들은 실제적인 연구에 전념하기로 하고 "그렇지 않았다면 등을 돌렸을 사람들과 협력"하는 방안을 모색했다고 1927년에 한 연구자가 썼다.[75] 그래서 이 위원회는 의사들로부터 신뢰를 얻지 못할까 봐 걱정한 나머지 위원회 조직에 17명의 개원의와 미국의사협회의 총무인 웨스트Olin West를 포함시켰다. 연구를 진행하면서 이 위원회는 미국의사협회, 메트로폴리탄생명보험회사, 민간단체로부터 점차 협력을 얻게 되었다.

5년 동안 의료수가위원회는 미국 의료 분야에 관한 한, 가장 상세한 정보를 제공하는 27편의 연구논문들을 발표했다. 그것은 국민 의료비 지출(1929년에 약 36억 6000만 달러 또는 국가 수입의 약 4%로서 1인당 30달러가 소요되었다)과 '의료비' 지출의 항목별 내역(개원의 29.8%, 병원 23.4%, 약제 18.2%, 치과의사 12.2%, 간호사 5.5%, 비전문인 3.4%, 보건 3.3%, 기타 4.2%)에 대해 신뢰할 만한 추정치를 최초로 산출했다. 9000세대의 미국 백인 가구에 대한 조사에서 위원회는 연봉 1만 달러 이상인 세대의 구성원 중 13.8%가 1년 동안 의료서비스를 전혀 받지 못한 반면, 1200달러 이하인 세대에서 비교 수치는 46.6%였다고 밝혔다. 위원회는 또한 비용이 얼마나 불균등하게 분포되어 있는지를 보여주었는데, 고액 의료비 청구서를 가진 가구의 3.5%가 미국 의료비의 3분의 1을 지불했다.[76] 의료수가위원회는 다른 조직(민간 공동개원 병원, 산업의학 프로그램, 중간 정도 수준의 병원)과 지역사회에 관해 연구함으로써, 여러 대안과 그 당시 진행 중인 실험에 대한 사례 연구를 제공했다.

의료수가위원회의 객관적 연구들은 의심할 나위 없이 감탄할 만한 것이었지만, 인식하지 못했던 편차가 있었다. 이는 의료에 대한 수요와 권력의 문제를 다룬 의료수가위원회의 두 논문에서 특히 명확하게 드러났다.

의료수가위원회는 의료에 대한 수요를 결정할 때 질병의 발생률과 적절한 치료 형태에 대한 의사의 판단을 기준으로 삼았다. 위원회는 발병률이 높을 때 발병률이 영양상태의 변화, 위생 개선, 나아진 주거환경, 작업장의 환경 변화 등에 대한 더 큰 수요를 의미할 수도 있다는 가능성을 고려하지 않고, 의료 수요가 더 커진다고 추정했다.[77] 이 위원회는 어떤 수준의 치료가 적절한지 의사에게 물어보고 의료의 수요를 결정하는 데 개별 의사의 관점을 자원 배분의 근거로 삼았다. 비록 의료 이외의 다른 조치가 질병 수준을 더 효과적이고 낮은 비용으로 낮출 수 있다고 해도 의료수가위원회는 의사만이 의료에 대한 '기술적 수준'을 경제적 분석과 무관하게 정할 수 있으며, 이러한 기준을 설정하는 것이 건강을 증진하기 위해 다른 방법을 사용했을 때 드는 비용보다 적을 것이라고 추정했다.

리Roger I. Lee와 존스 부부Lewis and Barbara Jones는 의료 수요의 결정에 대한 영향력 있는 보고서에서 "의료에 대한 진정한 수요는 경제적 개념이 아니라 의학적 개념이다."라고 밝혔다. "그것은 오직 인간의 신체적 상황과 인간을 다루는 의학과 과학의 기술적 능력에 관련해서만 정의될 수 있다. 그러므로 그것은 반드시 의식적인 수요는 아니며, 더욱이 대가를 기꺼이 지불하려는 적극적인 바람도 아니다. 일반인은 자신의 의료에 대한 수요를 정의할 수 있는 지식이 부족하며, 의료인과 보건당국의 전문적인 의견에만 의존할 수 있다."[78]

사회의 의료 수요는 의학의 문화적 권위에 의해 규정된다고 하면서, 존스 부부는 계속해서 의료 수요에 대한 기술적 정의는 건강 증진에서 "과학적 의학의 효능성"을 믿는 미국과 같은 사회에서만 타당하다고 설명했다. "예를 들어, 근대의 인도처럼 사회적 배경이 완전히 다를 경우에 의료 수요는 단지 편협한 전문가의 의견이거나 사회의 '수요'와 아무런 관련이 없다." 그러나 미국인들은 "건강을 소중히 생각하고 과학인 동시에 기예art로서의 의학을, 진보를 위한 적절한 수단으로 인식하기 때문에"[79] 미국 사회에서 의료 수요는 의사들에 의해 적절히 정의될 수 있었다.

놀랄 것도 없이 의료수가위원회의 접근방법은 여러 가지 형태의 의료서비스에 대한 수요가 굉장히 높다는 결과를 이끌어냈다. 사실 의사의 '합당한 기준'을 따른다면 아무도 충분한 의료를 제공받을 수 없을 것이라는 점을 의료수가위원회는 알게 되었다. 마지막 보고서에서는 "고소득층조차 의료를 충분히 제공받지 못했다."[80]라고 밝혔다. 사람들은 가난과 무지 때문에 꼭 받아야 하는 전문적 서비스를 받지 못했다. "사람들에게 필요한 의료의 양은 그들이 생각하는 것보다 훨씬 많고 그들이 지불할 수 있는 비용보다 훨씬 비싸다."[81]

모든 사람이 더 많은 의료를 필요로 하기 때문에 국가가 의료비 지출을 늘려야 한다는 것이 의료수가위원회의 주요 메시지 중 하나였고 일반적 원칙으로 인식되었다. 국가의 부는 앞으로 증가할 것이기 때문에 그것이 상품이 아닌, 의료를 포함한 서비스에 지출된다면 더 큰 보상을 얻게 될 것이다. 사실 의료수가위원회는 건강보험을 단지 현재의 의료비를 보조하는 수단으로 이해하기보다는 혁신주의자들이 그랬던 것처럼, 더 많은 의료비를 지불하는 방법이라고 주장해 왔다. 마지막 전문 보고서를 제출하면서 윌버는 "더 많은 돈을 의료에 써야 하며, 만약 지출이 예산화되어 정기적으로 지불된다면 — 직접 구매보다 할부로 상품을 더 많이 구매하는 것처럼 — 의료비를 미리 예산화하고 정기적이고 고정적인 비용으로 지출하는 것이 보다 실용적이다."[82]라고 썼다. 이것은 건강보험의 새롭고 확대된 기능으로서, 소득을 유지하자는 것이 아니라 의료의 이용을 확대하자는 것이었다.

하지만 의료비의 지출 증대가 그것을 관리하는 사람의 권한에 어떠한 의미를 주는지를 의료수가위원회는 파악하지 못했다. 객관적 연구로서 제출되는 다른 논문들처럼 의료수가위원회의 보고서도 이러한 권한의 문제에 대해 전혀 비판적으로 고려하지 않았다. 의료수가위원회는 방직공장 지대와 그 외 지역의 산업의료서비스에 대해 긍정적으로 평가하면서도, 그러한 복지정책이 노동자에 대한 고용주의 통제를 확고히 한다는 점은 결코 밝히지 않았다. 의료수가위원회의 마지막 보고서에서는 지역사회 의료기관의 설립을 추천하면서, 반半영구적인 병원이사회가 공개적으로 선출된 학교이사회와 비슷하든 아니든 간에, "회원들이 이해관계가 있고 유능하며 전체 목적에 이바지하고 정치적 간섭으로부터 자유로운 한" 관리적 통제 방법은 "상대적으로 유명무실"하다고 제언했다.[83] 또한 보고서의 저자들은 건강보험 대안들 간의 경쟁을 싫어했다. 비록 그 대안들이 선불제 공동진료 행위를 승인했다 하더라도 그로 인해 "의원들 간의 가격 경쟁이 늘고 의사의 기준이 위태로워지며 환자들이 불이익을 받게 될 것"[84]이라고 보고서는 지적했다. 보고서 어디에도 의사들이 독점권을 행사할지도 모르는 위험에 대해 언급한 부분은 없었다.

그러한 가정에서 볼 때, 비록 의료수가위원회의 결론이 정치적 분석의 범주에는 썩 어울리지는 않더라도 놀랄 만한 것은 아니었다. 위원회의 회원들은 — 앨퍼드 Robert Alford*의 말을 빌리면 — 단순히 '기업가적 기질을 가진 합리론자', '전문적 독점가' 또는 '평등한 건강 옹호자'는 아니었다. 위원회의 보고서에는 그러한 경향의 일부분이 나타나 있다. 위원회는 의료에 대한 강제적 장벽을 제거하고 전문가의 권한을 억제하며 관료적 모델로 의료를 합리적으로 조직화할 것을 지지했다.

35명의 회원들에 의해 승인된 의료수가위원회의 마지막 보고서는 공동개원과 공동지불 방식을 추진할 것을 요구했다. 그러나 보고서는 공동지불 방식을 받아들이면서도 강제건강보험에 대해서는 반대했다. 대다수 회원은 강제건강보험이 미국의 의료 기준에 도달하려면 정부와 고용주로부터 "유례가 없을 정도의 엄청난" 보조금을 받아야 할 것이라고 주장했다. 첫 단계로서는 임의보험이 바람직하며, 즉각 보험을 실시하면 개원 행위를 동결시킬지 모르므로 "강제보험을 시행하기 전에" 강력한 공동개원 방식을 추진하는 것이 좋다고 충고했다. 재정에 관해 모호한 설명을 하면서, 필요하다면 "주와 연방 정부의 보조를 받아서 지방 정부가 1인당 또는 일괄적 지불에 근거하여" 공동지불제의 일정액을 저소득층을 위해 기여하도록 제안했다.[85] 회원 중 8명은 임의보험이 나중에 강제보험으로의 전환을 막아 "누구보다 보호를 필요로" 하는 빈민들에게 혜택을 줄 수 없게 될 것이라고 주장하면서 반대했고, 혁신주의자인 해밀턴과 사이든스트리커는 전체 보고서에 반대했다.[86]

8명의 개원의와 가톨릭계 병원 대표들이 가장 심하게 반대했는데, 이들은 공동개원에 대한 다수파의 찬성을 '대기업의 대량생산기술'이라고 비난했다. 또한 이들은 그러한 계획이 지역사회에서 개원할 의사들에게 '의료의 계층화'를 초래할 수 있다고 주장했다. 그들은 의사들 자신의 추천 사항 — "의료에서 정부의 경쟁은 중단되어야 한다." — 이 다음의 두 가지에 근거를 두고 있다고 말했다. 의사들은 의료에서 "필수적인 요소"이며 그들의 영향력은 "존중되고 강화되어야" 한다. 그들은 강제보험뿐만 아니라 임의보험도 거부했는데 그들에 따르면 임의보험은 "강

* 역 앨퍼드에 대한 폴 스타의 상세한 비판은 3장의 94번 주석을 참조할 것.

제보험 도입을 위해 장·단기적인 교량 역할만을 했기 때문이다". 그들은 건강보험이 "의사들의 통제 아래 파멸적 경쟁이 제거되었을 때만" 도입되어야 한다고 주장했다.[87]

의료수가위원회의 보고서가 1932년 11월 공개되자 ≪미국의사협회지≫는 사설에서 소수파 의견을 지지하면서 다수파 의견을 "개혁을 선동하는 것"이라고 묘사했다.[88] 미국의사협회는 의료수가위원회의 보고서를 과격한 문건으로 취급했을 뿐만 아니라 ≪뉴욕 타임스≫는 1면 톱기사로 "사회화된 의료가 그 연구에서 추진되었다."라고 쓰고, 윌버의 말을 인용해 의학은 지역사회조직의 형태가 되고 있으며 다수파 의견의 보고서는 의사들을 그러한 경향에 적응하도록 쓰여졌다고 보도했다.[89] 정치적으로 의료수가위원회는 개혁에 대한 새로운 공감을 얻는 데 실패했다. 좌우파 모두 다양한 반대 의견을 내놓아 불협화음의 분위기가 감돌았고, 다수파 의견과 소수파 의견 사이의 차이는 좁혀지지 않았다. 다수파 의견의 보고서에 대한 미국의사협회의 극단적 반응으로 미국의사협회가 옹호했던 임의보험마저 위험해질지도 모른다는 의구심이 생겨났다. 루스벨트Franklin D. Roosevelt가 취임한 후 의료수가위원회에 대한 논쟁 때문에 새로운 행정부는 건강보험은 피해야만 할 주제라는 것을 인식하게 되었다.

뉴딜과 건강보험, 1932~1943

사회보장의 형성

대공황은 강제보험을 통과시킬 수 있는 적절한 상황을 만들어낼 것처럼 보였다. 대공황은 미국 정치에서 급진적 경향과 함께 동면 상태에 있던 사회운동을 부활시켰다. 대공황으로 인해 노동조합이 확산되었을 뿐만 아니라 사회보험을 오랫동안 반대했던 미국노동연맹은 초기의 입장을 포기했다. 또한 대공황으로 인해 민주당 정부는 그 어느 때보다도 경제적·사회적 복지행정에 많이 개입하게 되었다.

그러나 대공황으로 사회개혁의 우선순위가 바뀌었다. 혁신주의자들이 활동하던 시기에 건강보험은 사회보험 옹호자들의 안건 중에서 산재보험을 제외하고는 최우선순위에 놓여 있었다. 일반적으로 다른 서구 국가들은 산재보험이 늘어남에 따라 자연스럽게 건강보험으로 이동해 갔다. 노령연금은 세 번째를 차지했고, 실업보험이 마지막을 차지했다.[90] 그러나 미국에서는 1930년대에 수백만 명의 실업자로 인해 실업보험이 우선순위를 차지했다. 노령연금은 두 번째를 차지했는데 이는 케인스주의적인 통찰력을 지닌, 은퇴한 의사인 타운센드Francis Townsend를 추종했던 노령의 미국인들에 의한 운동의 결과였다. 그는 두 가지 상황에 처한 65세 이상의 미국인들 — 그들이 은퇴해 즉시 돈을 사용하는 경우 — 에게 매월 200달러의 연금을 지급함으로써 대공황을 치유할 수 있다고 제안했다. 비록 그것이 공상적이고 실현 가능성이 없는 제안이었을지라도 말이다. 만약 노령연금이 시행되었더라면 국가 수입의 절반을 국민의 8%에게로 이전시킬 수 있었을 것이다.[91] 타운센드 클럽은 전국으로 뻗어나갔다. 많은 연방 의회 의원들은 어쩔 수 없이 입법제정을 위해 노력할 것이라고 언약했고, 사회보장은 그들이 이행할 의도가 없었던 공약을 피해나갈 수 있는 합당한 방법처럼 보였다.

루스벨트 대통령이 집권하기 전에도 사회보장을 위한 꾸준한 운동이 진행되었다. 2개 주에서 노령연금법이 1929년에 통과되었고, 1930년에는 2개 주가, 1931년에는 5개 주가 추가되었다. 1930년에 뉴욕 주지사였던 루스벨트는 실업보험을 승인했고, 위스콘신주는 1932년 최초로 이 제도를 채택했다. 비록 노령연금과 실업보험 법안이 대통령 선거 후에 의회에서 바로 도입되었지만, 루스벨트는 이 법안들을 강력하게 지지하는 것을 거부하면서 자신의 안을 별도로 준비했다. 1934년 6월 8일 그는 이 문제를 포괄적으로 연구할 경제보장위원회Committee on Economic Security를 지명하여 이듬해 1월 의회에 보고서를 제출하겠다고 발표했다. 이 위원회는 네 명의 장관 및 보훈 담당 공무원들로 이루어졌다. 노동성Department of Labor 장관인 퍼킨스Frances Perkins가 위원장을 맡기로 했다.

비록 루스벨트는 6월 교서에서 노령연금과 실업 대책에 흥미를 가지고 있다고 지적했으나 동 위원회는 의료 및 건강보험을 그 연구에 포함시켰다. 소위원회는 해밀턴이 위원장으로 임명되었고 소위원회의 세부적 연구는 사이든스트리커가 주도했는데, 자유주의자인 두 사람은 의료수가위원회의 다수파 보고서에 반대했다.

경제보장위원회의 지배적 여론은 애초부터 건강보험의 실시는 아직 더 기다려야 한다는 것이었다. 경제보장위원회의 감독관인 위트Edwin Witte는 1936년에 건강보험 실시를 위한 어떤 조치도 의료계의 반대에 직면한다는 자신의 "원래의 믿음"을 비망록에서 밝혔다. 위원장인 퍼킨스도 이러한 견해를 가지고 있었다. 구빈행정가인 홉킨스Harry Hopkins는 "사회보험의 어떤 부분보다 건강보험에 더 흥미를 갖고 있었으나, 이러한 주제는 매우 신중하게 다루어져야 한다."라고 했다.[92]

위원들만 그렇게 생각했던 것은 아니었다. 미국사회보장협회American Association for Social Security의 설립자이자 운동의 주요 인물이었던 엡스타인Abraham Epstein은 1934년 10월에 발표된 글에서, 행정당국이 정치적인 현실감각을 지녀야 하며 건강보험에 대한 사회적 반대 때문에 특히 그것을 천천히 시행해야 할 것이라고 충고했다. 그러한 반대는 나중에 사회보장 법안에 대해 매우 비판적이었던 사람들이 제기한 것이었다.[93]

건강보험에 관한 경제보장위원회의 연구를 지도하기 위해 사이든스트리커를 임명한 것조차 의사들에게는 소란을 일으키는 원인이 되었다. 위트는 "전화 및 우편 항의가 대통령에게 쏟아졌다."라고 회고했다. ≪미국의사협회지≫는 논설에서, 루스벨트가 의회를 통해 건강보험을 추진하려 한다고 썼다. 그러나 그러한 항의는 미국의사협회, 미국내과학회American College of Physicians, 미국외과학회American College of Surgeons의 회장들을 포함한 의료에 관한 자문위원회가 첫 모임을 가진 후에 갑자기 중단되었다. 이러한 갑작스러운 중단은 일시적인 정전에 불과했지만, 미국의사협회가 어떤 형태로든 건강보험을 기꺼이 받아들일지도 모른다는 느낌을 갖게 했다. 사이든스트리커는 적어도 의사의 일부분을 설득해야 한다고 위원회에서 주장했는데, 그의 의견은 미국외과학회가 강제건강보험을 승인했던 1934년 가을에 영향력을 갖게 되었다. 그러나 다시 한번 개혁가들은 신기루를 경험했다. 11월에 열린 경제보장위원회 토론회에서 건강보험을 지지할 것이라고 기대했거나 적어도 반대하지는 않으리라 생각했던 두 명의 저명한 의사가 그 안을 거부했다. 그 시점에 위트와 퍼킨스는 건강보험에 대한 즉각적 조치는 정치적으로 현명하지 못하다는 원래의 의견을 고수했다. 11월 15일 퍼킨스 위원장은 연구에 좀 더 시간이 필요하다고 미국의사협회에 알렸는데, 이는 건강보험에 대한 어떠한 대안도 이듬해 1월에 대통령에게 제시되지 않으리라는 것을 의미했다. 그러한 연기 방침으로 미국의사협회가 이용할 수 있는 약점이 노출되었다.[94]

경제보장위원회의 회원들과 전문위원들은 의회가 곧 실업보험과 노령연금을 시작하고 건강보험이 같은 회기 내에 채택될 수 있으리라고 생각했다. 그러나 이러한 기대는 실수였음이 판명되었다. 미국의사협회는 경제보장위원회가 1월 보고서에서 건강보험의 전반적 원칙에 대해 논의한 것을 두고 거세게 항의했다. 그 원칙에는 개인 진료행위가 지속되어야 하고, 의사들은 전문 인력과 절차를 통제하며, 의사는 환자와 지불 방법뿐만 아니라 건강보험에 대한 참여 여부를 자유롭게 선택할 수 있다는 것이 포함되어 있었다. 명백하게 어떤 계획을 제시하지 않은 채 경제보장위원회는 건강보험의 목적으로서 충분한 의료서비스의 제공, 수입 상실 및 의료비에 대한 예산 책정, 의사에 대한 '타당하고 충분한 보상', 그리고 의료의 향상을 위한 새로운 유인책을 나열하기만 했다. 경제보장위원회가 기대했던 보험제도는 주 정부에 의해 관리되는 것이었고, 주 정부 건강보험에 대한 참여는 선택적일 수도 있다고 간주했다. 연방 정부의 역할은 보조금을 제공하고 건강보험을 채택한 주 정부에 대해 최저기준을 설정하는 것이었다. 개혁가들이 일반적으로 동의했듯이, 질병 시 현금급여를 분리해 실업수당과 연계되도록 했다.[95]

사회보장 법안 자체는 새로운 사회보장국Social Security Board에서 연구할 수도 있는 주제로서 건강보험에 대해 간단히 언급만 하고 있었다. 그럼에도 불구하고 경제보장위원회가 건강보험의 원칙으로 선언한 내용이 마치 입법안인 것처럼 의학 관련 잡지에 널리 실렸다. 무슨 일이 일어날지 몰라 미국의사협회는 1935년 2월 특별대의원회를 — 미국의사협회 역사에서 두 번째로 — 소집했다. 다시 한번 강제 건강보험을 비난했으며, 구빈기관에서 행해지는 의료급여에 대한 비전문가의 통제를 비난했다. 그러나 미국의사협회는 건강보험이 지방 의사회의 관리 아래 미국의사협회의 지침에 따르는 한, 의료서비스에 대한 임의보험을 받아들이기로 했는

데, 이는 온건파들에게는 작은 양보로 받아들여졌다.[96]

비록 건강보험에 대한 선호 여론이 경제보장위원회 회원들 사이에서 여전히 우세하기는 했지만, 위트는 건강보험에 대한 어떤 수정만으로도 '전체 법안의 폐기가 초래될 것'으로 확신했다. 대통령도 그렇게 판단해, 퍼킨스 위원장에게 추진 방법에 대한 결정은 대통령 자신에게 맡겨두고 건강보험에 관한 보고서를 제출하도록 통보했다. 1935년에 전달된 경제보장위원회의 보고서는 주 정부가 임의보험을 선택할 수 있지만 그것을 채택한 주의 주민들에게는 강제적으로 적용되는 법안을 지지했다. 그러나 그 주제가 얼마나 '논란의 여지'가 있는지를 인식한 퍼킨스는 보고서를 사회보장 법안이 안전하게 통과될 때까지 공개하지 말 것을 루스벨트에게 편지를 통해 충고했다. 루스벨트는 결코 보고서를 공개하지 않았다. 이러한 비밀 자체가 행정부의 신중함을 보여주었는데, 왜냐하면 위원회는 주 정부에 '적은 재정적 도움'만 줄 것을 제안했고, 사회보장국에 의한 연구가 더 진행될 때까지는 어떠한 입법 활동도 하지 않았기 때문이다.[97]

사회보장법Social Security Act에서 건강보험이 생략된 것은 그 법안의 보수적 성향 때문만은 아니었다. 그것이 누진세에 의존했고 농업노동자와 도시빈민 등 빈곤층에 대한 혜택을 포함하지 않았기 때문이다. 실업보험에 대한 기준도 미약했다. 주 정부의 노년층에 대한 연금은 '노령과 건강에 타당한 생계수단'임을 입증해야 하는 필요성 때문에 삭제되었다. 경제학자이며 나중에 상원의원이 된 더글러스Paul Douglas에 따르면, 그 이유는 연방 정부가 그러한 조항을 이용해 주 정부가 합당하다고 생각하는 것 이상의 많은 연금을 흑인에게 지불하는 것에 대해 남부의 정치지도자들이 반대했기 때문이다.[98] 사회보장법은 큰 차이로 양원에서 통과되었지만 상원 재무위원회에서는 가까스로 승인을 받았다.

건강보험을 생략한 채 통과된 사회보장법은 사회보험과 관계없는 보건 분야에서의 정부의 역할을 확대했다. 이에 따라 모자보건, 장애아동의 재활, 일반적 보건사업과 16세 이하의 고아에 대한 원조를 위해 소요 기준별로 주 정부에 기금이 배정되었다.

대공황, 의료복지, 의사

주로 연방 정부 및 주 정부가 빈민에게 지원하는 의료비가 증가한 것은 대공황 시기에 우연히 그리고 조용히 일어났다. 그것은 중산층과 빈민층을 포함하는 건강보험제도를 발전시키지 못한, 실패에 따른 드러나지 않은 결과였다. 1929년 이후 개인소득이 감소하면서 빈민들의 의료서비스 이용은 제한되었다. 1929~1933년 10개 노동계층 지역을 대상으로 한 연구에 따르면, 1인당 150달러 이하의 소득 가구 비율은 10%에서 43%로 증가했다. 1인당 수입이 1929년 429달러에서 1933년 150달러 이하로 떨어졌던 가구는 그 기간에 425달러 이상의 소득 가구에 비해 의사 방문의 횟수가 절반 정도밖에 되지 못했다.[99] 1938년 갤럽 조사에서 비용 때문에 의사 방문을 연기하는지 물었을 때 저소득층 응답자의 68%가 '그렇다'고 답했는데, 이는 고소득층의 24%와 비교된다.[100]

의료 이용 감소와 지불 능력 감소는 의사 수입이 더 낮아졌음을 의미했다. 한 연구에 따르면, 캘리포니아에서 의사의 평균 순수입은 1929년에 대략 6700달러에서 1933년에는 3600달러로 떨어졌다. 쿠즈네츠Simon Kuznets와 프리드먼Milton Friedman에 따르면, 전국적으로 1933년 개원의의 수입은 1929년과 비교했을 때 47%나 줄어들었다. 1933년 정부 조사에서 6개월 이상 체불된 진료비 청구서 비율과 같은 기간 다른 형태의 채권자로부터 받은 청구서 비율을 비교했는데, 백화점의 체불 비율은 8.9%, 채소 가게는 24.7%, 지주는 45.1%, 치과의사는 55.6%, 의사는 66.6%로 나타났다.[101] 환자들은 의사 방문을 삼갈 뿐 아니라 의사들의 청구서에 대해 제일 나중에야 지불했다.

병원도 같은 어려움에 처해 있었는데, 이용률이 떨어지면서 병상은 텅 비었고 청구서는 체불되었으며 병원기금 증대를 위한 기여금도 중단되었다.

개원의와 민간 자선단체들도 더 이상 무료서비스에 대한 수요를 충족시킬 수 없었다. 처음으로 그들은 복지 관련 부서에 구호사업에 대한 치료비를 지불해 줄 것을 요청했다. 대공황 전에는 의료가 복지기관의 부차적인 기능에 속했으나 점차 그 중요성이 강조되었다. 1930년부터 의료는 많은 지역에서 '필수적인 요구'로 인식되었다. 여러 도시와 일부 주에서는 공공비용으로 필요한 서비스를 수혜자에게 제공했다. 점차로 복지기관들은 의료비 지출을 지원하기 위해 보조적으로 지불을 했다. 연방 정부와 주 정부의 구호기금을 이용할 수 있게 되자 지역 병원과 사회기관들은 전에는 무료로 제공했던 서비스에 대한 비용을 복지기관에 청구했다. 그리하여 많은 도시들은 보상을 받게 되었고, 주 정부 또는 연방 정부에 의료비를 전가할 수 있었다. 복지단체가 의료비를 지불하는 제도는 일시적인 것처럼 보였으나 대공황이 끝난 후에도 지속되었다.[102]

그리고 연방 정부는 지역의료를 지원했다. 1935년 정부의 한 부서는 그들이 도움을 주고 있던 빈농을 중심으로 협동적인 의료비 선불제를 실시하기로 하고 보조금을 지불하기 시작했다. 이 기관은 이용 고객들이 질병에 걸렸을 때 대부금을 체납한다는 사실을 알게 되었다. 1937년 이 사업은 농업보장청Farm Security Administration: FSA으로 인계되었는데, 지역 의사회는 그들이 받는 전체 의료비 중 일부분을 받는데 동의했다. 사실 이는 정부 후원의 건강보험과 다름없었다. 정치적 토론의 대상이 전혀 되지 못했던 이 제도를 통해 사우스·노스 다코타주 인구의 4분의 1이 혜택을 받았다.[103]

미국의사협회는 이러한 새로운 양상에 당황했다. 행정부는 1934년 미국의사협회 사법위원회의 경고에 따라 그 전까지 연방 긴급구호를 통해 민간의료 부문에 일체 관여하지 않았다. 의사들이 정부 지불을 받아들이겠다는 의지를 보일 경우는 "일시적 편법으로만 고려되어야 하며 의사에 대한 압력이 완화될 때 재빨리 중단되어야 했다". 일부 주 의사회와 지방 의사회는 회원들에게 곤궁에 처한 모든 사람에게 서비스를 제공하지만 정부로부터는 보상을 받지 않을 것이라고 공표했다. 미국의사협회 사법위원회도 이에 동의했다. "대중에 대한 우리의 신념 중 하나는 지불 능력 여하를 막론하고 의료가 모든 사람에게 제공되어야 한다는 것이다. 그러한 이상을 포기하고 지불 능력이 있을 때만 의료를 제공한다는 원칙을 채택한 것은 사회화된 의료를 향한 거대한 진전이며, 이는 바로 의사들이 취할 수 있는 국가의료이기도 했다."라고 밝혔다.[104] 곤궁에 빠진 동료들에게 자립을 강조하는 사람들처럼, 미국의사협회의 부유한 의사들은 가난한 의사들에게 건강보험을 반대하도록 요구했다.

미국의사협회로서는 대공황이 엄격한 시험대가 되었다. 의사 자신들이 경제적으로 곤궁할 때 정부 개입에 대해 공동전선을 취하는 것은 쉽지 않았다. 환자 대기실이 텅 비고 청구서가 체불된 많은 의사들은 건강보험 방식을 기꺼이 받아들이고 싶었다. 미시간주에서는 강제건강보험을 찬성하는 자유주의자들이 1932년 주 의사회에서 힘을 발휘하고 있었는데, 이들은 미국의사협회로부터 보수적인 입장을 취하도록 요청받았다. 1935년 3월 캘리포니아의사협회는 투표를 통해 강제건강보험을 채택하여, 의료비가 의사나 환자 모두에게 어떤 의미가 있는지를 알고 있던 소수파 의사의 견해를 표명했다.[105] 그리고 우리가 (1권 6장에서) 이미 살펴본 바와 같이, 워싱턴주와 오리건주 — 많은 의사들이 공동개원에 대해 미국의사협회와 일치된 의견을 보이지 않았다 — 에서 지방의사협회는 대공황 시기에 건강보험을 실시함으로써 이윤 추구의 의료산업에서 탈피하려고 애썼다.[106]

건강보험은 의사서비스를 이용하도록 자극했고 환자들의 의료비 지불 능력을 도울 것으로 기대되었다. 그러나 경제 위기에 대한 미국의사협회의 반응은 의사서비스에 대한 수요를 증대시키는 것보다 의사 공급을 제한할 것을 강조했다. 1934년 미국의사협회의 차기 회장이 된 비어링Walter Bierring은 미국 의과대학의 절반을 없앨 것을 권고했다.[107] 같은 해에 미국의사협회 의학교육위원회Council on Medical Education는 의과대학이 너무 많은 학생을 선발하지 않도록 경고했으며, 그 후 신입생은 감소했다(1929년에서 1934년까지 매년 의과대학 입학자는 증가했으나 그 후 6년간은 매년 감소했다). 같은 기간에 의사면허국은 외국인 의사에게 엄격한 기준을 적용했는데, 그때는 많은 의사들이 나치의 박해를 피해 미국으로 이주해 있었을 때였다. 의사면허 시험에 실패한 외국 의사의 비율은 1930년에 5.7%였는데 10년 후에는 20.7%로 증가했다.[108]

사실 개혁가와 미국의사협회는 의사의 정치적 특권을 둘러싸고 투쟁하고 있었다. 개혁가들은 수입을 유지하는 데 건강보험이 장점으로 기능하는 측면을 의사들에게 가끔 강조했다. 그러한 호소는 성공하지 못했다. 건강보험을 지지하는 어떠한 운동도 의사들 사이에서 오래 지속되지 못했다. 미시간의사협회는 1935년에 보수적인 경향으로 돌아섰다. 미국외과학회의 설립자이며 건강보험을 위해 자신의 명성을 활용했던 마틴Franklin Martin이 사망하자, 이 학회는 강제보험에 대한 그의 승인을 취소했다. 캘리포니아의사협회가 승인했던 보험 계획은 건강보험의 자격 조건을 제한하고 의사에게 모든 통제 기능을 부여하는 것이었다. 이러한 상황 때문에 입법 승인의 기회를 잃어버렸다고 개혁가들은 반발했다.[109] 워싱턴주와 오리건주에서 의사들이 채택한 보험은 고정된 비율로 서비스를 제공했지만 비전문가의 통제에 의한 경쟁을 없앴다. 결국 건강보험을 지향하는 이러한 움직임조차 궁극적으로는 미국의사협회의 목적과 일치했다.

1930년대 중반에 미국의사협회는 적어도 공식적으로는 건강보험에 대한 입장을 조정하기 시작했다. 미국의사협회는 강제든 임의든 모든 보험 방식을 반대하는 대신에 임의보험이 수용 가능한 규정을 만들기 시작했다. 다음 장에서 자세히 살펴보겠지만, 그러한 규정은 어떤 재정적 중재자든지 의료행위에 간섭하지 말 것을 요구하는 것이었다. 미국의사협회는 병원 청구서에 한해 집단적인 병원보험을 허용했고, 임의보험이 지방 의사회에 의해 관리될 때만 허락했다. 하지만 그러한 계획을 원칙으로 받아들이면서도 미국의사협회는 이 계획이 실행되도록 노력하지는 않았다.

여러 가지 압력에도 불구하고 미국의사협회는 회원 수를 유지했고 그 위치를 확고히 했다. 1930년에서 1935년 사이에 이 협회에 속한 의사의 비율은 65.1%에서 60.8%로 떨어졌으나, 5년 후에 회원 수는 이전의 어느 때보다도 높은 66.8%로 늘어났다.[110] 앞에서 지적했다시피, 의사들을 미국의사협회로 결속시킬 수 있었던 것은 의사들이 전문적 문화를 공유했을 뿐만 아니라 직업적인 필요성이 있었기 때문이다. 지방 의사회는 전국적 조직의 회원제도가 필요했으며, 진료 과실에 대한 보호는 물론 병원의 특혜와 환자 후송에 중요한 역할을 담당했다. 미국의사협회는 민주적 단체였으나, 1920~1930년에 가르소Oliver Garceau가 미국의사협회 내부의 정치적 성향을 주의 깊게 연구한 논문에서 지적한 것처럼, 미국의사협회는 주로 도시의 전문의로 구성되는 '소수의 활동가'에 의해 지배되었다. 이 의사들이 협회의 각종 위원회를 운영했고, 대의원회의 장기 회원으로 있으면서 뜻을 같이했다. 미국의사협회 모임과 선거에서 투표는 무기명 방식이었다. 반대 의견은 회의록에 기록되지 않았고 잡지에서 한 지면을 차지할 수도 없었다. "소수의 활동가들은 의견의 차이를 지저분한 속옷과 같은 것으로 생각했고, 그러므로 지저분한 속옷을 대부분의 회원들로부터 분리해야 한다고 생각했다."라고 가르소는 썼다.[111]

이러한 활동적인 소수 회원들이 전문가 의견을 얼마나 잘 표현할 수 있는지는 불확실했다. 1938년 갤럽 조사에 따르면, 실제로 10명 중 7명의 의사가 강제건강보험을 지지했다. 그러나 조사는 임의보험에 대해서만 질문했고, 질문이 애매했으며, 조사의 의미는 불확실했다.[112] 의심할 나위 없이 지도부가 인정한 것보다 더 많은 의사들이 미국의사협회의 정책에 반대했으나, 개혁가들이 기대했던 것보다는 훨씬 적었다. 대부분의 의사들은 정치적으로 활동적이지 못했고, 재정적으로 성공한 소수의 전문의들이 의료인을 위한 정책을 수립한 것에 만족하는 듯했다.

사회주의를 표방한 미국공공의학연맹American League for Public Medicine에 속한 몇몇 의사를 제외하고 미국의사협회 정책에 조직적으로 반대했던 사람들은 1936~1937년에 스스로를 '의학진보를 위한 의사회Committee of Physicians for the Improvement of Medicine'라 칭한, 학문을 추구하는 자율적인 의사집단이었다.

1937년 가을 400명 이상의 의사가 서명한 "원칙과 제안Principles and Proposals"이라는 짧은 성명에서 의학진보를 위한 의사회는 건강이 '정부의 직접적 관심사'임을 인식하고 국민건강정책을 입안하도록 요구했다. 그들은 공공기금이 의학교육 및 연구(즉, 병원에서의 실험·진단·상담 서비스, 예방과 보건사업, '의학적 빈곤자'에 대한 의료 등)에 사용되어야 한다고 주장했다. 결코 과격하지는 않았던 이 의사회는 몇몇 회원을 제외하고는 강제건강보험을 지지하지 않았다. 이 단체의 특징은 개원의를 선호했던 미국의사협회와는 달리 교육, 연구, 공동개원, 병원을 강조했다는 점이다.[113] 1938년 이 단체의 총무이자 예일 의과대학 교수인 피터스John Peters — 그는 200편 이상의 과학논문을 발표했다 — 는 미국외과학회에서, 개원의가 "거의 완전히 의료의 부차적인 분배자의 위치로 전락했다."라고 말했다. 교육·연구 기관이 의학의 '생산서비스' 기능을 떠맡았으며, "이러한 생산적 기능을 무시하고 단지 분배적 기능만을" 고려하는 어떤 건강보험도 만족스럽지 못했다는 것이다. 피터스는 "진료를 담당하는 의사들만이 의료문제를 파악하고 있다고 떠드는 것은 하찮은 일이다. … 그들은 아무것도 기여하지 않으면서 과학적 서비스를 마음대로 이용하고 있다."라고 말했다.[114]

비록 그 시기에 정치적 영향력은 갖지 못했지만 의학진보를 위한 의사회는 1945년 이후 정부의 정책 사항이었던 의학연구 및 병원 의료에 대한 강조를 미리 암시했다. 그러나 일부 개혁가들은 학문적인 의사의 고상한 자유주의를 의사들 사이의 분열로 오인했다. 미국의사협회는 과민반응을 보였다. 의학진보를 위한 의사회의 최초의 주장이 공개되기도 전에, ≪미국의사협회지≫는 그들이 편향되고 기만적인 수단으로 서명을 받았다고 주장하면서 의학진보를 위한 의사회를 비난했다.[115] 일부 반대자들도 의학진보를 위한 의사회 지도부를 신랄히 비난했지만, 의학진보를 위한 의사회는 미국의사협회와 관계가 나쁘지도 않았고 정부가 후원하는 건강보험을 의사들이 받아들일 것이라는 예측을 퍼뜨리지도 않았다. 그러나 의학진보를 위한 의사회는 미국의사협회가 추진했던 전문가의 일치된 이미지를 깨버렸다. 그러한 점에서 의학진보를 위한 의사회는 1938년에 개혁을 위해 최대한 양보를 하도록 미국의사협회에 압력을 가했다.

두 번째 도전

비록 대통령의 완전한 지지를 받지는 못했지만 건강보험에 대한 새로운 추진이 1930년대 후반 루스벨트 행정부 내에서 시작되었다. 1935년에 차관들로 구성된, '부처 간 의료 및 복지 조정위원회Interdepartmental Committee to Coordinate Health and Welfare Activities'는 여러 기관에서 혼란스럽게 추진되어 오던 여러 가지 연방 사회사업을 검토하기 위해 설치되었다. 당시 보건청은 재무성이 관장했고, 사회보장국은 독립 기관이었으며, 모자보건을 담당하는 아동국Children's Bureau은 노동성에 소속되어 있었다. 재무성 차관 로체Josephine Roche가 위원장으로 있던 이 위원회는 처음에는 여러 사업을 조정하는 데 치중했고, 다음에는 국민의 건강에 대한 수요를 파악하는 데 관심을 돌렸다. 1937년 3월 '부처 간 의료 및 복지 조정위원회'는 '의료기술위원회Technical Committee on Medical Care'를 구성했고, 몇 달 후에 이 위원회는 국민건강사업을 입안하는 임무를 맡게 되었다. 의료기술위원회는 의료수가위원회와 경제보장위원회의 뒤를 이어 10년 만에 그러한 임무를 다룬 세 번째 단체가 된 것이다. 이전에 두 위원회에서 일했던 포크는 이러한 새로운 노력을 통해 사회보장청Social Security Administration: SSA에서 건강보험의 대변인이 되었다. 보건청에서는 세 명의 대표를 파견했으며, 위원회 의장은 아동국 부국장인 엘리엇Martha Eliot이 맡았다.

정부기관들 간에 이러한 결속력은 중요한 것으로 인식되었는데, 그 이유는 건강보험과 다른 사업 간의 우선순위에 대한 정부 관료들 사이의 내부 갈등이 건강보험의 새로운 정치적 요인이 되었기 때문이다. 위원회의 작업 초기에 엘리엇은 모두가 함께 작업하는 대신에 건강보험을 주제별로 따로 작업해야 특별기관에 영향을 미칠 수 있을 것이라고 제안했다. 그는 이것이 앞으로 다가올 시기에 보건의료 정치의 특징이 될 것이라고 보았다.[116]

의료기술위원회의 마지막 보고서는 3년 전의 경제보장위원회의 제안과 비슷했다. 초기 경제보장위원회처럼 이 보고서도 국민건강보험제도 대신에 보건사업에 주 정부에서 보조금을 지급할 것을 제안했다. 이 제안은 ① 사회보장법하의 보건과 모자보건서비스의 확대, ② 병원시설의 확충과 3년간의 운영비에 대한 연방 정부의 보조금 확대, ③ 구호 대상자와 의료비 지원을 받지 못하는 사람들에 대한 의료비 보조, ④ 세금과 보험에 의해 지원되는 일반 의료사업, ⑤ 일시적 또는 영구적 불능에 따른 임금 상실자에 대한 연방 정부의 보상 등이 포함되었다. 이러한 건의안은 전적으로 일관성이 결여되었고 — 만약 제안 ④가 완전히 해결된다면 제안 ③은 불필요했다 — 이 위원회는 제안한 내용 모두가 곧 효력을 발생하리라고 보지는 않았다. 처음 두 항목이 가장 중요한 것으로 간주되었고, 이 보고서는 다른 조치들만큼 건강보험을 완전히 지지하지는 않았다.[117]

위원장은 국민 건강에 대한 수요를 기술한 이 보고서의 일부를 공개하고 수도 워싱턴에서 국민 건강 문제에 관한 회의를 열기로 했다. 회의는 1938년 7월에 소집되었는데, 당시는 대중의 관심을 끌고자 했던 개혁가들에게 중요한 시기였다.

워싱턴에서 열린 이 회의에는 노동자, 농민, 보건 전문가 등 150명이 모였는데, 미국의사협회 사무총장인 피시바인Morris Fishbein이 말했듯이 기업계는 참여하지 않았다. 그래서 미국의사협회는 이 회의를 사전에 결정된 의제를 지지하기 위한 일종의 조직화된 노력으로 간주했다. 대의원들은 자신들에게 직접적으로 영향을 미치는 정책에 대해 많은 관심을 기울였기에 그들은 의료기술위원회의 국민 건강 수요 및 전체 정책에 대한 견해를 강하게 지지했다.

그래서 미국의사협회는 워싱턴회의에 대한 대중의 반응에 관심을 가졌고, 다음 일요일 협회 대표들은 '부처 간 의료 및 복지 조정위원회'와 만나 협상했다. 그들은 만약에 이 위원회가 강제건강보험을 포기한다면 다른 대안을 지지할 것이라고 했으나, 이 위원회는 그 제안을 거부했다.[118] 이로 인해 미국의사협회는 대의원회에 또 다른 긴급회의를 요청했는데, 그때야 처음으로 미국의사협회는 주 의사회와 지방 의사회의 승인을 얻는다면 현금급여는 물론 질병 치료 시기의 수입 상실에 대한 보장도 가능하다며 승인했다. 미국의사협회는 또한 지방 의사회가 권한을 갖는 범위 내에서 보건의 확대를 승인했고, 가난한 사람들을 치료하기 위해 연방 보조금이 필요하다고 인식했다.[119] 미국의사협회가 이렇게 새롭고도 보다 더 포용적인 입장을 취하게 된 것은 순전히 강제보험을 다른 문제로부터 분리해 이 안을 폐지하는 것에 초점을 두었기 때문이다. 미국의사협회는 새로운 입장에 대해 미국보건협회를 포함한 다른 기관들로부터 지지를 얻는 데 성공했다. 보건의 법적 범위를 놓고 상이한 의견을 갖고 있었던 미국보건협회는, 보건을 위해서 의료가 필요하다고 믿는 사람들과 보건이 우선이며 의료는 의사의 몫이라고 믿는 사람들로 분열되어 있었다.[120]

미국의사협회는 의료와 관련 없는 사건들에 대해 타협적 입장을 취하는 것이 정치적으로 불필요하다는 것을 몰랐을 수도 있었다. 사회보장국의 앨트마이어Arthur Altmeyer 국장에 따르면, 원래 워싱턴회의에 대한 루스벨트 대통령의 반응은 너무나 열광적이어서 1938년 선거에서 국민건강보험을 공약으로 제시하기를 원했다. 그 후 그는 심경의 변화를 일으켜 1940년 대통령 선거 때까지 기다리는 것이 낫다고 말했다.[121] 그러나 대통령은 양쪽 어느 시기에도 그것을 의제로 삼지 않았다.

1938년 선거에서 대부분의 보수주의자들이 이겼다.

이때부터 보수주의자인 남부의 민주당 이반파Dixiecrats와 공화당은 의회에서 연합해 사회정책에 대한 개혁을 매우 어렵게 만들었다. 거의 모든 주요한 뉴딜 법안은 1938년 이전으로 거슬러 올라간다. 이후 행정부는 의회에서 영향력을 잃고 외교 문제에 주안점을 두게 되었다. 1938년 선거 직후 루스벨트는 국민건강보험을 '신중히 연구하기'를 바란다는 전문과 함께 의회에 보냈지만, 의회는 어떤 입법 활동도 즉시 취하지 않았다.[122]

그러나 1939년 2월 유명한 자유주의자이며 행정부의 동맹자인 뉴욕의 상원의원인 와그너Robert F. Wagner는 루스벨트 보고서의 내용을 포함한 법안을 제출했다. 와그너는 자신의 제안과 미국의사협회의 최근 입장이 매우 일치한다고 강조했다. 그에 따르면 유일한 차이는 건강보험에 대한 것으로, 와그너는 건강보험이 각 주의 선택 여부에 달려 있다고 했다.[123] 그러나 초기에 양보했던 미국의사협회는 이번에는 반대했다. 결코 과격한 내용을 담고 있지 않았던 와그너의 안에 대해 상원은 소수만 반대했지만, 1939년 후반에 대통령은 병원 건립만을 지원하고 싶다고 말했다. 루스벨트가 정부의 재정 부담이나 선거에서의 승리 따위에 대해 최상의 관심을 두었는지는 명확하지 않다. 1940년 1월 루스벨트는 가난한 지역에 병원 건립 계획을 권고하는 전문을 보냈다. 그러나 이 제안도 상원에서는 통과되었지만 하원에서 부결되었다.[124]

워싱턴회의 이후로 강제건강보험 운동은 사라졌다. 미국노동입법협회의 캠페인도 뉴딜정책과 제2차 세계대전을 겪는 동안 사라지는 운명을 맞았다. 그러나 1930년대의 패배는 시기상의 문제보다 더 많은 요인이 작용했다. 루스벨트가 건강보험을 적극적으로 추진하지 않았던 것은 근본적으로 행정부의 양상과 일치했다. 뉴딜정책은 조직화된 압력에 굴복했다. 역사가인 로히텐버그William Leuchtenberg는 "루스벨트의 균형감각을 갖춘 정부에 대한 선입견은 다음과 같은 사실을 의미했다. 즉, 뉴딜정책에 허용된 특권은 특권을 요구했던 이익집단의 힘과 정확히 비례했으며, 루스벨트는 강력한 이익집단이 지지하지 않는 사업을 결코 추진하지 않았다."라고 썼다.[125]

사회보장법이 통과될 때 타운센드 운동과 실업자의 폭등으로 인해 노령연금과 실업보험이 우선적으로 실시되었다. 건강보험을 지지하는 압력단체는 존재하지 않았으나, 건강보험에 반대하는 압력은 훨씬 컸다.

뉴딜정책에서 건강보험이 빠져버린 이유에 관해 연구한 한 문서에 따르면, 그것은 미국인들이 전통적인 개인주의를 포기할 준비가 안 되어 있었고, 건강보험이 구현하고 있는 자유에 대한 새로운 개념을 수용할 준비도 안 되어 있었기 때문이다.[126] 이러한 해석에는 두 가지 큰 문제가 있다. 첫째는 미국인들의 개인주의적 가치관이 모든 사회보험에 장애가 되었는가 하는 점이다. 미국은 뉴딜정책 말기에 산재보상은 물론 강제실업보험과 노령연금까지 채택했다. 건강보험은 예외였으나, 그렇다고 다른 정책과 비교해 볼 때 건강보험이 개인주의와 결별할 것을 더 많이 요구하지도 않았다.

두 번째 문제는 사실이다. 여론조사에 따르면 미국인들은 대공황과 그 이후에 질병 비용에 대한 개인의 책임을 포기했다. 1936년 이후의 전국 여론조사는 건강보험에 대한 일련의 질문을 던졌는데 복잡하지만 일관된 결과를 보여주었다.[127]

미국인들이 지불하는 의료비를 정부가 지원할 의무가 있는지를 물었을 때 — 이는 미국인들의 자립정신에 대한 직접적인 검사였다 — 미국인들의 대답은 압도적으로 긍정적이었다. 1936년, 1937년, 1938년, 1942년 조사에서 4명당 3명꼴로 찬성했다. 1943년에 시작된 여론조사에 따르면, 사회보장제도가 미국인들의 의사 진료에 대해 지불하는 것이 '좋은 생각'인지를 물었을 때, 1943년에는 58%, 1944년과 1945년에는 68%가 찬성했다.

그러나 건강보험을 위해 사회보장세를 더 부담해야 한다는 점을 언급하는 방식으로 조사했을 때, 건강보험에 대한 지지도는 1943년 44%, 1945년 51%로 떨어졌다. 또한 여론조사에서는 응답자들에게 '정부가 관장하며 전 국민이 참여하는 건강보험'과 '의료전문가가 관장하며 관심 있는 사람만 참여하는 건강보험' 중 무엇을 선호하는지 물었다. 정부정책일 경우에 세금을 더 부담해야 한다는 점을 언급한 여론조사에서는 1944년과 1945년에 응답자들이 근소한 차이로 민간보험을 선호한 반면에, 세금 문제를 언급하지 않은 조사에서는 대다수가 국민건강보험을 지지했다. 마지막으로, 진료청구서에 대해 더욱 쉽게 지불하기 위해 '할 수 있는 일'과 '해야만 하는 일'이 무엇인지를 묻는 여론조사에서는 약 13%만이 정부가 주도하는 국민건강보험을 선호했다.

이처럼 조사 결과가 달랐기 때문에 국민건강보험 지지자와 반대자는 서로 자신이 다수 의견이라고 주장했다. 그래서 1945년 한 여론조사기관은 국민이 무엇을 생각하는지를 정확히 파악하기 위해 세 가지 질문을 차례로 했다. 첫째, 미래에 필요할지도 모르는 의료비를 사회보장을 통해 지불하는 것이 좋다고 생각하는지, 둘째, 의사 진료와 병원 진료에 대한 선불제가 고용주를 통해 보험회사에 의해 전국적으로 운영되는 것이 올바르다고 생각하는지, 셋째, 이들 가운데 어느 계획에 문제가 더 많을지, 다시 말해서 어느 것이 더 나은지를 물었다. 그 결과가 발표되었는데, 68%는 사회보장제도를 확대하는 것이 좋은 의견이라고 했고, 70%는 민간보험을 찬성했다. 세 번째 질문에 대해서는 35%가 사회보장제도를, 31%가 민간보험을 지지했고, 17%는 어느 쪽이든 괜찮다고 대답했다. 그리고 나머지 17%는 '제한된' 대답을 하거나 의견을 제시하지 않았다.

이 조사는 국민 대부분이 국민건강보험을 찬성한 반면, 인구의 약 3분의 1 정도는 민간보험을 선호한다는 것을 보여준다. 대중은 국민건강보험에 대해 찬성은 했으나 열렬하게 선호하지는 않았다. 그러나 민간보험에 대해서는 어떠한 명백한 지지도 없었고, 따라서 여론을 통해서는 갈등의 결과를 단순하게 설명할 수 없었다.

1943년 루스벨트는 상원의 주요 위원회의 위원장들에게 건강보험에 대해 말하면서, "우리는 주 의사협회의 견해를 거스를 수 없다. 우리는 그렇게 할 수 없다."라고 말했다.[128] 대통령이 미국의사협회에 성공적으로 도전할 수 있었는지 없었는지에 대해서는 대답하기 어렵다. 그러한 결정에 밀접히 관련되었던 앨트마이어는 대통령의 판단이 1935년에는 옳았으나 1938년에는 틀렸다고 믿었다. 그는 나중에 "만약 대통령이 와그너 법안을 열렬히 지지했다면" 행정부는 워싱턴회의 이후 호의적인 의회 활동을 이끌어낼 수 있었으리라고 썼다.[129] 당시 건강보험에 장애가 된 것은 구조적인 문제라기보다는 정치적인 문제였다. 즉, 혁신주의자들이 활동하던 시기에 개혁을 저지했던 엄청난 반대와 같은 문제라기보다는 일종의 정치적 판단의 문제였다. 그러나 때늦은 지혜는 별 볼일 없었고, 개혁가들은 과거에서 환상을 보았는지도 모른다.

상징적 정치, 1943~1950

사회화된 의료와 냉전

뉴딜정책으로 인해 건강보험은 국가정치에서 가장자리를 맴돌았다. 건강보험은 사회보장에서 빠졌고, 대통령의 지지도 없었으며, 많은 개혁가들조차 이를 다른 정책에 포함시켜 버렸다. 1940년대에 건강보험은 마침내 국가정치의 중심에 섰고 미국 대통령의 아낌없는 지지를 받았다. 그러나 반대자 또한 새로운 세력을 얻었다. 바야흐로 강제건강보험은 냉전에 휩쓸리게 되었고, 반대자들은 공산주의 영향에 대한 대대적인 반대 운동을 펼쳐 '사회화된 의료'를 상징적 의제로 만들 수 있었다.

1940년대에 건강 관련 법안은 국가적 의제에 포함되었다. 1939년 와그너 법안만큼이나 늦게 개혁가들은 여전히 건강보험을 주 정부가 선택할 수 있는 하나의 안이라고 보았다. 그러나 1940년대 초에 연방 대법원이 국민건강보험을 인정할 것이 명백했으므로, 개혁가들은 주들이 반대할 수 있는 가능성에 대해 신경을 쓰지 않았다. 그들은 건강보험이 마침내 사회보장제도의 일부분으로 운영되도록 제안했다. 개혁가들은 보험 혜택의 범위에 대한 거의 모든 제한을 없앴다. 국민건강보험은 보편적이고 포괄적이어야 했다. 이러한 원칙들은 1943년에 와그너 상원의원, 몬태나주의 머레이James Murray 상원의원, 미시간주의 딩겔John Dingell 하원의원에 의해 처음으로 하나의 법안으로 통합되었다.[130] 와그너-머레이-딩겔 안Wagner-Murray-Dingell bill은 사회보장에서의 또 다른 변화를 요구했는데, 그 요구란 당시 영국에서 논의되고 있던 베버리지의 '요람에서 무덤까지'에 필적할 만한 사회보험제도를 뜻했다.

개혁의 새 세대는 조직적 지도력에서 큰 변화를 보여주었다. 미국노동입법협회를 이끌었던 앤드루스와 미국사회보장협회를 설립했던 엡스타인이 사망하자, 건강보험에 관심을 가졌던 두 주요 조직은 사라졌다. 노동자, 혁신주의적 농민과 자유주의적 의사들의 대표자들이 1944년 2월에 와그너의 사무실에 모여 사회보장헌장위원회Social Security Charter Committee라는 새 단체를 결성했다. 2년 후에 데이비스의 지도 아래 이 단체는 국민건강위원회Committee for the Nation's Health로 바뀌었다.[131]

루스벨트는 임기 말년에 전쟁이 끝나는 즉시 건강보험을 추진할 것이라고 공표했다. 1944년에 그는 적정 의료에 대한 권리를 포함한 '경제권리장전economic bill of rights'을 승인해 줄 것을 의회에 요청했다. 트루먼Harry Truman은 대통령이 된 직후 이런 요청을 거듭 촉구했고, 전쟁 직후 3개월이 지난 1945년 11월에 적정 의료에 대한 권리를 보장하고 질병으로 인한 '경제적 공포'로부터 국민을 보호하기 위해 통과시켜 달라고 요구했다.[132]

트루먼의 안은 1938년의 국민건강보험과 매우 비슷했으나 강조점에 차이가 있었다. 대통령은 건강보험을 강력히 지지했고 의료제도에 대한 지출 증대를 좀 더 솔직히 지지했다. 1938년 정책의 순서를 바꾸어 트루먼은 처음에는 병원의 확장을, 두 번째로 보건과 모자보건서비스의 지원 확대를 요구했다. 트루먼 정책의 세 번째 사항인 의학 연구 및 교육에 대한 연방 정부의 보조는 1938년도 제안에는 포함되지 않았다. 가장 중요한 것으로는, 1938년 정책에는 빈민들을 위한 의료가 별도로 포함되어 있었던 반면에, 트루먼은 사회의 모든 계층, 즉 전문가, 농업노동자와 사회보장의 혜택을 받지 않는 사람들까지도 포함하는 단일 건강보험제도를 제안했다는 점이다. 공공기관은 지불 능력이 없는 빈민들의 보험료를 지불해야 했다. 대통령은 의료서비스 확대로 더 많은 비용이 든다는 것을 쉽게 납득했다. 의료서비스는 "국가 수입의 약 4%만을 차지한다."라고 트루먼은 말했다. "우리는 건강을 위해 더 많이 지출할 수 있다."[133]

트루먼은 자신의 제안이 '사회화된 의료'는 아니라고 강조했다. 그러나 그는 "내 제안이 실현된다면 우리 국민은 계속해서 지금처럼 의료서비스와 병원서비스의 혜택을 받을 것이다."라고 말했다.[134] 사회보장위원회의 위원장으로서 앨트마이어는 의사와 병원이 "그들이 원하는 보상 방법"을 선택할 수 있으며, 의사는 전보다 높은 평균수입을 기대해도 좋다고 말했다.[135]

트루먼의 제안은 여러 면에서 확대된 내용을 담고 있었다. 그것은 국가의 의료자원을 증대시키고 의료 이용의 재정적 장벽을 낮춤으로써 의료에 대한 접근을 확대했고, 의사에게 더 높은 수입을 약속했으며, 어떠한 조직적 개혁도 시도하지 않았다. 임의병원보험이 중산층에게서 급격히 퍼져나가고 있었으므로, 트루먼의 제안이 지닌 포괄적이고 보편적인 성격은 이 제안의 주요한 특징이었다. 노동계급만을 위한 정책을 제안하고 의료조직의 경제성과 더욱 높은 사회적 효율성을 추구했던 혁신주의자들과는 달리, 뉴딜 이후 자유주의자들은 분배 문제에서는 더욱 평등주의적이고 조직 문제에서는 덜 급진적이었다.

의사들은 트루먼 정책이 의사들을 통제할 것으로 보였기 때문에 이 제안을 지지하지 않았다. 대통령의 교서 직후, 1938년에 결성되어 주로 제약산업으로부터 기부금을 받아온 전문 로비단체인 전국의사위원회National Physicians Committee는 긴급고시를 보내 의사들에게 이 정책에 저항하라고 요구했다. 미국의사협회는 사설에서 트루먼식 건강보험안의 대안으로서 임의보험 확대와 빈민들에 대한 공공서비스 확대를 제안했다.[136]

트루먼 정책에 대한 대중의 반응은 처음에는 호의적이었다. 1945년 11월에 시행된 전국 여론조사에서 이 정책을 알았던 사람들 중 58%가 찬성했다.[137] 그러나 캘리포니아와 뉴욕의 여론조사에서 강제건강보험에 대한 대중의 지지는 몇 가지 문제점을 드러냈다. 1943년 캘리포니아의사협회에서 시행한 조사에서 '정부 주도의 사회화된 건강보험'에 대해 50% 대 34%로 찬성이 많았지만, 임의보험과 비교했을 때 국민건강보험에 대한 지지도는 약 4분의 1 정도로 떨어졌다.[138] 1946년 뉴욕에서 실시된 또 다른 조사에서는 자유주의자들이 옹호하는 포괄적인 정책은 좀 더 온건한 정책보다 지지도가 떨어졌다.*

* 뉴욕주는 4개의 다른 대안들에 대한 대중의 반응을 조사했는데, 각각의 안에는 매월 부담해야 하는 추정된 비용이 포함되었다. 어린이에 대한 모든 서비스와 다른 사람들에 대한 실험실 검사와

건강보험 지지자와 대중 사이의 이러한 의견의 차이는 비록 겉으로 드러나지 않았지만 심각한 정치적 문제를 제기했다. 대중은 정책 지지자들이 가장 원하는 것에 대해 찬성하기를 가장 꺼렸다. 마침내 모든 조사에서 강제보험에 대한 지지는 사회계급과 반비례한다고 결론지었다. 미국의사협회는 지역사회조직, 여론매체, 대기업을 운영하는 사람들과 연합했다.[140]

대중의 여론을 바꾸어보려는 의사들의 투쟁이 캘리포니아에서 시작되었다. 거기서 공화당 주지사 워런Earl Warren은 캘리포니아의사협회가 10년 전에 지지했던 것과 똑같은 건강보험안을 제안했다. 의사들은 이 제안을 물리치기 위해 홍보회사로 휘터커 & 벡스터Whitaker & Baxter를 택했다. "당신은 아무 준비도 하지 않은 채 상대편을 이길 수 없다."라고 설명하면서 이 회사는 의사들에게 임의보험에 대한 지지를 널리 알리도록 했다. 이 홍보회사는 그다음으로 민간단체와 기업으로부터 지지를 얻어냈고, 의사와 그 후원자들이 공무원과 지역사회의 단체장을 방문하도록 했다. 이 캠페인을 벌이는 동안 캘리포니아주 정부 앞으로 배달된 워런 계획에 반대하는 서류는 100개에서 432개로 늘어났다. 캘리포니아의사협회장은 ≪미국의사협회지≫ 기사에서 신문 발행인들이 처음에는 의사들이 광고를 하지 않았으므로 비우호적이었다고 설명했다. 그는 이 협회가 연간 10만 달러에 달하는 광고를 시작했다고 말하면서, "우리는 이제 이 문제에 대한 대답을 가지고 있다."라고 말했다. "우리는 편집인들의 반응을 알게 되었고 공개적으로 우리가 캠페인을 시작했을 때 우리가 기대한 것 이상의 반응이 있었다."[141] 결국 워런 계획은 거부되었다.

의회의 트루먼 정책에 대한 반응은 복합적인 양상을 띠었다. 하원에서 이 정책

방문 간호서비스를 포괄하는 첫째 대안은 뉴욕주의 투표에서 64%의 지지(반대 25%)를 받았다. 모든 주민에 대한 병원비용을 부담하는 두 번째 대안은 55%의 지지(반대 31%)를 받았다. 처음의 두 대안에 제시된 서비스와 모든 외과 및 모자보건서비스를 포괄하는 세 번째 대안은 47%의 지지(반대 37%)를 받았다. 그러나 처음의 세 대안에 제시된 서비스와 의사의 청구서를 포함하는 가장 포괄적인 보험안인 마지막 대안의 경우에는 38%의 지지(반대 47%)를 받았다. 하지만 이 조사의 응답자들은 네 번째 대안을 가장 선호했다.[139]

을 다루었던 위원장은 공청회 개최조차 거부할 정도로 반노동조합주의자이며 보수주의자였다. 상원에서 이루어진 공청회는 지지를 받기보다는 오히려 더 큰 논쟁거리를 만들어버렸다. 첫날 개회사에서 상원위원장 머레이는 트루먼 정책을 사회주의적이거나 공산주의적인 것으로 묘사하지 말아달라고 요청했다. 그러나 오하이오 출신 공화당 상원의원 태프트Robert Taft는 "나는 그것이 사회주의라고 생각합니다. 내가 생각하기에 그것은 그동안 의회에서 했던 그 어떤 것보다도 사회주의적인 입법 조치입니다."라고 말했고, 강제건강보험은 완전고용법처럼 소련의 헌법에서만 정당화될 수 있다고 주장했다. 머레이가 태프트의 발언을 중단시키자, 태프트는 공화당원들에게 이 공청회를 거부해야 한다고 외치면서 퇴장했다.[142]

미국의사협회만큼 강력하지는 않았지만, 대부분의 보건의료 관계자들은 트루먼의 정책에 반대했다. 미국병원협회는 개인보험을 위한 정부의 보조에 찬성했다. 이 밖에 임의보험을 지지한 단체로는 미국변호사협회American Bar Association, 상공회의소Chamber of Commerce, 미국의 언론기관은 물론 전국농민공제조합들이 있었다.

연방 정부기관들조차 대통령의 제안에 대해 전폭적인 지지를 보내지 않았다. 아동국은 전쟁 기간에 시작된 군인 가족에 대한 보험사업을 확대하는 데 관심이 있었다. 아동국은 더욱 논쟁이 되고 있는 국민건강보험법안과 관련해 이 사업의 장래가 위태로워질까 봐 우려했다. 보훈처Veterans Administration의 의료 담당자는 트루먼 제안에 반대했고, 보건청장은 '단연코 냉담'했다.[143]

1946년 트루먼은 이따금씩 자신의 제안을 공론화했다. 그는 그해 봄에 자신의 안이 통과되기를 희망했지만, 그 기회는 주어지지 않았다. 8월에 대통령은 '병원 조사 및 설립법Hospital Survey and Construction Act'을 제정했는데, 그것으로 트루먼 정책의 첫 번째 안이 시행된 셈이었다. 그러나 이것은 미국의사협회가 승인함으로써 이루어진 것이었다. 하지만 미국의사협회가 나머지 법안도 승인할 것이라는 의미는 아니었다.*

* 병원 건립 정책에 관해서는 2권 3장을 볼 것.

비록 트루먼 정책의 지지자들은 차기 선거 후에 다시 상정할 것이라고 말했지만, 1946년 공화당이 의회를 장악하자 공화당은 국민건강보험을 입안하는 데 전혀 관심을 보이지 않았다. 이제 머레이의 후임으로 '노동과 공공복지위원회' 위원장이 된 상원의원 태프트는 국민 건강에 대한 자기 나름의 계획을 갖고 있었다. 연방 정부가 빈민들을 위해 재정을 지원하고 주 정부가 관리하는 복지의료제도가 바로 그것이었다. 자유주의자들은 그 정책이 빈민들을 다른 미국인들과 분리하고 그들로 하여금 치욕스럽게 재산세 조사를 받게 함으로써 빈민들이 건강보험제도에서 누리게 될 서비스에 대한 권리를 부여하기보다는 자선을 제공한다며 반대했다. 태프트는 자신의 계획이 대부분의 미국인들로 하여금 다른 상품에 지불하는 만큼 의료비를 지불하게 할 것이라고 응수했다. 그는 빈민들만이 "강제적인" 의료에 포함되어야 하며, "그들은 주 정부가 시키는 대로 해야 한다."라고 주장했다.[144] 그러나 태프트는 자신의 안을 통과시키기 위해 전혀 노력하지 않았는데, 대통령 입후보를 하기 위해 미국의사협회의 지지를 얻으려는 의도로 법안을 제안했을지도 모른다.

공화당원들은 국민건강보험이 더욱 광범위한 사회주의 계획의 일부분이라고 비난했다. 1947년 5월 상원의원 퍼거슨Homer Ferguson은 행정부가 "전국적으로 사회화된 의료사업을 위해" 수백만 달러를 불법적으로 지출했다고 비난했다. 건강보험에 대한 정부의 홍보 활동을 조사한 하원 소위원회는 "연방 정부 내에 공산주의자로 알려진 사람들과 동료들이 모스크바의 격려를 받으며 연방기금을 주무르며 열심히 일하고 있다."라고 결론지었다. 비난의 화살은 뉴질랜드의 사회화된 의료에 대해 긍정적으로 기술한, 포크의 한 직원에게 쏟아졌다. 연방보안청장은 즉각 의심스러운 그의 여행을 중지시키고 FBI의 조사를 받도록 했다. 조사에서 그는 공산당과의 관계에 대한 혐의를 벗었다.[145]

공화당이 건강보험을 정치적 목적을 위한 상징적 이슈로 사용했다면, 트루먼도 마찬가지였다. 대통령과 측근들은 1948년 선거가 다가왔을 때 국민보험 법안에 대해 좀 더 관심을 기울였다. 연방보안청장인 어윙Oscar Ewing은 건강 문제와 관련한 국민의 수요 정도를 알아보기 위해 회의를 열었다. 비록 국민건강의회National

Health Assembly가 임의보험을 승인하기는 했지만, 어윙은 대통령에게 마지막 보고서를 제출해 자신의 원래 안을 재확인했다.[146] 선거유세에서 트루먼은 국민건강보험을 언급하면서, '무사안일한' 공화당 중심의 의회가 자유주의적인 정책을 보장하려는 최선의 노력을 방해하는 사례로 들었다. 유권자들의 표가 좌파혁신주의 후보인 월리스Henry Wallace에게 가지 않게 하고자 트루먼은 민주당이 재집권한다면 국민건강보험을 실시하겠다고 몇 번이나 공약을 반복했다.

트루먼이 압도적으로 승리하자, 미국의사협회는 대결전의 시기가 왔다고 생각했다. 미국의사협회는 건강보험에 저항하기 위해 추가로 회원들로부터 25달러씩을 모금했으며, 휘터커 & 벡스터 회사를 고용해 1949년에는 150만 달러의 비용을 들여 홍보 캠페인을 벌였다. 이는 당시 미국 역사에서 가장 비싼 로비 활동비였다. 캘리포니아에서 휘터커 & 벡스터 회사는 자립주의가 미국적인 방법임을 강조하고 민간단체들(그들의 계산에 따르면 1829개)이 미국의사협회의 입장을 지지하도록 설득하기 위해 유인물, 언론매체, 대중연설가를 활용하는 동시에 개인 접촉을 시도했다. 유인물에는 "사회화된 의료가 미국 생활의 다른 면도 사회화로 이끌 것인가?"라고 묻고 다음과 같이 대답했다. "레닌은 그렇게 생각했다. 그는 '사회화된 의료는 사회주의 국가를 건설하는 데 초석이 된다'고 선언했다."[147] (의회도서관은 레닌의 저서에서 이러한 인용구를 찾을 수 없었다.) 캠페인은 건강보험을 사회주의와 연관시키는 데 큰 성공을 거뒀고, 행정부가 그렇지 않다고 주장했음에도 불구하고 트루먼 정책을 지지했던 사람들조차 그것을 '사회화된 의료'라고 인식하게 되었다. 여론조사에서 트루먼 정책에 대해 알았던 사람들 중에서 지지율은 1949년에 58%에서 36%로 떨어졌다. 트루먼 정책을 알고 있던 사람 중 4분의 3이 미국의사협회의 반대 입장을 알고 있었다는 것이다.[148] 1940년대 후반 반공산주의적인 국민감정이 고양되면서 국민건강보험 실시는 불가능해 보였다.

그렇지만 타협을 통해 반대를 누그러뜨릴 여지는 여전히 남아 있었다. 1947년 11월에 금융업자인 바루치Bernard Baruch는 미국의 고소득층에게는 정부가 주도하는 임의보험을, 저소득층에게는 사회보장하에서의 강제보험을 추천했다. 이는 많은 서구 국가들과 비슷하고 혁신주의 시기의 원래 제안과 유사한 것이었다. 바루치의 안에 대한 기업의 지원 여부와 남부지역 일부 민주당원의 승인 여부로 인해, 데이비스는 그 안에 대해 좀 더 신중해야 한다고 주장했다. 미국노동연맹은 필요하다면 농민들은 물론 연간 5000달러 이상의 소득이 있는 가구들을 기꺼이 제외시킬 수 있었다. 그러나 이 타협안은 시민권을 둘러싸고 남부 민주당원과 트루먼 간의 불화가 깊어지면서 사라졌다.[149]

두 번째 타협안은 지방 정부가 관리하고, 연방 정부가 보조하며, 가입자의 수입에 따라 보험료가 부과되는 비영리 민간제도로 운영하는 방안이었다. 뉴욕주 상원의원 야비츠Jacob Javits와 캘리포니아주 하원의원 닉슨Richard Nixon을 비롯한 몇몇 공화당 의원들이 이 안을 지지했다. 공화당의 다른 제안들과는 달리 이 안은 아무런 가계소득조사도 포함하지 않았다. 훗날 앨트마이어는 민주당이 이러한 타협안을 제시하지 않았다는 점이 큰 실수였다고 적었다.[150] 하원의원 힐Lister Hill과 상원의원 에이컨George Aiken이 제안했던, 빈민들이 개인보험을 구매하는 데 재정지원을 하자는 또 다른 제안은 상당한 지지를 얻었으나, 미국의사협회와 자유주의자 모두 이에 관심을 두지 않았다.

건강보험의 교착상태는 전후 다른 영역에서 이루어진 사회보장의 확대와 대조를 이룬다. 1950년 통과된 수정안은 노년층 이하와 1000만 명의 미국인을 추가로 포함해 생활보호대상자의 범위를 확대했고, 지불 보상을 평균 80%로 올렸다. 그러나 미국의사협회와 상공회의소는 65세 이전에 완전히 불구가 된 사람들을 보험에 포함시키는 것에 대해서는 여전히 반대했다. 미국의사협회는 장애보험을 "의료의 전체적인 국유화와 의술의 사회화를 향한 또 다른 단계"라고 비난했다.[151] 1950년 수정안은 모호한 조항을 넣어 복지 수혜자가 의료서비스를 받을 수 있도록, 주 정부가 의사와 병원에 소요 자금을 제공하게 했다. '매각자 지불제vendor payments'로 불렸던 이 지불 방법은 대공황 이래 조용히 성장하고 있던 의료복지에 대한 연방 보조금을 증가시켰다.

장애보험에 대한 조항이 포함되지 않았던 이 수정안이 통과되면서 1935년 이래 정부 개입의 방식은 확실해졌다. 미국은 전 국민을 위한 단일 건강보험제도 대신에 능력이 있는 사람들은 민간보험을, 빈민들은 공공복지서비스로 이루어진 제도를 갖게 되었다. 1950년에 트루먼 행정부가 한국(역 한국전쟁)으로 관심을 돌리면서 국민건강보험을 통과시키려는 진지한 노력은 사라졌다. 또 다른 패배로 실망한 건강보험 지지자들은 좀 더 적절한 정책인 노령인구에 대한 병원보험으로 눈을 돌렸다.

국민건강보험 운동이 지지부진해지자 이를 지지하던 연합단체들도 붕괴되기 시작했다. 상당한 액수를 기부했던 래스커 부부Albert and Mary Lasker가 주도한 국민건강위원회 내의 한 집단은 위원회의 관심을 건강보험 대신에 의학 교육 및 연구를 위한 연방 보조로 돌리자고 주장했다. 데이비스는 이러한 변화에 반대했고, 조직화된 노동자들이 데이비스를 지지하자 래스커 부부와 로즌월드가Rosenwalds Family는 재정 지원을 중단했다. 비록 민주당과 조직노동자들이 몇 년 동안 부족한 부분을 메웠지만, 1956년에 이 위원회는 마침내 사업을 중단했다. 그럼으로써 개혁을 시도하던 다른 노력들도 끝나버렸다.

국민건강보험, 세 번이나 거부되다

왜 개혁은 또다시 실패했을까?

냉전기에 국민건강보험이 파묻혀 버린 것은 그것을 상징적인 관점에서 다루어 왔던 오랜 과정의 절정에 불과했다. 미국은 종종 유럽에 비해 덜 이데올로기적인 사회로 묘사되면서, 이데올로기적인 정치보다는 이익집단에 의한 정치가 더 강조된다. 건강보험에 대한 미국의사협회의 투쟁은 이익집단에 의한 정치적 영향력의 주된 사례로 종종 인용된다. 그러나 지금까지 미국에서 일어났던 건강보험에 대한 논쟁을 살펴봤을 때 그 갈등은 이데올로기적이었다. 또한 유럽보다 더 격심하게 건강보험에 반대했던 이익집단들은 이 문제를 이데올로기적 관점에서 비판하는 것이 유용하다는 점을 반복해서 깨달았다. 그들은 건강보험 지지자들을 독일 국가주의와 소련 공산주의의 일차적 대리인이라고 비난하면서, 개혁가들이 상당히 불쾌하게 여겼던 어떤 의미를 건강보험에 대해 부여하려고 했다. 갈등을 완화하려던 개혁가의 노력은 소용이 없었다. 국민건강보험을 사회의 '건강에 대한 수요'를 충족시키는 기술적 문제로 제시하려던 개혁가들의 시도 또한 이데올로기적 편향을 드러냈다.

논쟁의 양측은 자신들의 주장을 깊이 뿌리박힌 미국적 신념(반대자들에게는 자유, 지지자들에게는 효율성과 공정함)의 일면과 연결함으로써 상대방을 제압하려고 했다. 반대자들의 견해는 지지자들보다 더 깊게 미국 문화에 뿌리박고 있었다고 해서 반대자들이 승리하지 못한 것은 아니다. 양측은 자신들의 주장을 지지할 만한 미국의 가치관을 최대한 이용해 그럴듯한 논거를 폈다. 따라서 가치관 자체는 결과에 대해 설명하지 못한다.

앞에서 지적했듯이, 대중의 여론은 매우 조작하기 쉬웠다. 그들은 전반적으로 건강보험을 선호했으나, 건강보험의 방식에 대해서는 확실한 입장을 드러내지 않았다. 반대자들은 이러한 불확실성을 이용해 개혁가들이 애초에 대중의 지지를 얻었던 유리한 점들을 제거할 수 있었다. 고도로 조직화된 다른 압력단체들처럼, 반대자들은 어떤 조치라도 자신의 이익에 반하지 않도록 하기 위해 정치적 영향력을 발휘할 수 있었다.

갈등을 겪었던 양측 사이에는 자원의 커다란 불균형이 존재했다. 그 자원은 일부분은 물질적이고, 다른 일부분은 사회적이었으며, 또 다른 일부분은 상징적이었다. 이러한 불균형은 상승효과를 불러왔다. 즉, 반대편이 사회적 지지 기반에서 얻은 우세는 물질적 이익과 영향력으로 전환될 수 있었다.

물질적 자원의 차이는 상당했다. 개혁가들은 적은 예산 때문에 전전긍긍했지만, 반대자들은 부유했다. 국민건강위원회의 연간 예산은 5만 달러였는데, 1950년에는 3만 6000달러를 지출했다. 같은 해 미국의사협회는 국민건강보험에 반대하는 '전 국민 교육캠페인'에 100만 달러를 썼다. 1950년 10월의 2주 동안에는 — 국회의원 선거 바로 전인데도 — 100만 달러 이상이 지출되었다. 그 기간에 미국의사협회는 기업인들에게 강제건강보험을 거부하는 광고에 후원할 수 있는 기회를 주었다. 기업들은 이 특권을 위해 200만 달러를 지불했다. 포엔Monty Poen이 지적했듯이 2주 동안 "미국에서 진짜 모든 주간지와 일간지(합해서 1만 33개)들이 자유기업의 적들을 비난하는 사업주나 미국의사협회로부터 광고를 받았으며, 한편 1600개의 라디오방송국은 5단 14인치 크기의 광고방송을 했고 35개의 잡지들도 유사한 광고를 했다."[152]

그러나 이러한 물질적 우세는 기업이 미국의사협회 캠페인에 참여한 데서 볼 수 있듯이, 그 자체가 반대편 세력이 가진 광범위한 사회적 토대를 반영할 뿐이었다. 혁신주의 시기에 전국시민연맹과 보험회사를 시작으로 그 사회에서 가장 강력한 경제적 이익집단들은 건강보험을 반대했다. 많은 고용주들은 사실상 최저임금의 증가 요인이 되는 건강보험이라는 추가 비용을 원하지 않았고, 반면 다른 사람들은 건강수당을 스스로 제공함으로써 이익을 얻을 수 있었다. 그리고 더 일반적으로 그들은 똑같이 사회주의에 반대했다. 미국의사협회는 민간의료시장으로부터 이익을 얻을 수 있는 기업들과 동맹을 맺어 이윤을 얻었다. 미국의사협회는 건강보험 반대를 위해 싸우는 데 이 협회지의 광고비뿐만 아니라 제약회사로부터 많은 기부금을 받았다. 의사들은 자신들이 약품 판매에서 차지하는 전략적 위치 때문에 부분적으로 이러한 지지를 받았는데, 이러한 기능을 활용해 정치적 소요 시에 자금을 모을 수 있었다. 또한 의사들은 의료행위가 만들어내는 정교한 사회적 접촉망을 구성할 수 있었다. 연방 의회 의원과 주 의원, 신문 편집인 및 지역사회 지도자들은 자신들의 주치의가 자주 방문해서 건강보험에 관해 이야기하는 것을 들었다. 많은 의사들의 진료실은 정치적 투쟁을 위한 전초기지가 되었는데, 거기서 '사회화된 의료'에 반대하는 문헌과 만화, 그 밖의 선전물이 배포되었다.

전후 이념적 경향의 변화도 건강보험의 반대자에게 자원이 되었다. 1940년대 공황 재발에 대한 걱정이 사라지면서 미국 자본주의는 더욱더 확고해졌다. 1942년에 ≪포춘Fortune≫의 로퍼Roper 여론조사에 의하면, 미국인은 사회주의에 대해 40%만이 반대했고, 25%는 옹호했으며, 35%는 개방적 사고를 가지고 있었다. 1949년 갤럽 조사에서는 대중의 5%만이 사회주의 방향으로 좀 더 이동하기를 원했고, 61%는 반대 방향으로 이동하기를 원했다.[153] 냉전 이데올로기로의 전환이 결정적인 것은 아니었다. 미국 사회의 건강보험에 대한 거부는 선진 유럽 사회에서 전후에 사회복지에 대한 지출이 증가하는 양상에 비추어볼 때 예외적이었다. 미국 못지않게 반공산주의를 지향했던 대부분의 서유럽 정부는 사회의 모든 부문에 건강보험을 꾸준히 확대했다. 미국에서만 반공산주의가 건강보험의 반대와 연결되었다.

이런 모든―물질적·사회적·상징적―고려 사항에 직면하자 국민건강보험의 잠재적 지지자들은 다른 해결책을 찾게 되었다. 중산층은 계속해서 민간보험을 구입했고, 노동조합은 건강수당을 위해 단체교섭 방안을 찾기 시작했다.

다른 큰 이익집단인 재향군인은 제2차 세계대전 이후 더욱 현대화된 보훈처 소속의 병원 및 의원에서 의료를 광범위하게 제공받았다. 전쟁 때 입었던 부상을 치료받았을 뿐만 아니라 보훈처가 재향군인을 위한 진료실을 갖출 정도로 모든 의료를 제공받았다. 이에 따라 많은 노동계층, 주로 백인 남성들은 정부 지원의 건강서비스를 받을 수 있었다. 미국의사협회는 재향군인을 위한 보험을 질병과 관련되지 않는 서비스까지 확대하는 것에 반대했다. 그러나 재향군인들은 의사들이 이길 수 없는 압력단체였다.

트루먼이 제안했던 보편적인 건강보험 대신에, 미국 사회는 부유한 사람들과 잘 조직된 이익집단에 우선적으로 건강보험을 제공했다. 여기에서 탈락한 이들은 정치력과 경제력을 지닌 재향군인회나 노동조합과 같은 집단의 회원이 아닌 사람들이었다. 건강보험이 처음에 의도했던 빈민들은 오히려 보호받지 못했다.

정치적으로 단일화에 실패한 것은 공공정책이 분산되어 있었기 때문이다. 각 정부기관―아동국과 보건청―은 자체의 안건만을 해결하려고 노력했다. 병원은 건설을 위한 보조금을, 의과대학은 연구비 보조를 요청했다. 이런 분산적 접근방법이 절정에 달하게 된 까닭은 의료 관련 법안들이 암이나 심장병과 같은 특수한 질병을 중심으로 분류되었기 때문이다. 강제보험에 반대했다고 해서 주 정부가 의료에 대해 꾸준히 개입하는 것을 막지는 못했다. 정부 재정이 증가했으나, 의사의 권위를 적어도 즉각적으로 위협하지 않는 방법으로 지원했다.

2장

개혁, 조정의 승리

블루스의 탄생, 1929~1945 •

민간 사회보장제도의 발생, 1945~1959 •

민간보험의 수용 •

국민건강보험이 실패했다는 것은 미국에서 민간보험이 우세해진다는 것을 의미했다. 그러나 어떠한 형태의 민간보험이 나타날 것인가 하는 문제가 남아 있었다. 민간보험은 1930년대 들어 상당히 성장하기 시작했다. 초기의 다양한 제도적 형태를 가지고 있던 몇몇 조직들이 1940년대에는 지속적으로 성장했고, 20세기 중반까지 상대적으로 안정된 형태로 자리 잡았다. 이제 문제는 이러한 제도의 구조와 결과를 설명하는 것이다.

나는 2권 1장 첫머리에서 고용주, 노동조합, 보험회사 모두가 보건의료에서 재정적인 중개자 역할을 함으로써 선의, 권력, 혹은 영리 등의 이익을 얻으려고 한다는 것을 지적했다. 그러나 일단 그들이 모두 관련되면 각자의 재정적 부담을 통제할 필요가 있다. 이는 골치 아픈 문제인데, 왜냐하면 의사의 권위와 의료의 불확실성 때문에 제3의 지불자를 효과적으로 통제하는 것이 어려워지기 때문이다. 보험에서는 피보험자의 능력을 벗어난 재해가 일어나면 재해로부터 일어나는 손실을 보험 범위 내에서 보장해 주어야만 한다. 그렇지 않으면 보험업자들은 예상 비용을 추산할 수 없으며, 보험 자체가 손실 — 보험 이론에서 '도덕적 해이moral hazard'로 알려진 문제 — 을 증가시킬 것이다. 질병이란 언제나 제대로 정의되는 것은 아니며,* 치료비가 대부분 피보험자들의 지불 능력에 놓여 있기 때문에 비용을 통제하는 데 어려움이 따른다. 또한 의사나 병원도 치료비를 부분적으로 조장할 수 있기에, 의사와 병원은 부가적인 서비스를 제공함으로써 이익을 얻고 환자의 지불 능력에 따라 가격을 올릴 수도 있다. 특히 정부가 직접적으로 병원에 투자하거나 병원을 운영하지 않는 사회에서 건강보험은 도덕적 해이라는 심각한 문제를 야기

---

* 역 미국의 의학사학자 찰스 로젠버그(1936~)는 *Framing the Disease: Studies in Cultural History*(New Brunswick: Rutgers University Press, 1992)에서 다음과 같이 논의했다. "질병이란 의미를 파악하기 힘든 개념이다. 질병이란 단지 적정한 생리적 수준 이하의 상태를 의미하지 않는다. 그것은 매우 복잡한 개념이다. 질병은 우선 일종의 생물학적 사건이기는 하지만, 이런 차원에 머무르지 않는다. 그것은 당대 의학의 지성사 및 제도사를 반영하면서 한 세대의 문화적 경험을 담보하는 언어적 구성체이다. 아울러 질병은 한 사회의 공공정책을 잠재적으로 정당화하는 사회적 사건이자, 사회적 역할과 개인의 정체성을 보여주는 측면도 있으며, 한 사회의 문화적 가치를 측정하는 잣대이기도 하고, 의사와 환자 사이의 상호 관계를 구성하는 요소이기도 하다."

한다. 다양한 형태의 민간건강보험은 이러한 문제들에 대해 상이한 반응을 보인다. 그러한 반응 중 어떤 것은 민간부문에 종사하는 의사와 병원의 이익을 더욱 잘 수용한다. 그리고 어떤 형태의 민간보험조직이 다른 조직보다 우세해진 이유를 이해하는 열쇠는 건강보험제도 간의 차이에 있다.

민간건강보험이 재정적 위험을 덜기 위해 사용하는 전략들은 그 보험이 제공하는 혜택의 유형과 통제되는 방식에 좌우된다. 사실 이러한 두 가지 변수로부터 보험제도의 거의 모든 다른 특성을 이끌어낼 수 있다. 의료급여는 — 상실된 수입을 보충해 주는 질병급여와 장애급여를 제외하고서라도 — 다음과 같은 세 가지 종류가 있을 수 있다.

① 배상급여: 보험자단체가 비용의 전체는 아니지만 가입자의 의료비를 상환해 준다.
② 서비스급여: 보험자단체가 의사나 병원의 서비스에 대해 직접 지불하며, 종종 가입자의 비용을 전적으로 부담하기도 한다.
③ 직접서비스: 선불을 받은 보험자단체가 가입자에게 건강서비스를 제공한다.

이러한 급여들은 서로 다른 종류의 계약을 요구하기 때문에, 그것들이 의료제공자들과 제3자 간에 만들어내는 관계의 종류도 다양하다. 그들 각각은 위험 risk을 통제하는 데 다른 전략을 가지고 있다.[1] 그리고 각각은 서로 다른 조직적이고 정치적인 함의를 지닌다.

배상급여보험에서 가입자는 의료비가 발생하면 청구서를 제출한다. 배상급여는 일반적으로 제3자와 의료제공자 간의 관련성이 가장 적은데, 왜냐하면 제3자는 모든 재정적인 계약을 환자와 맺기 때문이다. 결과적으로 의사와 병원은 배상급여와 어떠한 직접적인 관계도 가질 필요가 없다. 배상보험은 가입자가 받는 서비스의 질에 대해 어떠한 책임도 지지 않는다. 배상보험 — 일반적인 보험회사 상품 — 은 언제나 임의적인 비용을 제외시키고, 특별서비스와 전체 비용에 대한 상환액의 한계를 정하며, 가입자가 최초의 공제액과 추가되는 비용의 일부를 부담하도록 약정함으로써 보험 지급액을 줄이려고 한다. 그들은 이러한 규정이 의료서비스의 지나친 사용을 막거나 적어도 감소시킬 수 있을 것이라고 기대한다. 그러므로 배상보험은 제공자보다는 소비자를 통제함으로써 비용을 제한하려고 한다.

서비스급여보험에서 가입자는 의사나 병원으로부터 의료를 제공받고 나서 만약 그 의사나 병원이 이 보험에 참여하고 있다면 제3자에게 직접 의료비 상환을 요구한다(만일 의료제공자가 참여하고 있지 않다면 가입자에게 배상에 대한 권리가 주어질 것이다). 서비스급여는 일반적으로 배상급여보다 제3자와 의료제공자 간에 더 밀접한 관계를 맺는다. 왜냐하면 제3자가 의료제공자에게 직접 의료비를 지불하며, 그래서 그들은 주기적으로 협상을 할 수밖에 없기 때문이다. 서비스급여보험제도는 의료제공자가 지불 금액을 받아들이고 서비스 사용을 기꺼이 제한할 때 가능해진다. 따라서 이 보험은 서비스 계약이나 건강보험 수가표를 협상하고 의료제공자와 친밀한 관계를 유지함으로써, 또는 의료제공자들이 요구하는 수가와 진료행위를 감시하고 이 보험을 남용하는 사람들을 참여하지 못하게 함으로써, 위험을 통제하려고 한다. 두 번째 전략은 의료제공자의 자율권을 명백하게 위협하며, 그래서 서비스급여보험의 통제는 의료제공자에게 지극히 중요하다. 비록 몇 가지 주목할 만한 예외가 있기는 하지만, 대부분의 서비스급여보험들은 적어도 애초에는 의사와 병원 자체가 통제했던 비영리조직을 통해 조직되어 왔다.

직접서비스보험은 건강보험과 의료제공자 간에 더욱 높은 수준의 관련성을 요구한다. 의사들과 병원들은 동일한 조직에 가입자로 등록되어 있다. 이 보험은 의사가 이용할 수 있는 시설과 장비를 규제하고 환자를 주의 깊게 심사하고 분류하는 것을 포함해 예산과 조직에 대한 기술을 완전히 장악함으로써, 재정적 위험을 통제하려고 한다. 그리고 이런 조직은 비용뿐만 아니라 서비스의 질까지 직접 책임지기 때문에 의사 및 다른 의료제공자들의 행위에 영향을 미치는 요인에 2배로 관심을 갖는다.

역사적으로 이처럼 상이한 종류의 급여를 제공하는 보험들은 서로 다른 이론을 가지고 있었다. 그 차이는 전통적으로 사용되었던 '보험'과 '선불'이라는 두 가지 용어에 의해 부분적으로 표현된다(나는 '전통적'이라는 말을 사용한다. 왜냐하면 그 구분이 1930~1940년대 이래로 명확성이 흐려졌기 때문이다). 한편으로 보험방식은 드물게 일어나면서 재정적으로 중대한 결과를 가져오는 손실에 대해 가입자를 보호하는 데 목적이 있다. 보험업자는 정기적으로 지불되는 적은 비용이 보험경영에서 비용을 추가시키지 않도록 정규 예산으로 다루어져야만 한다고 말한다. 게다가 보험업자들은 남용(즉, 도덕적 해이)을 막기 위해 애를 먹기 때문에 일상적인 의료비를 부담하는 것을 꺼린다. 다른 한편으로 직접서비스보험은 일차적이고 예방적인 서비스를 포함하는 포괄적인 보건의료에 대해 선불을 제공한다. 배상급여보험과는 달리, 직접서비스보험은 환자가 질병 초기 단계에서 적극적인 예방 치료를 하도록 환자에게 치료비를 부담시키지 않았다. 이에 비해 서비스급여보험은 배상급여와 직접서비스보험 사이에 위치한다. 서비스급여보험은 직접서비스 선불제만큼 포괄적이지는 않지만, 원래 의료비용을 전액 부담하고자 했다. 조직면에서 서비스급여보험은 보험회사와 더욱 유사하며, 이론적으로는 선불제 방식의 보험과 더욱 유사하다.

의료제공자들과 관련된 제3자의 다양함은 적용 범위에서 이들의 차이를 설명해준다. 직접서비스보험은 의료공급자를 가장 잘 통제해 왔기 때문에 자체의 재정적 위험을 관리하는 수단으로서 비용 절감을 할 필요성이 별로 없다. 이 보험은 또한 다른 방법으로는 감시하기 어려운 1차 보건서비스와 예방보건서비스를 포함하는 데 훨씬 더 적합하다. 서비스급여보험은 의료공급자들과 의료수가표를 협상하거나 계약할 수도 있기 때문에, 이 보험은 부분적으로 이러한 수단을 통해 위험을 통제할 수 있다. 그러나 배상보험은 의료공급자에 대한 권위도 지니지 않았고 의료공급자와 계약관계가 있는 것도 아니기 때문에, 자신들의 부담액을 제한 — 전통적으로 보험급여의 범위와 정도에 대한 제한 — 하는 어떤 다른 수단이 필요하다.

또한 제3자 관여의 다양성은 환자가 이용할 수 있는 선택의 범위에 영향을 미친다. 의료공급자와는 아무 관련이 없는 배상보험에서는 가입자들이 어떤 면허의사나 시설을 선택하든 자유롭게 허용된다. 반면 직접서비스보험은 자기들만의 의사들을 두며 때때로 자체의 병원도 있다. 배상보험처럼 '개방적인 조직'은 위험을 통제하는 데 병원과 의사에 대한 규제가 적은 반면, 직접서비스보험처럼 '폐쇄적인 조직'은 서비스의 조직과 통제를 한층 더 강화하려고 한다. 다시 말해, 서비스급여보험은 배상보험과 직접서비스보험 사이 어떤 지점에 위치한다. 의료공급자가 통제하는 대부분의 보험은 일반적으로 가입자가 보험에 자발적으로 참가하려는 모든 의사와 병원을 이용할 수 있도록 **허용**하는 데 반해, 몇몇 일반인의 통제하에 놓인 보험은 진료가 **승인**된 의사나 병원의 범위 내에서 가입자가 선택하게 한다.

이러한 특징적 경향 때문에 보험은 특별한 이데올로기적 관점과 연관되어 왔다. 배상보험은 의사와 병원에 대한 자유로운 선택이라는 기치 아래 진행되는 데 반해, 직접서비스보험은 예방적이고 포괄적인 의료, 높은 수준의 질, 정규적 의료서비스에 대한 경제적 어려움을 줄이려는 것에 주안점을 둔다. 서비스급여보험은 자유로운 선택과 선불 모두의 장점을 강조한다.

배상보험, 직접서비스보험, 서비스급여보험 방식은 자본투자자, 의료공급자(의사나 병원), 비영리 지역사회위원회, 혹은 소비자조직에서 설립·통제할 수 있었다. 그리고 사실상 거의 모든 가능한 협정의 사례들이 시시각각으로 존재해 왔다. 예를 들어 배상보험은 의사들, 일군의 소비자들(예를 들면 노동조합), 상업보험회사들에 의해 조직되어 왔다. 서비스급여보험은 원래 서부 해안지역에서 투자자 소유의 기업으로서 조직되었는데, 이후 의사와 병원에 의해 조직되었으며, 몇몇의 경우는 노동조합과 소비자위원회에 의해 조직되기도 했다. 직접서비스보험은 관리유형이 가장 다양하다. 투자자, 또는 의사나 병원, 아니면 비영리 지역사회조직이나 소비자협동조합이 관리했다. 그러나 여러 가지 가능한 결합에 의해 세 가지 형태가 20세기 중반까지 우세했다. 공급자 통제가 가장 지배적인 서비스급여보험(블루크로스Blue Cross), 다양한 비율로 서비스급여와 배상급여를 혼합해 의료공급자가 통제하는 보험(블루실드Blue Shield), 그리고 상업적인 배상보험이 그것이다. 이러한 형태들은 다른 대안이 없어지거나 제한될 경우에 나타났다.

1930년대 이전에 유일하게 광범위했던 민간보험은 대개 산업현장에 있는 고용자들에게 직접서비스를 제공하는 것이었다. 민간건강보험은 비용이 컸던 탓에 좀처럼 발전할 수가 없었다. 가장 주된 장애는 보험 남용의 감시가 어렵다는 것, 보험회사에 지불되는 수수료로 인해 발생하는 취득비용 및 보험료 납부비용이 비싸다는 것, '역선택'(질병에 이환될 가능성이 큰 사람들이 보험을 구매하는 것)의 가능성이 있다는 것이다. 그러한 문제들에 대한 부분적인 해결책 중 하나는 집단등록이었다. 고용주를 통해 규모가 큰 노동자 집단에 보험을 판매함으로써 보험업자는 그 정책 대상을 매우 건강한 인구로 한정할 수 있었다. 또한 고용주가 노동자의 급료에서 보험료를 공제함으로써 보험료 납부비용을 상당 부분 줄일 수 있었다. 1914년 메트로폴리탄생명보험회사는 자사에 고용된 사람들을 위해 이러한 종류의 장애보험 계획을 도입했다. 1919년 일리노이 보험위원회는 집단건강보험의 잠재성에 주목했으나, 노동조합은 그것이 고용자들을 직업에만 구속시키고 노동조합을 약화시키며 악성적인 신체위험을 가려내려는 것을 목표로 하기 때문에 반대한다고 논평했다. 보험회사는 여전히 집단건강보험을 '실험적'으로 취급했는데, 이는 '흉내와 꾀병'에 대한 두려움 때문이었다. 1920년대에 집단장애보험은 더욱 잘 알려졌다. 중대한 진보는 제너럴모터스General Motors가 노동자 18만 명을 보험에 가입시키기 위해 메트로폴리탄생명보험회사와 계약을 맺던 1928년에 이루어졌다.[2] 이러한 정책들은 여전히 의료비 지불보다는 주로 소득 보호에 관심을 가지고 있었다. 1930년에 이루어진 한 연구는 의료비로 지불된 급여가 건강보험에서 지불된 급여의 10% 정도에 불과하다고 결론 내렸다. 의료비를 강조하는 어떤 정책들은 유용하다. 그러나 그것들은 "결코 보험에서 중요하지 않으며, 매우 적은 부분만이 문제가 된다".[3]

그러나 건강보험에서 새로운 요소가 1920년대에 조용하게 대두했다. 병원 치료비의 상승과 중산층 가족들에 대한 비용이 새로이 등장한 것이다. 이러한 변화는 건강보험의 정책을 바꿔놓은 동시에 건강보험에 대한 새로운 시장을 열었다. 그것은 1929년 대공황이 왔을 때 역선택, 취득비용, 그리고 의료제공자 수용에 대한 문제를 해결하기 위해 새로운 조직의 출현을 기다리고 있었다.

블루스Blues의 탄생, 1929~1945

블루크로스의 출현

1932년에 의료수가위원회는 그 당시에 진척되고 있던 의료와 건강보험에 대한 25개의 서로 다른 보험과 실험을 검토했다. 이들 중 (정확하게 19개) 눈에 띄지 않는 것은 병원 치료에 대한 보험이었는데, 의료수가위원회는 그것을 예방서비스나 집단진료를 촉진하는 데 실패한 것으로 간주하거나 대부분 고가의 병을 포함하는 데 지나치게 제한적인 것으로 간주하여 이를 검토 대상에서 제외했다.[4] 그 보고서의 저자들은 당시의 다른 사람들과 마찬가지로 '병원의 집단화group hospitalization'가 머지않아 미국에서 건강보험으로 가는 통로가 될 것이라는 생각을 미처 하지 못했다.

블루크로스의 역사에 관한 일반적인 설명에서는 1929년 말 댈러스에서 기원을 찾는다. 당시 베일러대학병원Baylor University Hospital은 교사 1500명에게 1인당 6달러로 1년에 최대 21일간 병원 치료를 제공하기로 합의했다. 곧이어 베일러대학병원은 수천 명이 포함된 다른 집단으로 그 협정을 확대했다. 댈러스에 있는 몇몇 다른 지역사회 병원들도 유사한 보험을 채택했다. 댈러스감리교병원Dallas' Methodist Hospital은 민간 격리병원을 이용해 국민병원화체계National Hospitalization System라는 보험을 실시했는데, 이를 통해 1년에 9달러의 요금을 매겨 그중 3분의 1은 비용과 영리를 위해 보유했다.[5] 초기에 나타난 이러한 협정은 모두 직접서비스 방식으로, 개인병원 간에 경쟁이 생기면서 설립되었다.

이러한 보험이 등장하면서 자선병원들은 대공황으로 재정이 불안정해졌고, 이를 해결하기 위해 국가는 병원들이 보험에 의지하도록 재촉하기 시작했다. 대공황 발생 1년 후, 1인당 평균 병원 수익은 236.12달러에서 59.26달러로 떨어졌으며, 평균 병원 적자액은 지급금의 15.2%에서 20.6%로 상승했다.[6] 미국의사협회 자료에 따르면, 1931년 자선병원의 병상 점유율은 정부가 관장하는 병원의 89%와 비교해 볼 때 62%에 불과했다.[7] 1932년 말 미국병원협회 회장은 회원들에게 보낸 편지에서 미국병원협회가 "미국의 자선병원 시스템이 무너질 가능성을 인식하지 못한다면, 그것은 회원의 이해에 무관심한 것이다."라고 말했다.[8] 그해에 출판된 『병원 재정의 위기The Crisis in Hospital Finance』라는 책에서 데이비스Michael Davis와 로렘C. Rufus Rorem은 환자들이 입원하면 병원은 환자가 모든 청구서에 대해 지불하는 것에 계속 의존할 수는 없게 될 것이며, 그러므로 보험을 통해 미리 비용을 예산으로 책정해야 한다고 경고했다. 그들은 "자선병원의 수명은 이러한 주된 소득의 원천이 한결같지 않고 불안정하기 때문에 위협받는다."라고 환자에 의한 지불을 언급했다.[9]

단일병원보험은 댈러스에서 성장한 다른 보험들과 마찬가지로, 보험들 사이의 경쟁 때문에 병원산업에 대한 불안정성을 더욱 가중시켰을 수도 있다. 그러나 다른 반응이 이미 나타나고 있었다. 1932년 7월 새크라멘토의 지역사회 병원들은 피고용인들과 병원서비스 계약을 맺었으며, 그다음 해 1월에 뉴저지주 에식스에 있는 병원들은 유사한 보험을 인가했다. 2월에 미국병원협회는 병원 진료의 비용을 분담하는 문제에 대한 '실질적인 해결책'으로 병원보험을 승인했으며, 그해 봄에 '지역사회 및 행정위원회'는 약간의 지침들을 채택했다. 이 보험은 비영리적이고 공공복지를 강조했으며 엄격하게 위엄을 갖추면서 추진되었다. 이 보험은 단지 병원비용만을 부담했으므로 민간 개원의들의 영역은 침범하지 않았다. 또 가장 중요한 것은 단일병원보험 방식에는 제외되어 있던 조건인, 의사와 병원을 '자유로이 선택'할 수 있다는 점이었다.[10]

범도시 계획은 그해 7월에 세인트폴에서 조직되었으며, 그다음 해에는 워싱턴과 클리블랜드에서 조직되었다.

보험회사와는 달리 이러한 보험들은 어떠한 착수자본도 거의 없이 조직되었다. 예를 들어 클리블랜드 보험은 지방 복지조직으로부터 받은 단 7000달러를 가지고 일을 시작했다. 이것은 '병원보험업'으로 인해 가능했다. 재정적인 적립금을 가지고 서비스에 대한 약속을 지지하는 대신에, 이 보험은 자기들이 받을 보상과 관계없이 회원병원들이 서비스를 제공하는 데 동의하도록 만들었다. 병원급여에 대한 보장은 그 보험이 가입자의 이익을 보호하는 데 필요할 수도 있는 자본금의 자리를 대신했다.[11] 앤더슨Odin Anderson에 따르면, "블루크로스에 대한 추진력과 의욕은 병원이 아니라 초기의 개혁가들로부터 시작되었다".[12] 그러나 보험업을 제공했던 곳은 병원이었다. 앞으로 알게 되겠지만, 다른 보험들 역시 많은 이상주의적 열정을 지닌 지지자들을 가지고 있었으나 아무런 자원도 없었고, 그것이 차이를 만들었다.

선불제에 기초해 자선병원의 법적인 구속을 받고 있던 처음 몇 안 되던 보험사업은 단지 병원서비스를 판매하는 것에 지나지 않았다. 하지만 뉴욕주의 보험관리인은 병원서비스 방식은 보험사업이 될 것이며, 따라서 적립금에 대한 요구 조건을 포함해 모든 보험규정을 받게 될 것이라고 판단했다. 그래서 병원과 의료계의 지도자들은 특별한 시행규칙을 강력히 추진했는데, 이들 조항은 보험사업에서 적립금 요구 조건을 제외한 채 1934년 3월에 뉴욕주의 법률이 되었다. 동시에 그 법에 따르면, 보험을 담당하는 행정부서가 정기적으로 보험의 비율과 재정 상태를 심사해야 했다. 또한 그 법은 보험관리자들 대다수가 서비스 제공을 계약했던 병원의 이사 혹은 행정가여야 한다고 명시했다. 병원들은 보험사업을 인수함으로써 이러한 권위를 얻을 수 있었다. 그리고 뉴욕의 경우를 포함해 그다음 10년간에 걸쳐 곤경에 처했던 몇몇 보험사업을 통해, 병원들은 일시적으로 감소된 지불을 받아들여야만 했다. 하지만 사실상 가입자들이 낸 적립금이 늘어나자 이러한 보험의 중요성은 점차 사라졌다.[13] 그러나 원래의 병원보험업은 자선병원이 블루크로스를 오랜 기간 통제하는 것을 합법적으로 지지할 수 있는 바탕을 마련해 주었다.

병원 관리의 문제는, 경쟁적인 단일병원으로부터 병원선불제의 효과적인 독점권을 지닌 범지역사회보험으로의 변천을 제외한다면, 그렇게 중요하지 않을 수도 있었다. '병원의 집단화'에 관한 미국병원협회의 수석 전문가였던 로렘은, 초기의 단일병원보험을 실시한 결과 "병원 간의 경쟁과 가입자의 의사 선택에 대한 간섭, 환자 진료에서 의사의 특권"을 초래되었다고 1944년에 회상했다.[14] 하지만 가입자가 지역사회 병원이 제공하는 다양한 보험을 선택할 수도 있었을 텐데 왜 선택권이 적었는지는 명확하지 않다. 미국병원협회는 단일병원보험에 추가하여 범지역사회보험을 추진한 것이 아니라 후자를 대신해서 전자를 장려한 것이었다. 이러한 점에서 그것은 소비자가 단일병원보험과 계약하고 보다 바람직한 가격이 가능하도록 보장하는 것을 거부한 셈이었다.[15]

단일병원보험이 소비자에게 매력적이지 못했기 때문이든, 미국병원협회와 지방병원협회에 의해 적극적으로 저지당했기 때문이든 단일병원보험은 지역사회보험보다 느리게 성장했다. 1937년 7월 로렘은 단일병원보험은 12만 5000명을 가입자로 갖고 있었는데, 거의 같은 한 해의 기간에 '자유선택' 보험사업은 가입자가 20만 명에서 80만 명으로 늘었다고 보고했다. 뉴욕주의 보험에는 35만 명이 가입되어 있었다.[16]

미국병원협회는 이제 병원의 집단화를 추진하는 데 적극적인 역할을 담당했다. 1937년 미국병원협회는 지역사회의 노력을 돕기 위한 병원서비스위원회—이후에는 병원서비스기획위원회Hospital Service Plan Commission라고 불렸다—를 설립하기 위해 로즌월드기금Julius Rosenwald Fund에 보조금을 요청했다. 로렘은 집행위원장이 되었다. 이듬해에 이 위원회는 블루크로스 조항을 개정해 서로 간에 어떤 경쟁도 있어서는 안 된다고 규정했다. 보험사업에는 각각의 고유한 영역이 있어야만 한다는 것이었다. 미국병원협회는 이제 보험은 현금이 아니라 서비스의 적립금을 제공해야 하고 배상급여보다는 서비스급여를 제공해야 한다고 명기했다.[17]

1939년까지 25개 주에서는 병원서비스보험에 관한 특별조례를 통과시켰다. 최초의 뉴욕 법과 마찬가지로 이 조례는 전형적으로 대다수 감독자가 병원을 대표하고, 재정 운영과 보험 비율을 검토하는 권한을 위원들에게 부여하며, 보험사업은 자선적이며 면세가 되어야 한다고 규정했다(다른 여러 주에서 블루크로스는 적립금에 대한 어떠한 요구 조건도 없는 일반 법인체에서 운영할 수 있게 했다).

블루크로스는 보험산업 분야 전문가들의 조언을 듣지 않고 시행되었다. 보험계리사들은 적절한 통계를 통해 손실을 정확하게 예측할 수 있다고 믿지 않았다. 더군다나 서비스급여는 책임비용이 제한되어야 한다는 개념을 준수하지 않았으며, 보험이 위험을 증가시켜서는 안 된다는 규칙을 위반했다. 매킨타이어Duncan MacIntyre는 "보험이론은 위험 요인이 분명하고 측정 가능해야만 한다고 말한다. 어떤 면에서 서비스급여는 보험 가입자와 의사, 그리고 병원 입장에서는 공수표와 같다. 서비스수당은 개방적이며 보험의 책임비용에 대해 무제한적이다."라고 말했다. 급여의 '최초 시행일, 최초 금액'의 적용 범위는 입원을 장려할 것이다. 한 보험 전문가는 후에 "초기에 많은 보험업자들은 로렘에게 '병원의 재정 문제'는 보험에 의해 해결될 수 없을 것이라고 말했다."라고 회상했다. 그러나 블루크로스가 보험업자들의 그런 예상을 뒤엎었을 때, 컬프C. A. Kulp가 기술한 바에 따르면, 관련 회사들은 보험 분야로 "반쯤은 질질 끌려가고 반쯤은 매력을 느끼고" 있었다. 1934년 운수업자들은 집단에 기초하여 병원비에 대한 배상보험을 제공하기 시작했다. 4년 후에 그들은 외과청구서에까지 집단적 적용 범위를 확대했다.[18]

블루크로스는 세금 감면 혜택을 누리고, 병원과의 특혜를 유지한 이래로 상업적인 경쟁자들보다 유리한 입장을 유지했다. 하지만 보험회사들은 더 많은 재원을 가지고 고용주들과 오랜 관계를 지속해 왔다. 1940년까지 보험회사는 약 3700만 명의 가입자를 보유했는데, 39개 블루크로스의 전체 등록자 수는 600만 명 이상이 되었다.[19]

원칙의 고수

미국의사협회는 자신의 영역에 대한 모든 간섭을 차단하면서, 병원보험의 이러한 발전에 대해 경계의 눈초리를 보냈다. 1935년에 협회는 "병원이 의료를 계약하는 데 의료서비스를 포함시킨다면, 문호가 개방되어 병원의 의료행위에 대한 선례가 마련될 것이다."라고 경고했다.[20] 비록 미국의사협회가 1938년 국민건강보험에 대한 대응으로 자선병원의 보험을 원칙적으로 승인했을지라도, "이러한 보험은 병원시설의 준비를 제한하게 될 것이며, 어떠한 유형의 의료도 포함하지 않아야 한다."라고 다시 한번 경고했다.[21] 예를 들어 의사들은 방사선이나 마취가 병원서비스라기보다는 의료서비스이며, 따라서 병원선불제보험에 포함시켜서는 안 된다고 반대했다.

그러나 자신들의 정확한 영역에 대해 논쟁을 벌이는 동안에도 병원과 의사들은 건강보험으로부터 병원을 분리시킴으로써 서로의 이익을 도모하는 데 기본적으로 성공했다. 의사들은 의심할 여지없이 이러한 새로운 발전으로 혜택을 입었다. 데이비스와 로렘은 1932년 보험 적용이 안 되었던 병원 환자들에게 의사는 '마지막으로 남은 채권자'였다고 지적했다. 그들이 수행한 소규모 연구에서 입원 환자들은 질병 치료에 대한 병원 청구서보다 의사들의 청구서를 더욱 싸게 지불했다고 나타났다.[22] 그러나 보험이 병원 청구서를 지불하면, 환자들은 의사들에게 더욱 많이 지불할 수 있을 것 같았다. 1936년 베일러대학병원의 보험사업에 대한 지역 의사들의 반응은 압도적으로 긍정적이었다. 그들의 절반 정도는 보험사업 덕분에 의사들이 진료비 청구서를 더욱 쉽게 받게 되었다고 응답했다.[23]

그러나 의사들은 여전히 동일한 원칙을 의료에 적용하는 것을 경계했다. 의료수가위원회의 소수파 보고서를 작성했던 사람들과 마찬가지로, 많은 의사들은 임의보험사업이 강제보험으로 연결되는 유일한 징검다리가 될 것이라는 데 의심을 품었다. 따라서 어떤 재정적인 중개자라도 궁극적으로는 그들의 소득에 대해 통제를 가하게 될 것이라고 생각했다. 사회보험에 관한 논쟁이 시작되기 바로 전인 1934년 6월, 미국의사협회는 민간건강보험에 대해 10가지 원칙을 상세히 요약했다.[24]

의사의 이데올로기를 체계화한 이 10가지 원칙들은 명백하게 아무런 조건이나 제한 없이 의사의 특권에 대한 이해를 표명했다. "어떠한 방법으로 의료행위를 하든 모든 의료서비스는 의사들이 통제해야만 한다."라고 첫 번째 원칙을 천명했다. 다섯 번째 원칙은 의료에 연관된 모든 기관들을 "의사들이 보유한 장비가 확대된 것일 뿐"이라고 기술하고, 이에 덧붙여 "의사들만이 그러한 기관들의 성격과 타당성을 결정할 수 있다."라고 기술하고 있다. 열 번째 원칙에 따르면, "의사단체가 시행하고 공식화한 치료에 대해서는 어떠한 제한도 가해져서는 안 된다". 그것은 다시 말하자면 기존의 치료에 대한 어떤 제한이든 미국의사협회가 공식화하고 시행해야만 한다는 것을 의미했다.

두 번째, 세 번째, 네 번째 원칙은 의사와 환자 간의 수용 가능한 관계를 규정했다. 두 번째 원칙은 "어떤 의료 관계든 환자와 의사 사이에 제3의 단체가 개입하는 것을 허용해서는 안 된다."라고 규정하고 있다. 세 번째 원칙은 환자에게는 "자격이 주어진 모든 사람 중에서, 그리고 의료서비스를 기꺼이 제공하고자 하는 사람

중에서 당연히 훌륭한 의사를 선택할 절대적인 자유가 있다."라고 강조한다. 네 번째 원칙은 "환자와 '가족의사family physician' 간의 영구적이고 두터운 신뢰 관계는 어떤 제도에서든 기본적이고 지배적인 모습이 되어야만 한다."라고 주장한다.

1930년대 개혁가들은 전문가들의 특권을 포함한 이러한 원칙들에 동의하지 않았다. 논쟁은 이 원칙들의 경제적인 함의에 집중되었다. 의사들은 전문가적 권위, 환자의 비밀 유지, 일련의 특정한 경제적 관계를 요구하는 자유선택을 고수했으며, 이는 여섯 번째 원칙부터 아홉 번째 원칙까지 잘 나타나 있다. 여섯 번째 원칙은 "의료서비스의 비용이 분담될 수 있다 하더라도 만약 서비스가 제공되었을 때 환자가 지불할 능력만 있다면, 환자는 비용을 즉시 지불해야 한다."라고 천명하고 있다.[25] 이것이 논의의 기본적인 요점이었다. 왜냐하면 가난한 사람을 제외하고, 이 원칙은 환자에 대한 배상과 반대되는, 의사의 청구서를 지불하는 어떤 형태의 건강보험도 받아들일 수 없음을 의미하기 때문이다. 배상보험은 허용할 수도 있었으나 서비스급여보험과 직접서비스보험은 명백히 그렇지 못했다. 다시 말해, 의사들은 보험자단체와 자신들이 대면해야 하는 어떤 지불제도도 받아들일 수 없었다. 일곱 번째 원칙 — "의료서비스는 어떤 현금급여와도 연결되면 안 된다." — 은 개혁가들에게 일반적으로 받아들여졌다. 여덟 번째 원칙은 더욱 논쟁거리가 되었다. "어떤 형태의 의료서비스이든지 기존의 조건에서 서비스를 제공하고자 하는 모든 의사를 그 영역 내로 포함시켜야만 한다." 표면적으로는 아무렇지도 않아 보이는 이 원칙은 일군의 의사들이 자신들의 동료들보다 낮은 가격으로 환자를 진료하는 것을 방해했다. 자유선택이라는 이름으로 경쟁의 가능성을 없앴으며, 환자가 경쟁적인 의사집단 중에서 선택할 수 있는 권리를 효과적으로 배제시켰다. 마지막으로 아홉 번째 원칙은 소득이 '안정된 수준'이 되지 못하는 사람들에게 의료부조를 제공하는 것을 제한하도록 했다.

간단히 말해서 미국의사협회는, 모든 건강보험은 개원의가 의료시장에 대해 독점적인 통제를 할 수 있고 의료기관의 모든 문제에 대해서도 전적인 권위를 가질 수 있도록 해야 한다고 주장했다. 그러나 이러한 요구에도 불구하고, 당시에 운영되고 있던 많은 형태의 의료서비스는 미국의사협회의 안내지침을 준수하지 않았다. 어찌되었든 이러한 보험사업의 대부분은 산업조직으로부터 성장했다. 나는 앞서 광산, 목재업, 철도산업에서 산업의료서비스의 유래를 서술했다.* 이러한 것들을 촉진했던 본래의 상황이 때때로 사라져갈지라도, 많은 보험사업은 성장해 왔으며 기업체에 의해 채택되어 왔다. 1930년대 초기에 한 조사는 약 400개 업체가 '다소 완전한' 피고용자들을 위한 건강보험을 가지고 있었다고 밝히고 있다. 미국에 있는 약 200만 노동자는 이러한 방식으로 건강서비스를 받았다.[26]

나는 또한 앞에서 워싱턴과 오리건에 있는 민간회사들을 언급했다. 그 회사들은 처음부터 고용주들과 보상이 가능한 상해에 대해서만 치료받을 것을 계약했으나, 이후 일상적인 병을 치료하는 서비스로 확대했다. 이러한 '병원연합'을 통해 이들 주의 의사들은 자신들의 선불제보험사업을 구성했는데, 이러한 선불제보험사업은 포괄적인 서비스보험을 제공했다. 1933년 워싱턴주 의사회는 보험사업을 담당할 사무소를 설치했다.[27]

또한 피고용자단체와 의사단체 간의 무수한 선불제 계약이 있었다. 베일러 보험이 시작된 1929년에 로스앤젤레스 수력국Los Angeles Department of Water and Power에 고용된 사람들은 로스Donald Ross와 루스H. Clifford Loos라는 두 의사와 협정을 맺어 약 2000명의 근로자와 가족에게 포괄적인 서비스를 제공했다. 이 보험은 의료뿐 아니라 병원을 제공한다는 점에서도 평범한 일은 아니었다. 곧 대부분 정부기관에 속한 다른 사용자단체들도 이 사업에 참여했으며, 1935년까지 로스-루스 진료소Ross-Loos Clinic에는 1만 2000명 이상의 노동자들과 2만 5000명의 부양가족들이 등록했다. 각 가입자들은 약간의 추가 요금을 더해(부양가족의 입원은 원래부터 제외되었다) 한 달에 2달러를 지불했다. 1934년경, 가입자들은 한 달에 평균 2.69달러를 지불했는데, 그해에 캘리포니아에서 행해진 조사에 의하면, 이는 동일한 도시 가족이 부담하는 비용의 절반에도 못 미치는 액수였다.[28]

1933년 초, 젊은 외과의사인 가필드Sidney Garfield와 몇몇 동료들은 로스앤젤레스로 횡단하는 사막에 도수관을 건설하고 있었던 약 5000명의 노동자들에게 선불

---

* 1권 6장을 볼 것.

제에 기초한 진료를 제공했다. 산재보험회사는 돌발적인 경우에 대비해 보험료 수입의 1%를 지불했다. 사람들은 다른 의료서비스를 받기 위해서 자신들의 임금에서 5센트를 추가로 지불했다. 5년 후에, 가필드는 카이저Henry J. Kaiser 회사의 그랜드쿨리Grand Coulee 댐에서 일하는 사람들에게 유사한 서비스를 제공하기 시작했다.[29]

다른 곳에서도 그러한 사업들이 있었다. 댈러스에서 약 800명의 철도노동자들이 만든 상호공제조합은 의료서비스를 받기 위해 개인병원과 계약을 맺었다. 회사는 매달 100달러를 지불한 반면, 노동자들은 한 달에 각각 85센트를 지불했다. 휴스턴과 포트워스Fort Worth에서 전차노동자들도 유사한 선불제보험사업을 실시했다.[30]

어떤 의미에서 이러한 것들은 단순히 전통적인 산업의료서비스와 피고용자들에 대한 의료서비스가 확장된 것에 불과했다. 1973년에 여전히 로스-루스 진료소를 운영하고 있던(가입자가 12만 명 이상이었다) 80세의 로스 박사를 면담했는데, 그는 "그 당시에 우리가 하고 있던 것이 '선불제'라고는 정말 아무도 생각하지 못했다."라고 회상했다.[31] 그러나 선불제 피고용자 보험계약이 독자적인 의사집단 및 포괄적인 의료와 결합된 것은 로스와 루스가 이해했던 것 이상으로 더 중요하게 의료서비스의 구조를 변화시켰다. 의사가 통제했던 이러한 몇몇 선불제보험은 세기의 전환기에 메사비 철광산맥Mesabi Iron Range에 있는 광산지역에서 발전했다. 다른 선불제병원은 남서부에 있는 목재산업과 함께 성장했다.[32] 그러나 이러한 조직의 유형은 몇십 년 후에야 널리 퍼지게 되었다.

선불제에 기초해 포괄적인 의료를 재조직하려는 최초의 주체적이고 급진적인 시도는 협동조합운동에서 시작되었다. 1929년 — 베일러 보험과 로스-루스 보험사업이 조직된 해 — 미국에서 최초로 '의료협동조합medical cooperative'이 오클라호마 농촌지역에서 형성되었다. 1930~1940년대에 수많은 의료협동조합이 나타났다. 이 운동의 지도자들이 설명했듯이, 의료협동조합은 네 가지 원칙을 강조했다. 공동개원, 선불제, 예방의학, 그리고 독특하게도 소비자 참여가 그것이다.[33] 의사들은 이에 대해 계속 냉담했으며, 1940년대 말까지 소비자가 통제하는 보험이 운영되는 것을 효과적으로 막는 제한법을 대부분의 주가 통과시키도록 하는 데 성공했다.

19세기 영국에서 비롯된 근대적 협동조합운동은 근대 사회의 거대한 두 이데올로기 진영 사이에 위치하고 있었다. 비록 협동조합이 경제생활에서 사회주의의 기본적인 관심인 집합적 행동과 평등을 표방하고 있었지만, 그들은 자본주의 질서에 대해 어떤 직접적인 도전도 하지 않았다. 사실상 미국에서 의료협동조합을 지지했던 많은 이들은 그것을 자유로운 사업의 또 다른 형태인 경쟁적인 사업으로 간주했다. 마찬가지로 의료협동조합을 옹호했던 몇몇 사람들은 그것이 '국가의료'에 대한 대안이며, 만일 자유시장에서 공정한 기회가 주어진다면 개인의사와 겨룰 수 있을 것이라고 주장했다.

미국에서 의료협동조합은 자본주의에 대해 모호한 입장을 가졌던 운동인 농촌인민주의Populism의 지배적인 유산이었다. 19세기에 있었던 많은 시도에도 불구하고, 도시 상인들과 노동자들은 자신들만의 생산자조합을 세우는 데 실패했다. 농부들은 매매 및 다른 목적을 위해 협동조합을 만드는 데 더욱 성공적이었다. 그래서 큰 도시가 아닌 조그만 농촌지역에서 최초의 의료협동조합이 설립된 것은 우연이 아니었다.

1929년에 오클라호마의 서쪽에 있는 인구 6000명의 마을인 엘크Elk시에 세워진 협동조합형 보험은 같은 지역에 있는 17개 마을에서 22년 동안 개원의였던 시골 의사인 샤디드Michael Shadid에 의해 이루어졌다. 샤디드는 나중에 레바논이 된 지역에 살다가 젊었을 때 미국으로 이민 온 중년의 성공한 의사였다. 그는 자서전에서 "근본적으로 금전적인 것이 아니라, 나의 인생 전체에 대한" 대차대조표를 작성했을 때인 1928년을 회상했다. 그가 젊었을 때 품었던 사회주의의 이상을 실행하려는 추진력은 이러한 중년의 위기로부터 나왔으며, 엘크시의 다양한 농장협동조합을 통해 그는 더욱 새롭고 더욱 민주적인 기초 위에서 의료를 수립하려는 생각을 품게 되었다.[34]

샤디드는 먼저 모든 지방 의사를 포함하는 의료협동조합에 대한 보험사업을 가지고 그의 동료들과 접촉했다. 그는 자신과 동료들이 1년에 50달러로 인근에 있는 6000명의 가족을 등록시킬 수 있고, 내과 및 외과 진료를 제공할 수 있으며, 환자가 갑작스럽게 발생하는 의료비 부담을 덜 수 있을 것이라고 생각했다. 또한 총 30만 달러로 당시 그 지역에 있는 의사들보다 많은 12명의 일반의와 8명의 전문의에게 보수를 지불할 수 있을 것이라고 말했다. 동료들이 이 제안에 대해 무관심하자, 그는 '더욱 진보적인 농민들'로부터 회원 가입을 얻어내고 그들의 도움을 구했다. 하지만 일단 샤디드의 보험이 형태를 갖추고 시행되자, 예상했던 대로 다른 의사들은 이 보험이 '비윤리적'이라는 성명서를 발표했다. 샤디드가 병원을 완성하기 위해 보험회사로부터 담보를 얻도록 도왔던 대중주의적인 오클라호마 농민조합이 없었다면 의료협동조합은 즉각 실패했을 것이다.

지방 의사들은 태업에 돌입했다. 그들은 계속해서 샤디드의 면허증을 빼앗아가려고 했는데, 농민조합이 주지사 및 주 의회와 샤디드를 중재하지 않았다면 성공했을 것이다. 지방 의사회는 샤디드를 직접 축출하고 나서 그가 법적인 소송을 하는 것을 두려워한 나머지 스스로 해체했다. 그리고 18개월 후에는 그에게서 의료과오 보험을 빼앗고 그를 제외한 채 의사회를 재조직했다. 다른 의사들을 모집하려던 샤디드의 노력도 저지되었다. 처음에 가담했던 의사들은 면허를 잃을 것이 두려워 떠나버렸다. 샤디드가 접근했던 의과대학의 졸업생들은 지방 의사회로부터 샤디드의 보험은 '평판이 나쁜' 것이라고 소개받았다. 샤디드는 의사를 고용하는 것이 어렵다는 것을 알았으며 무능하다는 부담을 안게 되었다. 의사들이 가진 면허의 권위와 단체조직의 통제망을 사용하려는 공격에 맞서 샤디드는 자신의 방어를 위해 정치적 동맹을 요청했다. 때맞춘 외부의 지지로 그의 보험은 존속될 수 있었고, 병원협동조합Cooperative Hospital Associations이 조직되었던 오클라호마와 텍사스에 있는 몇몇 다른 마을에 본보기가 되었다.[35]

연방 정부는 또한 농촌지역의 보건협동조합 발전을 촉진했다. 1930년대의 선불제보험은 '약 4분의 1'이 농업보장청에 의해 수행되었고, 1940년대 초 — 저소득층 60만 명 이상이 등록되어 있던 절정기 — 에는 선거로 이사회가 구성되어 공식적인 협회에 의해 수행되고 있었다.[36]

협동조합은 국민건강보험을 승인했던 많은 사람들에게 호소했으나, 하나의 보험을 지지한 사람들 모두가 다른 보험을 지지하지는 않았다. 예를 들면, 산업노동연맹Congress of Industrial Organization: CIO*은 1938년 최초의 회의에서 보건협동조합은 사람들이 의료비를 분배하도록 느끼게 할 수는 있지만 "국민건강보험을 대신할 수는 없다."라고 말했다.[37] 다른 한편 샤디드는 의료협동조합을 "강제건강보험에 대한 유일한 성공적인 대안"이라고 옹호했다.[38] 대부분의 혁신주의가 정부의 강력한 개입을 지지했던 반면에, 그는 가난한 사람들이 자율적으로 보험에 등록하도록 하기 위해 보조금을 줄 것을 정부에 요청했다.

샤디드는 비록 급진적이기는 했지만 의료의 권위를 없애려는 의도는 없었다. 그는 미국의사협회보다 더 좁은 의미로 의학의 권위를 정의했다. 소비자는 의료 '장사'에 대해 통제하게 되는데, 의사는 이에 대해 감사해야 한다. 그 덕에 의사들은 자신들의 전문적인 의료에 자유롭게 몰두할 수 있기 때문이다. 샤디드는 "많은 의사들은 국가의료를 두려워한다. 그러나 협동조합의료는 국가의료가 아니다. 국가의료를 하면 국가, 즉 정치가가 주도권을 쥐게 될 것이다. 그러나 협동조합의료를 하면 의사가 진료의 전문적인 목표를 통제하며, 의사들은 개인으로서가 아니라 자기방어를 위한 집단으로서 보험위원회를 다루게 될 것이다. 그들은 자신들의 보상, 노동시간, 휴가, 그리고 가능한 보너스에 대해 말할 권리를 갖게 된다."[39]

물론 '말하게 될 무엇'은 정확하게 미국의사협회가 유념하고 있던 것은 아니었다. 심지어 직접서비스 선불제보험이 의사들에 의해 통제되었을 때조차 미국의사협회는 그것을 '비도덕적인' 계약 행위의 한 형태라고 비난했다. 로스-루스 진료소의 창설자 및 밀워키와 시카고에서 선불제보험을 창설했던 사람들은 지방 의사회에서 축출되었다. 특히 행위별수가제에 의해 진료하는 의사들은 대공황으로 수천 명의 환자를 잃은 것에 분개했다.[40] 이러한 의사 통제의 보험이 '정당하지 못한' 경쟁을 유발해 미국의사협회가 받아들일 수 없었다면, 의료협동조합은 의사의 소득과 노동조건을 고객이 직접 통제하도록 넘겨주었기 때문에 이중으로 매도되었을 것이다.

'협동조합의료'에 대한 전체적인 문제는, 미국의사협회가 수도 워싱턴의 집단보

---

* 역 미국노동연맹과 함께 미국 노동조합의 양대 산맥을 이룬다.

건연합Group Health Association: GHA을 탄압하려다 오히려 '셔먼 독점금지법Sherman Antitrust Act'을 위반했다는 혐의로 고발당했을 때 위기에 빠지기 시작했다. 집단보건연합은 연방가정대출은행Federal Home Loan Bank의 고용자들에 의해 1937년에 조직된 비영리적인 조합이었다. 이 보험은 월급의사들을 통해 가입자들에게 의료나 병원 진료를 제공하는 것이었는데, 초기 가입자들 중 80%는 연간 소득이 2000달러 미만인 연방 정부의 피고용인들이었다. 회원들에 의해 선출된 위원회가 보험을 담당했다.[41]

협동조합이 서비스를 시작하기도 전에, 미국의사협회는 "무면허로 이루어지는 비정규적인 건강보험과 협동조합의료"에 대해 조치를 취해야 한다고 법무 당국에 요구했다. 정부를 설득할 수 없었기 때문에 미국의사협회는 집단보건연합을 보험사업에서 제외시키자는 대규모의 캠페인을 벌였다. 후에 상고 법원에서 밝혀졌듯이, 미국의사협회와 지방 의사회는 집단보건연합을 위해 일하는 의사에 대해서도 보복할 것이라고 위협하는 한편 그들이 환자를 진찰하고 의뢰하는 것을 막았으며, 수도 지역에 있는 모든 병원이 집단보건연합의 특권을 인정하지 않도록 설득하는 데 성공해 병원 진료에서 의료협동조합의 회원들을 제거해 나갔다.[42]

1938년 12월 법무차관 아널드Thurman Arnold가 중심이 되어, 법무성은 미국의사협회 및 지방 단위의 의사단체들이 집단보험연합을 무너뜨리기 위해 협동조합 사업을 억제하는 음모를 꾸미고 있다고 기소했다. 미국의사협회는 이렇게 두드러진 사실에 이의를 제기하지 않았다. 기소 판결이 났을 때, 미국의사협회의 대변인인 피시바인Morris Fishbein은 "대중의 건강을 해치는 계약진료 행위에 반대하기 위해 본 단체의 궁극적인 권리를 확립하여" 법적으로 이행할 것을 서약했다.[43] 미국의사협회는 의학이란 전문직이며 장사가 아니므로 '셔먼 독점금지법'을 의학에 적용할 수 없다면서 정당방위법을 주장했다. 이러한 관점은 하급연방 법정에서는 받아들여졌으나 항소 법정에서는 파기되었다. 1943년 대법원은 미국의사협회가 반트러스트 규정을 위반했다고 선고했다. 그러나 그때까지도 그것은 의료협동조합을 지지하는 사람들을 위한 도덕적인 승리에 지나지 않았다.[44]

법원의 판결에도 불구하고, 의사단체들은 다른 의료협동조합과 선불제보험사업이 발전하는 것을 방해했다. 선불제에 참여하고 있던 의사들에 대한 그러한 보복은 잘 알려져 있다. 어떤 주의 법정은 영리 의료법인뿐 아니라 의료협동조합을 배제하기 위해 의료의 '기업진료corporate practice'를 금하는 규정을 만들었다. 그리고 1939년에 접어들면서 의사회는 선불제보험에 대한 의사들의 통제를 강화하기 위해 주의 개입을 막는 로비 활동을 성공적으로 전개했다. 그다음 10년 동안 26개 주에서 소비자가 운영하는 의료서비스보험을 효과적으로 저지하는 법이 통과되었다. 이들 주에서 의료서비스보험의 설립자는 의사가 되어야만 하거나, 보험감독관의 다수가 의사가 되어야만 하거나, 혹은 (16개 주에서) 보험이 주 의사회의 승인을 받아야만 했다. 17개 주는 모든 보험사업에서 의사들을 자유로이 선택할 것을 허용하도록 요구했다.[45] 자유선택은 선불제보험사업과 같은 직접서비스보험을 제외시켰다. 또한 자유선택은 더 나은 서비스급여를 제공하거나 더 낮은 가격을 부과하는 데 동의하는 의사들과 병원들이 포함되는 것을 막았다. 그리고 자유선택은 의사들이 한정된 진료수수료를 받아들일 때만 보험회계상 실현 가능했다. 그리고 의사회만이 그러한 수가표를 제공할 수 있었기 때문에 자유선택에 대한 요구는 의사들에게 독점권을 부여했다.

의사들의 방패shield

일반인들이 참여하는 선불제를 금지했던 주들은 의사들에 의해 통제되는 서비스 방식의 보험을 인가했다(다른 14개 주는 일반인의 참여를 금지하지 않은 상태에서 의사 통제 아래 서비스보험을 인가했다). 그러나 1939년 이전까지만 해도 워싱턴과 오리건주를 제외한 곳에서 미국의사협회와 지방 의사회들은 비록 의사가 통제한다고 하더라도 어떤 종류의 서비스보험도 승인하지 않았다. 1934년에 채택한 10개의 원칙은 어떠한 서비스급여도 제외시켰다. 1938년에 미국의사협회 대의원회는 "의료서비스 조항에 관한 어떠한 보험이나 협정에도 급여는 직접적으로 개인회원에게 현금으로 지불되어야 하며, 따라서 의료서비스에 대한 직접 통제는 하지 말아야 한다. 현금급여만이 환자, 의사, 병원의 관계를 방해하거나 변화시키지 않을 것이다."라는 성명서를 첨부했다.[46] 그러나 많은 주 의사회는 이러한 점에 의견을 달리했다. 1942년에 미국의사협회는 입장을 바꿔 "합법적인 주 의사회가 후원하는" 서비스보험을 승인했다.[47] 의사에게 직접 지불하는 보험은 만일 의사가 그 보험을 운영한다면 괜찮았다. 1943년에 미국의사협회는 의사회가 통제하는 서비스보험을 조정하는 위원회를 만들었다. 그러나 이러한 공식적인 승인에도 불구하고, 미국의사협회의 위계조직과 이후 블루실드Blue Shield라고 알려진 보험을 설립한 의사들 간에는 팽팽한 긴장이 지속되고 있었다. 초창기 블루실드의 지도자 중 한 사람은 나중에, "미국의사협회는 블루실드와 블루크로스를 여전히 반대했다."라고 회상했다.[48]

그러나 대부분의 의사들은 강제보험과 일반인 통제의 임의보험에 대한 보다 바람직한 대안으로서 의사회가 통제하는 서비스보험을 받아들였다. 정부보험이 실시될 가능성이 충분히 있었던 — 논리적으로는 충분히 그럴 수 있었다 — 캘리포니아에서 의사회가 후원하는 보험사업이 등장했다. 1935년 강제보험에 잠깐 매력을 느꼈지만, 캘리포니아의사협회는 임의보험을 후원하는 것에 대해 재고하기 시작했다. 1939년에 윌버Ray Lyman Wilbur의 지도 아래 캘리포니아의사협회는 '캘리포니아 의사서비스'라는 보험을 도입했는데, 이는 근원적으로 병원에서의 의사서비스뿐 아니라 가정방문이나 의원방문에 대해서도 적용되는 것이었다. 캘리포니아 주지사는 당시 연간 소득이 3000달러 미만인 모든 근로자를 위해 강제보험을 지지하고 있었다. 그래서 캘리포니아의사협회는 가족들이 임의보험에 가입할 수 있는 소득의 한계를 3000달러로 못 박았다(1939년 캘리포니아 인구의 90%가 그러한 자격을 갖추지 못했다). 같은 해에 미시간의사협회도 선불제보험을 조직했다.[49]

그 후 몇 년 내에 비슷한 보험이 뉴욕, 펜실베이니아, 그리고 다른 주들에서 시행되었다. 이러한 보험은 의사들의 관심을 끌었을 뿐만 아니라 이제 막 시장 안으로 들어오려는 상업보험업자들을 저지하고자 하는 블루크로스에 의해 더욱 촉발되었다. 블루크로스가 의사들의 진료비를 제공하지 못했던 반면에 배상보험업자들은 그렇지 않았으며, 그래서 몇몇 주에서 블루크로스는 자매보험인 블루실드의 탄생을 지원하는 데 적극적인 역할을 했다.

초창기 블루실드는 캘리포니아와 미시간에서 여러 가지 어려움을 겪었다. 보험 이용을 통제할 아무런 장치도 가지고 있지 못했고, 기대한 만큼의 지불 수준을 유지할 수 없는 것으로 판명되었다. 캘리포니아 의사서비스보험은 수가표를 사용하는 대신에 '단위가격' 제도를 만들어 이상적으로 2.50달러의 가치가 있는 것으로 여겨지는 단위로 서로 다른 의사들의 서비스에 대한 상대적인 가치를 부여했다. 의사들은 블루실드가 제공할 수 있는 어떤 지불수준이든 받아들였다. 의료 이용을 통제하는 데 실패하자 첫 번째 회계기간 이후 단가는 1.30달러가 되었으며, 1940년 12월에 이르러서는 1.10달러로 내려갔다. 캘리포니아 의사서비스보험은 가입자들의 처음 두 번의 병원 방문을 보험 적용에서 제외하고 여성에 대한 보험 비율을 올린 후 의사에 대한 지불이 개선되기 시작했으며, 1944년에는 서비스 단가가 2.25달러에 달했다. 그러나 많은 의사들은 여전히 불만족스러워했다. 알라메다Alameda 지방에 있는 21명의 의사들은 캘리포니아 의사서비스보험이 "환자에게는 진료비를, 의사에게는 수수료를 통제하는 '대리자'이기 때문에" 사회화된 의료와 다를 바가 없다고 주장했다.[50] 이 의사들은 배상에 기초한 내과와 외과의 보험 적용을 제공하기 시작한 북부 캘리포니아 블루크로스에 도움을 요청했다. 캘리포니아 의사서비스는 병원 진료에 관한 서비스급여의 적용 범위를 추가함으로써 이에 대응했으며, 따라서 캘리포니아에서 두 개의 '블루스' 보험은 상호 간에 공개적인 경쟁을 하고 있었다.

그러나 이는 관계의 이례적인 와해를 의미했다. 대부분의 주에서 블루스 보험들은 서로 협력했으며, 종종 관리시설을 공유하기도 했다. 블루실드는 확실히 자매 역할을 떠맡았다. 이 보험의 절반 이상이 블루크로스에 의해 관리되었으며, 어떠한 간부도 없었고 정책 결정 부서만이 분리되어 있을 뿐이었다. 조직적으로 블루크로스는 약 7~10년 먼저 출발한 것으로, 초창기에 건강보험을 주로 구입하려는 사람들에게 병원급여의 적용에 우선권을 줌으로써 훨씬 급격하게 성장했다. 1945년 말까지, 블루크로스는 전국적으로 1900만 명 이상이 가입했던 반면에, 블루실드는 겨우 약 200만 명이 가입했을 뿐이었다.[51]

또한 블루스 보험은 정책에서도 중요한 차이점이 있었다. 블루크로스는 선불제에 다소 접근해 있었던 반면, 블루실드는 보험에 가까웠다. 모든 병원보험이 서비스급여를 제공했던 반면, 몇몇 건강보험은 단지 현금급여만을 제공했으며, 종종 병원에서의 의사서비스에 대한 청구서를 제한하기도 했다. 서비스급여를 제공했던 블루실드는 저소득 가입자들을 제한했다. 블루크로스와 블루실드 간의 이러한 대조는 의사들 간의 가격 차별 방법*을 다르게 이용했기 때문이다. 많은 의사들은 서비스급여 방식을 좋아하지 않았는데, 왜냐하면 환자들로부터 동일한 수수료를 받았기 때문이다. 더 부유한 환자에게 더 많은 진료비를 받는 데 익숙한 의사들은 서비스급여가 수입에서 순이익을 감소시킨다고 생각했다.[52] 그들은 정부보험을 피하기 위한 주된 방어적 타협으로 저소득 가입자를 위한 서비스급여를 기꺼이 제공했다. 그리고 저소득 환자에 대한 직접 지불을 보장하는 반면, 의사들은 여전히 부유한 고객에게 더 많은 진료비를 부과했다. 게다가 어떤 의사들은 블루실드에 참여하지 않았다. 오로지 참여하는 의사들만이 보험수수료를 완전한 지불이라고 받아들였다(서비스급여를 받을 자격이 있는 가입자들은 블루실드에 참여하지 않는 의사에게 진료를 받을 때는 배상금만 지급받았다). 그래서 블루실드는 개원의가 어떤 방식을 선호하든 상관없이 그들의 수입을 극대화할 수 있게 했다.

이념적으로 블루크로스와 블루실드는 자선병원과 의사 간의 정치적 차이를 반영했다. 블루크로스는 전체 지역사회에 봉사하며 진보적인 조직을 대표한다고 주장했다. 블루크로스 초창기에 몇몇 창시자들은 강제건강보험에 대해 적극적으로 반대하지 않았다. 반면에 블루실드는 정부보험이 채택되는 것을 저지하는 데 분명히 그 목적을 두었다. 블루크로스는 자신이 지역사회가 후원한 결과이며 민주적으로 관리된다고 주장한 반면, 블루실드는 블루크로스와 같은 주장을 해보지도 못했다. 의사들은 자신들이 목소리를 통제할 권리를 가지고 있다고 주장했다.

그럼에도 불구하고 블루크로스는 의료제공자를 관리하는 형태였다. 1948년 리드Louis Reed가 조사한 28개 보험 중 21개에서 병원 대표자들은 블루크로스에서 대다수를 구성하고 있었으며, 그중 10개 블루크로스에서는 이를 법으로 규정했다.

* 역 순응정률제(sliding scale)는 진료비를 환자의 경제 상태에 따라 조절하는 제도를 의미한다.

더군다나 소속 병원이 병원 대표자를 선정하고 의사회가 종종 블루크로스 위원회의 대표자를 선정할 수 있었던 반면에, 소위 '공공 대표자'라는 사람들은 전형적으로 의사와 병원이 선출한 위원들에 의해 선정되었다. 리드에 따르면, 대부분의 공공 대표자는 '사업가, 법률가, 은행가'였다. "근로자나 농민 집단의 대표자보다 고용주나 사업가의 대표자가 훨씬 많이" 있었다.[53]

이념적인 차이에도 불구하고 블루크로스와 블루실드는 사실상 똑같았다. 미국병원협회가 단일병원보험을 반대했던 것과 같이 미국의사협회는 의사들이 관리한다고 하더라도 선불제 공동개원을 반대했다. 양쪽 모두 직접서비스는 경쟁을 야기하며 독점력 행사를 막을 것이었기 때문이다. 병원과 의사들이 세운 보험조직들은 서비스급여 정책에서 독점권을 행사할 수 있었는데, 왜냐하면 어떤 회사도 가격에 대해 의료공급자와 협정을 맺지 않고 서비스에 대해 지불하면 안 되었기 때문이다. 병원들은 블루크로스 이외의 다른 보험과 그러한 협정을 맺는 것을 거부했으며, 의사들은 일반적으로 수가표를 준수하게 되어 있는 자신이 통제하지 않는 어떤 보험이든 배척했다. 병원과 의사의 협력에 의존하고 있던 서비스급여보험은 왜 그 보험들이 일반적으로 투자자나 소비자가 아니라 공급자에 의해 관리되고 조직되어 왔는지를 설명해 준다. 의료제공자들이 단일병원보험 사업과 선불제, 특히 의료협동조합을 배척한 것은 그러한 직접서비스보험의 부족을 설명하는 데 도움이 된다. 심각하고 유일한 경쟁은 배상에 기초한 상업보험이었는데, 그것은 의사와 병원에 조금도 통제를 가하지 않았다. 우리가 이미 살펴보았듯이, 미국의사협회는 사실상 의사들만의 블루실드보다는 배상보험업자들을 더 선호했다. 그래서 1945년경 민간보험의 구조가 근본적으로 의료공급자의 이익을 도모했다고 말하는 것은 당연할지도 모른다. 보험 가입자들을 둘러싼 경쟁이 있었지만, 그러한 경쟁은 의료공급자가 정한 제약 내에서 이루어졌다.

동시에 민간보험제도는 중산층의 이익을 위해 수용되었다. 미시간, 캘리포니아, 뉴욕에서 행해진 연구를 살펴보면, 저소득 가정은 블루크로스가 창시되었을 때는 거의 가입하지 않은 것으로 나타난다.[54] 더군다나 블루크로스의 입장에서는 저소득계층보다는 중산층과 계약하는 것이 훨씬 나았다. 사실상 바로 이것이 저소득 가정의 가입이 매우 적었던 이유였다. 이전의 순응정률제 대신에 블루크로스는 모든 소득수준에 동일한 보험료를 부과했다. 1946년 뉴욕주 보험위원회는 다양한 부류의 가정이 5000달러 혹은 그 이상의 소득을 가진 가정과 동일한 수준의 의료서비스를 받기 위해 수입의 몇 퍼센트를 지불해야 하는지 물었다. 각 가정이 현재 그들에게 부과되는 정률수수료에 따라 서비스에 대해 계속 지불할 것이라고 가정했을 때, 연 1000달러 미만의 소득을 가진 가정은 그들이 현재 의료에 지출하는 4.1% 대신에 '완전한' 서비스를 받으려면 수입의 7.5%를 지출해야 할 것으로 추산되었다. 5000달러 혹은 그 이상을 버는 가정은 연간 소득의 2%만을 지속적으로 지출하면 되었다.

그리고 보험위원회는 각 가정이 소득과는 상관없이 동일한 보험료로 보험에 기초한 서비스를 완전히 받을 것이라고 보았다. 결국 소득이 1000달러에 못 미치는 가정은 보험급여를 적용받기 위해 소득의 15.7%를 지출해야 하는 반면, 5000달러 혹은 그 이상을 버는 가정은 소득의 1%만을 지출하면 되었다. 일반적으로 보험은 일단 수입이 2500달러를 넘으면 보건의료에 지출하는 비율이 떨어지게 되어 있었다. 보험위원회는 "보험은 연간 2500달러 이상을 버는 사람들에게 뚜렷한 금전적 이득을 주는데, 왜냐하면 그들은 자신들이 통상 지불했던 평균비용보다도 적은 비용으로 적절한 의료를 받을 수 있기 때문이다. 저소득 집단에게는 가계소득 대비 의료비 비중이 너무나 크기 때문에 이는 의료 이용을 금지하는 것이나 다름없다." 라고 적었다.[55]

허시필드Daniel Hirshfield는 뉴딜 시기에 이루어진 건강보험의 역사를 다루면서, 그 시기에 시작된 몇몇 보험은 존속했지만 어떤 것은 그렇지 않았다는 점에 주목했다. 그는 "어떻게 그리고 왜 이러한 선택적인 과정이 작용했는가?"라고 묻는다. 이 질문에 대한 그의 대답은 "자유롭고 경쟁적인 미국 사회의 운영"에 달려 있다는 것이었다.[56] 이는 대안들을 억압하려는 의사회와 병원의 반反경쟁적인 노력과 자신의 목적을 달성하기 위해 국가의 개입을 이용했던 것에 비추어볼 때, 사실보다 더 낙관적이다. 또한 이러한 견해는 다른 형태의 보험조직이 부자와 빈자에게 미쳤던 경제적 영향력을 잊게 한다. 정확하게 말해, 보험조직의 선별 과정은 공개적이고 공정한 경쟁이 아니었다. 제도적·전문적·계급적 이익을 지배한 자들이 자신에게 유리하도록 결과를 왜곡한 것이었다.

민간 사회보장제도의 발생, 1945~1959

노동조합의 등장

제2차 세계대전 이후, 의료제공자가 조직한 보험사업들은 어느 정도 지배권을 상실했다. 노동조합은 구성원을 대신해 교섭권을 획득했다. 몇몇 독립적인 민간 통제의 직접서비스보험은 여전히 보건의료체계에서 주변적인 위치를 차지하고 있었지만 안정된 위치를 확보했다. 그리고 상업보험회사들은 블루크로스로부터 시장의 절반 이상을 빼앗았다. 이러한 모든 발전은 민간 사회보장제도의 발생과 관계된다.

심지어 전쟁 이전에 건강보험은 고용에 따라 받는 급여로 나타나기 시작했다. 피고용자 집단을 마케팅과 행정에서 활용함으로써 오랫동안 존재했던 민간보험에 대한 두 가지 장애물이 제거되었다. 그것은 아픈 사람만이 보험을 이용할 것이라는 가능성을 감소시켰으며, 개별적으로 판매되는 보험에 필요한 막대한 행정적인 비용을 줄였다. 이러한 점에서 건강보험은 사회보험에 대한 기능적인 대체물이었는데, 그것은 똑같은 이유로 고용 관계에 근거하고 있었다. 그러나 회사마다 각기 다른 일종의 부가급여로서 민간보험은 정부로 귀속될 수도 있었던 약간의 신용대부를 고용주들이 얻도록 했다. 전쟁 기간에 다소 예상하지 않은 상황으로 인해 고용주는 피고용자의 충성심을 얻고 노동력 부족을 개선하기 위해 집단건강보험에 관심을 기울이게 되었다. 1942년에 전시노동국War Labor Board은 임금의 5%까지 해당하는 부가급여는 인플레이션을 유발하지 않을 것이며, 전쟁 기간 노동력이 부족할 것을 알고 있던 고용주들에게는 피고용자급여를 늘리는 것이 노동자를 유인하고 보호하는 데 유용할 것이라고 판단했다. 집단병원보험의 전체 등록자 수는

700만 명에서 약 2600만 명으로 증가했다(블루크로스가 시장의 4분의 3을 점유하고 있었다). 그러나 이는 여전히 인구의 5분의 1 정도였으며, 그중 대부분은 아직까지 입원비를 제외한 어떤 의료비에 대해서도 보호받지 못하는 상태였다.[57] 피고용자 건강보험은 전쟁 이후에 엄청나게 확산되었으며, 1940년대 말 노동조합이 건강급여에 대해 단체교섭권을 획득했을 때 새로운 의미를 가지게 되었다.

단체교섭과 사회보장은 뉴딜 사회정책의 두 가지 커다란 제도적 유산이었다. 사회보장법과 같은 해에 통과된 국민노동관계법National Labor Relations Act(일명 와그너 법Wagner Act)은 고용주들이 노동조합을 억누르는 데 사용할 수 있는 방책들을 제한했으며, 선거 절차를 정하고, 근로노동자를 대표하는 권리를 얻은 노동조합이 경영자와 교섭할 수 있도록 했다. 사회보장법이 산업복지를 이루는 데 실패함으로써 와그너 법은 다른 대안을 추구했다. 따라서 1940년대에 의회가 건강보험을 사회보장에 첨가하는 것을 재차 거부했을 때, 노동자들은 코먼스John R. Commons가 말한 단체교섭에 대한 '민간 입법'을 통해 질병비용에 대한 보호막을 찾았다.

의료에 대한 의사결정을 하는 데 이러한 새로운 환경은 전후 의료의 재정과 조직구조에 깊은 영향을 미쳤다. 이전에 소비자들은 의료에 대해 조직적인 영향력을 거의 발휘하지 못했으나, 일단 노동조합이 경영자 측과 보건의료에 대해 단체교섭을 시작하자 의사, 블루크로스, 상업보험회사, 직접서비스보험과의 단체교섭은 지름길이 되었다. 처음으로 노동조합은 조합원이 받는 의료서비스뿐만 아니라 의료제도 전체에 대해서도 중요한 영향을 미쳤다.

고용주들과 노동자들과의 관계는 보건의료에 이미 영향을 미쳤으나, 방식은 서로 달랐다. 고용주와 노동조합 모두 노동자의 신의를 얻기 위한 싸움에서 자기 편을 강화하기 위한 수단으로 의료를 이용하려고 했다. 그들 간의 반목은 먼츠Raymond Munts가 이야기했던 두 가지 다른 '전통'을 낳았다. 즉, 하나는 회사가 운영하는 의료서비스의 경영자적 전통으로서 광산과 목재 그리고 방직산업에서 우세했고, 다른 하나는 노동자가 운영하는 진료소와 보험의 노동조합 전통이 있는 의류산업에서만 우세했다. 1940년대 말까지 회사와 노동조합은 의료를 관리하고 자금을 조달하는 데 거의 협력하지 않았다.[58]

제2차 세계대전 동안 회사가 확대했던 피고용자급여 보험의 대부분은 경영자 관리형이었다. 노동통계국의 조사에 따르면, 1946년에는 60만 명의 노동자들만이 회사와 협상한 건강보험의 혜택을 받고 있었다. 노동조합이 결성된 산업에서조차 노동조합은 경영자 측과 복지연금에 대해 교섭할 수 없었다. 와그너 법은 '임금과 고용조건'에 대해 경영자 측이 노동조합과 교섭할 것을 권고했으나, 고용조건에 보건의료와 같은 혜택이 포함되는지에 대해서는 불명확하게 남겨두었다. 회사의 명예가 상실되는 것을 원하지 않았던 기간산업체들은 보건과 복지에 대해 교섭하는 것을 강하게 반대했다. 노동조합은 이러한 주장에 대해 '경영자 측의 특권'이라면서 분개했다. 노동조합이 국민건강보험을 강하게 지지했던 이유 중 하나는 노동조합이 보험을 받을 수 있을 때라도 보험에 관해 협상할 수 있는 어떤 역할도 할 수 없었다는 데 있었다. 갈등은 고용주와 노동자가 비용을 어떻게 분담하느냐보다는 급여를 누가 정하고 관리하느냐를 놓고 벌어졌다.

그럼에도 불구하고 전쟁 이후까지 기간산업체의 노동조합들은 다른 문제에 우선권을 두었다. 조직과 안정, 생존에 급급했던 노동조합은 복지에는 상대적으로 관심이 적었다. 그러나 1946년에 산업노동연맹은 보험을 포함한 복지를 최우선순위에 둘 것을 선언했으며, 1948년에 10개의 노동조합은 그러한 급여들에 대해 교섭할 법적 의무가 없는 경영자 측과 보건과 복지에 대해 협상했다.[59]

복지에 영향을 미치려는 노동조합의 투쟁은 전후 기간에 노동조합이 거둔 얼마 안 되는 정치적 성공 중 하나였다. 전쟁 기간과 전쟁이 끝나자마자 일어난 파업은 많은 중산층 대중의 반감을 초래했으며, 노동조합을 반대하는 운동을 통해 고용주들은 자신들이 잃었던 어느 정도의 통제권을 되찾을 기회를 얻었다. 1947년 제80차 공화당 의회는 노동관계법을 개정하면서, 특히 급여 조항을 단체교섭에서 제외하기에 이르렀다. 그러나 그러한 조항이 태프트-하틀리 법Taft-Hartley Act의 통과를 어렵게 할 것이라고 우려했던 상원의원 태프트Robert Taft는 와그너 법의 애매한 문구인 '임금과 노동조건'을 부활시켜 교섭과 관계되는 항목들을 규정했다. 곧이어 대법원은 인랜드Inland 제철소의 판례에서 급여보험은 실제로 '고용조건'에 해당한다고 판결했다.[60] 이에 노동조합은 보건의료에 대한 발언권을 획득하게 되었다.

이러한 판결과 함께 트루먼의 국민건강보험이 제정될 것이라는 데 대해 노동자 지도자들은 점점 의심했으며, 미국의사협회는 임의건강보험이 '미국적인 방식'이라는 것을 제시하기 위해 전국적인 캠페인을 벌였다. 처음으로 미국의사협회는 사실상 건강보험을 추진하고 있었다. 그 당시는 또한 번영의 시기였다. 부가급여를 제외하면 제조업에서의 실질임금은 1945년 이후 10년 동안에 31%나 뛰어올랐다.[61]

인랜드 제철소 판결이 내려진 이후 몇 해 동안, 대부분의 기간산업체 노동조합들은 상당히 확대된 건강급여에 합의하기로 결정했다. 1948년과 1950년 사이에 협상된 건강보험을 적용받은 노동자 수는 270만 명에서 700만 명 이상으로 증가했다. 1954년 말까지 노동자 1200만 명과 부양가족 1700만 명이 단체교섭을 통한 건강보험에 가입했다. 노동조합들은 미국에 있는 건강보험의 4분의 1을 차지하는 협상을 했다.[62] 경영자 측은 단체교섭과 연대관리를 양보했다. 이러한 변화는 미국의 노동관계가 투쟁에서 조정으로 변화하고 있음을 반영했다.

단체교섭 협상은 노동자의 보험료 분담금뿐만 아니라 보험 적용 범위도 확대시켰다. 의료비는 병원 진료비에 대한 보험까지도 적용되었다. 1954년 말까지 60% 이상의 인구가 병원보험을 가지고 있었으며, 50%는 외과보험을, 25%는 내과보험(비록 종종 병원 진료서비스에만 해당되기는 했지만)을 가지고 있었다.[63] 1945년 무렵 보험산업의 한 조사에 따르면, 고용주들은 병원과 의료비 지출 중에서 순비용의 약 10%만을 지불했다고 한다. 그러나 1950년 단체교섭 협상에서 노동조합은 고용주에게 노동자를 위해 순비용의 약 37%를, 부양가족에 대해서는 약 20%를 지불하도록 요구했다.[64]

노동조합과 경영자 측은 보험 방식 중 어느 것을 선택할 것인가를 두고 종종 의견을 달리했다. 대부분의 노동조합은 블루크로스를 선호했는데, 이는 상업회사들의 배상금이 회원들에게 개인이 지불해야 하는 비용을 남겨놓는 반면에 블루크로스는 완전한 지불을 보장했기 때문이다. 또한 블루크로스는 급여의 범위를 좀 더 확장하려고 했다. 그러나 경영자 측의 관점에서 볼 때, 상업보험업자들이 제공하는 비용 부담 조항은 다양했기 때문에 상업보험이 더욱 융통성이 있었다. 또한 보험산업의 조사가 지적했던 것처럼 블루크로스는 자체적으로 비용을 지불한 반면,

보험업자들은 각 회사가 "자사만의 고유한 (건강)보험에 관한 이름을 가질 수 있도록" 허용했다.[65]

협상을 통한 보험의 성장으로 인해 블루크로스, 블루실드, 상업회사들이 모두 협상을 통해 적응해 가면서 보험산업은 성장했다. 초기에는 신중했으나 그들은 자신의 정책을 자유화하기 시작했다. 서비스보험과 급여보험 모두 장기간의 입원을 더욱 보장하기 시작했다. 블루크로스는 상업보험자들의 융통성에 대응할 수 있는 더욱 다양한 정책을 제공해야만 했다. 블루실드는 소득의 상한선을 올려야만 했다. 상업보험업자들은 전통적인 보험이론을 위반하는 방식인 일상적 비용을 선불하는 방식에 마지못해 참여했다. 블루크로스는 조직과 정책이 주마다 너무나 달랐기 때문에, 이를 전국적으로 운영해 피고용자에게 보험급여를 제공하려면 사전에 전국적인 조정 방식을 더욱 발전시켜야만 했다.

산업들 간의 구조적 차이 때문에 보건의료에 대한 단체교섭의 영향력은 조정되었다. 일반적으로 말해서 주된 분열은, 상대적으로 노동자 수가 적지만 고도로 집중화된 산업과 더욱 경쟁적이고 복수사용자multiemployer를 둔 산업 사이에서 발생했다. 더욱 집중화된 산업 부문에서 노동조합은 전국적으로 각 회사의 경영자 측과 협상을 벌인 반면에, 경쟁적인 부문에서의 협상은 국소적이었으며 종종 고용주협회를 상대로 이루어졌다. 대기업의 고용주들은 대개 보험자단체의 선택에 대한 지배권을 보유하고 절차 과정에서 많은 세부적인 항목을 관리하면서 자체의 급여보험을 발전시켰다. 때때로 보험업자들은 급여대조표를 고용주에게 보냈는데, 그들은 "회사가 자신들 복지에 관심을 가지고 있다는 인상을 피고용자들에게 주는 기회"로 그것을 이용할 수 있었다.[66] 반면 노동자들이 자주 고용주들을 바꾼, 복수사용자를 둔 산업에서 보험사업은 회사를 위해서라기보다는 산업적 차원에서 수립되었으며 노동자와 경영자 양쪽이 선출한 이사들이 태프트-하틀리 법에 근거해 관리했다. 이렇게 공동으로 운영된 태프트-하틀리 기금은 건축, 탄광업, 서비스산업에서 일하는 노동자를 위한 보건의료 재정을 지원하는 데 매우 중요한 중개자 역할을 했다.

노동조합은 대기업과 협상할 때 일반적으로 고용주 기여금뿐만 아니라 보험급여 상품에 관해서도 교섭했다. 반면에 상대적으로 작은 회사의 고용주와 교섭할 때는 특정한 금액의 돈에 관해서만 전형적으로 협상했다. 그 결과 대기업 고용주는 보건의료수가를 통제하는 데 더욱 많은 관심을 갖게 되었다. 왜냐하면 그들은 얼마가 들든 급여의 수준에만 몰두했기 때문이다. 그다음 10년 동안 급여상품이 확대되면서 이러한 이해관계는 미국 보건의료 정치에서 가장 강력한 새로운 요소 중 하나가 되었다.

또한 노동조합들 간의 이념적 차이는 보건의료에 대한 단체교섭의 효과에 영향을 미쳤다. 자동차노동조합과 같은 진보적인 노동조합은 선불제를 선호한 반면, 다수의 일반 노동조합은 적어도 애초에는 배상급여보험을 선호했다. 일반 노동조합은 보건의료를 많은 급여 중 하나로 간주했던 반면, 개혁적인 노동조합은 종종 건강보험과 협상하는 자신의 역할을 전체 지역사회의 보건서비스를 개선할 기회로 여겼다. 그들은 포괄적인 의료를 제공하고 소비자가 참여할 수 있는 서비스급여나 직접서비스보험을 원했다. 비록 이러한 노동조합은 매우 적었으나, 그들은 전후에 선불제보험을 발전시키는 데 중요한 촉매 역할을 수행했다.[67]

통제에 대한 투쟁

그러나 건강급여와 복지급여를 확장시키는 데 솔선했던 노동조합 — 루이스John L. Lewis가 선도한 미국광산노동조합The United Mine Workers of America: UMWA — 은 특수한 경우였다. 광산지역에서 회사가 운영하는 의료서비스는 정교한 계급 지배망의 한 부분을 형성했는데, 그것은 대단히 분개할 만한 상황이었다. 광부들 간에 보건의료를 개선하고자 하는 투쟁은 필연적으로 통제에 대한 투쟁과 연관되었다. 따라서 1940년대 말, 광산노동조합은 더 많은 의료급여를 확보하기 위해서뿐만 아니라 경영자로부터 의료에 대한 지배권을 선취하기 위한 역사적으로 중요한 기회를 포착했다. 어떤 대규모의 노동조합도 의료에 대해 그만큼 직접적으로 통제하지 못했다. 광산노동자들의 건강보험에 대한 기원을 통해 우리는 보건의료서비스의 구조를 형성하는 데 계급투쟁과 조정의 중요성을 분명하게 이해할 수 있다.[68]

광업은 오랫동안 주기적인 수요 변동과 광산 경영자와 노동자 간의 격렬한 쟁의에 영향을 받기 쉬운 불안정하고 경쟁적인 산업이었다. 20세기 초에 시작된 오랜 기간의 불황은 대략 1937년에 종결되었다. 그러나 경쟁과 종종 일어났던 불법적인 파업은 산업을 지속적으로 붕괴시켰다. 곧 석유와 가스가 석탄의 광업 시장을 잠식해 갔으며, 경영자들은 경쟁에서 살아남기 위해 생산성을 향상시키고 가격을 인하해야 하는 심각한 압력에 직면했다. 이러한 과정에서 광산노동조합은 중대하고 예상하지 못했던 역할을 수행하게 되었다.

계급투쟁이 반드시 제로섬 게임은 아니었다. 계급투쟁은 어떻게 조직되고 추진되느냐에 따라 그 운명이 좌우되었다. 노동의 조직화는 증거들이 제시하듯이, 실질적으로 많은 산업과 기업의 경제적인 수행 능력을 향상시켰다.[69] 고용주가 노동조합으로부터 얻어낸 가장 주요한 획득물은 안정성 증대였다. 단체교섭 협상을 통해 난폭한 파업은 더욱 통제되었으며, 노동자가 자주 직장을 옮기던 일이 줄어들었고, 임기응변적 결정보다는 '정책적인 경영'이 더욱 가능해졌다. 높은 임금은 고도의 기계화에 대한 동기를 부여하고, 기계화할 능력이 없거나 노동조합에 임금을 지불할 능력이 없는 비효율적인 회사를 제거해 나감으로써 생산성을 향상시켰다. 조합화로 인해 소유권과 통제의 집중화는 더욱 심해졌기 때문에, 선도적인 기업은 노동조합과 더욱 기꺼이 동맹을 맺어 비효율적이고 노동조합에 속하지 않는 이들을 제거해 나갔다. 양측 모두는 생산성 향상과 경쟁 감소로 인한 영리를 나누어 가졌다. 루이스가 탄광회사의 재정에 의해 지원되는 건강보험을 광산노동조합이 관리하도록 하는 전례 없는 협정을 맺었던 것은 1940년대 후반 이러한 종류의 동맹을 통해서였다.

광산노동조합은 의사를 선정하고 의료시설을 통제하는 데 영향력을 확보했으나, 1941년 초기만 해도 다른 노동조합과 마찬가지로 이 문제는 전쟁 이후까지 우선순위를 차지하지 못했다. 1946년에 루이스는 탄광회사들이 '조작적이고 표준 이하인 의료서비스 및 입원과 보험'에 대해 연간 6000만 달러를 강탈했다고 비난했다. 그는 임금 인상 대신에 광산노동조합에 의해 운영될 복지기금의 재정을 조달하기 위해 경영자들이 석탄 1톤당 5센트의 광구 사용료를 내놓을 것을 요구했

다. 광산주들이 이를 거부하자 노동자들은 1946년 4월 1일 파업에 돌입했다.[70]

이것이 탄광산업의 전환을 초래했던 4년간에 걸친 세 가지 파업 중의 하나였다. 1846년에 시작된 첫 번째 파업이 일어난 지 7주 후에 트루먼은 국가적 경제 위기를 막고자 탄광들을 장악했다. 정부와 소유주들을 반목시켜서 어부지리를 차지한 루이스는 연방 정부와 협정을 맺었다. 협정의 내용에는 안전규칙 시행, 광부의 보건과 보건관리에 대한 공정한 보고, 두 가지 독립된 복지기금(하나는 주로 연금을 위한 것이고, 다른 하나는 의료와 입원요양을 위한 것이다)이 포함되었다. 루이스는 노동조합이 건강보험을 전적으로 통제하도록 하는 데 성공했다. 그러나 정부와 광산주의 방해 탓에 협정은 신속히 시행되지 못했다. 이 파업은 특히 고용주들이 기부하는 복지기금에 대한 노동조합의 통제를 금지하는 태프트-하틀리 법이 이듬해에 통과되도록 한 반反노동조합운동을 초래한 또 하나의 요인이 되었다. 그러나 내무성이 1947년에 발표한 광부의 건강상태에 관한 조사는 너무나 끔찍했기 때문에 대중의 동정은 마침내 건강보험의 활성화를 불러일으켰다. 1947년 여름에 정부가 광산을 되돌려 주었을 때, 소유주들은 1톤당 10센트의 광구 사용료를 지불할 것과 기금을 태프트-하틀리 법에 따라 삼자간위원회(한 명은 노동조합에 의해, 한 명은 경영자 측에 의해 선출되고, 한 명은 중립적인 위원으로 구성되었다)로 흡수·병합하는 것에 동의했다.

그러나 1948년 3월 광부들은 협상이 결렬된 후 다시 파업을 일으켰다. 그 이유 중 하나는 광산노동조합이 매월 100달러의 연금을 요구했기 때문이다. 타협에 의해 광구 사용료 지불을 1톤당 20센트로 올렸지만, 이는 광산노동조합이 보증하려고 한 급여를 부담하는 데는 여전히 부족했다. 그리고 탄광업자들이 석탄 시장을 석유와 천연가스에 빼앗기면서 가격이 급락하기 시작한 1949년에 광산업은 다시 한번 위기에 빠졌다. 만일 광산업체가 과잉생산을 통제할 수 없다면 노동조합은 일주일에 3일만 일할 것이라고 루이스는 일방적으로 선포했다. 그러자 남부의 석탄 경영자들은 보건과 복지기금에 대한 광구 사용료 지불을 보류했고 광부들은 다시 파업에 돌입했다.

그러나 당시 대통령이 탄광을 또 장악할지도 모른다는 위협을 느낀 루이스는 이후 20년 동안 파업의 방해 없이 석탄산업의 평화를 고수했던 대경영자들과 타협했다. 노동조합은 광부 수천 명이 일자리를 잃을지 모를 대대적인 기계화에 저항하지 않을 것이라고 보장해 주었다. 소유주들은 임금 인상, 퇴직과 비싼 광구 사용료 지불, 그리고 세 번째의 '중립적' 위원으로서 로체Josephine Roche를 임명하는 데 동의했다. 이미 기금의 관리자였던 로체는 루이스의 가까운 친구였다. 중립적 위원에 로체가 임명됨에 따라 노동조합은 효과적으로 보험을 통제할 수 있었다. 그래서 비록 광부기금이 형식적으로는 태프트-하틀리 법을 따르지만, 그것은 노동조합의 보험이었다.

기금은 광부들의 건강과 의료에 극적인 변화를 가져왔다. 1947년 내무성 보고에 따르면, 광산지역은 보건과 위생설비가 형편없었고, 영아사망률이 매우 높았으며, 탄광 경영자들은 전문가적인 능력보다는 개인적인 친분과 '재정적 한계'를 이유로 의사를 선정하는 건강보험을 만들어냈다. 광부들이 지불해야만 하는 선불제 보험은 대체로 부적절했다. 게다가 회사가 고용한 의사가 산업재해의 21%에 대해서만 배상요구 의견서를 제시했던 반면, 회사에 고용되지 않은 의사들은 자신들이 치료한 경우의 89%에 대해 재해보상을 제시했다.[71] 회사가 지정한 의사로 한정함으로써 탄광업자들은 산업질환에 대한 지식뿐 아니라 재해보상 요구를 위한 노동자들의 검증도 거부할 수 있었다.

내무성 보고서는 약 5만 명의 광부들이 탄광 관련 재해로 인해 재활이 필요한 장애인이 되었다고 추정했다. 광산노동조합은 1948년에 기금이 운영되기 시작했을 때 장애가 된 광부들에게 우선적으로 혜택을 주었다. 수천 명이 뉴욕과 캘리포니아의 재활센터로 보내져 정상적인 생활을 되찾는 데 도움을 받았다.

그리고 1949년 초반에, 의료기금으로 일반적인 건강보험이 시작되었는데 그것은 처음부터 치과진료에서 입원까지 포괄적인 적용을 제공했고, 광산지역에서 이용할 수 있는 개원의와 시설에 의존했다. 광산노동조합은 곧 이것이 너무 많기도 하고 너무 적기도 하다는 것을 알았다. 너무 많다는 것은 충족되지 못한 수요가 엄청나게 많다는 점과 규제되지 않는 행위별수가제의 비용 때문이었으며, 너무 부족한 것은 광산지역에는 종종 적절한 시설과 유능한 의사들이 없다는 뜻이었다. 건강보험은 전쟁 이후 광부들의 세 차례에 걸친 파업 동안에 (이미 입원치료를 한 사람들을 제외하고) 일시적으로 중단되었다. 중요한 변화들이 그 후에 이루어졌다. 보험기금은 더 이상 가정 및 사무실 방문, 약품, 정신병원 입원, 통상적 치과진료와 안과진료에는 급여되지 않았다. 흔히 남용되는 편도선 절제술이나 아데노이드 절제술은 어느 것이든 상환받기 위해서는 사전 인가가 필요했다. 게다가 보험기금과 사전에 협의가 안 된 의사나 병원은 보험 대상자들에 대한 입원과 수술을 시행하기 전에 허가를 받아야만 했다. 결과적으로 기금은 간부 의사들이 부적절하거나 과다한 진료비라고 판정한 민간 개원의들에게 지불되는 것을 거부할 수 있었다.

1950년대 초, 보험기금은 행위별수가제하에서 불필요한 서비스 — 특히 입원과 같은 — 때문에 진료 의뢰에 근거해 의사들에게 보수를 지불하기 시작했다(의사들은 '월급'이라는 용어에 민감하다). 원래 기금은 개원의들에게 진료 의뢰 비용을 지불했으나, 곧 여러 개의 전문의로 이루어진 공동진료 방식의 보험사업을 수립하기 시작했다. 행위별수가제에 근거해 지역사회에서 개원한 이런 의원들은 진료비를 직접 부과하지 않고도 광부들을 진료했다. 그들의 예산은 수익자들이 사용한 전체 서비스에 비례하여 기금으로 처리되었다. 또한 기금과 지역사회는 의원들을 관리하는 데도 참여했다. 의원에 속했던 의사집단은 의사들을 고용하고 해고할 수 있었으나, 지역사회위원회와 광부기금의 지역사무소는 고용을 결정하는 데 거부권을 행사할 수 있었고 의사의 서비스를 끝내도록 통고할 수 있었다. 또한 이 보험은 의사들 사이에서 다양한 의식을 조장했다. 몇몇 의사는 이제 자신을 회사가 아니라 광부와 그 가족에게 봉사하는 것을 본분으로 하는 '노동조합 의사'로 간주했다.[72] 마침내 1950년대에 광부기금은 탄광지역에서 연계된 10개의 병원을 또 설립하게 되었다.

구조적인 관점에서 볼 때, 광부들의 기금은 개방형 건강보험 의사명부를 가진 서비스급여보험으로 시작되었다. 그러나 이 방식은 곧 불안정해졌다. 1950년대 말 기금은 자신의 수익자들을 계속 치료하는 민간 개원의들을 더욱 확실히 제한하고 규제했다. 이러한 노력은 의사회로부터 커다란 반발을 샀다. 광부를 위해 일한 의사는 지역 의사회로부터 커다란 반발을 샀다. 그러나 1950년대 후반 모든 의사와 병원은 기금으로부터 의료비를 상환받으려면 공인된 명부에 등록되어 있어야만 했다. 기금에 전속된 의사들은 개원의들이 후송체계, 입원, 수술, 입원 기간에 대해 내린 결정을 재검토했다. 수용할 수 있는 기준을 위반한 의사들은 인가를 받지 못했다. 광부기금은 의료제공자들이 지배하는 블루크로스나 블루실드처럼 조직을 통해서가 아니라 제공자들에게 직접 지불하는 보험기금이었기 때문에 이러한 통제 — 사실상 자신에 대한 신임제도 — 를 할 수 있었다. 공동개원 보험사업과 병원을 발전시킴으로써, 노동조합은 의료제공자들과의 주도권에서 더욱 앞서가고 있었다. 민간의사들에 대한 제재뿐만 아니라 조직된 프로그램을 통해 광부들은 보건의료에서 사실상 무능력했던 집단으로부터 탄광지역에 대한 의료서비스의 비용과 질을 통제하는 주된 세력으로 철저하게 변화되었다.

다른 노동조합들도 1950년대에 건강보험과 행위별수가제의 위험과 한계를 배우는 '의학교육'을 실시했다. 노동조합 지도자들은 급격히 증가하는 비용을 제3자 보험이 조장하는 지나친 입원비 탓으로 돌리기 시작했다. 많은 노동조합은 배상보험이 종종 자신들의 의료비를 전적으로 부담하지 않는다고 격분했다. 환자의 지불능력에 따라 진료비를 부과하는 데 익숙한 의사들은 보험 환자들이 더 많이 지불할 능력이 있으므로 진료비를 올리고 있는 것처럼 보였다. "펜실베이니아의 버틀러 지역에서 우리는 출산비로 50달러를 제공하는 보험을 시작했다. 우리는 그 지역에서 오랫동안 출산비가 그대로 50달러인 것을 알았다."라고 고무노동조합United Rubber Workers의 한 관리가 보고했다.

"이상하게 보일 수 있겠지만, 1년도 채 안 돼서 우리는 버틀러에서 표준출산비가 75달러가 된 것을 알았다. 그래서 우리는 정상분만에 75달러를 제공하는 현재의 외과수술 요금표에 합의했다. 우리는 버틀러에서 정상분만비가 125달러인 것을 안다." 이와 같이 더 높은 수준의 의료급여를 위한 교섭은 노동조합원들보다 의료인에게 더 많은 이익을 주는 것처럼 보였다.[73]

이를 개선하려는 조사연구는 여러 가지 방향으로 나타났다. 하나는 경쟁하는 보험회사 중에서 가장 싼 것을 구매하는 것이었다. 두 번째 대안은 의료서비스의 비용과 질을 감독하는 것이었다. 그러나 이러한 대안들은 의사와 병원에 대해 직접 지불을 통제하는 광산노동조합과 같은 노동조합에만 가능한 전략이었다. 세 번째 대안은 진료수가표를 그대로 수용하는 의사를 구하는 것이었다. 그러나 의사들은 일반적으로 네 번째 가능성 — 선불제 의료를 제공하는 노동자 보건소를 설립하거나, 몇몇 다른 조직에 의해 발전된 선불제 공동개원사업에 노동조합원을 등록시키는 것 — 에 직면했을 때를 제외하고는 그렇게 하려고 하지 않았다.

노동조합에 의해 설립된 대부분의 보건소는 개원의를 크게 위협하지 않는 진단 중심의 진료소였다. 노동조합은 의사회의 반대 때문에 더 이상 진전시키는 것을 꺼려했다. "의료가 필요한 — 아마도 급성질환 때문에 급히 필요한 — 경우가 있었을 것이다. 지역 의사들은 만일 우리의 활동이 그들의 지배권을 침해한다면 응답하려 하지 않을 것이다."라고 노동보건소labor health center에서 일했던 한 의사는 설명했다.[74] 그러나 전후 시기에 몇몇 프로그램 — 세인트루이스에 있는 노동건강원Labor Health Institute이 가장 주목할 만한 예이다 — 은 전면적인 선불제 공동진료보험사업으로 발전했다. 몇몇 의사들은 노동조합이 자신의 구매력을 이용해 전적으로 현재의 지배적인 제도들을 배제하지 않을까 염려했다. 샌프란시스코에 있는 노동조합들이 자체의 선불제 보건소를 건설할 것을 고려하고 있었을 때, 의사회는 재빨리 그러한 생각을 비난했다.[75] 그러나 그 위협은 샌프란시스코나 다른 대부분의 도시들에서 결코 실현되지 않았다. 노동조합들은 그것을 실천할 수 있는 자원을 갖지 못했다. 그들은 직업 또는 산업계통을 따라 조직되었기 때문에, 보건의료서비스들이 제공될 필요가 있었던 지역사회 수준에서는 특히 강력하지 못했다. 그럼에도 노동조합들은 전후 시기에 시작된 몇몇 새로운 선불제 공동진료보험에 많은 사람을 가입시키는 데 매우 중대한 역할을 했다. 특히 서부 연안지역에서는 노동조합이 없었다면 공동진료보험 방식이 결코 도입되지 않았을 것이다.

선불제 공동개원의 성장

비록 블루크로스와 상업보험의 엄청난 확장으로 가려지긴 했지만, 직접서비스에 의한 선불제보험은 결국 1945년 이후 10년간 안정되고 독립적인 위치를 확보했다. 또한 그것은 새로운 종류의 기업 의료조직으로 발전했다.

초기의 직접서비스보험은 주로 산업의 부속기관으로 조직되었으나, 전후에 피고용자 건강급여는 의료서비스보다는 집단건강보험의 형태를 띠었다.* 철도노동자를 위한 보험과 같은 오래된 몇몇 산업보험은 이제 쇠퇴하기 시작했다. 철도노동조합은 회사가 지정한 병원을 온정주의의 산물로 여겨 노동자들이 지역시설을 이용할 수 있게 하는 현금급부를 놓고 협상했다. 산업조직에 근거한 선불제도 중에서 전후에 중요하게 추진되었던 유일한 부문은 다른 부문과는 달리 탄광노동자 건강보험이었다.

한편 의사가 후원하는 보험과 조합도 크게 성장하지 못했다. 1946년경 세 사람 혹은 그 이상의 의사들로 구성된 368개의 의료집단 중 약 56개 집단에서 다양한 종류의 선불제보험이 제공되었다. 그러나 이러한 보험은 일반적으로 단지 진료의 한 부분만을 선불제로 시행했을 뿐이다.[76] 의사들은 선불제가 확대되기를 간절히 원하지 않았다.

협동조합운동 역시 전후 기간에 번창하지 않았다. 농업보장청이 시행했던 보험은 전쟁이 끝날 즈음 쇠퇴하기 시작하다가 결국 1947년에 종결되었다. 1940년대 말 100개 이상의 작은 농촌보건협동조합이 창설되었다.[77] 그중 거의 대부분은 남서부에 있었는데, 텍사스에만 50개가 있었다. 그러나 의사들의 반대와 자원의 부족 때문에 10년 동안 지속된 것은 소수에 불과했다.[78] 그러한 소규모 협동조합은 회계상으로도 건전하지 못했다. 큰 규모의 안정성을 확보하기 위해서는 연방 조직의 형태로 운영되어야만 했는데, 이 조합들은 결코 그렇지 못했다. 비록 농촌운동 차원에서 의료협동조합이 유래되었지만 이러한 협동조합은 주로 도시에서 지속되었다.

가장 중요한 새로운 협동조합은 전쟁이 끝날 무렵 시애틀의 농민공제조합, 항공기술노동조합과 지방공급식품협동조합의 조직원에 의해 조직되었다. 이들 보험의

---

* 산업의료의 제한된 발전에 관해서는 1권 6장을 볼 것.

자본금은 400가구의 창립회원들이 1인당 100달러씩 기부한 돈으로 충당되었다. 다행스럽게도 의사들은 시애틀에서 이전에 독점적으로 운영되었던 선불제 진료소를 구입할 수 있었는데, 그것은 전후에 시애틀의 경제가 예상대로 쇠퇴했기 때문이다. 협동조합은 의사들이 지었던 몇 개의 개인의원뿐만 아니라 60개의 병상을 갖춘 병원을 설립하는 과정을 통해 진료소를 매입할 수 있었다. 이 재산이 있었기에 보험을 망치려는 지역 의사들에 대해 방어할 수 있었고 사업을 위한 성장의 기초를 마련했다. "우리 의사들을 의사회와 병원제도의 바깥으로 몰아내고 졸업 후에도 훈련과정을 못 받게 하려는 킹카운티의사회King County Medical Society의 강력한 반대에 직면해 우리 직원들에게는 조합의 구성원을 진료할 수 있는 병원이 거의 없었다."라고 초창기의 한 의사는 회고했다. 다른 많은 조합과는 달리, 일찍이 확장정책에 전념했던 퓨젓사운드Puget Sound 집단건강조합은 이 조합원들에게 주식을 팔아 재원을 마련했다. 정부의 보조 없이도 그 조직은 꾸준히 성장해 이 지역에서 가장 크고 성공적인 조합이 되었다. 창립한 지 30년이 지났을 때는 시애틀 인구의 5분의 1에 해당하는 20만 명 이상이 이 조합의 회원이 되었다.[79]

전후 다른 종류의 새로운 의료서비스보험이 서부지역에서 발전했는데, 그것은 카이저가 자신의 피고용자들을 위해 준비했던 것이다. 카이저는 가필드 박사가 1938년 그랜드쿨리 댐에서 일하는 자신의 노동자들을 위해 설치했던 보험사업에 깊은 인상을 받았다. 제2차 세계대전 중에 그는 서해안에 있는 자신의 조선소와 제강소의 노동자들에게, 비록 그곳은 지리상 도시의 의료기관과 매우 가까웠지만, 포괄적인 보건의료서비스를 제공하기로 결정했다. 외딴 곳에서 이루어진 초기의 의료보험사업과는 달리 이 새로운 사업은 개원의를 위협했지만, 전쟁으로 인해 지방 의사들과 병원들은 과중한 부담을 안고 있었기에 별로 반대하지 않았다. 1942년 카이저는 건강보험사업을 실시하기 위해 두 개의 퍼머넌트재단Permanente Foundation을 설립했는데, 하나는 밴쿠버-포틀랜드 지역에, 또 하나는 자신의 노동자들을 위해서 캘리포니아의 리치먼드와 폰태나에 두었다. 절정기에 이 보험사업은 20만 명을 관리했지만, 전쟁이 끝나며 노동력이 급감하기 시작했다. 이 보험사업이 1945년 말 대중에게 개방하기로 결정했을 때는 이미 거의 문을 닫을 때였다. 거의 선교적인 열정을 지닌 카이저는 정부와 무관하게 수백만 명의 미국인에게 그들이 감당할 수 있는 가격에 선불제로 포괄적인 의료를 자급으로 제공하는 의료를 재조직할 수 있다고 믿었다. 전후 10년 동안 카이저-퍼머넌트 건강보험사업Kaiser-Permanente health plan은 많은 병원과 진료소를 연결해 가입자가 50만 명이나 되었다.[80]

뉴욕 시장인 라과디아Fiorello La Guardia는 새로운 종류의 선불제보험을 추진했다. 뉴욕시 신용협동조합은 도시 피고용자들이 겪는 재정적 고통의 주된 원인은 질병에 의한 부채라고 생각했다. 1943년에 라과디아는 선불제보험을 기획할 위원들을 임명했다. 그러나 절망적이게도 이 집단은 분열되어 있었다. 의사들의 대표자는 행위별수가제에 기초한 배상보험을 지지한 반면, 다른 집단은 강제건강보험을 원했다. 제3자 단체는 선불제 집단개원을 선호했다. 시장은 제3자 단체에 동의해서 위원회를 해체하고 보험을 기획할 새로운 위원회를 선임했다. 1946년 새 위원회는 필요한 법적 권위를 확고히 하고 재단으로부터 창립 대출금(나중에 상환)을 받아서 집단진료소를 조직했다. 1947년 3월 1일 처음 이 사업이 시작되었을 때 22개 집단진료소는 400명 이상의 의사를 보유했다. 그러나 주 법률 때문에 뉴욕건강보험은 오직 의사서비스만 제공했다. 가입자는 병원 진료를 위해서는 블루크로스와 독자적인 계약을 맺어야 했다. 뉴욕건강보험과 블루크로스에 동시에 가입한 고용자는 보험료의 절반을 부담했고, 절반은 시에서 부담했다. 1950년대 중반에 뉴욕건강보험의 등록자는 50만 명에 육박했다.[81]

이러한 선불제보험에 대한 호응은 근본적으로 지불 금액이 가격 면에서 유리하기 때문은 아니었다. 사실상 그들의 지불 금액은 대체로 보험보다는 비쌌다. 그러나 적용 범위가 더 광범위했다. 배상보험이나 서비스보험과 비교하면 선불제보험을 상대적으로 예외이거나 제한되어 있으며 본인부담금은 거의 없었다. 노동조합원들이 비싼 의료비를 지불해야 하는 위험에 처하게 되고, 행위별수가제 방식으로 진료하는 의료공급자들에게 높은 수가를 자극하여 노동조합이 보험급여에 신경을 쓰게 되면서 이러한 '확실한 적용 범위'는 노동조합에 특히 중요해졌다. 게다가 선불제 집단진료 방식의 보험사업은 부분적으로 집단진료의 장점으로 인해 예방진료에 대한 강조뿐만 아니라 전문의들 간의 손쉬운 자문과 같은 양질의 서비스를 제공했다.

그러나 몇 가지 요인 때문에 보험 가입에 관심 있는 사람들의 등록은 방해를 받았다. 처음에 전국적인 교섭 조건에 묶여 있던 노동조합들은 카이저보험이나 다른 선불제 집단과 같은 지역보험을 실시하는 데 어려움이 있었다. 또한 많은 고용주들은 미국의사협회가 허용하지 않은 건강보험에 가입하는 것을 꺼렸다. 그리고 세 번째로 회사의 모든 노동자가 반드시 집단진료보험사업으로부터 의료서비스를 받기 원한 것은 아니었으며, 처음에 고용주들은 오직 한 가지 형태만을 제공했다.

이런 어려움으로 인해 카이저보험의 등록 가입 정책에 중대한 변화가 생겼다. 다른 건강보험과 마찬가지로 등록은 대표들을 통해 전체 피고용자 집단이 계약함으로써 확장되었다. 그러나 1948년 처음에는 필요에 의해 샌프란시스코의 피고용자들은 카이저보험을 여러 보험 중 하나로 선택했다. 다른 대안은 보험에 참가하려는 개원의를 포함한 서비스급여보험과 두 개의 조그마한 집단진료보험사업이었다. 이러한 많은 선택권을 가진 제도는 1938년에 도시 노동자에 대한 강제보험제도로 확립된 서비스급여보험(소비자들이 운영한 소수의 독립적인 서비스급여보험의 하나)을 의사들이 강하게 거부함으로써 위기를 맞았다. 초기에는 샌프란시스코의 1250명의 의사 중 1000명 이상이 서비스급여보험에 참여하기로 서약했는데, 이는 보험 가격표가 허용한 이상을 청구하지 않는다는 것을 의미했다. 그러나 1948년경 의사들은 의료수가에 만족하지 못했고, 자신들의 참여가 강제보험을 인정하는 것이 됨을 우려했으며, 피보험자를 입원시키기 전에 보험관리자에게 자문을 구해야 한다는 것에 분개했다. 그래서 거의 90명의 의사가 서비스급여보험에 참여하는 것을 철회했으며, 그 후 보험에 규정된 의료수가를 지급금 전액으로 받아들이기를 거부했다. 이 보험은 여전히 구성원들에게 배상급여를 제공할 수 있었지만, 의사들이 거부하자 서비스급여가 제공하는 상당한 정도의 건강보장을 없애버리겠다고 위협했다. 바로 이러한 점 때문에 카이저보험과 다른 집단진료보험사업이 부가적으로 선택되었다.[82]

'이중의 선택' — 피고용자들에게 보통 두 개의 선택이 제공되었기에 그렇게 불렀다 — 은 곧 카이저보험에 등록한 모든 집단에서 표준이 되었다. 카이저보험의 경영진은 처음에 조정을 통해 집단진료보험사업에 참여하는 것이 편리하고 바람직하다고 생각하지 않는 피고용자 집단을 도왔다. 카이저보험의 이런 정책은 폐쇄형 보험이 의사를 자유롭게 선택하는 것을 막는다는 미국의사협회의 비난을 없애는 데도 도움이 되었다. 카이저보험은 또 다른 이점도 있다는 것을 발견했다. 이중의 선택은 실망할 수도 있는 환자에게 주기적으로 탈출구를 제공했고, 노동조합의 구성원이 이제는 계속 등록할 것인지 아닌지를 집단이 아닌 개인이 결정했기에 협상 시 노동조합의 중재권을 제한했다. 그래서 1945년 카이저보험은 어떠한 피고용자 집단이라도 구성원들에게 보험자를 마음대로 선택할 수 있도록 해주어야 한다는 방침을 채택했다. 이중 선택은 비록 1950년대에 고용주들 간에도 생소한 것이긴 했지만 — 캘리포니아에서는 더욱 그랬다 — 샌프란시스코에서 다른 지방으로 퍼져갔다.[83]

과거의 산업의료서비스와는 달리 이러한 새로운 직접서비스 선불제인 카이저보험과 뉴욕건강보험은 의사들의 주 수입원이었던 중산층을 만족시켰기 때문에, 카이저보험과 뉴욕건강보험의 성장은 뉴욕과 캘리포니아의 개원의들에게 커다란 불안을 유발했다. '폐쇄형 거대 보험조합'(한 의학잡지가 카이저보험을 이렇게 불렀다)이 캘리포니아 지역으로 번져갔을 때 이 지역의 의사들은 공포에 사로잡혔다.[84] 선불제에 대항했던 통상적인 방법은 소용이 없었다. 카이저보험은 자체의 병원을 가지고 있었기 때문에 의사협회가 병원에 대한 접근을 막을 수는 없었다. 법률적 행동도 소용없음이 밝혀졌다. 태평양 연안에 위치한 주 법원은 민간인 통제의 선불제보험을 지지했다. 1951년 워싱턴주의 대법원은 킹카운티의사회에 집단건강협동조합에 대해 반대하는 행동을 멈추라고 명령했다.[85] 그래서 지역사회에서 의사들의 일반적 반응은 카이저보험과 좀 더 효율적으로 경쟁하기 위해 블루실드가 제공했던 것보다 더 관대한 서비스급여보험을 조직하는 것이었다. 로스앤젤레스의 바로 외곽에 위치한 샌피드로의 몇몇 대규모 피고용자 집단과 계약을 체결한 후에 이 지역 의사들은 의료수가를 낮추고 서비스에 대해 특별 요금을 부과하지 않는 '최선의' 서비스급여보험을 조직했다. 광고를 반대하는 의사들의 규칙에도 불구하고 미국의사협회는 새로운 보험을 널리 알리기 위해 신문과 도로 게시판에 큰 광고를 냈다.[86] 1953년 캘리포니아주의 피츠버그에서 노동자들이 카이저보험에 등록할 것인지, 아니면 새로운 의사들의 보험에 등록할 것인지를 결정하는 투표일에 철강공장의 주차장에서 의사와 그들의 아내, 그리고 지역 병원의 보조원들이 노동자들에게 유인물을 배포했고 확성기를 단 차에서 "여러분의 가정의를 잡으십시오.", "카이저보험의 포로가 되지 마십시오."라고 경고했다. 가바리노Joseph Garbarino가 이런 활동을 벌이고 있을 때, 의사들은 주차장에서 쫓겨날지도 모른다는 생각에 비행기에서 홍보물을 떨어뜨릴 생각도 했다고 한다. 그러나 모든 노력에도 불구하고 노동자들은 2181 대 440으로 카이저보험에 찬성표를 던졌다.[87]

가장 정교하고 성공적인 반응은 카이저보험과 같이 포괄적인 혜택을 제공하는 서비스보험의 위험을 지역 의사들이 부담하기로 한 새크라멘토 남쪽의 샌와킨 지역에서 나타났다. 예전의 농업보장청 보험과는 달리, 의사들은 보험재정이 모자랄 때는 줄어든 보수를 받는 것에 동의했으며, 동료 의사들에게 남용하지 못하게 단속하기로 했다. 이것이 후에 고객들에게는 서비스에 대해 정해진 요금을 부과하고 개인 의사에게는 행위별수가제에 기초해 돈을 지불한 '독립진료연합independent practice associations'이라 불리는 제도의 시초가 되었다.

카이저보험의 이러한 발달 과정을 보면서 의사들은 상업적 선불제보험에 대항하기 위해 워싱턴과 오리건의 의사들이 자신들의 보험을 시작한 이래로 오랫동안 지켜온 선불제를 계속 유지했다. 블루실드는 방어적인 보험 방식으로 시작해 강제보험의 위협이 완화되면서 더 적은 급여를 주는 쪽으로 변해갔다. 캘리포니아주의 카이저보험 같은 새로운 위협이 나타난 곳에서 미국의사협회는 더욱 포괄적인 급여를 제공했고, 가격을 많이 조정했으며, 구성원들의 남용을 억제했다. 다른 독점과 마찬가지로 경쟁이 예상될 때 의사들은 방침을 바꾸었다.

그러나 의사들의 이러한 가격 통제와 홍보 활동은 카이저보험의 성장을 막지는 못했다. 의사들의 거부 행위 또한 집단건강협동조합이나 뉴욕건강보험을 누르지는 못했다. 일반인 후원의 서비스보험과는 달리 선불제 집단진료보험회사들은 개원의들의 압력을 상대적으로 덜 받았는데, 특히 자신의 병원을 가지고 있을 경우에 더욱 그랬다. 서비스보험은 개원의들과의 협력을 필요로 했는데, 만약 거부한다면 서비스보험을 배상보험으로 전환할 수 있게 했다. 이것이 바로 샌프란시스코의 도시 피고용자 서비스보험과 오리건 및 워싱턴의 초창기 상업보험이다. 오직 미국 광산노동자만이 의사들과는 독립된 성공적인 서비스방식의 보험을 운영할 수 있었다. 100만 명의 수혜자가 있었기에 광산노동자기금은 의사들과의 협력을 확보할 수 있는 충분한 시장력을 가지고 있었는데, 특히 작은 광산촌에서는 더욱 그랬다. 그리고 심지어는 기금으로 자체의 집단개원 방식을 후원할 수도 있었다. 일반적으로 민간 관리의 선불제보험이 독립적이면 독립적일수록 개원의에게 덜 의존했으며 적대적 환경에서 살아남을 기회가 많았다. 이것이 미국에서 소비자 통제의 보험이 집단개원 방식의 경향을 띠게 된 이유다.

게다가 직접서비스보험은 의료서비스보험보다 의사들에게 더 효과적이고 광범위한 영향을 미치며, 그 수단에서도 강제성이 적었다. 의료서비스보험은 의사의 결정을 규제만 하면 멀리서도 수가를 조정할 수 있었다. 샌프란시스코 보험은 의사들의 주도권을 제한(즉, 입원에 대한 의사들의 결정을 재심)하려 했을 때 위기에 직면했다. 한편 집단개원 방식의 보험은 일상적인 의료 결정이라고 여겨지는 병상의 공급을 고정시킴으로써 의사의 권한을 제한할 수 있는 환경을 조성했다. 또한 이 보험은 의사들에게 조직의 요구를 알게 하고, 의료수가를 하락시킬 수 있는 동기를 부여했다. 카이저보험이나 다른 선불제보험에서는 부분적으로 환자들을 입원시킬 동기가 없었고, 의사의 권위와 자율성을 훼손하지 않고도 직원들에게 영향을 줄 수 있었기 때문에 상대적으로 환자들의 입원율이 낮았다.

선불제보험은 의사들을 보험조직에 통합시키는 방법에 따라 다양성을 보였다. 집단건강협동조합에서 의사들은 피고용인이었다. 대조적으로 뉴욕건강보험에서 의사들은 독립적인 의료집단으로 조직되었고, 자신들의 시설을 소유했으며, 선불제 환자뿐만 아니라 행위별수가제도 실시했다(이러한 조정으로 인해 뉴욕건강보험 가입자들의 진료 시간이 짧다는 불평이 계속 이어졌다). 카이저보험에서 의사들은 원래 제2차 세계대전 중에 영리집단인 시드니 가필드사에 의해 조직되었다. 전후에는 비영리단체로 재조정되어 다른 지역 의사들과 제휴했다. 뉴욕건강보험에서와 같이 의사집단은 보험을 통해 환자들을 진료했다. 그러나 카이저보험의 의사들은 자신의 개인 환자를 볼 수 없었고 시설 명칭을 가질 수 없었다. 그래서 각각의 업무 수행 능력을 평가하는 데 약간의 집단적 자율성을 누리기는 했지만, 월급과 자원에 대한 통제에서 뉴욕건강보험의 의사들만큼 독립적이지는 못했다.

이러한 세 가지 보험은 조직적인 지배에 대해 근본적으로 다른 이론적 입장에서 있었다. 집단건강협동조합은 이사를 선출하고 주요 정책을 결정할 때 1인 1표의 바탕에서 투표를 하는 구성원들을 소유하고 있었다. 노동조합은 우편이나 정기적 모임을 통해 투표를 행함으로써 적극적 가입을 모색했다.[88] 한편 카이저보험은 가입자에게 보험을 관리하는 역할을 주는 것을 거부했다. 카이저보험의 직원과 회사의 집행부가 통제하는 두 개의 연합체가 힘을 발휘했다. 세 번째 유형으로서 뉴욕건강보험은 사업자, 노동자, 의사와 정부의 진보적인 대표자를 포함한 위원회에 의해 운영되었다. 조합민주주의, 기업자본주의, 다원주의적 이익집단 중 어떤 것이든 선불제 집단진료라는 상대적으로 독립된 구조 안에서만 가능했다.

소비자들에 의한 통제는 어떤 형태가 되었든 미국의사협회에 받아들여지지 않았다. 그러나 장기간의 법적 패소 때문에 미국의사협회는 점차적으로 선불제 집단진료를 경계하면서도 타협을 통해 공존했다. 1955년에 미국의사협회는 이사회 의장이었던 라슨Leonard Larson 박사를 건강보험의 특별위원장으로 임명했다. 1959년에 발표된 최종 보고서는 여전히 "의료를 제공하고 싶어 하는" 보험들을 비난하고 있다. 보고서는 재정이 "보험제도에서 적절한 기능을 수행하는 유일한 것"이라고 주장했다. 그러나 위원회는 카이저보험이나 다른 선불제보험에서 의료를 결정하는 데 일반인이 방해한다는 증거를 찾지 못했으며, 또한 의사회는 의사 선택의 자유에 대한 수용 가능한 대안으로서 보험 선택의 자유를 지적했다.[89] 몇 주 지나지 않아 미국의사협회 대표단은 어떤 의료제도하에서든 의사의 자유로운 선택이 필요하다는 것을 다시 확인했지만, '라슨 보고서'는 선불제 집단진료에 대해 공식적으로 비난하는 것으로 끝을 맺었다.

반트러스트 기소라는 위험 말고도 미국의사협회가 소비자 통제의 선불제보험과의 휴전을 기꺼이 받아들인 것은 소비자 통제가 1950년대에는 오직 제한된 위협만 했기 때문이다. 몇몇 지역에서의 성공에도 불구하고 소비자 통제의 선불제보험은 상업보험, 블루크로스, 블루실드에 비해 작은 부분이었다. 그들이 개원의에 의존하지 않기 위해서는 자체적으로 시설을 설립해야 했다. 결과적으로, 상당히 많은 비용이 들었다. 정부의 보조 없이는 그러한 모험에 사용할 자본은 부족했다. 그래서 한동안 선불제보험은 부분적인 발달밖에 이루지 못했다.

상업보험의 우위

전후에 상업배상보험은 보험 적용 형태 중 가장 빠르게 성장했다. 1950년대 초만 해도 상업보험은 블루크로스와 블루실드보다 가입자가 더 많았을 뿐 아니라 블루크로스와 블루실드로 하여금 상업보험이 정해놓은 규정에 따라 보험 업무를 하도록 했다. 그러나 역설적으로 바로 그러한 과정 때문에 임의건강보험이 노년층과 같은 고위험군을 보호할 수 없었기에 마침내 보험제도를 정부 간섭의 형태로 끌고 갔던 것이다.

그러나 이러한 모순은 전후 급속히 성장하는 기간에는 거의 드러나지 않았다. 1945~1949년에 상업적 집단병원보험 가입자 수는 780만 명에서 1770만 명으로 급증했다. 개인별 적용은 1470만 명으로 늘어났다. 중복된 것을 빼면 오로지 상업보험만을 적용받는 가입자 수가 1949년에 모두 2800만 명으로 블루크로스에 가입된 3100만 명에 비견될 만했다(따로 분리된 보험의 경우에 병원 진료에 대해 약 400만 명이 가입되어 있었다). 상업보험은 외과 진료비 적용에서 블루실드를 훨씬 앞질렀으며(2270만 명 대 1200만 명), 2년 후에는 병원 진료 적용에서도 블루크로스를 앞질렀다. 1953년에는 병원보험에 대해 미국인의 29%는 상업보험회사를, 27%는 블루크로스를, 7%는 독립적 보험제도를 선택했다.[90]

상업보험이 확장되면서 보험의 성격이 변화되었다. 1940년 이전에는 주로 상해보험, 전문화된 건강보험회사 및 산재보험회사 등 상대적으로 규모가 작은 회사가 개인에게 보험을 팔았다. 1942~1949년에 병원비에 대해 보험을 제공한 회사 수는 28개에서 101개로 증가했다. 상업보험은 계속해서 블루크로스나 블루실드보다 많은 개인보험을 팔았으나, 피고용자의 수혜제도가 늘어나면서 그들의 사업은 집단보험으로 기울었다. 그것은 보험산업의 주도권이 상해보험회사에서 시장을 주도했던 메트로폴리탄과 푸르덴셜 같은 생명보험회사로 넘어가는 것을 의미했다.[91] 30년 전에 정부 계획에 반대해서 싸웠던 운동이 마침내 결실을 보게 된 것이다.

보험회사와 블루스 간의 차이는 영리기업과 비영리기업의 차이 이상으로 복잡했다. 사실상 그러한 기초 위에서 어떤 명확한 구별이 가능한지가 의심스러웠다. 한편 메트로폴리탄과 같은 주요 보험회사 중 몇 곳은 정책 결정자들이 주로 명목적으로 소유하고 있는 공동회사였으며, 모든 '잉여'는 정책 결정자에게 돌아가도록 되어 있었다(사실 공동의 형태는 종신 이사장이 회사의 거대한 재원을 통제하도록 인정했다). 또 다른 한편으로 비영리 의사협회 보험은 그것을 통제하는 의사들의 수입을 증대시키는 것이 목표였으며, 오직 법적으로만 비영리였다. 병원의 경우에서처럼 이윤과 통제권을 빼앗기지 않거나 세금 면제의 이점 때문에 제공자들도 비영리조직의 형태를 선호했다. 아마도 같은 이유 때문에, 의료공급자가 통제하는 블루스 보험들은 행정 및 수수료와 '잉여 금액'을 위해 보유되는 돈의 일정 비율을 낮추는 데 더욱 성공했다. 건강보험료 1달러당 블루크로스는 약 6센트, 블루실드는 약 10센트, 상업보험자는 21센트를 보유했다(그러나 후자의 높은 보유율은 부분적으로는 개인보험의 높은 비율 때문이었다).[92] 블루스 보험은 자신들의 수입의 많은 부분을 급여로 분배했다는 사실을 지역사회에 증거로 제시했다. 그러나 그들은 주로 의료제공자에게 지불되는 의료서비스보험을 제공했기 때문에 그러한 경향은 블루스 보험의 주요 임원들이 얻는 이익으로도 충분히 설명된다.

낮은 경상비에도 불구하고, 블루스는 상업보험과 경쟁하는 데 몇 가지 점에서 결정적으로 불리했다. 상업보험업자들은 고용주에게 여러 유형의 보험에 대해 한 번에 서비스를 제공해 줄 수 있는 반면, 블루스는 건강보험만을 제공하도록 법적으로 제한을 받았다. 블루스는 통제가 지역적 수준에서만 이루어지고 조정의 정도가 미약했기에 전국적으로 이 보험을 적용할 수가 없었다. 그리고 많은 고용주는 혜택과 비용의 범위에서 융통성이 있는 배상수당을 더 선호했다. 또한 배상급여보험에서는 고용주가 직접 행정적 역할을 할 수 있었기 때문에 때때로 재난이 닥쳤을 때 노동자에게 돈을 지불함으로써 고용주의 선의를 보여줄 수도 있었다. 그러나 아마도 고용주에게 가장 매력적이었던 것은 보험회사가 건강하고 위험 정도가 낮은 노동자에게 값싼 의료수가를 제공한다는 점이었을 것이다.

이는 '경험률'이라고 불리며, 사회보험제도와 블루크로스가 보건의료의 수가를 제공한 방식과 뚜렷하게 대조된다. 정부 주도하의 건강보험에서는 보험금이 소득 비율에 따라 정해질 것이다. 일반적으로 블루크로스 가입자는 적어도 같은 집단일 경우에 같은 '지역'률을 지불했다(개인은 더 많이 지불했다). 그러나 상업보험에서는 모든 피고용자 집단이 '경험'에 따라 드는 비용이 매겨졌다. 젊고 건강한 집단은 의료비용이 낮을 것이기에 할인을 받았다. 같은 이유로, 나이가 들고 상대적으로 건강하지 못한 집단은 의료비용이 더 많이 들기 때문에 보험료를 더 많이 지불해야 했다.

이러한 제도는 각각 다른 형평이론에 의해 정당화되었는데, 각각은 특수한 사회적 조건과 연결되어 있었다. 사회보험은 고위험군에서 저위험군으로 비용을 재분배하는데, 그러한 재분배는 정부가 법적으로 그것을 요구할 때만 가능하다. 그렇지 않으면 저위험군은 가입하지 않을 것이기 때문이다. 어떤 임의건강보험도 저위험군 사람들에게 위험에 비해 높은 비용을 내게 할 수 없었기 때문에 비용을 재분배하는 능력에 한계가 있었다. 만약에 '비용을 과다하게 부과하면' 경쟁 보험회사의 낮은 비용에 관심을 갖거나 자가보험(자신의 보험기금으로 돈을 저축하는 것)으로만 해결할 것이다. 블루스가 시작되었을 때는 상대적으로 경쟁이 없었고, 전체 인구에게 유용한 임의보험을 만들려는 노력의 하나로 일정한 비용을 채택할 수 있었으며, 강제보험보다 앞설 수 있었다. 비록 진보적이지는 않았지만 지역률은 고위험군에게 비용을 낮춰줄 수 있었다. 그러나 상업보험이 널리 퍼지면서 위험에 따라 집단마다 요금을 부과하는 것이 형평이라고 여기게 되었다. 이러한 관점에서 모든 사람에게 같은 액수로 부과했던 지역사회의 보험 비율은 건강한 사람에게 너무 많이 — 즉, 경쟁적인 시장에서 보험에 대해 그들이 지불해야 하는 것 이상으로 — 부담시켰기 때문에 불공평한 것이었다.[93] 여기에서의 형평은 경쟁의 논리와 구별할 수 없다.

저위험군 피고용인을 대상으로 한 경쟁에서 블루스는 경험률이 적용되는 상업보험보다 불리했다. 비록 고용주뿐 아니라 많은 노동조합이 자신의 복지비용 내에서 최대한을 얻기 위해 상업보험업자들의 호소를 경계하긴 했지만, 자동차나 철강 노동자 등의 노동조합은 서비스급여보험에 가입하고 있었기 때문에 블루크로스를 신뢰했다. 많은 블루크로스 지도자들은 경험률을 자신들의 이상과 상반되고 가입자들에게 헌신하고자 하는 자신들의 주장을 침해하는 것으로 여겼기 때문에 이를 받아들이기를 주저했다. 몇몇 보험들이 1940년대 초반 몇몇 대규모 피고용자 집단에 경험률을 적용했지만, 1950년대에 더욱 많이 채택되었을 때는 논쟁의 대상이 되었다. 1952년 블루크로스 등록자의 오직 4%만이 경험률에 따라 비용이 부과되었을 때, 산업화가 발달된 중서부 4개 주의 보험관리자들은 블루크로스 연례회의에서 그 보험이 "지역사회 서비스의 이상에 상반되고 미국 전역을 통해 자선적·비영리 선불제보험을 파괴할 수 있다."라고 비난하는 결의안을 채택했다. 결의안에 따라 수행된 연구는 블루크로스로 하여금 경험률의 "압력을 물리치기 위해 정직한 노력을 기울일 것"을 촉구했다.[94]

그러나 경쟁의 논리는 냉혹하게 작동되었다. 상업보험업자가 저위험군을 골라내기 시작하면서 블루스에는 고위험군만 남아 있을 위험이 있었다. 이러한 과정이 무한정 지속되었다면 블루크로스와 블루실드도 어쩔 수 없이 비율을 더 올려서 평균 위험집단조차 상업보험을 구입하는 것이 더 싸다고 생각하게 되었을지도 모른다. 결국 블루스는 노인과 가난한 자의 '쓰레기장'이 되었을지도 모른다. 그러나 이것은 블루스를 정부에 넘겨주는 계기가 되었으며, 그래서 내키지 않음에도 불구하고 경험률로 이동하게 되었다. 1950년대 말 대다수 보험은 적어도 몇몇 피고용자 집단에게는 경험률을 적용했는데, 캘리포니아 의사서비스보험의 대변인은 "일단 건강한 집단에 경험률을 적용하면 건강하지 못한 집단에도 그렇게 해야 한다."라고 지적했다.[95]

블루크로스의 서비스급여도 잠식되기 시작했다. 의료와 건강보험의 수가가 증가함에 따라 보험료를 낮추는 방법을 모색했다. 한 가지 방법은 본인부담률을 높이는 것이다. 1945~1953년에 서비스급여를 받는 블루크로스 가입자의 비율은 96%에서 76%로 떨어졌다.[96]

그래서 상업보험과 블루스의 경쟁은 수렴을 향한 경향을 나타냈다. 보험회사들이 원래는 제공하려 하지 않았던 보험 형태를 블루크로스가 개발하기는 했지만, 아이러니컬하게도 그것의 성공은 추종자들을 불러 모았고 블루크로스가 시작할 때의 원칙을 무너뜨렸던 힘을 느슨하게 해버렸다. 그러나 어떤 의미에서 이것은 전체 건강보험제도에도 해당한다. 보험제도가 급속히 발전하는 동안 지도자들이 피하고 싶어 한 정부의 개입을 결국 불러일으키는 데 도움을 준 것은 바로 느슨해진 힘이었다.

민간보험의 수용

미국은 건강보험에서 유럽 사회가 취했던 것과는 다른 길을 택해 다른 목적지에 도달했다. 원래 유럽의 모델은 산업노동자계급에서 시작해 수입 유지를 강조했고, 그러한 토대 위에서 적용 인구와 급여 범위를 동시에 넓혀갔다. 미국의 혁신주의자들이 더욱 효율적이고 합리적인 선에서 의료를 재조직하는 데 확실히 관심이 있었던 것을 제외하고는, 강제건강보험에 대한 혁신주의자의 원안은 유럽의 정책 방향과 많은 공통점이 있었다. 건강보험에 대한 초기 개념의 실패가 의미하는 바는 중산층이 1920년대에 병원비를 지불하는 문제에 부딪혔을 때와 대공황 시기에 병원이 자신의 수지를 맞추려는 문제에 부딪혔을 때, 미국 사회에는 이전에 건강보험에 대한 제도적 구조가 없었다는 것이다. 그래서 근본적으로 노동자의 경제적 문제를 줄이기 위해 설립된 보험제도 대신에 미국은 병원에 대한 중산층 환자의 접근성과 중산층 환자에 대한 병원의 접근성을 향상시키는 데 관심을 가지고 보험제도를 발전시켰다. 집단진료에 대한 혁신주의의 관심, 인두제 지불과 예방에 대한 유인책은 거부되었고, 현존하는 조직 형태를 유지하려는 병원과 의사들이 통제할 수 있는 보험제도가 발전했다. 이것이 바로 민간보험이 성립한 배경이다.

상업보험회사들은 거의 뒷문으로 이 분야에 뛰어들었다. 이 분야에서의 첫 번째 사업은 중산층을 위한 장애보험에서 시작되었다. 병원비에 대한 배상의 적용 범위는 한 보험 전문가의 말처럼 "사고에 대한 장식으로 시작되었다".[97] 블루크로스가 실현 가능성을 증명해 보인 지 얼마 지나지 않아 상당히 많은 상업보험회사가 뛰어들었다. 서비스급여보험과 같이 배상급여보험은 개원의들에게 위협이 되지 않았다. 사실상 미국의사협회는 실제로 블루실드보다 배상급여보험을 더 선호했는데, 왜냐하면 현금급여는 의료수가를 결정하는 개인의 권리를 침해하지 않았기 때문이다.

민간보험제도는 제한된 경쟁 과정을 통해 발전했다. 블루스와 상업보험 간의 경쟁은 급여 범위의 확대를 불러온 한편, 블루스로 하여금 경험률을 채택하게 했다. 직접서비스보험으로부터 유래했을 경쟁은 캘리포니아 같은 몇몇 지역에서만 일어났다. 반대 운동 및 다른 방법을 통해 의사들은 기업들이 포괄적 직접서비스보험과 소비자 통제의 서비스급여보험을 발전시키는 것을 방해했다. 일반인이 통제할 수 있는 보험이 의료공급자의 반대로부터 자신을 보호할 수 있는 유일한 방법은 선불제 공동진료 방식의 독립된 구조를 통해서였는데, 이에 수반되는 사업 착수 비용, 정부보조의 결여, 절반이 넘는 주에서의 법적 장벽(블루크로스와 블루실드에 주어졌던 우호적인 시행령에 비해) 때문에 주변적인 위치에서 벗어날 수 없었다.

유럽의 건강보험이 초기의 질병금고와 공제조합을 반영했듯이, 미국의 민간보험은 자선병원, 의사, 생명보험회사라는 기존의 조직 위에 '그냥 덤으로' 만들어졌다. 지역마다 발전 정도의 차이는 이러한 피드백 양상을 보여준다. 블루크로스는 자선병원들의 힘이 강했던 북동부와 북부 중심부의 역사가 오래된 지역에서 우세했다. 반면에 주로 영리병원이나 공립병원이 있던 곳에서는 상업보험이 더 많았다.[98] 카이저보험과 같은 독립적인 보험은 서부에서 가장 큰 진전을 보였는데, 고립된 지역사회에서 포괄적인 산업의료의 초기 전통으로부터 많은 혜택을 보았다.

의사만이 건강보험제도에 책임져야 한다는 것은 아니지만 그것을 통해 그들은 많은 이익을 얻었다. 처음에는 보험을 민간 분야로 돌리고, 다음에는 직접서비스보험과 소비자 통제로부터 멀어지게 함으로써 의사들은 제3의 보험업자를 잠재적 위협이 아닌, 상당히 증대된 소득의 원천으로 바꾸어놓았다. 병원의 발전도 같은 양상을 띠었다. 처음에 병원의 증가는 병원 특권에서 제외되었던 개원의들의 수입을 위협했다. 그러나 병상을 채우려는 병원 재정상의 문제로 인해 의사들의 접근을 관대한 조건으로 허용했고, 의사들의 선의에 의존하게 되었다. 마찬가지로 국민건강보험과 소비자 통제의 선불제는 수수료와 의사들이 진료할 수 있는 환자 수를 제한함으로써 의사의 수입을 제한했다. 그러나 의사들은 정치력과 경제력을 이용해 보험회사 및 다른 강력한 이익집단과 연합함으로써 조직적인 통제와 경쟁의 위협을 피할 수 있었다. 보험제도는 의사의 이익을 수용했고, 그런 조건으로 의사들은 건강보험을 받아들였다.

민간보험의 증가로 인해 의사들의 시장력은 커졌다. 면허법이 의료 진입을 제한하는 주요 수단이었지만, 상환받을 수 있는 자격은 모든 경쟁적인 개원의들에게 주된 장애가 되었다. 조산원이나 척추지압치료사가 면허법을 회피할 수는 있었지만, 그들은 블루실드로부터 상환받을 수 없었고, 환자들도 배상급여보험으로부터 상환받을 수 없었다. 보험회사는 의사를 이익의 문지기로 이용했다. 이런 관점에서 수가통제에 대한 보험회사의 관심은 의사의 권위를 신장시켰다.

고용을 통한 건강보험은 여러 사람의 이익을 동시에 만족시켜 주었다. 부가수당으로서 건강보험은 노동자와 고용주에게 이익을 가져다준 동시에, 상업보험시장에서의 문제를 해결했다. 또한 정부보험에 반대하는 의사의 권익을 보호해 주었고, 노동조합에 국민건강의료보험에 대한 대안을 제시했으며, 구성원에 대한 관심을 나타내는 수단을 제공했다. 그러나 이러한 강력한 이익을 준 반면, 부가급여는 퇴직자나 실직자 혹은 자영업자나 특별급여 없이 저임금을 받는 사람들에게는 이익을 주지 못했다. 보험을 개인적으로 구입해야 하는 사람들은 부가급여로서의 보험을 가진 사람보다 같은 적용 범위에 대해 더 많이 지불해야 했다. 블루크로스는 1950년대에 집단보험에서 수입의 약 7%를 행정비로 썼으나, 건강보험은 개인보험에 대해 22%를 행정비로 사용했다. 그리고 이는 상업보험보다 나은데, 상업보험은 개인보험의 50% — 산업생명보험의 관리비만큼 — 를 행정비로 사용했다.[99] 그리고 보험회사는 부분적으로 최상의 위험을 추구함으로써 경쟁했기 때문에 만성질환자와 가난한 사람들을 회피했다. 건강보험제도는 매우 역진적인 방식으로 정착되었다. 그것은 첫째로 고용에 바탕을 두었기 때문이고, 둘째로 지역률과 경험률 때문이었으며, 셋째로 민간보험에 대한 호의적인 조세정책 때문이었다(1954년 내국세법은 건강급여보험을 내는 고용주는 세금을 면제해 주었고, 이러한 면제는 상업보험을 가진 사람에게 큰 보조금이 되었다). 수백만 명의 미국인을 고려하지 않은 채 보험제도는 의료수가에 대한 인플레이션 효과가 있었기 때문에 실제로 가입하지 않은 사람들의 지위를 더욱 약화시켰다. 민간 사회보장제도는 제도로부터 소외된 이들에게 공평한 힘이 아니었다. 그것은 그들에게 상처를 주었고, 이러한 불평등을 시정하기 위해 정부의 강력한 개입이 요구되었다.

건강보험의 분포는 미국에서 발달한 여러 민간제도의 직접적 결과이다. 1958년 중반 인구의 약 3분의 2가 가장 상용화된 보험 양식인 병원 진료비에 대해 다소의 적용을 받았다. 가족이 보험에 가입할 수 있는 기회는 주 소득원의 수입과 고용 상태에 달려 있었다. 가족의 수입이 전 인구의 상위 3분의 1에 속할 때 하위 3분의 1에 비해 보험을 가지고 있을 확률은 약 80 대 40으로 2배였다. 주 소득원이 완전고용되었을 때 보험에 가입한 비율은 78%였다. 주 소득원이 비정규직이었을 때 보험에 가입한 비율은 겨우 36%에 불과했다. 보험 가입 비율은 은퇴하면 43%, 주부이면 32%, 장애인이 되면 겨우 29%였다. 주 소득원이 제조업에 종사할 경우 보험에 가입한 비율은 91%, 건축업에 종사할 경우 65%, 농업·임업·어업에 종사할 경우 겨우 41%였다. 만약 가족이 대도시에 살고 있을 경우 보험에 가입한 비율은 75%였고, 농촌의 경우는 44%였다. 북동부, 중서부 또는 서부에 사는 사람의 3분의 2가 보험을 가지고 있었고, 남부에 사는 사람은 겨우 절반만 이 보험을 가지고 있었다.[100]

분포의 불균형이 어찌되었건, 민간보험으로 인해 1950년대 미국에서 국민건강보험에 대한 큰 동요를 예방하는 데 영향을 미친 집단들은 충분한 보호를 받았다. 정말 이상하게도, 노동자는 강제보험을 원했지만 단체협상을 통해 건강급여를 추구하는 데 성공한 것이 정부보험에 대한 운동을 제한한 셈이 되었다. 가바리노의 말을 빌리자면, 단체교섭을 이용함으로써 "강제건강보험에 대한 (민간보험의) 반강제적인 대체"가 이루어진 것이다. 1950년대 초기에 3분의 2 이상의 생산직 노동자에 대해서 조합원들에게 의무적으로 가입하게 했던 유니언숍으로 인해 노동조합은 건강보험에 대한 세금을 징수할 수 있는 '민간 회계체계'를 확립할 수 있었다.[101] 정부는 고용주의 기여금을 정부 자체의 조세에서 면제해 줌으로써 민간 조세제도를 지지했다. 민간 임의보험은 엄격히 자선적이지도 않고 엄격히 상업적이지도 않았지만, 강제적·공적인 특징은 거의 중시되지 않았다.

이런 새로운 재정체계는 보건의료에 대한 국가 수입의 몫을 증가시켰고 전 산업의 재정을 안정화했다. 보험이 없었을 때 의사와 병원은 서비스에 대한 대가를 받기 위해 수개월 또는 수년을 기다려야 하기도 했다. 보건의료비는 가정 예산에서 음식비, 집세 및 다른 필수품이 충족된 후에 마지막으로 지출되었다. 이제 의료에 대한 비용의 대부분은 피고용자가 의료서비스를 받기 전에 자신의 월급에서 공제되었다. 그 결과 미국에서는 불경기에 의료를 많이 줄일 수가 없었다. 그래서 비록 정부보험은 실패했지만 보건의료는 수입을 보장해 줌으로써 하나의 산업으로 성공했다. 전후의 번성기에 이 수입은 엄청날 정도로 증가했다.

3장

자유주의 시대

지원과 자율성, 1945~1960 •

전후 정책의 구조적 영향 •

재조직 없는 재분배, 1961~1969 •

제2차 세계대전 이후 경제가 팽창했던 전후 수십 년간 미국 의료계의 규모는 엄청나게 성장했다. 미국은 전쟁 이전부터 어느 정도 시작되었던 의학연구기관을 막대한 규모로 확대했다. 미국은 세계에서 가장 과학적으로 발달된 병원들을 만들어 장비를 갖추고 확대해 갔으며, 지역사회 정신보건센터를 연결하는 완전히 새로운 망을 만들었다. 1950년에서 1970년 사이에 의료 인력은 120만 명에서 390만 명으로 증가했다. 국민보건의료비는 127억 달러에서 716억 달러로(GNP의 4.5%에서 7.3%로) 증가했으며, 의료는 국가의 가장 큰 산업이 되었다.[1] 민간보험산업의 번영과 성장으로 의료비의 규모가 커진 것은 미국인들이 건강을 위해 의학에 얼마나 많이 투자했는지를 가장 두드러지게 보여주는 증거이다.

이제 미국인들은 과학을 국가적 자산으로 새로이 인식하게 되었다. 제2차 세계대전 동안 레이더, 원자폭탄, 페니실린을 만들어낸 과학의 성장을 바라보면서 회의론자들까지도 과학을 지지하는 것이 국가안보에 필수적이라고 생각했다. 전쟁이 끝날 무렵 의학연구 자문위원회의 보고서에 따르면, "페니실린, 술폰아미드, 살충제 DDT, 백신 그리고 개선된 위생조치들로 황열, 이질, 발진티푸스, 파상풍, 폐렴, 뇌막염을 완전히 예방할 수 있었고, 말라리아는 치료가 가능해졌다. 성병으로 인한 장애는 새로운 치료 방법에 의해 급격하게 감소했다. 수혈하는 데 혈액과 혈장을 더욱 잘 이용할 수 있게 되면서 외과술은 극적으로 진보했다". 육군의 질병으로 인한 사망률은 제1차 세계대전 때와 비교해 군인 1000명당 14.1명에서 0.6명으로 떨어졌다.[2]

전후에 미국은 국제적 지도자라는 새로운 역할을 맡으면서 과학과 의학에 국가적 관심을 기울이게 되었다. 미국은 제2차 세계대전 이후 세계에서 가장 중요한 경제적·군사적 강국으로 떠올랐다. 전쟁 기간 미국의 산업생산과 국민소득은 2배 이상으로 증가한 반면, 유럽의 경제는 피폐해졌다. 1947년에 미국은 전 세계 상품의 50% 이상, 석유의 62% 이상, 자동차의 80% 이상을 생산했다.[3] (확실히 나치를 피해서 미국으로 건너갔던 유럽 과학자들의 도움으로) 미국은 과거의 어느 때보다 세계의 과학에서도 큰 몫을 차지했다. 미국 과학계의 대표자들은 독일은 말할 것도 없고 유럽의 과학적 업적에 더 이상 의존하는 것은 현명한 일도 아니고 또한 가능하지도 않다고 지적했다. 또한 냉전시대에 과학은 "자유세계의 지도자"라는 미국의 입장을 유지하는 데 상징적이고 절대적인 기능을 담당했다.

미국 내에서도 과학과 의학의 진보는 경제적 성장과 마찬가지로 사회를 근본적으로 재조직하지 않고도 복지가 향상된다는 전망을 제시해 주었다. 자유주의자들은 점진적인 변화를 자유로운 제도에 결합시킴으로써 미국은 철저한 정치적 개혁을 할 필요가 없다고 주장했다. 의학은 아무런 갈등도 없이 전후 진보의 전망을 대표했다. 모두가 의학적 진보의 가치를 인정하고 그것의 혜택을 받았다(국민건강보험을 지지하는 자들이 덧붙이듯이 그들이 비용만 감당할 수 있다면). 매주 ≪타임Time≫을 통해 미국인들은 최근의 '경이로운 약품'과 현대 의학의 기적을 접했다. 이는 살기가 점점 좋아지고 있다는 증거였다. 그것은 또한 루스Henry R. Luce가 말했던 '미국의 세기'가 이미 도래했다는 증거였다. 일상적으로 이루어지는 혁신은 ≪포춘≫ 편집장인 루스가 자본주의의 '영구혁명'이라고 풍자했던 열매 중 하나였다.

미국이 번영하면서 미국인들은 건강에 대해 더 걱정하게 되었고, 그것은 또한 그들이 우려했던 건강문제를 변화시켰다. 20세기 초부터 주요한 사망 원인은 전염성질환에서 만성질환으로 바뀌고 있었다. 그러나 공황과 전쟁은 만성질환보다는 좀 더 긴급한 요구에 주의를 돌리게 했다. 평화로운 시기를 맞이하자 과학자와 대중은 암과 심장질환, 또는 풍요로운 사회에서만 관심을 기울이는 비만과 신경증 같은 의학적 문제에 더욱 많은 관심을 기울였다. 항생제가 감염성질환에 대해 효과적인 치료 수단으로 등장하자, 만성질환은 사회적 행동이나 도덕적 선택의 문제에 의학이 더욱 밀접하게 관여하도록 했다.

자유주의적 생각을 가진 사람들은 의학적 권위가 사회생활까지 규제할 정도로 광범위하게 확대되었다는 것을 인정했다. 대부분의 학식 있는 사람들은 비행, 음주, 마약, 성적 방종 등을 사회적으로 관리하는 데 징계보다는 치료를 선호했다. 정신이상자에게 우선 관심을 기울여왔던 정신의학은 제2차 세계대전 이전에 미국에서 제도적인 한계에 봉착해 있었다. 이제 정신의학은 미국 사회와 의학계 내에서 '주류'가 되었고, 정신의학자들의 목소리는 더욱 커졌으며, 환자 수는 엄청나게 늘어났다. 그 대상이 이전에는 정신질환자였으나, 이제는 정신건강으로까지 확대되었다. 전쟁 이후 정신건강을 향상시키는 데 전문가가 개입해야 한다는 주장이 열렬하게 확산되었다. 여기에는 정치와 전문주의가 함께 작용했다. 좌파의 이념적 힘이 상실되면서 사회개혁가들은 점차 임상의학이라는 용어를 사용하기 시작했다. 정신과의사들은 사회문제를 의학 용어로 다시 정의하는 이런 운동의 첨병이었다. 그들은 환자에 대한 치료가 너무 늦기 때문에 자주 실패해 왔다고 주장하면서 어린이 양육부터 국제평화 유지에 이르기까지 모든 활동에 의학적 판단이 작용할 수 있는 '대규모 예방정신의학'이 필요하다고 주장했다.[4]

자유주의자들과 미국의사협회 간 국민건강보험을 둘러싼 갈등이 전후 수십 년 동안 맺어왔던 자유주의와 의학 사이의 깊은 동맹 관계를 흐리게 해서는 안 되었다. 자유주의자들과 의료계는 전문가의 권위를 강하게 지지했다. 자유주의자들과 의사들은 의학에 대한 열정에는 차이가 없었다. 단지 열정의 표현 형태만 달랐을 뿐이다. 의학을 국가에 통합시키기 위해서는 조직된 전문가들에게 수용될 수 있는 표현 방식을 찾아야만 했다. 사회복지와 법정에서 정신의학을 이용하는 것은 개원의들의 이익을 침해하지 않았다. 미국의사협회는 의학연구와 병원 설립, 다른 형태의 자원 개발에 대한 대중적 지지가 건강보험보다는 심각하지 않다고 생각했다. 이러한 사업들은 의사들의 수입을 제한하지 않으면서 제도(과학적 지식, 물리적 하부구조)의 으뜸 되는 자원을 증가시켰다. 경쟁적인 투자보다는 보완적인 방식이 잘 수용될 수 있었다.

보다 광범위한 사회에서와 마찬가지로 의학에서도 갈등 없는 성장의 전망은 1960년대에 붕괴되었다. 전후의 팽창은 의료서비스의 분배에서 이미 인정되어 왔던 결함들을 제거하지는 못했다. 1차 의료에 대한 지원 없이, 의학연구와 시설 투자에 대한 지원은 점차 비싸고 비합리적인 불균형 팽창을 초래했다. 재분배 없이 성장만 추구하는 전후 첫 번째 정책은 1960년대 중반에 제도의 어떤 근본적인 재조직 없이 분배만을 향상시키려는 정책으로 대치되었다. 재조직 없이 성장과 재분배만을 추구한 후, 1970년대의 공공정책은 성장을 **멈추고** 의료를 재조직해야 한다는 요구를 수용했다.

의료정책에서 팽창, 평등, 비용 절감 등 일련의 목적들은 전후 사회정책에서 더욱 일반적인 일련의 관심사들과 병행되었다. 주택과 교통 등 1940년대 후반에 당면했던 문제들은 부적절한 공급의 문제였다. 주택담보 보증금과 고속도로 신탁자금은 병원 건립을 위한 연방 정부의 보조금을 구성하는 일부였다. 사회정책은 교외에 거주하는 신중산층의 생활이 가능하도록 기반시설을 팽창시키는 것이었다. 1960년대 중반까지 연방 정부는 뒤에 버려진 사람들에 대한 다루기 어려웠던 문제들에 차츰 관심을 기울이기 시작했다. 많은 지역에서 재분배를 목적으로 정책이 바뀌었다. 1970년대에 지속된 경기침체와 함께 사회정책은 점점 비용에 민감해졌다. 2권의 3장과 4장에서 나는 이러한 발전이 의료와 의사들에게 구체적으로 어떤 영향을 미쳤는지, 즉 전후 공공정책이 처음에는 미국 의학의 주권을 존중하다가 이후 이를 어떻게 위태롭게 만들었는지를 보여주고자 한다.

지원과 자율성, 1945~1960

과학에 대한 공공투자

의학에 대한 연방 정부의 후원이 엄청나게 늘어나기 시작한 것은 뉴딜정책보다는 제2차 세계대전 때였다. 이는 의학연구와 정신보건에서 특히 두드러졌다.

전쟁 이전에 미국의 과학자들은 일반적으로 연방 정부의 연구에 대한 대규모 재정 지원이나 협조에 반대했다.* 1900년과 1940년 사이에 의학연구를 1차적으로 재정 지원했던 곳은 민간부문이었다. 민간재단과 대학이 기초연구에 대한 주요 후원자였고 주인이었다. 연구기금이 가장 풍부했던 록펠러의학연구소는 1902년 뉴

---

* 예를 들어, 이는 국립과학원(National Academy of Sciences)의 입장이다. 남북전쟁 동안 창립된 국립과학원은 원래의 목적대로 자문기관이라기보다는 명예기관이었다. 제1차 세계대전 동안 국립과학원의 운영기구로 설립된 국립연구위원회(National Research Council)는 곧 쓸모없게 되었다. 제2차 세계대전까지 연방 정부는 전시에는 과학단체들을 만들어내고 평시에는 무시해 버렸다.[5]

욕에 설립되었고, 록펠러John. D. Rockefeller로부터 1928년에 6500만 달러의 기금을 받았다. 같은 기간에 부유한 후원자들이 몇 개의 다른 독립 연구소를 설립했다. 그러나 대부분의 의학연구는 기여금, 특별연구기금, 재단보조금의 지원을 받아 대학에 있는 과학자들이 수행했다.[6]

다른 중요한 민간 연구의 후원자는 1920년대 이후 급속히 성장한 제약회사들이었다. 비영리적인 후원자들과는 달리 그들은 응용과학에 주된 관심을 보였고 자체의 연구소에 과학자들을 고용했다. 재단, 대학, 연구소 등의 2500만 달러와 비교해 제약회사는 연구비로 4000만 달러를 지출했다.[7] 게다가 몇 개의 작은 규모의 민간 재원이 있었다. 즉, 1921년에 연구사업을 시작한 국립결핵협회National Tuberculosis Association와 같은 자선보건단체, 1903년부터 조그만 연구기금을 내놓은 미국의사협회와 같은 전문가 협회, 보건연구를 지원했던 메트로폴리탄생명보험회사, 연구재단을 설립했던 메이요클리닉과 같은 몇 개의 민간 공동병원들이 그것이다.

모든 민간 재원과 비교해서 연방 정부의 재정 지원은 상대적으로 적었다. 1900년대 초, 록펠러의학연구소 예산은 의학연구에 쏟은 연방 정부의 지출보다 몇 배나 더 많았다. 의회가 비용 지출을 관대하게 허용한 연구 분야는 농업이었다. 비평가들은 의원들이 국민을 보호하는 것보다는 돼지를 구하는 방법을 계산하는 데 더 많은 돈을 준비한다고 지적했다. 사람이 돼지만큼의 가격으로 팔렸다면 아마도 상황이 더 달라졌을지 모른다. 1890년부터 1930년까지 전성기였던 농무성Department of Agriculture은 건강과 관련된 과학적 관심이나 과학적 연구에서 정부 내의 지도적 기관이었다. 1906년 의회가 식품과 마약법 시행을 농무성에 일임한 것은 매우 자연스러운 일이었다. 이 권한에 의해 농무성의 화학국에서는 독물학과 약물학에 대한 연구가 수행되었다. 납과 비소가 함유된 살충제에 관한 우려로 환경 해독에 대한 연구가 진행되기도 했다. 농업연구는 간접적으로 몇몇 주목할 만한 의학적 진보를 이뤘다. 수의학연구는 질병의 전파에 대한 이해를 증진시켰고, 토양 화학에 대한 연구는 뒤보René Dubos*가 초기의 항생제인 그라미시딘을 발견하고 왁스

* 역 르네 뒤보(René Jules Dubos, 1901~1982)는 프랑스에서 태어나 미국의 노벨상 수상자인

먼Selman Waksman이 스트렙토마이신을 발견하는 등 페니실린 이후 기타 항생제들을 발견하는 데 큰 역할을 했다.[8]

의학연구에 대한 연방 정부의 직접적인 후원은 오래된 해양보건청이 전염병을 통제하는 역할을 수행한 것에서 시작되었다. 1887년에 젊은 의사 키니언Joseph J. Kinyoun은 뉴욕 스태튼아일랜드의 해양병원에서 박테리아 실험실을 열었다. 4년 후 이 위생실험실은 워싱턴으로 옮겨졌다. 이 실험실은 1902년 의회가 국내에서 판매되는 백신과 혈청을 규제하기 위해 생물관리법Biologics Control Act을 통과시켰을 때, 생물학적 산물을 검사하고 향상시키는 권한을 부여받았다. 이 위생실험실은 연간 예산이 여전히 5만 달러를 넘지 못했지만 같은 해에 화학, 약학, 동물학 분과를 추가 설립했다. 1912년 당시 이미 보건청이라 불리던 해양보건청은 전염성질환뿐 아니라 만성질환을 연구하는 권한도 부여받았다. 비록 제한된 기금을 가지고 일했지만 연구원들은 로키산맥의 열병에 대한 백신을 비롯해 몇 가지 중요한 공헌을 했다. 1920년에 골드버거Joseph Goldberger는 펠라그라pellagra가 감염성이 아니라 적절한 식이로 예방될 수 있는 결핍성질병이라는 것을 알아냈다. 1930년 란스델 법Ransdell Act에 따라 위생실험실은 구조가 개편되어 국립보건원National Institutes of Health이 되었으며, 1938년에는 개인이 기증한 메릴랜드의 베데스다에 있는 넓은 부지로 옮겨 오늘날도 여전히 그곳에 위치해 있다.[9]

1930년대까지 연방 정부가 재정을 지원하는 거의 모든 의학연구는 정부 실험실에서 수행되었다. 그러나 1937년에 의회가 암 연구와 암 통제를 향상시키기 위해 최초의 법안들을 통과시켰을 때 이러한 관행은 바뀌게 되었다. 이 법에 따라 국립

왁스먼 교수의 지도를 받아 미생물학 분야에서 박사 학위를 받았다. 그는 『인간이라는 동물(So Human an Animal)』(김용준 번역, 탐구당)로 퓰리처상을 수상했다. 한국어로 번역된 그의 책으로는 『건강 유토피아(Mirage of Health)』(허정 번역, 명경), 『적응하는 인간(Man Adapting)』(김숙희 번역, 이화여대출판부), 『내재하는 신(A Good Within)』(김용준 번역, 탐구당), 『동물인가 천사인가?(Beast or Angel)』(김용준·박순철 번역, 서광출판사), 『지구는 구제될 수 있을까(The Wooing of Earth)』(김용준 번역, 정우사), 『과학을 향한 끝없는 열정 파스퇴르(Pasteur and Modern Science)』(이재열 번역, 사이언스북스)가 있다. 그의 생태의학적 사상은 *Man, Medicine and Environment* (1970)에 집대성되어 있다.

보건원 산하 국립암연구소National Cancer Institute가 설립되었고, 의회는 보건청이 외부 연구자들에게 기금을 주는 것을 최초로 승인했다. 또한 연구원 훈련계획도 만들었다. 비록 재원은 여전히 제한되었지만 이것은 중요한 제도적 선례가 되었다. 1938년 말 무렵 보건청의 연구예산은 농업성의 2630만 달러와 비교해서 겨우 280만 달러에 불과했다.[10]

전쟁으로 과학연구가 우선시되었다. 1941년 7월에 루스벨트 대통령은 국가안보와 의학연구에 관한 2개의 위원회와 함께 과학연구개발사무국Office of Scientific Research and Development을 만들었다. 의학연구위원회Committee on Medical Research는 전쟁의 의학적 문제를 다루는 포괄적 연구계획을 수립했다. 1500만 달러가 드는 이 연구는 대학과는 450건의 계약을, 연구소와 병원 및 다른 기관들과는 150건의 계약을 맺었다. 모두 5500여 명의 과학자와 기술자들이 연구에 고용되었다. 일본인들이 태평양에서 키니네 생산을 장악하면서 미국은 말라리아 치료의 대체 약품을 개발해야만 했다. 연구자들은 키니네보다 더욱 효과적이라고 입증된 합성제인 아타브린을 개발하고 표준화할 수 있었다. 가장 획기적인 업적은 과학자들이 감마글로불린과 같은 치료에 효과적인 혈액유도체를 분리해 낸 것이었다. 포도상구균 감염에 대해서 사용될 수 있는지가 밝혀지면서 처음으로 페니실린에 대한 관심이 고조되었다. 페니실린의 치료적 가치가 1930년대에 입증되었지만 굉장히 비싼 가격에다 소량밖에 생산되지 않았다. 의학연구위원회는 페니실린 생산을 위한 간균과 매개체를 많이 확보하기 위해 일리노이의 피오리아Peoria에 있는 브래들리공학연구소Bradley Polytechnic Institute와 계약을 맺었다. 여기서 곧 그것은 1만 5000갤런의 분량을 생산하기 시작했고, 전쟁 말에는 군인뿐만 아니라 민간인도 이용할 수 있게 되었다.[11]

페니실린의 발달은 전시 의학의 연구에서 모범적인 사례였다. 대부분의 연구는 적용을 기다리는 엄청난 정도의 과학적 착상들을 활용했다. 그것은 우선적으로 독자적인 실험실에서 수행되었다. 과학적인 결정들은 과학자들의 토론회를 거쳤으며, 일단 보조금이 지급된 후에는 과학연구에 대한 정부통제가 거의 없었다. 과학연구개발사무국의 군사연구까지도 이렇게 진행되었으며, 이것은 단순한 성공일 뿐 아니라 정치적 의미까지도 지닌 미래의 교훈이 되었다.

20세기 초 미국의 과학과 대학원교육은 상당 부분 독일식 모델의 영향을 받은 것이었다. 이제 독일은 역모형을 제시했다. 나치는 대학과 실험실을 폐쇄하고 연구에 대한 통제를 중앙집권화했으며 과학에 정치적으로 간섭했기 때문에 과학의 발전 정도가 느렸다. 시민과 과학에 좀 더 많은 자치를 허용하는 정치제도가 과학 연구의 승리에 이바지한다는 것이 입증되었다. 이러한 경험은 정부가 후원하는 연구가 유럽에서의 일반적인 관행처럼 정부 실험실에서 이루어지는 연구보다 최소한의 통제하에 독립적인 기관에서 수행되어야 한다는 미국의 과학자, 대학, 의사의 입장을 강화시켰다. 또 하나의 다른 구조적 선택은 미국의 기관들이 유럽식 관행보다는 민간 통제와 기능적 자치가 더 보장되는 쪽으로 움직여 갔다는 것이다.

전쟁이 끝나기도 전에 루스벨트 대통령은 과학연구개발사무국의 국장인 부시 Vannevar Bush에게 보낸 공문서에서 '과학의 질병과의 전쟁'을 지원하는 일을 포함해 과학에 대한 전후 정부의 지원 계획을 만들도록 했다. 부시는 보고서 「과학: 끝없는 전선Science: The endless Frontier」에서 과학을 지원하고 그 자율성을 인정하는 것이 매우 긴요하다고 주장했다. 부시는 기초연구가 "과학적 자본"이며, "보다 많고 보다 훌륭한 과학적 연구는 우리의 목표인 완전고용을 달성하는 데 필수적"이라고 적었다. 결과적으로 그는 연방 정부의 재원을 장학금과 연구기금으로 사용하는 것을 선호했다. 그러나 과학은 자유로워야 했다. 압력단체의 영향력으로부터 자유롭고, 즉각적이며 실제적인 결과를 만들어낼 의무로부터 자유로워야 했다. 이러한 목적을 달성하기 위해 그는 독자적인 국립연구재단National Research Foundation을 제안했는데, 그 임원은 국립과학원National Academy of Sciences이 선정한 후보자 가운데 대통령이 임명하도록 했다.[12] 이 발상은 광범위한 지지를 얻었지만, 정확한 협정은 난항을 겪었다. 일부 자유주의적 상원의원들은 국민이 그러한 투자로부터 혜택을 받는 것이 좀 더 보장되기를 원했다. 그들은 연방 정부 보조금의 지원으로 이루어진 성과물들에 대해 국민적 통제와 소유권을 강화하기를 원했다. 일부 과학자들은 바로 그러한 요구들을 두려워했고, 부시의 제안까지도 자신들을 사회주의로 이끌지 않을까 우려했다. 이 문제를 결정하는 데도 몇 년이 걸렸고, 국립과학재단National Science Foundation은 1950년 5월이 되어서야 설립되었다.

그 당시까지 또 다른 기관인 보건청이 의학연구에 지도적 역할을 수행했다. 비록 산만하긴 했지만, 보건청은 점차 의학에서 연방 정부의 다양한 요구를 반영하는 광범위한 기능을 담당했다. 1939년 재무성에서 연방보안청의 부서로 이전된 보건청은 연방 교도소 수감자, 해안경비원, 루이지애나 병원의 나환자, 텍사스와 켄터키 병원의 마약중독자에 대한 의료서비스를 수행했다. 또한 이민자, 공무원, 항만노동자의 의학적 검사도 수행했다. 성병과 결핵 관리를 위한 특수 국가 지원 프로그램뿐 아니라 1935년의 사회보장법에 따라 창시된 주 단위의 보건기금도 관리했다. 보건청은 국립보건원 내의 연구뿐 아니라 암 연구와 생물관리법을 관리할 책임도 맡았다. 1944년 보건청을 운영하는 법규를 강화시키는 과정에서 의회는 암 연구 이외의 의료 분야에서 외부 연구를 위한 기금을 만들도록 했다. 그 당시 이러한 목적을 위한 연구기금이 거의 없었으나, 전쟁 말기에도 진행 중이었던 의학연구위원회 사업이 국립보건원으로 이관되면서 국립보건원 연구예산은 1945년 18만 달러에서 1947년 400만 달러로 증가했다.[13]

1940년대 후반 국립보건원의 확대에 박차를 가하는 새로운 힘이 나타나기 시작했다. 의학연구에 대한 민간 압력단체가 등장한 것이다. 그 주창자인 래스커Mary Lasker와 마호니Florence Mahoney는 기존의 여론기관에 돈과 영향력을 행사해 맞춤형 홍보를 시작했다. 마호니의 남편은 콕스Cox 신문 네트워크를 소유했고, 광고로 부자가 된 래스커와 그녀의 남편은 최근에 미국암관리협회American Cancer Society를 재조직하는 것에 주요한 역할을 수행했다. 래스커 그룹은 미국암협회American Society for the Control of Cancer로 조직 이름을 바꾸고, 여기에 현대 광고기법을 도입해 암 연구에 전념하도록 했다.

의학연구를 위한 대대적인 연구재원 조달은 1937년에 창립된 국립소아마비재단National Foundation for Infantile Paralysis에 의해 이미 고도로 기술이 축적되고 있었다. 1940년대 후반 소아마비 환자 구호 모금 운동의 엄청난 성공과 의학연구를 위한 다른 자발적 자금 조달 노력을 통해 의학연구는 대중적 명분을 새로이 획득했다. 대중적인 여론조사는 이런 변화의 흐름을 확인해 주었고 정치가들도 그 가능성에 민감하지 않을 수 없었다. 국민건강보험의 반대자들은 의학연구에 대해 많은 예산을 할당함으로써 건강에 대한 깊은 관심을 표명했다. 래스커의 로비는 의회에서 상당히 중요하게 작용했으며, 1946년 새로이 임명된 군의무감Surgeon General인 실리Leonard Scheele는 워싱턴 정가의 고전적인 '삼각구도'의 하나인 이익단체들과 긴밀하게 교섭하기 시작했다.[14]

'메리와 그녀의 어린 양'으로도 알려진 이 '고상한 음모집단'은 의사들과 과학자들이 사고의 폭이 너무 좁은 것에 익숙해 있다고 믿었다. 래스커는 의회에 예전보다 더 많은 돈을 요구하라고 그들을 재촉했고, 어찌된 일인지 의회는 그것을 가결했다. 자선보건단체들과 마찬가지로 국립보건원은 국민들의 지갑을 활짝 열 수 있는 방법은 한 시기에 한 가지의 질병에만 주의를 끄는 것임을 알았다. 이러한 방식을 '범주적' 방식이라고 부른다. 1948년에 국립심장연구소National Heart Institute가 설립되었을 때 국립보건원은 기관 이름을 'National Institute of Health'에서 'National Institutes of Health'로 바꾸었다. 5개의 다른 범주적 기관들이 연이어 창설되었다. 1950년에 국립과학재단이 설립되었을 때 의회는 위생국 장관에게 적당하다고 생각하는 연구기관을 만들 수 있는 권한을 주었다. 부시가 조언했던 바와 같이 의학은 단일한 과학연구사업으로 병합될 수 없었다. 암, 소아마비, 기타 자선단체들이 공동으로 자금을 조달하기보다는 직접 대중에게 나섰던 것처럼, 의학연구자들도 의학이 누리는 독특한 대중적 호의를 이용해 통합된 과학재단을 통하기보다는 직접 의회로 갔다.

1950년에 국립보건원 예산은 4630만 달러로 증가했는데, 그중 약 3분의 1은 외부 지원금으로 사용되었다. 1953년 베데스다에 새로운 임상센터가 문을 열었다. 전쟁이 시작된 이래 의학연구기금은 그 신장률이 침체되었다. 1941년에서 1951년 사이에 연방 정부의 의학연구 예산은 300만 달러 내외에서 7600만 달러로 상승했다. 의학연구에 들어가는 국가 총지출은 대략 1800만 달러에서 1만 8100만 달러로 증가했다.[15]

연구관리는 상당 부분 과학계에 일임했다. 기본적인 정책문제뿐 아니라 보조금 지원의 승인까지도 정부와 관련 없는 과학자들의 토의에 맡겨졌다. 과학자 개인도 전문가적 경쟁 속에서 자율성을 누렸다. 1951년 국립보건원에서 연구 지원 책임을 맡았던 관리는 "연구자들은 자신이 선택한 문제를 연구하고 사전에 선정된 계획에 따를 의무가 없다. 그는 자신이 알맞다고 여기는 것을 자유롭게 발표할 수 있으며, 만일 보다 새롭고 전망 있는 것이 있다면 자신의 연구를 포기하지 않고도 자유롭게 수정할 수 있다. 연구자가 연구를 위한 목적으로 연구기금을 사용하는 한, 그는 예산을 거의 전적으로 자유롭게 이용할 수 있으며 기관의 자체 규칙에 의거해 연구예산을 늘릴 수 있다."라고 적었다.[16] 이러한 자율성 부여는 과학에 대한 대중의 신뢰를 보여주는 것이자, 자신들만의 규칙에 따라야 한다는 과학자들의 요구를 정부가 수용했음을 구체적으로 보여주는 것이었다.

국립보건원의 여러 연구기관 가운데 3년 일찍 통과된 법률에 따라 1949년 창설된 국립정신보건원National Institute of Mental Health이 가장 빠르게 성장했다. 의학연구와 마찬가지로 정신의학도 제2차 세계대전 이후 대중적 이미지가 많이 개선된 가운데 부상했다. 의학연구의 업적이 인정받았던 데 반해, 정신의학이 전쟁 시 인정받은 것은 정신의학 최대의 업적이었다.

현대의 군대는 사람을 선택하고 분류하고 서열을 매기고 해고하는 데 다른 어떤 조직보다도 정교한 체계를 필요로 한다. 야노비츠Morris Janowitz가 지적한 바와 같이, 20세기 군대에서 통솔의 의미는 전제적이고 억압적인 기술에서 좀 더 미묘하고 심리적인 방식으로 바뀌었다.[17] 이러한 발전은 사회에서 널리 나타나고 있는 방식을 따른 것이지만, 군대에서 통솔의 급박한 필요성 때문에 심리학 분야의 전문직이 요구되었다. 제1차 세계대전에서 군대 인력을 배치하기 위해 심리검사가 도입되었고, 신병을 가려내고 정신적 장애가 있는 사람을 치료하기 위해 신경정신과Division of Neurology and Psychology가 창설되었다. 그러나 제1차 세계대전은 군대 정신의학에 지속적인 영향력을 미치지 못했다.

제2차 세계대전 중 100만 명 이상이 정신신경장애로 군복무를 할 수 없었고, 85만 명의 군인은 전쟁 중 정신신경증으로 입원했다. 정신과의사 및 다른 사람들은 이러한 통계치를 정신의학 분야에 대한 미국의 엄청난 수요 예측치로 제시했다.

1940년대 육군에는 단지 25명의 의무관만 정신과로 배치되었으나, 전쟁 중에는 2400명 이상을 배치해야만 했다. 의무사령관 메닝어William Menninger는 정신과의사로서는 가장 높은 준장 계급을 달았다. 메닝어에 따르면, 전쟁이 시작되었을 때 정신과는 효과적으로 개입할 여지가 상대적으로 거의 없었다. 정신과 환자들은 꾀병으로 간주되기 일쑤였다. 그들이 병에 걸린 것이 분명해지면 정신과의사에게는 진단하고 제대시키는 역할만 주어졌다. 그러나 전쟁 중 정신과 진료에 좀 더 많은 권한이 부여되었고, 정신과 환자를 치료하는 데 예기치 않았던 성공을 거두었다는 것이다. 전문가 입장에서 볼 때, 군대의 경험을 통해 20세기의 정신질환자를 치료하지 않고 단지 분류만 하는 '기술적' 정신의학은 가시적인 효과가 있는 '역동적' 정신의학으로 바뀌게 되었다.[18]

유럽에서 망명해서 들어온 정신과의사들은 정신과의사가 좀 더 영향력이 있도록 성장하는 데 기여했다. 1909년 프로이트Sigmund Freud가 미국을 방문한 후 그의 사상은 유럽보다 미국에서 더 널리 유포되었지만 개인적인 정신과 진료는 거의 드물었다. 1930년대에 미국정신과협회American Psychiatric Association 회원 중 4분의 3은 주립정신병원에서 일했다. 제도적인 정신의학은 여전히 대부분 조직 지향적이었다. 지방에 있는 주립병원은 직업적인 고립에 처해 있었다. 1930년대와 1940년대에 전문가적 견해와 진료행위가 변화되어 더욱 도시적인 취향의 정신분석학을 지향하는 의사들이 중산층 고객을 확보하고 광범위한 인기와 지적인 지지를 얻었다. 1948년에 메닝어는 정신의학이 "현재 다른 어떤 의학 분야보다도 광범위한 인기를 누리고 있다."라고 말했는데, 이는 과장이 아니었다.[19]

전쟁 말기 주립정신병원의 현실이 언론을 통해 커다란 물의를 빚으면서 정신의학에 대중적 관심이 쏠리게 되었다. 신문은 주기적으로 정신과 시설에 대한 기사를 다루었는데, 그것은 적어도 두 가지의 형태로 나타났다. 억압을 다룬 사건에서는 정상적이고 그렇게 위험하지도 않은 사람들이 병원에 줄줄이 수용되는 것이 보도되었다. 그러나 1940년에 발생한 두 번째 유형의 사건은 무관심의 문제였다. 전쟁 중 양심적 병역기피자들이 정신병원에 조수로 보내졌다. 그곳에서 목격한 사실에 경악한 그들은 그곳의 상태를 공식적으로 알리기 위한 조직을 만들었다. 그 줄

거리는 신문과 잡지사에 넘어갔고, 급기야는 가장 잘 팔리는 소설이 된 『환자투성이의 정신병원The Snakepit』의 주제가 되었다. 가장 널리 읽혀졌던 폭로 잡지인 ≪국가의 수치The Shame of the States≫에서 역사가이자 잡지 기고가인 도이치Albert Deutsch는 24개 병원시설을 방문한 것을 바탕으로 그 광경이 나치 수용소에 버금간다고 보고했다. 거의 굶주린 정신질환자들이 더럽고 창고 같은 병실에 집단적으로 수용되었고 인간적인 고상함은 완전히 사라지고 없었다. 그 당시 다른 사람들과 마찬가지로 도이치는 정신병원이 더욱 많은 재원뿐 아니라 의학과도 밀접히 연결되어야 한다고 믿었다. 도이치는 정신의학의 진보적 성장에 신뢰를 표시하면서, "상당수 정신병동에서 현대 정신의학이 여전히 익숙하지 않은 탓에 많은 환자들이 치료되어 지역사회에 돌아오지 못한다."라고 적었다.[20]

의회는 전쟁 경험과 주립병원의 악평에 자극을 받아 1946년 국민정신보건법National Mental Health Act을 통과시켰다. 래스커의 로비를 통해 보건청에서 활동하는 정신과의사들이 안건을 올렸고(1930년 이래로 보건청은 두 곳의 연방 정부 마약병원과 연방 교도소에 정신과 진료를 수행했던 작은 규모의 정신위생 분과를 갖추고 있었다), 의회 청문회가 열렸으며, 대중의 지지를 이끌어냈다. 이 새로운 사업은 그 시대의 신념을 대변하면서 의학연구와 훈련계획들에 기금을 지원했고, 정신보건진료소 및 기타 특별한 활동에 대해 주 지원금을 제공했다. 그러나 연구와 훈련이 우선적이었다. 1948년과 1962년 사이에 국립정신보건원에 대한 연구 지원금과 훈련 보조금은 각각 37만 달러, 110만 달러에서 4260만 달러, 3860만 달러로 늘어난 반면에, 주 보조금은 겨우 170만 달러에서 660만 달러로 늘어나는 데 그쳤다.[21] 정신보건이라는 광범위한 이름 아래 각 기관의 연구사업은 어린이 발육성장, 청소년 비행, 자살 예방, 알코올중독, 텔레비전 폭력 등 다양한 문제를 포괄했다. 그 훈련사업은 다른 전문 분야보다도 정신과 전공의들에게 좀 더 후한 월급을 줌으로써 의사들을 유인했다. 게다가 정부는 주립병원의 정신과의사의 부족으로 신속하게 입법화했지만, 일정 기간 주립병원에서 근무해야 하는 등의 약속과 같은 반대급부를 요구하지는 않았다. 만일 젊은 정신과의사가 국민의 주머니로부터 이익을 얻고 나서 부유층 사이에서 진료하기를 원한다면 이 선택을 받아들여야만 했다. 그것에 영향을 미치는 것은 공공정책의 관심사가 아니었다. 이는 역시 연방 정부 보조금이 전문가의 자율성을 침해해서는 안 된다는 것을 반영했다.

1950년대에 국가가 경험하게 된 것 중 하나는 특정한 질병에 대한 의학연구 캠페인의 가치를 확인한 것이었다. 나는 이미 국립소아마비재단이 전후 기간에 가장 광범위하고 단일하게 인기를 끌었던 의학적 대의명분이었음을 밝혔다. 소아마비가 당시에 가장 크게 유행하던 질병은 아니었으며, 전체 사망률에 미치는 영향은 적었다. 그러나 이는 어린이들을 장애로 만드는 대표적인 질병으로 상당한 두려움의 대상이었다. 그 발생률은 20세기 전반에 걸쳐 실제로 증가하고 있었다. 1952년에 다른 어떤 전염성질환보다도 소아마비로 인해 많은 어린이들이 사망했다. 또한 소아마비는 중산층과 상류층에서 더욱 흔했다. 해마다 "소아마비를 정복하려는 연구는 승리를 거두고 있다."라는 약속으로 소아마비 환자 구호 모금 운동은 다른 어떤 질병보다 많은 돈을 모금할 수 있었다. 대중의 희망에 부응해 특히 자선단체의 기부로 의학연구는 효과적인 백신을 개발해 냈다. 아마도 미국 역사에서 1954년의 솔크Salk 백신 검사에 수백만 명의 미국 가족들이 자발적으로 참여했던 사건만큼 대중이 과학적 방법을 수용하는 사실을 극적으로 입증한 예는 없을 것이다. 역학자들은 그들의 학문적 양심에 따라 이 검사를 이중맹검법二重盲儉法으로 할 것을 요구했다. 의사나 선생, 부모나 어린이도 특정 어린이들이 백신을 맞았는지 또는 위약을 받았는지 몰랐다. 1955년 4월 12일 미시간대학의 역학자들이 백신이 효과가 있다는 결론을 발표했을 때는 나라 전체가 아수라장이 되었다. 카터Richard Carter가 솔크Jonas Edward Salk에 관한 전기에서 말한 바에 따르면, "백신은 과학적 업적 이상의 민중의 승리였다. 사람들은 순간 침묵했으며, 종을 치고, 나팔을 불고, 호각을 불고, 예포를 쏘고, 잠시 경의를 표하기 위해 교통신호를 붉은색으로 켜고, 일을 쉬고, 학교 문을 닫고, 모여서 축배를 들고, 아이를 끌어안고, 교회에 참석했으며, 낯선 사람에게도 미소를 보내고, 적을 용서했다".[22]

과학과 돈의 마력이 자기 몫을 했다. 만일 소아마비가 예방될 수 있다면 암과 심장질환, 정신질환도 예방할 수 있다고 미국인들이 생각한 것은 당연한 일이었다.

또한 인간의 수명이 얼마나 연장될지 누가 알겠는가? 의학연구는 영원한 생명으로 가는 통행증을 줄지도 모른다. 1955년과 1960년 사이에 의회의 확고한 지지로 국립보건원 예산은 8100만 달러에서 무려 4억 달러로 껑충 뛰었다.[23]

미국의사협회는 연구를 더욱 지원하는 것에 대해 아무런 반대도 하지 않았다. 그러나 의학교육에 대해서는 이야기가 다르기 때문에 그 대조적인 점을 살펴볼 필요가 있다. 1949년 의회는 국가 전체의 의사 공급을 늘리기 위해 의과대학에 보조금과 장학금을 주는 5개년 계획을 승인하려고 했다. 그 안이 예기치 않은 작은 장벽을 만났던 것은 상원을 통과해 운영위원회에 제출되었을 때였다. 하지만 이듬해에는 통과될 전망이었다. 미국의사협회의 대의원회는 1949년 12월에 그 조치를 승인했다. 그러나 두 달 후, 위험한 선례를 남길 것을 우려한 미국의사협회의 이사회는 입장을 바꾸었으며, 이 계획안은 의회에서 사장되었다. 다른 집단으로부터 광범위한 지지를 받았지만 의학교육에 대한 보조금은 1950년대에 막혀버렸다.[24] 의학연구에 대한 재정 지원이 간접적으로 의학도가 늘어나는 것을 도와주긴 했지만, 그것은 인구 성장에 겨우 보조를 맞출 수 있는 정도였다. 의료에 대한 엄청난 수요 증가는 그에 맞는 의사 공급의 증가 없이 수년 동안 반향만 불러일으켰다.

병원 지향의 흐름

공무원들이 1940년대에 전후 과학정책 및 의료정책을 수립했기 때문에, 전후 경제도 결코 그들의 생각에서 벗어나지 않았다. 부시의 보고서를 주도했던 루스벨트 행정부 관료에게 떠오른 첫 번째 생각은 과학연구의 혁신에 따른 새로운 사업과 일자리의 창출이었다. 병원 설립을 지원하는 데 관심을 가지게 된 원인은 크게는 그것이 새로운 고용을 창출할 잠재력이 있기 때문이었다. 보수주의자들은 국민건강보험에 대한 대안으로 대중근로사업을 지지했다. 병원산업은 그 자체로도 지원받는 것이 가능했다. 자본투자에 대한 수요는 공황과 전쟁이 계속되면서 수십 년간 미루어져 왔다. 게다가 퇴역군인 수백만 명은 의학적 치료가 필요했다. 따라서 거의 반대 없이 병원 두 곳의 건립 사업이 전후에 즉각적으로 채택되었다. 하나는 재향군인병원을 확대하는 것이었고, 다른 하나는 국가의 지역사회 병원들을 보조해 주는 것이었다.

제2차 세계대전까지 91개 병원을 운영했던 재향군인회는 이미 미국에서 가장 큰 병원체계를 운영하고 있었다. 그러나 부패와 의료진의 낮은 월급, 상당수 농촌 병원의 고립된 위치 등으로 재향군인회 병원은 평판이 매우 좋지 않았다. 전후 재향군인회 병원의 새로운 지도자들은 병원시설을 개선하는 한편, 병원계에서 고립되어 있던 상황을 끝내기로 결심했다. 그들은 도시지역에 새로운 병원을 설립하면서 가능한 한 의과대학과 가까운 관계를 맺기로 결정했다. 그렇게 되면 재향군인회 병원은 의사들을 위한 임상연구와 훈련을 할 수 있었다. 의과대학위원회는 재향군인회 병원의 의료 지원을 활용할 수 있는 투표권을 가졌다. 그 결과 재향군인회 병원은 국립보건원의 발달과 마찬가지로 새로운 자원을 의과대학으로 연결하면서 병원을 운영하는 데 그들의 역할을 확대할 수 있었다.[25]

전후 보건정책에서 테크놀로지에 대한 선호는 1946년의 '병원 조사 및 설립법'(발의자인 상원의원 힐Lister Hill과 버튼Harold H. Burton의 이름을 따서 '힐-버튼법Hill-Burton Program'으로 알려졌다)에 근거한 지역사회 병원 설립 기금을 마련하는 결정에서 가장 극명하게 드러난다. 국민건강보험에 관한 제안과 의료수가위원회의 초기 보고서도 포괄적인 의료서비스의 재정 지원을 선호했다. 그러나 1940년대 후반에 채택된 조치는 병원에만 공공재원을 지원하는 것이었다.

전후 과학연구와 마찬가지로 전후 병원 설립안은 전쟁이 끝나기 전에 시작되었다. 1942년에 미국병원협회는 병원을 위해 국가사업을 개발하는 것, 더 정확히 말해 재정을 지원하는 국가위원회를 조직하기로 결정했다. 당시까지만 해도 미국병원협회는 연간 예산이 10만 달러 정도 되는 상대적으로 약한 조직체였다. 3개의 민간재단 — 켈로그재단Kellog Foundation, 코먼웰스기금Commonwealth Fund, 국립소아마비재단을 일컫는데, 그중 의료수가위원회를 지원한 재단은 없었다 — 이 위원회를 책임지고 지원하는 데 동의했다(록펠러재단은 좀 더 포괄적인 접근이 필요하다는 이유로 참여하지 않았다). 보건청은 위원회가 마치 공식적인 업무를 하는 것처럼 광범위한 인력을 제공했고, 미국병원협회는 위원회가 아주 공정하게 구성될

수 있도록 대학 총장, 기업체 임원, 전문직 고위인사 등을 항상 포함시켰다.[26]

병원진료위원회Commission on Hospital Care는 기대했던 대로 병원 설립에 대한 거대한 계획을 권고했다. 즉, 자본투자 18억 달러에 추가 병상 수는 (40% 증가한) 19만 5000개였다. 국민의 보건의료 청구서에 연간 운영비를 3억 7500만 달러를 추가하면서, 위원회는 그 혜택이 의료비용을 완전히 보상해 줄 수 있다고 했다. 위원회는 이 혜택이 너무 자명하다고 생각했다.[27] 더군다나 보건의료나 그 밖의 영역에 대한 다른 대안적인 투자로부터 받을 수 있는 혜택과는 비교할 필요가 없다고 보았다.

위원회의 마지막 보고서는 힐-버튼 법이 통과된 후에 나왔다. 미시간주의 병원 수요에 대한 사전조사는 다른 주에서의 조사 지침이 되었고, 의회에서 입법화될 무렵에는 44개 주에서 사전조사가 진행 중이었다. 이러한 준비 덕분에 그 사업은 빨리 시행될 수 있었다.

법률은 정치적 재량권, 특히 연방 정부의 재량권을 세심하게 제한했다. 주 단위의 조사와 계획에 대해 배정된 300만 달러에 더해, 원래 이 법률은 병원 설립에 매년 7500만 달러를 5년간 지원하도록 정했다. 그러나 연방 정부 관료들은 주립병원이나 개별 병원이 어느 정도의 재정을 지원받을 수 있는지에 대해서는 아무런 입장도 밝히지 않았다. 그 법안을 다시 다듬으면서 태프트Robert Taft 상원의원은 인구수와 1인당 소득을 기초로 주들 사이에 금액을 할당하는 공식을 제안했다. 그러고 나서 주들은 지원자에게 자금을 분배하면 되었다. 법은 주에서 금액을 분배하는 것에 대한 순차적인 지침을 규정했지만, 병원정책에 대한 연방 정부의 어떤 규제도 금지했다. 주들은 그 지역의 병원 수요를 추정해서 계산해야만 했다. 지역의 지원자가 보조금을 받으면 그 지역은 가장 나중 차례가 되어 다른 순서를 기다려야 했다. 이러한 조치는 '정치 간섭'을 최소화하기 위한 것이었다. 전체 과정이 과학적인 방법으로 제시되었다.[28]

그 사업을 확대하는 데 따르는 편견은 그것이 병원의 성장에 한계를 지어놓은 데서 분명해졌다. 법은 인구 1000명당 4.5병상까지로 각 주의 보조금을 제한했다(이 수치는 전국의 모든 주에서 나타났던 인구 대비 병상 수를 초과하는 것으로 병원산업 전문가들이 제시했다). 이 상한선은 점차 목적 자체가 되었다. 이후의 청문회에서 이 사업의 대표들은 추가 병상 수요를 기존 비율과 최대 4.5병상 수와의 차이로 규정했다. 1차 의료와 같은 다른 의료서비스는 그러한 법률적 기준에서 아무런 혜택도 받지 못했다. 게다가 병원의 기준은 수술 후 병원에 오래 입원시키는 대신에 조기 퇴원시키는 것이 낫다는 새로운 경향 — 이런 추세는 점점 증가했다 — 과 같은 의료 관행의 변화와 거리가 멀었다.

1947년과 1971년 사이에 이 사업에 따라 지불된 37억 달러는 모든 병원사업의 30%를 지원하고 연간 건설비의 평균 약 10%를 제공했다. 지역과 주 단위의 자금이 공동으로 지원되는 병원 설립에는 이 사업으로 대략 91억 달러가 지출되었다. 힐-버튼 법은 1954년에 수정되어 장기치료나 통원치료 시설에 지원하도록 했으나, 1971년에 4분의 3 이상이 병원에 지불되었다.[29]

힐-버튼 법의 지지자들은 달리 비용을 감당할 수 없었던 가족이나 지역사회에 이 사업이 병원 치료에 대한 접근성을 높여줄 것이라고 주장했다. 주들 간에 자금을 분배하는 공식은 1인당 소득수준이 낮은 주들을 돕기 위한 것이었다. 이 점에서 법은 재분배 효과를 나타냈다. 그 후 20년간 소득이 낮은 주들의 병상 공급은 소득이 높은 주들의 수준으로 증가했다. 주의 깊게 분석해 보면, 이러한 변화는 힐-버튼 법 때문에 가능했음을 알 수 있다.[30]

하지만 각 주의 내부 사정을 들여다볼 때, 이 기금은 불균형하게 중산층에게 분배된 것으로 보인다. 이런 양상은 법 자체에 일부 책임이 있었다.[31] 지역사회는 원래 건설비의 3분의 2를 스스로 충당해야만 했다.[32] 또한 후원자들은 연방보조금을 받는 병원들이 재정적으로 운영될 수 있다는 것을 보여주어야 했다. 상원의원인 와그너Robert F. Wagner는 의회 논의에서 "병원이 필요한 지역사회 중에서 그러한 수요 사항을 충족할 수 없는가? 분명히 가장 도움이 필요한 가장 가난한 지역사회가 바로 제외되고 말 것이다."라고 말했다.[33] 자유주의자들은 입법 과정을 통해 정부 지원을 받는 병원들에 "지불할 능력이 없는 사람들을 위해 상당한 양의 병원서비스를 제공할 것"을 요구함으로써 양보를 얻어냈다. 그러나 그 후 20년간 상당한 양이 어느 정도인지를 규정하는 어떤 규칙도 제정되지 않았으며, 그 조항은 강행되지도 않았다.[34] 이 사업의 도움을 받은 남부의 많은 병원들은 흑인을 치료하는 것을 거부했다. 법률 자체는 보조를 받는 어떤 병원도 차별하는 것을 금지했지만, 그 조건은 한 지역에 똑같은 시설이 있으면 충족된다고 했다. 대법원은 1963년까지만 해도 힐-버튼 법이 위헌이라고 판결하지 않았다.

힐-버튼 법의 원래 목적은 병원의 조화로운 발달을 증진하는 것이었다. 바로 이 점 때문에 주 단위 사업이 가장 중요시되었다. 일부 사람들은 이 조치를 지역보건 서비스를 통합하는 한 단계로 보았다. 그러나 법은 보조금이 지급된 후 병원 간의 어떤 지속적인 조정도 요구하지 않았다. 결국 힐-버튼 사업은 많은 소규모의 비경제적인 병원들이 계속 운영해 나가도록 자금을 제공했기 때문에 산업 내에서의 통합을 지연시켰다.

전후 중요한 네 가지 사업—의학연구, 정신보건, 재향군인회 병원, 지역사회병원 설립—은 의사들과 지역 의료기관의 권한을 존중하는 일반적인 양식을 보여주었다. 정부의 기능은 확장되었지만, 정치적 재량권의 범위는 고의적으로 축소되었다. 국립보건원에 대한 정치적 통제를 제한하는 방법은 정부 밖에서 온 전문가들이 보조금을 승인하도록 하는 것이었다. 프라이스Don Price가 말한 바와 같이, 국립보건원은 수혜자를 대표하는 비정규직 임원들의 승인 없이는 정부 관료들이 마음대로 돈을 분배할 수 없는 연방 정부 내의 유일한 기관이었으니 얼마나 놀라운 일인가.[35] 정신보건사업은 처음에 국립보건원 산하에 설립되어 연구와 훈련을 추구했으며 동료평가를 활용했다. 재향군인회의 정치적 통제는 의사임명권을 재향군인회 병원이 제휴하고 있는 의과대학의 '학장위원회'에 부여함으로써 제한되었다. 힐-버튼 사업에서는 지원금 할당 방식과 병원정책에 연방 정부가 관여하는 것이 법으로 금지되어 정치적 재량권이 축소되었다. 실제로 특정한 용도를 위해 자금을 배당하고 연방 정부의 간섭을 불법화함으로써 의회와 전문가들은 행정적 합리화를 꾀하려는 어떤 경향이든 제한했다.

의학에 대한 정부의 지원이 증가되었음에도 불구하고, 정부 간섭에 반대하는 여러 가지 요구 때문에 의사의 권한은 확고해졌다. 힐-버튼 사업에서는 주의 권한과 지역사회의 자율성이 연방 정부의 간섭을 제한하는 근거로 작용했다. 이러한 주장의 이면에는 전통이 있었다. 다른 한편, 모든 과학적 연구와 마찬가지로 의학연구는 자유로운 연구를 위한 필요조건으로 자율성을 요구했다. 실스Edward Shils가 쓴 바와 같이, 과학의 자율성은 자유주의적인 전통과는 무관하게 자체의 고유한 기원이 있다.[36] 의사들은 의사-환자 관계의 개인적인 특성을 들어 자율성을 요구했다. 그것은 정부에 저항할 수 있는 또 하나의 명분이었다. 이러한 여러 가지 요인이 한데 어우러져 의학에 대한 공적 지원이 공적인 통제를 가져올 수 없다는 강력한 사례를 만들어놓았다.

전후 정책의 구조적 영향

새로운 기회 구조

새로운 형태의 국가적 투자는 의학연구와 병원을 늘리고 강화하는 것이 목적이었으며 실제로 그렇게 되었다. 그러나 이러한 투자는 수많은 의사들의 경력을 변화시켰고 예기치 않게 전후 의료의 발달에 영향을 미쳤다.

자금이 연구와 훈련 사업으로 유입되면서 의과대학을 위한 새로운 기회가 창출되었다. 1940년대에 의과대학의 평균수입은 1년에 50만 달러에서 150만 달러로 3배나 뛰었다. 1958년과 1959년에 학교의 평균수입은 370만 달러였으며 10년 후에는 1500만 달러가 되었다.[37] 의과대학은 뻗어나갔으며 연구, 교육, 환자 진료라는 세 가지 측면(일반적으로 이 순서대로이다)을 의과대학의 사명으로 삼는 복잡한 조직이 되었다. 32개 대학을 조사한 바에 따르면, 전임교수가 1940~1941년과 1949~1950년에 51% 증가했다. 그리고 그 후 10년 동안 전임 직책은 1950~1951년 4212개에서, 1959~1960년 1만 1319개로 전국적으로 볼 때 거의 3배 증가했다.[38] 신설 학교의 설립으로 인해 전임직이 상당 부분 늘어났지만, 오래된 학교들 역시 학교 당국이 기대한 이상으로 증가했다. 1957년 내과의 교수진은 평균 15명이었는데, 1970년에는 그 수가 32명까지 늘어날 것으로 예측되었다. 워싱턴대학의 내과 과장이었던 피터스도르프Robert G. Petersdorf는 내과 교수진이 1970년까지 5배로 증가했으며 이러한 성장은 전형적이었다고 지적했다.[39] 이러한 성장이 분화를 의미했다는 것은 놀랄 만한 일이 아니었다. 각 의과대학들이 새로운 하위 전문 분야를 늘리면서 도약의 길은 열리게 되었다.

이러한 팽창은 의학의 학문적 성격과 특징을 근본적으로 변화시켰다. 1920년대와 1930년대에 의과대학의 발전은 느렸고 불확실했다. 예일 의과대학 학장인 리파드Vernon Lippard는 대학병원의 전문과마다 인턴이 1년 차 전공의보다 2~3배 많고, 1년 차 전공의는 2년 차 전공의보다 2배나 많아서 3~4년 후에는 한 사람만이 전공의 장으로 살아남게 된다고 지적했다. 이 전공의는 연구강사가 되고 전임강사가 되기 위해 또 다른 경쟁에 돌입해야 했다. 연구 자금은 불충분했고 40세가 되기 전에 안정을 성취하기는 어려웠다고 회상했다.[40]

의회는 모든 것을 바꾸었다. 국립보건원의 연구기금은 특히 서부지역에 연구기관을 신설하는 것을 도왔으며, 훈련기금은 늘어난 연구자들을 위한 장학금으로 제공되었다. 많은 전공의들이 높은 지위에 올라갈 수 있었기 때문에 하위 전문 분야의 증가는 기존의 피라미드 구조를 붕괴시켰다. 의대 교수에 대한 수요가 높을수록 그들의 수입도 상승했다. 그리고 전쟁 후의 다른 대학과 마찬가지로 의대 교수는 지리적으로 더 유동성이 있었다. 교수를 끌어들이는 중요한 요소 중의 하나는 연구공간과 임상시설을 갖추는 것이었다. 이렇게 하여 제휴 병원망을 확대하고, 인근 지역의 부지를 확보하며, 인근 주택을 허물어 그곳에 연구소, 진료실, 병원 등을 설립하려는 의과대학의 관심이 증대되었다.

불가피하게 이러한 발달은 의과대학의 안팎으로 반향을 불러일으켰다. 기초의학 분야뿐 아니라 임상에서 전임교수의 증가는 시간강사로 근무했던 지역 의사들이 해체되었음을 의미했다. 몇몇 개원의들 역시 의과대학과 제휴하고 있었던 병원에서의 특권을 상실했다. 병원들은 의과대학과 제휴하기 위해 보통 의과대학이 병원 의료진을 임명하거나 선정하는 것을 허용했다. 의과대학은 교육의 질을 관리하기 위해 이러한 권한이 의과대학에 부여된 것이라고 믿었다. 그리고 의대 교수들이 새롭게 제휴한 병원에서 임상과장이 되었을 때, 이전에 임명되었던 임상과장들은 물러났다.

이러한 해임은 분개와 비난을 초래했다. 켄덜Patricia Kendall은 1960년대 초에 8개 지역사회의 의과대학과 개원의 관계에 대해 연구하면서 개원의들 사이에 만연했던 노여움과 씁쓸함을 알게 되었다. 한 개원의는 "우리 중 대부분은 의과대학이 우리의 병원 전체를 지배하게 될 것이라고 생각하고 있다."라고 언급했다. 한 의과대학 교수는 "개원의들은 위신을 상실했으며 그들도 그것을 알고 있다. 도시에서 존경받았던 몇몇 의사들은 더 이상 예전과 같은 권한을 누리지 못하며 예전처럼 존경받지 못한다."라고 말했다. 지역 의사들(그들은 때때로 'LMD'*라고 불렸다)은 의과대학의 정책에 대한 자신들의 영향력이 상실되고 병상을 이용하기 어려워진 데 대해 분개했다. 그들은 연구에 대한 명성을 얻어 신문에 소개되며 가끔씩 뻔뻔스럽고 짐짓 겸손한 체 행동하는 새로운 의사집단의 출현을 좋아하지 않았다. 반대로 의대 교수들은 지역 개원의들이 시대에 뒤처졌다고 생각했다. "조직화된 개원의들은 지나치게 반동적"이어서 그들을 교육시키는 것이 조심스럽다고 한 대학교수는 켄덜에게 말했다.

"얼마나 반동적인가요?"라고 켄덜은 물었다. "정치적·사회적·경제적·교육적 모든 면에서요."라고 그는 대답했다.[41]

이러한 긴장은 양 집단이 대체적으로 번성하면서 완화되었다. 1945년과 1969년 간에 소비자 가격지수는 연평균 2.8%로 늘어났지만, 의사들의 수수료는 3.8%, 연평균수입은 해마다 5.9% 증가했다. 진료에서 얻는 평균순이익은 1945년 8000달러에서 1969년 3만 2000달러로 늘어났다.[42] 전후 경제적 팽창은 개원의가 모든 의료시장을 통제할 수 있었다는 것을 의미했다. 의료의 지리적인 특성 역시 갈등을 완화시키는 데 부분적으로 기여했다. 의과대학은 주로 도시에 있었지만 많은 개원의들은 교외에서 환자들을 진료했다.

의과대학 안에서 연구기금의 증가는 과학과 임상 부문 사이의 관계를 변화시켰다. 한 교수는 "한 세대 이전에 외과의사들은 임상적으로나 행정상으로 매우 강력

---

* 역 LMD란 Local Medical Doctors를 의미했다.

한 위치에 있었으며, 학교 전체를 쥐고 흔들 수 있었다."라고 회고했다. 이제 실험 의학 부문의 예산은 외과 부문의 예산보다 5배나 되었다. 그는 이어서 "예비 임상 의사들은 언제나 임상의사들이 날강도라고 생각했다. 이제 그들은 임상적인 연구에 관심을 갖는 자는 시대착오적인 사람이라고 간주한다."라고 말했다.[43]

과학과 임상 부문 사이의 관계는 더 이상 기능적으로 맞물려 있지 않았기 때문에 점점 더 멀어지게 되었다. 예를 들면, 전쟁 이전 과학 부문은 종종 임상을 위해 진단검사와 다른 연구들을 수행했다. 1960년대에 접어들어 이러한 유대는 사라졌다. 리파드는 "1920년대의 기초과학은 비록 의사는 아니었지만 임상의학에 관심이 있고 자신들의 강의내용을 임상적인 문제들에 연결시키고자 했던 사람들이 가르쳤다. 그들은 임상적으로 관련된 책임을 덜게 되면서 보다 근본적인 문제들로 관심을 돌렸다."라고 적고 있다. 이러한 변화는 리파드가 지적했듯이, 의과학이 분자생물학적 분석 수준으로 이동해 가는 것과 관련 있었다.

> 해부학자들은 전체적인 해부학에는 관심을 잃고 전자현미경학자나 세포생물학자가 되었다. 생화학자들은 영양과 중간물질대사에서 분자구조와 효소학으로, 생리학자들은 포유류의 유기체적 기능에서 세포로 관심을 돌렸다. 세균학자들은 미생물생리학과 유전학에 관심을 갖는 미생물학자가 되었으며, 약리학자들은 동물에 대한 약물의 효과를 연구하는 것에서 세포 수준에서의 화학과 화학약품의 효과를 연구하는 것으로 관심을 바꾸었다.[44]

이처럼 기초과학이 임상의학에 대한 좀 더 즉각적인 관심으로부터 분리된 것은 의학교육에서 새로운 긴장과 문제를 야기했다. 지식과 교수진의 엄청난 증가로 의학 교육과정은 '시간'을 위해 한층 심한 경쟁을 벌였다. 많은 교수들은 자신들의 분야가 충분한 관심을 얻지 못하고 있다고 생각했다. 많은 학생들은 그들이 소화해 낼 수 있는 것보다 많은 것을 배우기를 강요받고 교육과정 중 상당 부분이 그들의 미래 직업과는 별로 관련되지 않는다고 느꼈다. 한 의사가 의과대학을 의학의 '신병 훈련소'라고 불렀던 것처럼, 너무나 힘들었던 의대 1학년의 해부학 연구는 이러한 호된 시련의 오랜 전형이 되었다. 의과대학에서 정신의학을 좀 더 중요하게 생각하고 의사들이 진료에서 직면하는 사회적·심리적 문제들에 대해 보다 포괄적으로 교육할 것을 주장하는 사람들로부터도 비판이 제기되었다. 그러나 이미 빈틈없이 짜인 기존의 수업계획을 바꾸기는 어려웠다.

"교육과정을 바꾸는 것보다 공동묘지를 움직이는 것이 더 쉽다."라고 한 학장은 말했다.[45] 의과대학이 종종 시체를 도둑질한다는 비난을 받고 있었던 19세기였더라면, 아마도 그 학장은 개인적인 경험을 통해 그런 비교를 했다고 오해를 받았을 것이다.

변화는 학생들이 병동에서 임상직을 수행하면서 보내는 마지막 2학년의 교육과정에서 매우 쉽게 나타났다. 임상교육에 대한 강조도 전염병으로 병원에 방문하는 환자 수가 감소하면서 변화되었다. 의과대학의 임상적인 교육과정을 재조직하려는 중요한 조치는 웨스턴리저브대학(현재는 케이스웨스턴대학)이 각 과목이 아닌 신체기관(심장혈관계, 호흡기계, 신장계 등등)에 따라 짜인 새로운 교육과정을 채택한 1952년에 일어났다. 많은 학교들은 그러한 방식 혹은 약간 변화된 방식 등을 채택했다. 특히 스탠퍼드대학과 같은 학교들은 더 많은 선택과목을 허용했다. 전후 혁신적인 학교와 보수적인 학교 간의 다양한 차이 때문에, 종종 플렉스너Abraham Flexner 탓이라고 (잘못) 여겨지는, 어느 정도의 이질성이 의학교육에 재도입되었다.

그러나 교육과정의 어떤 변화에도 불구하고, 하나의 경향이 사실상 모든 의과대학에서 공통적으로 나타나면서 전문화가 가속되었다. 1950년대에 코넬대학의 한 연구에서 켄덜과 셀빈Hanan C. Selvin은 의과대학에 다니는 동안 학생들의 계획이 극적으로 변화되고 있다는 것을 알게 되었다. 일반 개원의가 되려는 학생은 1학년일 때는 60%였으나 4학년일 때는 16%로 떨어졌다. 전문의가 되려는 학생들은 35%에서 74%로 급증했으며, 교육이나 연구를 하고자 하는 학생들은 5%에서 10%로 증가했다. 한 학생은 "나는 오늘날 전문화가 왜 대유행인지를 알 수 있다. 의학은 현재 너무나 방대해서 의사가 모든 의학 분야에 대해 약간씩 아는 것보다 적어도 한 분야에 대해 매우 잘 알지 못한다면 그 의사는 자신감을 갖지 못한다."라고 자신의 일기에 적었다. 이러한 반응을 보면서 켄덜과 셀빈, 그리고 많은 사람들은 의과대

학생들이 전문의가 되려고 하는 주된 요인으로 지식의 성장을 꼽았다.[46]

이러한 시각이 지니는 난점은 기회의 분배가 학생들의 성향과 늘 일치하지는 않는다는 것이다. 다른 나라의 경우를 볼 때, 현대 과학의 부담을 짊어져야 하는 의학도의 심리적 고민은 역시 심각하나, 전문의 교육과 훈련을 받을 기회는 제한되어 있다. 미국에서 법률직에 근무하는 사람도 지식의 부담이 어마어마하지만 젊은 법률가는 직무에 부과된 어떠한 사례든 다룰 준비가 되어 있어야 한다. 초기에 공식적인 전문화는 실망스러웠다. 어떤 분야든 전문화의 비율은 주로 시장과 국가가 창출하는 기회나 유인책에 의해 결정된다. 교육을 통해 학생들은 외부에서 무엇이 그들을 기다리는지에 따라 자신들의 장래희망을 조정한다. 만약 전문의가 일반의보다 적게 버는 경우(혹은 더 많은 훈련을 받았으나 낮은 보수를 받는 경우)가 있다면, 우리는 그들이 어떤 다른 대가를 얻으려고 전문의가 되고자 하는지를 이해하기 위해 심리학적인 설명을 해야 할 것이다. 그러나 이것은 전후 의학에는 해당하지 않는다. 전문화에 대한 경제적 대가는 상당했다.

세 가지 구조적 요인들이 특히 전문화의 증가율을 높이는 데 기여했다. 첫째, 1930년대에 발달되었던 전문의 면허제도는 전문의의 규모나 분포에 대해 어떠한 규제도 하지 않았다. 둘째, 전쟁이 시작되면서 병원(그리고 관련된 의사)들은 매우 적극적으로 전문의 과정을 개설하고자 했으며, 실제로 미국의 의과대학 졸업생 수보다 더 많은 전문의 지원자들을 모집했다. 그리고 셋째, 정부보조금, 건강보험이 전문의 진료에 부과했던 높은 급여비, 그리고 전문의 수가 증가하면서 전문의 수입 감소에 대비한 대책의 결여로 의사들은 병원이 창출했던 전문의가 되기를 간절히 희망했다.

1930년대 이래로 조직화된 전문의들은 젊은 의사들이 면허제도에 민감해질 만큼 대단한 힘을 얻었으나, 독점적인 집단이 될 정도로 강력한 힘은 없었다. 면허제의 발달은 초기 두 전문의 집단의 독자적인 노력으로 시작되었다. 안과 전문의들은 1916년에 최초로 전문의 시험을 시작했고, 이어서 1924년에 이비인후과 전문의들도 이를 시작했다. 두 분야의 의사들이 비전문의들로부터 격심하게 경쟁을 느낀 것은 아마도 우연이 아니었을 것이다. 1930년대 대공황 기간에 전문의 시험은 크게 확대되었으며, 마찬가지로 부분적으로 격렬한 경쟁에 대한 반응을 보였다. 의사가 되고자 할 때 가해지는 제한처럼 전문의가 되는 데 따르는 제한들이 잠재적인 독점을 창출해 냈다. 1930년에 산과와 부인과 의사들이 세 번째로 전문의 시험을 시작했을 때, 그들은 여성들에게 진료를 100% 제한하지 않았던 의사들을 배제했다. 스티븐스Rosemary Stevens가 지적했던 것처럼, "이러한 조치들에 의해서 일반 개원의는 자신의 진료가 산과 혹은 부인과에 아무리 많이 공헌했더라도, 또한 이 분야에서 훈련이 아무리 철저했더라도 전문의 시험을 치를 수 없었으며 학위도 인정받지 못했다". 1940년까지 5개의 전문의위원회는 100%진료 제한을 요구했다.[47]

각 단체들이 의학을 전문 분야로 나누기 시작하면서 의학계 지도자들은 일정한 기준을 세우기 시작했다. 1933년에 의학교육 및 병원에 관한 미국의사협회 의학교육 및 병원위원회AMA Council on Medical Education and Hospitals의 대표들, 미국의사협회 내의 전문의 분과, 기존의 4개 전문의시험위원회 및 다른 의료단체들은 공조관계를 형성하는 데 동의했다. 이 조직은 전문의자문위원회Advisory Board for Medical Specialties — 1970년대 이래로 미국전문의위원회American Board of Medical Specialties라고 불렸다 — 가 되었다. 미국의사협회와 함께 이 위원회는 전문의 시험에 대한 일반 기준을 마련했고 재판상의 분쟁을 해결했다. 인턴 수련 후 최소 3년간의 훈련은 전문의 자격을 취득하는 데 필수적이었다. 면허를 얻은 전문의들은 미국의사협회 회원이 되어야만 했다(이 조항은 1939년에 삭제되었다). 12개 분과가 면허제를 시행하는 것으로 등록되었고, 1937년까지 12개 분과에서 전문의 제도가 확립되었다(이후 8개 위원회가 추가되었다). 1940년에 전문의 명부가 최초로 발간되었다. 처음으로 의사집단 내에서 엘리트가 공식적인 인정을 받은 것이다.[48]

그러나 전문의 수는 통제되지 않았다. 각 전문의위원회는 애초에 그들이 면허를 부여한 의사들만 병원에서 특권을 누리기를 바랐지만, 법원이 독점금지를 이유로 그러한 움직임을 차단할지도 모른다고 생각했기 때문에 이러한 의도는 포기될 수밖에 없었다. 연방 법원이 집단보건연합에 판결을 내린 이후로 이런 관심이 생겨났다. 미국의사협회 내에서 일반의는 전문의 진료 혹은 전문의 훈련을 받을 기회에 대한 제한에서도 유리한 입장에 서 있었다. 그래서 일반 개원의와 전문의 관계는 느슨하게 정의되었다. 환자들은 일반 개원의의 중재 없이도 전문의에게 직접 갈 수 있었고, 일반 개원의는 전문의위원회의 승인 없이도 자칭 전문의라고 부를 수 있었다.

그러나 반복된 경험은 면허의 가치를 점차 높였다. 제2차 세계대전 동안 미국의사협회와 전문의위원회는 면허를 받은 전문의를 파견하여 군대를 지원했고, 그 전문의는 즉시 높은 계급을 달았다. 스티븐스가 지적한 것처럼, 이러한 경험은 "전문의 면허증의 가치에 대한 건강한 존경심"을 의사들에게 심어주었다.[49] 전후에 재향군인회는 면허 없이는 전문의로서 대우받지 못할 것이라고 규정했다. 전쟁에서 돌아온 수천 명의 의사들은 군대의 교육 지원으로 면허를 받으려고 애썼다. 재향군인회가 의과대학생들이 졸업 후 받는 전문의 훈련에 대해 병원이 보수를 받을 수 있다고 규정하자, 각 병원들은 보조금을 이용하기 위해 앞다투어 전문의 과정을 만들었다.

이것이 전문의 교육과정에서 병원이 얻어낸 유일한 혜택은 결코 아니었다. 인턴과 전문의는 병원에 비교적 값싼 전문적 노동을 제공했다. 막강한 전공의를 둔 병원은 환자를 좀 더 철저하게 관리할 수 있었고, 바쁜 개원의를 대신해 많은 기능을 수행할 수 있었다. 병원은 전공의 없이는 밤과 주말의 병원 진료 업무를 제대로 수행할 수 없었다. 전공의 수요는 의사들이 군대에 소집되었을 때 증가했으나, 이후에도 그 수요는 계속 늘어났다. 전공의 수는 1940년과 1947년 사이에 5000명에서 1만 2000명 이상으로 늘어났으며 1955년에는 2만 5000명에 이르렀다.[50]

젊은 군의관들과 마찬가지로, 의과대학에 다니는 학생들은 일반의들이 어떻게 대우받는지 쉽게 관찰할 수 있었다. 대학들은 대체로 일반의들이 제휴 병원에서 환자들을 받아들이는 것을 원치 않았다. 의과대학들이 개인진료를 하는 시간강사들을 연구 경력이 있는 전임교수로 대체했을 때, 그들은 또한 전문가적 경쟁의 새로운 모델을 대체해 가고 있었다.

전문의들은 전후 기간에 일반의보다 훨씬 높은 수입을 올렸는데, 그 수입은 전문의 교육을 더 받음에 따라 추가된 비용과는 비교도 안 될 만큼 상당한 액수였다. 그리고 외과와 같이 병원을 선호하는 전문의는 내과 같은 일차적으로 의원에 기반을 둔 전문 과목보다 소득 면에서 우세했다. 이러한 전문 분야는 주당 근무시간은 적은데도 불구하고 소득은 훨씬 많았다.[51] 이러한 현상은 부분적으로는 병원에서 행해지는 전문의 진료가 아마도 보험 적용을 받는 비율이 높았기 때문이라고 설명할 수 있을 것이다. 전문의 수입은 직접적으로 제3자 지불집단에 의한 급여 비율에 따라 다양했다.[52] 의원급의 서비스보다는 병원서비스에 대해 보험이 더 많이 적용되었기 때문에, 의사들은 병원이 주로 다루는 진료 영역 쪽으로 발 빠르게 움직여 갔다. 더욱이 전쟁 이후 전공의들과 병원 종사자들의 확대로 병원을 선호하는 의사들의 수익은 더욱 증가했다. 병원에 고용된 진료 인력이 수술 후 치료의사의 업무를 떠맡으면서 의사는 더 적은 시간에 더 많은 환자를 볼 수 있었다. 병원 수가는 인상되었다. 의사가 진료에 들이는 시간은 줄었지만, 진료비는 내리지 않았다. 그것 역시 그들의 수입을 올리는 데 큰 몫을 했다.[53]

전쟁 이전에 실제로 진료활동을 했던 대다수 의사들(1940년에는 76.5%였다)은 스스로를 일반의 혹은 시간제 전문의라고 보고했다. 스스로를 상근 전문의라고 보고한 의사들의 비율은 1940년에 24%에서 1949년에 37%로 증가했다. 1955년에 그 비율은 44%로 뛰었으며, 5년 후에는 55%, 1966년에는 69%가 되었다. 가장 극적인 변화는 외과 전문의들의 급증이었는데, 1931년 10%에서 1960년에는 26%로, 그리고 1969년에는 30% 이상으로 늘어났다.[54]

새로운 권력구조

전문직의 기회가 변화하면 전문직 자체도 변화하게 된다. 전쟁 이전에 대부분의 의사들은 1년간의 인턴 과정을 마치면 바로 진료 업무에 들어갔고 독자적으로 개원했다. 1930년에는 16명의 의사 중 오직 한 사람만이 병원에서 전임의사로 일했다. 대부분의 의료(10가지 중 4가지 정도)는 환자의 가정에서 이루어졌다. 1935년에만 하더라도, 전체 출산의 50%가 의사가 참여한 가운데 가정에서 이루어졌다.

1950년대에는 대부분의 의사들이 인턴 기간이 끝난 후 적어도 3년 동안 병원에서 일했는데, 6명 중 1명꼴로 병원의 전임의사가 되었다. 전체 출산의 96%가 병원분

만이었는데, 의사의 도움을 받았던 10명 중 단 한 경우만이 가정에서 분만했다.[55]

인구 대비 의사의 비율은 거의 변화하지 않았던 반면, 교육 및 연구, 정부, 그 밖의 기관에서 의사들은 엄청나게 증가했다. 1940년과 1957년 사이에, 기관에 고용되었던 의사들은 전체 의사의 12.8%에서 26.5%로 껑충 뛰었다. 개인진료를 하는 의사들은 의사 비율에서뿐 아니라 인구 대비에서도 인구 10만 명당 108명에서 91명으로 감소했다.[56]

병원과 의원으로의 진료 업무 집중, 개인건강서비스에 대한 수요 증가, 이용 가능한 개원의의 감소 등으로 인해 의사들의 진료 업무량은 극적으로 증가했다. 1930년에 개원의는 일주일에 평균 50명의 환자를 진찰했으며, 1950년에 들어서는 100명 이상을 진찰했다.[57]

몇몇 비평가들은 전후 의료체계에서 가장 강력한 세력으로 병원이 개원의들을 대체했음을 시사해 왔다. 이는 그들의 관계를 정확하게 표현하지 않는다. 그들은 제로섬 관계가 아니었다. 오히려 전체적으로 의료체계의 힘은 증가했다. 의사와 병원 양쪽 모두 이러한 팽창을 공유했다. 병원은 팽창했지만, 그러한 팽창은 병상을 채울 수 있는 의사들을 만족시키기 위한 병원의 수요를 증가시켰다. 더 많은 병상은 의사들에게 환자를 입원시킬 수 있는 더 많은 대안들을 제공했다. 의료원—확인되지는 않았지만 분명히 예일-뉴헤이븐Yale-New Haven일 것이다—에 대한 1968년의 한 연구에서 홀링스헤드August Hollingshead와 더프Raymond Duff는 행정부가 병원의 전공의들을 지원하기 위해 병원과 제휴했던 개원의사들에게 세금을 물릴 것을 제안했다고 기록되어 있다. 병원의사들은 개원의들이 종종 수수료를 청구했던 서비스를 무료로 진료했기 때문에 이러한 제안은 불합리하지 않았던 것 같다. 물론 개원의사들의 계속되는 반발 때문에 그 제안은 철회되고 말았다. 병원은 그들에게 반감을 사면 안 되었기 때문이다.[58]

의사와 병원이 전공의들로부터 얻는 수익은 전후 의료체계의 추진력 중 하나였다. 전공의에 대한 수요가 증가함에 따라 병원들 간의 경쟁은 심화되었다. 1940년과 1950년 사이에 병원이 채울 수 없었던 전공의 비율은 10%에서 30%로 올라갔다. 물론 병원 의료진의 부족은 직접적으로는 의과대학의 정원을 늘리지 않은 채

병원만 확장한 탓이었다. 1957년까지 병원은 매년 1만 2000명 이상의 인턴을 기대했으나, 미국 의과대학은 연간 7000명도 안 되는 학생들을 졸업시키고 있었다.[59]

고용이 가능한 졸업자들을 스카우트하기 위한 경쟁으로 병원의사의 월급은 올라갔으며 인턴의 지위체계는 합리적으로 개선되어 갔다. 그러나 보다 중요했던 것은 병원들이 남아 있는 자리를 채우기 위해 해외로 눈을 돌리게 되었다는 점이다. 연방 의회와 주 의회는 협력하여 외국에서 훈련받은 의사들이 미국에 들어와 일하기 쉽도록 도왔다. 1950년대에 외국의 의과대학 졸업자들은 전체 전공의의 10%에서 26%로 증가했다.[60] 애초에 외국인 의사들은 유럽 출신이었으나, 1960년대 들어서는 아시아, 주로 한국, 인도, 필리핀에서 많이 유입되었다. 비록 표면상으로는 병원에서 전공의 과정을 밟기 위해 미국에 왔다고 하지만, 대부분은 영구적으로 남아 있기를 원했다. 다른 이민자들처럼 그들은 종종 미국인들이 원하지 않았던 직무(예를 들면 주립 정신병원에서의 근무)를 수행했다. 사실상 미국 보건정책의 특이한 경향(병원은 확장되었으나 의대 졸업생 수는 줄어든 것)은 제3세계 의사들을 들여와 낮은 서열의 의사계층을 새로이 만들어갔다.

미국인 졸업생들에 대한 치열한 스카우트 경쟁은 병원체계에서 의과대학의 역할을 예상 외로 확대하는 결과를 가져왔다. 대학에 있는 의사들은 의과대학 내에서 졸업생에게 전공의 교육을 시키는 것을 오랫동안 희망해 왔으나, 지역사회 병원의 전공의로부터 혜택을 받았던 개원의들은 미국의사협회가 너무나 영향력이 커서 이를 저지했다. 1959년경에 의과대학과 제휴하지 않은 병원들은 전문의 승인 프로그램을 가진 병원의 73%를 차지했다. 비록 평균적으로는 의과대학과 제휴했던 병원의 전문의 과정보다는 적었지만, 의과대학과 제휴하지 않은 병원들은 전체 전문의 수의 42%를 점유하고 있었다. 그러나 의과대학과 제휴하지 않은 병원들은 인턴과 전문의를 끌어들이는 데 상당히 불리한 위치에 놓여 있었다. 자신들의 지위를 강화하기 위해 대부분의 지역사회 병원들은 더욱더 의과대학과 제휴하고자 했다.[61]

그 결과, 전후 수십 년간 의과대학의 힘은 꾸준히 증가해 대도시 지역의 병원체계로 뻗어나가게 되었다. 뉴욕시에서는 일곱 군데의 제휴 병원 네트워크가 의과대학들로부터 퍼져나가면서 뉴욕시 병상의 절반을 차지했다. 시카고는 여섯 군데, 필라델피아는 다섯 군데였다. 비평가들이 말했듯이, 이러한 의과대학제국empire은 의료산업에서 이제 강력한 지위를 차지했다. 이러한 제국은 교수직을 주거나 주지 않으며, 병원 특권을 부여하거나 철회할 수 있었고, 병원 장비를 조정하며, 병원이 필요로 하는 노동력을 결정할 수 있었다. 1970년대 초 주요 대도시 지역의 제휴 병원들에서 일반병원 병상 비율은 디트로이트가 32%, 필라델피아는 79%에 달했다.[62]

대학의료원의 의과대학에 직접적으로 제휴되어 있는 의료기관들이 의과대학제국의 중추를 차지했다. 뉴욕시에 있는 컬럼비아장로교병원은 일반적으로 이러한 종류의 첫 번째 의료원으로 인정된다. 1910년에 컬럼비아대학과 장로교병원은 제휴 원칙에 합의했다. 이것은 기본적으로 존스홉킨스대학에서 이미 설립된 모델과 같은 종류였다. 그러나 의료원이 실제적으로 맨해튼 북부의 새로운 지역에서 1928년에 개원되었던 당시에는 다양한 병원, 진료소, 전에는 독립적이었던 의학교로 구성된 10개의 분리된 기관을 포함하면서 성장했다. 이 의료원이 지속적으로 성장하면서 의무기록 보관 및 기타 서비스를 통합했다. 1940년대 말 이 의료원은 일련의 연구기관을 계속 세웠다.[63] 이는 일반적인 양상이 되었다. 의료원은 전형적으로 의과대학과 치과대학뿐 아니라 약학대학, 보건대학원, 간호대학과 심장병·정신병·암·재활의학 및 기타 분야를 연구하는 기관, 그리고 몇 개의 대학병원, 여성병원, 어린이병원, 정신병원, 다양한 진료소, 약국 건물 등과 같은 준의료기관을 갖추고 있었다. 대학은 미국의 지역 의료원을 포괄하는 우산 모양의 조직이 되었으며, 환자의 직접적인 수요에 맞추기보다는 연구와 교육에만 치중했다. 우리는 이것을 미래 세대들의 건강을 위한 지대한 관심으로 볼 수 있을까? 애석하게도 거기에는 다른 동기가 있을 수 있다. 여하튼 이러한 구조조정에 관해 주목할 만한 것은 별로 눈여겨볼 만한 것이 없다는 것이다.

의료원이 증가하면서 중요한 관료제적 요소가 의사 사회에 도입되었다. 그러나 더프와 홀링스헤드 같은 사람들은 의료원에서의 권력은 행정에 있기보다는 '주임교수-임상과장'에게 있다고 설명했다. 이들은 의과대학의 주임교수, 그리고 대학병원의 내과, 외과, 정신과, 산부인과, 소아과에서 임상과장을 겸직하는 교수들이다. 그들은 양 기관에서 주요 정책 결정 위원회를 통제하고, 그들의 판단은 전공의들의 경력에 영향을 미친다. 이들은 인턴과 전공의가 병원 내에 갈등이 생길 때 항의나 호소를 하거나, 추천받기 위해 의존해야만 하는 사람들이다. 한 행정관은 "대학이 의과대학 주임교수의 요구에 거스르는 정책을 수행하고 병원이 임상과장의 요구에 거스르는 정책을 수행하는 것은 생각조차 할 수 없다."라고 논평했다.[64] 이것이 권력에 대한 교과서적인 정의이다.

의과대학제국들은 강력했던 만큼 미국의 의료체계 전체를 포괄하지는 못했다. 그들은 미국의 병원체계에서 점차 상당한 부분을 차지하게 되었지만, 의과대학과 제휴하고 있던 병원들은 1972년에 전국적으로 지역사회 병원 병상의 단지 25%만을 점유했을 뿐이다.[65] 의과대학들은 대도시에서 우세했지만 의학의 몇 가지 분야 중 단지 하나에 불과했다.

1960년대까지 의사들은 대략 세 가지 부문으로 나뉘어 발달했다.[66] 무엇보다 우선 연구와 훈련이 중시되었던 전공의와 전임교수를 비롯해 의과대학과 병원에서 근무하는 의사들이 있었다. 이들은 전쟁 전보다 훨씬 의미 있는 집단이었다. 그들과 환자들 사이의 관계에서 가장 두드러진 특성은 그들이 결코 환자들과 오랜 기간 관계를 맺지 않는다는 것이다. 훈련이나 연구에 참여하는 의사들은 미래 사업을 위해 환자들의 선의를 요구하지 않는다. 그들의 전문적인 보상은 동료들의 견해에 달려 있었다. 연구경력을 쌓아가는 그들은 다른 기관에 있는 전문가에 의해 결정되는 연구비에 의존했다. 이러한 모든 요인이 전문가의 자율성을 만들어간다. 또한 그러한 요인들은, 반드시 그렇지는 않지만, 환자를 무기력하게 하며 환자를 '임상적 재료'로 객관화하는 데 기여한다.

두 번째 집단은 교외로 이동해 혼자서 의원을 개원한 많은 의사들이었다. 비록 그들은 의료기관에 대한 통제를 상실했지만, 그들은 여전히 지역사회 병원들 안에서 특권적이며 지배적인 역할을 했다. 그들은 소비자 수요와 병원 자원이 급격히 성장했기 때문에 이전보다 경제적으로는 훨씬 나았던 반면, 그 수는 증가하지 못했다. 그들의 시장은 공급자의 시장이었다. 그들은 병원에 종사하는 의사들보다 환자들의 선의에 의존했다. 그리고 그들은 환자 의뢰, 지방 병원에서의 의사 특권, 진료 과실에 대한 방어를 위해, 개원한 다른 동료들의 선의가 필요했다. 이러한 종류의 상호의존은 전문가적인 결속을 공고히 했으며, 사실상 이러한 의사들은 미국의사협회의 조직적 토대가 되었다. 그러나 전문의들의 급격한 성장과 일반 의학잡지보다는 전문의학잡지에 기고하는 비중이 상대적으로 높아졌다는 것에서 분명히 알 수 있듯이, 그들은 의사 전체보다는 전문의 경력에 더 강력한 동질성을 느꼈다.

마지막으로 농촌이나 빈민지역 또는 주립기관에서 일하고 있는 의사들이 있었다. 수적으로는 가장 적고, 명성도 보잘것없는 이들은 보통 나이 든 개원의이거나, 점차 증가하고 있던 외국에서 이민 온 젊은 의과대학 졸업생들이었다. 비록 일부는 거대한 의료원에서 일했지만, 그들은 의사들 중에서 직업적으로 가장 고립된 의사들이었다.

의사들 간의 이러한 대비는 단지 의료체계에서의 대비를 반영할 뿐이다. 고도로 발달된 전문적 서비스로 가득 찬, 현대 과학의 빛나는 궁전은 의학적으로 방기되고 필요한 의사들이 가까이 없어서 가장 기본적인 보건과 예방의학조차 이용할 수 없었던 이웃들 옆에 위치하고 있었다. 1960년대에 많은 사람들은 의학에서 풍요와 결핍이 병존하고 있다는 것을 관찰하기 시작했다. 제2차 세계대전 이후 의학은 진보를 일컫는 말이 되었으나, 이제는 많은 사람들에게 미국적 삶의 지속적인 불평등과 불합리함을 상징하게 되었다.

재조직 없는 재분배, 1961~1969

자유주의적 기회

1960년대 중반 자유주의적 의제의 승리는 보건의료에서 새로운 세대의 사업과 정책을 만들어냈다. 1946년(국립보건원, 힐-버튼) 세대처럼 새로운 정책과 제도는 그 시대의 뚜렷한 상황을 반영했다. 전후에 미국은 여가시간을 어떻게 보내야 할지를 제외하고 삶의 가장 심각한 문제를 해결했다고 믿으면서 스스로 축하하는 분위기가 퍼져갔다. 미국의 이러한 호황은 1950년대 말에 접어들면서 사그라지고 있었다. 아이젠하워Dwight D. Eisenhower 시기에 반복되었던 경기후퇴, 실업의 증가, 경제성장의 침체로 미국이 "갈 길을 잃었다."라는 말이 생겨났다. 케네디John F. Kennedy는 대통령 선거유세에서 "나라를 다시 움직이도록" 하겠다고 밝혔다. 그러한 정신과 야망으로 케네디 행정부는 뿌리 깊은 불평과 저항에 끊임없이 도전하면서 의회와 '복지부동의 정부'를 변화시키려고 했다. 그렇게 성급하게 굴었음에도 불구하고, 케네디 행정부는 혁신적인 프로그램을 결코 실시하지 못했다. 언론인 호지슨Godfrey Hodgson은 1960년대 초기에 미국인들이 변화를 원하나 그들 자신이 **변화되는 것**을 원하지는 않는다고 말했다.[67] 이는 의료 분야에서도 마찬가지였다. 미국인들은 의학이 그들에게 변화(새로운 발달과 더욱 많은 서비스)를 가져오기를 희망했으나, 자신들의 건강을 위해 생활방식이나 제도를 변화시키려는 준비는 전혀 되어 있지 않았다.

1960년대가 시작되자 비판과 개혁에 대한 주제 자체는 이전과 동일했지만 더욱 강력하게 표명되었다. 이미 메디케어Medicare로 알려져 있던, 노령층이 각자 분담하는 병원보험에 대한 운동이 세력을 결집하고 있었다. '의사 부족'에 대한 우려가 커지기 시작했다. 1959년에 정부는 만일 인구당 의사 비율이 현재대로 유지된다면, 미국 의과대학에서 배출되는 학생 수는 1975년까지 매년 7400명에서 1만 1000명으로 늘어나야 할 것이라고 발표했다. 그러나 1인당 의료서비스에 대한 더 높은 수요를 만족시키고 연구와 교육에 필요한 의사 인력에 대비하기 위해 의과대학이 훨씬 더 필요하다고 결론지었다.[68] 간호사들의 공급 역시 부족한 것으로 나타났다. 더 많은 '보건의료 인력'의 필요성이 폭넓게 받아들여졌으며, 1963년에 의회는 보건의료 전문직의 교육을 보조하고 확대하기 위한 일련의 조처들을 처음으로 채택했다.

보건정책에서 등장하기 시작한 자유주의적 시각에 의하면, 연방 정부는 병원 설립을 지나치게 강조한 반면 외래진료는 무시했다. 1959년 1월 뢰머Milton Roemer와 셰인Max Shain은 자신들의 영향력 있는 연구에서 병상 수의 공급은 건강보험하에서 병상 사용을 결정하는 모든 요인 중에서 "아마도 가장 근본적인" 요인일 것이라고 주장했다. 그들은 "병원 운영의 가장 단순한 사실"은 "병상 이용에 대한 지불이 건강보험에 의해 보장되었을 때 비어 있는 병상을 빨아들이는 자기력磁氣力"이라고 지적했다. 병상이 공급되면서 의사들은 병상이 없었으면 가정에서 치료받아도 될 환자들을 받아들였다. 그들은 "반세기 전에는 가장 위태로운 질병에 걸린 사람들만이 병원에 입원했으며, 폐렴, 편도선 절제술, 분만, 심장마비, 골절 등과 같은 경우는 가정이나 의원에서 치료했다. 오늘날 이러한 경우뿐 아니라 다발성 발치, 정신신경증, 간질, 인슐린 안정을 위한 당뇨병이나 그 밖에 애매한 진단이 내려진 질병에 걸린 환자들 역시 입원을 한다. 이러한 모든 것들은 병상 공급이 상대적으로 증가하면서 가능해졌으며, 거꾸로 병상 공급을 지속적으로 확대시키는 압력으로 작용한다."라고 지적했다. 이러한 모든 사실은 만약 더 저렴한 가격에서 외래환자를 진료하고 간호사를 활용하는 방안이 마련된다면 병원에서 이루어졌던 많은 것들이 다른 곳에서도 아주 잘 이루어질 수 있음을 입증했다.[69]

병원 설립만을 단순히 강조하는 것에 대한 비판은, 도시 재건을 하는 데 벽돌과 모르타르만을 가지고 접근하는 식에 대한 당대의 비판과 매우 유사했다. 사실 도시문제와 의료정책에 대한 글에는 '지역사회', '조정', '포괄적 서비스'와 같이 동일한 어휘들이 등장했다. 양쪽 모두 기존 정책이 단편적이며 '지역사회의 수요'를 폭넓게 이해하지 못한다고 비판받았다.

'지역사회의 재발견'이 즉각적으로 환영받으며 수용된 의학 분야는 정신보건서비스였다. 정신병원에서 멀어지려는 움직임은 이미 1950년대 중반부터 시작되었다. 정신병원의 수는 절정기였던 1954년에 63만 4000개에서 1963년에 57만 9000개로 감소되었다.[70] 논란의 여지가 있기는 하지만, 이러한 감소에 대한 가장 설득력 있는 설명은 소라진Thorazine과 같은 주요한 신경안정제가 발견되고 도입된 것이 결정적인 사건이라는 점이다. 이전에 입원했던 환자들은 외래를 이용해 안전하게 치료받거나 적어도 안전하게 무시될 수 있었다. 또 다른 해석은 간호요양원nursing home에 있는 노인들을 부양하기 위해 각 주에 상당한 금액의 보조금을 지급했던 사회보장법이 1956년에 의회에서 채택되었다는 점을 지적한다. 정신병원은 노쇠로 인해 고통받으면서 입원을 원하지 않는 노인들로 채워져 있었다. 그러한 환자들을 정신병원에서 간호요양원으로 보냄으로써, 각 주들은 유지비의 일부를 연방정부로 이전할 수 있었다.[71] 아마도 약품과 간호요양원은 정신병원의 입원을 감소시키는 데 다소 영향을 미쳤던 것 같다. 이러한 변화는 '지역사회 정신의학'을 지지했던 사람들로부터 강력하게 지지받기 시작했다. 그들은 주립병원이 장애와 고립을 강화하는 반면, 지역 서비스와 간호요양원은 정신질환자들이 사회에서 정상적인 역할로 되돌아가도록 도울 수 있다고 주장했다.

케네디 행정부는 '지역사회 의료'를 명분으로 삼아 이를 새로운 주요 연방 정부 사업으로 채택했다. 정신보건서비스를 재검토하기 위해 5년 전에 의회에서 수립되었던 국가위원회는 1960년에 연방기금을 새로운 사업에 투자할 것을 요구했다. 위원회는 지역사회 진료소에 더 많은 돈을 투자할 것을 제안했지만 병원 보조를 더 선호했다.[72] 케네디 행정부는 지역사회 서비스만을 강조하면서, 1963년 2월에 대통령이 정신분열자들과 정신지체자들의 문제에 대한 '과감하고 새로운 접근'이라고 불렀던 것에 더 많은 연구와 훈련을 투자했다. 대통령은 의회에서, 이처럼 지역사회에 토대를 둔 새로운 정신보건서비스는 "냉정한 자비에 의존한 보호감독과 격리를 지역사회의 따뜻한 관심과 수용으로 대체하게 될 것이다."라고 말했다.[73] 그 해에 의회는 새로운 지역사회 사업을 위한 설립기금을 조성하는 데 동의했으며, 2년 후 최초의 보조금에 더 많은 금액을 추가했다.

다양한 방식으로 운용된 이 사업은 1960년대 말에 주도된 사업들의 전조가 되었다. 그것은 새로운 종류의 조직과 지역사회 정신보건센터를 만들었는데, 이는 기존의 사회서비스 기관의 조직문화를 극복하는 것을 의미했다. 힐-버튼 법과는 대조적으로, 그것은 연방 정부와 지역사회를 연결했으며 주의 역할을 축소했다. 그러나 연방의 지원은 지속되지 않았다. 이 사업은 시범사업의 의미를 지녔다. 궁극적으로 만일 이 사업이 효과적이라고 평가된다면 다른 기금이 그 사업을 지원하기로 되어 있었다. 이러한 점에서 정부는 '종자돈seed money'을 분배하기 위해 규모가 큰 재단의 기부금을 모았고, 사회과학으로부터 새로운 서비스를 요구하면서 어떤 분야가 가장 육성할 만한 가치가 있는지를 결정했다. 그리고 마침내 용어에 변화가 생겼다. '클리닉'보다는 '센터'라는 용어를 사용한 것은 후자가 전통적인 의료의 기능을 넘어선다는 것을 암시했다. '진료소dispensary' 대신에 '클리닉'이라는 용어를 사용함으로써 기동성 있는 의료서비스에 대한 제도적인 의무를 확대했듯이, '클리닉'에서 '센터'로의 대체 역시 그러했다.

국내 정책(간접적으로는 보건의료정책)에 대한 케네디 대통령의 두 가지 가장 주된 공헌은 모두 그의 사후에 이루어졌다. 하나는 그가 적자 예산에 부딪혔을 때 주도했던 세금 감면책이었다. 1964년에 제정된 이 법안은 그의 조언자들이 예견했듯이 건국 이래 5년 연속으로 미국 경제를 엄청나게 부양시켰으며, 더 낮은 세금 비율로 상당히 높은 국가 세입을 올렸다. 경제가 침체되었던 아이젠하워 시대가 지난 후 민주당의 경제는 눈부신 성과를 기록했다. 1961년과 1965년 사이에 경제는 4분의 1이 확대되었다. 가격 조정을 하면 연간 성장률은 5.3%나 되었다.[74] 공화당이 골드워터Barry Goldwater를 지명한 덕택에 민주당은 1964년 선거에서 하원 의석 3분의 2를 휩쓸면서 뉴딜 이래 유례없는 결과를 거두었다. 자유주의자들에게 이러한 현상은 보기 드문 정치적 기회였다.

경제정책에 대한 결실이 맺어지면서 무엇보다 케네디는 두 번째 정책에서도 주도권을 가질 수 있었다. 그가 세상을 떠나기 전해에, 상승하고 있는 조류가 모든 배를 들어 올리지는 못할 것이라고 믿었던 케네디 대통령은 자신의 조언자들에게 빈곤 퇴치 사업을 전개할 것을 요청했다. 케네디 대통령은 긍정적인 명분으로 미국인들을 모이도록 하는 방식으로 빈곤 퇴치 운동에 매달렸다. 민권운동 역시 당면한 경제문제를 점차 강조하게 되었다. 1963년 3월 워싱턴 대행진은 자유뿐만 아니라 일자리를 요구했다. 1963년 여름 빈민지구에 폭동이 발생했다. 케네디 대통령이 암살된 후 존슨Lyndon Johnson은 경제적인 기회를 즉시 정책 목표로 삼았으며, 1964년 1월 8일 그는 상·하원 의원들이 모두 모인 자리에서 '빈곤과의 무조건적인 전쟁'에 대해 연설했다.

비록 당대의 자유주의적 분석은 '빈곤의 순환'을 연결시키는 요인으로 열악한 건강상태를 강조했지만, 빈곤 퇴치 사업이 착수될 때까지만 해도 의료는 중심적인 사업 분야가 아니었다. 존슨 대통령이 위대한 사회Great Society에 대한 연설에서 특히 의학에 대해 언급했던 부분은 오로지 메디케어와 보건의료 전문직 훈련에 더 많이 투자한다는 것뿐이었다. 이러한 것들은 구체적으로 빈민을 겨냥한 정책이 아니었다. 빈곤 퇴치 정책에서 애초에 우선순위를 두었던 부분은 지역사회 활동과 교육에 관한 것이었다. 그러나 일단 사업이 진행되자 빈곤 퇴치 정책과 위대한 사회 사업은 의료와 깊게 관련되기 시작했다.

정부는 과연 어떠한 힘 때문에 1960년대에 이러한 개입을 했을까? 모이니핸 Daniel Moynihan은 지역사회 사업에 대한 자신의 연구에서 자유주의적 개혁이론가들은 그것의 창시자만큼이나 유력한 힘을 발휘했다고 주장했다.[75] 이것은 지역사회 사업을 통해 즉시 출현했던 지역 보건소에 대해서도 마찬가지였다. 그러나 지적인 영향력은 의료 영역에서 상대적으로 낮았으며, 그러한 영향력은 사업이 위축됨에 따라 점차 약화되었다. 전후 보건정책에 의해 부분적으로 채택된 제도는 이제 새로운 방향으로 진행되고 있는 정책적 노력을 방해하고 기존의 것을 계속 유지·존속시키려고 했다.

재분배를 위한 개혁과 영향

몇몇 일반적인 힘이 1960년대에 나타났던 여러 의료사업을 주도하는 데 작용했다. 이념적으로 볼 때, 거의 모든 사업은 의료서비스 접근성 향상에 관한 대중의 관심에 발맞춰 이런저런 방식으로 조직되었다. 그러나 서로 다른 이해관계는 그 목적을 달성하고 고안해 내기 위해 상이한 전략들이 필요했다.

이미 서술했듯이, 전후 정책에 대한 구조적인 영향력은 의과대학, 대학병원, 그리고 다른 제휴 기관을 갖춘 새로운 체계를 만들어냈는데, 이 체계는 개원의들과의 균형을 어느 정도 맞추었다. 이 체계가 유지되려면 무언가가 필요했다. 이 체제의 대표들은 사회문제를 해결하는 데 자신들이 불가피한 역할을 해야 한다는 것을 알았다. 이기적이고 고상한 열망을 지닌 그들은 자신들이 사회개혁의 역사에서 새로운 장을 열 것이라고 생각했다. 지역사회 병원들은 비록 개원의들과 연대하고 있기는 했지만 미국병원협회와 블루크로스로 대표되는 자신들의 독자적인 이해관계를 추구하고자 했다. 어떤 새로운 사업에서든 그들 역시 후원받기를 원했다.

두 번째 가장 분명한 영향력은 강제적인 기여금 방식의 건강보험제도를 지속적으로 선호했던 의료 영역 밖의 오래되고 광범위한 조직으로부터 나왔다. 노동운동은 이러한 집단 중에서 가장 두드러졌다. 자유주의적 정치지도자들은 운동의 대의명분을 이해했다. 그들의 의제는 무엇보다 먼저 아직 종결되지 않았던 뉴딜정책으로 이루어져 있었다. 그들은 보험제도를 원했지만 수용 능력을 늘리려고 의료기관을 짓는 사업에 반대하지는 않았다. 사실, 하나는 다른 하나를 요구했던 것 같다. 그들은 정부가 빈민에게 지원하는 공적부조를 제한하기를 여전히 원했던 사람들과 갈등을 일으켰다.

그리고 마침내 좀 더 근본적인 조처가 취해져야만 한다는 관점을 지닌 비평가들이 등장하게 되었다. '지역사회 의학community medicine'이라는 용어는 비록 그 의미가 모호하기는 했지만 그들의 시각을 드러내주었다. 그들은 의학의 관례적인 한계를 뛰어넘는 '포괄적인' 의료서비스를 원했다. 1960년대 말 이전에, 보건과 의학에서 혁신적이었던 이러한 관점은 외부의 어떤 지지도 받지 못했다.

메디케어는 애초에 무엇보다 가장 중요한 정치적 쟁점이었다. 1958년에 로드아일랜드 출신의 연방 하원의원 포랜드Aime Forand는 노인들의 병원수가만을 급여해 주는 새롭고 극히 온건한 사회보장안을 제안했다. 10년 전과 똑같은 정치적 역학관계가 실제로 나타났다는 사실은 놀랄 만한 일이 아니었다. 그때와 같이, 미국의사협회는 정부의 보험안이 의사-환자 관계를 위협한다고 대대적인 캠페인을 주도했다. 그러나 노인 문제에 집중함으로써 자유주의자들은 논쟁의 용어를 바꾸기 시작했다.

노인 문제로 관심을 전환한 것은 병원수가 문제에 예민한 점점 늘어나는 유권자층의 지지를 불러일으켰다. 65세가 넘은 사람들 중 6명당 1명꼴로 병원에 갔으며, 이들은 65세 미만의 사람들보다 평균 2배나 더 오래 병원에 머물렀다. 병원 의료비는 1950년대 들어 2배로 늘어났다. 노인들은 도움이 필요하며 마땅히 도움을 받아야 하는 사람들로 간주되었고, 사회보장정책의 자선적인 특성 때문에 전체 사업의 정당성이 인정되었다. 1959년에 노화에 관한 상원분과위원회는 전국적으로 청문회를 열었다. "우리가 어디를 가든 노인들이 줄을 섰다. 그들은 집이나 여가시설 혹은 시간제 노동에 대해서는 그다지 많이 이야기하지 않았다. 그들은 의료에 대해 이야기했다."라고 분과위원회의 한 직원은 회고했다. 2년 이내에 의원들은 다른 당면한 입법보다는 이 문제에 관해 더 많은 우편물을 받았다. 법안을 제정하라는 압력은 "개혁운동의 강도가 어느 정도인지를 보여주는 것"이라고 한 잡지는 보도했다. 이전에도 여론이 지지하긴 했지만, 국민건강보험의 전체적인 역사를 볼 때 대중의 호응에 힘입어 당면 과제를 국가적 의제로 끌어들인 것은 이때가 처음이었다.[76]

1960년에 의회는 의회 내에서 가장 강력한 힘을 가지고 있던 의원들 중에서 오클라호마의 커Robert Kerr 상원의원과 하원의 세입예산위원회 밀스Wilbur Mills 위원장이 제안한 정책 대안을 통과시킴으로써 메디케어에 대한 압력을 수용했다.

커-밀스 프로그램Kerr-Mills program은 각 주의 의료복지사업에 대한 연방 정부의 지원을 확대했다. 급여는 거의 제한이 없었으며 연방 정부 기금의 50~80% 사이에서 지급되었다(좀 더 가난한 주는 더 많은 보조금을 지급받았다). 그러나 수혜자는 가난한 노인으로 제한될 수밖에 없었으며, 따라서 커-밀스 프로그램은 기존의 문제점을 해결하지 못했다. 자유주의자들은 소득조사가 노인들에게 수치심을 가져다주고 금전이나 의학적인 면에서 노인들의 수요를 제대로 반영하지 못한다고 비난하면서 이 방침을 반대했다. 또한 그들은 주 정부가 커-밀스 프로그램을 활발하게 이용하지 못할 것이라고 주장했다. 그러한 예상은 3년 후에 나온 보고서에서 그대로 확인되었다. 많은 주들은 거의 혜택을 받지 못했으며, 전체 인구의 3분의 1을 차지하고 있는 5개의 거대한 주들이 기금의 90%를 지원받고 있었다.[77]

케네디 대통령의 후원에도 불구하고 메디케어는 1964년 선거에서 민주당이 휩쓸 때까지 의회 내에서 지지를 받지 못했다. 메디케어는 '위대한 사회' 프로그램 가운데 우선순위가 가장 높았다. 그러나 미국의사협회에 패배한 데 대해 여전히 상심하고 있던 정책전략가들은 의사서비스를 포함시키거나 노인들 이외의 다른 집단에 보험을 적용하는 것을 반대했다. 개혁이 한창 전개되고 있을 때도 그들은 여전히 1950년대의 보수주의 방식을 지지했다. 아이러니컬하게도, 자선보험을 확대하기 위해 '노인의료' 사업을 도입한 미국의사협회는 자체의 프로그램이 의사서비스를 포함해 노인들에게 급여를 폭넓게 제공해 줄 것이라고 강조했다. 세입예산위원회의 공화당 의원인 밀스는 정부의 세입으로 보조금이 지급되고, 주요한 의학적 위험에 대해 보호해 주며, 의사서비스와 약품을 포함하는 자선보험사업을 소개했다. 노인들에게 지급되는 급여는 사회보장법이 정한 등급에 따랐다.

이러한 제안은 행정부가 메디케어에 대해 급여를 제한하고 역진적으로 재정을 감축하는 방향으로 주의를 돌리도록 했다. 미국의사협회의 지원으로 이루어진 조사에서 응답자의 72%는 메디케어가 의사의 청구서까지 지불해야만 한다고 대답했다. 하원의원 밀스는 대중이 실망할 것을 우려해 법안을 확대하기로 했다. 그는 행정부와 공화당의 방안을 결합한 다음, 빈민들에게 의료서비스를 지원하는 제3의 프로그램을 신설할 것을 제안했다. 그 결과는 누군가가 묘사했듯이 3단 케이크로 나타났다. 1단은 사회보장법하에서 강제병원보험을 시행하자는 민주당의 계획이었다. 이것은 메디케어의 A부분이 되었다. 2단은 정부가 의사의 청구서를 지불해 주는 자선보험을 실시하자는 공화당의 개정안이었다. 이것은 메디케어의 B부분이 되었다. 그리고 메디케이드Medicaid라고 불렸던 3단은 빈민들에 대한 정부의 의료 지원을 강화하는 것이었다. 존슨 대통령은 1965년 7월 30일에 이 사업을 법제화하는 데 서명했다. 처음에는 일부 의사들이 거부하겠다고 선언했지만, 자제하는 기운이 미국의사협회 내에 우세했다. 1년 후 이 법이 발효되었을 때 의사들은 메디케어를 받아들였을 뿐 아니라 그것이 대성공을 거두었다는 것을 깨달았다. 메디케어의 줄거리는 메디케이드와는 달랐다.

비록 함께 채택되긴 했지만, 메디케어와 메디케이드는 뚜렷이 다른 전통을 가지고 있었다. 메디케어는 대중적 인정과 지지를 받았으며 사회보장이라는 안정된 존엄성도 가지고 있었다. 반면 메디케이드는 공적부조라는 낙인이 찍혀 있었다. 메디케어는 자격이나 급여 제공을 위해 단일한 전국적 기준을 가지고 있었던 반면, 메디케이드는 선정 기준이 주 정부의 재량에 달려 있었다. 메디케어는 의사들이 보험에서 지불하는 것보다 더 높은 요금을 부과하는 것을 허용했던 반면, 메디케이드는 그렇지 않았으며 의사들의 참여가 매우 저조했다. 메디케이드의 목표는 빈민들이 '주류' 의학을 구입하는 것을 가능하게 했지만, 연방 정부나 주 정부는 필요한 만큼의 지원금을 기꺼이 내놓으려고 하지 않았다.[78] 메디케어를 입안했던 의회는 건강서비스를 확대하기 위해 다른 많은 조치를 채택했다. 그중 하나인 지역의료 프로그램Regional Medical Programs은 비록 재분배적인 정책을 추구하고 있었지만, 특히 의과대학과 병원에 여전히 치우쳐 있음을 드러냈다. 1964년 래스커의 로비에 의해 선임되었던 '심장병·암·뇌출혈에 관한 대통령위원회' — 드베이키위원회Debakey Commission라고 불렸다 — 는 "지역센터, 지역에서 진단과 치료를 담당하는 부서, 그리고 과학적 연구, 의학교육, 의료를 하나로 합치도록 고안된 전국적인 의료복합체medical complexes의 연결망"을 만들기 위해 연방 정부가 대대적인 지원금을 제공할 것을 권고했다.[79] 이 보고서는 환경, 영양, 혹은 다른 보건이나 예방문제에 관해서는 어떠한 관심도 나타내지 않았다. 1940년대 병원위원회Hospital Commission의 보고서와 마찬가지로 드베이키위원회의 보고서는 근시안적인 시각으로 20세기 중반의 의학적 확립과 몽상적인 이상을 혼동했다. 보고서는 드루Elizabeth Drew가 나중에 지적했듯이, 어린이가 잘 걸리는 질병이나 실제로 치유될 수 있는 질병이 연방 정부의 지원을 받아야 하는지 아닌지에 대해 아무도 묻지 않았다. 의학적으로 심장병, 암, 뇌출혈을 공략하기 원했던 위원회의 결론은 언제나 위원회의 이름과 그 구성조직(위원 중 한 사람이 말했듯이, 래스커의 로비는 의결에 필요한 '정족수'를 채웠다)에 의해 미리 정해져 있었다. 목적은 의료서비스를 더욱 이용 가능하게 만드는 것이었으나, 그러한 투자가 실제로 건강을 증진시키는데 도움을 주는지에 대해서는 거의 고려하지 않았다.[80] 지역 보건소는 보건의료의 접근을 개선하는 또 다른 방식을 보여주었다. 비록 경제기회국Office of Economic Opportunity의 원안은 의료에 대해 어떤 구체적인 조항도 포함시키지 않았지만, 지역사회 활동사업은 다양한 보건의료사업을 다루게 되었다. 그러나 이 사업의 책임자들은 단편적인 서비스를 일일이 지원하기보다는 포괄적인 의료를 제공하는 기관을 신설하기로 결정했다. 이에 따라 그들은 터프츠대학의 가이거H. Jack Geiger 교수와 깁슨Count D. Gibson 교수에게 보스턴에 포괄적인 보건소의 모형을 만들어 달라고 요청했다. 그 제안서 덕분에 좀 더 확대되어 미시시피 지역에 두 번째 보건소가 세워졌다. 1966년 여름까지 시범사업으로 설립된 8개의 보건소가 경제기회국의 지휘 아래 연구와 발전을 위한 기금을 지원받았다. 1967년에 케네디Edward M. Kennedy 상원의원은 포괄적인 건강서비스를 위한 특별기금을 부여하는 개정안을 지지했으며, 그 후 4년간에 걸쳐 경제기회국은 대략 100개의 보건소 및 다른 포괄적인 서비스 사업을 착수하는 데 도움을 주었다. 보건교육후생성Department of Health, Education and Welfare: HEW은 1966년 통과된 '포괄적 기획 입법Comprehensive Planning Legislation'에 따른 보조금으로 50개의 보건소를 추가로 건립하는 것을 지원했다. 더욱이 힐-버튼 법과 지역사회의 정신보건센터와 같이 오래된 사업들은 저소득층 지역을 겨냥해 내용이 수정되었다.

보건소 사업의 목표는 저소득층 지역에 필요한 모든 건강서비스를 실질적으로 제공할 수 있도록 '원스톱one-stop' 시설을 갖추는 것이었다. 보건소는 지역주민을 더욱 많이 고용하려고 노력했으며, 조직 운영에 지역사회가 참여할 것을 촉구했다. 보건소의 목적 중 하나는 지역의 자생적인 능력과 지도력을 발달시키는 것이었다. 이것은 '스스로를 돕는다'는 '빈곤과의 전쟁'의 일반적인 목표를 반영했다. 이러한 목표는 기본적으로는 보수적이지만 현대 전문주의의 맥락에서 볼 때 급진적인 함의가 있었다. 보건소들은 원래 관례적인 의료 영역을 제대로 파악하지 못했다. 이에 대한 좋은 예는 영양실조가 가장 심각한 건강문제 가운데 하나로 나타났던 미시시피주에 있는 마운드베이유Mound Bayou의 초기 사업에서 찾아볼 수 있다. 가이거 교수가 지적했듯이, 보건소가 영양실조에 걸린 사람들에게 음식을 나눠주고 제공하기 시작하자, 일부 관리들은 보건소의 약국은 질병 치료를 위한 약품만을 제공하기로 되어 있다면서 이에 반대했다고 한다. 이에 대해 의료진은 "우리는 책에서 영양실조에 대한 구체적인 치료 방법은 음식이라고 배웠다."라고 응수했다. 보건소는 농업협동조합, 대중교통 및 다른 지역사업에도 참여했다.[81]

정신보건센터와 마찬가지로, 보건소들은 시범사업으로서 일시적으로만 연방 정부의 기금을 지원받는다는 전제에서 출발했다. 국가사업은 기존의 관료제 외부에 새로운 유형의 조직을 다시 한번 만들게 되었다. 그러나 사업의 이러한 측면들은 그것을 취약하게 만드는 근원이었다. 결국 보건소들은 3자 상환과 같은 다른 방식으로 기금을 지원받았다. 그러나 메디케이드는 보건소가 제공했던 폭넓은 범위의 의료서비스를 제대로 상환해 주지 못했다(1975년경 메디케어와 메디케이드는 대부분 보건소들의 운영수입 중에서 약 10~20% 정도만 상환해 주었다). 게다가 1967년 의회는 각 보건소들이 저소득 가정에 서비스를 무료로 제공하는 것을 규제했다. 2년 후 이러한 규제는 환자에 대한 무상진료를 전체 등록자의 20%로 제한하는 것으로 바뀌었다. 이 조항은 보건소가 자신과 경쟁하는 것을 원치 않은 개원의들의 요청으로 채택되었다('진료소 남용'이라는 예전의 이야기가 다시 회자되었다). 그러나 데이비스Karen Davis와 쇼언Cathy Schoen은 "이러한 규제가 지역 보건센터사업이 공공기금에 거의 전적으로 의존하는 것을 보장해 주었다."라고 지적했다.[82]

전국적으로 의과대학의 대략 절반 정도가 보건소를 개발하고 인력을 공급하는 데 참여했다. 병원과 정부의 보건담당 부서도 후원자로 참여했다. 그러나 그들은 종종 지역 대표와의 갈등에 휘말렸고, 1970년대 초에 보건소 발전을 위한 연방 정부의 지원이 점점 줄어들자 이 사업에 대한 의학계의 관심은 상당히 식어버렸다.

1967년에 보건교육후생성의 계획을 수립하며 행정부는 빈민지역에 의료를 제공하는 주요 매개수단으로 메디케이드보다 보건소를 선호했다. 이 계획은 1973년까지 2500만 명의 인구를 담당할 1000개의 보건소를 세우는 것이었다. 물론 이 사업은 시행되지 못했다. 보건소가 시범사업이라는 이유로 지역사회 의학을 위한 충분한 기금이 할애되지 못했기 때문이다. 메디케이드의 예산은 급증한 반면, 보건소 성장은 지체되었다. 보건소는 결코 성공적이지 못했다. 사실상 보건소들은 지역사회의 건강에 긍정적인 영향을 미쳤으며 병원 이용률을 상당히 감소시켰던 것으로 나타났다.[83] 그러나 정책 결정자들이 상대적 비용편익을 근거로 하여 메디케이드를 보건소보다 우선적으로 선택한 것은 아니었다. 메디케이드는 제도적으로 양립이 가능한 장점이 있었다. 메디케이드는 단순히 병원에 과다한 빚을 졌을지도 모를 사람들을 지원해 주었으며, 영리를 추구하는 민간의료 부문에 어떤 문제도 일으키지 않았다. 비록 보건소는 그럭저럭 명맥을 유지하긴 했지만(1970년대 말에 들어서는 성장하기도 했다), 결코 주변적인 대안밖에 되지 못했다.[84]

1960년대는 20세기 들어 미국 사회의 의료서비스가 팽창하는 두 번째 시기였다. 최초의 시기는 제2차 세계대전 이후에 노동자계급과 남부지역으로 서비스가 확대된 시점이다. 1940년대와 1950년대에 이루어졌던, 고용에 수반되는 후생복지급여로서의 건강보험 발달과 실질소득 증가로 인해 노동계급의 가족들은 전쟁 이전보다 의료서비스에 대한 접근성이 더 수월해질 수 있었다. 마찬가지로 힐-버튼 사업을 통해 이전에는 경제발전이 저조하여 의료 자원이 상대적으로 부족했던 미국 남부 및 다른 지역에 병원들이 더 들어섰다. 1928년과 1931년 사이에 의료수가위원회가 연구한 바에 따르면, 중산층 가정들의 건강서비스 이용률이 부유층의 이용률보다는 빈곤층의 이용률에 더 가까울 정도로 낮은 비율이었다. 그러나 1950년대까지 중산층의 건강서비스 이용률은 고소득층 가구의 이용 수준에 근접하고 있었다. 이제 부유층이 아니라 빈곤층이 사회의 나머지 부분으로 분류되어 주목받는 집단이 되었다. 이는 대중이 의료에서 배제되었던 시대에서 권력이나 자본이 없는 사람들(소수)이 배제되는 시대로 바뀌어가고 있음을 뜻하는 것이었다. 갤브레이스John Kenneth Galbraith와 해링턴Michael Harrington 등은 이러한 변화를 '대중의 빈곤'에서 '소수의 빈곤'으로 바뀌어가고 있다고 묘사했다. 1960년대에 주도된 사회사업은 소수층의 빈곤을 해소하는 데 목적이 있었다. 특히 건강사업은 의료에서 배제되는 빈곤층과 노인들의 비율을 감소시키는 데 주안점을 두었는데, 그들은 경제활동 능력이 없었기 때문에 후생복지급여인 건강보험을 이용할 수 없었다.

거의 의문의 여지없이 이러한 노력은 효과가 있었다. 1965년 이후 10년 동안 빈곤층의 의료 이용률은 급격히 상승했다. 1964년에 빈곤층이 아닌 이들은 빈곤층보다 약 20% 정도 의사를 더 찾았다. 그러나 1975년에는 빈곤층이 다른 계층보다 약 18% 더 자주 의사를 방문했다. 1964년에 백인은 흑인보다 42% 정도 더 자주 의사를 찾았다. 1973년이 되자 백인은 여전히 더 자주 의사를 찾았으나, 백인과 흑인의 의사를 방문하는 비율은 13% 차이밖에 나지 않았다. 1963년 연간소득이 2000달러 미만인 사람들의 100명당 외과수술률은 연간소득이 7500달러 이상 되는 사람들의 외과수술률과 비교해 절반에도 못 미쳤으나, 1970년이 되자 저소득층의 수술률은 일반인보다 40%나 더 높은 것으로 나타났다.[85] 이러한 증가는 대부분 아마도 메디케어와 메디케이드 때문인 것으로 보인다. 예를 들어 1969년 자료는 모든 수준의 건강상태를 통틀어 공적부조인 메디케이드의 적용을 받는 사람들이 적용을 받지 못하는 빈곤층보다 훨씬 더 자주 의료서비스를 이용하고 있음을 보여준다.[86]

그러나 사실상 이 영역의 연구에서 간과한, 빈곤층의 의료 이용이 증가한 또 다른 이유는 빈곤층의 구성이 변화되고 있었다는 데 있다. 정부 표준통계에 따르면, 1959년과 1969년 사이에 빈곤 인구 비율은 미국인 전체의 22.4%에서 12.8%로 떨어졌다. 그러나 빈곤층 비율이 감소하면서, 빈곤층 가운데 가장이 경제활동을 할 수 없는 가구는 늘어났다.[87] 노동자 가정의 빈곤이 감소하자, 빈곤층 가운데 만성 질환자와 장애인의 비율은 사회의 나머지 계층과 비교할 때 상대적으로 상당히 높을 수밖에 없었다.[88] 저소득층의 건강서비스 이용률이 상승한 것은 이러한 빈곤층 인구구성의 변화를 부분적으로 반영했다고 볼 수 있다.

건강상의 차이를 고려한 여러 연구에서는 '수요'에 따라 의료 이용이 상대적으로 증대하고 있음이 나타난다. 재분배 사업이 절정에 달했을 때인 1970년대에 빈곤층의 의료 접근도가 다른 계층과 동등해졌는지에 관해서 이 연구들은 각기 다른 의견을 보여준다. 그러나 그 당시에도 '수요'에 따른 이용이 상대적으로 상당한 차이가 났으며, 빈곤층이 받는 서비스의 질도 매우 달랐다는 데는 의견이 거의 일치했다.[89]

빈곤층의 의료 이용이 계속해서 차이가 난 것은 1960년대에 실시된 사업들의 한계가 반영된 것이다. 레이건 행정부가 재정을 삭감하기 이전부터도 메디케어는 노인들이 지출하는 의료비의 절반도 못 되는 금액을 급여했으며, 메디케이드는 빈곤층이 지출하는 비용의 3분의 1만을, 그리고 보건소들은 추가 지출의 5%만을 급여했다.[90] 메디케이드는 주마다 급여 대상에 대한 선정 기준이 달랐기 때문에 급여 수준 역시 주마다 차이가 매우 컸다. 메디케이드는 부모가 모두 있는 가정과 무자녀 가정, 혼자 남은 여성 그리고 65세 미만의 독신자 가정, 저임금을 받는 가장이 있는 가정, 의료부조를 실시하지 않았던 22개 주 가운데 의학적으로 도움이 필요한 가정을 급여 대상에서 제외했다.[91] 1970년이 되면서 불평등의 구조는 다시 한번 변화했다. 공적으로든 사적으로든 질병으로부터 아무런 재정적 보호도 받지 못하는 사람들 가운데는 시간제로 일하거나 최근에 실직한 이, 그리고 민간보험을 구입하기에는 역부족이지만 공적부조를 받기에는 자격이 넘치는 가난한 노동자가 있었다. 메디케이드의 자격요건에 들어맞지 않아 메디케이드의 보호에서 제외된 많은 빈곤층은 심지어 재분배를 위한 노력이 가장 절정에 다다랐을 때도 의료에서 배제되었다. 그들은 사회복지제도가 만들어놓은 범주인 소위 '메디케이드와 민간보험 사이의 통로'에서 방황하고 있었다.

조정의 정치학

메디케어 법률과 행정규제의 각 세부 조항들에는 미국 보건의료의 조직과 재정에 관해 다양하고 광범위한 결정들이 포함되어 있다. 그것들은 보건의료에 대한 현재의 논의와 향후의 전망과 관련되기 때문에, 나는 그중 두 가지를 언급하려고 한다.

메디케어를 실시하는 과정에서, 의회와 행정부는 의사와 병원의 협조를 얻으려고 애를 썼다. 결과적으로 그들은 보건의료의 제공자와 연방 정부의 관료기구 간에 완충제를 마련했다. 메디케어의 A부분은 병원의 집단화, 진료시설의 확장, 가정보건서비스를 허용했으며, 이런 사업을 담당하는 의료기관들이 사회보장청과 직접 접촉하는 대신에 '재정회계상의 중재자'를 자유롭게 선택할 수 있는 권리를 부여했다. 이 중재자들은 상환, 서비스의 자문과 감사를 담당했다. 연방 정부는 요금만 지불하면 되었다. 예상했던 대로 압도적으로 대다수의 병원과 기관은 블루크로스를 중재자로 선정했다. 메디케이드의 B부분에서는 보건교육후생성 장관이 같은 지역에서 메디케이드와 동일한 기능을 수행할 '보험자단체'라는 민간보험회사를 선정했다. 이러한 보험자단체들은 대부분 블루실드 보험이 되었다. 그 결과 메디케어의 운영은 애초부터 의료제공자의 이해관계에 맞도록 이루어졌던 민간보험제도로 넘어갔으며, 연방 정부는 메디케어와 의료수가를 직접 통제하지 못하게 되었다.

두 번째 중대한 결정은 메디케어하에서 시행되는 병원에 대한 지불 원칙과 관련되었다. 예를 들면 법률은 협상된 요금표 대신에 각 병원의 수가에 따라 요금을 지불하는 블루크로스의 관례를 받아들였다. 그리고 이러한 조항을 실시하는 데 정부는 병원산업에 극히 호의적인 수가 산정 방식을 채택했다. 병원들은 메디케어가 병원 자산의 감가상각비를 지불해 주기를 원했다. 비영리기관에 지불되었던 감가상각비는 독특한 아이디어였다. 즉, 지역사회가 한 기관에 자본금을 기부할 때, 지역사회는 그것을 바꾸도록 반드시 동의할 필요가 없었다. 정부는 감가상각비를 단순히 지불해 주는 것이 아니라 감가상각 정도에 맞게 지불해 주었으며 힐-버튼 자산도 이에 포함시켰다. 더욱이 상환을 통해 자본금을 제공함으로써 병원은 대부분의 자본금을 최신의 고가 장비를 들여놓는 데 사용할 수 있었다. 그리고 절차상의 우선순위를 사전에 정하도록 규정했던 힐-버튼 법과는 달리, 메디케어에서는 각기 다른 지역의 상대적인 수요를 정부가 조금도 검토하지 않아도 자본금을 유통시킬 수 있었다. 메디케어에 대한 연구에서 페더Judith Feder는 정부 관료들이 자유주의적인 상환제도의 모든 결점을 이해했으나 정책 결정에서는 그것을 간과했다고 지적했다.

> 왜? 부분적으로는 사회보장청과 보건교육후생성의 고위관료들이 병원 '개선'은 보건 분야에서 선善이라는 합의를 받아들인 탓이다. … 그러나 병원이 그들에게 압력을 행사하지 않았다면 그들은 아마 덜 관대했을 것이다. 관리들을 이렇게(굴복하게) 만든 것은 … 메디케어를 '적당히 실시'하고 싶었기 때문이다. 몇몇 사람들은 관료들이 병원의 압력에 굴복하지 않으면 병원이 실시를 거부하지 않을까 두려워했다고 전한다. 관료들은 자신들의 입장을 다르게 설명한다. 사회보장청의 한 관리에 따르면, 그들은 병원들이 잘되는 것을 바랐다고 한다. … "그러나 병원들에 맞서 사업을 시작하는 것과 병원의 도움으로 사업을 시작하는 것에는 실질적인 차이점이 있다. 그 차이점이 행정가에게는 모든 차이를 만든다."[92]

이것이 바로 조정의 정치학이며, 그것은 정부정책의 모든 면에 영향을 미쳤다.

힐-버튼 사업을 통해 여전히 지출되고 있는 금액보다 훨씬 많은 수백만 달러의 돈을 연방 정부는 매년 메디케어에 따라 자본을 상환하는 데 지출했다. 그래서 연방 정책이 외래진료에 더욱 중점을 두어야 한다는 여론이 퍼져 있었음에도 불구하고, 정부는 여전히 막대한 돈을 병원을 확장하는 데 책정해 두었다. 메디케어는 병원들이 자본을 보다 손쉽게 축적하고 빌릴 수 있도록 병원산업의 재정적인 위치를 강화했다. 이처럼 엄청난 재정적인 독립은 자발적인 보건기획을 증진하는 동시에 의료시설들을 조정하려는 노력을 저해했다.

1960년대의 보건기획은 '포괄적'이고 '조정된' 의료서비스를 제공하려는 일반적인 시도의 한 부분으로 나타났다. 정부가 주도하는 계획이 한 번도 받아들여진 적이 없었던 미국에서, 보건기획은 제한된 예외 조치였다. 그것은 자선병원 기획과 함께 시작되었다. 1938년에 시작된 뉴욕병원기획위원회Hospital Planning Council of Greater New York와 같은 초기의 노력은 병원의 자선사업을 조정하려는 시도로 발전해 갔다. 대기업 고용주들이 종종 주도한 병원산업을 합리화하기 위한 이러한 노력은 로체스터, 피츠버그, 디트로이트와 같이 산업이 고도로 집약된 도시들에서 가장 먼저 발생했다. 1938년과 1962년 사이에 그러한 병원기획 기관 중 8개만이 지방에 설립되었다. 그러나 1962년에 힐-버튼 법이 그러한 활동에 대해서도 절반씩 기금을 지원하자 이 움직임은 활성화되었다. 1965년까지 50개의 지역에 병원기획 기관들이 설립되었다. 1966년에 의회는 연방 정부가 보건기획 기관에 부분적으로 기금을 지원하도록 하는 '포괄적 보건기획'법을 제정했다. 그러나 이 기관들이 보건의료의 자본을 배정하고 세입의 흐름을 결정하는 상환제도를 관리하는 것을 정부가 금지함으로써 모든 노력은 수포로 돌아가고 말았다.[93]

보건기획 기관의 쇠퇴는 연방 정책의 전체적인 경향과 맞물려 있었다. 정부는 재분배를 위해 노력했지만, 사적인 이권을 계속 보장해 줌으로써 이익집단에 대해 아무런 통제도 가하지 않았다. 힐-버튼 법과 마찬가지로, 메디케어는 의료서비스를 조직할 수 있는 어떤 조항도 포함하지 않았다. 그리고 사실상 애초부터 그러한 조항은 없었다.[94]

국가는 시장이나 정부기관을 통해 의료나 다른 서비스를 제공할 수 있다. 만일 국가정책이 시장모형을 선택한다면, 국가는 소유나 조세정책을 통해 민간서비스를 구입하거나 지원할 수 있다. 다른 대안으로 국가는 의료서비스를 직접 '생산'하고 분배할 수도 있다. 미국은 시장모형을 선택해 왔다. 그리고 1960년대 사업들은 이상하게도 그러한 정책 방식을 따랐을 뿐 아니라 더욱 강화하기도 했다. 정부의 재정이 팽창되면서 정부가 의료를 생산하려는 경향은 사라져갔다. 군軍 의료 및 특별한 분야 이외에 정부가 의료 생산을 담당하는 영역은 보훈 대상자와 의료보호 대상자를 위한 복지의료밖에 없었다. 한편 의료보호 대상자들이 민간의료기관에서 진료받는 것을 메디케어와 메디케이드가 지원하자, 공립병원과 보훈병원 및 정부가 운영하는 다른 병원서비스는 설 자리를 잃었다.

혹자는 이처럼 민간의료서비스만을 선호하는 경향이 자본주의 사회의 전형적인 경향을 반영하는 것이라고 주장할지 모른다. 그러나 다른 자본주의 사회들은 이와 반대되는 의료를 추구한다. 영국과 스웨덴은 국가가 국민건강보험을 국가건강보장제도National Health Services로 바꾸면서 시장모형에서 직접생산으로 전환했고 보건체계를 강력히 통제했다. 자본주의 국가들이 추구하는 의료서비스제도가 다양하다는 것은 적어도 의료조직과 재정구조에서는 자본주의와 의료의 대응 관계가 단순하지 않음을 말해준다.[95]

의사들은 거대한 기업만큼의 권력을 가지고 있지 않다. 민간자본은 사회의 몇몇 이익집단 중 하나로만 볼 수 없다. 즉, 경제와 정부의 조세수입은 '각 민간 자본에 대한 신뢰'에 바탕을 두고 있다는 것이다. 따라서 계급적인 이해관계를 위해 로비를 벌이는 사업가가 없다면 일반적으로 사업적 신뢰는 정책을 규제하게 된다. 만일 정부가 민간사업을 신뢰하지 않으면, 실업이 증가하고 세입이 줄어드는 동시에 투자가 감소하고 나라 전체가 경제 위기에 빠짐으로써 결국 국가 안정이 위협받게 된다.[96] 의사들은 정확하게 이러한 '구조적 힘'을 가지고 있지는 않다. 정부는 의사들에게 중대한 경제적 영향을 미치지 않아도 그들의 신뢰를 잃어버릴 수 있다. 의사들은 위협을 받으면 자신들의 '인간자본'을 철수해 버릴 수 있다. 즉, 파업을 하거나 이주한다는 뜻이다. 그러나 의사들에게 위협을 가하는 것은 사업에 대한 투자를 바꾸는 것보다 훨씬 힘들다. 의사들과 대립하는 것은 심각한 문제이겠지만,

이를 극복하기 어려운 것은 아니다.

메디케어의 경우에서 알 수 있듯이, 정부 사업에 협력하지 않음으로써 의사와 병원은 오랜 기간 유리한 입지를 확보할 수 있었다. 자유주의가 정치적인 성공을 거둘 수 있었던 드문 시기가 아니었다면, 미국의사협회는 정부보험에 반대하는 운동을 오랫동안 벌이지 못했을 것이다. 그러나 미국의사협회와 병원의 뛰어난 정치적 조직에 힘입어 그들은 소위 '내부적인' 개혁이라는 것을 추구할 수 있었다. 메디케어가 재난을 가져올 것이라는 미국의사협회의 무서운 예언으로 정부는 국민이 의료를 필요로 할 때 서비스를 받을 수 있다는 것을 재빨리 보여주어야만 했다. 행정부가 메디케어 개혁을 향한 순조로운 도약보다는 예산의 결과에 더 관심을 가졌더라면 충분한 의료서비스를 제공할 수 없었을 것이다. 정부와 자유주의 개혁가들은 이후 계속해서 기존의 선택에 재정적으로 지원했고, 의사들과 보건의료 산업들이 이러한 공적 자원을 통해 얻었던 이권은 나중에 그들에 대한 국민들의 신뢰를 손상시키는 근원이 되었다.

전후 몇십 년간 의료의 내적인 원동력 자체는 거의 완전히 소모된 듯했다. 실제로 고전적 마르크스주의자의 시각에서 볼 때 정부보조금, 민간보험, 기술, 소비자 수요와 같은 보건의료서비스의 생산력이 팽창하면 기존의 사회적 생산관계가 붕괴되고 보다 결정적인 변화를 위해 준비하게 된다. 의료의 제도적 측면이 확대되면서 의사들은 분화되었는데, 특히 학문적 의학을 다루는 분야와 개원의 사이에서 더욱 그랬다. 과거에 성공을 위해 매우 필수적이었던 의사들의 단결력은 1960년대에 다른 많은 분야에서와 마찬가지로 분열하기 시작했다. 개원의들에게 그림자를 드리우기 시작했던 새로운 이해관계들이 의학의 내부에 모습을 드러내기 시작했다. 의료수가 상승에 대한 대중의 불만이 커지면서 생겨난 새로운 힘들은 개원의들이 오랫동안 의료에서 누려왔던 지배권을 위축시켰다.

4장

미국 의료의 위기

정당성의 상실, 1970~1974 •

폐쇄된 사회의 보건정책, 1975~1980 •

공공재의 재민영화 •

미국의 다른 여러 제도들과 마찬가지로 의학은 1970년대에 엄청나게 신뢰성을 잃었다. 이전의 보건의료정책에는 두 가지 전제조건이 있었다. 첫째, 미국인들은 시장이 제공하는 것보다 더 많은 의료를 필요로 했다. 둘째, 의사들과 민간자선기관들은 의료서비스를 어떻게 조직할 것인지를 결정할 준비가 가장 잘되어 있었다. 1970년대까지는 이러한 전제조건 중 첫 번째가 두 번째 전제조건을 아직 위태롭게 하지 않았다. 연방 정부의 원조가 증가했다고 해서 공공규제의 범위가 확대되지는 않았다. 개원의, 병원, 연구자와 의과대학들은 자체의 업무를 처리하는 데 상당한 정도의 권위를 인정받았다.

1970년대에 이러한 권위의 시대는 끝났다. 대중의 관심은 과학적인 진전보다는 의학의 경제적·도덕적 문제로 집중되었다. 의료비의 엄청난 상승은 훨씬 더 확실하게 나타났으나, 대중은 이에 상응하는 건강 증진에 대해서는 더욱 회의적이 되었다. 의료를 확대하기 위한 필요성에 대한 지배적인 가정은 역전되었는데, 이제 그 필요성은 의료 자원에 대한 매우 탐욕스러운 욕구를 제어하는 것이 되었다. 미국 의료는 행복한 충족 상태를 전혀 거치지 않은 채, 단기간에 심한 결핍에서 억제할 수 없는 과잉 상태로 넘어간 듯하다. 의료비 상승으로 인해 의료는 좀 더 비판적인 평가를 받았으며, 보건의료서비스의 주된 구매자인 연방 정부는 전례 없는 방식으로 의료에 개입했다.

보건의료가 재분배정책에서 규제정책으로 바뀐 것은 의심할 여지없이 1970년대의 경기침체와 지속적인 인플레이션 때문이었다. 하지만 새로운 규제정책의 기원이 순수하게 경제적이라고는 볼 수 없었다. 의료비 상승에 대한 반응조차 의학의 효능에 대한 신뢰가 떨어지고 있을 뿐만 아니라 다른 도덕적인 가치들과 관련하여 관심이 증대되고 있다는 것과 완전히 분리해 이해될 수 없다. 많은 사람들은 환자의 권리가 보다 분명하게 보호되지 않는다면 의사와 병원이 권력을 남용할지 모른다고 우려했다. 미국 의사들은 20세기 들어 처음으로 정치적 영향력, 경제적 힘, 문화적 권위에 대한 도전에 한꺼번에 직면한다.

1970년대는 의학의 진보적인 비평에 대한 승리가 아직 이루어지지 않았다. 첫째로, 의료의 팽창과 환멸로 인해 개혁운동이 생겨났고, 둘째로, 파국과 절망이 나타났으며, 셋째로, 초기에 채택된 많은 변화에 대항하는 운동이 일어났다. 보다 일반적으로 미국 정치처럼, 1970년대의 보건의료 정치는 세 가지 국면을 거쳤다.

① 1970년대 전반기, 동요와 개혁의 시기: 여론과 법에 근거해 사회복지에 폭넓은 권리가 부여되고 산업에 대한 규제가 더 엄격해진 시기
② 1975년이 시작되면서 계속된 교착상태: 인플레이션에 대응하느라 정신이 없었으며, 보건의료의 가치에 대해 회의가 생겨났고, 국민건강보험과 같은 안건은 접어두었던 시기
③ 자유주의와 정부에 대한 반발의 증가: 1980년 레이건 대통령 선거와 초기의 재분배적이고 규제적인 정책이 역전됨으로써 반발이 절정에 달했던 시기

이러한 변동에도 불구하고, 계속 확대해 갔던 보건의료체계와 의료비 지출을 통제하고자 하는 사회 및 주 정부 사이에 계속된 긴장이 1970년대에 걸쳐 지속되었다. 1980년에 보건의료비 지출은 2300억 달러에 달했는데, 이는 1970년의 670억 달러였을 때보다 GNP의 7.25%에서 9.4%로 증가한 수치이다.[1] 워싱턴 행정부와 상관없이 이러한 증가는 무한정 계속될 수 없었다. 즉, 경제의 다른 부문이 이것을 뒷받침해 줄 수도 없었고 지탱할 수도 없었을 것이다. 그러나 팽창을 통제하는 것은 의료인과 사회 사이의 '계약'을 재조정하거나, 의료를 정치 또는 시장의 원리에 맡기거나, 제도의 기본구조를 재조직하는 것을 의미한다. 바로 이러한 일이 1970년대에 일어나기 시작했다.

정당성의 상실, 1970~1974

위기의 발견

1970년은 보건의료의 '위기'에 대한 불길한 선언과 함께 시작되었다. '위기'라는 용어에 대한 넓은 의미의 사용은 단순히 객관적 실체를 나타내는 것만이 아니었다. 오히려 위기라는 용어를 사용함으로써 객관적 실체는 변화되었다. 위기는 어려운 결정을 피할 수 없게 한다. 즉, 위기는 정치적인 의제를 변화시키고 정치적 기회를 창출한다. 몇 년 동안 자유주의자들은 메디케어를 넘어서는 더 나은 개혁 방법을 찾기 위해 미국인들에게 보건의료의 위기에 대한 인식을 설득하려고 했다. 닉슨 행정부는 집권하자마자 메디케어와 메디케이드 의료비가 빠르게 상승하는 문제에 직면했고, 그 위기에 대한 수사적인 표현을 사용했다. 1969년 7월 기자회견에서 닉슨 대통령은 "우리는 의료 분야에서 커다란 위기에 직면하고 있습니다. 앞으로 2~3년 안에 조치를 취하지 않으면… 우리의 의료체계는 붕괴될 것입니다."라고 말했다.[2] 1970년 1월 ≪비즈니스 위크Business Week≫는 "600억 달러의 위기"라는 표지 제목을 붙이고 미국 의료를 서구 유럽의 국민건강보험과 비교하는 것은 바람직하지 않다고 했다.[3] 같은 달 ≪포춘≫ 편집장은 보건의료에 대한 특집호에서 미국 의학은 대혼란의 고비에 서 있다고 선언했다. 그들의 고발은 자유주의 언론만큼이나 신랄했다.

> 대부분의 미국 의료, 특히 통상적인 질병을 예방하고 치료하는 일은 질적으로 떨어지고 낭비되며 불균등하게 투자된다. 의료 인력과 시설이 너무나 잘못 분포되어 있는 탓에, 도시빈민이나 농촌인구와 같은 많은 국민은 질병을 쉽게 치료받을 수 있음에도 불구하고 사실상 어떤 의료도 받지 못한다. 가난하든 아니든 간에, 대부분의 미국인은 그들 주위에 아무렇게나 성장하고 있는, 쓸모없고 지나치게 긴장된 의료체계 속에서 살고 있다. … 근본적인 변화를 일으킬 시기가 왔다.[4]

1970년 각 세대주에 대한 조사에서 "미국의 보건의료는 위기다."라는 문항에 3분의 1이 동의한 것으로 나타났다.[5]

결국 이것은 재정적인 면에서 위기가 있었다는 것을 의미한다. 그 당시의 말로 표현하자면, 의료비는 "폭등하고 있었다". 만일 그냥 놔둔다면 "대부분의 미국인들이 의료비를 지불할 수 없을 정도로", "고삐 풀린 말"과 같은 인플레이션이 일어날 것이다. 어마어마한 의료비 지출에 따라 재정적으로 피폐해진 많은 가정들의 이야기를 하지 않고서는, 보건의료의 위기에 대한 어떤 토론도 충분치 않을 것이다. 그러나 1970년대 초기에는 의료비 지출보다 의학의 불완전성에 대한 담론이 더 많았다. 1973년 의학연구원Institute of Medicine의 분석가인 요디Karl Yordy가 말한 것처럼, "의료수가의 문제가 논의되면서 의료체계의 다른 측면들이 불완전하다는 점이 부각되었다".[6] 추가적으로 공적 예산을 지출했지만 가난한 사람들은 여전히 적절한 의료를 받지 못했다. 중산층 가정에서는 그들이 저녁이나 주말에 의사를 찾을 수 없는 것에 대해 당황했다. 일반 개원의들이 급격히 줄어들어서 의사와 병원이 매우 많은 지역이라 할지라도 의료를 이용할 수 없어 좌절감을 느꼈다. 그리고 의료비가 높은데도 불구하고 미국인의 건강이 다른 산업 국가의 국민들보다 좋지 않았다. 건강의 위기에 대해 발표한 논문들은 흑인들을 제외하고서도 미국인들이 대부분의 유럽인들에 비해 영아사망률은 높고 평균수명은 낮다고 지적했다.

이러한 사실은 대부분 새로운 것이 아니었다. 그러나 이러한 사실에 대한 관심은 전례가 없을 정도로 커졌다. 한동안 보건의료에 대한 자유주의 비평가들이 정치적 논쟁을 일으켰다. 그들의 문제에 대한 착안과 개선 방안은 이제 상식적인 것이 되어버렸다. 주지하다시피 미국 의학은 지나치게 전문화되어 있으며 병원과 병상 수가 지나치게 많았고 대도시 중심의 저소득층 지역과 농촌지역의 가난한 사람들의 수요에 충분히 부응하지 못했다. 이러한 제도에서는 병원 수를 줄이고 '1차' 의료를 좀 더 늘려야만 했다. 또한 의료서비스가 부족한 지역사회로 의사들을 보낼 유인책과 보다 나은 보건행정 및 보건조직이 필요했다. 무엇보다도 미국인들은 메디케어와 같은 의료공급자에게 이익을 주는 것이 아닌, "의료비를 강력하게 통제"할 수 있는 '합리적'이고 '조정된' 정책인 국민건강보험을 요구했다.

20년의 공백 기간 후, 1968년 11월에 국민건강보험이 다시 주목받기 시작했다. 그때 미국자동차노동조합United Auto Workers: UAW의 위원장인 루서Walter Reuther가 미국보건협회의 연설에서 국민건강보험을 실시하자고 새롭게 요구했다. 루서는 '국민건강보험을 위한 위원회'를 새롭게 조직하는 것을 주도했으며, 이 모임의 위원이었던 케네디Edward M. Kennedy 상원의원은 자신이 법률을 제정할 것이라고 1969년 1월에 발표했다. 그리하여 이러한 생각은 매우 짧은 시간 내에 폭넓은 지지를 받았고, 수많은 대안적인 계획이 생겨났다. 1970년까지는 국민건강보험에 대한 전통적 반대가 너무 미약해 미국의사협회와 병원 및 보험회사는 각자의 보험 방식을 지지하고 있었다.

보수주의자들과 자유주의자들은 여전히 건강보험의 범위와 공공 및 민간 부문의 역할에 서로 동의하지 않았다. 그러나 몇몇 보수주의자들까지도 개혁은 메디케어나 메디케이드와 함께 시작되어야만 하며 연방 정부의 정책이 뒤죽박죽이었음을 인정했다. 그들은 국민건강보험에 대한 정책은 전체적으로 바람직하다고 생각했다. 보건의료에 좀 더 많은 투자를 해야 한다고 생각했기 때문에, 보건의료서비스 조직을 변화시키는 데 재정적인 뒷받침이 필요했다.

1970년대 초반에는 후반과 다르게, 보건의료의 위기 의식은 개혁의 성공 가능성에 대한 상당한 낙관론이 수반되었다. 카이저보건재단Kaiser Health Foundation의 기록에 의하면 양질의 선불제보험이 행위별수가제보다 20~40% 낮은 수가로 의료를 제공할 수 있을 것이라고 제시했다. '건강팀' 접근방법을 주장하는 사람들은 개원간호사, 의사보조원 및 '의사의 역할을 대행하는 사람들'이 의료 이용도와 효율성을 증가시킬 것이라고 기대했다. 높은 수술률 및 입원율과 관련해서는 동료 의사들의 세밀한 심사를 통해 불필요한 의료행위가 근절됨으로써 의료비가 상당히 감소될 수 있을 것이라고 생각했다. 의료시설과 의료장비의 확대는 효율적인 보건기획으로 상당한 이익과 의료비가 절감될 수 있음을 시사했다.

의료수가위원회가 생긴 후 처음으로 미국 사회의 경제 및 정치 지도자들은 의료제공자의 반대를 무릅쓰고 보건의료조직을 변화시킬 준비가 되어 있었다. 의사,

병원 및 보험회사들은 불만의 흐름을 저지하고자 완전히 수세적인 자세를 취했다. 보건의료체계는 정치적 측면에서도 큰 위기에 처해 있었는데, 이는 대통령이나 경제계 언론이 말했듯이 이 체계가 정말로 붕괴되려고 하기 때문이 아니라, 대통령과 경제계의 신뢰를 상실했기 때문이다. 그동안 의학은 그 신용을 지나치게 과장해 왔다. 이것은 또한 더욱 많은 반대를 불러일으켜서 다양하고 새로운 사회운동을 야기했다. 이러한 대중의 엄청난 호의를 상실하게 된 데는 두 가지 과정이 작용했다. 나는 이것을 **조정의 모순**과 **권리의 일반화**라고 부른다.

조정의 모순

의사와 병원이 메디케어 및 여타 공공사업에서 획득했던 이권들로 인해 정부는 의료수가를 통제할 수 없었다. 그러나 의료수가가 일단 오르기 시작하자, 정부는 독자적으로 의료체계를 재조직했으며 의료공급자의 정치적 영향력은 줄어들기 시작했다. 또한 인상된 보험료를 내는 고용주들은 자신들의 권익과 보건의료 산업의 이익을 점차 분별하기 시작했다. 다시 말해, 조정의 정치와 제도는 스스로 망가지고 있었다. 이러한 모순을 바라보면서 정부와 기업가들은 위기에 처해 있는 보건의료를 분명히 인식하고 개혁을 추구했다.

의료수가의 문제는 1970년대에 새로운 의미를 띠고 있었다. 비록 의료수가가 1965년 이전부터 상승해 왔지만, 이는 주로 개인 혹은 가정 문제로 취급되었다. 의회는 보건의료가 타산적이고 대중적인 사회투자라고 믿었기 때문에 전체 보건의료 지출이 증가하는 것에 대해 대체로 호의적이었다. 그러나 1970년 이후 정부 관리들은 총의료비가 너무 높다고 생각했으며, 이에 대한 투자가 건강을 증진시키는데 가치가 있을 것인지에 대해서 회의적으로 보기 시작했다.

객관적인 면에서 두 가지 변화가 있었다. 의료수가가 급격히 상승하기 시작했으며, 정부 지출도 증가했다. 보건의료서비스 비용의 증가율은 메디케어 이전 7년 동안 3.2%였던 것이 이후 5년 동안 매년 7.9%로 증가했다(반면에 소비자물가지수에 의한 다른 모든 서비스의 물가상승률은 연간 2%에서 5.8%로 증가했다). 국민보건의료 지출비가 1960년과 1965년 사이에 1인당 142달러에서 198달러로 증가했으며, 1970년에는 1인당 336달러로 증가했다. 병원수가가 특히 문제가 되었다. 1950년과 1965년 사이에 1인당 지역사회 병원 지출은 연간 8%로 증가했으며, 1965년 이후는 연간 증가율이 14%로 상승했다.[7]

이러한 증가가 정부에 미친 영향은 더 심각했다. 국민보건의료 지출비는 1965년과 1970년 사이에 26%에서 37%로 증가했다. 같은 시기, 주 정부의 보건의료 지출 증가율은 매년 20.8%였다. 정부는 1965년에 108억 달러를 썼고, 1970년에 278억 달러를 지출했다.[8]

많은 사람들은 이러한 높은 지출의 필요성에 대해 회의를 품었다. 보건의료서비스 연구에서는 미국에서 너무 많은 수술이 이루어지며, 실제로 병원 환자의 5분의 1은 수술할 필요가 없었다고 지적했다. 보도에서는 의사들과 간호요양원 소유자들이 상환금을 과다하게 청구하거나 부정한 수단을 사용해 정부사업에서 이익을 챙기고 있다고 말했다.

많은 사람은 의료수가가 오르는 것이 메디케어와 메디케이드 혹은 과학의 발달에 의한 것이라고 여겼다. 그러나 좀 더 근본적인 설명은 보건의료체계 내의 기본적인 유인책, 특히 메디케어와 메디케이드에서만 강화되었던 재정구조에 있었다. 확실히 과학과 기술의 발달은 투자에 대한 새로운 수요를 창출했다. 제2차 세계대전과 그 이후의 발달을 통해 우리는 상대적으로 저렴한 의약품을 가질 수 있게 되었다. 1960년 이후 복잡한 장비와 절차가 점차 많아졌다. 또한 병원 종사자는 오랫동안 수준 이하의 임금을 받아왔기에 자신과 비교될 만한 노동자와 같은 임금을 받기를 원했다. 의사는 새로운 검사와 치료 과정을 다루는 데 필요한 보조 인력을 더 많이 원했다. 수가가 가장 많이 올랐던 병원에서도 더 많은 자원에 대한 수요는 지속적이고 끝이 없었다. 그러나 수가가 상승한 원인은 그러한 수요가 많아서라기보다는 병원이 그것을 산출하도록 허용했던 재정구조에 있었다. 펠트슈타인Martin S. Feldstein이 지적했듯이, "수가를 구성하는 부분들의 상승은 일차적으로 높은 가격의 원인이 아니라 오히려 결과이다". 시장이 높은 가격을 허용함으로써 수가는 상승했다. 높은 소득과 높은 기대는 그렇게 증가한 가격에 부분적으로 책임이 있었

지만, 가장 중요한 열쇠는 재정구조에 있었다.[9]

제3자 지불집단인 민간보험자와 정부사업은 환자와 의료공급자로 하여금 적정한 치료비에 효과적으로 둔감하도록 만들었기에, 이 사업에서는 급여에 대해 주의 깊게 비용을 매기는 유인책이 감소했다. 1960년과 1975년 사이에 제3자 지불집단에 의해 지출된 보건의료비는 45%에서 65%로 증가했다.[10] 대부분의 민간보험과 마찬가지로 메디케어와 메디케이드는 의료공급자에게 행위별수가제로 상환된다. 행위별수가제에서는 의사와 병원이 더 많은 서비스를 제공하면 더 많은 돈을 벌 수 있으므로 서비스 양을 극대화하려는 동기를 가지고 있다. 제3자 지불 방식에 의한 행위별수가제는 의료시장에서 인플레이션을 일으킨 주범이었다.

게다가 병원과 의사에 대한 상환은 특이하게도 더 높은 의료비를 조장하도록 고안되었다. 앞에서 이미 지적했듯이, 블루크로스처럼 메디케어와 메디케이드는 의료수가를 기초로 하여 병원에 상환하도록 했다. 그러한 제도에서 의료수가를 줄이는 의료기관은 다가올 몇 년 동안 그 수입을 감축하려고 할 것인데, 이는 과거의 의료수가 기록이 미래의 상환 수준에 영향을 주기 때문이다. 다른 한편으로 수가가 높을수록 상환액도 높아진다. 따라서 병원에서는 수가를 최소화하기보다는 상환을 최대화함으로써 재정적 문제를 해결하려고 했다. 병원의 개별적인 해결책은 전체적으로 볼 때 사회문제였다.

메디케어에서는 고정된 수가표 대신에 의사들에게 '관행' 수가를 지불했는데, 그것은 한 지역에서 '통상적' 수가 또는 전례가 없을 경우 '합리적' 수가를 의미했다. 지불에 대한 과거 기록이 없는 젊은 의사들은 선례가 없는 수준으로 지불을 청구하자 수수료가 급등하기 시작했다. 나이든 의사들도 이들을 좇아서 역시 수수료를 올렸으며 관행적인 수가는 이전보다 상승했다. 블루실드도 유사한 제도('통상적이고 관행적이며 합리적인' 상환제)를 택했고, 결과적으로 의료수가는 마구 올라갔다.[11]

오늘날에도 이러한 제도는 계속된다. 상환제는 지역사회에서 일반적 의료 지불 수단이며, 고가의 분야에서 진료하고 있는 의사들이 선호하는 것이다. 상환율이 의사의 과거 청구금액 기록에 의존함으로써 이 제도는 의사가 자신들에 대한 평가를 개선하기 위해 가격을 올리는 동기가 된다.

그러나 더욱 중요한 것은 의사가 받은 통상적인 수가가 그들이 동네의원에서 행한 동일한 서비스보다 병원에서 행한 서비스에 더 높은 상환이 이루어진다는 것이다. 예를 들면, 의사들은 동네의원보다는 3차 진료기관에서 더욱 많은 돈을 벌었다. 1970년대 중반 블럼버그Mark Blumberg가 수집한 자료에 따르면, 의사들은 병원 근무에서 시간당 50~60%를 더 많이 벌었다. 제3자 지불집단 역시 의사의 진료나 보조서비스에 대해 분分당으로 더 많은 돈을 지불했다. 원래 이러한 절차가 복잡하고 시간이 걸리기는 하지만, 블럼버그가 의사 수수료에 대한 역사적 분석에서 지적했듯이, 절차가 단순했을 때도 의료수가는 높게 책정되어 있었다. 결과적으로 백내장 수술처럼 몇몇 서비스는 수고한 비용보다 더 많이 지불해야 했기 때문에 재정적인 '승자'였고, 다른 서비스는 드는 비용보다 적게 지불했기 때문에 '패자'였다. 이러한 상대적 가격 차이 때문에 전문의들은 병원에서 더 많은 수술과 진료를 해서 결과적으로 더 많은 수입을 올렸다.[12] ≪뉴잉글랜드 의학잡지New England Journal of Medicine≫에 의하면, 어떤 심장외과 의사는 관상동맥수술을 하는 전문의들이 1979~1980년에 1년간 수술로만 평균 35만 달러를 벌었을 것이라고 말했다. 그들이 다른 수술도 하면 "연평균 총소득이 줄잡아 50만 달러를 넘을 것으로 추정된다."라고 로Benson Roe 박사는 언급했다. 원래 외과의사는 수술의 전체 단계, 즉 진단에서부터 수술 후의 치료까지 의료행위 전 과정에 참여했다. 그러나 오늘날 외과의사는 조수 및 의료기사에 의한 서비스 비용이 따로 청구되기 때문에 그만큼 책임이 줄어들었다. 로 박사는 "이러한 상황에서 외과의사의 수수료가 상당히 낮아졌다고 예상하겠지만 그렇지 않다. 오히려 심장수술에 대한 수수료는 물가 상승 요인을 능가하는 높은 비율로 상승해 왔다."라고 말했다.[13]

왜곡된 가격은 서비스, 경력 및 투자에 대한 결정을 왜곡시켰다. 전체적으로 이러한 제도가 만들어낸 편견으로 인해, 병원 진료, 검사 및 수술은 남용되었으며 사회가 필요로 하는 이상으로 많은 의사들이 외과와 같은 전문의가 되고자 했다.

이 제도가 일상생활에서 어떻게 역동적으로 움직이는지를 이해하기는 간단하다. 환자는 가능한 한 가장 좋은 의료서비스를 원한다. 공급자는 자신이 더 많은 서비스를 주고 더 복잡한 서비스를 줄수록 더 많은 돈을 벌 수 있으며 환자를 흡족하게 할 수 있다는 것을 안다. 게다가 의사는 비용을 전혀 고려하지 않고도 기술적으로 매우 우수한 수준에서 진료할 수 있도록 훈련받는다. 병원은 다른 의료기관과 중복적으로 서비스가 제공되는지에 대해서는 아랑곳하지 않은 채 최대의 서비스와 최고의 첨단 테크놀로지를 제공함으로써 환자나 의사 및 지역사회의 지지를 유지하고자 한다. 보험회사는 가격 상승이 유발할 수 있는 불확실성을 피하고 싶어 하지만, 일반적으로 가입자에게 비용을 떠넘길 수 있으며, 총지출에 따라 수익도 증가한다. 이 제도에서는 어느 누구도 이러한 팽창으로부터 수익을 잃고 싶어 하지 않는다. 보험료와 세금을 내는 대중만이 지불해야 하며, 그들은 조직이 매우 약해 저항할 수도 없다.

의료수가에 대한 효과적인 제어장치가 없다는 것은 명백한 결점이다. 그러나 이것은 우연히 빠뜨린 것이 아니다. 우리가 살펴본 대로, 이는 의사의 이익에 맞게 내부조직이 발달했던 병원과 보험회사뿐만 아니라 개원의의 이익을 오랫동안 수용해 왔던 역사의 결과이다. 이러한 제도적 결속은 의료시장에서 그들의 지배력을 위협할지도 모를 다른 조직이나 통제의 형태를 막는 데 앞장서 왔다.

의료를 이용하는 데 대중이 느끼는 불만족은 의료수가가 지나치게 비싸다는 것이었다. 민간의료가 의료의 지배적인 제도로 수용됨으로써, 민간의료기관은 정치적으로 자신의 고유한 우선권을 추구했다. 전문 의료과목 수나 그 다양성에 대해 어떠한 제한도 없었으며, 전문의는 일반 개원의보다 더 높은 보험 상환을 받았다. 병원 성장에는 어떠한 불가능한 제약도 없었다. 거의 모든 가능한 유인책이 병원 성장에 도입되었다. 대부분의 보험은 병원 치료를 포함했다. 만일 의사의 서비스가 병원에서 행해진다면 보험 적용을 더 많이 받을 수 있으며 높은 비율로 지불되었을 것이다.

재정체계가 몇몇 분야에서 지나치게 확장된 것처럼, 다른 분야에서는 서비스가 적게 공급되었다. 병원 치료를 선호하도록 했던 유인책은 외래진료 및 예방 서비스를 방치하도록 했다. 전문화를 선호했던 유인책으로 1차 의료도 무시되었다. 의사들은 자신이 속한 지역의 통상적인 수가에 따라 지불받음으로써 농촌지역이나 도시빈민 지역보다는 부유한 교외지역에 거주하고 싶어 했다.

역설적이게도 공공재원은 공공의료기관을 위축시켰다. 메디케이드는 주 정부와 지방자치단체의 보건의료 예산을 고갈시키면서, 메디케이드 자격을 가진 빈민들이 자선병원에 가도록 했으며 공공의료기관이나 시립의료기관은 제한된 자원으로 수백만 명의 비보험 인구를 돌보았다.

똑같은 상환제가 적용되었지만, 부유한 지역에서는 지역 병원이 확대되었던 데 비해 가난한 지역의 병원들은 재정적인 어려움을 겪었다. 의료수가에 기초한 상환제가 병원의 지급 능력에 미친 효과는 자선 환자와 민간보험 환자의 상대적 비율에 의거한다. 수가에 근거해 지불했던 메디케어와 메디케이드는 보험 환자의 서비스 비용에 자선 환자의 치료비를 포함하지 않았다(블루크로스는 다양했다). 그래서 병원에서는 청구금액을 지불하는 환자(보통 상업보험의 배상급여 적용을 받는 사람들)와 같이 여타의 근거로 자선비용을 메워야만 했다. 소수의 자선 환자와 다수의 민간보험 환자를 가진 병원은 후자가 그 손실을 보충함으로써 별 어려움을 겪지 않았다. 그러나 다수의 자선 환자와 소수의 민간보험 환자 및 원가로 지불하는 환자를 가진 병원은 심한 재정난을 겪었다. 이러한 병원은 전형적으로 가난한 이들에게 봉사하는 병원이다.

의료수가와 의료비*에 각각 근거하여 지불하는 사람들의 실체적 차이는 예상하지 않은 정치적 결과를 낳았다. 만일 정부가 의료수가에 기초한 상환제를 강화함으로써 단순히 재정적인 문제를 해결하려 한다면 병원은 의료비를 부담하는 환자에게 비용을 전가하는, 즉 상업보험률을 올리는 수밖에 없어서 블루크로스와의 경쟁력이 약화될지도 모른다고 상업보험회사들은 우려했다. 그래서 상업보험회사는 지역사회 보건사업이나 병원 청구금액에 대한 주 정부의 규제 등과 같은 좀 더 포괄적인 문제에 관심을 기울였다.[14]

그래서 보험회사, 고용주 및 정부라는 세 개의 강력한 세력이 국가가 좀 더 개입

---

* 역 의료수가(medical cost)는 의료서비스를 생산하는 데 드는 원가이며, 의료비(medical charge)는 생산된 의료서비스의 시장가격이다.

하는 것을 추진함으로써 의료공급자에 반대하고 나섰다. 그래서 1970년대에 그들은 의료체계에 대해 계속적으로 비판하는 자유주의자들 및 개혁을 요구하는 수많은 사회운동들과도 일시적으로 연대했다.

권리의 일반화

모든 사회는 그 사회에 반하여 만들어지는 수요를 구체화한다. 두 개의 정당으로 이루어진 사회주의 전통도 없고, 헌법을 해석하는 사법부의 역할이 뚜렷한 미국 사회에서 불만이 있는 사람들은 제도권 밖에서 사회운동을 조직했으며, 자신들의 요구가 권리장전에 입각한 권리라고 주장했다. 이러한 경향은 1970년대에 가장 분명하게 나타났다.

시민권 투쟁은 1970년대에 저항운동으로서의 위치를 상실했으나, 똑같은 목적을 가진 수많은 다른 사회운동의 전례가 되었다. 사회운동가들은 길거리를 행진하는 대신에 주로 법정에서 투쟁했다. 흑인들에게만 중심을 둔 사회운동 대신에 이 새로운 운동은 여성, 어린이, 죄수, 학생, 소작인, 동성애자, 멕시코계 미국인, 원주민, 생활보호대상자의 권리를 주장했다. 권리의 항목과 권리를 누릴 사회적 집단은 다양성과 세밀함에서 엄청나게 확대되었다. 의료는 이러한 권리의 일반화 과정을 통해 현저하게 두각을 나타냈으며, 특히 여성운동에 대한 관심과 환자, 장애자, 정신질환자, 의료연구 대상자의 권리에 대한 새로운 사회운동을 통해 등장했다.

보건의료는 권리의 문제이지 특권이 아니다. 어떤 단일한 생각도 보건의료만큼이나 시대정신을 예리하게 간파하지 못한다. 사실상 법은 보건의료에 대한 어떤 일반적인 권리도 인정하지 않았으며, 철학자나 법률가도 보건의료나 건강 그 자체에 대한 권리가 무엇을 요구할 수 있을 것인지에 대해 의심했다. 그러나 그러한 반대에도 불구하고 권리로서의 보건의료는 한동안 거의 논쟁의 여지가 없는 것으로 광범위하게 받아들여졌다. 자격이 있는 사람들에게 실시했던 보건의료사업으로 의료에서의 특별한 권리들이 만들어졌지만, 이는 자격을 갖춘 사람들만을 위한 것이었다. 힐-버튼 사업을 통해 연방기금을 받았던 몇몇 병원들은 자선의료를 의무화했으며, 변호사들은 가난한 사람들을 위해 1970년대 초에 법정에서 그 의무 사항을 따졌다. 정신병원에 보내졌던 환자들을 위한 법적 소송이 제기되었다. 1971년의 유명했던 위야트 대 스티크니Wyatt vs. Stickney 소송*에서, 앨라배마의 연방재판관은 주립정신병원에 있는 환자들에게 그들이 감금당했던 기간만큼 정신병 치료를 받을 권리를 부여하라고 판결했다.[15]

또한 새로운 건강권운동은 보건의료 내에서의 권리, 즉 환자에게 사전 동의를 받을 권리, 치료를 거부할 권리, 자신의 의무기록을 볼 권리, 치료 결정에 참여할 권리, 정신병원에 강제 입원하는 과정에서 적정한 절차를 요구할 권리 등에 관심을 가졌다. 보건의료에 대한 권리는 부자와 가난한 사람 사이의 형평을 요구하며, 반면에 보건의료 내에서의 권리는 의사와 환자 간의 형평을 더욱 요구한다. 모든 권리마다 언제나 상호 관련된 의무가 있다. 보건의료에 대한 권리의 인식은 국가가 서비스 조항을 보장할 것을 의무로 한다. 환자의 사전 동의를 받는 것과 같은 보건의료 내에서의 권리 인식은 의사와 병원이 환자들과 함께 더 많은 정보와 권리를 공유할 것을 의무로 한다. 그래서 새로운 건강권운동은 더 많은 의료에 대한 전통적 요구를 넘어 권력의 배분과 전문성에 도전하는 것이었다. 서비스에 대한 권리를 확대하려는 시도와 마찬가지로, 이러한 노력은 법정에서 어느 정도 성공을 거두었다. 법정이 의사-환자 관계를 의사의 독점이라기보다는 의사결정에서 하나의 협력관계로 점점 바라보게 된 흐름만큼 1970년대에 의사들의 힘이 약해지고 있음을 잘 보여주는 사례는 없다. 환자에게 사전 동의를 구하는 문제에 대해서도 의사가 치료의 위험성 등 모든 구체적 사실들을 제시해야 할 적극적인 의무가 있다고

---

* 역 1970년에 시작된 이 소송은 미국의 정신보건에 관한 소송 중에서 가장 오랫동안 진행된 사건이다. 앨라배마주의 브라이스(Bryce) 정신병원에 입원했던 15세의 위아트(Ricky Wyatt)를 비롯한 5200명의 정신질환자들은 강제적으로 감금당했다. 당시 앨라배마주의 정신질환자에 대한 관리·감독을 맡았던 스티크니(Stonewall B. Stickney)를 상대로 이루어진 소송에서 위아트 측이 이기자, 주지사였던 월리스(George C. Wallace)는 스티크니를 파면했다. 하지만 스티크니 측이 판결에 불복하면서 이 소송은 2003년에야 종결되었는데, 이 소송으로 정신질환자의 권리에 대한 대중적 인식이 크게 고양되면서 정신치료에 대한 각종 사회적·법률적 장치가 마련되었다.

법정은 판결했다(만일 의사가 환자에게 그런 위험을 말해주지 않아서 환자가 손상으로 고통스러워한다면 진료 과실로 의사를 고소할 수 있었다). 1960년에 시작했던, 의학연구의 대상자에게도 사전 동의를 구할 권리에 대한 새로운 조항이 채택되었다.[16]

1972년에 미국병원협회 평의원들은 환자에게 동의를 구할 권리와 신중하고 정중한 치료를 받을 권리를 포함한, 환자의 권리장전Patient's Bill of Rights을 채택했다. 언론에서는 긍정적으로 평가했지만, 비평가인 게일린Willard Gaylin 박사는 병원은 과거에 환자로부터 빼앗아간 법적 권리를 되돌려 주어야 하므로 이는 "피해자에게 자기방어를 설명하는 도둑"의 예와 같다고 즉시 논평했다.[17]

좀 더 논쟁의 여지가 있는 조항은 미국병원협회가 "법의 허용된 한도 내에서" 환자가 치료를 거부할 권리가 있다고 말했다는 것이다. 계속해서 일어난 논쟁은 의학적 개입의 적절한 한계에 관한 것이다. 예를 들면, 더 이상 살고 싶지 않다는 환자의 요청을 의사와 병원이 존중해야만 하는지에 관한 것이었다. 어떤 이들은 만일 생명을 유지해야 하는 의학적 서약이 어떤 식으로든 제한된다면 의학은 그 서약을 지키지 못할 것이라고 우려했다. 다른 이들은 병원이 더 이상 살기를 원하지 않는 환자들을 계속 살려두고 있다고 주장했다. 이러한 논쟁은 더 심각한 문제에 대한 징후에 불과했다. 한 프랑스 의사는 이것을 '치료의 잔인함'이라고 불렀다.[18] 생명 보존이라는 측면에서 아이러니컬하게도 의료는 박애와 무관심과 기술적인 마법을 결합한 근대적 고문torture의 한 형태로 상징되어 왔다. 신뢰감이 형성되기보다는 오히려 기술의학은 개인이 스스로를 위해 선택할 수 있는 능력에 대해 불안을 야기한다.

환자의 권리를 주장하는 사람들은 가난한 사람들에 대한 관심만큼이나 이런 문제에 관심을 갖게 되면서 의사의 특권적 역할에 대해 근본적인 의문을 제기했다. 의사와 환자의 관심은 종종 다른 경우가 많으며, 특히 의학연구 혹은 신경외과 등 실험기법의 사용과 관련해 환자들은 보호가 필요하다는 믿음이 암묵적으로 깔려 있었다. 몇몇 의사들은 이러한 불신의 징조에 대해 달가워하지 않았다. "내가 상당히 분개하고 또 분개하는 것은, 환자들은 의사들로부터 보호되어야 한다는 생각이 지난 7년 동안 널리 퍼져왔다는 점입니다. 이것은 내게 끔찍하고 또 끔찍한 생각입니다. 당신이 어떤 병으로 아플 때 당신의 안녕을 돌볼 수 있는 최상의 보호자는 바로 당신의 의사입니다."라고 1977년에 한 외과의사는 털어놓았다. 그리고 왜 자신이 신경외과수술을 할 때 환자 선정을 감독하는 위원회의 평가를 거부했는지를 설명했다.[19]

정확히 말해 이는 많은 미국인이 믿지 않으려 했던 것이다. 로스먼David Rothman이 썼던 것처럼, 혁신주의 시대 이래로 개혁가들은 의사를 포함한 전문가들이 환자와 고객의 이익에 따라 행동할 것이라고 생각했다. 따라서 전문가들은 감옥이나 병원과 같은 기관들이 환자들에게 폭넓은 재량권을 기꺼이 부여할 것이라고 생각했다. 1970년대에 이르러 개혁가들은 전문가들뿐만 아니라 자신들이 관리했던 자선기관들에 대해서도 회의적이었다.[20] 이러한 불신이 번져나가면서 전문가의 자율성과 권력을 제한하기 위한 다양한 법률적 장치가 만들어졌다. 이와 관련해 환자들을 '탈제도화'하고 출생이나 사망과 같은 인생의 중대한 사건을 '탈의료화'하려는 운동이 발전했다. 적어도 부분적으로, 병원 환경으로부터 벗어나기 위해 전문적인 지배를 탈피하고 호스피스 및 가정분만에 대한 관심이 생겨났다. 비평가들의 관점에서 볼 때 병원은 의학적인 지배가 이루어지는 지대였으며, 이를 벗어나는 유일한 방법은 의학적 권위가 2차적인 환경으로 '환자'를 옮겨놓는 것이었다.

아마도 여성운동에서만큼 전문가적 지배에 대한 불신이 명백하게 드러났던 경우는 없었다. 페미니스트들은 자신들이 환자, 간호사, 또는 다른 역할로서 의학적 결정에 참여할 권리를 거부당해 왔다. 이는 가부장적인 의사들이 정보공유를 거부하거나 페미니스트들의 지능에 대해 문제가 있다고 보았기 때문이다. 페미니스트들은 과학적 지식으로 받아들여진 많은 것들이 성적 편견으로 가득 차 있다고 주장했으며, 남성 의사들이 여성이 의과대학에 들어오는 것을 고의로 막고 산파와 같은 대안적 직업을 억압함으로써 여성의 능력을 무시한다고 주장했다.

의료에 대한 페미니스트 운동의 가장 직접적인 결과는 전문직에 들어온 여성의 수가 현저히 증가했다는 것이다. 1970년 후반에는 의대생의 약 9%가 여성이었는데, 1970년대 말에는 25%가 되었다. 그러나 숫자의 변화만큼 놀랄 만한 것은 의식의 변화였다. 나이든 세대의 여성 의사들은 지배적인 남성 의사들에 의해 규정된 용어들을 자신들도 사용할 수 있음을 반드시 입증해야 한다고 생각했다. 그러나 젊은 세대의 여성 의사들은 남성 의사들이 태도와 행동을 바꾸고, 여성들의 요구를 수용하기 위해 제도적 장치를 수정해야 한다고 요구했다.[21] 여기서 새로운 권리 의식이 의학의 영역에 들어오기 시작했으며, 전문가의 행위나 의술의 규칙을 변화시킬 것을 요구했다.

여성운동의 좀 더 급진적인 요소는 여성이 의학을 '자신의 영역으로' 한다는 주장이었다. 1969년에 시카고여성해방연맹Chicago Women's Liberation Union 회원들은 낙태를 위한 비합법적인 환자의뢰서비스를 조직했다. 몇몇 부인들이 스스로 시술하는 방법을 배웠으며, 1973년에 대법원이 낙태를 적법화하기 위한 결정을 내릴 때까지 민간 낙태시술자들보다 적은 금액을 받고 일주일에 50건씩 낙태를 해주었다. 1970년대 초 여성집단들은 부인병학을 통한 자가치료를 배우고 민간인 산파를 활성화하기 시작했다. 페미니스트들은 의료가 신비주의에서 벗어날 필요가 있으며, 여성의 생활이 탈의료화될 필요가 있다고 주장했다. 또한 그들은 출산은 질병이 아니며, 정상분만에는 입원이나 산과의사의 관리가 필요 없다고 주장했다.[22]

가정분만에 대한 갈등은 의사들과 여성운동 사이에서 일어난 가장 격심한 것 중의 하나였다. 어느 주에서도 가정분만을 금지하지는 않았으나, 미국산부인과학회American College of Obstetricians and Gynecologists에서는 그것이 터무니없이 위험한 것이라면서 적극적으로 저지했다. 의료계는 응급 상황일 때 가정분만에 참여했던 의사들에게 병원 특권과 심지어 의사면허를 취소할 것이라고 협박했다. 캘리포니아 산파들은 면허 없이 의료를 행한다며 기소되었다.[23]

페미니즘의 발달은 정치적 함축성을 지닌 대안적인 치료문화의 광범위한 부활과 관련되어 있었다. 민속적이고 비서구적이며 전적으로 새로운 치료가 환자를 끌어들였을 뿐만 아니라 놀랄 만큼 존중을 받았는데, 이는 부분적으로 그러한 치료술이 넓은 의미에서 정치적·문화적 운동에 속했기 때문이다. 새로운 대안문화의 대부분은 '전일론적 의학holistic medicine'이라는 이름으로 그 자체가 지나치게 기술적이고 질병중심적이고 비인간적인 의료제도에 대한 인간적 대안으로 제시되었다. 마치 19세기 영웅적 의료가 기존의 치료 방식에 대해 이의를 제기했듯이, 20세기 기술의학에 대해서도 이의를 제기했다. 그리고 19세기 평론가들이 의학지식의 민주화 — "모든 사람은 그 자신의 의사다." — 를 주장했듯이, 자가치료를 주장하는 사람들도 민주화를 주장했다.

치료 방식에 대한 이의는 우파와도 정치적 연관성이 있었다. 암 치료제라고 보고된 항암제를 합법화하려는 운동은 사적인 영역에 연방 정부가 개입하는 것에 반대해 온 보수적인 집단과 관련이 있었다. 그들도 의술의 내용이 정치적 색깔에 의해 물들어 간다고 보았다.

건강권에 대한 좌파 옹호자들은 국민건강보험, 지역사회의 보건소 및 병원 위원회에 대한 참여, 그리고 환자 개인이 치료에 대해 참여할 권리 및 스스로 치료할 권리를 서로 연결하는 공통분모가 있다고 생각했다. 그들은 전문가적 지배에 대해 근본적인 문제를 제기했으며, 그들의 목표는 소비자의 힘을 증가시키는 데 있었다. 의학에 대한 이런 새로운 의식은 새로운 지적 발달로 이어졌다. 의료윤리, 의료사회학, 의학사에서 지배적인 공감대는 변화하기 시작했다. 이러한 학문 분야에서 대부분의 전통적 연구는 의사 자신들에 의해서는 아니더라도 의사의 관점에서 씌어졌다. 과거 10년 동안 보건의료에 대해 새롭게 관심을 가졌던 철학자, 법률가, 사회학자, 역사학자 및 페미니스트들은 점차 의사들을 지배적이고 독점적이며 자기이해를 가진 세력으로 바라보았다. 과거에 영웅이었던 의사들은 이제 악인이 되었으며, 이런 분야의 전문가들이나 학자들에 의한 새로운 연구에서 그러한 분개가 극렬하게 나타났다.

이러한 지적인 변화는 전체 사회 속에서 의학에 대해 깊게 팬 양가적인 감정을 반영한다. 미국인들은 자신들의 주치의에 대해서는 신뢰를 표시하는 반면, 하나의 계급으로서의 의사들에 대해서는 좀 더 적대적이다. 직업으로서 의학을 택하려는 욕구는 줄어들지 않았지만 의학을 직업으로 가지고 있는 사람들에 대해서는 매우 큰 반감을 가졌다. 이러한 양면성은 환자의 권리와 여성운동에서 뚜렷했다. 이러한 권리와 운동은 의학적 권위에 대한 접근을 요구하는 동시에 의학적 권위로부터 보호받을 권리를 요구했다.

권리의 일반화와 의학적 권위에 대한 양면성의 강화는 정부 개입을 가중시켰다. 정신질환자, 장애자 및 그 외의 환자에 대한 옹호자들은 새로운 법을 후원했으며 규제적 통제에 대해 소송을 제기했다. 1970년대에 이러한 집단을 동원화한다고 해서 공공지출의 전반적인 삭감만으로는 의료수가 문제를 해결하지는 못했다. 의료 이용에 대한 형평성을 권리로 점차 수용한다는 것은 수가통제가 의료체계에서 이루어져야 한다는 것을 의미했다. 만일 보건의료가 하나의 권리라면 구조적인 개혁은 필연적이었다.

개혁의 보수적 동화

1970년대 초 미국 의학은 정부와 경제계의 높은 수가에 대한 관심과, 의료의 형평 및 참여를 주장하는 저항운동과 자유주의자들의 요구 사이에서 정치적 갈등을 겪고 있는 듯했다. 두 가지 종류의 비판 모두 보건의료는 위기에 직면해 있으며 그 책임이 의사들에게 있다는 데 동의했다. “의사들이 체계를 만들었다. 그들은 그 체계를 운영한다. 그리고 그들은 체계 개선에 가장 무시무시한 장애물이다.”라고 1970년 ≪포춘≫의 한 필자는 말했다.[24] 이것은 건강권의 옹호자들이 강력하게 후원하고 있는 정서를 보여주었다.

양쪽 비평가들 모두 개혁은 정치적 영역의 확대를 필요로 한다는 데 동의했다. 닉슨 행정부에서 보건교육후생성의 차관인 베너먼John G. Veneman은 1971년 6월 3일 뉴스 대담에서 “과거의 보건의료 전달체계는 대개 전문가들이 결정했다. 이제 그것은 대개 정치적인 결정이 될 것이다.”라고 간결하게 지적했다.[25] 이것이 바로 건강권의 지지자들이 공유했던 믿음이었다.

효율과 권리를 각각 주장하는 비평가들은 동상이몽으로 동일한 개혁안을 많이 수용했다. 자유주의자들은 선불제 집단진료, 간호사와 의사 보조원을 포함한 의료의 폭넓은 이용, 의술행위에 대한 감사auditing, 그리고 의료를 개선하기 위한 보건기획을 오랫동안 지지해 왔다. 1970년대 초에 보수주의자들은 이러한 많은 생각들을 수가를 삭감시키는 방식으로 받아들였다. 또한 자유주의자들은 개혁이 되면 의료비가 절감될 것이라고 생각했으며, 그 절감된 비용으로 보편적이고 포괄적인 건강보험을 만드는 데 사용하기를 희망했다. 그러나 개혁의 목표에 대한 합의가 없었지만, 개혁의 수단에 대해선 일치했다.

1969년과 1971년 사이에, 초기 닉슨 행정부는 '위대한 사회'라는 사회정책에 반대하는 세력과 보수적인 방식으로 싸웠다. 그러나 정치 풍토는 여전히 자유주의자들이 우세했다. 민주당은 의회를 여유 있게 통제했으며, 행정부는 전형적으로 자유주의자들의 요구를 수용하는 입장에 있었다. 닉슨은 교조주의적인 보수주의자는 아니었다. '위대한 사회' 정책이 과감한 예산 삭감을 한다는 인상에도 불구하고, 닉슨 행정부는 연방 예산에서 국방비를 사회적 비용으로 변경하고, 사회보장을 크게 확대하며, 환경·보건·안전에 관한 법률을 제정하고, 자유주의적인 정부가 수행하기에는 너무나도 논쟁의 여지가 있는 것으로 오랫동안 간주되었던 의제 및 인구계획을 승인하는 등 변화를 주도했다. 최저임금제에 대한 대통령의 제안은 임금 통제와 중국에 대한 개방과 같이 관례적인 공화당의 통치 철학에서 벗어났다. 닉슨은 케인스John Maynard Keynes에 의한 거시경제학적 경영주의를 받아들였다. 베트남전쟁에서 워터게이트 사건에 이르기까지 끊임없이 공격을 당하면서도 공세적으로 나왔던 닉슨은 자유주의적인 정책을 수용·발전시켰다. 이것이 바로 의료에서도 정확히 일어났다.

사실상 1970년대 보건의료정책은 개혁에 대한 보수주의적인 수용이며 보수주의자 스스로 이에 대해 반발했던 대표적인 경우이다.

1970년에 의료에 대한 자유주의적 대안은 케네디 상원의원과 미시간의 하원의원 그리피스Martha W. Griffith에 의해 소개된 건강보장사업Health Security Plan이었다. 건강보장사업은 단일화된 모든 공적·사적 프로그램을 연방 정부가 운영하는 건강보험제도로 대체하는 포괄적이고 자유로운 의료사업이었다. 비록 이 사업은 시설의 국유화를 포함하거나 월급제로 일하는 의사를 요구하지 않았지만, 이 사업이 실시되면 국가 예산을 세우고 기금을 지역에 할당하며 선불제 공동진료에 대한 유인책을 제공하고 민간병원과 의사들이 정해진 예산의 한도 내에서 운영하게 될 것이었다. 소비자들은 더 이상 의료비를 직접 지불하지 않아도 될 것이었다.[26]

1969년 말 닉슨 행정부는 케네디의 정치적 도전과 상승하는 수가의 위협에 대응해 자체적인 전략을 마련하기 시작했다. 1969년 12월 보건교육후생성의 차관보인 버틀러Lewis H. Butler는 대통령 보좌관인 에일리크먼John Ehrlichman에게 보낸 메모에서, "궁극적으로 몇몇 종류의 국민건강보험은 제정되어야 하지만, 당면한 문제는 의사와 하위 전문직을 훈련하는 것이고, 병원 중심적인 의료에서 탈피해 더욱 효율적인 제도를 만드는 것이다."라고 썼다.[27] 1970년 2월 5일, 버틀러와 베너먼, 그리고 보건교육후생성에 소속된 공무원들은 미국재활재단American Rehabilitation Foundation을 관리했던 미니애폴리스 지역 의사인 엘우드Paul M. Ellwood를 만났다. 엘우드는 보건의료체계의 개혁이 '구조적 유인책'을 제시해야만 한다는 자신의 견해를 알리려고 몇 해 동안 노력해 왔다. 다른 영역과 마찬가지로 재활의료에서 행위별수가제는 환자를 건강하게 회복시키는 의료기관을 불리하게 만들었다. 그는 건강을 유지하는 것에 대해 재정제도를 통해 보상을 제공해야 한다고 주장했다. 포괄적 의료에 대한 선불제가 그 목적을 달성할 수 있다는 것이었다. 따라서 엘우드는 행위별수가제와 중앙집중적인 정부 재정에 대한 대안으로서 카이저보험과 같은 포괄적인 의료법인의 발달을 선호했다. 그는 워싱턴회의에서 그것을 '건강유지조직Health Maintenance Organizations'(나중에는 그냥 HMO라고 불렀다)이라고 처음으로 제시했다. 연방 정부는 메디케어와 메디케이드하의 서비스에 대해 미리 지불할 수 있고, 선불제보험을 발달시키는 데 의료 자원을 사용할 수 있었다. 버틀러는 즉각적으로 공감했으나 연방 정부가 조직의 형태를 좁게 규정하는 것을 원하지 않았다. 곧 그렇게 불린 것처럼 '건강유지전략'은 새로운 정부 관료와 많은 공적 지출을 요구하기보다는 민간 주도를 촉구했다. 그다음 달 엘우드의 동료들이 준비했던 정책은 "주로 자기규제적인 건강유지산업"과 "규제와 투자 및 계획을 통한 지속적이고 증대된 연방 정부의 개입" 사이의 선택 문제였다.[28] 그 시기에 HMO는 공화당 사람들의 입맛에 딱 들어맞았다.

연방 정부의 관료들은 처음에는 건강유지전략을 그다지 열렬하게 받아들이지 않았으며, 그 안은 대통령 보좌관들 사이에서도 많은 다양한 대안들과 경쟁해야만 했다. 그러나 백악관은 1970년 3월에 건강유지전략을 인가했으며 보건교육후생성 장관인 핀치Robert Finch는 행정부의 메디케어와 메디케이드하에서 HMO를 위한 법안을 만들겠다고 발표했다. 핀치의 뒤를 이어 그해 6월에 장관이 된 리처드슨Elliot Richardson은 이 사업의 열렬한 지지자가 되었다. 그해 후반기에 그는 의회가 어떠한 새로운 법안을 승인하기도 전에 HMO를 시작하는 것을 발표하기로 결정했다. 행정부는 다른 HMO에서 이미 이용 가능한 기금을 사용하면 된다고 보았다.

1970년 말 정치적인 압력 때문에 대통령이 이미 보건의료의 '대위기'라고 묘사했던 것에 대해 대중도 반응하고 있었다. 케네디 상원의원은 보건의료를 국내 정책에서 자신의 주요 관심사로 삼았으며, 전국을 돌아다니면서 '보건의료의 위기'에 관한 공청회를 열었다. 1969년 9월 초에 전국주지사회의National Governor's Conference는 뉴욕 주지사인 록펠러Nelson Rockefeller가 제출한 국민건강보험 관련 법안을 압도적으로 지지했다. 1970년 상원 재무위원회는 '파탄에 빠진' 보건의료수가에 대한 국민보험정책을 수립하기 위해 롱Russell Long 재무위원장이 발의한 사회보장정책 수정안을 13 대 2로 승인했다. 그 조치는 상원에서 거부되었으나, 롱 위원장이 지지를 호소했다면 그다음 의회에서 통과될 수도 있었다. 대통령 보좌관들은 보건의료를 다음 선거의 주요 이슈로 간주했다. 정치적으로 경쟁할 수 있는 전략을 찾으면서, 백악관은 그다음 해 초 대통령의 보건의료 메시지를 준비하기 위해 리처드슨을 임명했는데, 그 메시지는 국민건강보험을 대안으로 보았으며 HMO를 행정부의 핵심적인 접근방식으로 파악했다. 대통령의 자문관인 럼스펠트Donald Rumsfeld는 800개의 지역 보호소를 수립하려는 대안을 서둘러 제출했으나, 이 대안은 '위대한 사회'의 부활과 너무나 유사해 보여 거부되었다.

그 대신에 1971년 2월 18일에 닉슨 대통령은 '새로운 국민건강전략'을 발표했다. HMO는 의료를 위해 제시된 중요하고도 획기적인 대안이었다. 닉슨은 전통적인 제도는 의사와 병원이 건강보다는 질병으로부터 급여를 받도록 조장하는 "비논리적인 유인책"에 기반해 "단편적으로 운영된다."라고 말했다. HMO는 그러한 유인책을 역전시켰다. 대통령은 의회에 새로운 HMO를 위한 기획자금과 대출자금을 수립해 줄 것을 요청했다. 자금을 위해 요청되었던 약 4500만 달러의 절반이 의학적으로 필요한 영역에 충당되었다. 1971년에 약 30개의 HMO가 운영되고 있었다. 행정부의 목표는 1976년까지 1700개의 HMO를 만들고 4000만 명의 등록자를 확보하는 것이었다. 1970년대 말까지 정부는 인구의 90%까지 HMO를 이용할 수 있기를 바랐다.[29]

HMO는 또한 주지사인 레이건과 록펠러에 의한 주 보건정책의 부분으로 채택되었다. 경제계 신문과 산업계가 지원한 경제발전위원회Committee for Economic Development는 HMO의 장점을 외쳐댔다. 두드러진 변화가 일어나고 있었다. 선불제 집단진료는 원래 협동조합운동과 관련이 있었으며, 공상적이고 약간은 전복적인 아이디어였기 때문에 염두에 두지 않았다. 의료수가를 중요시한 보수주의적인 비평가들은 HMO를 더욱 효율적인 경영의 형태로 채택했다. 그들은 협력과 상호보호라는 낡은 수사법을 합리화와 경쟁의 수사법으로 대체했다. 한 시기의 사회화된 의학은 다음 시기의 기업가적 개혁이 되었다.

또한 개념의 본질에 대한 변화는 그것의 후원에 대한 변화를 가져왔다. 닉슨과 레이건 행정부는 건강유지산업의 부분으로서 영리법인을 환영했다. 이것은 선불제 집단진료의 전통적인 지지와는 정반대되는 것이었기 때문에 이러한 지지자들은 행정부의 사업에 대해 더욱 경계했다. 게다가 사전에 조정하여 애매모호하게 소개된 'HMO'라는 용어는 선불제 공동개원을 의미했을 뿐만 아니라 포괄적인 '의료재단'을 의미했다. 이들은 샌와킨 의료재단San Joaquin Medical Care Foundation*과 마찬가지로 가입자들로부터 선불을 받고 수가에 기초해 개원의와 병원에 상환을 해주는 조직이었다. 그 재단은 선불제 집단진료에 의해 의사들이 경쟁 위협을 느꼈을 때 설립했다. 자유주의자들은 이 재단을 의사가 독점적 통제를 유지하려는 시도로 여겼다. 그러나 이 재단 — 혹은 오늘날 불리는 것처럼 '단독개원의사협회Independent Physicians' Association: IPA' — 은 의사들을 의료수가의 위험에 노출시킴으로써 재원을 통제하기 위한 유인책을 부여했다. 재단은 불필요한 서비스를 제거하고 보건의료의 질을 규제하기 위해 체계적인 동료평가peer review 절차를 발전시켰다. 통제는 선불제 집단진료에서보다 제한적이었는데, 이는 그러한 통제가 멀리서 이루

* 샌와킨 프로그램에 대해서는 2권 2장을 볼 것.

어졌기 때문이다. 그러나 재단은 의사들이 개인의원에 남아 있는 것을 허용했기 때문에, 재단은 의사들에 대해 더 수용적이었고 더 낮은 비용으로 조직되었다.

닉슨은 선불제 집단진료에 대한 자유주의적인 생각을 다져갔듯이, 국민건강보험의 개념도 정립해 갔다. 1971년 2월에 그가 발표했던 계획안에서 고용주가 최소한의 일괄적인 건강보험급여를 국민건강보험기준법National Health Insurance Standards Act에 의거해 제공하도록 할 수도 있었을 것이다. 또한 저소득 가정에 대해 급여를 아낌없이 제공하기 위해 연방 정부가 운영하는 가족건강보험Family Health Insurance을 실시할 수도 있었을 것이다. 하지만 닉슨 행정부는 그러지 않았다. 동시에 행정부는 추가적인 수가 부분을 지불하기 위해 메디케어의 삭감을 요청했다. 반대자들은 분노했다. 그들은 피고용자 강제보험이 민간보험산업에 '뜻밖의 횡재'를 안겨줄 것이라고 말했다. 왜냐하면 정부는 몇몇 주에서 빈민을 위해 2등급의 적용 기준을 제공하게 될 것이며, 실제로 빈민에 대한 적용 범위를 감축할 것이었기 때문이다. 그리고 이러한 보험이 전체적으로 실시된다고 하더라도, 2000만~4000만 명의 비보험 환자는 여전히 보험 혜택을 받지 못한 채 남게 되었기 때문이다.

1971년 닉슨의 국민건강'전략'에서 비교적 논쟁이 적었던 부분은 의사 공급을 늘리고 의과대학의 보조 방법을 바꾸는 것이었다. 행정부는 카네기고등교육위원회Carnegie Commission on Higher Education의 보고서에서 많은 영향을 받았는데, 이 보고서는 의과대학의 입학 증가에 대한 보너스를 (학생 개인당 그렇게 많은 금액인) '개인별 보조금' 형태로 지원할 것을 촉구했다. 1971년에 의회는 개정된 보건인력법Health Manpower Act에서 인두제를 소개했다.[30]

미국의사협회는 이러한 발전에 대해 특히 공식적으로 유감을 표시했고 사적으로 이를 바꿔보려고 노력했다. 그러나 HMO 승인에 대해서는 달갑지 않게 여겼는데, 미국의사협회는 자신의 부정적인 이미지를 개선하려고 노력했다. 1971년에 반세기 동안 처음으로, 젊은 의사들이 미국의사협회에 참여하기를 거부하면서 회원은 50%로 떨어졌다. 진보적 의사들은 그 당시 7000명 회원들이 참가했던 '인권을 위한 의사연맹Medical Committee for Human Rights'이라는 경쟁 조직을 결성했다.[31] 미국의사협회의 지도자들은 더욱더 자유주의적이며 공적인 입장을 견지하면서 빈민에 대한 우려를 토로했고, 가족의료로의 전환을 요구했다. 미국의사협회가 제안한 메디크레디트Medicredit 국민건강보험은 민간보험을 구입하는 데 세금혜택을 제공했다. 순전히 보조금에 불과한 데다 제한적이었던 그 보험은 조금도 수가통제를 하지 못했다. 1970년에 미국의사협회장은 "의사들의 조직체는 단지 회원들의 개인적 이익에만 집중되어서는 안 된다."라면서, "우리 집단은 성교육, 알코올중독, 공해 등과 같은 사회적 문제들에 관심을 기울이며 또한 그래야만 한다."라고 말했다.[32] 이듬해에 미국의사협회장 본마이어Walter Bornemeier는 행위별수가제, 월급제, 혹은 인두제 중에서 의사가 직접 선택한 방식으로 상환받을 수 있는 지역 보건소를 지지하자고 회원들에게 요구했다. "만일 우리가 포괄적인 의료를 지역 센터와 주민에게 되돌려 주고, 의료를 하루에 24시간 일주일에 7일간 이용할 수 있다면, 사람들은 현 제도가 재조직될 필요가 없다고 의회에 말할 것이다."[33]

그러나 여론에 대해 이렇게 양보함으로써 완고한 보수주의자들은 소외되었는데, 이들은 미국의사협회가 회원들을 배신했다고 주장했다. 이후 몇 년 동안 정부개입이 심해지면서 미국의사협회 내에서 이러한 우파의 저항도 커져갔다.

상승하는 수가로 인한 압력을 받으면서, 주 정부는 보건의료 산업을 더욱 엄격하게 규제하는 방향으로 나아갔다. 1964년 뉴욕은 병원과 간호요양원의 자본금을 규제하는 최초의 주가 되었으나, 1970년대가 끝나갈 무렵 급상승하는 메디케이드 비용에 대해 주 의회가 조처를 취할 때까지 뉴욕주의 사례를 따르는 주는 거의 없었다. 1972년 말까지, 20개 주들은 대부분 병원이나 간호요양원과 같은 의료기관들이 건축사업 및 다른 거대한 자본투자에 대해 주 정부의 승인을 받도록 요구했다. 주 정부는 이러한 '시설 및 장비 구입 허가증명서Certificate of Need: CON'* 사업에 대한 권한을 주 이사회 및 위원회에 부여했으나, 종종 지역기획위원회가 심사 과정에서 자문 역할을 맡았다. 많은 주에서 이는 기획과 규제가 서로 연결된 첫

* 역 CON이란 미국의 연방 정부 및 주 정부가 특정 시설 및 장비의 구입을 허가하는 법률적 문서를 의미한다.

사례였다.[34]

주 의회의 주된 관심사는 수가통제였다. 그러나 'CON'에 대한 주요한 착상은 미국병원협회 및 그 지부에서 나왔다. 다른 형태의 통제를 피하고자 했던 병원은 이러한 종류의 규제가 만들어내는 경쟁에 관한 제한으로 이득을 얻고자 했다. 영리병원, 간호요양원, 주 의사회는 수가통제에 반대했다. 이들은 의사만이 의료서비스를 조정할 수 있다고 보았다. 그러나 주 정부의 관리, 노동자, 사업자는 자본규제가 수가통제의 효과적인 수단이 될 것이라는 주장을 받아들였다. 뢰머의 법칙Roemer's Law*이라고 알려진 당대의 방식에 따라 병상 수는 이용 가능한 한도까지 사용될 것이며, 따라서 그 이용 가능성을 규제하는 것은 수가를 삭감하는 가장 효과적인 방식이었다. 자본투자를 규제하는 것 이외에, 몇몇 주들은 병원 보험료를 심사하고 규제하는 법도 제정했다. 이 프로그램은 적용 범위가 다양했다. 어떤 사업은 단지 메디케이드 수령자가 부담하는 보험료만 적용했던 반면, 다른 사업은 모든 환자들에게 적용되었다. 뉴욕은 1971년에 병원 보험료를 규제하기 시작했다. 다른 주들은 그다음 2년 안에 법안을 통과시켰으나, 강제적인 보험료 규제는 1975~1976년까지 격심하게 진행되지는 않았다. 규제는 일차적으로 자유주의자들이 도입한 것은 아니었다. 예를 들면, 강제적 수가통제를 채택했던 뉴저지와 코네티컷 주지사는 보수적인 공화당원이었다.[35]

공화당의 가장 철저한 가격 통제는 닉슨 대통령이 일반 임금-물가를 동결했을 때인 1971년 8월에 이루어졌다. 그해 12월 개정되었을 때, 이 조치는 의사 수수료의 연간 증가분을 2.5%로, 병원비용을 6%(동결 이전의 의료 인플레이션 비율의 절반 정도)로 제한하면서 특수한 치료를 의료에서 제외시켰다. 그리고 1973년 1월에 가격 통제가 해제되었는데, 단지 보건의료와 식품, 석유, 그리고 건설업에서만 지속되었다. 보건의료를 계속해서 통제하려는 결정은 인플레이션의 폭등을 또다시

---

* 역 미국 UCLA 보건대학원의 뢰머(Milton Roemer)에 따르면, "건강보험이 적용되는 인구는 병원을 지으면 이를 이용하게 된다." 즉, 병원 공급은 환자에게 의료서비스에 대한 유발수요(induced demand)를 창출한다는 것이다. 뢰머의 법칙은 충분히 검증되지 않았지만, 이 법칙은 CON과 보건기획에 대한 토대를 제공해 왔다.

일으킬 것 같은 산업의 구조적 약점에 대한 우려를 반영했다. 다시 한번 보건의료비 지출이 1965년에 연방 정부 예산의 4.4%에서 1973년에 11.3%로 증대됨에 따라, 국가는 특별히 관심을 갖게 되었다.[36]

1972년 연방 정부는 보건의료 자본과 의료를 규제하는 데 또 관여하게 되었다. 사회보장법에 대한 수정조항의 일부로서, 의회는 담당부서가 승인하지 않은 병원 및 간호요양원의 자본투자에 대해 보건교육후생성이 상환을 거부해도 좋다는 권한을 주었다.

이러한 수정조항을 통해, 의회는 메디케어와 메디케이드의 재정 지원을 받는 서비스를 통제하는 새로운 제도를 만들었다. 원래의 메디케어에서는 서비스가 실제 필요한 것인지를 심사하기 위해 병원이 위원회를 만들어야 했다. 그러나 그들이 불렀던 것처럼, 이 '이용심사utilization review' 위원회는 어떠한 공식적인 평가 기준을 세울 수도 없었고, 지불을 거부할 힘도 없었으며, 효과적인 유인책도 갖고 있지 않았다. 1969년 10월에 닉슨 행정부는 보건교육후생성이 의사 및 다른 보건의료 전문인들과 소비자로 구성된 '사업심사팀'을 구성해 불필요한 메디케어 서비스에 대한 지불을 거부할 수 있는 권한을 부여하자고 제안했다. 미국의사협회는 그 법안이 보건교육후생성에 너무나 많은 힘을 주며 그러한 심사는 의사만이 책임을 지도록 해야 한다고 주장했다. 이듬해에 미국의사협회는 대안으로서 보건교육후생성이 메디케어 심사를 할 때 주 의사회와 계약을 맺을 것을 제안했다. 이러한 제안은 1970년 8월 미국의사협회의 계획에 대한 개정안을 내놓았던 유타주의 보수적 공화당원인 베네트Wallace Bennett 상원의원에 의해 채택되었다.

베네트 상원의원은 보건교육후생성이 오로지 의사로만 구성된 전문가표준심사기구Professional Standard Review Organigations: PSRO와 계약을 맺어야 하지만, 주 의사회가 PSRO가 되어서는 안 된다고 제시했다. PSRO에 대한 베네트의 모델은 1970년까지 20여 주에서 메디케이드하에 의료 이용을 심사하고 있었던 의료'재단'이었다. 그 재단은 컴퓨터를 이용해 장기간의 입원 기간과 같은, 통계적 정규 분포에서 벗어난 사례들을 찾아냈다. 이러한 경우를 조사해 메디케이드가 남용되었는지를 결정했다.[37] 메디케이드가 수가를 통제할 수 있다는 근거에 영향을 받아,

베네트는 이 제도가 전국적으로 실시되기를 원했다. 미국의사협회는 몇 가지 점에서 그의 계획안을 반대했는데, 특히 보건의료에 대한 전국적 기준의 설립, 정부의 기록, 그리고 PSRO의 선택적 수술에 대한 의무적인 사전 승인에 관한 조항에 반대했다. 그럼에도 불구하고, 비록 정부의 원안을 통과시켰던 하원과의 이견을 해소하는 데 시간이 부족하다는 이유로 법안은 사장되었지만, 상원은 그럼에도 그 법안을 통과시켰다.

동료평가의 문제가 1972년에 다시 제기되었을 때, 미국의사협회는 몇몇 중요한 수정안을 확실히 정했다. 전국적 기준은 제거되었고 연방 정부는 자료를 소유하지 않았다. 선택적인 수술을 위한 사전 승인은 더 이상 의무적인 것이 아니었고, 오로지 의사만이 결정에 참여할 수 있는 조항이 추가되었다. 비록 법의 원안이 외래진료를 포함하고 있었지만, 마지막 입법은 제도적인 서비스에 대한 PSRO의 책임을 제한했다.

미국의사협회가 이런 법안을 주도했음에도 불구하고, 많은 지도자들은 분노했다. 어떤 미국의사협회 지도자는 이 법안을 미국 역사상 정부의 의료에 대한 가장 위험한 침입자라고 불렀다. 반면 자유주의자들은 PSRO를 반대했는데, 소비자들이 이 사업을 대변하는 데 완전히 배제되었기 때문이다. 네이더Ralph Nader의 건강연구회Health Research Group는 이에 대해 "여우에게 닭장을 지키게 한 격"이라고 말하면서, 면허위원회와 병원심사위원회가 회원들을 규제하는 데 적극적이지 않았다고 지적했다.[38]

그러나 다른 형태의 연방 정부 규제는 HMO를 지원하기 위해 1973년 12월에 마침내 통과된 입법에 의해 도입되었다. 그 법은 만일 가까운 곳에 자격을 갖춘 HMO가 있다면, 25명 이상의 피고용자를 둔 사업장은 관례적인 급여보험에 대한 대안으로서 자격을 갖춘 적어도 하나의 HMO를 제공하기를 요구했다. 그 법은 또한 새로운 HMO를 발전시키기 위해 보조금과 대부금을 제공했다. 자격을 갖추기 위해, 하나의 HMO는 기본적인 서비스로서 입원, 의사서비스, 응급의료, 병리 및 진단서비스뿐 아니라 정신보건의료(20회 방문까지), 가정보건서비스, 가족계획, 알코올 및 약물 남용자들을 위한 의뢰서비스를 제공해야만 했다(이 외에 선택에 따라 보충적인 서비스도 받을 수 있었다). 그 법령은 HMO가 저소득 노동자들의 구매력을 충족시키기 위해 좀 더 제한된 혜택을 담아 가격이 더 저렴한 계약을 제공하는 것을 허용하지 않았다. 동시에 그 법은 저소득 노동자들이 높은 보험료를 낼 수 있도록 돕기 위해 HMO에 대해 어떠한 보조도 하지 않았다. 다른 형태의 규정들은 HMO가 모든 가입자에게 동일한 '지역사회' 보험료를 부과하도록 요구했으며, 적어도 1년에 30일은 건강과 관계없이 개인의 자유로운 등록이 가능하도록 요구했다. 똑같은 규정을 HMO가 경쟁해야 했던 보험회사에는 부과하지 않았다. 건강유지전략의 원래 이론은 연방 규제를 피하기 위해 경쟁을 부추기는 것이었다. 대신에 1973년 법 통과로 HMO는 전체 보건의료 산업에서 규제를 가장 심하게 받는 위험에 처했으며, 기존의 건강보험에 대해 경쟁력을 잃게 되는 위협을 받았다.

이러한 규제 입법의 물결은 1974년에 새로운 건강계획법이 통과되면서 절정에 이르렀다. 그 법은 13개의 분야별 지원사업이 1973년 6월 30일에 마감되기로 했을 때 만들어졌다. 이는 힐-버튼 병원보조금, 지역의료사업Regional Medical Program, 포괄적 보건기획Comprehensive Health Planning을 포함했다. 행정부는 이 사업이 종료되기를 원했다. 의회는 처음에 1년 동안 이 사업들을 확대하고 난 후에 사업을 강화할 필요가 있다고 간주해 절충 과정을 통해서 다른 많은 프로그램들을 종결하고 새로운 기획법을 만들었다.

합의된 의견에 따르면, 보건기획은 실패했다. 그 이유는 보건기획을 추진한 기관이 자신의 결정을 강화할 아무런 힘도 가지고 있지 않았고, 수입의 절반을 의존한 의료공급자들에게 지배되었기 때문이다. 행정부의 대안은 주 정부 기금으로 CON 및 보험료를 결정하는 사업을 수립하는 것이었다. 반면에 케네디 상원의원은 연방 정부가 재정 지원을 하고 책임지는, 독립적이면서도 지역에 기반을 둔 소비자들이 통제하는 위원회에 권한을 부여하기를 원했다. 이 위원회는 새로운 사업을 심사할 뿐 아니라 위원회가 불필요하다고 여기는 병원과 간호요양원의 병상을 줄일 수 있었다. 마지막 입법 과정에서 행정부와 의회 내 자유주의자들은 서로 타협해야 했을 뿐만 아니라 의사와 병원에 대한 로비를 하는 인물들과도 타협해야만 했다. 그들은 기획담당자가 보험료를 결정하며, 보건의료시설을 허가하지 않고, 개원의원

의 시설을 규제하도록 하는 제안에 대해 제동을 걸었다.[39]

국민보건기획과 자원개발법National Health Planning and Resource Development Act에 따라 새로운 기획체계를 토대로 200개의 보건체계기관Health Systems Agencies: HSA들이 생겨나서 자신들의 지역을 대표하는 소비자 집단으로 구성된 위원회에 의해 운영되었다. 그러나 HSA는 아무런 결정권도 가지고 있지 않았다. 그들은 3개년 보건체계계획Health System Plans을 세우고, 새로운 사업을 심사하며, CON에 대해 주 정부에 추천서를 보내고, 특정 연방기금의 사업 제안에 대해 워싱턴에 추천서를 보내야 했다. 모든 주들은 CON 입법을 통과시켜 주 정부가 관장하는 보건기획발전기구State Health Planning and Development Agencies: SHPDAs, 보건조정위원회Statewide Health Coordinating Councils: SHCCs를 설치해야 했다. 또한 같은 법령에 의해 10개 지역에 기술지원센터와 연방 정부 차원에서 새로운 국민보건기획발전국과 국민보건기획심의위원회National Health Planning Advisory Council를 설치했다. 비록 연방 정부가 직접적으로 지역의 HSA를 운영하지는 않았지만, 정부는 재정 지원은 물론 HSA 계약이 개정되어야 할지를 결정하고 HSA와 주 정부가 만들어갈 보건기획에 대한 지침을 설립할 것이었다.

조정된 보건체계의 지지자들이 볼 때, 기획부서 사이의 위계 서열은 미래의 국민건강서비스에 대한 틀처럼 보였다. 그 법은 시장이 자율적으로 교정되며 의사와 병원이 의료가 어떻게 조직되어야 하는지를 결정할 수 있다는 관점을 결정적으로 거부했다.[40] 미국의사협회도 그 법을 같은 방식으로 보았다. 미국의사협회 의장이었던 로스Russel Roth는 의사와 행정가가 "눈에 띄게 미미한 위치로 전락했다."라고 불평하면서 "전문가 집단 사이에 감돌고 있는 일방적인 원망"에 대해 언급했다. 소비자의 역할에 대해 로스는 "비행기가 날아야 한다고 주장하는 승객을 비행기 납치범이라고 부른다!"라고 말했다.[41]

PSRO와 보건기획법은 특히 의사의 개원진료를 규제에서 배제했으나, 의료기관에서 의사의 자유재량을 제한하라고 위협했다. 의사들은 관습적인 기준에서 이탈하는 데 대해 더욱더 걱정해야 했다. 보건기획 담당자들의 권한이 강화되면, 의사들은 더 이상 병원 자원이 필요한 것인지에 대한 자신들의 규정이 우세하다고 주장할 수 없을 것이다. 또한 새로운 규제의 형태는 병원이 의사를 규제하도록 간접적으로 부추겼다. 만일 PSRO가 부적절한 진료에 대한 지불을 거부한다면, 비록 의사가 치료를 인정하더라도 병원은 상환받지 못할 것이다. 미국병원협회의 한 위원회는 지적하기를 "병원은 병원 내에서 진료하는 의사들에 대해 재정적으로 책임져야만 한다. 병원이사회는 점차적으로 의료진을 감독하기 위해 법이 정한 자신의 권한을 발휘해야만 한다."[42] 마찬가지로 의료진의 진료 과실에 대한 법적 책임을 묻는 경향이 늘면서, 진료에 대한 병원의 규제도 더욱 커져갔다. 병원 내에서 의사가 진료행위에 대해 한때 완전히 누렸던 권한은 이제 질적으로 규정되었다. 적어도 제도적 차원에서 의사가 자신의 환자를 언제 어떻게 치료했는가에 대한 비용과 효과는 이제 정부의 관심이 되었다.

1970년대의 새로운 보건의료 기획과 규제는 초기의 정책과 제도에서 크게 벗어났다. 초기의 규제 — 의사면허와 병원면허 및 CON — 는 의료의 질에 대한 최소한의 기준을 보장하기만 하면 되었다. 연방 정부의 약물규제에 대한 1962년도 개정안과 같이, 새로운 보건의료 규제는 의료서비스가 확실하게 유익해야 한다는 것을 요구했다. 전후 기획은 확장을 위한 기획이었다. 이제는 가격 통제를 목적으로 한 기획이었다. 이전에는 규제와 기획이 서로 거의 관련이 없었다. 이제 양자는 형식적으로 연결되었다. 게다가 연방 정부가 보건의료 자본에 대한 규제를 의무화하고 지원함으로써 주 정부의 규제를 강화하려고 하면서, 연방 정부와 주 정부의 사업들은 상호 관련되었다.

새로운 기획과 규제는 연방 정부가 독립적인 지역의 준정부기관에 지속적으로 의존했던 초기의 노력과 유사했다(의사들은 PSRO를 구성하는 데 첫 번째 거부권을 부여받았다. 반면 HSA는 지방 정부 기구이면서도 십중팔구 민간 비영리법인이었다). 그러나 이러한 초기 형태의 선택은 의회가 지역 기부금 없이 그 사업에 투자를 결정하는 것보다 중요하지 않았다. 더군다나 보건기획법과 PSRO법 모두 임기응변적 평가 대신에 명시적인 지침과 기준의 발전을 요구했다. 이것들은 의료에 대한 더욱 광범위한 사회적 통제를 향한 움직임이었다.

1970년대에 점증했던 보건의료 규제는 두 가지 가장 널리 알려진 규제 이론 —

규제는 전형적으로 생산자가 국가를 이용해 경쟁을 배제하려는 노력에서 시작한다는 이론과 기업에 냉담한 자유주의자에 의해 주도된다는 이론 — 중 어느 것하고도 들어맞지 않았다. 이러한 예에서 뚜렷이 구분되는 요인은 의료수가의 거대한 몫이 사회화되고 있다는 점이다. 정부와 고용주, 민간보험업자는 수가 상승과 인플레이션에 의한 불확실성 앞에서 쩔쩔맸다. 확실히 병원은 CON에 영향을 미쳤으며, 의사들은 PSRO를 완전히 통제하는 권한을 갖게 되었다. 그러나 의사들과 병원들은 이러한 규제 노력의 총합이 자신들이 원하는 것 이상으로 치닫고 있음을 깨달았다.

HMO와 PSRO, 보건기획에 대한 전체적인 논쟁은 이러한 제도가 국민건강보험에서 의료수가를 통제하는 데 중요하다고 가정했다. 1973년과 1974년에 닉슨 행정부와 의회는 정치적 협상에 급진전을 보여 국민건강보험이 곧 시행될 듯이 보였다. 1972년 선거 후에, 보건교육후생성의 신임 장관인 와인버거Caspar Weinberger는 닉슨의 초기 건강보험을 검토해 달라고 요청했다. 와인버거의 예산 삭감에 대해 '칼에 덮개를 씌우는 사람'이라는 별명을 붙인 이들에게 놀랍게도 그는 보건교육후생성이 운영한 수많은 종류의 보조금 사업에 대한 우호적인 대안으로서 훨씬 확대된 보험을 뒷받침하기로 결정했다. 그는 새로운 국민건강보험이 전체 인구에 적용될 것이며 행정부가 1971년에 제공했던 급여보다 훨씬 포괄적인 급여를 제공할 것이라고 말했다. 그렇게 되면 민간보험은 피고용자들에게 보험을 제공하며 정부가 나머지 인구에 대해 독자적인 보험을 실시하게 될 것이다. 그러나 두 가지 사업 간의 최저한도 급여에는 어떤 차이도 없었다. 환자는 연간 최대 1500달러까지 진료청구서의 25%를 지불할 것이다. 닉슨 내각의 거의 모든 반대에도 불구하고, 대통령은 그 계획을 승인했다. 1974년 2월 6일 의회 교서에서, 닉슨은 국민건강보험을 "미국에서 이제 실시해도 되는 정책"이라고 묘사했다. 와인버거는 케네디의 제안만큼 높게 산정되었던 보험 수가에 관해 질문을 받자, 다음날 기자회견에서 "나는 총수가가 어마어마한 수치라고 생각하지 않는다."라고 답했다.[43] 이는 장관으로서는 이례적인 태도였다. 이에 대해 의회의 많은 사람들은 닉슨 대통령이 워터게이트 사건으로부터 주의를 돌리려 한다고 의심할 만큼 언짢게 생각했다.

그러는 사이에, 케네디 상원의원은 밀스Wilbur Mills 하원의원과 함께 민간보험업자가 회계중재자로서 상환되는 영리율을 챙기면서 자존심도 어느 정도 지킬 수 있는 수준의 보험안을 만들었다. 정부의 청구서와 마찬가지로, 케네디-밀스 보험안Kennedy-Mills plan은 25%의 사용자 부담을 요구했다. 어떤 개인이나 가정도 1000달러 이상을 매년 지불해서는 안 된다는 것이다. 6월에 케네디 상원의원은 "새로운 타협의 분위기가 감돌고 있다."라고 발표하면서 가을까지 대통령에게 법안을 넘기자고 제안했다.[44]

그러나 노동조합과 자유주의 단체들은 어떠한 절충안도 받아들이기를 거부했으며 원래의 건강보장Health Security안을 주장했다. 워터게이트 사건 이후 1974년 선거에서 자유주의적 바람이 휩쓸 것을 기대하면서, 국민건강보험위원회Committee for National Health Insurance 의장은 "우리는 올해의 조처에 저항할 것이다. 왜냐하면 우리는 법안을 통과시키는 것을 막기 위해 닉슨에게 반대해 거부권을 행사하는 의회가 필요하기 때문이다."라고 발표했다.[45] 또한 더욱 자유주의적인 의회를 기대하면서, 민간 건강보험회사는 롱 상원의원의 '파국적인' 수정안을 채택하려고 했다. 아이러니컬하게도, 평소의 역할은 역전되었다. 보험회사는 급히 법안을 통과시켰던 반면에, 노동조합은 기다리기를 원했다. 노동자들의 지지 없이 케네디는 타협을 시도할 어떤 기회도 가질 수 없었다. 비록 국민건강보험에 대한 반대가 — 경제학자 리블린Alice Rivlin이 말했듯이 — "녹아버렸음"에도 불구하고, 어떤 제안도 대다수를 차지할 수 없었다.[46] 만일 닉슨이 행정부의 정책을 주도하지 않았더라면, 그리고 그 시기가 워터게이트 사건이 발생한 해가 아니었다면, 미국은 1974년에 국민건강보험을 채택할 수도 있었을 것이다. 그러나 만일 워터게이트 사건이 없었다면, 닉슨은 거의 모든 내각진이 무모하다고 여겼던 법안을 결코 승인하지 않았을 것이다. 닉슨뿐 아니라 하원의원 밀스도 스캔들로 정치적 생명을 마감했다. 이것이 바로 이 정책이 진지하게 채택될 수도 있었던 1970년대의 마지막 순간이었다. 보수주의적으로 동화된 개혁 탓으로 국민건강보험은 여기에서 멈춰버렸다.

폐쇄된 사회의 보건정책, 1975~1980

차단된 경로

규제의 눈보라가 멈추었을 때, 연방 정부는 자신이 눈 속에 파묻혀 있음을 알았다. 1971년과 1974년 사이에 의회는 복합적인 법들을 대거 통과시켰다. 법률은 극히 상세하게 작성되었는데, 그것은 상당한 자유재량권을 갖고 있던 민주당이 닉슨 정부를 신뢰하기를 꺼렸기 때문이다. 일부 법안은 통과시키는 과정에서 너무나 절충되어 실행이 어려울 지경이었다. 이로 인해 관료들의 갈등과 소송이 일어나 해결하는 데만 몇 년이 걸렸다. 그사이에 실행된 것이 거의 없었기 때문에 개혁은 실패했다는 인상을 주었다.

1974년과 1975년의 급격한 인플레이션을 수반한 심각한 경기침체로 인해 의료와 기타 사회복지사업을 확대시키려는 새로운 시도는 중단되었다. 선진 자본주의 국가 전반에 걸쳐, 에너지 위기와 연속되는 경기침체는 복지국가에 대한 반동을 야기했다. 또한 미국에서 이러한 경기후퇴는 정치적 분수령이 되어 전후 계속된 사회적 권리의 신장이 종결되었음을 보여주었다.

인플레이션율은 의료 분야에서 특히 가파르게 상승했다. 의료에 대한 가격 통제 정책은 1974년 4월 30일에 철회될 때까지 다른 경제 부문보다 1년 이상 길게 적용되었다. 1971년 8월 이래 의료서비스의 가격 상승률은 연간 4.9%였는 데 반해, 다른 서비스의 가격 상승률은 5.2%였다. 그런데 1974년 마지막 8개월 동안 의료서비스의 인플레이션율은 연평균 12.1%를 기록했다(다른 서비스는 9.5%였다). 1975년에 의료 분야의 인플레이션은 경제 부문의 인플레이션율 6.8%보다 3포인트 앞섰다. 1976년 임금 및 물가안정에 관한 대통령자문위원회President's Council on Wage and Price는 의료에서의 인플레이션이 "경제 전반에 심각한 영향"을 주고 있다고 경고했다.[47]

1970년대 초, 가격 상승은 의료에 대한 접근을 개선하기 위한 공적인 노력이 무엇보다 시급한 것처럼 보였다. 그러나 지금은 개선을 위한 노력이 더욱 위험한 듯 보인다. 보건의료의 정치는 효율과 재분배에 대해 똑같은 관심을 가졌다. 정치적 관심은 점차적으로 가격 통제에만 집중하게 되었다.

경기후퇴와 인플레이션의 복합적인 여파로 민주당이 의회를 압도적으로 장악했음에도 불구하고, 1974년 이후의 국민건강보험 운동은 희망도 없이 멈춰버렸다. 포드Gerald Ford 대통령은 1974년 8월 12일 의회 첫 연설에서 국민건강보험을 통과시킬 것을 요구했다. 그러나 1976년에 그는 국정 연설에서 국민건강보험이 인플레이션을 악화시킬 것이라며 행정부의 계획을 철회했다. 재무장관 사이먼William Simon을 위시한 경제자문관들도 개인적으로 볼 때 국민건강보험이 "나라 전체를 파산시킬 수 있는 지독한 재앙"이 될 것이라고 주장했다.[48]

복지 프로그램이 겉으로 보기에는 대단히 발전되는 것 같았기 때문에 의회는 더 이상 정부 책임을 묻지 않았다. 1977년 회계연도까지 메디케어와 메디케이드의 지출액은 이전 3년간 지출액의 2배에 이르렀다.[49] 이러한 놀라운 증가는 여타의 보건사업에 쓸 돈을 거의 남겨주지 않았는데, 사업의 일부는 보건의료를 더욱 효율적으로 조직하는 것을 목표로 했다. 비용 상승은 1970년대 초기에는 보건사업을 촉진했으나, 보건교육후생성 관리가 말한 것처럼 이제는 정책을 추진시키면서도 동시에 마비시키고 있었다.

복지정책이 돈을 삼켜버렸던 반면, 연방 보건당국의 규제정책은 시간을 낭비하고 있었다. 보건교육후생성이 PSRO 사업에서 이용심사에 대한 법규를 만드는 데에만 2년이 걸렸다. HMO 법률 중 애매한 조항 하나로 인해 보건교육후생성과 노동성 사이에 단체교섭권을 둘러싼 갈등이 오랫동안 계속되었다. HMO가 건강보험에 가입한 피고용자에게 부가급여를 제공할 수 있는 이중선택dualchoice 규제를 보건교육후생성이 폐기하기까지는 2년이 걸렸다. 보건기획의 지침서는 의안이 법률로 확정된 후 2년 반이 지난 1979년 9월까지도 발행되지 않았다. 그리고 공포되었을 때는 농촌지역 사람들의 항의가 빗발쳤는데, 이 지역의 병원이 위험에 처할 수 있었기 때문이다.

규제를 위한 모든 운동에 대해 소송을 거는 반대 운동이 수반된다는 자연법칙이 보건의료개혁에서는 별로 알려져 있는 것 같지 않다. 미국의사협회의 우파조직인 미국 내과 및 외과의사협회Association of American Physicians and Surgeons는 PSRO의 위헌성에 대해서 정부를 상대로 소송을 제기했다. 미국의사협회도 이용심사 규제안이 나왔을 때 소송을 제기한 적이 있었다. 이는 보건기획법이 실행되는 것을 막기 위해서였다. 미국의과대학연합회는 의과대학에 가해진 규제에 대해 소송을 제기했다. 이러한 법률 소송들은 규제의 물결을 역전시키지는 못했지만 그 속도를 늦추었다.

규제에 대한 대안은 HMO를 발전시켜 경쟁을 자극하는 것이었다. 그러나 HMO의 전략은 의료산업에서의 혁신을 반대하는 구조적이고 정치적인 거대한 장벽 앞에서 시들해졌다. 닉슨 행정부가 원래 계획했던 대변혁조차 개원의사들의 자율성과 권력을 허물지 않고는 수행될 수 없었다. 의사들은 직접적인 위협을 느꼈고, 미국의사협회는 국민건강보험에 반대해 의회에서의 입법 통과를 저지하고 계획을 철회하도록 백악관을 설득하면서 격렬한 홍보전을 전개했다. 몇 가지 다른 일로 국민건강보험 실시는 지연되었다. 의회 위원장들은 허가 없이 국민건강보험을 실시하려는 리처드슨 장관의 결정에 화가 나서 1972년 봄 HMO에 보조금 지급을 중단시키고자 했다. 리처드슨이 장관에서 물러난 것은 국민건강보험 추진에 대단한 타격이었다. 그의 후임자인 와인버거는 HMO를 수많은 시범사업 중 하나로만 여겼다. HMO를 장기적인 전략으로 채택하는 대신에, 의회는 행정부가 처음에 제시했던 것처럼 단지 하나의 실험으로만 채택할 것에 동의했다.

실험은 성공에 결정적으로 영향을 가져올 수 있는 방법으로 고안될 수도 있는데 1973년의 HMO 법률이 그랬다. 의회에서의 원안은 두 가지 접근법 중 하나를 따랐다. 첫째, 높은 보조금과 높은 자격요건을 요구하는 것이다. 두 번째는 낮은 보조금과 낮은 자격요건을 요구하는 것이었다. 둘 중 어느 쪽도, 낮은 보조금과 높은 자격요건을 요구하는 최종 법률보다는 실행 가능성이 더욱 높았을지도 모른다. 통과된 원안에 따르면, 자격을 갖춘 HMO는 최소한의 서비스 제공, 가입 개방, 지역사회율을 제공해야 하며, 복잡하고 비용이 많이 드는 새로운 관리 업무를 수행해야 했다. 이미 지적했듯이, 이러한 요구는 다른 보험과 경쟁하는 데 취약한 HMO를 위협했다. 가입 개방 요건을 보면 이 사업의 성장률에 대한 통제가 어렵다는 것을 알 수 있다.

법률의 즉각적인 효과는 손상되고 있었다. 이중선택 조항은 소비자에게 HMO에 대한 접근성을 보장해야 했는데, 단기적으로는 역효과가 있는 것으로 판명되었다. 보건교육후생성이 최종 입법을 예고하기 전 2년 동안 고용주들은 어느 계획이 법률로 선정될 것인지 불확실했기 때문에 HMO와 어떠한 협정도 맺지 않았다. HMO의 법적 요건은 모든 지원 계획을 억제하는 것이었기 때문에 결국 이 사업은 1972년 중반에 중단되고 말았다. 사업을 위해 충당된 약간의 자금은 재무성으로 환원되어야 했다. 가장 중요한 것은 행정부가 많은 정치적 반발을 불러일으키면서도 즉각적인 결과를 초래할 것 같지 않은 시도에 대해 이미 흥미를 잃었다는 사실이다.

HMO가 발전하는 데는 수년이 걸렸는데, 이것은 자본과 훈련된 전문 경영인의 투입을 요구했기 때문이었다. 그러나 현실은 자본도 경영기술도 바로 이용할 수 없었다. 가장 좋은 조건에서도, 신흥 산업 분야에서 몇몇 사업은 실패했다. HMO도 예외는 아니었다. 더욱이 대부분의 병원과 의사는 HMO의 시작이나 이것의 성공 여부에 특별한 관심을 갖지 않았다. 몇몇 경우에 그들은 철저하게 적대적이었다. 연방 법안의 모순된 조건, 보건교육후생성의 불충분한 노력, 새로운 사업조직의 시작에 따르는 필연적인 위험, 그리고 기업이 HMO를 시작하거나 협력하려는 동기의 결여 등을 고려하면, 1970년대 중반에 HMO의 더딘 성장은 그리 놀랄 일이 아니었다. 규제와 사업계획의 완만한 진전과 아울러, 아직 확립되지 않은 보건의료 제도는 보건의료 전달체계의 개혁이 실효가 없음을 나타내는 증거가 되었다.

의문의 일반화

1970년대 중반, 의료에 대한 비평은 새로운 전기를 맞이했다. 입원과 수술이 과잉 상태인지 아닌지 질문만 던지는 대신에 비평가들은 의료가 사회의 총체적인 건강을 향상시키는지를 묻기 시작했다. 19세기 방식의 치료에 대한 회의론 — 현존하는 약물과 치료법이 쓸모없다 — 이 새로운 형태로 부활했다. 이제 전체 의료체계의 최종적인 효과에 의문이 제기되었다.[50]

갑자기 의료계를 뒤덮어버린 의혹은 사회서비스의 가치에 대한 회의주의의 광범위한 흐름을 반영했다. 학교교육은 의료만큼이나 자주 표적이 되었다. 죄수들의 재활을 위한 사업도 마찬가지였다. 좌파와 우파 모두가 이에 대해 비판을 제기했다. 급진주의자는 서비스 — 교육, 재활, 의료 — 가 기본적으로 사회통제의 한 형태라고 공격했다. 보수주의자는 행정부의 비대를 목표로 삼았다. 이러한 비판은 경제적 지위에 대한 교육의 장기적 효과, 전과자에 대한 재활의 장기적 효과, 건강에 대한 의료의 장기적 효과에 대해 의문을 제기하는 실증적인 연구를 통해 증폭되었다. 경제학자들은 증가하는 사회투자가 그야말로 비용효과가 높지 않다고 주장했다.

의료에 대한 공격은 1960년대 정신의학과 정신병원에 대한 비판이 고조되면서 시작되었다. 샤츠Thomas Szasz와 고프먼Erving Goffman의 연구, 『뻐꾸기 둥지 위로 날아간 새One Flew Over the Cuckoo's Nest』와 같은 책과 영화에서는 치료를 빙자한 억압 도구로서 제도화된 정신병동의 문제를 생생하게 묘사했다. 급진론자에 따르면, 정신보건사업은 사회적 불만을 개인 책임으로 돌리고 '타인과 다를 권리'를 가진 사람을 '일탈된' 자로 낙인찍는 것을 돕는다. 사회과학자들은 정신치료 요법의 장기적인 효과에 의문을 던지면서 실증적인 연구를 수행했다. 슬프게도 심리분석은 비용효과 분석시험을 거치는 데 어려움이 있었다. 1960년대에는 정치적으로 적합하지 않다는 이유로, 1970년대에는 비용 대비 효과가 좋지 않다는 이유로, 정신과의사들은 모든 방면에서 비난을 받았다.

정신과 영역에 대한 비판은 의료 전반으로 광범위하게 확산되었다. 특히 환경이나 사회행위와 비교할 때, 의료가 사망률에 미치는 영향은 상대적으로 미미하다는 것은 오래전부터 알려졌다. 그럼에도 불구하고 의료에 대한 투자로부터 되돌아오는 것이 감소하고 있다는 생각은 1970년대 중반 미국인들에게 청천벽력과도 같은 충격을 주었다. 이것은 의료에 대한 접근을 확대시키고자 주장했던 학자와 정책 입안자들에게는 엄청난 충격이었다. 신보수주의자인 빌다브스키Aaron Wildavsky는 록펠러재단으로부터 지원받아 작성한 보건의료에 관한 영향력 있는 책인 『의료의 확대, 건강의 악화Doing Better, Feeling Worse』에서 "1달러 — 혹은 10억 달러 — 를 의료에 투자했을 때 건강 증진에 대한 한계효용은 제로에 가깝다."라고 썼다.

같은 책에서 록펠러재단 이사장인 놀스John Knowles는 건강하지 않은 개인의 불건강한 행위를 바로잡는 데 주력할 것을 요구했다.[51] 이 시기의 또 다른 상징적인 책인 『병원이 병을 만든다Medical Nemesis』*에서 급진적인 사회 비판론자인 일리히Ivan Illich**는 의료는 치료하는 것 이상으로 많은 질병을 만들며, 사람들이 유해한 근대 의학의 장치에 대한 의존으로부터 해방될 때 더 건강해질 수 있다고 주장했다.[52] 이보다 덜 극단적이지만 같은 맥락으로 경제학자 푹스Victor Fuchs는 의료가 20세기 초까지는 건강에 기여했지만, 더 많은 의료는 이제 사망률이나 질병을 감소시키지 못할 것이라고 주장했다.[53]

아이러니컬하게도, 이러한 결론은 미국이 의료에서 예외적인 진보를 이루었던 시기에 나왔다. 1950년대 중반부터 1968년까지 연령 표준화 사망률은 비교적 안정되어 있었다. 이 시기에 의학적인 발전이 없었던 탓에 의료의 가치에 대한 회의론은 더욱 확고해진 듯했다. 그러나 1968년과 1975년 사이에 사망률은 (연간 인구 10만 명당 747명에서 642명으로) 14%나 감소했다. 로저스David E. Rogers와 블렌든Roger J. Blendon은 "이러한 감소율은 금세기 어느 시기보다도 높다."라고 지적했다.[54] 사망 원인 우선순위 15가지 중에 10가지 이유는 감소했고, 데이비스Karen Davis와 쇼언Cathy Schoen의 지적에 따르면 감소된 것들은 의학적 치료에 더욱 민감했던 데 반해 감소하지 않은 것은 살인, 자살, 간경변 등 사회병리에 민감한 것이 대부분이었다. 심장질환으로 인한 사망은 15년 사이에 23%나 감소했는데 1963년과 1968년 사이에 5%, 이후 1975년까지 15% 감소했다. 영아사망률은 1960년과 1975년 사이에 38%나 감소했으며(출생 1000명당 26명에서 16명으로), 모성사망률은 71%나 감소했다(출산 10만 명당 37.1명에서 10.8명으로). 산전건강 및 모자보건을 증진하기 위한 활동을 펼친 지역 보건센터나 기타 사업과 같은 특정 영역에

---

* 역 이 책은 한국에서 『병원이 병을 만든다』(박홍규 번역, 미토)로 번역·출판되었다.

** 역 이반 일리히(1926~2002)는 오스트리아 빈에서 태어나 로마의 그레고리대학과 잘츠부르크대학에서 신학, 철학, 역사학을 공부했다. 그는 사제정책을 둘러싸고 교황청과 갈등을 빚다가 결국 사제직을 그만두었다. 이후 그는 서구 근대 문명을 비판하는 책을 많이 썼다. 『학교 없는 사회』, 『절제의 사회』 등이 한국어로도 번역되었다.

관한 연구는 이러한 서비스가 건강 증진에 효과가 있음을 명백하게 보여주었다.[55] 명확한 것은, 이러한 개선의 한 부분은 의료 이외에도 새로운 환경법규에 의한 공해 방지와 식권 제공 사업의 결과인 영양 개선과 같은 사업 때문에 가능했다는 점이다. 아직까지 다른 변수의 상대적인 영향을 문제 삼은 사람은 없었다. 더욱이 의료가 제공한 것의 대부분은 생명을 구한 것이 아니라 장애, 외형 손상, 그리고 질병 경험의 본질에 대한 혼란을 경감시킨 것이었다. 이렇게 건강을 회복시키고 교육하는 기능은 의사의 일상 활동의 대부분을 구성하나, 새로 등장한 치료회의론은 이런 의학적 활동의 가치를 알려고 하지 않았다. 의학이 다른 원인에 의한 건강 증진의 성과에 대해 무비판적으로 신뢰를 받아왔던 것처럼, 치료회의론자들은 의료가 주는 이익에 대한 신중한 고려를 하지 않은 채 비난했다.

1970년대의 첫 번째 문제인식이 현존하는 '의료 위기'였다면, 두 번째 문제인식은 보건의료가 건강에 거의 영향을 주지 못한다는 것이었다. 두 번째 문제인식은 첫 번째 문제인식을 덜 중요한 것으로 만들었다. 다른 분야에서도 역시 의문의 일반화가 권리의 일반화를 약화시켰다. 분배적 정의는 도덕적으로 강제된 관심이며, 무엇보다도 분배되고 재분배되는 시기와 대상만이 진정으로 가치 있는 것이다. 만약 분배적 정의가 인류의 복지와 관계없거나 해로운 것이라면 빈민은 분배적 정의가 없이 사는 것이 더 나을 것이다. 이것이 일리히의 결론이었다. 하층계급에게 의료에 대한 접근성을 높이는 것은 "오직 전문가적 환상과 불법행위의 운용과 전달을 평등하게 할 뿐이다."[56]

건강에 대한 의료의 효과가 제한적임을 인식하는 것이 반드시 보수적인 견해를 지지하는 것은 아니었다. 그러한 견해가 의료에 대한 더욱 많은 보수적인 시각을 고양한 반면, 그것은 보건에 대한 더욱 자유주의적인 시각을 고양할 수도 있었다. 그러나 보건정책에 대한 새로운 치료회의론의 즉각적인 정치적 여파는 비용 통제에 관심을 집중시키는 것이었다. 접근성을 개선하기 위한 주장은 약화되었고, 비용 절감에 대한 주장은 그 어느 때보다도 강했다. 지적인 사조가 우울한 경제 상황들을 보충해 주었다. 이와 함께 경제적 사정 때문에 국민건강보험으로 가는 경로에 만만찮은 두 개의 장애물이 형성되었다.

자유주의적 난국

1975년대 후반 보건의료 정치는 미국 사회의 일반적인 정치적 교착상태를 반영했다. 에너지 및 경제 정책에서와 같이 상반되는 이해관계는 보수주의적이든 진보주의적이든 간에 의료정책의 일관된 경로를 가로막기에 충분할 만큼 강했다. 자유주의자들은 이전의 사업을 유지할 수 있었던 반면, 새로운 사업을 주도하거나 이전 사업을 더 나은 것으로 만들 수 있는 힘이 결여되어 있었다. 1976년까지 공화당 대통령과 민주당 의회 간의 괴리는 국가의 사회경제적 문제에 대한 효과적인 정치적 대응을 지연시키는 것 같았다. 1976년에 민주당 대통령이 당선되었지만, 교착상태는 종식되지 않았다. 소수파로 당선된 카터Jimmy Carter는 자신의 정당이 지배하는 의회에서 핵심적인 국내 문제에 대한 협력을 얻어낼 수 없었다. 민주당이 다수당이었음에도 정치적 분위기는 점점 보수적으로 되어갔다. 어떤 의미에서는 공화당이 자유주의 여론에 대응해야 했던 1970년대 초반과는 완전히 상반되었다. 인플레이션과 에너지 문제가 더 중요해지면서 민주당 지도부는 더 이상 어떤 자유주의적인 시도도 실행 불가능하다고 간주하기 시작했다. 시민권과 사회적 권리를 주장하는 다양한 운동은 정당한 명분으로 취급되기보다는 낙농업이나 제화산업과 같이 특별한 이해관계로 다루어졌다. 그렇지만 민주당은 모든 이러한 이해관계에 몰두했다. 인플레이션 상승의 그늘 속에서 갈등으로 인한 압력에 타격을 입었던 민주당은 기타 사회정책 분야에서와 마찬가지로 의료에 대한 효과적인 조치가 불가능함을 보여주었다.

노동조합의 지원을 요구하면서 대통령 캠페인을 벌였던 카터는 포괄적인 국민건강보험을 약속했다. 그러나 대통령으로 당선되자 카터는 예산상의 압력과 인플레이션 억제 노력에 대한 위협 때문에 이를 추진할 수 없었다. 카터 행정부는 처음 2년 동안 건강보험을 복지개혁 및 병원비 억제를 위한 안건 뒤로 미루었다. 포드의 경제 고문들과 마찬가지로 카터의 경제 고문들은 건강보험을 연기하거나 완전히 폐기해야 한다고 주장했다.

카터가 취임하자 곧 대통령과 케네디 상원의원 간에 분열이 시작되었다. 신임

보건교육후생성 장관이 된 캘리파노Joseph A. Califano는 건강보험을 실시하려면 적어도 1년의 준비 기간이 필요하다고 지적했다. 케네디는 캘리파노에게 "문제는 새로운 사업을 실시하자는 것이 아니다. 우리는 여러 해 동안 작업해 왔던 계획을 이미 가지고 있다. 우리에게 필요한 것은 정치적 협상이다."라고 말했다. 또한 케네디는 카터가 건강보험을 수년간에 걸쳐 단계적으로 시행하려는 데 대해서도 적극적으로 반대했다. 케네디가 보기에, 국민건강보험이 실시될 때 제도의 포괄적인 개혁도 함께 수반되어야 했다.[57]

카터 행정부와 케네디 모두 건강보험을 확대하려는 어떤 계획에서든지 수가통제 정책을 그와 동시에 실시해야 한다는 데 인식을 같이했다. 이미 인구의 90%가 공공 혹은 민간보험이 운영하는 제3자 지불 방식을 이용하고 있었다. 국민건강보험은 이미 논의가 진행되고 있는 와중이라 잘 마무리해야 하는 문제였다. 또한 미국은 현재 소비하고 있는 의료비 이상의 비용이 필요한 것도 아니었다. 미국은 이미 포괄적인 국민건강보험을 가진 다른 대부분의 나라보다도 더 많은, GNP의 8% 이상을 의료비로 지출하고 있었다. 1970년대 초 캐나다가 포괄적인 건강보험을 도입할 때도 GNP의 7.3%로 미국만큼의 의료비를 지출하고 있었다. 1970년대 말 미국의 의료비는 GNP의 9%에 이른 반면에(그리고 이 수치를 넘어섰다), 캐나다는 약 7.5%에서 안정되어 있었다. 미국은 단편적이고 수가에 기초한 상환체계를 유지한 반면, 캐나다의 각 주 정부는 의료공급자와의 협상을 통해 의료비 상승률을 결정함으로써 비용을 통제했다.[58]

그러나 미국은 국민건강보험을 논의할 때 거대한 새 지출을 의미한다는 고정된 선입견을 갖고 있었다. 추가 비용이 본래부터 필요한 것은 아니었지만 필요한 것처럼 보였다. 왜냐하면 의회가 비용을 통제하기 위해, 즉 보건의료 산업에 이해관계를 갖는 모든 사람의 소득을 통제하기 위해 요구되는 구조적 개혁을 채택하는 것이 불가능했을 수도 있었기 때문이다.

병원비 억제안에 대한 카터의 반응은 이러한 계산을 확신시켜 주는 것 같았다. 1977년에 대통령은 병원비 상승을 소비자물가지수 상승률의 약 1.5배로 제한할 것을 의회에 요구했다. 1977년의 병원비는 1976년보다 15.6% 상승했는데 전체적인 인플레이션율은 6%였다. 카터의 계획은 병원비 상승의 상한선을 9%로 제한하는 것이었다. 이 방안은 상원을 통과했지만 병원계의 집단 로비로 희생양이 되어 하원에서 거부되었다.

1978년 초 케네디 상원의원은 행정부의 보건 문제 수행뿐만 아니라 국민건강보험에 대해서도 더디게 진행시키는 것을 점점 참기 어려웠다. 취임 후 1년 반이 지난 그해 7월 대통령은 국민건강보험의 일반 원칙만 발표할 것을 허락했다. 입법 제안은 1년 후에 있었다. 행정부가 지체시키고 있음을 감지했던 노동계 지도자와 자유주의자들은 케네디의 주도로 제 갈 길을 가기로 결정했다.

그들이 만들어낸 새로운 제안은 초기의 자유주의적 정책과는 크게 달랐다. 그 제안은 공공체계 대신에 민간보건사업들(HMO, 단독개원의사협회, 블루크로스, 상업보험)이 가입자를 두고 경쟁하게 하는 것으로, 가입자들이 병원과 의원서비스 외에도 다양한 기본적 건강서비스를 받을 수 있도록 건강보험카드를 받도록 했다. 카드 비용은 소득에 따라 다양하며, 고용주는 근로자의 비용 중 65%를 부담하며 정부는 빈민의 비용을 담당하는 것이었다. 보험카드로는 소득이 어느 정도인지를 몰랐기 때문에 빈민은 메디케이드에서 했던 것처럼 분리된 지불체계를 거치지 않아도 되었다. 보험업자가 부유층과 건강한 사람만 가입시키는 것을 막기 위해 가입자의 보험재정 위험도에 따라 보험료를 지불했다(노인과 빈민은 더 지불했다). 반면 소비자는 그들이 더욱 효율적인 프로그램에 가입하면 할인이나 추가 서비스를 받을 수 있었다. 의료수가에 기초한 병원 상환과 의사에 대한 관행적인 수수료는 고정된 협상률로 대체되었다. 전체 체계는 예산의 한도 내에서 운영되도록 했다.

카터 행정부는 케네디의 새로운 계획이 실시되기 어렵고 정치적으로도 실용적이지 못한 것으로 여겼다. 그 대신에 행정부는 기업이 피고용인들에게 최소단위의 급여를 제공하고, 노인과 빈민을 위한 공공보험을 확대하며, 나머지 인구에게 보험을 판매할 새로운 공공법인을 설립할 것을 제안했다. 2년 반 후에 카터 행정부는 1974년의 닉슨 계획을 수정하는 데 성공했으나, 이는 1983년 이후에야 효력이 발생했다.

케네디와 카터의 접근방식에는 근본적인 차이가 있었다. 케네디는 국민건강보험이 보건의료체계를 새로운 유인책과 교섭관계의 틀 위에서 재편성할 수 있는 기회라고 생각했다. 수가통제를 잘하면 의료에 대한 접근성도 좋아진다는 것이다. 그러므로 국민건강보험은 개인비용과 사회비용을 동시에 해결할 수 있다고 보았다. 반면 카터는 국민건강보험은 수가통제가 선행되고 경제가 번영할 때만 보건의료체계가 부담할 수 있는 의무라고 여겼다. 그러므로 정부는 마지못해 계획에 접근했으나 결코 적극적으로 진행하지 않았다.

어떤 정책도 실행될 기회를 갖지 못했다. 1979년 5월 보건교육후생성의 고위관료는 "우리는 정치적 가능성이 거의 없는 상황에서 이 문제를 의회로 끌고 가려 한다."라고 주장했다.[59] 그러나 하원의 민주당 지도부는 이미 캘리파노에게 자신들이 의안 제출을 원하지 않는다고 말했다. 5월 14일에는 케네디가, 그리고 한 달 후에는 카터가 자신들의 계획을 각각 공개했을 때 언론은 그들의 의안이 미칠 영향보다 그들 간의 정치적 경쟁에 더 많은 관심을 기울였다. 케네디는 카터에게 패배했고, 카터는 레이건에게 패배했으며, 국민건강보험은 다시 신기루처럼 미국 정치에서 사라져버렸다.

1979년 가을, 병원비 규제도 같은 운명을 맞이했는데, 의료산업에 대한 정부 규제의 전환점이 되었다. 정부 규제라는 예상에 대응하여 병원은 비용을 낮추기 위한 자발적인 노력을 시작했으며 1978년에 12.8%의 인상률을 보였다. 1979년 초 정부는 수정된 의안, 즉 병원가격이 특정 한도를 초과할 때만 규제한다는 내용을 제시했다. 그 한도는 병원이 제공하는 재화와 서비스 가격, 이용 인구 및 새로운 기술의 가격에 따라 달랐다.

그러나 이러한 유연성에 따른 양보는 규제를 더욱 복잡하게 만들었고, 새 법안은 의회 내에 커져갔던 규제 반대 세력으로부터 분노를 샀다. 1979년까지 보건의료 규제에 대한 평판은 결코 좋지 못했다. PSRO 사업에 대한 초기 평가들은 이 사업이 절약하는 것 이상으로 비용이 든다는 점을 암시했다. CON의 효과에 관한 한 연구는 이 사업이 병상 수를 늘리는 것을 지연시키지만, 다른 자본비용이 증가하기 때문에 순수한 효과는 무시할 정도로 미미함을 보여주었다.[60] 다른 연구들은 두 사업에 더욱 긍정적이었으며, 병원비용 규제를 분석한 한 연구는 1975년 이후 사업에 광범위한 권한을 부여받은 6개 주는 병원비를 국가 전체 평균보다 14% 낮게 규제했음을 밝혔다.[61] 캘리파노는 행정부의 수가규제 조치는 5년간 530억 달러를 절감할 수 있다고 주장했다. 그러나 미시간주의 하원의원 스토크먼David Stockman이 주도했던 반대자들은 이 법안이 과잉규제와 민간부문에 대한 정부의 맹목적인 개입을 상징하며, 효율적으로 운영되는 병원에 벌을 주어 병원서비스의 질을 감소시킬 뿐이라고 주장했다. 미국병원협회는 자신들의 지역구 의원들에 대한 로비를 벌였다. 결국 반대가 우세하여 1979년 11월 15일 의회는 234 대 166의 표결로 이 방안은 부결되었다.

규제를 지지하는 사람들이 볼 때, 병원의 로비에 대한 반대는 고도의 이해관계로 조직된 이익집단이 대중에게 광범위하게 도움이 될 수 있는 조치를 차단할 수 있다는 것을 상징적으로 보여주었다. 그러나 법안 자체는 보건의료에 내재되어 있는 문제를 처리하는 민주당의 한계를 입증하는 것이었다. 이 법안이 보건의료에 대한 그들의 주된 입법활동이었음에도 불구하고 왜곡된 상환체계는 그대로 남아 있었고 새로운 규제의 껍질이 덧붙여졌다.

그러나 1970년대 초부터 시작된 구조개혁에 대한 주요한 시도들은 국민 의료비의 증가를 억제할 수 없었다. 이들 중 HMO의 보건계획이 가장 큰 기대를 받으며 도입되었다. 지지자들에게 이 사업들은 단순히 새로운 사업일 뿐만 아니라 의료체계의 기본 조직을 변화시키기 위한 전략이었다.

HMO 사업은 1976년경 전환의 계기를 마련했다. 그해 의회는 강제급여와 사업을 어렵게 했던 여러 가지 엄격한 요건을 완화했다. 1977년 5월 — 연방 공무원에 대한 자료에서 카이저보험 가입자의 연간 입원일수가 인구 100명당 평균 입원일수인 1149일과 비교해 단지 349일임이 확인된 후 — 캘리파노 장관은 연방 정부의 HMO에 대한 지원을 부활시키기 위해 필요한 사항을 검토할 것을 요청했다. 1978년 의회는 다시 연방 정부의 지원을 증가시키도록 법률을 개정했고, 그해 HMO의 가입자들은 이전 해에 비해 140만 명이나 늘어났다.

1979년 중반까지 모두 217개의 HMO가 있었는데, 이는 닉슨 행정부가 예측했던 1700개보다 훨씬 적은 숫자였다, 그러나 가입자 수는 총 790만 명으로 1970년의

2배였으며, HMO는 잘 운영되었고 입원이 감소함으로써 상당히 저렴한 비용으로 의료를 제공할 수 있었다. 캘리포니아, 중서부의 주들, 동북부의 몇몇 도시에서는 HMO의 발전이 '이륙' 단계에 도달한 것처럼 보였다. 미니애폴리스의 세인트폴에서 HMO가 신속히 확산되면서 행위별수가제에 의한 가격이 계속 하락했음을 보여주는 자료도 있었다. 그러나 HMO의 가입자는 전체 인구의 4%뿐이었고, 정부 추계에 따르면 1990년까지 10%도 되지 않을 것이었다.[62]

1974년 의회에서 언급되었던 새로운 보건기획기구는 수가를 규제하는 것뿐 아니라 의료의 접근성, 수용도, 지속성 및 서비스의 질을 개선하는 것이었다. '위력 있는 과학적 기획'이라고 발표되었으나 회의론자들은 과거의 기획과 거의 차이가 없다고 주장했다. HSA에서 대표들의 분포와 상관없이, 의료공급자는 여전히 힘을 떨쳤고 수가통제는 거의 없었다. 무대 위에서 속기 쉬운 소비자는 권위 있는 의사나 병원 행정가들에 의해 좌지우지되기 쉬울 것이라고 비판론자들은 예견했다. 이뿐 아니라 수가 상승이 국가나 국민 전체적으로 확산되고 있음을 알면서도 소비자들은 그들의 지역사회에 일자리와 서비스를 제공해 주는 사업들에 반대할 명분이 없었다.

새로운 기획사업들은 비평가들이 애초에 예견했던 것 이상으로 — 혹은 경제계가 원했던 것 이상으로 — 수가통제를 추구했음이 판명되었다. 초기의 분석들은 전문적인 기획가들과 지역사회의 시민활동가들의 수가규제에 대한 약속을 과소평가했다. 의료공급자들은 공공기관과 민간기관 사이에서 혹은 지리적인 경계를 따라 종종 분열되었다. 많은 의료인들, 특히 간호사들은 소비자와 연대했다. 그로 인해 병원과 의사들은 과거처럼 그렇게 기획 과정에서의 우위를 쉽게 차지하지 못했다.[63]

그럼에도 불구하고 심사를 하는 데 부지런했던 HSA는 영향력에 한계가 있었다. 그들의 권고는 주 정부에 의해 번복될 수 있었고 실제로 자주 그랬다. 매사추세츠에서 CON을 인가받지 못했던 몇몇 간호요양원들은 법률적으로 면제를 받았다. 가장 중요한 것은 기획기구들이 여전히 기획을 거의 할 수 없다는 것이었다. 이들은 주로 다른 사람들의 기획에 대응하고 있을 뿐이었다. 그들은 기획심사에 몰두하고 있었기 때문에 주도권을 쥘 수 없었고, 새로운 의료사업을 시작할 기금도 갖고 있지 못했다. 그들은 기존의 시설에 대한 '적합성'을 심사할 수 있었지만, 불필요하다고 판정한 기관에 대해서는 아무것도 할 수 없었다. 그들은 사업을 지연하거나 거부할 수도 있었지만 상환체계의 저변에 깔린 유인책은 그들의 권한 밖이었다.

개혁은 보건의료에 대한 접근성을 높인다는 원래의 목적을 많이 성취했다. 의사 부족, 특히 가정의 부족에 대한 1970년의 관심은 상당히 줄어들었다. 미국의 의과대학은 등록 수를 늘림으로써 인두제 지불에 대응했다. 가정의학은 예상보다 더 빠른 속도로 성장해서 주요 전문 분야가 되었다.[64] 연방 지원금 삭감에도 불구하고 메디케이드와 기타 사업은 빈민의료에 대한 접근성을 지속적으로 개선했다.

1970년대 말까지, 보건의료에 대한 이용의 형평성 문제는 더 이상 통치자의 관심사가 아니었다. HSA는 수가규제와 의료 접근성 개선을 위해 만들어졌는데, 이제 평가는 수가규제의 성공에만 관심을 두었다. PSRO와 같은 사업은 질적 관리를 목적으로 했으나 수가통제라는 협소한 틀에 의해 평가되어 수가규제가 미약하다고 판명되었다.

이제는 정치적 역할이 바뀌었다. 1970년대 후반까지는 개혁가들이 — 보건의료에서 관료주의와 규제의 확대를 정당화해야 했다 — 방어적 위치에 있었다. 반면 의료공급자들은 정부의 과잉개입, 중복적 사업, 비합리성을 비난했다. 1970년대가 시작되었을 때 개혁가들은 의료산업의 비효율성을 비판했다. 1970년대가 끝날 무렵 경제계는 개혁의 비효율성을 비판하고 있었다.

1978년 공적으로나 사적으로 보험 적용을 받지 못하는 사람은 2600만 명이었고, 심하게 아플 때 적절하지 못한 서비스를 적용받는 보험을 가진 사람은 더 많았다.[65] 민간보험과 의료복지 간의 간격은 특히 남부지역 주들에서 벌어져 있었는데, 여기서는 메디케이드 적용자격이 심하게 제한되어 있었기 때문이다. 이러한 체계의 비합리성과 이로 인한 재정적 불안정, 1차 진료와 예방보건서비스의 이용에 미치는 효과 등에 일반적으로 합의했음에도 불구하고, 민주당은 1976년부터 1980년까지 권력을 장악했지만 아무것도 하지 못했다. 그들은 또한 민간보험 도입에 따른 기본적인 모순을 처리할 수 없었기 때문에, 개혁으로 얻었던 이득을 위험에 빠뜨렸다. 그들은 보건의료를 공공재의 한 부분으로 만드는 것에 성공했으나, 순위를 설정하는 데는 실패했다.

공공재의 재민영화

1960년대와 1970년대의 재분배 및 규제적 개혁은 보건의료의 정치적 영역을 크게 확장했다. 일단 정부가 의료서비스에 드는 막대한 재정 부담을 떠맡자, 보수주의자들은 정치적 권위를 확대하는 데 재정적으로 신중해야 한다는 것을 이유로 협력했다. 초기에는 주로 의사들이 반대했는데 이들은 정부가 자신들의 자율성과 수입을 제한할 것을 두려워했다. 그들의 반대는 영향력이 있었지만 국가의 개입을 저지할 수 있을 만한 것은 아니었다. 그러나 1970년대 후반이 되면서 의사들의 반대는 미국 정치에서 더욱 상당한 비중을 차지했다. 새롭게 등장한 보수주의는 정치 영역에서 세금과 정부의 역할을 민간부문으로 되돌려 결국에는 많은 공공재를 다시 민영화했다.

재민영화의 사례는 몇 가지 주장에 근거한다. 이러한 비판적 시각에서 보면 복지국가는 '과부하'되어 있고, 서구 민주주의는 '통치할 수 없게' 되었다. 국가의 자원 배분 및 소득분포에 대한 국가의 역할이 늘어나면서 비현실적인 기대가 나타났다. 정부는 몇 가지 기능을 수행함으로써, 무제한적으로 권리를 부여해 달라는 요구와 그러한 요구가 불가피하게 산출하는 갈등을 유예할 수 있었다. 또한 보수주의자들은 정부가 어떤 과업에 대해서도 본래적으로 무능력하다고 비판했다. 정치적인 필요조건은 효율성에 대한 요구와 상충했다. 예를 들어, 정부는 오래된 병원과 같이 비생산적인 공장을 문 닫게 할 수 없었다. 공공정책의 수단들은 개인적 기호나 지역적 여건에 따른 편차에 불필요하게 민감한 것으로 알려져 있었다. 마지막으로, 정부는 국가의 개입을 늘리고, 세금 부과를 증대시킴으로써 '새로운 계급'을 만들어내고, 그 계급은 민간경제에 부담을 주어 혁신과 투자 의욕을 약화시킨다.

이것이 익숙한 신보수주의의 예이다. 비록 대중이 재민영화라는 보다 큰 사업을 지지하기는커녕 정확하게 이해하지도 못했지만, 확실히 많은 — 1980년에는 대부분의 — 사람들이 정부에 대해 일반적인 반감을 공유하게 되었다. 인플레이션으로 인해 적자지출에 반대하는 논의가 외견상 긴급해 보이는 근거를 제공했고, 인종차별 시정조치affirmative action와 학교 통학의 차별 철폐와 같은 개입적 자유주의 사회정책은 뉴딜정책 이래로 내려왔던 온정주의적 자유주의를 일소해 버렸다. 이러한 복합적인 상황들 때문에 보수주의자들은 정부지출뿐 아니라 정부 기능을 광범위하게 축소할 기회를 가지게 되었다.

의료에서는 보수적인 견해가 과거 20년에 걸쳐 중요한 세 가지 변화를 겪었다. 1970년대까지 보수주의자는 의료에 대한 정부의 개입을 주로 자발성을 명분으로 반대했다. 비록 몇몇 자유시장 정책을 주장하는 자들, 특히 프리드먼Milton Friedman은 의사들을 카르텔이라고 비판하고 면허 폐지를 요구했지만, 이것은 일차적으로 지적인 유희였다. 그 누구도 심각하게 실행하려 하지 않았다. 건강유지전략은 보건정책이 자발성으로부터 경쟁으로 변화하는 보수주의적 사고가 강조되고 있음을 나타내는 첫 신호였다.

그러나 HMO 사업은 처음에는 대통령의 지원을 얻어내는 데 성공했지만 곧 경쟁 상대의 지지자들에게 부담이 되었다. 1970년대 중반에 HMO의 발달이 정체된 것과 같이, 이 사업이 수가 상승을 포괄적으로 처방하라는 요구에 부응하지 못한다는 것은 명백했다. 그래서 경쟁정책을 주장하는 자들의 두 번째 선택은 HMO를 넘어서는 정책을 일반화하는 것이었다. 예를 들어, 듀크대학의 법학 교수인 해비거스트Clark Havighurst는 보건의료 분야에 반트러스트 활동을 확대하기 위한 제안을 입안했는데, 1975년에 연방거래위원회Federal Trade Commission는 이를 도입했다. 스탠퍼드대학의 경제학자 엔토벤Alain Enthoven(본문 579쪽 참고)은 국민건강보험에 관한 경쟁적인 모델을 발전시켰다. 비록 캘리파노가 엔토벤의 연구를 지원하기는 했지만, 카터 행정부는 이를 승인하지 않았다. 그럼에도 불구하고 엔토벤의 생각은 보건정책에 대한 '시장' 접근을 가장 세련되게 기술한 것으로서 폭넓은 영향력을 갖게 되었다.[66]

1970년대 후반에는 세 번째의 보수주의적 사고방식이 채택되었다. 닉슨의 보수당 개혁주의는 정치와 경제에 새로운 근본주의를 여는 계기가 되었다. 보건의료에서는 병원수가 억제에 대한 논란이 규제를 반대하는 움직임을 부추겼다. 그리고 보수주의자는 이제 그들만의 계시록을 가졌는데, 이것이 1970년대의 세 번째 문제 인식이었다(본문 520쪽 참고). 미국 의료의 문제점은 정부의 역할이 최소화된다면 경쟁과 유인책에 의존함으로써 치유될 수 있다는 것이었다. 레이건이 1980년에 대통령에 당선되었을 때 이러한 시각이 정책의 방향이 될 것처럼 보였다. 레이건 대통령은 수뇌부에 선도적인 경쟁전략의 지도적 주창자인 두 사람을 발탁했다. 하원의원 스토크먼은 운영예산Office of Management and Budget 실장, 상원의원 슈바이커Richard Schweiker는 보건성Department of Health & Human Services 장관이 되었다. 행정부는 즉각적으로 HSA와 PSRO를 폐지하고 연방 보건사업인 '정액 일시보조금block grants'을 정부로 통합하고 메디케이드에 대한 연방 지원을 '한정'했다.

그러나 자유주의자와 마찬가지로 보수주의자도 이데올로기적으로 신뢰할 수 있는 정책을 수행하는 것에는 어려움을 느꼈고 이익집단을 두려워했다. 보험회사와 의사들도 경쟁을 강화하는 보수주의적 사업에 그다지 열의를 보이지 않았다. 의사와 병원은 규제가 완화되는 것은 환영한 반면에 이미 받는 데 익숙해져 있는 연방정부의 지원을 감축하는 계획에 대해서는 완전히 동조할 수 없었다. 보조금 삭감은 규제를 불러오는데, 이는 경쟁도 마찬가지였다. 즉, 강력한 조직이 약한 조직을 인수해 버리는 것이다. 레이건 취임 후 곧 있었던 미국의사협회 모임에서 한 지역의사회 회장은 "우리들의 스승은 스미스Adam Smith가 아니라 항상 히포크라테스였다."라고 말했다.[67] 이러한 반대의 원천은 진지한 경쟁전략을 수행하기 위한 신속한 조처들을 차단해 왔다. 레이건 행정부가 2년째 되던 해에 계속해서 공공규제, 공공보건사업 및 빈민의 개인 건강서비스를 위한 공공재정을 감소시키면서도 경쟁적 접근법으로부터 후퇴하고 있었다.

만일 실시될 수 있다면, 재민영화의 결과는 아마도 항상 대중의 기대와 차이가 있을 것이었다. '거대한 정부'를 거부했던 대중은 더욱 오래되고 단순한 방법으로 되돌아가고 싶은 욕구를 표현하고 있었던 것으로 보인다. 마찬가지로 의사들도 정부의 규제에 항의하면서 개인진료에 대한 전통적인 자유와 특권을 다시 누리기 원했다. 그러나 최소한 의료에서 민간부문에 의존한다면 미국은 현상 유지되는 것이 아니라, 전적으로 새로운 기업가적 의료를 향한 운동이 가속화되기 마련이다.

5장

기업의료의 등장

제로섬의 진료행위 •

기업의료의 성장 •

의사, 기업, 국가 •

소규모 개인사업가는 미국적 통념에 깊게 뿌리를 내리고 있다. 개인사업가의 불운은 자신이 미국 경제 내에 그렇게 확고하게 뿌리내리지 못했다는 데 있다. 대기업이 경제생활을 지배하기 시작하면서 기업가에 대한 신화와 이상은 사라지지 않고 계속되었으며, 제조업 분야의 노동자들은 자기사업을 하고 싶은 환상에 사로잡혔다. 경제학자들은 수많은 소규모 회사들 간의 경쟁을 분석 기준으로 삼으며 이 기준에서 벗어난 것들은 이례적인 것으로 여긴다. 사회학에서도 개원의사들은 의료 전문직을 연구하는 출발점이 된다. 관료적인 전문가들은 현대사회 전문가 중 압도적 대다수를 차지한다 하더라도, 여전히 이례적인 집단이다.

20세기 들어 의학은 독립적인 전문직이 몰락하는 전통에서도 예외적으로 존재한 영웅이 되었다. 의사들은 자신들의 업무에서 기업과 관료의 통제를 피해갔으며, 자신들의 자율성이 침해받지 않는 방식으로 병원과 건강보험, 그 밖의 의료기관을 발전시켜 왔다. 그러나 의학 및 의료는 더 이상 예외적인 분야로 남을 수 없게 되었다.

미국의 경제적 상황과 정치가 획기적으로 전환되지 않는다면, 20세기 마지막 수십 년간은 많은 의사들, 자선병원, 그리고 의과대학의 자율성과 자원이 감소하는 시기가 될 것이다. 두 가지 당면한 상황이 그들의 미래에 그림자를 드리우고 있다. 하나는 의사 인력 공급이 급속히 증가하고 있다는 것이며, 다른 하나는 의료비 상승을 억제하려는 정부와 고용주의 노력이 지속적으로 전개되고 있다는 것이다. 이러한 상황은 의료체계 전체에 심각한 긴장을 초래한다. 더욱이 이러한 변화는 세 번째로 등장한 상황인 의료서비스를 기업화하려는 움직임을 가속화하는데, 이는 의료기관뿐 아니라 의료의 풍속도와 정치에도 깊은 영향을 이미 미치고 있다.

나는 1권에서, 경쟁을 제한하고 정부와 민간조직에 의한 규제를 제한하며 의학지식을 규정하는 기준과 이해 방식을 정의하고 해석하는 권위로부터 의사의 지배권이 나온다고 논한 바 있다. 새로이 등장하고 있는 상황으로 인해 그동안 의사가 통제했던 시장, 조직, 판단의 기준은 위험에 처하게 되었다. 의사는 국가의 보호를 받아왔고 자신의 입장을 관철하는 데 정치적 혜택을 받아왔으나, 정부는 더 이상 그들에게 호의적이지 않으며, 의사는 더 이상 의료산업에서 지배적인 위치에 있지 않다. 의사의 증가로 인해 의료 분야의 내부적인 단결력과 강력한 집합적 조직이 요청되었으나, 증가하는 압력 때문에 의사들 내의 서로 다른 전문 분과들이 단결하는 데 쐐기를 박고 있다. 미래를 전망해 보건대, 의사들의 지배권은 약화될 뿐만 아니라 전체 보건의료체계에 더욱 커다란 분열과 불평등과 갈등이 일어날 것이다.

제로섬의 진료행위

의사의 '과잉'과 경쟁

시장지향적인 정책 결정자들은 어떻게 하면 보건의료를 더 경쟁적으로 만들 것인지에 대해 궁리했는데, 경쟁에 대한 압력은 '의사의 부족'을 개선하는 것을 목적으로 했던 초기의 자유주의적 정책의 결과로 생겨났다. 1965년과 1980년 사이에, 연방 정부의 원조는 의과대학 수를 88개에서 126개로 늘리고 졸업생 수도 7409명에서 1만 5135명으로 늘리는 데 성공했다. 1985년까지 졸업생 수는 연간 1만 7000명으로 늘어날 전망이다.[1] 1976년에 외국인 의사들의 유입을 감소시키는 새로운 이민정책이 채택되었음에도 불구하고, 미국에서 실제 진료를 하고 있는 의사들은 1975년의 37만 7000명에서 1980년에 약 45만 명으로 증가했으며, 1980년대 말에는 60만 명으로 늘어날 것으로 추산되고 있다. 이러한 급속한 팽창은 인구성장의 속도가 둔화된 것과 일치한다. 미국의 의사 수는 1960년에 인구 10만 명당 148명에서 1975년에 177명으로, 1980년에는 202명이 되었다. 1990년 인구 10만 명당 비율은 245명으로 껑충 뛰어오르면서 미국은 세계에서 가장 의사가 밀집된 나라들 중 하나가 될 것으로 전망된다.[2]

1990년까지 인구의 노령화로 인해, 필요한 의사 수요는 단지 약간만 더 늘어날 것이다. 소득, 보험 적용 범위, 혹은 테크놀로지와 같은 다른 변화로 미국인이 인구당 의사서비스를 더 많이(혹은 적게) 이용할지는 불투명하다. 1979년에 보건인력국Bureau of Health Manpower은 1968년에서 1976년까지 뚜렷했던 의사서비스 이용 증가 추세로 볼 때 1980년대 말에는 의사 수요가 공급을 따라잡을 것이라고 추산했다. 그러나 의회기술평가사무처Congressional Office of Technology Assessment가 지적했던 바와 같이, 메디케어와 메디케이드의 보급으로 1960년대 말 의사 수요가 이례적으로 급증했다. 1977년 이후에는 거의 정체된 듯하다(메디케이드 등록이 중단되기 시작했던 1971년 이후에는 사실상 수요가 줄어들었을 것이다). 의회기술평가사무처는 만일 의료 이용이 증가하지 않는다면 '잉여' 의사는 1990년에 18만 5000명에 이를 것으로 추산했다.[3] 1980년에 또 다른 단체인 의학교육국가자문위원회Graduate Medical Education National Advisory Committee: GMENAC는 1990년이 되면 '수요'에 부응하는 의사 인력은 7000명 이상 남아돌 것으로 예상했다. 어찌되었든 이러한 추산에서는 의료서비스에 대한 사회경제적 장벽을 고려하지 않았다.[4]

'잉여' 의사의 수를 추산하는 작업은 기술적인 평가일 뿐 아니라 정치적인 평가이기도 하다. 의사들에 대한 장래 수요는 국민건강보험이 어떻게 될 것인가와 같은 불확실한 정치적인 발전에 좌우될 것이다. 만일 공공건강보험이나 민간건강보험이 크게 발전한다면, 의사의 장래 수요는 이에 자극을 받아 늘어날 수도 있다. 혹은 반대로 공공재원을 삭감하거나 민간보건의료에 대해 조세지원을 하면 의사 수요는 줄어들 것이다. 또한 의사서비스에 대한 수요는 관련 전문가와 준의료계paramedical 종사자가 이 분야로 진출하면 감소될 수 있다. 그러나 만일 면허를 제한하고 상환제를 도입하면 의사서비스 수요는 증가할 것이다. 만일 행위별수가제가 우세하면 수요는 증가할 것이고, 선불제보험이 성공하면 수요는 감소할 것이다. 건강유지조직(이하 HMO)은 준의료계 종사자를 이용하고 외과의를 상근으로 일하도록 하며 의사의 직무수행을 감독함으로써, 의사 공급이 급증하기 전보다 환자당 의사의 비율을 현저히 낮추면서 성공적으로 운영되고 있다. 만일 경제적인 압력으로 인해 보건의료서비스를 더욱 합리화해 나간다면, '잉여' 의사는 현재의 양상을 기초로 한 추정치보다 엄청나게 많이 늘어날 것이다.

다른 한편으로, 의사 구성에서의 변화는 수적인 증가로 인해 예상되는 충격을 다소 완화할 것이다. 여의사가 새로 배출되는 의사의 4분의 1을 차지하는데, 이로 인해 의사들 사이의 경쟁 압력은 감소될 것이다. 여의사가 평균적으로 주당 근무시간이 적고 시간당 돌보는 환자 수도 적다는 연구들이 제시되고 있다.[5] 또한 만일 개인의원이 좀 더 경쟁적이 된다면, 더 많은 의사들이 경영자적인 역할에 관심을 가질 것이다. 의학에서 행정적이고 기업적인 측면이 발달함에 따라 임상진료에서 정력을 '소진한' 의사들은 '환자로부터 빠져나올' 수 있는 손쉬운 방법을 찾을 것이다.[6]

수요와 공급에 영향을 미치는 이러한 우발적 사건들로 인해 '잉여' 의사에 대한 어떤 예고도 위험한 것이 되었다. 의사의 실업은 이제 유럽과 라틴아메리카의 여러 나라에서 일상적인 일이 되었다. 이러한 상태가 미국에까지 도달할 것인지는 불확실하다. 그러나 의사 수요가 상당히 느림보 걸음을 하고 있다는 증거가 이미 나타나고 있다. 1970년과 1980년 사이에 미국의사협회의 자료에 따르면, 의사당 방문 환자 수는 주당 132.5명에서 116.6명으로 12%나 감소한 것으로 나타났다.[7] 이와 같이 감소한 것은 단지 의사 수가 증가했기 때문이 아니라 1인당 의사서비스의 이용이 감소했기 때문이다. 연방 정부의 조사에 따르면, 1975년과 1979년 사이에 미국인의 의사 방문횟수는 연간 5.1회에서 4.7회로 8% 감소했다.[8] 1979년 조사에서 개원의 중 57%만이 환자가 충분하다고 응답했다. 환자가 적은 것에 만족했던 의사도 있었지만, 25%는 더 많은 환자를 보기를 원한다고 응답했다.[9]

많은 경제학자들과 정책 결정자들은 의료시장의 특수한 구조 때문에 의사들이 수수료를 올리고 불필요한 검사나 수술, 기타 의료서비스를 시행함으로써 이러한 불황에 대응한다고 주장했다. 어떤 연구에서 이러한 관점을 지지하는 증거를 내놓기도 했지만, 수요를 유발하는 의사들의 능력에는 한계가 있었다. 닉슨 대통령의 경제안정화 사업Economic Stabilization Program이 진행되고 있던 1971년과 1974년 사이에 의사들은 진료의 양(특히 환자의 재방문과 진단적인 검사)을 증가시키는 방법으로 진료비 통제에 대응했으나, 이는 수입의 손실분을 단지 부분적으로만 상쇄할 수 있을 따름이었다.[10] 1974년과 1977년 사이에 환자 방문이 감소하자 의사들은 수수료를 올렸지만, 역시 손실분을 부분적으로만 보상받을 수 있었다. 미국의사협회와 ≪의료경제Medical Economics≫가 함께 실시한 조사에 따르면, 의사 수입은 심각한 정도는 아니지만 1970년대 인플레이션에 미치지 못할 정도로 떨어졌다고 한다.[11] 1979년 집단진료에 지원했던 의사들은 의료가 구매자의 시장이 되었다고 말했다. 즉, 모집하는 수보다 더 많은 수의 의사가 지원했으며, 어떤 집단진료에서는 인플레이션에도 불구하고 몇 년 동안 월급이 처음 수준에서 전혀 올라가지 않았다.[12]

1980년대에는 의사들에게 가해지는 압박이 더욱 심해질 것 같다. 인플레이션을 감안하더라도 전후 몇십 년(1945~1980년) 동안 의료비 지출은 의사 수 증가율보다 훨씬 급속히 증가했다. 그래서 각각 의사들은 자원이 팽창하던 세상에서 일했다고 할 수 있다.[13] 1980년대 의사 공급은 더욱 급격히 증가할 것이며, 의료비는 더욱 서서히 상승할 것이다. 고정달러constant dollar로 환산해 보면, 의사 1인당 의료비는 전혀 상승하지 않았다. 1975년에 미국 인구 565명당 1명의 의사가 있었다. 1990년까지 인구 404명당 1명꼴이 될 것으로 전망되는데, 이는 의사가 평균 수용할 수 있는 환자의 거의 30%가 감소한 것이다. 이전의 565명에 해당하는 것만큼 404명의 의사에게 같은 수입을 보장하려면 개인소득이 실질적으로 상승하고, 다른 재화와 서비스에 대한 지출이 보건의료에 대한 지출로 이전되거나, 병원 및 다른 의료제공자에게 돌아가는 '보건의료비'가 의사에게로 전이되어야 할 것이다. 경제적이고 정치적인 풍토 — 더딘 경제성장과 의료비 상승을 점차로 반대하는 분위기 — 로 볼 때 처음의 두 가지 중 어느 쪽도 일어나기는 어려울 것으로 보인다.

점차 의사 개인 혹은 집단이 수익을 얻으면, 다른 의사나 공급자는 손해를 볼 수밖에 없다. 게임이론의 용어로 말하자면, 1980년대의 의료서비스는 더욱더 제로섬 게임이 될 것이다. 새로 의사가 된 사람들은 다른 개원의들이 제공하는 의료서비스에 추가로 전문화된 서비스를 지역사회에 더 도입할 수 없을 것이며, 그들은 기존의 의사들로부터 업무를 빼앗을 것이다. 1990년에 진료하게 될 의사의 3분의 1이 1980년대에 이미 전공의 과정을 마친 사람들일 것이다. 수입이 감소하는 상황은 베이비붐 세대에 해당하는 의사들에게 가장 심하게 닥칠 것이다.* 현재의 관행에 가장 적응하지 못하는 젊은 의사들은 그 관행과 관계를 끊어야 하는 큰 압력을

* 의학교육 기간이 길어지고 의과대학 수의 증가가 지체되며 다른 형태의 대학원 교육 기간이 길어지면서, 이러한 베이비붐 현상은 의학 분야에 영향을 미치고 있다.

받을 수밖에 없다.[14]

의사들 간의 경쟁은 환자들에게 이익을 가져다줄지도 모른다. 의사들은 환자들이 편한 시간에 진료예약을 잡아주고, 왕진을 하며, 시골 지역에도 개원을 하고, 의원을 널리 알리기 위해 더 많은 시간을 환자와 함께할 것이다. 간단히 말해서, 19세기와 마찬가지로 의사들은 환자들에게 더욱 의존하는 상황이 될 것이다.

또한 제로섬 상황은 서로 다른 유형의 건강보험과 제휴한 의사집단 간에 격심한 경쟁을 일으킬 것이다. 한 지역에서 의사들 간의 결속이 굳어지면 기존의 내부자들과 새로 들어오는 자들은 서로 대항하게 된다. 이때 만일 보호주의적 전략을 채택한다면, 기존의 의사들은 HMO의 확산을 막고 지역 병원에서 젊은 동료들이 특권을 얻는 것을 저지하며, 또한 심리학자, 검안사, 간호사 등 의료비 지출에 경쟁이 되는 다른 직종들에 대한 면허권과 제3자 상환제를 제한하기 위해 노력할 것이다.

1980년대의 의사 '공급 과잉' 현상은 아마도 의료 분야에서 새로운 조직들이 성장하는 데 기여할 것이다. 엄청난 빚을 지고 어렵게 의과대학을 바로 졸업한 많은 젊은 의사들은 개업하는 데 드는 비용을 자신들의 힘으로는 마련하기 어렵다는 것을 알게 될 것이다. 그들은 이전의 의사들보다 병원, 공동개원, 그리고 HMO에서 월급을 받는 직책을 선호하게 될 것이고, 수적인 과다로 인해 좋은 조건으로 교섭하기는 더 어려워질 것이다.

의사 공급의 증가는 행위별수가제와 HMO에 상반되는 영향을 미칠 것으로 보인다. 의사들은 수요를 창출하는 유인책을 사용하기 때문에, 행위별수가제 아래에서 의사 공급을 증대시키는 것은 건당 진료비를 증대시키는 요인이 될 것이다. 행위별수가제에서 외과의사들은 더욱 많은 수술을 할 것이며 더욱 높은 보험료를 부과하게 될 것이다. 반면에 선불제보험은 더욱 좋은 조건으로 의사들을 고용할 수 있어야만 한다. 의사 공급의 증대는 관례적인 보험보다 HMO의 가격 이득을 더욱 증가시킬 것이다.

의사들은 공동개원을 함으로써 경쟁 압력에 대응한다. 공동개원에 참여하는 의사의 비율은 꾸준히 증가했다. 1940년에 단지 1.2%에 불과했던 공동개원 의사들은 1946년 2.6%, 1959년 5.2%, 1969년 12.8%로 그 비율이 증가했다. 전후의 공동개원은 이전과 마찬가지 양상으로 성장했다. 공동개원은 특히 병원 발달이 지연되었던 서부지역에서 지방과 소도시를 중심으로 발달했다.[15] 1980년까지 공동개원에 참가한 8만 8000명의 의사들은 실제 진료하고 있는 의사의 4분의 1을 차지했다. 의사들의 관점에서 볼 때, 공동개원의 가장 주된 장점은 병원 수입 중 가장 수지가 맞는 몇몇 부차적인 의료서비스에서 직접 이익을 얻도록 해준다는 점이다. 기업 컨설턴트인 골드스미스Jeff Goldsmith는 공동개원이 의사서비스와 부차적인 서비스(방사선이나 실험실 검사 등)가 수직적으로 결합된 형태라고 말한다. 의사서비스에서 규모의 경제는 제한되어 있다. 공동개원에 적합한 의사 수는 약 6명이다. 그러나 규모가 크면 부차적인 서비스에서 실질적인 수입을 올릴 수 있게 된다. 골드스미스는 "부차적인 서비스에서 얻는 수익은 의사가 공동개원을 하는 데 매우 중요한 동기가 되며, 공동개원은 전체 진료 수익에서 차지하는 의사서비스의 수익성을 낮춤으로써 결국 시장을 강력하게 압박할 것으로 보인다."라고 지적한다.[16]

충돌의 과정

만일 의사들이 보건의료비 지출을 더 많이 차지하기 위해 의사의 수적인 증가에 대응한다면, 의료체계에 미치는 영향은 미미할지도 모른다. 그러나 부차적인 서비스에서 수익을 얻기 위해 공동개원 의사들이 늘어나는 것은 병원에 경제적인 위협이 될 수 있다. 이는 입원서비스에 대한 수요를 줄이고자 하는 HMO 소속 의사들에게도 마찬가지이다. 다른 한편, 병원들은 꾸준히 환자의 후송을 유지하기 위해 분원 및 기타 외래시설들을 만들고 있었다. 그 결과, 의사는 병원서비스를 침범하고 병원은 통상적인 진료에 개입하면서 의사와 병원이 '충돌 과정'을 겪게 될 것이다.

개원의들은 그러한 갈등에서 몇 가지 상당히 유리한 입장에 서게 된다. 우선 개원의는 이미 환자와 확고한 관계를 맺고 있어서 병원보다 유리하다. 따라서 개원의가 장악한 시장에서 이에 도전하는 병원은 보이콧에 직면할지도 모른다. 또한 개원의는 총경비가 적게 들고 수가에 기초해 상환받지 않기 때문에 경쟁하는 병원에 비해 수가를 융통성 있게 조정할 수 있다. 더욱이 의사들은 시설 및 장비 구입

허가증명서CON 규제 대상에서 면제되어 왔다.[17]

다른 한편으로, 병원은 의사 공급의 증가로 몇 가지 이점을 누릴 수 있다. 다른 조직과 마찬가지로 병원은 의료진과의 임금교섭에서 우월한 위치를 차지할 수 있다. 더군다나 주 정부의 법률이 병원 팽창을 계속 제한하는 상황에서 개원의 수가 증가한다면, 의사는 병상 이용을 두고 병원과 경쟁하지 않을 수 없을 것이다.

의사 공급의 증대는 병원과 병원 의료진 간의 긴장을 확실히 고조시킬 것이다. 경영자 입장에서 볼 때, 의사당 환자 수는 점차 줄어들므로 병원은 가능한 한 많은 병상 수를 채우기 위해 의료진을 확충하려고 할 것이다. 반면 의료진은 경쟁을 줄이기 위해 특권을 제한하려 할 것이다. 수술과 복잡한 진단검사를 할 것인지를 결정하는 특권을 의사들이 가져야 하는지에 대한 논란은 계속될 것이다.[18]

대학병원들은 특히 심각한 문제를 가지고 있다. 그들은 자신들끼리의 경쟁을 교육받아 왔다. 더욱 많은 전문의들이 교외와 소도시로 분산되고 있다. 그들은 그곳에서 예전에는 거대한 의료원에서만 이용할 수 있었던 서비스를 제공하고 있다. 이와 동시에, 제3자 지불집단에 의해 상환 수준이 엄정하게 심사됨으로써 대학병원들이 환자 수익을 통해 가능했던 상호 보조교육과 연구를 계속하기가 어려워졌다. 메디케이드의 삭감으로 인해 대학병원들이 위치해 있는 대도시에 저소득층 환자들이 많은 경우 병원들은 특히 고전을 면치 못했다. 대학병원들은 다른 인근 지역으로부터 환자들을 끌어들이기 위해 더욱 많은 통상적인 진료를 제공함으로써 이에 대처하기 시작했다. 의사들과 마찬가지로, 병원들은 '고정' 환자를 가지고 있는 HMO에 가담하는 데 관심을 가지고 있었다. 따라서 엘우드Paul M. Ellwood와 엘웨인Linda Ellwein이 제시했듯이, 의사 공급의 증대로 인한 압력 때문에 대학병원과 비대학병원은 서로 격심한 경쟁관계에 놓이게 되었다.[19]

의료계 전반에 걸쳐, 의사 수의 증가로 갈등과 분열은 새로운 방식으로 전개되었다.

1960년대와 1970년대는 의사들의 동질성과 결속력이 붕괴되는 시기였다. 전후 의학은 대학병원 의사들, 개원의들, 그리고 '의학의 제3세계' — 나이든 일반의, 수련받은 외국인 의사, 메디케이드 수혜자가 대단히 많이 살고 있는 시골 지역과 대도시 저소득층 지역의 의사—로 나뉘어 발전하게 되었다. 너무나 이상하게도, 외국인 의사들이 유입된 결과로 의학은 한국과 인도 등 해외로부터 온 가장 다양한 인종의 의사들로 구성된, 고소득 직업 중의 하나가 되었다. 오늘날 미국 의사의 5분의 1은 이민 온 사람이다. 또한 1970년대는 여성에게도 문을 개방했으며, 많은 의사가 HMO나 다른 조직으로 들어가서 일하게 되었다.

미국의사협회는 미국 의사들의 대표성을 유지하기 위해 앞으로 여러 의사집단을 '옹호하는 서비스'를 발전시켜 나가야 할 것이다. 여성이 그 적절한 한 예이다. 남성 의사는 48%가 미국의사협회에 가입한 데 반해, 여성 의사는 26.6%만이 미국의사협회에 소속되어 있다.[20] 최근에 미국의사협회의 한 위원회는 협회가 여성 의사에게 호응을 얻지 못한다면 미국의사협회 회원은 증가하는 의사 수를 따라잡지 못할 것이라고 지적했다. 그 위원회는 협회가 남녀동등권 개정 조항을 삽입하고, 탁아를 지원하며, 불필요한 자궁절제술, 진정제나 신경흥분제의 불필요한 처방을 비롯해 여성과 관련된 당면한 의학적 문제를 단호하게 처리할 것을 권고했다.[21] 미국의사협회의 다른 위원회는 외국인 의과대학 졸업생을 끌어들이는 정책을 추천했다. 미국의사협회의 실행 부회장인 새먼스James Sammons는 협회를 병원 및 HMO와 협상하는 의사들의 대표 조직이라고 보았다.[22] 만일 협회가 교섭을 대리하는 기능을 맡는다면, 협회는 분명히 노동조합처럼 될 것이다. 의료조직의 기업화는 그러한 방향으로의 변화를 가속화할 것이다. 그러나 회원 가운데 몇몇이 그러한 조직의 소유주이거나 경영자일 경우에, 미국의사협회는 노사협상에서 양측을 모두 대표하기는 어려울 것이다. 1980년대 들어 전문직을 분열시켰던 모든 요인 중에서 기업의료의 성장만큼 의사들을 적대적으로 분열시킨 것은 없다.

기업의료의 성장

기업적 전환의 요인

비록 의사들과 자선병원들이 정부의 규제에 정신이 팔려 있었지만, 그들은 또 다른 지배자에 대해서도 자율성을 점점 잃어가고 있었다. 전문직의 지배권이 성장했던 20세기 초와 비교해 볼 때, 미국에서 의료는 제도적 구조에서 중대한 변화가 일어나는 초기 단계에 와 있는 것 같다. 기업들은 지금껏 분권적이었던 병원체계를 통합하고 다양한 여러 가지 보건의료사업에 뛰어들면서, 거대한 보건의료 재벌들이 지배하고 있는 의료산업 분야에 대한 소유권과 관리를 강화하기 시작했다.

의학의 과거에 비추어볼 때 매우 생소하면서도 다른 산업에서 일어났던 변화와 유사한 변화는 아이러니컬하게도 메디케어와 메디케이드가 통과되던 때부터 시작되었다. 보건의료에서 의료공급자들이 이윤을 남기자, 공공재원은 보건의료 분야에 투자자를 마구 끌어들였으며 대규모 기업을 형성하도록 했다. 간호요양원과 병원은 오래전부터 민간인 소유로 운영되어 왔으나, 대개 규모가 작고 각 개인이 소유해 분산되어 있었으며 운영도 개별적으로 이루어졌다. 기업의료로 변환되는 과정에서 일어난 최초의 진전 가운데 하나는 새로운 기업 계열망이 이러한 시설을 사들였다는 것이다. 어떤 의미에서 이것은 의료 전달체계에서 영리 추구를 위한 기업의료의 첫 디딤돌이었다. 보건의료서비스의 지출을 통제하려는 노력 역시 역설적으로 기업의료의 발전을 자극했다. 1970년대 초 보수주의자들이 자유주의적인 개혁을 수용하면서 HMO는 기업계가 투자하는 분야로 등장했다. 그리고 전혀 예상치 않았던 방식으로, 병원에 대한 규제와 수가통제를 위한 다른 노력을 통해 의료산업의 영리부문뿐 아니라 비영리부문에서도 이윤 추구, 흡수합병, 경영 다각화를 모색하려는 움직임이 나타났다. 보건의료를 효율적이고 일반 사업과 같이 경영할 것을 요구하는 압력으로 인해 의료서비스 부문의 기업적 관리를 막으려 했던 전통적인 장벽은 무너지기 시작했다.

이러한 상황이 1970년대 초에 등장해 이제 상당히 발전된 '의산복합체 medical-industrial complex'의 요강이다. 원래 의산복합체는 의사, 병원, 의과대학과 보험회사, 제약업체, 의료기기 공급업자, 기타 영리회사 간의 연합을 뜻했다. 그들의 이해관계는 너무나 밀접히 맞물려 있었기 때문에 하나의 단일 체계를 형성할 수 있었으며, 의료의 특징, 구조, 분포에 대한 공동전선을 펼칠 수 있었고 강력한 세력을 구축할 수 있었다. 이러한 초기의 양상은 개원의들과 지역의 비영리기관들로 거의 대부분 구성된 의료체계와 산업 간의 내밀한 관계를 보여준다. 1970년대 초반만 해도 영리병원과 간호요양원의 체인들이 눈에 띄게 성장했지만, 여전히 전체 보건의료체계 내에서는 미미한 위치를 차지했다.[23]

10년 후 사정은 많이 바뀌었다. 거대한 보건의료기업들이 체계 내의 중심적인 요소가 되었다. 1980년에 ≪뉴잉글랜드 의학잡지≫의 편집인인 렐먼Arnold S. Relman은 "새로운 의산복합체의 성장은 이 시대의 가장 중요한 발전이다."라고 말했다. 렐먼은 체인 형태의 병원, 외래 클리닉, 신장투석센터, 가정의료 담당 회사들과 같이 영리를 목적으로 환자들에게 서비스를 판매하는 기업체들의 성장과 약품·기구·보험을 판매하는 '오래된' 기업체를 구분하고자 했다.[24]

그러나 영리회사들이 점차적으로 의료서비스에 직접 침투하는 것 이외에도 많은 변화가 일어나고 있다. 나는 기업의료가 성장함으로써 비영리병원의 조직 및 행태에 나타난 변화와 보건의료 산업에서 더 높은 수준의 질적 관리를 지향하는 일반적인 운동에 대해 언급하려 한다. 이러한 변화와 움직임은 다섯 가지로 나누어볼 수 있다.

① 소유권과 관리 유형의 변화: 비영리조직과 정부조직으로부터 영리회사로의 변화
② 수평적인 통합: 개별적으로 운영되는 의료기관들의 쇠퇴와 복합적 의료기관의 성장, 그리고 이에 따른 지역사회 이사회 중심에서 지방과 국가 수준의 의료법인으로 통제의 변화
③ 다각화와 기업의 구조조정: 하나의 시장에서 운영되는 단일한 단위조직에서 다양한 보건의료시장에 관계하는 영리 및 비영리 자회사를 거느린

지주회사인 '복합polycorporate기업'으로의 변화

④ 수직적인 통합: 급성질환 치료 병원과 같은 단일 수준의 의료조직에서 HMO와 같이 다양한 수준과 방식의 의료를 모두 포괄하는 조직으로의 변화

⑤ 산업의 집중: 지방과 국가 전체의 시장에서 보건의료의 소유와 통제가 점차 집중됨

이러한 변화는 모든 차원에 걸쳐 동시적으로 일어나지만, 그 기원과 중요성의 정도는 서로 달랐다. 복합적 의료기관의 성장은 의료에 대한 소유권이 비영리부문에서 영리부문으로 이전되는 것과는 구분되는 의제이다. 다각화된 보건의료 회사들의 등장은 수직적으로 통합된 HMO가 전개되었던 방식과는 다르다. 미국 의료가 기업화되는 과정 가운데 나타난 이러한 각각의 발전은 의사와 의료에 다소 상이한 함의를 던져준다.

병원체계의 강화

가장 획기적으로 기업적 팽창이 일어난 분야는 의심할 여지없이 병원 분야였다. 독립적으로 운영되는 병원이사회, 행정직, 의료진으로 이루어진 전통적인 일반 종합병원은 점차 강력한 기업경영에 의해 운영되는 보다 거대한 복합병원체계에 그 자리를 내주고 있다. 1961년에 미국에서 병원이 통합된 사례는 겨우 5건뿐이었다. 그런데 1970년대 초까지, 통합병원의 숫자는 해마다 약 50개씩 늘어났다.[25] 복합병원체계에 대한 조사를 실시했던 ≪현대 보건의료Modern Healthcare≫지는 1980년대 들어 176개의 병원이 29만 4199개의 병상을 소유하고 있다고 발표했다. 미국병원협회의 주최로 이루어진 다른 조사는 30만 1894개의 병상을 가진 복합병원이 245개라고 발표했다. 다소 다른 기준으로 추산된 이러한 조사들을 종합해 볼 때, 1980년까지 98만 8000개의 지역 병원의 병상 중 약 30%가 복합병원 법인이라는 것을 알 수 있다.[26] 이 기업의 분포는 다양하여 뉴잉글랜드 지역에서는 병상의 약 10%를 차지하며, 서부지역에서는 병상의 약 40%를 차지할 정도였다.[27]

비영리병원은 복합병원체계의 대다수 병상을 차지한다. 1980년에 복합병원체계의 병상 소유 내역을 살펴보면, 비영리병원은 병상의 57.6%, 투자자 소유의 체인은 35.1%, 그리고 연방 병원을 제외한 공공체계가 7.3%를 차지한다. 그러나 이 가운데 영리를 목적으로 하는 체인이 최근 가장 급격히 성장하고 있는데, 1980년 복합병원에 의해 새로이 추가된 2만 병상의 대략 65%를 영리회사가 소유한 것으로 나타났다.[28]

영리를 목적으로 하는 병원체인이 1968년 등장한 이래로, 이 체인들은 1970년대 들어 컴퓨터산업보다도 더 급속히 성장했다. 1970년에 가장 규모가 큰 기업인 호스피털 코퍼레이션 오브 아메리카Hospital Corporation of America는 23개 체인병원을 관리했다. 1981년에 이 복합병원은 4만 3000개 병상에 300개 이상의 병원을 소유하거나 경영했다. 1981년 영리를 목적으로 하는 체인병원은 5년 전 그들이 보유했던 총 7만 2282개 병상 수의 68% 이상을 넘어선 12만 1741개 병상을 가진 병원을 소유하거나 경영하고 있었다.[29]

이러한 병상이 전부 미국에만 있던 것은 아니었다. 몇몇 체인병원은 다국적 기업이 되었다. 아메리칸 메디컬 인터내셔널American Medical International은 미국뿐 아니라 영국, 스페인, 스위스, 싱가포르, 프랑스, 베네수엘라에 병원시설을 소유하거나 경영했다. 1979년에 호스피털 코퍼레이션 오브 아메리카는 병원 5개, 클리닉 42개, 의사 780명, 인구 5000만 명 이상이 가입된 브라질의 선불제 건강보험을 사들였다.[30]

미국에서 체인병원은 플로리다, 텍사스, 캘리포니아와 같은 남부와 남서부 주에 밀집해 있다. 이 병원들은 100~200개의 병상을 소유한 중간 규모의 시설로, 전공의 과정을 두지 않는다.

가장 큰 체인 가운데 하나인 휴매나Humana, Inc.는 병원기업의 성장을 보여주는 좋은 사례이다. 휴매나는 얼마 안 되는 요양소와 4800만 달러의 총수입을 가지고 1968년 루이빌에서 시작되었다. 이 회사는 이윤이 더 많이 남는 급성질환 치료사업으로 전환하면서 간호요양원을 통해 이윤을 남겼으며, 병원을 사들이고 새로 짓기 시작했다. 이 회사 회장의 말을 빌리자면, 그들은 미국 전역에 걸쳐 맥도날드 햄

버거만큼 변함없이 믿을 만한 서비스를 제공하고자 했다. 1980년까지 이 회사는 92개의 병원을 소유했고 14억 달러의 수입을 올렸다. 1968년 8달러였던 최초의 배당금은 이제 336달러의 가치가 되었다.[31]

초기에 생겼던 영리병원 대부분은 개인 소유의 병원시설을 구입하면서 생겨난 것이었다. 그렇다고 해서 영리병원의 성장을 개인 소유 부문이 이에 상응하여 팽창했다고 볼 수는 없다. 체인병원이 출현하면서 개인 소유 병원이 지난 반세기 이상에 걸쳐 꾸준히 감소되던 추세는 바뀌었다. 1928년 2435개에서 1972년 738개로 감소한 이후, 투자자 소유의 병원 수는 1970년대에 들어 고정되었다. 그러나 병원의 규모는 평균적으로 50% 이상 커졌다. 개인병원이 소유한 지역 병원의 병상은 1972년과 1980년 사이에 6.5%에서 8.8%로 늘어났다. 이 시기에 투자자가 소유하거나 투자자 소유의 회사들이 경영하는 병상의 비율은 12.4% 상승했다.[32]

통계는 이러한 변화의 의미를 바로 말해준다. 오래된 독자적인 개인 소유 병원들은 의사들이 소유하고 관리하는, 전형적으로 소규모의 기관들이었다. 그것들은 의료진들이 똑같이 지배했던 많은 비영리병원들과는 사실상 크게 다르지 않았다. 영리병원들의 성장으로 미국 의료에는 최초로 자본주의적 경영 방식이 대대적으로 도입되었다.

복합병원은 상당히 느슨한 연합에서부터 기업본부에 의한 엄격한 경영에 이르기까지 중앙집중화의 정도가 다양하다. 영리병원은 강력한 중앙집중적 경영 방식을 채택하고 있다. 대부분의 영리회사는 병원 예산 수립, 자본투자 계획, 병원장 선임, 중대한 결정 등의 권한을 본부의 경영에 맡긴다. 또한 이윤을 추구하는 체인병원은 표준화된 경영지침, 표준화된 회계, 여타 일정한 시행규칙 등을 갖추고 있다. 이러한 것은 대개 비영리병원에서는 조금 뒤떨어진 부분이다.[33]

관리 유형은 결정구조가 분권적이냐, 중앙집중적이냐에 따라 두 가지로 뚜렷이 나뉜다. 중앙집중적일 경우 병원기업의 결정권은 기업 이사회나 경영자에게 달려 있다. 어떤 조사에 따르면, 예산과 기타 중대 사안을 책임지는 분권적인 방식은 종교적인(주로 가톨릭) 복합병원에서만 발견할 수 있다. 세속적인 비영리병원에서는 중대한 결정이 일반적으로 기업 이사회에서 이루어진다. 그러나 영리병원은 결정권이 언제나 기업의 경영에 달려 있다. 영리병원 기업에서 이사회의 역할이 제한된 것은, 다른 대부분의 기업과 마찬가지로, 기업이 내부의 책임자에 의해 통제된다는 것을 암시한다.[34]

기업경영의 막강한 권한은 병원체인이 어떻게 설립되었는지에 영향을 미친다. 이처럼 중앙집중적이고 표준화된 경영을 하는 또 다른 이유는 병원의 규모 때문일 수도 있다. 1980년에 비영리병원은 평균 6~7개의 병원을 소유한 데 비해, 투자자가 소유한 체인병원은 한 체인당 평균 23.5개의 병원을 소유하고 있다.[35]

그러나 규모와 경영에서의 차이는 줄어들고 있다. 1970년대 말, 몇몇 비영리병원은 더 적극적으로 팽창주의 전략을 채택했으며, 영리병원과 서로 입찰 경쟁을 벌였다. 1973년에 미니애폴리스에 본부를 둔 비영리기관으로 설립된 페어뷰지역사회병원Fairview Community Hospital은 1981년 오리건주 포틀랜드에 있는 브림A. E. Brim이라는 영리병원을 사들였다. 이 구입으로 페어뷰지역사회병원은 병상 2165개, 병원 41개를 소유하게 되었다. 1979년경 가장 큰 비영리기관은 5584개의 병상에 23개의 병원을 가진 머시건강법인Mercy Health Corporation(1976년 설립)이었다.

영리병원은 소유권과 관리가 고도로 중앙집중화되어 있다. 1981년까지 몇 차례 흡수합병이 있은 후, 영리적 복합병원의 병상 가운데 4분의 3가량이 3개의 회사(호스피털 코퍼레이션 오브 아메리카, 휴매나, 아메리칸 메디컬 인터내셔널)에 의해 운영되었다. 반면에 가장 앞선 3개의 비영리기관(카이저보건재단병원Kaiser Health Foundation Hospital, 머시건강법인, 휴스턴자선재단Sisters of Charity of Houston)은 비영리체계의 병상 중 10분의 1도 안 되는 병상을 운영하고 있었다.[36] 영리병원과 비영리병원의 발달 양상도 서로 달랐다. 영리병원은 전국에 걸쳐 운영된 반면, 비영리병원은 전형적으로 한 지역 혹은 인접 지역의 주에서만 운영되고 있었다. 영리병원은 병원산업을 통해 '수평적으로' 성장하는 경향이 강한 반면, 비영리병원은 서로 다른 보건의료서비스를 통해 '수직적으로' 성장했다. 대부분의 영리병원이 급성질환 치료시설에 중점을 둔 데 반해, 많은 비영리병원은 지역에 위성클리닉을 세우고 간호요양원을 운영했다.[37]

혹자는 성장의 측면에서 볼 때 복합병원이 개개의 병원보다 더 효율적이며, 동기라는 측면에서도 영리병원이 비영리병원보다 더 효율적이라고 주장할지 모른다. 그러나 이러한 주장은 병원이 갖는 동기가 효율성을 보상하리라는 가정을 하고 있는 것이다.

왜 복합병원체계가 더 효율적인지에 대해서는 여러 가지 이유가 있다. 병원 행정학 교수인 스타크웨더David Starkweather는 미국에 있는 대부분의 병원이 최소 적정 규모의 대략 반 정도에 해당한다고 지적했다. 병원 규모가 약 300병상까지 커지면, 병상당 단위비용은 줄어든다(그러나 600~700개의 병상을 넘어서면 비용은 다시 상승하게 된다). 300개 병상까지가 규모의 경제라는 데는 몇 가지 이유가 있다. 소규모 병원들은 병상 점유율이 일정하지 않기 때문에 수용 능력을 지나치게 초과하는 경향이 있다. 그러나 대규모 병원은 물품을 대량으로 저렴하게 구입할 수 있으며, 더 낮은 비용으로 자본을 활용할 수 있다. 그리고 전문화된 서비스를 사용할 가능성은 규모가 커지면서 증가하게 된다.[38]

그러나 효율성에서는 그렇다 하더라도 실제 이윤은 그렇지 않았다. 합병된 병원과 개인병원의 표본을 뽑아 비교한 한 연구는 합병된 병원이 사실상 건당 평균 수가 및 다른 비용이 훨씬 높다는 것을 보여준다.[39] 이윤 축적은 시간이 지나면서 나아지는 경향이 있다. 스타크웨더는 "합병 후 처음 얼마 동안은 단위당 비용이 합병되지 않았을 때보다 더 상승하며 그러한 비효율성은 8년 내지 12년까지 지속될 수 있다."라고 말했다.[40] 그러한 일이 발생하는 이유 중에는 반대자를 매수하는 비용이 들어간다는 점이 있다. 의사들이 의료서비스를 이중으로 제공한다고 해고되는 일은 거의 없다. 만일 합병될 두 개의 병원 중 한 병원이 물자나 월급 수준이 더 낮다면, 합병은 언제나 높은 쪽을 기준으로 이루어질 것이다. 이와 같이 변화하는 것이 반드시 나쁜 것만은 아니다. 그러나 그렇게 함으로써 비용이 낮아지지는 않는다.

영리병원이 비영리병원보다 더 많은 이윤을 축적한다는 근거는 더욱 입증되지 않고 있다. 레윈 컨설팅회사Lewin and Associates는 1981년 캘리포니아, 플로리다, 텍사스에 있는 53개의 영리병원과 같은 3개 주에 있는 53개의 비영리병원을 표본으로 삼아 연구를 시작했다. 연구자들은 선정한 표본이 병원 규제가 거의 없는 주에 위치하고 있기 때문에 전국적으로 적용하기는 무리가 따른다고 전제하고 있다.

그러나 선정된 병원은 그러한 주에 의도적으로 위치해 있기 때문에, 이 문제가 그 연구의 한계는 아니다.

레윈 회사는 먼저 영리병원과 비영리병원에서 의료서비스를 구입할 때 드는 비용이 다른지를 살펴보고, 만일 그렇다면 그 차이가 병원 운영비 때문인지, 비용에 이윤으로 붙는 병원수수료 때문인지, 혹은 서비스에 차이가 나기 때문인지를 파악하고자 했다. 연구 결과 그들은 투자자가 소유한 병원들이 비용이 약간 많이 들며, 환자에게 상당히 많은 청구액을 부과하고, 매일 건당 높은 수입을 올리고 있음을 알게 되었다. 메디케이드와 메디케어처럼 보험자가 비용을 부담하는 경우에는 영리병원이 하루에 드는 비용이 약간 비쌌고 병원 입원비는 거의 같았다. 그러나 민간보험에 가입한 사람들처럼 본인이 비용을 부담하는 경우에는 영리병원이 하루에 23% 더 비싸며 입원비 역시 17%나 더 비쌌다. 일반적인 수수료는 비슷했다. 큰 차이가 나는 이유는 약품이나 병원 지급품과 같은 부차적인 서비스에서 영리병원이 높은 이윤을 남기기 때문이다. '행정적이고 일반적인 서비스 비용' 역시 영리병원이 13% 정도 더 비쌌는데, 이는 이자, 금융 서비스, 자료 처리와 같은 '사무실'의 관리비용이 높게 책정되었기 때문이다. 체인병원이 규모의 경제를 달성할 것이라는 기대와는 반대로, "사무실 관리비용은 일반 지역 병원들과 비슷하게 들지 않는다."라고 이 연구는 결론지었다.[41] 정부 자료 역시 병상 규모별로 볼 때 영리병원이 지역 병원의 전체 평균보다 비용이 더 많이 든다고 지적했다.[42]

대규모 병원이나 영리병원이 병원 진료에서 더 경제적이라고 할지라도, 그들은 개별 병원과 마찬가지로 환자가 입원하는 것보다는 외래진료를 더 선호한다. 병원들은 높은 상환을 받는 기술적인 서비스를 지나치게 많이 사용하는 경향이 있는 것 같다. 그리고 병원들은 보험을 통해 의료수가를 상환받기 때문에 지역사회 어디에서나 이용 가능한 값비싼 장비를 계속해서 사들이고 있다. 병원들은 상환을 극대화하는 방법으로 효율을 높이는데, 이러한 종류의 효율성이 환자나 사회의 나머지 부분에 반드시 혜택을 주는 것은 아니다.

그렇다면 복합병원체계는 왜 성장하게 되었는가? 민간보험과 메디케어의 확대는 처음에 영리병원들에게 재정적인 유인책을 가져다주었다. 비록 복합병원체계가 대중에게 이윤을 되돌려 주지는 않았지만, 이 체계는 규모가 크기 때문에 경제적으로나 법적으로 대중에게 몇 가지 이점을 준다. 복합병원은 개별 병원이 만족시킬 수 없는 권력, 영리, 제도적인 지속성을 보장할 수 있다. 최근 몇 년 동안, 더욱 엄격한 규제, 까다로운 상환, 높은 이자율로 인해 병원 간의 합병은 더욱 가속화되었던 것 같다. 재정적인 어려움 때문에 많은 자선병원과 공공병원이 자율성을 스스로 포기하고 더욱 강력한 경영을 할 수 있는 사람을 찾거나 운영체계의 다각화를 모색하게 되었다. 병원 확대가 규제기관에 의해 방해를 받게 되자, 몇몇 자선병원은 그 대안으로 합병을 추진했다. 또한 공공규제는 병원들 간의 합병을 조정하는 데 필요한 기획가, 법률가, 재정 자문관을 고용하도록 촉진했다. 병원을 새로 건립하는 것에 많은 제한이 가해졌기 때문에 경쟁은 줄어들었고, 기존 병원들이 투자 가치를 지닌 매력적인 대상으로 부상하게 되었다. 더욱이 규제 조치들이 계속 복잡해짐으로써 새로운 규제에 더욱 쉽게 영향력을 행사하고 적응할 수 있는 거대한 조직들이 상당한 이점을 갖게 되었다. 한 병원 전문가는 "정부가 새로운 보고를 발표하거나 새로운 법규를 제정할 때마다 병원에 대해 보다 나은 정보를 필요로 하는데, 이때 정부는 체인병원을 통해 많은 것을 얻는다."라고 지적했다.[43] 1970년대 말 높은 이자율로 인해 재정이 더욱 어려워지고 복잡해지면서 복합병원체계는 단독 병원보다 사채시장에 더욱 쉽게 접근할 수 있었기 때문에 대단히 유리했다.[44]

경제전문가들은 복합병원체계, 특히 영리병원들의 급속한 성장을 예상했다. 그들 중 몇몇은 영리병원들이 1980년대 들어 규모가 2배가 될 것이며, 반면 병원산업 전체는 거의 성장하지 않을 것이라고 예견했다. 자선병원의 장래에 대한 비관적인 경제적 예측은 복합병원체계가 발전하는 데 유리하게 작용할 것이다. 상환비율을 더 압박할수록 상대적으로 허약한 개별 병원은 엄청난 재원을 보유한 복합병원으로부터 팔아넘기라는 압력을 더 강력하게 받을 것이다. 높은 세금과 채권에 강경한 저항을 받고 있던 지방자치단체는 공공병원을 처분하는 데 더욱 관심을 갖게 될 것이다. 아메리칸 메디컬 인터내셔널의 회장은 "역사적으로 정부 관리들은 공공병원을 처분하는 것이 바람직하지 않다고 생각했지만, 이제 많은 관리들이 정부가 병원을 운영하는 것이 오히려 부적절하다고 생각하고 있다."라고 말했다.[45]

영리를 목적으로 하는 체인병원들 역시 성장할 필요성이 있었다. 주가를 계속 상승시키고 체납된 세금을 지연시키기 위해 체인병원들은 계속 성장해야 한다. 그러나 이 체인병원들은 몇 가지 한계에 부딪힌다. 먼저 성장 초기에 기반을 제공했던 독자적인 개인 소유의 병원들이 점점 사라지고 있었다. 체인병원들은 메디케이드 환자들이 대단히 많은 빈민지역에는 병원을 세우려고 하지 않으며 대학병원을 사들이는 것도 원하지 않는 것 같다. 그러나 만일 자선병원을 확실히 사들일 수 있다면, 더욱 매력적인 인근 지역에 중간 규모의 병원을 발전시킬 여지가 충분히 있다.

이것은 궁극적으로 제한적인 요인이 될 것이다. 국립병원체인의 성장은 지방자치단체의 통제권을 약화시킬 것이다. 스타크웨더가 지적했듯이, 체인병원들은 "지역사회로부터 소유권을 이전받으며, 지방 정부가 … 보건의료 전달체계를 재조직하는 것을 더욱 어렵게 할 것이다".[46] 대기업들이 20~25% 정도의 '투자에 대한 이윤'을 올리지 못하는 공장을 문 닫아버리는 것과 같이, 병원기업으로 많은 수익을 올리지 못하는 지역 병원은 문을 닫을 것이다.[47] 병원 폐쇄는 상업적인 병원산업에서도 발생할 수 있는 일이지만, 그렇게 되기는 어려울 것이다. 또한 다국적 병원기업이 병원 문을 닫겠다고 위협함으로써 지역사회로부터 이권을 얻어내려고 할 것이라는 점도 어렵지 않게 상상해 볼 수 있다.

장래의 병원 의료가 어떻게 될 것인지를 밝히면 또한 반대를 불러일으킬지도 모른다. 영리를 목적으로 하는 체인병원들은 민간보험 환자들을 공공연하게 선호한다. ≪포춘≫은 휴매나에 관한 기사에서 다음과 같이 썼다.

> 민간보험 환자들은 시장이 부담할 책임을 대신 진다. 한 병원의 병상이 텅 비어 있다면, 병상을 비워놓는 것보다는 메디케어와 메디케이드 환자들을 받아들이는 편이 나을 것이며, 휴매나는 정부가 허용하는 범위 내에서 총경비를 공제해 준다. 그러나 많은 빈 병상을 굳이 채우려고 하지 않는다면, 휴매나는 그러한 환자들을 가능한 한 거의 취급하지 않는다.
>
> 휴매나는 젊은 직장인 가족들이 사는 교외에 시설을 세우기를 선호한다. 젊은 사람은 나이든 사람보다 병원을 자주 이용하지 않지만, 그들은 대개 민간

보험에 가입해 있고 이윤이 남는 수술을 더 많이 하는 것 같다. 아기들은 다음 세대의 고객이 된다.[48]

휴매나의 정책은 모든 응급환자들을 다루는 것이다. 그러나 만일 지갑에 대한 조직검사wallet biopsy* — 미국 병원들이 고안해 낸 절차 중의 하나이다 — 를 통해 환자가 비보험자인 것이 밝혀지면, 그들을 공공기관으로 보낸다. 이송된 후 하루 만에 심장마비로 사망한 환자에 대해 언급하면서 휴매나의 한 관리는 "이러한 공짜 환자의 비용은 하루에 2000달러 내지 3000달러에 달한다. 누가 그것을 대신 물어주겠는가?"라고 말했다.[49] 영리 체인병원들은 확실히 아닐 것이다.

자선주의의 해체

1970년대와 1980년대는 많은 공공병원과 비영리병원에 가혹한 시기였다. 병원에 대한 전후 정책의 경향은 병원 의료에서 멀어지는 것이었다. 자본투자를 위한 재정 상태는 더 이상 풍요롭지 않았다. 정부가 상환비율을 삭감함으로써 많은 수의 빈민층 환자들이 이용하는 의료기관들은 더 이상 존속할 수 없었다. HMO와 같은 새로운 조직들은 병원 의료에 대한 수요를 감소시켰으며, 의사 공급이 증가함에 따라 병원이 해왔던 기존의 의료서비스 분야에 의사들이 '침범'하여 부수적인 이익을 챙기게 되었다. 병원들은 더욱 경쟁적인 시장에 놓였으며, 많은 병원들이 이를 이겨내지 못했다.

이에 대한 대응책으로 많은 자선병원들은 다른 보건의료사업으로 다양하게 전환하고 있다. 행정가들은 이러한 다각화에 대해 새로운 국가 수입을 올리고 혁신과 확대를 위한 추가 자본을 늘리는 방법이라고 보았다. 자선병원은 종종 자체의 기업구조를 동시에 재조직하기도 했다. 그 가운데 하나의 형태는 병원이 다양한 자회사를 거느리는 모기업이 되는 것이다. 다른 형태로는 병원이 다른 자회사뿐

* 역 값비싼 시술을 하기 전에 환자의 보험 가입 유무나 재정 상태를 확인하는 작업을 가리킨다.

아니라 병원을 소유하는 지주회사를 따로 설립하는 것이다. 이와 같이 새로운 합법적 변신을 통해 병원은 면세를 받을 수 있었으며, 다각화되었고, 새로운 사업으로 생긴 수입으로 병원 의료비에 대한 상환은 삭감되지 않았다. 병원 컨설턴트로 열심히 활동하는 브라운Montague Brown은 "복합병원 형태의 기업구조를 통해 병원이 이익을 창출하기 위해 모기업이 선택한 곳은 어디든지 모험적인 사업을 번성시킬 수 있다."라고 말했다. 병원의 자회사들은 예전과 같이 계속 운영되는 한편, 새로운 모회사는 병원을 구매하고 새로운 자회사들을 분리·신설할 수 있다. "새로운 복합병원의 대표는 당연히 이전의 병원장이나 현재의 병원장이 되겠지만, 병원장의 일은 전통적인 병원 행정가가 했던 임무와는 공통점이 거의 없을 것이다."라고 브라운은 썼다. 그것은 복합기업을 운영하는 것과 더 유사할 것이다.[50]

이처럼 새로운 복합병원에서 면세를 받는 비영리병원은 세금이 부과되는 영리사업에 뛰어들 수 있다. 1981년 초 국세청IRS은 캘리포니아에 있는 자선병원이 진료실 건물 임대, 쇼핑센터, 레스토랑, 경영컨설팅회사와 같이 영리를 추구하는 사업에 뛰어든 이후에도 세금 감면의 혜택을 받고 있음을 알았다. 비영리병원에 소속된 자회사인 영리병원은, 면세가 되는 조직과 과세가 되는 조직이 분리되어 있는 한, 투자자에게 주식을 팔 수도 있다.[51]

1981년 초까지 병원 수백 곳이 기업으로 재조직되었다. 예를 들어, 펜실베이니아주 피츠버그에 있는 비영리기관인 앨러게니Allegheny 병원은 새로운 수입과 자본을 얻을 목적으로 앨러게니 건강교육연구법인Allegheny Health Education and Research Corporation을 창설했다. 그 자회사들 중에는 심장병재활기구, 스포츠의학, 실험실 서비스 등을 판매하는 영리회사가 있었다. 캘리포니아주 버클리에 있는 비영리기관인 알타베이츠Alta Bates 병원은 모회사를 설립해 이 병원과 그것이 흡수한 다른 병원, 경영서비스회사, 재단, 간호요양원과 퇴직센터, 신장투석센터, 가정간호서비스, 병리학연구소, 호스피스, 스포츠의학시설 등을 관장하는 알타베이츠 의료원을 모두 운영했다.[52]

병원 행정가들의 야망은 전통적인 병원의 기능을 상당히 뛰어넘고 있었다. 미주리주 캔자스시에 있는 600개 병상의 비영리 의학연구센터Research Medical Center

는 자기표현 훈련, 스트레스 관리, 평생 의학교육, 어린이를 위한 집단 언어장애 교정을 판매하는 건강관리서비스라는 영리를 추구하는 자회사 병원인 건강서비스경영회사Health Services Management를 운영했다. 의학연구센터가 재조직된 후, 회사 대표는 새로 시도할 사업들에는 건강식을 파는 식당의 체인점, 소매 약국, 보청기 가게와 안경점이 포함된다고 말했다. 다각화에 실패한 병원들은 "곧 합병되거나 흡수되는 방식으로 넘어갈 것이기" 때문에 "우리가 이러한 사업을 시작한 것은 겨우 2년 남짓밖에 안 된다."라고 회사 대표는 설명했다.[53]

병원들이 기업화되는 과정에는 컨설턴트들이 소위 '개별로 가격을 매기는 것'이라고 부르는 것이 종종 수반된다. 어떤 병원이 다른 병원들에 서비스를 제공하는 실험실을 가지고 있다고 생각해 보자. 개별로 가격을 매겼을 때 각 부서는 분리된 기업이 되며 사업을 독자적으로 진행할 수 있게 된다. 모기업인 지주회사를 위해 분리된 기업이 산출하는 수익은 병원의 상환비율을 낮추지 않는다.

이와 반대로 병원은 자체 내에서 운영되는 업무에 대해 독자적인 기업들과 계약을 맺는다. 자선병원은 비영리라는 보호막을 이용해 병원 내의 방사선과 의사 및 병리과 의사들을 통해 수익이 대단히 높은 사업을 벌여왔다. 자선병원들은 환자에게 의료를 제공하는 의사집단과 점차적으로 계약을 맺었다. 전문적인 기업으로 조직된 이러한 집단은 피고용인을 직접 선발했으며, 다른 의료기관에 자기들의 활동영역을 확장시키고 있다. 어떤 집단들은 실제로 기업으로 성장하기도 한다. 많은 병원들은 의사들을 공급하고 전체적인 의료서비스를 관장하는 회사로부터 응급실을 도맡을 수 있다. 앞으로 이런 원칙이 확대된다면 비영리병원은 기업적인 활동으로 붐비는 벌집으로 변해버릴 것이다.

자선병원이 영리 추구 사업으로 전환·확장되고 다른 기업들이 병원으로 침투해 들어간다는 것은 전통적인 자선주의의 범위가 무너지고 있다는 것을 보여준다. 복합기업병원은 점차 복합병원체계로 변해갔으며, HMO, 영리병원, 기타 보건의료기업과 경쟁하게 되었다. 영리를 추구하는 자회사를 둔 한 비영리 복합병원체계의 대표는 "자선병원으로 시작된 체인과 주식 소유자들이 세운 체인을 구분하는 것이 점차 어려워질 것이다."라고 논평했다.[54] 결국 병원사업으로 시작한 보건의료 재벌기업과 다른 분야의 시장으로부터 시작한 보건의료 재벌기업을 구분하는 것 역시 어려울 것이다.

다른 의료서비스 영역에서도 기업활동은 상당히 진행되고 있었다. 미국 간호요양원의 약 77%가 민간 소유인데, 점차 대기업의 체인으로 급속히 전환되고 있다. 간호요양원 체인들은 요양소 옆에 퇴직자용 아파트를 건설하면서 '평생 간호' 사업을 벌이고 있다. 다른 회사들도 가정에서 직접 할 수 있는 자가치료, 물리요법, 간호 및 의료서비스를 포함하는 가정간호를 제공한다.

1980년에 190억의 총수입을 올린 간호요양원에 비해 가정간호는 약 30억 달러의 수입을 올리는 여전히 작은 사업이었는데, 1980년에는 그중 약 5억 달러의 수익을 10개의 대기업이 차지했다.[55]

치아 관리, 안경서비스, 체중 조절, 재활, CAT 검사, 그리고 다양한 종류의 실험실서비스 등과 같은 보건의료 관련 사업들도 많이 생겨났다. 소규모 응급센터, 혹은 간이진료실이라고도 불리는 응급실emergicenter은 여러 군데에 있었으며, 가장 중요한 사업 가운데 하나였던 것으로 보인다. 그것들은 종종 쇼핑센터 안에 있었는데, 일반적으로 사전예약 없이 어떤 의학적 문제에 대해서도 즉각적으로 처치해주었다. 매사추세츠에 두 개의 응급실을 소유하고 있는 한 사람은 응급실이란 "간이음식점의 개념이 의학에 적용된 것"이라고 말했다. 그러한 사무실들은 처음에 약 50개였던 것이 1978년과 1981년 사이에 전국적으로 200개 이상으로 증가했다. 몇몇 주에서 체인점들은 의사들과 연대해 클리닉을 운영했다. 한 회사는 전국적으로 가맹점을 세우기 시작했다. 메릴Merrill의 부회장 린치Lynch는 "응급실은 지난해 미국인들이 의사서비스와 병원 외래서비스에 지불했던 약 450억 달러 가운데 25% 정도를 끌어갔을 것"이라고 떠벌렸다. 이는 패스트푸드 산업보다 훨씬 많은, 100억 달러를 상회하는 액수였다. 그리고 중앙집중적인 경영과 규모의 경제로, 응급실은 자본을 가진 기업주에게 상당히 매력적인 투자산업으로 받아들여졌다.[56]

거대한 복합기업 역시 HMO와 같은 조직에서 핵심적인 위치를 차지하고 있었다. 1970년대 초에, 카이저보험을 제외한 선불제보험은 지역별로 관리되고 있었으며 모두 비영리기관이었다. 1980년까지 대부분의 HMO는 카이저, 블루크로스, INA, 푸르덴셜과 같은 몇몇 거대한 보험회사망 속으로 포섭되고 있었다. 창업자본에 대한 정부의 광범위한 지원 없이는 소비자가 운영하는 협동조합들은 쇠퇴할 수밖에 없으며, 남아 있는 HMO 역시 거대한 기업망의 일부로 점차 흡수될 것이다.

조직의 궤도

이 연구의 많은 부분을 통해, 나는 계속해서 조직의 사회적 선택에 관심을 가져왔다. 나는 역사적으로 나타날 수 있었던 많은 다양한 가능성 가운데 미국에서 왜 그러한 진료 형태나 병원, 민간건강보험과 공공건강보험이 생겨났는지에 대해 문제를 제기해 왔다. 독자들은 아마 다음과 같은 문제를 궁금하게 여길지도 모른다. 현존하는 혹은 앞으로 나타날 많은 종류의 의료조직 가운데 장래에 어떤 것이 가장 우세하게 될 것인가? 그리고 그것은 의사와 사회에 어떤 영향을 미칠 것인가?

의료조직의 형태는 이제 엄청나게 복잡하다. 내가 전에 제시했던 모든 차원 — 소유권과 통제의 유형, 수평적 통합의 정도, 다각화, 수직적 통합, 지역 보건의료시장에서의 전체적인 집중 정도 — 은 미국에서 굉장히 다양하게 나타나며 격동하고 있다. 전통적인 일반 개원의, 개별적으로 운영되는 자선병원, 배상보험이나 서비스급여보험은 계속 그 명맥을 유지하고 있지만, 예전과 같이 지배적인 위치에 있지는 않다. 장래에는 더 많은 의사가 공동개원제로 전환할 것이다. 또한 더 많은 병원이 복합병원체계로 바뀔 것이며, 더 많은 보험회사가 HMO를 통해 직접 의료를 제공하게 될 것이다. 이 세 부분 간의 전통적인 경계는 도전받고 있다. 의사들은 '뒷걸음질하며' 제도적인 의료서비스에 통합되고 있으며, 병원들은 '앞을 향해' 통상적 진료에 통합되고 있다. 또한 보험회사들은 복합적인 선불제보험을 마련하기 위해 자신들이 '선호하는 의료제공자들'과 함께 새로운 제도를 채택하고 있다. 오늘날 아무도 이러한 발전의 결과를 완전히 예측할 수 없다.

그러나 대부분의 관찰자들은 의료관리의 통합화를 향한 움직임이 지속될 것이라는 데는 동의하고 있다. 스타크웨더는 미국 병원들을 관장하는 대략 5000개의 서로 다른 기업들이 1990년까지 약 2000개로 줄어들 것이라고 예상했다.[57] 다른 분석가들은 2000년까지 연간 5억 달러 이상의 수입을 올리는 복합기업들이 병원과 간호요양원에서 나오는 전체 수입의 약 5분의 1을 차지할 것이라고 예측했다.[58] 이것은 비교적 조심스러운 추정인 것 같다. 레이건 행정부의 급진적인 정책이 이러한 움직임을 가속화할 수도 있을 것이다. 스토크먼David Stockman은 운영예산국의 국장으로 임명되기 전에 "내가 이야기하고 있는 그러한 종류의 제도에서는 … 대부분의 병원이 영리적인 시장 운영 방식을 부분적으로 채택하거나 혹은 영리를 추구하는 기관으로 전환될 것이다."라고 말했다.[59]

오래된 질문은 통합의 형태 중 어떤 것이 우세하게 될 것인가이다. 다음과 같은 몇 가지 주요 형태가 현재 나타나고 있다. ① 다른 병원들과의 제휴 확대를 통한 대학병원 '제국'의 구축, ② 지방의 비영리 복합병원체계, ③ 국립 영리병원체인, ④ 독자적으로 체인을 둔 HMO, ⑤ HMO와 같이 정해진 인구에게 포괄적인 서비스를 제공하는 것이 아니라 다른 보건의료사업 계통으로 다각화된 '복합기업'.

이처럼 다양한 형태의 기업들은 상호 간에 경제적·정치적 경쟁을 할 것이다. 만일 의료에 대한 재정 지원이 경제적인 수준에 따라 이루어진다면, 대학병원 '제국'과 영리병원들은 높은 수가로 인해 불리한 입장에 놓일 것이다. 그러나 상환체계가 높은 수가를 받는 의료기관에 추가기금을 받도록 허용하는 한, 이것이 반드시 결정적으로 불리하지는 않다. 영리병원의 체인들은 민간자본을 이용하기가 상당히 수월할 뿐 아니라 부차적인 서비스에 높은 가격을 매김으로써 체인병원을 확장할 수 있는 기금을 마련한다. 의과대학의 의료원들은 높은 수가로 인해 보다 심각한 어려움을 겪게 되겠지만, 아마도 몇 번 정도 파산이 임박했음을 보여준 후 정부가 더욱 많은 기금을 의학교육에 내놓도록 설득할지도 모른다.

앞에서 이미 지적했듯이 영리조직이 비영리조직보다 이윤을 더 많이 남기는지를 보여주는 근거는 전혀 없다. 또한 복합병원체계가 개별 병원보다 이윤을 많이 남기는지를 입증할 만한 근거가 거의 없다. 수평적인 통합은 사회보다도 복합병원조직에 더 많은 장점이 있다. 복합기업의 등장과 같이 기업을 구조조정하려는 주된 동기는 상환을 극대화하려는 데 있다. 이는 무엇보다도 왜곡된 인센티브제도 때문이다. 즉, 기업이 정부와 고용주의 의료수가 통제에 대한 요구를 받아들일 이유는 없다.

반면에 포괄적인 선불제와 같은 수직적인 통합은 상당한 정도의 비용 절감과 실효를 거둘 만한 가능성이 있다. HMO가 실질적인 비용 절감을 가져왔다는 것을 입증할 만한 확실하고 분명한 증거가 있다. 고가의 병원 의료를 줄이는 것이 비용 절감을 가져오는 가장 중요한 이유이다. 이는 정부정책의 장기적인 병원 선호 경향, 민간보험, 병원과 의원서비스에 대해 의사들에게 지불되는 상대적인 수가가 보건의료체계에 미치는 영향에 비추어볼 때 전혀 놀라운 일이 아니다.[60]

나보다 의료체계의 합리성을 더욱 확신하고 있는 많은 관찰자는 그 변화가 수평적 통합에서 수직적 통합의 방향으로 이루어질 것이라고 예견한다. 이러한 시각에서 볼 때, 지방의 비영리 복합병원은 포괄적인 건강보험에 앞장서게 될 것이며 심지어 영리병원의 체인도 결국에는 HMO와 같은 방향으로 전환될 것이다.[61]

이러한 시각을 뒷받침해 주는 선례가 있다. 기업경영의 발달사에서, 챈들러Alfred Chandler는 미국의 근대적인 기업이 두 가지 경로를 통해 이루어졌다고 썼다. 하나는 합병에 의한 확장이었다. 이것은 가격과 생산을 통제함으로써 수익을 증대시키는 데 목적을 둔, 기본적으로 수평적인 통합전략이었다. 다른 하나는 대중마케팅과 대량생산을 결합하는 것이었다. 이는 수가를 삭감함으로써 수익을 올리는 데 목적을 둔, 수직적인 통합전략이었다. 결국 첫 번째 전략은 성공할 수 없었다. "처음에 합병의 길을 택함으로써 거대하게 성장했던 회사 가운데 합병한 후 수직적인 통합전략을 채택했던 곳만이 계속 이윤을 남길 수 있었다."라고 챈들러는 적었다.[62]

수직적으로 통합된 보건의료기업들이 수가를 낮출 수 있었던 이유는 수직적으로 통합된 제조업체들의 경우와는 사뭇 다르다. 그러나 만일 특별수당을 제공하는 정부와 고용주들이 미국 의료에 대해 사회를 위한 수가를 극소화하라는 압력을 가한다면, 수직적 통합을 향한 움직임(즉, HMO)이 결국 지배적이 될 것이다. 그렇게 된다면 조직의 궤도는 점차 기업화된 HMO 네트워크를 향해 나아갈 것이다.

그러나 수가 최소화가 지배적이 될 것이라고 가정할 이유는 조금도 없다. 의사들은 환자와 병원 양측과 이미 맺어진 관계를 통해 전략적인 위치를 계속 고수하고자 했다. HMO가 발전하는 데 가장 커다란 장애물은 의사들과 맺어온 오랜 연대를 끊는 것을 원하지 않았던 사람들이었다. 병원과 의료진들 간의 관계, 특히 의사들이 특정 병원에서 특권을 가졌고 병원들은 의사의 특진을 통해 환자들을 끌어들였다는 사실은 병원의 수용 능력을 줄여 HMO로 전환하려 했던 병원들에 장애물이 되었다.

여러 유형의 의료기업 간의 경쟁은 변덕스러운 정치에 대단히 민감하다. 상환정책의 세부 사항이 변하면 각 병원조직들이 올리는 수익에 막대한 영향을 미친다. 고도로 조직화된 로비로 공공정책을 조정함으로써 의료조직들은 이룰 수 없는 것을 만회할 수 있게 된다. 이것이 바로 정치적인 피드백이라는 문제이다. 일단 강력한 조직들이 만들어지면 그 조직들은 조직을 존속시키기 위해 정치적인 수단을 찾는다.

신장투석센터들이 공공재원에 대응하여 민간산업으로 성장해 왔고, 공공정책을 조종해 왔던 사례는 이를 매우 생생하게 뒷받침해 주고 있다. 1972년에 의회는 65세 미만의 특정 집단, 즉 신장병 말기 단계에 있는 환자들에게 메디케어를 확대 적용했다. 그 당시 약 9만 명의 환자들이 장기간 신장투석을 받고 있었는데, 그중 37%는 가정과 비영리병원을 이용했고, 가능하면 보다 영구적인 치료인 신장이식을 받기를 원했다.

1976년까지 신장투석센터가 많이 생기면서, 가정에서 신장투석을 받는 비율은 10% 미만으로 떨어졌다. 1975년 의회의 연구에 따르면, 당시 신장투석은 가정에서 할 경우 연간 4000~6000달러, 클리닉에서 할 경우에는 1만 4000~2만 달러, 병원에서 할 경우 3만 달러가 들었다고 한다. 1972년 당시 의회는 4년 뒤 이 사업비용이 2억 달러가 될 것이라는 보고를 받았다. 결국 약 2배가 된 것이다. 가정 내의 신장투석이 사라지게 된 이유로 신장투석 사업이 확대됨에 따라 신장투석을 받는 환자와 노인의 비율이 늘어났기 때문이다. 그러나 의사와 환자에게 유인책을 제공해 의료기관에서 신장투석을 하도록 의회가 장려했다는 것 역시 명백한 사실이었다. 공제액을 제외하고 정부는 클리닉이나 병원에서 치료된 수가를 모두 상환해 주었으나, 가정에서 이루어진 처치에 대해서는 수가의 80%만을 상환해 주었다. 이 역시 신장투석 전문의들이 환자를 의뢰할 수 있는 영리센터를 세우도록 조장한 요인이 되었다. 신장투석센터에 반대하는 사람들은 전국적으로 가정 치료를 행하는 비율이 지역들 간에 대단히 불균형적이라는 것을 지적했다. 남서부 신장투석센터가 위치했던 워싱턴의 시애틀에서는 가정 치료를 굉장히 선호하여 모든 신장투석 환자가 가정에서 치료를 받았던 반면, 로스앤젤레스에서는 환자의 95%가 의료기관에서 신장투석을 받았다. 워싱턴 의과대학의 한 교수는 이 지역의 많은 의사들이 환자들의 자가치료를 마지못해 내버려두었다고 설명하고 있다. "만일 의사가 자기 소유의 신장투석센터를 운영하고 있었다면, 그는 센터를 환자로 가득 채우려고 대단히 노력했을 것이다. 환자를 가정에서 치료받도록 했던 동기는 상당히 지엽적이었으며, 바로 그것이 로스앤젤레스 지역에서 불가피하게 일어났던 것이다."[63]

1976년에 하원의 몇몇 민주당 의원들은 정부가 가정과 의료기관에서 행하는 신장투석에 똑같이 상환해 주고 1980년까지 투석 환자의 2분의 1이 가정 치료 혹은 의료기관에서 자가치료를 할 수 있는 입법을 제정할 것을 요구했다. 그러나 영리적인 신장투석센터를 주도해 왔던 내셔널 메디컬케어National Medical Care, Inc.는 1976년도 레이건 대통령의 선거운동 책임자였던 시어스John Sears를 수석 로비스트로 쓰며 싸움에서 승리를 거두었다. 하원에 이 문제가 등장했을 때만 해도 50%의 가정 투석 조항을 신설하는 것이 '목표'였다. 그러나 법안이 상원으로 넘어가자 이 목표는 사라져버렸다. 의회는 가능한 한 많은 환자들이 가정 투석을 받게 하려는 '의도'만을 표시했을 뿐이다. "로비스트들은 '법령'에서 알맹이만을 끄집어냈다."라고 사회보장청의 한 관리는 논평했다.

1980년까지 내셔널 메디컬케어는 120개의 신장투석센터를 소유했으며 전체 4만 8000여 명의 신장투석 환자 중 17%를 치료했다. 이 회사는 보스턴, 워싱턴, 댈러스를 포함한 몇몇 도시의 신장투석 시장을 지배했다. 매우 적은 수의 환자들만이 가정에서 신장투석을 시행했다. 회사는 수직적으로 통합되어 있어 어떤 자회사는 신장투석 장비와 비품을 생산하고, 다른 자회사는 신장투석 환자에 대한 임상병리 검사를 한다. 또한 내셔널 메디컬케어는 비만관리, 정신과 치료, 호흡기 치료요법과 같이 새로 등장하는 또 다른 보건의료사업에도 발을 넓혔다.[64]

당연히 이러한 종류의 복합기업들은 HMO를 통해 포괄적인 의료서비스의 발전을 지배할지도 모른다. 신장투석에서 보듯이 시시때때로 변하는 의료의 산업화는 1970년대 초 HMO를 지지했던 시장지향론자들의 원래 의도는 아니었다. 그들 중 많은 수는 체인병원과 응급실이 자신들이 염두에 두었던 것과는 정반대되는 것으로 간주한다. 그들은 보건의료를 본질적으로 변화시키기 위해 기업의 참여를 원했다. 그러나 그것은 아마도 가까운 장래에 전통적인 의료체계의 결함을 더욱 큰 규모로 재생산할 것 같다.

의사, 기업, 국가

1970년대 의사와 병원산업은 자유주의적인 정부가 문제를 야기하고 있는 것으로 크게 착각하고 있었다. 그들의 자율성을 실질적으로 위협했던 것은 공공건강보험뿐만 아니라 민간건강보험에 대한 그들의 요구에 있었다. 민간보험업자들과 고용주들은 의료비가 통제되기를 바랐다. 그리고 경제계는 기획과 규제를 경계하긴 했지만, 의료에 어떤 종류의 구속이 가해지기를 원했다.

1980년대 초반, 보건의료 산업의 대표자들은 민간부문에 의해 수가를 통제할 것을 요구했다. 비록 이러한 접근이 보건정책에서 경쟁적 모델과 이념적으로 유사하기는 하지만, 그 둘이 정확하게 같은 것은 아니다. 민간부문의 규제에 대한 가장 대표적인 예는 기업들 간의 제휴였다. 1974년에 미국 대기업의 최고경영자CEOs들로 구성된 경영자회의Business Roundtable는 워싱턴 건강산업연맹Washington Business Group on Health이라는 새로운 조직을 결성했다. 애초의 목적은 국민건강보험을 물리치는 데 있었지만, 이 조직은 특히 수가규제와 같은 당면한 의료정책의 문제들에 점차 관여하기 시작했다. 의료수가의 규제를 가속화하려는 지역 기업 간의 제휴는 그다음 단계에 일어났다. 1982년 초까지 약 80개의 제휴들이 미국 전역에 나타나고 있었다. 그들의 안건은 이용심사와 의료기관에서 지출하는 자본에 대한 심사와 같은 당면 과제들이었는데, 이것은 레이건 행정부가 폐지하려고 했던 전문가

표준심사기구PSRO와 보건체계기관HSA에 대한 관심과 전혀 별개의 것은 아니었다. 규제에 대한 공격은 규제 자체를 없애는 것이 아니라, 오히려 규제 기능을 연방정부가 후원하는 기관에서 의료산업이 후원하는 기구와 각 주 정부로 이전시키는 것이었다. 몇몇 기업들(즉, 고용주들)이 다른 기업들(즉, 보험업자, HMO, 체인병원)에 부탁하여 전문가들이 수가를 통제하도록 하는 상황을 상상하기란 그리 어렵지 않다. 그러나 몇몇 비평가들은 고용주들의 이해관계가 매우 작기 때문에 그들이 다른 회사들에 크게 의지하지 않았을 것이라고 반론을 제기했다.[65]

보건의료서비스 부문에서 기업활동의 등장은 현대사회의 정치경제학 전반에 나타나고 있는 두 가지 광범위한 흐름과 그 맥을 같이하고 있다. 이러한 두 가지 흐름 가운데 오래된 흐름은 기업이 소규모 자영업 및 가족기업이 차지하고 있던 경제 부문으로 서서히 확장해 나가는 것이다. 이러한 측면에서 기업의료의 성장은 기업적 농업의 성장과 유사하다. 다른 하나는 최근에 일어나고 있는 움직임으로써, 공공서비스 부문이 민간기업 소유로 전환되어 행정적인 관리가 이루어지는 공공재의 재민영화이다.

이미 지적한 바와 같이, 자유주의 정책과 보수주의 정책은 서로 상반되는 방식으로 기업의료를 촉진해 왔다. 메디케어와 메디케이드는 결과적으로 개인 소유의 간호요양원과 병원, 그리고 신장투석센터와 가정간호사업, 응급실이 크게 증가하는 것을 촉진했다. 예산 삭감 또한 이에 한몫을 했다. 이러한 흐름이 불가피한 것은 아니었다. 기업의 의료행위에 반대하는 법률적 판단은 아마도 법원에 의해 확고하게 강화될 수도 있겠지만 실제로는 그렇지 못했다. 초기의 자유주의적인 정책은 메디케어 대신에 지역 보건소를 더욱 강조했을 수도 있으며 좀 더 일반적으로는 민간보건의료에 공공자금을 지원하기보다는 공공시설을 육성할 수도 있겠지만, 현실은 그렇지 못했다. 가장 커다란 아이러니는 공공건강보험을 정부가 관리하는 것에 반대했던 의사와 병원들이 기업을 만들었으나, 결국 그것은 개원의와 지방의 자선병원이 가지고 있던 전통적인 자율권을 빼앗았다는 사실이다.

의사들은 집단적인 조직과 권위를 이용하거나, 환자와 병원의 관계, 제약회사, 제3자 지불 방식을 중재했던 자신들의 전략적인 위치 덕택에 기업적인 경쟁과 통제에 오랫동안 저항할 수 있었다. 오늘날 의사들은 여전히 권위와 전략적 위치를 고수하고 있지만, 이것들은 점점 침식되어 가고 있다. 전문화는 의사와 환자들 간에 맺을 수 있는 관계의 범위를 축소시켰다. 비록 개인의사와 만족스러운 관계를 맺고 있던 환자들이 HMO에 가입하는 것이 줄어드는 듯했지만, 부분적으로는 의사와 환자의 관계가 너무나 많이 약해졌기 때문에 HMO는 이전보다 더 급속하게 발전하고 있다(개인의사를 상대로 한 의료과오 소송의 증가도 같은 맥락이라고 볼 수 있다). 고용주와 정부는 자신들의 재정적인 역할로 인해 의료체계 내에서 결정적인 중개자가 되었으며, 그들은 체계를 재조정하는 데 그 힘을 사용하고 있다.

또한 의사들은 더 이상 기업의료의 성장을 끝까지 강력하게 반대하지 않는다. 의사가 단독개원을 하는 것은 점점 어려워지고 있으며 젊은 의과대학 졸업생들은 공동개원을 더 선호하고 있다. 장기간의 전공의 수련 과정으로 이들은 더욱 집단 지향적인 태도를 갖게 될 것이다. 젊은 의사들은 직업 안in에서의 자유보다는 직업으로부터의from 자유에 더욱더 관심을 가지고 있으며, 집단개원은 더욱 규칙적인 시간을 제공함으로써 독립적 진료에서 생기는 사생활의 침범을 사전에 방지할 수 있다.

미국의사협회는 더 이상 단독개원에만 전념하지 않는다. "우리는 의학이 기업화되는 것에 반대하지 않는다."라고 미국의사협회의 새먼스 박사는 말하고 있다. 그는 미국의사협회 회원 가운데 상당수가 현재 공동개원을 하고 있다고 지적하면서, "별다른 방도가 없다."라고 덧붙이고 있다. 미국의사협회 자료에 따르면, 약 26%의 의사들이 병원과 계약을 맺고 있으며 이러한 의사들 가운데 5분의 3이 월급제로 근무한다.[66] 개원을 하고 있는 의사들 중 절반이 특별면세 조항을 이용하기 위해 전문적인 기업을 만들고 있다.[67] 많은 개원의들은 단독개원의사협회, HMO, 그리고 영리병원 및 기타 보건의료기업을 통해 부분적인 수입을 올렸다. 기업의료는 너무나 크게 성장했기 때문에 미국의사협회가 그것을 무조건 반대하기는 어렵다. 미국의사협회는 의학적 결정에 개입하는 어떠한 조직들에 대해서도 반대하지만, 기업의료의 형태 중 어떠한 것도 전문가의 자율성을 위협하지 않는다는 데 만족한다고 새먼스 박사는 말한다.[68] 그러나 지역 차원에서 의사회는 종종 HMO 및 다른 형태

의 통합적인 관리에 대해 격렬하게 반대하곤 했다.[69]

몇몇 사회학자들이 제시했던 것과 같이, 의사들이 기업의료에 의해 '프롤레타리아화' 되지는 않을 것 같다. '프롤레타리아화'란 월급의 현격한 감소뿐 아니라 작업 조건에 대한 통제권이 완전히 상실됨을 의미한다. 그러한 급진적인 변화가 일어날 것이라고 예상되지 않는다. 기업들은 의사의 적극적인 협조를 요구하고 있다. 영리를 추구하는 병원들은 의사들이 환자를 많이 끌어들이고 수입을 올리기를 요구한다. 선불제 건강보험은 정반대의 유인책을 가지고 있기는 하지만, 여전히 입원과 전체 비용을 통제하기 위해 의사들의 협력이 필요할 것이다. 기업들은 의사들에게 의존하고 있기 때문에 다른 근무자들에게 주는 것보다 더 많은 자율권을 그들에게 부여할 뿐 아니라 월급도 굉장히 후하게 지불할 것이다. 새로운 세대의 여의사들은 단독개원보다 더 많은 시간제 근무와 간헐적인 작업을 할 수 있는 새로운 기업조직에서 일하게 될 것이다.

그럼에도 불구하고 개원의와 비교해 볼 때 기업조직에서 근무하는 것은 의사들의 자율권을 크게 감소시킬 것이다. 의사들은 퇴직할 때처럼 자신들이 그러한 기본적인 문제들에 대해 더 이상 대단한 통제권을 발휘하지 못할 것이다. 작업의 절차와 속도에 대해서도 더 많은 규제가 따를 것이다. 그리고 산출된 총수입을 계산하든 시간당 치료한 환자 수를 측정하든 간에, 기업은 직무수행의 어떤 기준을 요구할 것이다. 병원 입원을 촉진하기 위해 휴매나는 의사들에게 개인 사무실을 병원 인근 빌딩에 할인가로 제공해 주고, 심지어 첫해 연봉을 6만 달러로 보장해 주기도 한다. 기업은 의사들이 각각 얼마나 수입을 올리는지를 계속 추적한다. "만일 당신이 그들의 기대에 미치지 못하면 그들은 당신에게 그 사실을 통보할 것입니다."라고 한 젊은 의사가 말하기도 했다. 휴매나의 대표는 만일 의사들이 기대치에 못 미쳤을 경우 어떤 일이 일어나는지에 대해 솔직히 말했다. "임대해 준 사무실을 재계약하지 않는다는 것을 나는 확실히 알려줍니다. 그들은 다른 곳에서 진료하면 되지요."[70]

기업경영에서는 진료 과실에 대한 책임이 기업으로 돌아오기 때문에, 실수에 대해서는 매우 엄밀한 조사가 이루어진다. 한 열성적인 경영 컨설턴트는 이렇게 말했다. "개인적인 무능력과 성실하지 못한 직무수행은 대규모의 개별적인 자선병원들에 비해 잘 묵인되지 않을 것이다. … 거대한 복합기업은 통계학자들을 활용해 정교하게 의료의 질 관리 프로그램을 입수하여 발전시킬 수 있다. 기업본부에서 근무하는 통계학자들은 이에 대한 개인의사들의 반응에는 별로 관심을 가지지 않을 것이다. 그러나 그들의 보고서는 각 병원들에 어떤 의사가 기대를 충족시키지 못하는지에 대한 결과를 제공할 것이다. … 기업의 경영진들은 기업이 무엇으로 평판을 받는지에 대해 계속해서 관심을 가질 것이다."[71] 물론 이는 경영자 측의 환상이겠지만, 이러한 통제 방식과 유사한 PSRO와는 달리, 이것은 정부의 규제라고 비난받지 않을 것이다.

앞으로는 의사를 소유주, 경영인, 고용인, 독자적인 의사로 새롭게 구분할 필요가 있을 것이다. 기업의료의 성장은 의사를 다시 계층별로 나누게 될 것이다. 핵심적 문제는 누가 의사를 관리하는 직책을 임명할 것인가이다. 만일 조직된 의사들이 경영자를 임명했다면, 의사들은 기업의 틀 내에서 어떤 집합적인 자율권을 확보할 수 있게 된다(카이서보험의 경우와 마찬가지로). 또 다른 중대한 당면 과제는 의료와 기업 사이의 경계를 결정하는 것이다. 즉, 의학적인 것과 경제적인 것이 동시에 참작되어야 한다면, 무엇을 더 중요하게 고려해야 하며 누가 그 결정을 내릴 것인가? 많은 부분은 조직을 움직이는 외부세력들에 의존하게 될 것이다. 이제까지는 풍요로웠기 때문에 갈등은 잠잠했다. 의학에 대한 준엄한 평가로 인해 기업체계 내에서 의사들의 자율성은 점점 제한될 것이다.

자율성이 상실될 것이라고 예상하는 하나의 이유는 의사들이 일하는 조직 자체가 이질적이 되어가기 때문이다. 즉, 통제의 주체가 조직의 외부로 이전되고 있다는 점이다. 의사의 자율성은 병원이라는 기관의 자율성에 의해 보호되어 왔다. 그러나 복합병원체계에서 중앙집중화된 계획, 예산, 인력에 대한 결정들은 병원정책에 대해 의사들이 행사했던 영향력의 많은 부분을 빼앗아갈 것이다.

의학적인 업무의 역할과 기준에 대한 기업의 영향력이 점차 높아지면서 아마도 의사들의 자율성은 매우 교묘하게 상실될 것이다. 기업의 경영진은 의사들이 경영자 측의 견해를 받아들이고 그것을 일상 업무에 반영하도록 하면서 의사들의 행위를 변화시키는 다양한 기술을 이미 고려하고 있다. 그러한 방식으로 의사들을 다룬다면 감독할 필요가 없고 의사들 역시 통제권의 상실을 느끼지 않을 것이다. 사회학자들은 의과대학을 다니면서 학생들이 의사로서의 가치와 태도를 습득하게 되는 '의사의 사회화'에 대해 오랫동안 논의해 왔다. 이제 사회학자들은 젊은 의사들이 건강보험이나 기업이 그들에게 지시하는 방식을 학습하게 되는 '기업적 사회화'에 대해 연구해야 할 것이다.[72]

의료에서 기업정신의 발달은 의료구조를 변화시켰던 가장 중대한 결과 가운데 하나로 이미 자리 잡고 있다. 그것은 영리를 추구하는 의료조직뿐 아니라 자선병원, 정부기관, 대학의 사상에까지도 스며들고 있다. 1970년대에 '보건의료 기획'에 대해 이야기하던 사람들은 이제 '보건의료 마케팅'에 대해 이야기하고 있다. 도처에서 우리는 보건의료의 마케팅 정신이 성장하고 있는 것을 볼 수 있다. 그리고 경영대학원 졸업생은 보건대학원 졸업생, 병원 행정가, 심지어는 의료조직에서 가장 정상에 있는 의사들의 자리를 대체하고 있다. 과거에는 의료의 조직문화가 전문주의와 자선주의라는 이상에 지배되어 그 밑에 깔려 있는 탐욕적인 활동을 부드럽게 덮어주었다. 그러한 이상에 의해 발휘되는 통제력은 이제 점점 약화되고 있다. 한 시기의 '보건의료센터'는 그다음 시기에는 '영리센터'가 되고 있다.

의료기관의 문화에 미친 영향력 못지않게 중요한 것은 기업활동의 성장에 끼친 정치적 영향이다. 하나의 이익집단으로서 새로운 보건의료 복합기업들은 분명히 강력한 집단이 될 것이다. 신장투석센터와 같은 사례에서 알 수 있듯이, 한 기업의 영향력으로 인해 의회는 연방 정부 차원에서의 보건의료수가를 삭감할 법률을 채택하지 못했다. 영리병원들은 확실히 민간건강보험으로부터 혜택을 입었으며, 민간상환제를 마감할지도 모를 어떠한 국민건강보험에도 반대하고 있다. 또한 기업적인 건강서비스 산업은 공공부문의 책임과 참여를 반대하는 하나의 새롭고도 강력한 세력을 대표하게 될 것이다.

또한 기업적인 보건의료는 의료에 대한 불평등한 이용을 악화시킬 것으로 보인다. 영리를 추구하는 기업들은 지불할 수 없는 사람들을 치료하는 데에는 관심이 없다. 자선병원은 빈민층을 부유층과 똑같이 치료하지는 않겠지만, 부자들을 치료할 것이고 종종 더 잘 치료할 것이다. 기업의료가 상당한 부분을 차지하는 의료체계는 더욱더 분화되고 계층화될 것이다. 이와 동시에, 예견되는 공공재정의 삭감으로 의료에서 두 계급제도는 더욱 두드러질 것으로 보인다.

이러한 상황은 바로 의사와 의료기관의 이해관계를 수용해 공공건강보험에 대해 공적인 규제를 가하는 데 실패한 뒤, 인플레이션을 통제하기 위해 단편적인 법규를 채택하고, 마지막 수단으로 공공건강보험을 중지시켜 이를 민간부문으로 전환함으로써 비롯된 역사적 결과이다. 공적 규제 아래에서 의료서비스를 재조직하는 데 실패했다는 것은 조만간 의료서비스가 사적 통제에 의해 재조직될 것임을 의미했다. 공적인 규제 대신에 민간기업에 의한 규제가 생길 것이며, 공공보험 대신에 기업보험이 나타날 것이다. 정부는 가입자들이 선출한 대표들에 의해 운영되는 선불제보험 대신에 투자에 대한 회수율에 따라 이해관계를 결정하는 복합기업들에 의해 관리되는 민간보험들을 재정적으로 지원하게 될 것이다. 이것이 바로 미국 의료가 현재 향해가고 있는 미래의 모습이다.

그러나 하나의 추세가 반드시 운명적인 것은 아니다. 미래에 대한 그림은 언제나 현재의 모방에 불과하다. 아마도 미래의 의료에 대해 그려보는 이러한 그림 역시 하나의 모방임이 밝혀질 것이다. 그것이 과연 그렇게 될지는 미국인들이 여전히 결정해야 할 선택에 달려 있다.

에필로그

연쇄 반응, 1982~2016

미국 의학은 국가적으로 볼 때 성취인 동시에 좌절의 상징이다. 과학적으로나 전문적으로는 대단히 발달했지만, 제도적으로나 정치적으로 볼 때는 골칫거리이다. 지난 몇십 년간, 미국 공공사업의 많은 분야들이 이런 양상을 보여주고 있다. 사회적 분열과 제도에 대한 깊은 불신으로 가득한 현 상황에서 보건의료는 이런 적대감에서 벗어나지 못하고 있다. 많은 나라에서 보건의료 정책은 전문가들이 주로 논의하는 특화된 주제이다. 미국에서 이 주제는 당파 싸움의 쟁점이 되어왔으며 국가정치를 흔들어놓고 있다. 경제의 6분의 1 이상을 보건의료에 사용하는 상황에서, 이해관계는 너무나도 막대해서, 도덕적 이해관계도 실용적 이익 못지않게 엄청나다. 다른 어떤 선진 국가보다도 훨씬 많은 의료비를 지출함에도 불구하고, 미국인들은 건강의 척도에서 다른 선진국들보다 여전히 뒤처져 있다. 사회경제적 불균형이 보건의료에서 두드러지게 드러난다. 과학이 의학에서도 괄목할 만한 발전을 이룬 반면, 의료를 제공하고 그 비용을 지불하는 제도는 전문가와 환자 모두에게 점점 복잡해지고 있으며 부담도 커지고 있다. 합리적인 사람이라면 어느 누구도 오늘날의 과학을 50년 전은 말할 것도 없고 5년 전의 지식으로도 바꾸지 않을 것이다. 하지만 많은 사람들이 기억하고 상상하기로는 예전에는 단순했던 규정과 계약들이 오늘날에는 너무 복잡하다고 이를 맞바꾸려고 한다.

보건의료의 역사적 발달은 1980년대 이래로 두 시기로 나뉜다. 제도적 변화의 측면에서 볼 때, 1982년부터 2000년까지의 첫 번째 시기에는 관리형 의료managed care가 등장했지만 부분적으로 침체를 보여주었다. 그리고 적어도 2016년까지에 이르는 두 번째 시기에는 보건의료의 다양한 참여자들이 위험을 상대편에게 전가하려고 했다. 한편으로 소비자가 의료와 의료비를 결정하는 데 더 많은 책임을 떠맡게 된 변화들이 있었다. 다른 한편으로, 이런 변화를 상쇄시키기 위해 각 개인이 직면하는 질병 위험과 의료비 부담을 제한하려는 노력이 있었다. 두 시기 모두, 보건의료의 접근성에 대한 관심이 높아지면서 개혁에 대한 국민적 논쟁이 벌어졌다. 그 결과 주요 법안이 두 번째 시기에 해당하는 2010년에 통과되었다. 아울러, 보건의료를 기업화하려는 물결이 더욱 거세게 밀려왔다. 두 번째 시기에는 시장의 힘이 수많은 지역사회의 대다수 보건의료 제도에 집중되었다. 이런 영향이 지속적으로 진행되면서 과거의 많은 제도적 유산이 사라지고 이러한 두 가지 흐름이 새롭게 나타났던 것이다. 하지만 현재의 보건의료 제도를 변화시키려는 근본적인 압박은 지속되고 있다. 그렇기에 현행 보건의료 제도가 안정적이고 장기적인 균형 상태에 도달하고 있다는 것을 믿을 수 없다.

지난 35년간 보건의료 제도를 변화시켰던 핵심은 비용 상승이 촉발시킨 일련의 제도적 연쇄 반응에 있다. 연방 정부, 고용주, 보험회사가 채택했던 새로운 재정 통제 방법은 보건의료 조직을 변화시켰으며, 대중적 분노, 전문가들의 저항, 정치적 반발을 초래했다. 그 결과 보건의료 제도가 변화되었다. 모든 사람에게 건강보험을 제공하면서도 비용을 규제하려고 하자, 관련 이해 당사자들은 이념적으로 강하게 대응을 했다. 그들은 비용을 규제하려고 하자, 보건의료의 질적 수준, 안전, 책임 소재를 둘러싸고 맞대응을 했다. 이런 운동은 예상하지 못한 결과로 나타났다. 시장의 반응과 고도의 정치적 긴장감이 수반되면서, 정부와 민간 고용주들이 새로운 정책을 채택하는 방향으로 보건의료 제도가 변화되었다. 그러나 솟구치는 의료비를 촉발시킨 동력과 이를 규제하려는 노력은, 미국인들이 다른 상황에서 선택을 한다면 무엇을 선호할지와 관계없이 계속되었다. 이것은 내가 이 책을 썼을 때 제시하고 설명하려고 했던 역사가 우리에게 부과하는 짐이다.

이 책의 원서 제목, '미국 의학의 사회적 전환'은 다층적인 의미를 보여준다. 과학과 전문화가 지속적으로 진행되었다는 생각과는 달리, 이 책은 하나의 단선적인 방향을 제시하지 않았다. 원래 나는 이 책을 두 권으로 나누어 발간하려고 했으나 두 책을 한 권에 담았다. 각각의 책은 두 개의 뚜렷한 다른 주제를 가지고 있어서 총 네 개의 주제로 구성되어 있는 셈이다. 「1권 의사, 권력 그리고 병원」에서, 첫 번째 전환은 19세기 초에 정규적 의학 분야의 권위와 권력이 쇠퇴했음을 다루었다. 이 시기에는 보건의료의 각 분야가 경쟁적으로 발달했고, 주 정부들이 면허법을 폐지했으며, 의료시장이 크게 개방되었다. 두 번째 전환이 일어났던 19세기 후반과 20세기 초, 의사들은 권한과 면허 보장을 다시 찾았을 뿐만 아니라, 병원, 공공 보건기관, 다양한 유형의 기업형 의료를 성공적으로 만들어가거나 규제했다. 나의 주요 관심사는 의사라는 직업뿐만 아니라 그 의사가 속한 사회의 구조적 과정을 설명하는 데 있다. 내가 "전문가의 주권"의 등장이라고 언급했던, 이 두 번째 전환은 그것이 임상적 위계질서뿐만 아니라, 의사들이 실제로 모든 의료서비스를 지배했던 시대에 누렸던 단일적 위상을 가리키기 위한 것이다. 이러한 발달은 의사의 이익 추구에서 비롯되었을 뿐만 아니라, 더욱 근본적으로는 미국 사회의 문화적·정치적 변화로부터 비롯되었다. 이런 변화로 인해서, 미국인들은 과학의 이름으로 이루어지는 판단을 기꺼이 수용했으며, 의사협회의 정치적 능력도 영향을 받았다.

2권에 해당하는 「의사, 국가 그리고 기업」은 20세기에 일어났던, 두 가지 연속적인 전환을 분석한다. 첫 번째 전환에서는 두 가지 주제를 다루었다. 하나는, 마침내 정부가 1940년대부터 시작해서 1960년대까지 점점 더 큰 역할을 맡았던 시기로서, 의사와 다른 의료인들의 요구를 원래 어떻게 수용하면서 의료 재정과 조직이 성장하게 되었는지를 다루었다. 다른 하나는, 1970년대와 1980년대에 의료에 대한 새로운 통제 방식으로 형성된 두 가지 대항적 기류를 다루었는데, 처음에는 정부가 그 기류를 주도하다가 이후에는 시장으로 넘어갔다. 두 번째 전환기에서는 보건의료에서 "위기"감이 커지면서 전문가적 권위에 대한 신뢰가 떨어졌다. 이렇게 해서, 1권 「의사, 권력 그리고 병원」은 마지막 부분에서 의사들이 기업의 지배로부터 탈피하는 것을 다룬 것에 반해, 2권은 기업이 의료에 진입하는 것으로 마무리되었다.

이 책의 초판에 대해 많은 논평과 비판적 분석이 제기되었는데, 나는 그 일부에 대해 다른 지면에서 대응을 했다.[1] 여기서 문제는 이 책의 원고가 출판사로 넘어갔던 1982년 이후 어떤 전환이 일어났는지다. 전환은 틀림없이 연속적으로 일어났지만, 지난 35년간의 발달이 모두 하나의 방향을 따르지 않았고, 이전의 경향을 단순하게 확대시킨 것도 아니었다.

- 내가 예상하지 못했던 방식으로 보건의료에서 기업 조직의 지배적인 형태가 진화했다. 기업은 이미 뿌리를 내렸다.
- 의사들은 자신들의 위상이 실제로 쇠퇴하는 것을 목격해 왔다. 의사들은 의료제도에서 고차원의 변화에 대해 집단적 거부권을 상실했을 뿐만 아니

라, 개인적으로도 임상적 자율성을 부분적으로 상실해 왔다. 그렇지만 그들은 여전히 가장 높은 임금을 받는 직업이며 적어도 아직은 대규모의 기업의료와 보건의료 제도에 의해 휩쓸리지는 않았다.

- 신뢰의 추락은 의료인들과 보건의료사업뿐만 아니라 보건의료를 개혁하려는 모든 노력에도 영향을 미쳤다. 앞으로의 진전을 위한 모든 견해들이 나쁜 의도가 있다고 의심받았다.
- 공공정책이 민간 부문에 치우쳐 있고 시장 기전에 의존해 왔다. 그럼에도 불구하고 미국은 공공보험료에 대한 가격관리 체계를 도입하면서 보험을 확대했으며 진료에 대한 접근성을 향상시키는 조치를 시행했다.

보건의료 조직의 변화와 국가정책의 개혁은 여전히 논쟁거리로 남아 있으며, 퇴보와 반전에 취약한 상태이다. 2016년에 트럼프를 대통령으로 만든 선거가 보여주었듯이, 건강보험의 정책 방향은 정치나 법률에 좌우되며, 때로는 선거나 대법원에서 이루어지는 단 한 번의 투표에도 달려 있다. 공공정책은 사회적으로 포괄적이고 경제적으로 합리적일 수 있지만 구속적이고 잔인하며 혼란스러울 수도 있다. 그렇지만 우리가 즉각적으로 발생하는 사건들과 단기적인 추세에서 한 걸음을 물러나면, 보건의료 제도는 발전적 추세로 나아갈 것이다.

주기 1: 관리형 의료의 상승과 쇠퇴, 1982~2000

소비자들의 반란

1980년대가 시작하면서, 영리기관인 HMOs를 비롯해서 영리기업과 기타 민간기업들이 보건의료 분야에서 증가하는 추세를 보였지만, 전통적인 형태의 보건의료 조직은 여전히 규범으로 되고 있었다. 압도적으로 많은 수의 의사들이 여전히 단독으로 개원을 했으며, 대부분의 병원들은 독립적인 방식의 비영리 단체였다.

또한 민간보험에 가입한 미국인들은 의료진을 선택하는 데 아무런 제약을 받지 않고 의료서비스를 받는데, 이 경우 행위별수가제로 진료비를 지불한다. 메디케어는 의료비 규제에 따른 어떤 유인책도 제공하지 않은 채로 의료비를 병원에 지불하면서 블루크로스가 제정했던 기준을 계속 따르고 있다.

의사들의 개원 진료, 병원, 보험 분야는 대체로 별개로 분리되어 존속했다. 병원은 일반적으로 의사를 고용하지도 않았으며, 진료행위를 장악하지도 않았다. 보험회사들은 진료에 거의 간섭하지 않았으며, 의학적 문제는 더더욱 상관하지 않았다. 지역이나 국가적 차원에서, 일부 기업에 집중된, 보건의료시장에 대한 통제권도 없었다. 블루크로스가 지배적인 지역의 보험 시장은 예외였다.

1980년대 초부터 2010년대까지 보건의료 산업을 제도적으로 변화시킨 연쇄 반응은 독특한 양상으로 전개되었다. 두 가지 유형의 주기가 나타났다. 두 주기 모두 보건의료비가 급격하게 증가하면서 시작되었다. 그래서 정부와 민간보험회사가 의료비 규제 조치를 채택했으며 의료제공자와 소비자들이 이에 대응을 했다. 보건의료비가 다시 증가하자, 비용과 건강보장에 관련된 개혁을 둘러싸고 전국적으로 논쟁이 촉발되었다. 두 주기 모두에서 새로운 형태의 건강보장을 향한 민간시장으로의 전환이 이루어졌다. 다시 말해서, 이런 전환이 처음에는 건강하고 질병에 걸릴 위험이 적은 피보험자들을 대상으로 했기에, 1980년대와 1990년대에는 HMOs나 다른 형태의 관리형 의료를, 2000년대에는 공제비가 높은, 즉 소비자 중심의 건강보험을 의미했다. 이러한 새로운 형태의 보험 시장의 성장은 특유의 혁신적 방안에서 비롯되었다. 그뿐만 아니라, 그것은 위험이 낮은 사람들을 피해 가려는, 보험회사의 전략적 움직임에 취약하기 마련인, 민간보험 시장의 일반적인 불안정함에서 비롯되었다.[2] 두 번째 주기가 되어서야 시장지배력의 집중적 영향이 보건의료제도를 근본적으로 바꾸기 시작했지만, 이 두 주기를 거치면서 보건의료비를 지불하는 쪽과 제공하는 집단 사이의 연결 고리를 강화했다.

미국 의회가 1980년대 초에 병원비를 규제하려는 카터 행정부의 제안을 무산시킨 후 보건의료비의 증가율이 고개를 들면서, 첫 번째 주기가 시작되었다.[3] 이러한 악성 인플레이션의 맥락에서, 정부, 민간기업, 보험회사들은 오랫동안 병원과 의사들에게 아무런 규제도 하지 않았던 재정적 관행을 파기해 버렸다. 두 가지 공공정책적 대응은 변화의 과정에서 중요한 것으로 입증되었다. 첫 번째는 메디케어의 지불 규정이, 두 번째는 민간보험 회사의 규정이 포함되었다. '관리형 의료'라는 용어가 거의 이 시기에 독립적으로 등장했다.

레이건 대통령은 1983년 4월에 더 광범위한 사회보장법안의 일환으로, 그 당시 거의 논의되지 않았던 메디케어의 변화를 법으로 승인했다. 이것은 정부와 건강보험제도의 관계에서 전환점이 되었다. 환자가 이용한 의료서비스에 대한 비용을 기초로 병원비를 소급해서 지급하지 않고, 새롭게 시작된 지불 제도는 질병군에 따라 입원비당 수가를 미리 정하는 '포괄수가제Diagnostic-Related Groups: DRGs'를 채택했다.* 이 정책으로 인해, 병원들은 환자가 입원할 때마다 지불하는 비용에 대해 위험률을 고려하게 되었다. 포괄수가제가 4년 넘게 시행되면서, 이 제도는 처음에는 보건의료 산업에 수익성이 있는 것으로 판명되었다. 왜냐하면, 의료비 규제가 완화되면서 이 산업의 경영자들이 입원 기간을 단축하는 방법 등으로 이윤을 쉽게 얻었기 때문이다. 미국 의회는 이러한 새로운 병원 지불 정책이 마치 성공한 것처럼 고무되었다. 그래서 의회는 1989년에 의사에 대한 '합리적인' 지불 방식을 다른 방식으로 대체했다. 그것은 서로 다른 의료서비스에 필요한 자원들을 '자원 기반 상대가치 척도resource-based relative value scale'에 의해 분석함으로써 정해지는 의료비를 의미했다.** 메디케어를 통해 병원과 의사에 지불하는 비용을 이렇게 관리함으로써, 연방 정부는 의료비를 규제할 수 있는 새로운 지렛대를 갖게 되었다.

1980년 후반에 의회는 이런 지렛대를 활용함으로써 메디케어의 병원 지불금 인상을 억제했다. 이렇게 되자 병원은 민간보험 가입자들에게 의료비를 전가시켰다.[4] 이런 전략은 정도의 차이는 있었지만 병원으로서는 유용했다. 이와 같은 제도적 연쇄 반응의 첫 번째 단계 중 하나로, 이런 비용 지불의 전이는 민간보험료의 상

---

* 역 한국에서도 충수절제술(맹장수술), 제왕절개분만, 백내장 수술을 포함해서 7개 질병군에 대해 포괄수가제가 시행되어 왔으며, '신포괄수가제'가 새로 제정되어 실시되고 있다.

** 역 상대가치 점수제는 행위별수가제와 포괄수가제 모두에 적용될 수 있다.

승을 초래했다. 그래서 1980년대 후반과 1990년대에 민간 고용주와 보험회사는 관리형 의료를 채택하게 된 것이다. 그러므로 메이스Rick Mayes와 베렌슨Robert Berenson이 선불제의 역사에서 기술했듯이,* 메디케어 지불 개혁의 결과는 "의료비와 의학적 결정에 대한 의사와 병원의 권위에 대해 토를 달지 않았던, 1920년대부터 1980년대 후반까지의 시대가 끝나는 것을 뜻했다". 이것은 의사의 권위가 쇠퇴하는 구체적인 예였다.[5]

'의료관리의 혁명'을 촉발시킨 두 번째 요인은 1982년에 캘리포니아에서 처음 채택된 법률로, 보험회사들은 의사나 병원과 선택적으로 계약했다. 그 결과 행위별수가제에 대한 대안적 정책 개발이 가속화되었다. 1982년만 하더라도, HMOs는 행위별수가제에 대한 유일한 대안이었으나, 미국 인구의 약 4%만이 여기에 가입했다. 가장 규모가 큰 HMOs는 퓨젓사운드의 집단보건협동조합과 같이 의사들을 직원으로 고용하거나, 보험 가입자를 전담하는 카이저-퍼머넌트 건강보험사업과 같이 독립적인 피보험자들을 갖고 있는 회사와 계약을 맺었다. 연방 정부의 일부 지원에도 불구하고, 이렇게 수직적인 통합형 HMOs는 대규모의 자본 투자를 필요로 했는 데다가, 의사들의 저항에 부딪쳤다. 그래서 소비자들이 진료를 받을 때 의사들을 선택할 자유를 제한했기 때문에, 그 발전 속도가 더뎠다. 단독개원의사협회를 기반으로 더욱 느슨하게 조직된 HMOs는 의사나 소비자에 대해 작은 변화를 요구했다. 하지만 의사들은 집단형이나 독립형 HMOs와 경쟁에 직면했을 때 독립된 개원 단체를 조직했기 때문에 그들도 발전의 속도가 느렸다.

보험회사와 기타 보험단체들은 선택적 계약을 통해서 자신들이 만든 비독점적 의료제공자의 네트워크를 기반으로 더 쉽게 HMOs를 설립할 수 있었다. 그렇기에, 이런 보험 조직들은 의료비 할인을 거부하거나 관리형 의료 규정을 준수하지 않은 병원이나 의사와의 계약을 거부했다. 1987년까지 HMOs 가입은 1982년 수준에서 3배 증가하여 미국 인구의 12%까지 증가했고, 대부분의 성장은 독립진료단체

* 두 사람은 모두 메디케어 전문가로서 ≪메디케어 선불제와 미국 보건의료의 형성≫(존스홉킨스 대학 출판부, 2006)을 써서 미국 보건의료 정책 분야 전문가들에게 큰 영향을 미쳤다.

와 네트워크 모델인 HMOs에서 이루어졌다.[6]

HMOs 외에도, 두 가지 다른 형태의 건강보험이 출현했는데, 그것은 특약제공자보험 Preferred Provider Organization: PPO*과 서비스항목보험 Point-of-Service Plans: POS이었다. PPO에 가입을 하는 소비자들은 HMOs에서처럼 의료인을 선택하는 데 제한을 받지는 않지만, 어느 의사나 병원에 가도 전통적인 보험과 같은 보험 혜택을 받을 수 없었다. 대신에, PPO의 네트워크 밖에서 의료를 이용할 경우 높은 비용을 지불하게 하여 네트워크 내에서 의료를 이용하도록 동기부여를 했다.

보험회사가 비용을 낮추기 위해 부과한 새로운 규칙과 절차에는 병원 입원을 위한 사전인가, 사례 관리, 의사의 이용 양상의 검토, 제한적인 약제 형식 등이 있었다. POS에 속한 환자들은 전문의 진찰과 입원 치료를 위해 1차 진료의사의 의뢰서를 받아야 했다.

관리형 의료가 HMOs, PPO, POS를 포함하는 상위 용어이지만, 이 용어는 1차 의료의 수호자라는 의료 개념과 연관되어 공식적으로 처음 사용되었다. 1983년 3월, 로버트 우드 존슨 재단 Robert Wood Johnson Foundation은 960만 달러의 '선불제 관리형 의료보험 Prepaid Managed Health Care'을 발표했다. 이는 경제적 인센티브를 재조정하기 위해 행위별수가제가 아닌 환자당 의료비를 지급하면서도, 1차 의료 담당의사를 관리하기 위해서였다. "환자에 대한 포괄적 진료를 책임지는, 임상적이고도 재정적인 관리자가 되는" 1차 의료 담당의사가 승인을 해야 전문의 진료나 병원 진료는 보상을 받을 수 있었다.[7]

이렇게 수년에 걸쳐서 관리형 의료의 요구 조건이 부과되면서, 의료진과 소비자 모두 의료제도와 타협하는 데 혼란이 가중되었다. 그럼에도 불구하고, 관리형 의료는 1988년에 27%에서 1993년에 54%로, 2000년에는 92%로 급성장했다. 이러한 관리형 의료의 성장은 대부분 PPO에서 이루어졌으며, 2000년에는 고용 기반 의료서비스 제공자의 42%를 차지했다. 같은 해 HMOs는 역대 최고 점유율인 29%를

---

* 역 특약제공자보험이란 피고용자가 의사 또는 병원을 일정 범위 내에서 선택할 수 있는 교섭형 계약 의료조직을 말한다.

차지했고, POS는 21%, 행위별수가제는 8%를 점유했다.[8]

미국의 주州들이 정한 법률에 따라, 보험회사들이 의료제공자들과 선택적으로 계약하면서 서로 경쟁하게 된 상황 이외에도, 추가적인 법률 개정으로, 단독 개원 의사들의 시장지배력은 이 기간에 실질적으로 약화되었다. 미국 대법원은 1982년에 의사협회의 수수료 협정이 '셔먼 독점금지법'을 위반했다는 판결을 내렸다.[9] 그렇다고 해서 그 결정은 만약 그들이 재정적인 위험을 부담한다면 (예를 들어, 그들이 단독개원의사협회에 가입해서 포괄수가제로 지불되었을 때처럼) 함께 협상하는 것을 막지 않았고 시장에서 경쟁자들을 배제하지 않았다. 그러나 법원의 판결은 전문가 협회들이 이 제도를 대신해서 관리 단체와 교섭하는 것을 막았기에, 미국의사협회나 특수 협회가 조합과 유사한 역할을 맡는 것을 불가능하게 만들었다. 이 결정으로 독일에서 열릴 예정이던, 보험자단체와 의료계 간의 수수료 협상에 대한 가능성도 사라졌다.

1990년대에 관리형 의료는 세 가지 주요 이유로 민간보험 시장에서 전통적인 방식이었던 행위별수가제를 몰아낼 수 있었다. 관리형 보험은 ① 주로 입원 감소를 통해 경제적 성과를 달성했기 때문이며, ② 의사와 병원으로부터 가격 협상에서 양보를 얻어내기 위해 정액제 계약을 이용할 수 있었기 때문이고, ③ 위험선택에서 유리한 혜택을 누렸기 때문이다. 마지막 요인이 결정적이었다. 젊고 건강한 사람들이 관리형 건강보험으로 전환될 가능성이 가장 높았던 반면, 나이 들고 병든 환자들은 의사나 보건의료인들과의 지속적인 관계를 저해시키기 않기 위해 전통적인 행위별수가제를 고수하는 경향이 있었다. 행위별수가제를 이용하는 피보험자들이 높은 의료비를 차지했고 이 형태의 보험이 너무 비싸서 대부분의 미국인들은 이런 방식을 선택할 수 없었다.

로스차일드Michael Rothschild와 스티글리츠Joseph Stiglitz가 보여주었듯이,* 민

---

* 역 프린스턴대학 교수였던 로스차일드와 노벨경제학상 수상자 스티글리츠는 「경쟁적 보험시장에서의 평형: 불완전한 정보의 경제학」(1976)을 함께 썼다. 이는 경제학에서 가장 중요한 논문 중 하나로 손꼽힌다. 두 사람은 보험회사들이 소비자들을 두고 경쟁을 할 때 '불완전한 증거'를 빠트리는 오류를 저지를 수 있음을 체계이론에 근거해서 처음으로 밝혀냈다.

간보험 시장은 불안정하기 마련이다. 왜냐하면, 보험 시장은 잠재적인 피보험자들의 위험 수준에 따라 분할되는데, 보험자들이 이로 인한 보험 급여 형태를 충분히 결정할 수 없기 때문이다. 또는 보험자들은 이런 위험 요인으로 인해 발생하는 비용을 계산하지 못하기 때문이다. 모든 소비자들이 동일한 보험자단체 가격으로 동일하게 보장을 제공하는 건강보험을 구매하는 초기 단계를 상상해 보자. 보험회사들이 자유롭게 대안적인 정책을 제안할 수 있고 소비자들이 자신들이 처한 위험을 안다면, 보험회사들은 혜택이 적고 더 제한적이며 낮은 비용의 보험으로 저위험 고객들을 회피할 수 있다. 처음에는 고위험 소비자들이 보장이 많은 보험을 유지하지만, 위험 요소가 없어지면 보험회사들의 혜택을 받지 못하고 보험의 비용이 증가하기 때문에, 모든 소비자들은 더 제한적인 보험을 갖게 된다.[10] 건강보험의 전통적인 보험제도가 HMOs나 다른 형태의 관리형 보험에 의해 대체되어 갔고, 이런 과정은 건강보험에서 일어난 변화를 설명해 준다. 그러나 로스차일드-스티글리츠 모델에 따르면, 새로운 상황은 안정적이지 않았다. 2000년대에는 시장을 분할하여 위험도가 낮은 소비자들을 끌어들이며 세금 혜택이 있고 본인 부담이 높은 건강보험이 도입되는 과정이 다시 반복될 것이다. 이번에는 HMOs에도 불리할 것이다.

관리형 의료의 부상은 건강보험 업계의 법적 조직과 기조에 변화를 가져왔다. 블루크로스처럼 카이저나 초기의 HMOs도 비영리적인 기반에서 발전했지만, 1980년대와 1990년대에 관리형 의료는 대부분이 영리화되었다. 1981년에 레이건이 연방 대출과 HMOs에 대한 보조금을 끝낸 후에, HMOs 산업은 자본 확충을 위해 주식시장으로 눈을 돌렸다. 비영리 HMOs의 전환, 새로운 회사들의 창업, 그리고 상업적 보험회사들의 관리형 의료시장으로의 진입을 통해, 영리 목적의 관리형 의료가 증가했다. 일부 대규모 블루크로스는 오래된 지역사회 서비스라는 지향점을 폐지하고, 영리를 목적으로 변화를 시도했다. 1994년 전국 블루크로스 및 블루실드 협회는 원래 인가된 비영리적 지위를 더 이상 요청하지 않았다.[11]

1980년대와 1990년대에 관리형 보험회사들은 민간시장뿐만 아니라 가장 큰 두 유형의 공공보험에서 발달해 갔다. 메디케어와 메디케이드는 원래 전적으로 행위별수가제에 기초해서 운영되었다. 그러나 1982년 의회에서 통과되어 3년 후 규정으로 확정된 의료보호 제도의 지급 규칙이 변경되면서, 관리형 보험은 발판을 마련했다. 초기에는 민간건강보험 가입이 저조했지만 1990년대에는 크게 증가했다. 관리형 보험은 일반적으로 비교적 건강한 노인 인구가 가입했기 때문에, 노인에게 비용 분담 감소와 같은 추가적인 혜택을 주는 동시에 이익을 낼 수 있었다. 그리고 노인들은 질병이 있을 때 전통적인 메디케어로 다시 옮겨갈 수 있었다. 그러나 고용 시에 건강보험 혜택을 받는 젊은 사람들에 비해, 노인들은 행위별수가제와 무료 선택권을 포기하는 것에 대해 비교적 조심스러워했다. 2000년을 기준으로 보면, 관리형 보험이 10명 중에서 9명을 고용주 지원을 받는 보험에 가입시켰는데, 이들 중에서 노인 6명 중 1명만 가입되었다. 그래서 메디케어는 전통적인 행위별수가제의 마지막 보루로서 자리를 유지했다.[12]

메디케어는 1990년대에 관리형 보험을 향해 더욱 확고하게 변화되었다. 1990년부터 2000년까지 메디케어에서 관리형 보험은 270만 명에서 1880만 명(전체 수혜자의 55.8%)으로 성장했다.[13] 연방과 주 정부의 예산 압박은 이러한 변화에 동기를 부여했다. 의회가 점차 저소득 임산부와 어린이들에게 메디케이드 자격을 확대시켰던 시기에, 레이건과 조지 부시 대통령은 메디케이드를 더욱 확대하는 초당적 조치를 채택했다. 이러한 "지원이 없는 의무사항"에 분노한 주 정부의 관리들은 비용을 통제하기 위해 연방 정부의 요구 사항을 무마시키고자 했다. 1990년대 연방 정부의 방침에 따라 메디케이드 수혜자들은 대개 관리형 보험에 가입할 것인지 여부를 선택할 수 있었고, 보험자단체를 구성하려면 그 단체의 회원 중에서 4분의 1이 민간보험 시장에서 들어와야 했다. 1990년 말까지 연방 정부는 주 정부가 극빈층에게만 의료서비스를 제공하는 관리형 제도를 통해 수혜자들이 의료서비스를 받도록 하는 것을 허용했다.

이러한 발달이 민간보험과 공공 분야에서 진행되는 동안, 또 다른 진전이 정치 분야에서 일어나고 있었다.

1990년대 개혁의 시련

관리형 의료가 완전히 상승하기 이전에 1990년대가 시작됨에 따라, 1980년대에 이루어졌던 의료비의 급격한 상승은 정치적 반응을 촉발시켰다. 1980년부터 1992년까지 의료비 지출은 GDP의 9.3%에서 13.6%로 증가했는데, 이는 34개월마다 GDP의 1%씩 증가한 것을 의미했다. 1992년 선거를 앞두고 특히 비용이 빠르게 증가했다. 조사 결과 국민의 압도적 다수(그리고 심지어 재계 지도자들까지도)는 의료체계가 제대로 작동하고 있지 않다고 믿었고 근본적인 변화가 필요하다고 생각했다. 그러나 기존 체계의 결함에 대한 부정적인 공감대에도 불구하고, 대안에 대해서는 긍정적인 합의가 없었다.[14] 공화당과 민주당은 무엇을 해야 할지에 대해 서로 생각이 달랐을 뿐만 아니라, 민주당 내부에서도 의견 차이가 있었다.

나는 클린턴 백악관에서 보건정책 분야의 고문을 지냈다. 그리고 다른 곳에서 클린턴 개혁의 노력을 둘러싼 논쟁에 대해 서술을 했기 때문에 여기서는 간단하게 다룰 것이다.[15] 내가 제안했던 정책은, 소비자들이 세 가지 유형의 서비스 요금제, 즉 행위별수가제, HMOs, PPO 중에서 하나를 선택해야 한다는 것이었다. 이 세 가지는 모두 주 정부가 운영하는 '지역보건동맹'을 통해 제공되는 동일한 보험 혜택을 포함했다. 당초 '건강보험구매협동조합'이라고 불리던 이 동맹은 2010년 연방 법률에서 확립된 '보험 교환insurance exchanges' 또는 '시장marketplaces'과 유사하지만, 클린턴의 법률안은 65세 이하의 모든 시민들에게 건강보험을 제공하고, 연방 정부가 정한 상한선 내에서의 평균적인 보험료 인상만을 승인했다.

일종의 혼합 정책인 클린턴 안은 시장지향적인 사고와 규제적 사고가 융합된 것이었다. 이러한 연합들은 각종 보험들을 관리하거나 규제하고, 가입자의 위험에 따라 지급액을 조정하며, 건강한 보험자만을 가입시켜 수익만을 내는 것을 막기 위한 조치들을 채택하려고 했다. 이는 클린턴 개혁안은 엔토벤*(본문 529쪽 참고)

---

* 역 엔토벤은 1960년대 미국 국방부 차관보로 근무하면서 당시 유행했던 체계이론을 활용해서 군사문제를 분석했다. 이후 그는 보건의료 경제 분야를 다루면서 관리형 의료에 대한 이론적 전

등이 고안한 보다 시장지향적인 관리 경쟁과 같지 않았지만 '관리된 경쟁' 이론과 맥락을 같이했다.[16] 연방 정부가 정한 평균 요금 인상 상한선을 적용받아 운영되는 이 지역의 유일한 의료비 지불 주체로서의 클린턴 개혁안은 실질적으로 한 지역의 의료에 대한 전체 예산도 책정하려고 했다. 자금 조달은 주로 제휴사의 평균 보험료의 80%에 해당하는 고용주 분담금에서 나왔다.[17] 소비자가 선택한 보험에 따라 지급된 혜택은 평균 비용의 보험을 선택할 경우 일반 보험료의 20%였고, 평균보다 저렴한 보험을 선택한다면 적은 혜택이, 더 비싼 보험을 선택한다면 더 많은 혜택이 있었다.

시장과 규제 기능을 혼합했던 클린턴 안은 초기에 의료 개혁을 둘러싼 정치적 분열을 극복하고, 대통령이 소속된 당을 통합하고, 온건한 공화당 의원들의 지지를 얻기 위한 방법으로 생각되었다. 하지만 그 모든 노력은 민주당 의원들의 혼란뿐만 아니라 당파적 갈등으로 좌초되었다. 대통령 안만 실패한 것이 아니었다.[18] 의료 개혁을 둘러싼 분열을 메우기 위한 의회의 노력도 상당 부분 결렬되었다. 이는 양당의 중도파들이 새로운 세금이나 고용주의 의무를 요구하지 않으면서 확대된 보상 범위에 자금을 댈 방법이 없었기 때문이다. 주요 공화당원들은 이전에 도입했거나 지지했던 제안들을 철회하고 어떠한 타협도 막아야 그들에게 이익이 된다고 결론지었다. 클린턴의 개혁 노력이 1994년에 결렬된 후, 이러한 결론은 공화당이 의회 양원을 장악했을 때 입증된 것처럼 보였다. 클린턴 안을 둘러싼 논쟁은 20세기 말 미국 정치의 당파적·이념적 양극화가 심화되며 분수령을 맞았다.

클린턴 안을 둘러싼 공방이 진행되었던 시기와 그 직후에, 관리형 의료의 확산으로 의료비 증가율이 급격히 떨어졌다. 이로 인해 민간 부문이 스스로 의료 위기를 해결했다는 성급한 판단이 나오게 되었다. 수년간 두 자릿수의 경제적 성장이 있은 이후로, 1990년대 중반에 국가 의료비 지출의 연간 증가율은 6% 이하로 떨어

문가로 주목을 받았다. 그가 쓴 『보험 기획: 의료비의 급격한 상승에 대한 유일한 해결책』(1980)과 『보건의료재정에서 관리형 경쟁의 이론과 실행』(1988)은 당시에 미국 보건의료 분야에서 널리 읽혔다.

졌고, 인플레를 감안하면 실질 증가율은 거의 없는 수준이 되었다.[19] 이 시기는 시장이 원활하게 운영되는 때로 보였다. 이 시기에 수백 개의 새로운 건강보험들이 시장에 출시되었다.

그러면서 보험 상품 간의 가격 경쟁은 너무 치열해지며 이익은 줄어들었고, 더 엄격한 통제가 이루어지게 되었다. 그러나 간단히 말하면, 환자들은 응급 진료를 거부당했다. 또한 보험회사들이 의사들로 하여금 모든 치료 선택사항에 대해 환자에게 알리지 못하도록 계약에서 함구해야 한다고 주장했다. 언론은 관리형 의료에 관해 공포로 가득한 소식들만 전하고 있었다.

이러한 보고서들 중 일부는 오류가 있었다. 하지만 여론 조사는 이 보고서들이 대중을 불안하게 했음을 보여주었다.[20] 관리형 의료에 대한 반발이 바로 활발히 일어났으며, 정치인들은 환자의 권리를 보호하기 위한 입법을 요구했다.

변화의 속도와 관리형 의료에 의해 제기된 의혹들이 반발을 촉발시켰다. 고용주가 압력을 가하고 관리형 보험이 시행되면서, 의료소비자와 의사들 모두 관리형 의료제도로 점점 자유롭게 진입하기보다는 어쩔 수 없이 내몰리고 있었다. HMOs의 초기 등록자들은, 제공되는 행위별수가제보다 더욱 포괄적인 보장과 더욱 조정된 관리 체계를 선호하면서 기꺼이 HMOs를 선택했다. 고객이 보험에 자발적으로 가입하기 위해, 카이저보험은 고용주들이 적어도 하나의 다른 보험 선택권을 제공하도록 오랫동안 주장해 왔는데, 이 원칙은 원래 1973년에 연방 정부에서 자격을 부여했던 건강보험에서 시작되었다.

그러나 1990년대 중반까지, 많은 사람들이 관리형 보험에 등록하고 있었다. 그 이유는 고용주가 다른 선택권을 주지 않았거나 전통적인 건강보험이 너무나 고비용이었기 때문이다. 많은 의사들은 또한 관리형 보험에 등록하는 환자들을 잃지 않으려 했기 때문에 관리형 의료에 강압적으로 흡수되어 간다고 느꼈다. 포괄수가제를 채택함에 따라, 일부 의사 집단은 환자가 예상보다 질병이 더 심할 경우에 재정적 손실에 노출되었다. 의료소비자와 보건의료 전문가들은 모두 보험회사들의 공격적인 비용 규제 노력이 저항을 불러일으킬 수밖에 없는 상황에서 복잡하고 익숙하지 않은 규칙들을 다루고 있었다. 비록 미국인들이 오랫동안 불필요한 입원과 과도한 약물 처방을 받아왔지만, 대중들은 관리형 의료에서의 불충분한 치료에 대한 급여비보다도 행위별수가제에서의 과도한 처방에 대한 급여비에 더욱 불안해했다. 초기 HMOs들은 비영리적이었기 때문에 치료를 보류하지 않는다는 피보험자들의 신뢰를 받았을 수도 있지만, 1990년대의 상업적인 관리형 보험들은 환자의 복지에 비해 수익성을 우선시한다는 의심을 받았다.

이러한 우려에 직면하여, 1990년대 중·후반의 고용주, 노조, 입법자들은 관리형 보험이 민간보험 가입자들에게 부과한 규제를 완화하려고 했다. 고용주가 지원하는 보험 등록이 더욱 융통성이 있게 구조화된 PPO로 이동함에 따라, HMOs도 관계망을 확장하여 1991년부터 1998년까지 1차 진료 의사 및 전문의의 평균 숫자를 거의 3배로 늘렸다.[21] 많은 고용주와 관리형 의료기관은 사전 허가 요건을 삭제했다. 1999년 사전 허가를 없애기로 한 유나이티드 헬스케어United Healthcare의 결정은 규제가 적은 관리형 의료로의 큰 변화를 예고했다.

1994년부터 주 정부들이 나서서 관리형 의료에서의 진료에 대해 규제를 시작했다. 주 정부의 법률은 보험 적용 거부에 관한 독자적인 검토를 위해 부여되는 사전 허가 요건을 종종 제한했으며, 출산을 위한 병원 입원에 대한 최소 보장과 같은 특정한 강제 사항을 부과했다. 14개 주에서는, 의료과실의 책임에 대한 관리형 의료 이용 평가가 이루어졌다. 20개 이상의 주에서는, '어떠한 보험 제공자도 자발적으로' 참여할 수 있는 권리를 갖는 법을 통과시켰다.

관리형 의료의 반발로 발생한 정보는 또 다른 영향을 미쳤다. 건강보험의 품질, 안전, 책임을 개선하기 위한 노력이 활성화되었다. 관리형 의료가 환자의 이해관계에 영향을 미치면서, 환자 권리 법안이 만들어졌을 뿐만 아니라, 보건과학과 보건의료 관리의 질적 향상에 대한 새로운 관심이 일어났다. 국립과학원에 속한 의학연구원은 의료 과실로 인해서 9만 8000명의 사망자와 연간 100만 명의 부상자가 발생했다는 보고서를 1999년에 발행하면서, 새로운 '환자 안전' 운동을 진작시켰다. 이 운동의 지도자들은, 과실을 범했던 개별 의료인을 지적하는 대신에, 그 해결책은 조직의 제도적 변화에 있다고 보았다. 비용을 규제하기 위한 노력으로 시작되었던 것은 투자비용 대비 의료의 질을 높이려는 움직임으로 점점 더 전환되었다.

이 운동은 의료비가 저렴한 치료가 필연적으로 수준이 낮은 치료를 의미한다는 전제에 도전했다.[22]

비록 의회가 '환자의 권리장전'을 통과시킨 적은 없지만, 연방 정부의 또 다른 부서인 법원은 관리형 의료의 반발에 중요한 역할을 했다. 1990년대 초, 연방 정부의 노동자퇴직소득보장법Employee Retirement Income Security Act: ERISA이 주 정부에 의한 민간보험 규제를 선점했다는 이유로, 연방 판사들은 고용주가 주도한 관리형 의료를 규제하는 주 정부 법률을 폐지했다. 그러나 연방대법원은 1995년에 이런 판결을 뒤집기 시작했고, 이후 8년간 연방 법원은 주 정부가 관리형 보험에 대한 고용주의 책임을 부과하는 법률을 제정할 수 있도록 길을 열어주었다. 법률적·정치적 풍토가 변하면서, 고용주들은 관리형 의료에 관심을 갖지 않게 되었고 관리형 의료산업에 대한 월가의 열의도 식었다.[23] 그러나 이즈음 재정적인 이해관계로 인해 보건의료에 또 다른 변화가 일어났다.

독점을 향한 첫 번째 전환

1990년대 후반과 2000년대 초에, 관리형 의료에 대한 연방 법원의 대응은, 같은 기간에 이루어졌던 또 다른 주요한 발전인, 병원과 여타 보건의료 종사자들의 통합적 강화에 대한 사법적 대응과는 현저한 대조를 이루었다. 판사들은 관리형 의료에 대해 반대를 제기하면서도, 의료시장의 합병에는 더욱 호의적이었다. 1990년대와 2000년대 초반 연방거래위원회,* 법무성, 주 정부는 병원 합병에 반대해서 제기했던 7건의 독점금지 소송에서 연패를 당하고 말았다.[24] 보건의료 분야에서의 반독점 사례의 결과도 당시의 시대적 흐름에 부합했다. 즉, '시카고학파'**의 영향으로 독점금지 원칙이 축소되었으며, 경제의 많은 분야에서 시장 집중력이 증가되었던 것이다.[25]

---

* 역 미국 연방거래위원회는 독과점과 불공정거래를 규제하는 대표적인 연방 기관이다.

** 역 신자유주의를 지지했던 시카고학파는 정부의 시장 개입에 대해 부정적인 입장을 취했다.

이 기간에 주 정부는 의료비에서 병원이 가져갈 몫을 규제하는 것을 포기했다. 1980년을 기준으로, 약 30개 주에서 의료비에서 병원이 차지할 몫과 비용을 평가하기 위한 방식을 확립했다. 그러나 1986년부터 시작해서, 많은 주 정부들이 실제적으로 병원비를 결정하는 시스템을 폐지했다. 1986년에는 위스콘신주를 기점으로, 워싱턴은 1989년, 매사추세츠는 1991년, 뉴저지는 1992년, 코네티컷은 1994년, 미네소타는 1995년, 뉴욕은 1996년 등. 규제 완화는 일반적으로 공화당이 주 정부를 장악했을 때 일어났다.

비록 여러 연구들이 비용 규제가 의료비를 감소시킨다는 것을 보여주었으나, 그 당시 관리형 의료는 병원 진료 이용률과 비용을 떨어뜨리고 정부 규제를 불필요한 것으로 보이게 했다. 규제 완화는 이 기간에 다른 면에서도 건강보험에 영향을 미쳤다.[26] 예를 들어, 식품의약청은 1985년에 소비자에 대한 직접 약품 광고를 허용하는 것을 처음으로 결정한 후로, 1997년에는 이 규정을 더 완화했다. 그 후 몇 년 동안 의료계에서 상업주의를 제한하는 낡은 규범들이 계속해서 사라지면서, 모든 종류의 소비자에 대한 직접 의료 광고가 폭발적으로 증가했다.[27]

독점금지 시행이 느슨해지고 연방 정부나 주 정부 차원에서 의료비나 지출에 대한 어떠한 규제도 전망하지 못하는 정치적 상황에서, 의료 분야의 인수합병은 급증했다. 이런 통합은 의료제공자와 건강보험자 양측에서 모두 이루어졌다. 의료제공자의 측면에서 큰 발전은 서로 지리적으로 가까운 병원의 합병에 의한 지역병원 체계의 형성이었다. 미국병원협회의 자료에 따르면, 1990년과 1996년 말 사이에 인수합병 건수가 9배로 증가했다가 1990년 말에 감소했다.[28] 그 무렵, 표준 허핀달-허쉬만 지수Herfindahl-Hirschman Index*로 측정했을 때, 대도시 지역의 병원들 사이의 시장 집중도는 거의 50% 증가했다.[29] 1990년대 중반, 병원들은 통합전달체계를 구축한다는 명목으로 의사 진료, 외래환자 진료센터와 기타 시설을 갖추면

---

* 역 경제학자 허핀달(Orris Clemens Herfindahl)과 허쉬만(Albert O. Hirschman)이 만든 지수로 해당 산업의 시장 집중도를 측정하는 데 사용된다. 시장이 독점일 경우의 이 지수는 10이며, 완전경쟁 시장에서는 이 지수는 0이 된다.

서 많은 인수 작업을 진행했다.

도시 중심에 주로 위치한 3차 진료병원은 도시 근교의 병원과 1차 진료를 인수해서 환자를 계속 확보했으며, 보험자단체와 경쟁 병원 체제와 관련해서 시장지배력을 높여나갔다.[30]

복합병원체계의 확대가 반드시 더 많은 영리기관으로의 전환을 의미하지는 않았다. 영리병원 회사들은 1980년대와 같이 1990년대에도 전국적으로 계속 성장했지만, 지역병원체계는 실제로 비영리 부문이 영리 부문보다 더 증가했다.[31] 일부 지표에서, 비영리병원은 영리병원과 구별이 되지 않았지만, 의미 있는 차이는 지속적으로 존재했다. 전국적인 병원 연구(1988~2000년)에 따르면, 영리병원들은 심장 수술과 같은 수익성 있는 진료를 전문으로 할 가능성이 더 높았고, 비영리병원들은 정부 소유의 병원들보다 수익성 진료를 할 가능성이 더 많은 것으로 나타났다.[32]

1990년대 병원 합병의 추세는 입원 환자의 장기적 감소라는 맥락에서 발생했다. 1980년부터 2000년 사이 미국의 병원 수는 17%나 감소했고, 병상 수는 28%나 감소했다.[33] 이것은 의료비 상승으로 촉발된 연쇄적 반응의 일부였다. 메디케어의 선불지급제를 채택해서 강화하고, HMOs를 비롯해서 여러 형태의 관리형 의료의 증가가 결합되면서 입원율이 낮아질 수 있었다. 이러한 제도적 압박은 새로운 기술의 개발이나 확산과 함께 일어났거나 이를 더욱 촉진하면서, 이전에 병원 입원이 필요했던 진료와 수술 절차를 외래에서도 할 수 있게 되었다.

입원 치료의 감소는 병원들에 상이한 영향을 미쳤다. 재정력과 리더십에 따라 일부 병원은 확장할 수 있었고, 일부 병원들은 인수되거나 문을 닫았다. 당시 병원 임원들은 합병과 인수에 대해 효율성과 시장지배력의 두 가지 점에서 일반적으로 설명했다. 효율성 향상은 제한적이었던 것으로 보인다. 합병된 조직은 대개 행정 기능을 통합했지만, 임상진료의 통합은 거의 없었다.[34] 그러나 시장에서 병원들의 합병으로 인해서, 보험회사와의 협상은 이런 현상에 더 큰 영향을 미쳤다. 방법론은 다르지만 여러 연구들은 이 기간 동안의 합병으로 의료비가 적어도 5%, 그리고 최대 40%까지 상승했다고 추정한다.[35]

1990년대 후반과 20세기 초반 민간 건강보험기관들은 더욱 집중적인 형태로 변했다. 1970년대와 1980년대에 HMOs의 성장으로 많은 건강보험들이 보험시장에 경쟁 체제를 도입했다. 하지만 1990년대 후반의 관리형 의료가 쇠퇴하면서, 상황이 역전되었다. 두 개의 거대 건강보험회사인 애트나Aetna와 푸르덴셜Prudential Health Care은 1999년에 합병했다. 많은 블루크로스들은 다른 블루크로스에 의하여 병합되거나 인수되었고 때로는 영리 보험으로 전환했다. 병원과 의료기관들은 상품화된 건강보험을 피보험자들에게 팔았고 관리형 의료에 대한 반발로 초래된, 광범위한 포괄적 진료체계에 대한 요구는 특정 의료제공자를 중심으로 구축된 보험회사들의 주장을 약화시켰다. 그 결과, 건강보험 산업은 지역에서뿐만 아니라 국가 차원에서 더욱 집중화되었다. 국내 보험시장을 분석한 결과 집중화 추세로 보험료가 7% 인상된 것으로 나타났다.[36]

한 가지 측면에서, 의료산업에서 통합화의 추세는 오래가지 못하고 단명했다. 관리형 의료가 후퇴하고 포괄수가제가 감소하자, 통합적 의료체계의 추진은 멈추었나. 그러나 관리형 의료의 부상과 쇠퇴는 의료를 이전 상태로 되돌리지는 못했다. 병원과 건강보험은, 이 시기부터 지배적인 보험회사와 의료제공자의 규모와 지리적 범위가 확대됨에 따라, 훨씬 더 통합된 산업으로 부상했다.[37] 또한, 메디케어와 개인 가입자에게 해당되었던 의료비 제도는 메디케어가 관리가격제를 채택하면서 다양해지기 시작했고, 민간건강보험은 직접 지불가격을 협상했으며, 주 정부는 가격 규제 노력을 포기했다.

20세기 말경, 제도적 연쇄 반응의 첫 번째 주기는 종료되었다. 지도적인 전문가들은 관리형 의료가 끝나서 무덤에 묻힌 것으로 선언했고 일부 전문가들은 미래는 소비자의 몫이 될 것이라고 예측했다.[38] 하지만 관리형 의료는 죽지 않았고, 소비자들의 힘은 제한적이라고 검증될지도 모른다. 그러나 새로운 국면은 실제로 시작되고 있었다. 지역 독점이 증가하고, 독점금지법이 약화되고, 관리형 의료가 부분적으로 해제되었으며, 병원과 보험금 모두 규제를 피하게 되면서, 의료비의 재상승을 막을 수 없었다. 결국 의료비는 거침없이 올랐다.

주기 2: 시장의 환상과 시장의 힘, 2001~2016

위험에 처한 소비자

의료비 상승은 1990년대에 둔화되더니 1990년 말에 다시 시작되어 20세기 초에 가속화되었다.[39] 그러나 이번의 제도적 대응은 1980년대와 1990년대 초반의 의료비 급등 때와는 달랐다. 2000년대 초반 고용주들은 의료비를 통제하기 위해 관리형 의료라는 무기를 더욱 강화하지 않고 의료비 증가의 많은 부분을 근로자에게 전가하려고 했다. 공화당이 제정한 공공정책도 소비자의 선택을 강화한다는 명목하에 소비자가 의료비에 더 책임을 지게 하려고 했다. 이러한 '선택'과 '강화'는 의료 분야에서 실질적으로 목적이 서로 다른 사회운동에서 오랫동안 사용한 용어들이었다. 예를 들어, 여성의 건강이나 에이즈와 같은 특수 조건과 관련된 이러한 사회운동은 보건의료에 관한 결정을 내릴 때 소비자와 환자의 역할과 존중을 추구했다. 인터넷의 성장과 2000년대 사회적 미디어의 등장은 대중적인 보건의료 운동의 범위를 넓혔다. 자신의 신체적·정신적 상태를 점검하고 평가하는 새로운 기술도 건강과 질병에서 개인의 선택과 자기 결정을 강조하는 문화의 광범위한 양상에 들어맞는다.

의료비 위험을 근로자에게 이전하려는 고용주의 노력에는 크게 두 가지 측면이 있었다. 기업들은 가입자의 본인 부담이 높은 보험 제도를 도입했고, 독립계약자, 시간제 직원과 기타 약정을 더 많이 사용함으로써 일부 근로자에 대한 보험 혜택을 완전히 제거했다. 고용주들이 양보하면서 보험 적용의 기준점이 바뀌었다. 1980년부터 2000년까지, 고용으로 건강보험을 제공받는 미국인의 비율은 이미 71%에서 67%로 감소했고, 2010년에는 11%가 더 감소하여 56%가 되었다.[40] 이전에는 고용주가 후원하는 단체보험을 가지고 있던 많은 사람들이 이제 민간보험에 가입해야 했는데, 이 시기는 소득이 정체되고 보험료가 급격히 오르던 때였다. 그 결과 점점 더 많은 미국인들이 보험에 가입하지 않거나 보장이 적은 보험에 가입하게 되면서, 건강보험은 경제적 불평등 증가의 한 지표가 되었고 새로운 위기를 맞이했다.

2008년 선거 운동에서, 급상승하는 보험료와 건강보험의 감소가 결합되어 1994년 이후 처음으로 종합적인 의료개혁이 다시 국가적 의제가 되었다.

2000년대 들어 고용주가 후원하는 건강보험의 변화는 경제에서 광범위한 제도적 발전을 시사했다. 최근 수십 년 동안 기업들은 확정급여연금을 '401k 제도'와 같은 확정기여연금으로 대체함으로써 다양한 종류의 위험을 근로자에게 전가하려고 했다.[41] 회사의 평생 고용이 사라지고 있는 상황에서, 확정기여연금의 장점은 이동성이 뛰어나고 직원들이 직접 투자를 관리할 수 있다는 것이다. 그러나 현실적으로, 이런 변화가 기업에게는 퇴직자들에 대한 의무를 덜어주었지만, 노동자들에게는 경제적 안정을 제공하지 못했다. 직장 건강보험도 이와 유사한 변화가 일어났다. 수혜자들이 사용하지 않은 잔액을 다음 해로 이월하면서, 비용 분담에 대한 세금 공제 저축계좌와 함께, 본인 부담이 높은 보험들이 증가했다.

많은 보수주의자들은 건강보험의 본질적인 문제는 도덕적 해이라고 믿는다. 건강보험이 피보험자들의 과잉 의료 이용을 조장한다는 것이다. 결과적으로, 보수주의자가 보기에, 의료비 상승에 대한 해결책은 소비자들이 본인 부담이 높은 형태로 더 많은 의료비를 지불하는 것이었다. 1990년대 이후, 새로운 전환은 세금 우대 의료저축계좌의 신설이었다. 이 제도는 1996년, 한정된 시행 기준에 의해 본인 부담이 높은 보험급여를 보완하기 위해 연방법에 처음 도입되었다가, 2003년과 2006년에 시작되고 확대되었다. 이 제도는 처음에는 느리게 진행되었다. 2009년 말까지만 해도, 고용주-기반 보험에 가입한 직원의 8%만이 본인 부담 보험급여와 세금우대 의료저축계좌를 가지고 있었지만, 2015년에는 그 비율이 24%에 달하게 되었고, HMOs에 가입한 직원의 비율은 4%로 떨어졌다(PPO는 52%, 서비스항목보험은 10%에 그쳤다).[42] 건강보험 선택에 대한 근로자들의 개념도 진화했다. 고용주들이 HMOs와 PPO를 처음 제공하기 시작했을 때, 의료제공자들은 경쟁 관계에 있는 보험회사들과 관리형 건강보험들 사이에서 선택의 기회를 제공했다. 그러나 점점 더 많은 고용주들은 같은 보험회사라고 해도, 다양한 본인 부담과 급여 조건에서 차이가 있는 여러 건강보험들 중에서 근로자들이 직접 선택을 하게 했다.

본인부담액이 높은 건강보험은 건강하기만 하면 부유층에게는 잘 운용될 수 있지만, 저소득층이 중대한 의료문제 혹은 만성질환이 있으면 심각한 문제가 된다. 부유층에게는 높은 본인부담률도 의료 접근에 장애가 되지 않고, 건강 상태가 좋으면 세금우대 의료저축계좌를 이용하여 다음 해로 이월하여 금액을 누적할 수도 있다. 일반 보험으로 지불되었을 돈이 여전히 고소득자의 몫으로 남았다. 게다가 세금 공제가 되는 다른 조항들과 마찬가지로, 의료저축계좌는 세금 부담이 높은 개인들에게 더 이득이 있었다.

이와는 대조적으로 많은 저소득층과 중산층에게는 2500달러나 심지어 1000달러의 본인부담액이 건강보험 급여에 심한 장벽이 될 수 있으며, 만성질환이 있을 경우 의료저축계좌에 잔액을 누적할 수도 없었다. 아마도 본인부담금이 높은 보험의 가장 중요한 영향은 보험 가입자들을 여러 위험 수준으로 분류하는 것이다. 이전의 관리형 의료처럼, 본인부담액이 높은 보험은 시장을 다변화시켰다. 적어도 초기에는 부유하고 건강한 사람들이 본인부담액이 높은 보험으로 바꾸려는 인센티브가 있지만, 의료비 지출이 높을 것으로 기대되는 사람들은 본인부담액이 낮은 보험을 고수할 가능성이 높다.[43]

이런 분류는 본인부담액이 낮은 건강보험의 증가를 초래했고 1990년대 전통적인 행위별수가제를 몰아냈던 의료비 변화와 같은 소용돌이를 유발했다. 실제로는 본인부담액이 낮은 건강보험은 사라졌고 고용주가 후원하는 건강보험의 본인 부담 상한액은 2006년부터 2015년까지 303달러에서 1077달러로 증가했다.[44] 2015년까지 모든 형태의 민간보험을 보유한 65세 이하 사람들 중에서, 본인부담액이 높은 건강보험의 비율은 36%에 달했는데, 이 중 약 3분의 2가 의료저축계좌를 가지고 있음을 신고하지 않았다.[45] 본인부담액이 높은 건강보험 가입자들은 의료 이용이 당연히 필요한 경우에도 의료 이용을 억제한다. 2014년 조사를 보면, 소득의 5% 이상에 해당하는 본인부담액을 납부하는 성인 5명 중 2명은 아플 때 병원에 가지 않았거나 의사가 권유한 사후관리를 받지 않았다고 보고했다.[46]

본인부담률이 높은 건강보험과 의료저축계좌를 지지하는 사람들은, 관리형 의료에서의 하향식 규제와는 대조적으로, 이러한 방식을 '소비자 주도형' 건강보험이라고 홍보했다. 하지만 실제 현실은 달랐다. 로빈슨James C. Robinson과 긴즈버

그Paul B. Ginsburg는 2009년에 "건강보험시장은 소비자 주도형 의료가 관리형 의료를 대체하기보다는 서로 통합되었다."라고 말했다.[47] 본인부담금을 초과하는 비용에 대해, 보험회사는 최선의 거래를 위해 시장을 조사하는 소비자가 주도하는 방식이 아닌, 보험회사가 협상한 비용으로, PPO를 포함한 표준적인 관리형 의료를 채택했다. 건강보험 가입자들은 의료서비스를 처음 사용하는 데 대한 높은 재정적 장벽과 관리형 의료에 의해 계속 초래되는 제한이라는 두 가지 제약에 직면했다.

관리형 의료를 본인부담액이 높은 건강보험에 재도입하는 것은 의료에서 소비자 주권과 비용 규제에 관한 보수적인 이론의 한계를 반영한다. 본인부담금이 높은 보험은 소비자들이 의료서비스를 처음에 이용하는 데 억제 효과가 있다. 하지만 미국이 예외적으로 의료비가 높은 이유를 미국인들이 사소한 이유로 의사를 많이 찾기 때문이라고 설명할 수는 없다. 미국에서 의사 방문 비율은 선진국 평균에 가까웠지만, 의료비는 훨씬 더 높았다. 사실, GDP의 비율로 보면 미국 의료비는 선진국 평균치의 거의 두 배가 된다.[48] 미국의 높은 의료비는 환자들이 의료제도에 있을 때 발생되는 현상들, 특히 치료에 지불되는 가격과 기술집약적 의료서비스의 빈번한 사용을 반영한다. 이런 맥락에서, 의료 쇼핑은 일반적으로 가능하지 않다. 환자들은 비용에 결정적인 영향을 미치지 않는다. 대신에 치료를 담당하는 의사들, 의료기관들의 관리자와 임원들이 비용 결정에 주요한 영향을 미친다. 경험적 연구 결과를 보면, 높은 본인부담금 때문에, 환자들이 의료 쇼핑을 통해 상당한 의료비를 절약할 것이라는 생각은 환상이다.[49]

본인부담금이 높은 건강보험은 비용 억제에 미치는 영향이 제한적인데, 그 이유는 건강보험 지출의 집중화라는 현상 때문이다. 일반적으로, 본인부담금이 가장 높은 5% 사람들이 전체 의료비의 약 50%를 차지하고, 상위 10% 사람들이 의료비의 약 3분의 2를 차지한다.[50] 심지어 본인부담액이 높은 건강보험에서도 의료비 지출의 거의 대부분은 본인부담액을 초과하여 발생한다. 그러나 비용 절감이 제한적으로 가능한데도 불구하고, 이런 보험들은 보험료를 낮게 유지한다. 또한 비록 높은 본인부담금을 지불해야 하는 가입자들은 의료서비스가 정말 필요할 때 의료서비스를 이용하지 못하게 될 수도 있다. 하지만 빠듯한 급여로 근근이 생활하는 많은 사람들에게, 본인부담액이 높은 건강보험은 저렴한 건강보험료 때문에 어쩔 수 없이 유일한 선택이 된다.

게다가 민간보험에 영향을 미치는 시장지향적인 사고는 메디케어나 메디케이드에도 영향을 미쳤다. 메디케이드도 더 이상 통합적 사회보험 제도가 아니게 되면서, 노인들이 공공보험(전통적인 건강보험)과 관리형 의료인 민간보험 중에서 선택해야 하는 건강보험 시장이 되어버렸다. 민간건강보험 가입은 2003년에 470만 명에서 2008년에 970만 명으로 증가했고, 2016년에는 전체 수혜자의 31%인 1760만 명으로 두 배 가까이 증가했다.[51] 그리고 2003년 조지 부시 대통령 시절 의회가 메디케어에 약제비를 추가하면서, 오로지 민간건강보험만을 위한 새로운 보험 시장이 법률적인 근거를 갖게 되었다.

공화당이 주로 메디케어의 민간보험화를 추진했다. 공화당은 메디케어를 민간보험의 '이용권' 또는 '특혜 지원책'으로 바꾸려고 계속 노력했다. 그러나 민주당은 전통적인 노인건강보험의 폐지에 저항하면서도, 메디케어의 민간보험화를 수용하고 심지어는 옹호했다. 공화당 정부가 일반적으로 더 건강한 노인 인구를 등록시켜 건강보험료를 과다하게 지불했다는 근거가 있었음에도 불구하고, 많은 민주당원들은 그렇게 했다. 보험업계와 노령 보험 가입자들의 선거구에서의 압력으로 인해, 건강보험의 보조금은 유지되었다.[52]

주 정부가 이 문제에 대해 수혜자들에게 선택의 여지를 거의 주지 않았음에도 불구하고, 민간 관리형 보험으로의 전환은 주 단위의 메디케어에서 더욱 이루어졌다. 전국적으로, 관리형 보험에서 메디케어의 가입자 비율은 2008년까지 64%로 증가했고, 일부 주들은 메디케어를 모두 관리형 의료기관으로 넘겨버렸다. 게다가 메디케어에서의 관리형 보험은, 1990년대 후반에 고용주가 후원했던 관리형 의료에 의해 완화되었던 제한적인 관행들을 지속적으로 사용했다.[53]

2000년대 초 이 제도의 규모가 커지고 소비가 증가하면서 주 예산 비율이 증가함에 따라, 주 정부들은 메디케어 비용을 통제하기 위해 철저하게 관리했다. 또한 1997년에 저소득층 가정의 어린이를 위한 어린이 건강보험이 초당적으로 확립되어 주 정부의 의료비 지출은 증가했다. 1980년부터 2007년까지 메디케이드와 어린이 건강보험에 등록된 미국 인구는 7%에서 14%로 증가했다.[54] 그러나 이렇게 증가했다고 해서, 고용주가 후원하는 보험의 지속적인 감소가 보완되지는 않았다. 또한 의료비가 계속 증가함에 따라 건강보장의 범위가 줄어든 보험을 가져야 하는, 많은 미국인들이 직면한 위기를 보완해 주기에도 충분하지 않았다.

2000년대 개혁의 시련

건강보험이 없는 인구는 1980년대부터 2000년대 초반까지 장기적으로 증가하는 추세였다. 미국 통계국에 따르면, 건강보험이 없는 미국인 수는 1987년에 3100만 명에서 2009년에 4900만 명으로 증가했는데, 이는 전체 국민의 12.9%에서 16.1%로 증가했음을 뜻했다.[55] 연중 일정 기간 보험이 없는 인구도 늘어났다. 보험이 있는 사람들조차 보험의 까다로운 조건, 연간 및 평생 상한제, 보험의 여러 제한 탓에 충분한 보험 혜택을 받지 못했다.[56] 2000년대 초에 수입이 정체되고 의료비와 보험료는 급격히 상승하는데도, 기존의 고질적인 문제들은 더욱 꼬여만 갔다. 2007년부터 2009년까지의 경기 침체로 이 문제는 더욱 부각되었다.

버락 오바마가 2009년에 대통령에 당선되고 민주당이 하원에서 다수당이 된 후에도 국민건강보험을 포함해서 다른 개혁들은 여전히 해결되지 않았다. 미국에서 국가정책을 전반적으로 조사하고 분석하는 일은 결코 쉽지 않았고, 기존의 상태를 유지하려는 편향적 요인이 헌법으로 녹아들었다. 변화를 반대하는 집단은 연방 정부가 구조적으로 제공하는 많은 거부권들 중에서 하나만을 통제하면 된다. 더군다나 20세기 중반에 채택된 정책들은 특히 기존의 상태를 유지하려는 효력을 만들었다. 다시 말해서, 기존의 계약관계로부터 이익을 얻는 집단뿐만 아니라 상당히 좋은 조건의 보험을 가진 대중—노인, 참전용사, 보험에 가입한 노동자와 가족들—은 보건의료 제도의 전체 비용을 경험하지 못했기에, 그들은 열심히 일해서 보험료를 지불한다고 믿었다. 또한 이 대중은 자신이 보험이 없는 사람들을 위해 왜 보험료를 지불해야 하는지를 알지 못했다. 나는 다른 곳에서 이를 "미국 보건의료 정책의 덫"이라고 불렀다. 이 덫은, 미국에서 널리 인식되고 깊이 뿌리내린 지속적인

문제들의 근원인 보건의료 제도를 바꾸는 것을 어렵게 만든 부분적인 정책의 유산이다.[57]

그뿐만 아니라, 미국의 보수주의자들은 국민건강보험을 둘러싼 오랜 갈등의 역사를 거치면서, 다른 서구 나라의 보수주의자들과는 달리, 공공 건강보험을 자유의 상실과 동일시했으며, 자신들의 반대를 애국적인 대의명분이라고 치켜세웠다. 최근 수십 년간 당파적인 양극화가 심해지면서, 양당 사이에 합의를 이루기가 더욱 어려워졌다.

그러나 2009년에 개혁을 향한 새로운 길이 열렸다. 주요 보건의료 단체의 대표들과 국민건강보험의 지지자들이 사적인 회의를 통해 공감대를 찾았다. 병원, 제약회사, 일부 보험회사를 비롯한 이익 집단은, 연방 정부가 가격 통제와 같은 자신들의 산업에 위협이 되는 정책을 실시하지 않는다면, 건강보험의 확대와 더불어 개인영업자와 자영업자 보험 시장의 변화에 동조하려고 했다. 이러한 이익집단의 입장에서는, 개혁 단체들이 메디케이드와 민간보험을 확대하면서 기존의 보험 방식에 동의할 것이라고 보았다. 예전의 이익단체들은 한때 메디케이드와 민간보험을 대체하려고 했다.

이런저런 논의에서 나타났던 접근 방법을 보면, 메디케이드는 가난한 사람들에게 더 많은 건강보험을 제공했다. 이에 비해 보험의 새로운 규정과 보조금 구조에서는 일반인들이 민간보험에 가입할 수 있었다. 2006년 매사추세츠의 롬니 Willard Mitt Romney 공화당 주지사가 채택한 개혁안이 이러한 보험을 즉각 실시했다. 이에 의하면, 보험회사들은 가입자의 건강 상태에 근거하지 않고 기존의 보험 조건을 포함해서 모든 신청자들을 보험에 가입시켰다. 이에 반해 매사추세츠주 정부는 연방 정부가 규정한 빈곤 수준의 4배까지의 수입이 있는 사람들에게 보조금을 지급해 주었다. 사람들이 병이 있을 때에만 편의적으로 건강보험에 가입하는 것을 막기 위해 모든 사람들이 건강보험에 가입하도록 조치를 취했는데, 이를 '개인적 의무 사항'이라고 불렀다. 민주당 정책가들이 동의한 이러한 정책들은 '환자 보호와 건강보험료 지불개혁법 Patient Protection and Affordable Care Act: ACA'의 기반이 되었는데, 2010년 3월에 의회가 채택했고 오바마 대통령이 이 법에 서명했다. 그렇지만 이 법은 천천히 시행이 이루어져서 2014년까지 건강보험의 확대를 위한 주요한 정책들이 지연되었다.

ACA는 반대자들이 주장했던 것처럼 정부가 보험시장에 개입한 것은 아니었다. 즉, 그것은 시장의 기능을 대체하지 않았다. 그보다 ACA는 시장에 대한 보완과 시정을 지향하면서, 시장에 최소한으로 개입하려는 개혁 정책의 사례가 되었다. ACA는 현 상황을 수용한다는 것을 반영했다. 또한 이 법은 클린턴 보험개혁의 패배로 인해 개혁가들이 의료산업의 지배적인 이익단체와 기득권을 가진 대중들에 대해 어디까지 도전할 수 있는지를 보여준 교훈이 되었다. 이미 대기업에 고용된 대부분의 피고용자들은 보험에 가입이 되어 있어서 문제가 별로 없다. '공공 선택권'의 지지자들이 제안했던 대로, 정부는 개인영업자와 자영업자 시장을 구조조정하면서, 민간보험회사와 경쟁관계를 갖지 않았다. 또한 이 법은 1993년 클린턴 보험개혁처럼 지역별로 총보건의료비 지출의 증가를 규제하려고 하지도 않았다.

ACA를 채택한 것은 여전히 불가피한 것은 아니었다. 하지만 이 법은 반대자들의 격심한 공격으로 채택되기 전에 거의 폐기될 지경에 처했다. 초당적인 매사추세츠주의 전례에도 불구하고, 민주당은 의회에서 공화당의 지지를 얻을 수 없었다. 이 법은 민주당이 상원에서 무제한 토론할 수 있는 시간을 최대한 활용함으로써 겨우 통과되었다. 결국 이 법은 연방대법원 소송으로 넘어갔는데, 2012년에 한 표 차이로, 뒤집히는 사태를 면했다. 대법원은 개인의 의무 사항과 이 법 전체를 지지하면서도, 메디케이드의 확대는 주 정부의 자발적인 결정에 따르도록 했다.[58]

'오바마케어Obamacare'는 ACA의 반대파들이 처음 사용하다가 대통령과 대부분의 언론이 받아들인 용어이다. 이에 대한 극렬한 논쟁은 미국 정치를 집어삼키고 있는 만연된 불신과 당파적 양극화를 생생하게 보여주는 사례가 되었다. 한때 ACA는 이전의 공화당이 제안했던 정책으로, 그 후에 민주당과의 타협으로 찬사를 받았을지도 모른다. 하지만 이 법은 더 이상 존재하지 않는, 공화당 온건파와의 협상물이 되었다.

ACA의 주요 규정들이 시행된 후에, 건강보험 미가입자는 2010년에 4900만 명에서 2015년에 2900만 명으로, 16.0%에서 9.1%로 줄었다. 만약 모든 주들이 메디케이드를 확대했다면, 300만 명에서 400만 명 정도의 사람들이 더 보험 혜택을 받았을 것이다.[59] 이 법은 보험 이용에 관한 연간 제한 규정, 평생 제한 규정, 기존 조건의 예외 사항을 대부분 폐지하고, 본인 부담 비용을 절감하며, 보험회사가 효과가 입증된 예방 서비스를 소비자에게 무료로 제공하도록 하는 등, 기존의 보험 가입자에게도 추가적인 보장을 제공했다. 예방 서비스의 필수적용 대상에는 피임약이 포함되었는데, 이는 가장 치열한 정치적 논란과 법적 다툼의 주제가 되었다. 건강보험은 적어도 보험비용(즉, 수혜자의 평균 기대비용)의 60%를 부담해야 하고, 이는 민간보험 시장의 가입자 중에서 절반 이하를 포함하는 정책으로 이전에 충족되었던 기준이다.[60] 그래서 ACA는 의심할 여지없이 최소한의 보장을 받는 사람들에 대한 정책적 기준을 올렸다. 보험에 새로 가입한 사람들은 치료를 받을 수 있었다. 예를 들어, 한 조사에 따르면, 보험 혜택을 받기 위해 보험을 사용했던 5명 중 3명은 이전에는 보험에 가입할 수가 없었겠지만 이 법으로 가입할 수 있었다고 답변했다.[61] 메디케이드를 확장한 주와 확장하지 않은 주들을 비교한 연구들에 의하면, 건강보장의 확대로 인해서 환자들은 당뇨병 등의 만성질환에 대한 정기적인 치료와 같은 진료를 더욱 용이하게 받았으며, 재정적으로도 안정되어 빚을 내어 진료비를 마련하지 않아도 되었다.[62]

그럼에도 불구하고 처음부터 첨예하게 대립했던 ACA에 대한 여론은 주요 조항들이 시행된 후에도 긍정적이지는 않았다. 여론조사 결과 찬반이 균등하게 나뉘는 것으로 계속 나타났다. 2016년 6월 현재 ACA가 폐지되거나 축소되는 것을 원하는 반대 비율은 이것이 유지되거나 확장되기를 원하는 찬성 비율과 거의 같았다.[63] 하지만 보험을 갖지 못한 사람들에게 미치는 법의 영향을 이해하는 사람은 거의 없었다. 2016년 9월 조사에서 건강보험이 없는 미국인의 비율이 사상 최고인지 아니면 사상 최저인지를 묻는 질문에 4분의 1(26%)만이 사상 최저라고 응답했다. 21% 정도의 응답자가 무보험자가 사상 최대라고 답했고, 절반가량(46%)은 현재와 거의 비슷하다고 했다.[64]

오바마케어와 그 효과에 대한 의견은 당파적 소속에 따라 확연히 차이가 있었다. 그러나 이 법이 지속적인 거부감을 일으킨 다른 이유는, 오바마케어를 받는 시민들 중 많은 수가 과거 보험에서 혜택을 받던 건강보장의 일부를 상실했고, 계속 해서 오바마케어가 계속 악화되고 있다고 비난했기 때문이다. ACA는 최악의 보험 가입자들에 대한 보장기준을 높였지만, 양질의 보험 가입자에게 보장의 축소를 초래했다. 고용주가 제공하는 보험에서 자가부담금은 계속 증가했다. 실제로, ACA는 예방 관리와 재해 비용에 더 많은 보장을 요구하여 많은 직장건강보험의 보장성을 개선했다. 예방 관리 보장이 개선되면서 사람들은 더욱 건강해질 수 있었고, 연간 또는 평생 한도가 없어지면서 의료문제로 인한 파산의 위험이 줄어들었다. 하지만 미국인들은 정기적인 의료비를 더 많이 지출했기 때문에 많은 고용주들은 건강보험이 과거에 비해 효용성이 떨어진다고 생각했는데, 이러한 인식도 오바마케어의 과실이었다.

ACA에 대해 노년층에서 더욱 심한 분노가 있었는데, 부분적으로는 반대자들이 국가생명윤리위원회Death Panels에 대한 공포를 유발시키고 보장 혜택을 줄이려고 노력했기 때문이다. 이러한 주장과는 달리, ACA는 메디케어의 혜택을 삭감하거나 생명을 위협받는 환자들의 보장 혜택을 삭감하지 않았으며, 메디케어의 예방적 관리를 확대했고, 약제 보장을 강화했다. ACA의 반대자들이 축소라고 주장한 것은 65세 이하의 인구에서 보험 적용 범위가 확대됨에 따라 의료진들에 돌아갈 추가적인 이익의 일부를 억제하려 했으며 향후 메디케어의 의료비 증가를 감소시키려는 조치였다.

메디케어에 영향을 미치는 ACA의 다른 조항들은 보건의료의 제도적 변화에 장기적으로 중요한 영향을 미쳤다. ACA를 관리했던 조직은 대안적인 지불 방법을 통해 대규모 실험을 할 수 있는 권한과 자금을 구비하고 있었으며, 전통적인 메디케어의 질 향상과 비용 절감을 위해 의료제공자들에게 적절하게 보상하여 의료체계를 전반적으로 개선하려고 시도했다.

이러한 행위별수가제pay for performance의 실험은 양적 보상이 아닌 가치 보상을 위해 진행 중인 노력들을 기반으로 했다. 예를 들어, 메디케어는 질병 발생 시에 의사, 병원, 기타 의료진에게 별도로 진료비를 지급하지 않고, 의료진에게 묶음지불제bundled payments로 의료비를 지급하고자 했다. 묶음지불제의 한 형태는 메디케어가 입원 기간 동안 모든 진료에 대해 사전에 정해진 액수를 병원에 지급하고, 병원은 그 금액에서 의료진에게 의료수가를 지급한다. 다른 시책으로는 의사와 병원의 연결망을 통해 책임형 의료보험조합Accountable Care Organization: ACO을 형성하여 행위별로 수가를 지급받는 것이다. 최종적인 형태는 불확실하지만 ACO는 의료산업의 재구성을 가져올 수 있다. 1차 진료를 포함하는 요건을 제외하고, ACO는 다양한 범위와 구조를 가지고 있다. HMOs와 마찬가지로 ACO도 병원 입원을 줄이고, 의료시술을 외래에서 비용을 줄여 시행하며 환자의 건강을 유지하기 위한 공조적 서비스를 제공함으로써 의료비를 절감할 수 있는 장려책을 제공하고자 했다. 하지만 HMOs와는 다르게 ACO는 환자의 의료진 선택에 있어 제한을 두지는 않았다. 2016년까지 전통적인 메디케어 지출의 약 30%가 묶음수가제, ACO, 기타 대체 결제 방법을 통해 지급되었다.

'의료를 책임진다'는 개념은 매력적일 수 있지만, ACO는 처음에 메디케어를 위한 재정 비축을 하지 않았는데, 왜냐하면 많은 의료진들이 진료를 많이 할수록 수입을 더 올리는 행위별수가제와 진료를 많이 하면 의료수입이 감소할 수 있는 책임의료의 두 가지 장려책에 모두 맞물려 있었기 때문이다. 비록 그 문제가 일시적일 수 있지만, 책임의료기구와 다른 의료비 지불 개혁은 다른 방법으로 의료비를 통제하는 것은 더욱 어려울 것이라고 강력히 주장한다. ACA가 통과되었을 때, 의료산업계에는 또 다른 통합의 물결이 시작되고 있었다. ACO를 포함해서 여러 정책들은 잠재적으로 민간 분야에서 의료비를 높일 수 있는 지배적 의료체계 능력을 강화시키며 통합의 경향을 보강했을 수도 있다.

독점을 향한 두 번째 전환

의료 규제를 철폐함으로써 시장의 역동성을 향상시키려고 했지만, 실제로는 시장의 지배력이 강화되었다. 1990년대 중반 통합의 물결 이후, 2010년경에 시작된 제2의 물결은 의료산업계의 힘을 지배적인 의료진과 보험자에게 이익이 되도록 집중시켰고 시장에서 영향력이 거의 없는 이들은 힘을 잃어갔다.

1990년대 중반 병원들 사이에 이루어진 많은 합병들의 의미는, 의료비 지불을 둘러싸고 건강보험회사와 의료진 사이에 있었던 몇 번의 대결에서 역학적 균형은 변화가 확실해진 2000년대 초에 일어났다. 1993년에 보스턴의 선도적이고도 유수한 두 엘리트 병원인 매사추세츠 종합병원과 브리검 병원이 합병하여 새로운 보험조합Partners HealthCare: PHC을 만들었다. 7년 후, PHC와 매사추세츠 블루크로스의 경영진들은 각 주에서 미국의 의료비를 대폭 인상하는 협의안에 동의하고 악수를 나누었다. 블루크로스는 PHC가 다른 건강보험회사에 더 적은 의료비 지급을 허용하지 않는다면 PHC에 대한 지급액을 인상하려고 했다. 터프츠Tufts 보험조합이 PHC의 대규모 인상 요구에 동조를 거부하자, PHC는 협상을 종료하고 터프츠 보험조합의 건강보장은 더 이상 인정하지 않을 것이라고 환자들에게 통보했다. 보험조합을 바꾸겠다는 피보험자들의 전화가 빗발치자 터프츠 건강보험은 항복하고야 말았다.[65] 그 당시 다른 보험조합과의 대립에서도 지배적인 의료제공자들은 급격한 의료비 인상을 요구했고, 다른 보험조합들은 항복했다.[66]

2010년 제2의 통합이 시작되면서 보건의료는 최근 수십 년간 의료 정책에서 많이 고려되었던 경쟁의 활성화라는 이상에서 더 멀어져 갔다. 합병과 인수는 의료시장에서 효과적인 독점을 결과적으로 초래했다. 1990년대와 2000년대 초반보다 오바마 시대에 더욱 강화되었던 독점금지정책도 압도적인 시장지배력을 막기에는 효과가 없었고 시기가 너무 늦었다.

의사들의 측면에서 볼 때, 병원은 지속적으로 의료산업 변혁의 중심적 위치에 자리했다. 의료시장에서, 지역 병원을 몇 개의 체계로 통합하는 것은 2010년까지 이미 많이 실현되어 버렸다. 커틀러David Cuttler와 모턴Fiona Scott Morton에 의한 전국 306개 병원 소개 지역에 관한 연구에 따르면, 2010년에 한 지역에서 가장 큰 3개의 병원체계는, 평균적으로 병원 입원의 77%를 차지했으며, 가장 큰 5개의 병원체계는 88%나 차지했다.[67] 연방거래위원회의 기준에 따르면 대도시 지역에 병원 시장의 75% 이상이 고도로 집중되었다.[68] 그러나 병원 통합은 계속 증가하여 2010년과 2014년 사이에 총 457건의 합병(많은 합병은 시장 영역 전체에 걸쳐 진행되었다)이 이루어졌다.[69] 병원들 역시 숙련된 간호시설, 가정건강 제공자, 호스피스 등 의사의 진료와 이후 서비스 체제를 갖추고 수직적으로 통합을 진행하고 있다. 그리고 의사들은 여러 가지 조직을 통해 자신들의 시장지배력을 얻었다.

의료 경영진들은 2010년에 ACA가 통과된 이후 의료개혁의 요구들을 통합의 근거로 내세우고 있다. 수평적 통합은 시장의 중복 영역을 제거하여 비용을 절감할 수 있고 수직적 통합은 책임 있는 진료 조직과 정보기술에 대한 투자를 촉진한다고 이들은 주장한다. 1990년대 중반처럼 국가정책의 변화를 둘러싼 불확실성 때문에 위험회피 전략으로 합병이 이루어졌을 수 있다. 합병을 통해 규모를 키워갔던 병원체계와 보험조합들은 제도적으로 중량감을 높였기에, 정치 지도자들조차도 시장 규모가 너무 커서 실패할 수 없었기에 이들을 무시할 수가 없었다.

보건의료 통합의 가장 중요한 영향은 지역사회 차원에서 권력, 비용의 지불, 자원의 불균형을 증가시킨다는 것이다. 이러한 불균형의 명확한 증거는 1996년부터 2010년까지 약 2년마다 보건의료체계변화연구소Center for Studying Health System Change에서 실시한 전국의 대표적인 대도시 지역 12곳의 의료를 집중적으로 추적해서 조사한 연구에서 나온 것이다. 이 기간에 이루어진 변화를 보면, 민간보험회사들은 협상력을 바탕으로 병원과 의사들에게 차이가 매우 심한 의료비를 지불했음을 알 수 있다. 상위 계층에는 거대 종합병원과 부자 의사 집단이 있었다. 그들은 규모나 명성으로 인해 건강보험제도가 자신들을 의료공급망에서 제외할 수 없다는 것을 잘 알고 있기에 의료비를 올릴 수 있었다. 다음 계층에는 지역적으로 다른 곳에서 편리하게 제공되기 어려운 특화된 전문 진료를 제공하는 의료진들이 있었다. 그들도 시장지배력은 있지만, 거대 종합병원과 부자 의료진만큼의 지배력은 아니었다. 나머지 독립된 지역사회 병원과 효과적으로 가격 책정을 하는 소규모 혹은 개원 의사들이 있었다. 안전망 역할을 하는 병원들은 대개 이 계층에 속했다.[70]

민간보험회사들이 지급한 상위 계층과 하위 계층의 의료비는 현격한 차이가 있었다. 로스앤젤레스에서는 2008년에 실시된 연구에 따르면 상위 25% 순위의 병원들은 메디케어 요금의 184%가, 하위 25% 순위에 해당하는 병원은 84%가 지급되고 있었다. 한 거대 종합병원에 지급되는 의료비는 메디케어의 418%까지 되었다. 이 연구는 이러한 의료비의 차이는 시장지배력의 결과라고 결론을 내렸다.[71]

2010년에 주 법무장관이 주도했던, 매사추세츠 병원들에 지급된 의료비 차이에 대한 조사도 같은 결론에 도달했다. 의료비의 차이는 ① 진료의 질, ② 해당 인구 집단의 질병 혹은 진료의 난이도, ③ 의료진이 메디케어 또는 메디케이드에 의존하는 정도, ④ 의료제공기관이 대학교육병원이거나 연구병원인지, 아니면 단순히 시장 친화적인 병원인지 여부와 관련이 없었다.[72] 오로지 그것은 시장지배력과 상관관계를 보였다. 2007년부터 2011년까지 고용주가 보장하는 보험에 가입한 미국인의 25% 이상을 대상으로 한 조사에 따르면, 다른 요인들을 보정한 후에도 독점 상태의 의료비가 4개 이상 경쟁하는 병원이 있는 의료시장보다 15.3% 높았다.[73]

이러한 양상의 뿌리에는, 관리형 의료가 절정기를 거친 이후로 건강보험조합에서 의료제공자 집단으로의 권력 이동이 진행되어 왔다는 점이다. 캘리포니아는 이러한 전환이 어떻게 그리고 왜 일어났는지를 보여준다. 캘리포니아가 관리형 의료개혁의 선봉에 섰던 1990년대에는 주립 건강보험이 협상에서 우위를 점했고, 의사들이나 병원들과의 계약을 거부하겠다고 위협해서 의료비를 줄일 수 있었다. 당시 병원은 입원 환자 이용률 감소로 병실 과잉 상태에 있었으며, 많은 전문 분야의 의사들도 공급 과잉 상태에 있었으므로 낮은 진료 비율을 수용하라는 압력에 응할 수밖에 없는 처지였다. 그러나 보건의료체계변화연구소의 연구 결과에서 알 수 있듯이, 이러한 양상은 1990년대 말에 역전되었다. 병원 진료에 대한 민간보험사들의 의료비 지불은 1999년부터 2005년까지 연평균 10.6%씩 증가했다. 관리형 의료에 대한 반발의 결과로, 사용자와 소비자들은 건강보험의 협상력이 약화되더라도 더 광범위한 의료제공자들을 요구했다. 14% 감소한 입원 환자 수용 능력과 의사 부족 문제도 의료인들에게 힘을 실어주었다. 병원들도 대형 체제로 합병되거나 다른 방법으로 결합되면서, 가격 협상에서 우위를 점하게 되었다. 예를 들어, 이전에 별도로 협상했던 캘리포니아 대학부속병원들이 하나의 보험자단체가 되어 교섭을 시작했다. 또한 병원들은 의사들과 함께 단합할 수 있는 조직을 만들어 흥정할 수 있었다. 한 병원 경영진은, "당신의 건강보험은 모든 의사들과 모든 병원들을 이용할 수 있게 하거나 혹은 아무것도 이용할 수 없게 한다."라고 설명하기도 했다. IPAs에 있는 수천 명의 개원의사들도 기존의 건강보험과 공동으로 협상을 벌였다. 한 건강보험조합 임원은 "그들은 우리를 죽이려 하기 때문에 우리는 이러한 독점을 깨기 위한 규제 개입을 환영할 것이다."라고 발언했다.[74]

전국적으로, 의료제공자의 통합, 광범위한 네트워크를 보유한 건강보험조합에 대한 고용주의 선호, 그리고 입원 환자의 병원 수용력 감소는 모두 의료제공자의 힘을 증가시키고 민간보험 환자가 병원에 지불하는 보험료의 상승에 기여했다. 1990년대 후반, 민간보험 가입자의 지급액은 메디케어보다 약 10%가 더 높았으나, 2012년에는 75%가 더 많아졌다.[75] 초기에 두 가지 정치적 결정 — ① 메디케어의 선불금 지급 채택, ② 민간보험 환자의 병원비 지불에 관한 국가의 거부 — 을 하지 않았다면, 이러한 격차는 벌어지지 않았을 것이다. 관리형 의료는 일시적으로 의료비를 억제했으나, 소비자 반발은 물론 인수합병 형태에 대한 공급자의 반발을 촉발시켰다. 이런 순차적 연쇄 반응이 일어나면, 가장 강력한 의료공급자들은 가격을 올릴 수 있었다. 이것은 병원들이 공공 급여에서 민간 급여로 비용을 이전하는 문제가 아니었다. 사실, 일부 연구는 메디케어의 급여를 낮추면 병원이 더 효율적이 되어 민간보험에 가입하는 사람들의 보험료가 낮아지게 된다는 보고를 하기도 했다.[76] 민간보험에 높은 건강보험료를 내는 환자들은 메디케어나 메디케이드로 운영되는 병원을 이용하지 않고 시장에 영향력이 있는 거대 종합병원을 선호한다. 의료 통폐합이 의료비 상승에 기여했지만 다른 요소들도 고려해야 한다. 건강보험시장도 더욱 집중화되었다. 그러나 지배적인 보험사들은 대항적 권력을 행사하지 않았고 소비자의 이익에 부합하지도 않았다. 2010년도 전국 지역사회조사연구 Community Tracking Study는 "보험사들이 보험료 인상을 억제하는 데 적극적이지 않은 것은 보험사들이 비용을 고용주와 근로자들에게 쉽게 전가할 수 있기 때문이다."라는 것을 밝혔다.[77] 한 연구 결과에 의하면, 지배적인 보험사들은 독점을 무너뜨릴 수 있는 힘이 있을 때에도 건강보험 가입자들에게 혜택을 돌리지 않았다.[78]

비용 절감에 대한 ACA의 영향을 평가할 때, 앞선 의료산업의 발달을 주의 깊게 고려해야 한다. 2010년에 ACA가 통과된 후, 국민보건의료비 지출은 5년간 완만한 속도로 증가했고, 메디케이드, 메디케어, 그리고 새로운 보조금의 비용은 의회예산국의 기존 예상보다 훨씬 낮았다.[79] 같은 기간에 경기 후퇴기(2007~2009년)

에서 벗어남에 따라 실업률은 5% 이하로 떨어졌고, 고용에 기반한 건강보험에 가입한 미국인의 비중도 거의 변화가 없었다.[80] 이러한 진전은 예산 낭비, 실업 증가, 고용 기반 건강보험의 파괴, 그리고 경제적 대혼란의 일반적 원천이 될 것이라는 이 법안 반대자들의 예측과 상반된 결과를 낳았다.

그러나 ACA가 보건의료비의 전반적인 감소의 주된 원인은 아닐 수 있다.[81] 의료 시술의 비용-효과에 대한 연구를 제한하려는 보수적 노력의 결과, 이 법은 혜택은 낮지만 높은 비용을 지불해야 하는 신기술의 채택을 억제하는 데 거의 도움이 되지 않았다. 또한 이 법은 보건의료의 가격 책정 및 의료산업 전반의 시장지배력 상승에 대한 근본적 문제를 시정하는 데도 기여하지 못했다. 2010년부터 2016년까지의 의료비의 저하는 1990년대 중반의 하락과 같이 일시적인 소강 국면에 불과할 것이다.

건강보험 제도의 변화는 2016년에 약 1200만 명에게 건강보장을 제공했지만 당초 지지자들의 높은 기대에 부응하지 못했다. 일부 분석가들은 궁극적으로 고용주가 제공하는 건강보험을 대체하거나 최소한 고용주가 제공하는 보험이 없는 사람들에게 만족스러운 대안을 제공할 것이라고 믿었다. 그러나 2016년 현재, 캘리포니아 같은 일부 주에서는 성공적인 변화가 더 있지만, 대부분의 다른 주들은 답보 상태에 있었다. 역설적이게도, 고용주들의 건강보험 유지 결정은 건강보험 변경률이 당초 분석가들의 예상보다 낮아지는 데 기여했다. 또한 개별적 강제조항을 뒷받침하는 벌칙들이 너무 약해서 많은 건강보험 미가입자 — 그들은 건강했다 — 에게 동기를 부여하지 못했다. 더불어, 거의 모든 주에서 개별 보험이 직접 판매되도록 함으로써 보험 구입에 대한 불리한 선택 문제를 악화시켰고, 일반적으로 가난하고 위험도가 높은 인구도 시장 논리에 그대로 노출되었다(연방 소득 관련 보조금은 거래소에서만 사용할 수 있었다).[82] 설상가상으로, 공화당이 주도한 조치의 결과로서, 불리한 선택 조항들에 대한 다양한 보상 조항들이 법률에 충분히 규정되지 않았다. 비교적 넓은 공급망을 가진 보험으로 인한 손실에 직면하여, 2016년 여름과 가을에 몇몇 주요 보험회사들은 다음 해 건강보험 개혁에 대한 참여를 철회하거나 줄여나갔다. 보험료 증가가 법제화되어 당시 예상 수준까지 보험료 인상을 가져왔음에도 불구하고, 나머지 보험사들은 보험료를 대폭 인상했다. 건강보험의 선택은 한정되어 있을 뿐만 아니라, 존재하는 건강보험들은 전형적으로 좁은 공급망을 가지고 있었고 고용주가 보장하는 건강보험이라기보다는 메디케어에 더 가까웠다. 다른 보험 혜택이 없었던 수백만의 사람들에게 변경된 건강보장 정책은 필수적인 것이 되었다. 그러나 대체할 수 있는 공공 선택권이 없어진 상태에서 ACA는 독점적 지위를 가지게 되었다.[83]

지난 수십 년 동안 경제학자들과 사회과학자들은 의료 분야의 독점이 의료진의 영역에만 적용되는 것으로 생각했다. 의료 독점은 의료시장과 의료 지식 모두를 의사가 통제하는 데 있으며, 이는 면허법과 진료의 의사 결정에 관한 측면에서 의사의 판단을 존중하는 것으로 뒷받침된다. 이러한 법적·문화적 양상이 없어지지 않으면, 의료 분야의 독점에 대한 전통적인 이해는 무용하게 된다. 현재 산업계에 존재하는 괴물 같은 기업들에 비해, 의사들은 더 이상 과거와 같은 독점적 지위를 차지하고 있지 않다. 그렇다고 해서 의사들이 자본에 종속된 무기력한 하급자들도 아니다. 그들은 자신이 살고 있는 새로운 조직 세계에서 매우 단단한 위치를 차지하여 왔다.

새로운 환경에서의 의료

기업형 의료를 향해?

20세기의 마지막 20년에 관리형 의료가 특히 확대되면서 의사들은 자신이 의료에 대해 통제할 수 있는 능력이 있다는 환상에서 벗어났다. 개별적으로, 의사는 자신의 일에 대한 통제력이 감소하는 것을 알았다. 집단적으로는 의사들은 정부와 민간보험회사에서 진행되는 정책에 대한 영향력을 잃었다. 의사들은 여전히 환자 진료에 있어 중심적인 의사 결정을 했지만, 최종 결정을 항상 독점하지는 못했다. 환자와 경영자 모두 과거보다 더 풍부한 정보를 가지고 더 많은 통제를 하고자 했다. 정치적으로 의사라는 직업은 의료 분야의 여러 직업들 중 단지 하나의 이익단체에 불과했고, 미국의사협회의 회원 수는 꾸준히 줄어들고 의사들은 여러 전문의 단체로 분열되며 한목소리를 내지 못했다.[84]

1980년대 이전에는, 의사들 이외의 어느 누구도 환자의 진료를 관리할 것을 제안하지 않았다. 임상적 자율성은 사실상 신성한 원칙이었고, 의사들은 환자를 입원시키거나, 전문가에게 의뢰하거나, 다른 임상적 결정을 내리는 데 있어, 보험회사로부터 인증을 받을 필요가 없었다. 그러나 1990년대 중반까지 관리형 의료가 의료시장을 지배했고, 이에 대한 반발에도 불구하고 관리형 의료의 많은 관행이 일상화되어 갔다. 병원에 기반한 의료체계의 강화로, 의사들 또한 기업적 병원의 목적에 순응해야 하는 상황에 직면하게 되었다. 또한, 의료의 안전성과 품질을 향상시키고 전자기록과 정보시스템의 개발을 위한 움직임으로 인해 보고 요건이 많아졌고 진료 지표에 대한 점검이 증가했다.

의사들의 직업적 자율권과 권력의 이러한 침식은 의료계가 눈부신 성장을 겪은 시기에 발생했다. 1982년부터 2013년까지 미국 의과대학의 정원 증가와 해외 의사들의 유입으로 미국의 의사 수는 50만 명에서 100만 명 이상으로 두 배가 되었다. 환자 진료를 시행하는 의사 비율은 81%에서 77%로 떨어졌지만 인구 10만 명당 환자 진료 의사는 173명에서 256명으로 49%나 급증했다.[85]

의사들의 공급 증가는 그들의 경제적 힘을 약화시킬 수도 있었다. 실제로 의사 수가 증가함에 따라 1980년대와 1990년대에 관리형 의료기관은 더욱 발달했고 의료비도 낮아졌다. 그러나 비용이 높고 혜택은 낮은 상황에서도 건강보험이 선호했던 신기술의 도입으로 의사 진료에 대한 수요는 매우 탄력적인 것으로 판명되었다. 이러한 상황에서 의사들의 수익은 증대되었다. 의료 분야의 GDP 비율은 1980년에 8.9%에서 2014년에 17.5%로 증가하면서 전체 경제에서 차지하는 비율은 거의 두 배가 되었다.[86] 이러한 성장은 의료 분야에서 직업적 자율성을 저해시키며 연쇄 반응을 유발시켰다. 같은 기간, 의사의 지도력에 대한 대중의 신뢰도가 낮다는 것은 도움이 되지 않았다. 해리스 여론조사에 따르면, 의료 분야 지도자들에 대해 높은 신뢰를 가지고 있다고 응답하는 미국인들의 비율은 1966년 73%에서 1974년

50%, 1983년 35%로 감소했고, 그 이후 수십 년 동안 계속해서 이 수준에 머무르고 있다.[87]

의사 자신들의 상황에 대한 시각도 1990년대에 부정적으로 변화했다. 1973년, 15% 미만의 의사들이 자신의 직업 선택에 대해 회의적 반응을 보였다. 1990년대 조사에서 같은 질문을 던졌을 때, 30~40%의 의사들은 다시 선택을 해야 한다면 의학을 전공하지 않을 것이라고 대답했다.[88] 2001년도 조사에서는 87%의 의사들이 지난 5년 동안 의사의 전반적인 사기가 떨어졌다고 응답했고, 58%는 자신의 사기가 떨어졌다고 대답했다.[89] 1991년부터 1997년까지, 환자를 적절한 기간에 입원시킬 수 있다고 대답한 의사의 비율은 72%에서 61%로 떨어졌고, 적절한 검사나 시술을 시행할 수 있다고 응답한 비율은 83%에서 65%로 떨어졌다.[90] HMOs의 보급률이 높을수록, 의사의 직업적 만족도와 임상적 자율성 수준이 더 낮았다.[91] 캘리포니아에서 관리형 의료 계약을 체결한 1차 진료 의사를 대상으로 실시한 1996년도 조사에서 58%는 환자 의뢰를 제한해야 한다는 압력에 시달렸으며, 75%는 하루에 더 많은 환자를 진료해야 한다고 느꼈다고 했다. 이들은 또한 환자 의뢰나 생산성과 관련된 일종의 격려금을 받을 가능성이 더 높았다.[92]

1980년대 초부터 1990년대 중반까지의 기간에도 의사들의 독립적인 개원 비율은 감소했다. 미국의사협회 조사 자료에 따르면 1983년부터 1994년까지의 환자 진료에 종사하는 의사들 중 단독 개원 의사는 41%에서 29%로 감소했고, 소유지분을 가진 집단개원 의사는 35%에서 29%로 감소했다. 대신에 병원에 고용되어 진료하는 비율은 24%에서 42%로 증가했다. 1996년 작성된 미국의사협회 분석보고서는 이러한 추세가 지속되면 대다수의 의사들은 고용되어 진료를 시행할 것이고, 과거에 비해 임상적 자율성은 상대적으로 낮아질 것이라고 결론을 내렸다.[93] 1990년대 내내 의료는 가혹하게도 기업조직화 양상으로 진행되는 경향을 보였다. 단지 과도기적인 다른 형태도 있지만 전문의들이 대규모로 집단개원 하는 것이 궁극적인 방향으로 보였다. 영리 목적의 의사 진료를 관리하는 기업들이 단독개원과 집단개원을 인수했고 뉴욕 금융가의 총애를 받았다. 병원들은 또한 관리형 의료에서 문지기들의 역할이 병원의 운명을 결정할 것으로 보이는 상황에서 특히 1차 진료 전문의들을 고용했다.[94] 통합적 전달체계에 기초한 국가적 개혁이 이루어질 것이라고 전망을 하면서, 병원들은 1차 진료 의사들과의 통합을 시급하게 느끼게 되었다. 병원으로서는 의사를 고용하거나 개원의를 인수하는 것이 가장 직접적인 통합 수단이다. 병원에 고용된 임상진료 의사의 비율은 1988년 1.4%에서 2000년 11%로 3배 이상 증가했다.[95] 입원 치료를 전담하는 의사인 입원전담의는 1990년대 후반부터 새로운 의료전문가로 부상하기 시작했다. 병원들은 또한 전통적인 의료진과 제휴하여 의사 병원조직을 만들고, 의사를 위한 IPAs와 관리형 의료를 후원했다.

그러나 관리형 의료의 역작용이 나타나면서, 1990년대의 추세는 과장되어 보였다. 지역사회조사연구에 따르면 임상적 자율권이 제한된다고 인식했던 의사들의 비율은 1996년 5명 중 1명에서 2001년 8명 중 1명으로 약간 줄어들었다.[96] 2000년대 초까지, 다양한 전문 분야의 집단개원 움직임은 줄어들고, 의사 진료를 관리하는 회사는 실패했으며, 의사를 고용했던 많은 병원들과 IPAs는 문제에 부딪혔다. 병원들은 그들이 인수한 1차 진료 의원들에서 손해를 본 후 1980년대보다 더 많은 의사를 고용했지만, 1차 진료 의원들을 새롭게 인수하는 것은 중단했다. 병원들은 다시 심장학, 종양학, 정형외과와 같은 수익성 있는 분야의 전문가들과 협력하는 쪽으로 방향을 바꾸었다. 영상촬영과 통원 수술의 합작투자는 더욱 보편화되었다.[97]

그러나 이 시기는 반전의 시기가 아니라 흐름이 일시적으로 정지한 상태였음이 입증되었다. 특히 2010년 ACA가 통과되면서 대다수 의사들이 독립적으로 진료를 계속했음에도 불구하고, 이전에 기업화된 진료 관행도 재개되었다.

1980년대 이후 일관되고 뚜렷한 발전은 다양한 형태로 진행되어 변화의 정도를 정확히 이야기하기는 어렵지만 의사들이 병원에 기반한 의료시스템에 통합되어 갔다는 점이다. 대부분의 주에서 의료의 기업적 관행은 법률로 금지되어 있다. 부분적으로 그러한 이유로, 병원은 의사를 고용하지 않고 의사들의 독립성을 보존시켜 주며, 의사들과 계약을 맺는 경우가 많다. 미국의사협회 자료에 따르면 2014년 현재 전국 의사 중 20.3%가 병원에 고용되어 근무하고 있거나, 병원이 소유한 곳에서 진료에 종사하고 있다.[98] 병원 소유권이 어느 정도 있는 의료단체를 포함하면 그 비율이 32.8%로 높아진다.[99] 병원 소유권과 연관이 없는 의사들의 진료도 계약이나 공동 사업을 통해 병원시스템에 독점적으로 연결되어 있다. 또한, 1996년도에는 수백 명에 불과하던 입원전담의사들이 2010년에는 4만 4000명으로 늘어나면서 입원 환자들의 진료만을 수행하지만, 독립적으로 일을 하거나 또는 주요 기능을 위해 의사들을 제공하는 회사에서 일할 때는 공식적인 병원 직원으로 간주되지 않는다.[100] 대부분의 병원은 여전히 지역사회 의사의 자발적이고 반半자율적인 의료진에게 의존하지만, 병원에서 의사의 가치는 수익에 대한 기여에 따라 달라질 수 있다.[101] 모든 방법을 통해, 병원은 의사들을 조직의 목표에 맞추려고 노력해 왔다.

의료단체의 모순된 유인책과 압력은 다음과 같은 이중 양상을 만들어냈다. 한편으로는 10명 이하의 의사들이 환자를 보는 형태인데, 이것은 의사 자신들이 소유하면서도 2014년 현재 모든 환자를 담당하는 진료 의사의 61%에 해당했다. 다른 한편으로는 의사 소유가 아닌 대규모 병원에서 시행되는 진료가 현저하게 증가했다.[102] 소규모의 개원도 예전과 같은 소규모가 아니었다. 2014년에 17%까지 감소했던 단독개원과 2~3명이 함께 한 집단개원은 줄어든 반면에, 5~10명의 의사들에 의한 집단개원은 증가했다. 한편 150명 이상의 의사가 모인 집단개원은 여전히 작은 부분이었지만 크게 성장했다.[103]

이러한 이중적 양상은, 즉 의사 소유의 소규모 개원의 지속과 의사 소유가 아닌 대규모 집단개원의 성장은 의사와 경영자들이 직면하고 있는 경제적 유인책으로 설명될 수 있다. 의사단체의 최근 연구에 따르면, 약 10명의 의사 수를 넘어선 집단개원의 경제성에 대한 증거는 거의 없다. 사실, 규모가 커지면 생산성이 떨어질 수 있다. 그래서 많은 의사들이 소규모 개원을 선호한다고 해서, 그들이 비효율적이며 시대착오적으로 이에 대해 정서적으로 애착을 갖는다고 말할 수 없다. 동시에, 고용한 의사들이 비록 대규모 조직에서 비효율적이라고 하더라도, 병원과 소유주들은 많은 의사를 채용해서 시장지배력을 창출하고 환자 의뢰와 수익에 영향을 미쳤다. 간단히 말해서, 의사가 아닌 소유주들이 시장지배력에 보상을 하는 가격 체계를 이용하기 위해 건설하고 있는 대규모 집단진료는 실제로는 매우 비효율적인 제도일 수 있다.[104]

의사들은 시장지배력을 차지하기 위해서 다양한 방법으로 세력을 결합했다. 일반적으로 개원의들과 소규모의 의료단체들은 불리한 위치에서 건강보험으로부터 진료비를 받지만, 대형 의료단체들은 유리한 위치에서 진료비를 협상할 수 있다. 1990년대와 2000년대 독점금지법이 느슨해지면서, 선도적 위치에 있던 병원들이 시장지배력을 압도적으로 가질 수 있었으며, 많은 분야의 전문가들, 예를 들어 지역사회의 모든 정형외과 의사들은 집단으로 합병하여 건강보험의 필수 의료진이 되었다. 의사들은 의료기관을 합병하면서 협상력이 우수한 병원이나 다른 조직에 파는 대신, 독립적으로 남아 우월한 위치에서 건강보험사들과 흥정을 할 수 있는 IPAs나 의사 조직에 가입할 수 있는 선택권도 가지고 있었다. 연방거래위원회가 의사가 임상적으로 통합 진료서비스를 제공할 경우(더 이상 공동으로 재무적 위험에 처할 필요가 없다), 집단으로 협상할 수 있도록 하겠다고 천명했던 1996년 이후에도 독점금지정책은 단독으로 진료하는 의사들에게 지속적으로 우호적이었다.[105]

국가정책은 다른 방식으로 의료조직에 영향을 미치고 있다. 메디케어는 병원의 후원으로 외래 진료가 제공될 경우 더 높은 진료비를 지불하고, 대부분의 민간보험은 메디케어의 규정을 따른다. 병원들은 실험실과 영상 시설을 종종 사용하고 병원 밖의 다른 의사들에게 의뢰한 것에 대해 보상하는 방법으로 의사에게 비용을 지불한다. 병원에 기반을 둔 의사는 개원의사보다 두 배 높은 비율의 의뢰를 받는다. 따라서 병원 진료는 비용을 절감하기보다는 증가시킬 가능성이 많다.[106] 병원들이 의사들을 통해 창출할 수 있는 추가적인 예산은 그들이 자신의 진료기관을 인수하기 위해 지불하는 가격을 상승시킨다. 실제로 병원들은 의사들을 조율하며 많은 이익을 얻는데, 의사를 미끼로 이용하여 과다한 비용을 청구하기도 한다.[107]

그러므로 병원과 거대 의료조직에서 의사 고용의 증가는 의사의 수입이나 부의 감소를 가져오지 않았다. 관리형 의료가 최고조에 있었을 때는 의사들에게 부정적인 경제적 영향을 아마도 미쳤을 것이다. 의사들의 평균소득은 1980년대 후반에 급성장한 후 1990년대에 정체되었고 한동안 감소했을 것이다.[108] 그러나 장기간에 걸쳐 의사들의 소득 증가는 평균 이상의 성과를 거두었다. 1987년부터 2010년까지 인구 조사 자료의 분석에 따르면, 의사의 중간소득은 9.6% 증가했다.[109]

2016년 조사 결과 의사들의 소득수준은 임금이 가장 낮은 소아과 전문의의 경우는 20만 4000달러, 정형외과 전문의는 44만 3000달러 정도까지 다양했다. 미국 노동통계국의 2015년 자료에 따르면 의사들의 수입은 다른 모든 광범위한 직업 범주의 수입보다 높게 나타났다.[110]

게다가 의사들의 수입은 다른 근로자들의 수입에 비해 더욱 증가했다. 1984년부터 2008년까지 의사들의 평균 추가 소득, 즉 교육, 경험, 인구통계학적 특성에 따라 다른 분야에서 벌어들일 것으로 예상되는 소득 이상의 추가 수입은 21%에서 58%로 증가했다. 간호사들도 비록 의사만큼은 아니지만 추가 수입이 증가했다. 하지만 비전문직 의료 종사자들은 그들의 교육, 경험, 인구통계학에 비추어볼 때 다른 산업에서 벌어들일 수 있는 만큼의 수입을 얻지 못했다.[111]

의료에서 고수익을 얻을 수 있는 기회는 진료과목의 전문성뿐만 아니라, 영상센터와 같은 의료 보조 산업의 소유와 시장의 지렛대에도 달려 있다. 이 직업의 최상위층은 대단한 성과를 보여왔다. 연방 소득세 자료 연구에 따르면, 최고 소득자의 수익이 급증하여 상위 1% 소득자의 소득액이 증가했음에도 불구하고 1979년부터 2005년까지 약 16%의 의사들이 지속적으로 상위 1%의 소득을 벌었다고 한다. 상위 1% 소득자가 가장 많은 직업군은 "경영진, 관리자, 감독자들"이었다. 의료 분야 내에서도 전문성과 성별에 의한 소득의 불평등은 여전히 높다.[112] 전문의들은 진료 기간에 걸쳐 1차 진료 의사들보다 연간 평균 약 10만 달러를 더 벌며, 전체 12개 선진국에서도 의사들은 다른 직업군보다 평균 약 78% 더 많은 수익을 올린다.[113]

의사들은 경제적 혜택을 누려왔지만, 다른 측면에서 보면 그들이 잃어버린 것도 있다. 의사들은 더 이상 이전처럼 의학지식을 완전히 통제하지 못한다. 일부 분석가들이 오랫동안 전문적 권력과 특권의 합법적 기반이라고 밝혀왔던 정보의 독점은 줄어들었다. 전자 의무기록체계와 소프트웨어로 생성된 성과 지표를 통해 병원, 건강보험회사, 기타 조직의 관리자들은 의사와 다른 의료 종사자가 하는 일을 추적하여 보다 나은 정보를 얻을 수 있다. 조직에 대한 통제 수단은 향상되었다.

게다가 일반적으로 교육 수준이 높고 부유하게 사는 일부 환자들은 온라인 건강정보와 조언 덕분에 의사와 더욱 동등한 입장에 있게 되었다. 환자와 의료에 관심이 있는 사이버 공동체들은 대안적인 정보를 나누고, 가족이나 친구와 논의할 수 없는 사적인 문제조차도 익명으로 온라인에서 논의할 수 있다. 대중적 지식과 인기가 있는 보건운동이 공적인 장소에서 의사의 전문지식과 공공연히 경쟁을 하며, 폄하되거나 무시될 수도 있는 대중들의 입장이 인정되어야 한다는 것을 요구한다. 대중적 건강운동은 새로운 현상은 아니지만 인터넷과 소셜미디어는 이들의 견해를 확산시키는 데 도움을 주었고, 소비자의 권한 부여라는 이념은 이들에게 더 많은 정통성을 부여했다. 온라인 등급과 순위는 소비자들에게 전문성과 기관의 평판을 평가하는 근거를 제공한다. 소비자에 대한 직접적 광고가 그들에게 약물과 의료의 대안을 제시해 준다. 출처를 신뢰할 수 있든 없든, 환자와 소비자들은 이런 정보를 통해 의사가 주는 정보에 덜 의존한다. 엘리트에 대한 불신이 만연하고 의사 방문 비용이 많이 들고 시간이 많이 걸리는 문화에서 온라인 정보에 대한 쉽고 즉각적이며 비용이 전혀 들지 않는 접근은 사회적으로 강력한 평등제가 되어준다.[114]

그러나 현행 법률이나 보험제도에서는, 의사들은 여전히 중요한 혜택과 서비스에 대해 문지기 역할을 하고 있다. 환자들은 의사들의 권위에 덜 의존할 수 있지만, 의료체계를 이용하는 순간 의사들을 자신의 대변인으로 의존하게 된다. 관리형 의료의 여러 통제 방식은 환자가 거부할 수도 있는 의료서비스를 받는 데 있어서 의사들의 효율적 관리를 선호한다. 의료사회학자 미케닉David Mechanic이 썼듯이, 환자들은 "의사가 자신들의 옹호자로, 즉 자신들의 편에 있으며 자신들의 이익을 보호한다는 확신을 원한다".[115]

환자들이 자신의 옹호자로서의 의사와의 신뢰 관계에 이러한 관심이 있기에, 그들은 의사들이 전적으로 필요하지 않을 수도 있는 새로운 기술적 가능성에 대한 기대를 줄일 수밖에 없다. 일부 연구자들은 개인 건강의 검진과 전산화된 진단의 발달에 근거한 알고리즘이 임상의사의 역할을 대신할 수 있다는 것을 간파했다. 물론 지금까지 이러한 예측에 대한 구체적인 증거는 거의 없다. 그 예측은 노동의 대용으로서 새로운 기술의 역할을 과대평가하고 기술이 노동의 보완 역할을 하는 정도를 과소평가한다는 일반적인 경향을 반영할 뿐이다.[116] 컴퓨터를 이용한 진단과 치료라는 원격진료가 개발되고 있고, 일부 전문 분야에서는 의사들의 영역을 잠식하고 있다.[117] 기술 자체는 방향성을 제시하지는 못한다. 기술의 형태와 사용은 제도적 설계에 대한 선택을 포함하여 사람들의 선택에 달려 있다.

혁신의 환상적 약속

1970년대 초반에 보건의료 위기에 대한 공론화가 시작된 이후, 많은 비평가들이 근본적인 문제에 대해 거의 유사한 진단을 내놓았다. 그들은 미국의 보건의료체계는 '난잡하게' 성장했고 너무나 부조화스럽고 분열되어 체계라고 불릴 자격도 없다고 폄하한다. 거의 반세기 동안, 많은 개혁의 에너지가 분열을 극복하기 위한 혁신에 투자되었다. 이러한 개혁들 중에서 가장 잘 알려진 몇몇 혁신도 기본적으로 같은 생각이 약간 변형된 것에 불과했다. 요컨대 원래 선불제 집단보험으로 시작된 것이 HMOs가 되었고, 이는 다시 관리형 의료보험으로 변했고, 이는 통합형 전달체계로 바뀌었으며, 이번에는 책임형 의료보험이 되었다. 명칭이 바뀌고 모형이 진화했지만, 카이저, 푸젯의 건강보험조합(현재의 카이저의 일부), 메이요, 가이싱어클리닉Geisinger Clinic*과 같은 동일한 조직들이 실례로 언급된다. 그러나 거의 반세기가 지난 후, 이러한 모범적 조직들은 일반적인 관리 유형에 대해 예외로 남아 있는 반면, 의료체계는 전체적으로 더 전문화되고 세분화되었으며, 운영이 어렵게 되었고 비용이 증가하게 되었다. 이러한 양상을 바꾸기 위해 지난 10년 동안 이루어졌던 또 다른 노력은 1차 진료의의 역할을 새롭게 강화하고, 의료비 지급 방법을 개혁하는 데 초점을 맞추었다. 이러한 시책은 1차 진료와 경제적 유인책이 중요하다는 점에서 이전의 많은 정책과 유사하다. 의료 정보 기술과 분석을 통해 의료 관행을 다시 설계하라는 시대적 요구야말로 새로운 희망을 보여준다.[118] 보건의료의 조직에 관한 문제를 해결하기 위해 기술을 사용하는 것은 의료 분야에서는 영원한 희망이었고, 다른 많은 분야에서와 같이 그 노력이 현 상태를 자동화하는 것에 그쳤을 때 실망만이 계속되었다. 조직, 지불, 기술의 변화를 모두 융합하

---

* 역 펜실베이니아주의 45개 지역을 중심으로 약 300만 명의 피보험자에게 의료서비스를 제공한다.

는 것은 많은 가능성을 보여준다. 비록 이러한 복합적인 노력의 궁극적인 영향은 불분명하지만, 이미 시범사업에서 국가정책의 중요한 변화로 나타났다. 미국에서 건강보험의 세분화는 관리 체계와 지급 체계를 모두 포함한다.

동일한 환자를 치료하는 동안, 의사들과 다른 의료제공자들은 일반적으로 정보를 정기적으로 그리고 신뢰성 있게 공유하지 않고 서로 독립적으로 결정을 내렸다. 환자와 가족들은 종종 의료서비스 조정은 물론 의료제공자가 보내는 여러 청구서를 각각 처리해야 하는 피곤한 업무도 함께 떠맡게 된다. 의료체계의 불필요한 복잡성으로 인해 환자들은 진료받기가 힘들어졌으며 이로 인해 개인적인 부담도 가중되었다. 의료 정보의 조정과 공유가 안 되면 치료에 있어도 오류가 발생한다.[119]

세분화된 진료 구조가 중복과 실수를 초래하는 반면, 분할된 지급 구조는 두 가지 주요 방법으로 의료비 상승으로 이어진다. 보험 적용의 복잡성과 다양성을 다루려면 의료소비자와 의료제공자 양쪽 모두에 엄청난 신뢰가 필요하다. 결과적으로, 의료 행정 비용은 보험재정 시스템이 더 통일되거나 표준화된 다른 국가들보다 미국에서 훨씬 더 높다.[120] 게다가 미국인들은 약제와 의료 장비뿐만 아니라 의료서비스에도 더 높은 가격을 지불하는데, 그것은 보험조합이 환자나 의료제공자에게 의료비를 보상해야 할 강력하고도 규율적인 권한이 없기 때문이다. 다른 나라에서는 국가 보험제도가 있거나 정부가 의료비와 예산을 규제하기 때문에, 보험자단체가 결정권을 가진다. 미국에서는 보건의료 재정이 여러 공공 프로그램이나 여러 민간보험으로 세분화하면서 소비자가 비용을 규제할 수 있는 능력이 떨어져 있다.[121] 보험자단체들이 의료소비자들을 위해 의료비를 낮추기 위한 시장지배력을 행사하지 않기 때문에, 지역 차원에서 지배적인 민간보험사의 등장은 이 문제의 해결을 위한 열쇠를 제공하지 못한다.

표준화된 의료비의 부재는 서로 다른 지역사회와 사회계층에 의료서비스를 제공하는 의료기관들 사이에 존재하는 불평등의 주요 원인이다. 미국의 의료 가격은 의료소비자와 의료제공자에 따라 지리적으로 아주 많은 차이가 난다.[122] 민간보험에 가입된 환자에 대해 더 높은 의료비가 책정되는 지배적인 병원시스템과 의사들은 실질적으로 같은 의료서비스를 제공하더라도, 덜 부유한 사람들에게 의료서비스를 제공하는 의료제공자들보다 보험료가 축적되어 있는 보험조합으로부터 더 많은 의료비를 받을 수 있다. 가난한 사람들에게 서비스를 제공하는 의료기관들은 메디케이드에 의존하기 때문에 오랫동안 그들의 의료서비스에 대해 더 적은 보상을 받았지만, 지금의 의료기관은 민간보험 가입자들을 치료해 주는 의료제공자들보다 더 적은 혜택을 받고 있다.

의료와 진료비 지급 체계의 세분화와 복잡성의 기원은 무엇보다도 포괄적인 건강보험제도를 거부하고 대신에 등장한 민간보험 재정과 조직을 만들어왔던 의료계와 협력단체들의 역사적인 성공에서 찾을 수 있다. 민간보험이건 공공보험이건, 의사들은 자신들이 병원이나 여타 기관과는 별개로 의료비가 지불되어야 한다고 주장했다. 병원에 자발적으로 근무하는 의료진들은 자신들이 통제의 대상이 되지 않고 병원을 작업 현장으로 사용할 수 있는 독립적인 의사의 위치를 유지했다. 기업적 의료를 법률로 금지함으로써 의사들은 어떤 조직도 의료에서 일반적인 감독 기능을 맡지 못하도록 했다. 요컨대 적어도 그 기원에 있어서 분절화는 전문가 주권의 유산이다.

의사 외에 다른 의료서비스 공급자들도 의료비 지불의 세분화를 유지하고 강화하기 위해 그들의 정치적 영향력을 사용해 왔다. 라인하르트Uwe Rinehardt*가 저술한 바와 같이, 미국의 보건정책은 "보건의료체계에서 의료비를 지불하는 쪽이 공급자 측에 비해 상대적으로 힘을 쓰지 못하도록 분절화하는 것을 항상 조심스럽고도 상당히 의도적으로 추구해 왔다".[123] 보편적인 의료보장제도를 수립하는 데 제동이 걸렸던 개혁가들은 먼저 이를 제정하고 나서 다른 집단을 위한 제도를 강화하려고 했다. 더욱이 이러한 제도들은 모든 가능한 제도적 가능성을 포함하면서도 다양한 원칙들에 근거해서 발달해 왔다. 참전용사들을 위해 의회는 완전히 연방 소유로 운영되는 병원과 의료체계를 만들었다. 근로자를 위해서는 민간보험에 대

---

* 역 독일에서 태어난 우베 라인하르트(1937~2017)는 캐나다에서 대학을 졸업한 이후에 예일대학에서 의사들의 진료에 대한 경제적 분석으로 박사 학위를 받았으며 프린스턴대학에서 보건의료 분야 경제학을 가르쳤다. 대만 여성과 결혼한 그는 보건의료뿐만 아니라, 이라크 전쟁과 항공우주 분야에 대해서도 영향력이 있는 연구를 수행했다.

한 세금 보조금을 제정했다. 노인들을 위해서는 연방 보험제도인 메디케어를 제정했고 가난한 사람들을 위해서 연방 정부와 주 정부가 함께 참여한 메디케이드를 시행했다. 고용주가 후원하는 제도가 20세기 후반에 그 비용이 통제 불능이 되고 의회가 국가제도를 제정하는 데 실패하면서, 개혁가들은 메디케어를 사례로 삼아, 도움이 절박한 아동 관련 단체에 초점을 맞추어 메디케이드와는 원칙이 다른, 연방 국가제도를 만들고자 했다. 그리고 2010년에 민주당이 거의 보편적인 의료보장제도라고 볼 수 있는 법안을 통과시켰다. 이 당시에 민주당은 이전의 어떤 제도들을 결합한 것이 아니라, 이미 바뀐 개별 보험시장을 위한 새로운 제도적 구조(보험 교환)와 함께 빈곤층을 위한 새로운 보조금 제도를 만들고자 했다.

그러나 ACA와 오바마 행정부의 다른 조치들은 분절화에 대응하기 위해 묶음수가제, ACOs, 기타 대안적인 지불 방법을 도입하고 전자 의무기록의 채택을 보조하며 1차 의료의 혁신을 지원할 수 있는 규정들을 포함했다. 보건의료 제도는 전체적으로 오랫동안 전문의들에게 유리하게 조성되어 왔다. 따라서 개선된 1차 의료를 위한 새로운 계획들은 기존의 균형을 바꾸고 환자에 대한 전인적인 진료를 위해 진료체계를 통합할 수 있는 기반을 제공하려고 했다. 1차 의료에 관련된 모든 당사자들이 참여하는, '환자 중심의 1차 의료 연합'이 2006년에 형성되었다. 이에 따라 질병, 의사, 병원 중심이 아닌 환자 중심 기반의 1차 의료에 대한 대규모 투자를 위한 광범위한 지원 기반이 혁신적으로 개발되었다.[124] 그 개념은 과거의 가정의를 복원하는 것이 아니라, 1차 의료의 현장을 전자 의무기록과 통신, 체계적인 품질 향상, 책임성을 보여주는 척도로 재설계하는 것이다. 보험 분야 관료들이 원격적으로 통제하는 대신에, 이러한 혁신은 환자가 당면한 문제들을 전체적으로 파악하는 임상의사에게 진료에 대한 통합적인 역할을 부여한다. 이런 약속은 관리형 의료와는 다른 것이다. 그러나 이 접근법이 의사들에게 부과하는 요구 때문에, 소규모 진료를 하는 1차 의료 의사들이 더 큰 조직에 참여하거나 합병되도록 압박하여 장기적으로 기업형 의료로 나아갈 수 있다.

1차 의료 전략의 핵심 모델은 "환자 중심의 의료가정medical home"으로 어색하게 이름이 붙어 있다. 이는 일탈자를 위한 사회 시설같이 들리지만, 실제로는 접근성, 이해성, 조정성, 진료 향상에 대한 책임이 더해진 1차 의료를 수행한다. 의료가정이라는 용어는 소아과 의사들이 아동보육에 대한 종합적인 기록이 있는 장소를 가리키는 데 사용하기 시작한 1967년으로 거슬러 올라간다.[125] 현재의 개념에 관한 틀은 2007년에 미국내과의사협회, 미국가정의학과학회, 미국소아과학회 및 미국정형외과학회 등 4개 의학 단체가 채택한 '공동 원칙'의 성명서에서 비롯된다. 의료가정에서는 이 4개 단체의 원칙에 따라, "각 환자에게 최초의 집중적이고, 지속적이며 포괄적인 치료를 제공하도록 훈련된 담당의사와 계속적이고도 포괄적인 관계"를 가지도록 하며, 담당의사는 "실무 수준에서 환자 진료에 대해 집단적으로 책임을 지는" 팀을 담당하도록 한다. 이에 따르면, 현재 받아들여지는 정의는 능력이 뛰어난 간호사, 의사 보조원, 의사 이외의 다른 의료인들도 의료가정에서 중심적 역할을 수행할 수 있음을 시사한다.[126]

환자 중심의 의료가정에 대한 열망은 '환자전담진료concierge medicine'에 대한 열망과 다르지 않다. 환자전담진료란 고품질의 의료서비스를 신속하게 제공하기 위해 직접 진료를 시행하거나 환자를 대신해서 해당 의사를 항상 연결해 주는, 부유한 사람들을 위한 의료서비스이다. 의료가정은 의사 한 개인보다는 집단진료에 의존해야 하는, 대중적으로 만들어진 대안이다. 그럼에도 불구하고, 의료가정에 대한 요구 조건은 강화되고 있다. 의료가정은 전자 또는 전화 접속뿐만 아니라 쉽게 진료 예약을 제공해야 한다. 아울러 몸과 행동 방식의 포괄적인 관리, 전문가나 병원과의 조정, 그리고 전자기록과 기타 정보기술을 사용하여 성과를 추적할 수 있도록 환자들이 정보를 제공받고 건강에 대한 결정을 내릴 수 있도록 환자들의 건강을 증진시켜야 한다. 보험제도는 전형적으로 이러한 비용의 대부분을 부담하지 않기 때문에, 의료가정 보험제도는 정부와 민간 납부자 모두 보험 기금을 지불해야 한다. 2009년부터 2013년까지 가정에서 치료를 받는 환자의 수는 잠정적이긴 하지만 약 500만 명에서 2100만 명으로 급격히 증가했다.[127] 의료가정들이 정기적으로 확립된 의료시스템의 일부가 되기 위해서는, 의료가정에 대한 의료비 지불이 정착되어야 하며, 특히 메디케어가 그러한 방향으로 움직이면 가능하다.

의료가정들이 환자 관리의 분절화를 극복할지, 아니면 질적 개선과 비용 절감에서 현저하게 나아질지에 대해 언급하는 것은 아직 이르다. 이것의 한계는, 의료가정 자체가 아니다. 이 제도가 속해 있는 지역사회가 문제일 수 있다. 특히 역사적으로 입원 치료를 중심으로 하면서 1차 의료 환자를 수익성이 더 있는 분야로 의뢰하는 수단으로 간주해 왔던 병원시스템이 제한 요소가 될 수 있다. 최근에는 환자들이 병원에 입원할 때, 대부분 그들의 1차 의료 의사보다는 입원전담의사나 전문의들의 진료를 받는다. 전문화는 점점 심화되고 있다. 1999년부터 2009년까지, 다른 의사에게 의뢰가 되는 병원 방문의 비율은 거의 두 배가 되었다.[128] 수십 년 동안 의료 분야에서 주된 변화는 "지속적이고 포괄적인 1차 의료"와는 반대 방향으로 흘러갔다. 1차 의료 의사가 현재 자신의 영역 밖의 진료에 대해 ACO의 일부로서 어떤 권한도 받지 못한다면, 의료가정들이 할 수 있는 최선은 조정과 정보의 공유에 불과하다.[129]

역설적이게도, 의료가정은 많은 1차 진료 의사들이 관행적으로 작은 진료실에서 진료를 하는 것을 어렵게 만들 수도 있다. 연방법에 따라 의료가정 요건을 준수하는 데 드는 비용은 엄청나다. 따라서 대규모 진료가 더 적합할 가능성이 높으며, 병원들은 자본력과 기술력에서 준비가 되어 있다. 마찬가지로, 2015년에 제정된 새로운 메디케어의 의사진료비 협정은 '자원 기반 상대가치'(역 본문 573쪽 참고) 등급을 성과별 보상이라는 새로운 두 가지 체계로 대체하여 통합을 촉진할 것으로 보인다. 소규모 진료를 하는 의사는 인센티브 지급을 받기 위한 보고와 재정적 요건을 갖추는 데 어려움이 있을 수 있으며, 위약금을 부과받을 수도 있다.[130] 그 결과 시장 집중도가 높아지면 민간시장은 가격을 올릴 수 있다.

더 일반적으로, 성과에 기초해서 의료제공자들에게 비용을 지급하면 바라던 효과가 발생하지 않을 수도 있다. 성과급 실험은 만족스러운 결과를 초래하지 못했다.[131] 혜택을 받지 못하는 환자를 돌보는 소규모 진료나 의료진에 대한 부작용을 피하면서, 정기적이고 저렴한 지불 조정 기준과 의료의 질을 측정하는 것은 매우 어렵다.[132]

게다가 지불 방식의 개혁은 더 나은 가치를 보상하는 것을 목표로 하지만, 현실은 민간시장의 가격시스템이 시장지배력에 훨씬 더 큰 보상을 제공한다. 그러한 보상은 시장의 지배적인 의료제공자들이 자본을 축적하여 확장하게 해주고 다른 의료제공자들이 시장지배력을 얻기 위해 연합할 동기를 부여한다. 지역 독점으로의 통합이 환자나 대중의 이익에 꼭 부합되는 것은 아니다. 과거에 그랬던 것처럼, 이성에 대한 꿈은 권력을 고려해야 한다.*

이 책의 초판 마지막 페이지에서, 나는 공공정책을 통해 의료를 합리화하지 못하게 되면 조만간 민간시장의 지배를 통해 합리화가 될 것이라고 시사한 적이 있다. 그러나 30여 년이 지난 지금, 정부나 민간 어느 쪽도 미국의 의료체계를 합리화하는 데 성공하지 못했다. 미국은 의심할 여지없이 보건의료 행정에서 특별히 많은 훌륭한 성과를 거두어왔다. 하지만 환자 치료의 질이나 미국인들의 건강에서 그에 상응하는 혜택은 돌아가지 않고 같은 소득 수준의 다른 국가들보다 훨씬 더 높은 비용으로 계속 건강보험제도를 운영하고 있다.

이 제도의 문제에 대한 해답을 찾기 위해, 공공 부문과 민간 부문의 미국 정책 입안자들은 일련의 조직과 재정 혁신을 도입했다. 그러한 혁신들이 다루는 문제들은 반드시 새로운 해결책의 발명이 필요한 것은 아니었다. 다른 나라들은 이미 미국 의료의 특징인 진료의 분절화와 복잡한 지불 방식을 보여주지 않고도, 저렴한 비용으로 고품질의 진료를 다양한 방식으로 제공했다. 그러나 다른 나라에서 성공한 직접적이고 분명한 이런 해결책이 미국에서는 정치적으로 차단되어 있다. 미국은 보건의료 경제에 대한 직접적인 규제로도 이룰 수 없었던 것을, 거듭되는 주기적 혁신을 통해 간접적으로 성취하려고 애를 썼다. 하나의 혁신이 역작용을 일으키거나 실망을 가져왔을 때, 개혁가들은 결정적인 해답을 바라보는 희망적 이름의 다른 혁신들을 준비하여 왔다. 이러한 주기적인 혁신은 최근 수십 년 동안 전개된 제도적 연쇄 반응의 일부였다.

연쇄 반응은 멈추지 않았다. 2017년에 공화당이 연방 정부를 모두 장악하게 되어 오바마 시대에 확대된 건강보험 적용과 강화된 건강보험 규제가 종식될 가능성이 높아졌고, 새로운 연방 정책으로 공화당은 경제적·정치적 영향력을 가지게 되

---

* 역 이 책 서문의 첫 문장을 참고할 것.

었다. 원가가 상승하고 민간보험자들이 낮은 위험도에 따른 이점을 얻기 위해 시장을 새롭게 분절화함에 따라, 이전 주기들이 초래한 동일한 유형의 사건들이 다시 발생할 수도 있다. 의사, 병원, 다른 분야의 의료인들은 여전히 더 큰 조직으로 통합되어 갈 수 있다. 의료 접근성의 위기는 해결되는 대신에 더욱 심해질 것이다. 국가가 이러한 발전에 어떻게 대응할 것인지는 예측할 수 없다. 항상 그래 왔듯이 많은 것은 사회적 맥락과 미래의 정치적 선택에 달려 있다.

1980년대 초반부터 저자는 보건의료체계의 연관성 있는 변화를 강조해 왔지만, 그러한 변화는 의료제도 내부의 과정에서 발생되지 않았다. 과거 시대와 마찬가지로 변화들은 광범위한 사회적 역학에 의존했고, 중요한 순간의 결과들은 정치적 결정에 좌지우지되었다. 19세기 초 잭슨 시대에 전문성과 독점적 주장에 대한 민주적 불신이 면허법의 폐지와 치료 분야의 경쟁에 있어 개방성에 기여했다. 19세기 후반 진보 시대의 변화된 상황에서 사적인 판단은 후퇴하고 조직화된 전문직들이 생겨났다. 1970년대, 전문가들과 의료체계의 합리성에 대한 회의로 말미암아, 의료의 변화에 대한 소비자의 주장과 대중의 지지가 증폭되는 새로운 시대가 도래했다.

최근 수십 년의 발전은 이러한 회의를 해소하지 못하고 오히려 격화시켰다. 건강보험에 지불하는 많은 비용에도 불구하고, 그리고 아마도 이 비용 때문에, 미국인들은 자국의 의료제도에 대해 지속적으로 깊은 불만을 표명해 왔다. 2016년 갤럽 조사에서 미국 경제의 25개 업종에 대한 전반적인 견해를 물어본 결과, 최악의 평가를 받은 두 민간 부문은 의료산업과 제약산업이었다.[133] 특히 기관이나 정부에 대한 신뢰가 더 높았던 사회에서는 변화에 대한 합의에 쉽게 도달할 수도 있을 것이다. 그러나 의료산업이 대중의 신뢰를 얻지 못하는 반면, 정부 안팎의 개혁가들도 신뢰를 받지 못한다. 모든 방향으로 전체적으로 불신의 수준이 그렇게 높으면 안정은 어려울 것 같다. 갈등 그 자체는 의료 발전의 유산 중 하나이다. 미국 의료는 적어도 우리 시대를 특징짓는 사회적 분열과 대중의 불신이 극복되기 전까지는 국가적 성취인 동시에 좌절의 상징으로 남을 것이다.

해제

미국 의료에 대한 폴 스타의 인식

이별빛달빛

폴 스타가 미국 의료를 바라보는 세 가지 관점은 다음과 같다. 첫째, 미국 의료는 구조적이고 역사적인 과정의 산물이기에, 구조적 분석과 이야기 역사는 서로 연결되어 있다. 저자의 방법론적 문제의식은 사회학과 역사학을 어떻게 유기적으로 연결할 것인가에 있다. 둘째, 저자는 의료의 정치학과 경제학에 대한 이해를 통해 의학을 광범위한 사회적 맥락에서 분석한다. 의료는 한 사회의 정치적·경제적 갈등이 첨예하게 일어나는 중요한 지점이다. 셋째, 의료의 문화, 제도, 정책을 통합적으로 이해하려는 저자의 치열한 노력은 의료사회학의 학문적 존재 근거를 더욱 부각시킨다.

그러면 본문의 내용을 개략적으로 살펴보자. 1권의 서문 '의사의 지배에 대한 사회적 기원'에서 저자는 베버Max Weber로부터 권위의 개념을 차용하면서도 한 걸음 더 나아가 베버의 사회적 권위와 구별되는 '문화적 권위'를 제안한다. 양자 간에는 차이가 있다. "사회적 권위는 명령을 통해 행위를 통제하는 반면에, 문화적 권위는 사실과 가치를 정의함으로써 현실을 창조해 낸다"(34쪽). 양자는 가끔 서로 결합되어 나타나는 경우도 있지만, 사회적 권위가 문화적 권위를 반드시 수반해야 할 필요는 없다. 폴 스타는 지식 자체보다는 사실과 가치의 문제에 더 초점을 맞추어 권위의 이론적 정당성을 확보한다. 이런 점에서, 저자는 과학기술의 발달로 인해 의사들의 치료 능력이 향상되어 의학적 권위가 확립되었다는 설명에 대해 비판적이다. 왜냐하면 과학기술의 발달은 의사의 자율성을 침해하거나 자본의 의사에 대한 지배를 가속화시킬 수도 있기 때문이다. 이 지점에서 독자들은 지식과 권력의 관계에 대한 푸코Michel Foucault의 논의와 폴 스타의 견해를 비교해 보면 더욱 즐거운 책 읽기가 될 것이다.

폴 스타는 마르크스주의자들에 대해서도 비판적인데, 그 이유는 "자본주의가 다양한 의료체계에 적합한 이념이며, 미국 의학이 자본가 계층이나 자본주의 체제의 '객관적' 이해에 의해 발달한 것인지가 분명치 않"기 때문이다(38쪽). 아울러 저자는 파슨스가 구조기능주의적 관점에서 바라본 의사와 환자의 '역할기대' 개념이 환자-의사 관계의 역사적이고 사회구조적 차원을 무시하고 있다면서, 의학적 권위의 제도적 요인을 논의했던 의료사회학자인 프리드슨Eliot Freidson에 주목했다. "의사들이 규제의 방식을 좀 더 전략적으로 사용할수록, 의사의 권위를 지지해 주는 법의 강제력도 강도가 세어져 갔다"(42쪽).

폴 스타는 의학적 권위와 의료시장의 형성을 근본적으로 떼려야 뗄 수 없는 관계로 파악한다. 권위에 근거하여 의사들이 경제력을 확보하게 되면 의료시장의 조직과 질서를 지배할 수 있다. 여기서 국가의 의사에 대한 보호뿐만 아니라 의사에 대한 환자의 신뢰도 의사의 시장지배력에 영향을 미친다는 점이 중요하다. 이렇게 한 사회에서 의사의 자율성과 의료체계에서의 전략적 지위는 의학적 권위의 발달과 의료시장의 형성에 대한 함수관계이다.

1장 '의학과 민주적인 문화, 1760~1850'에서 저자는 18세기 후반부터 19세기 중반까지 미국 사회의 세 가지 의학적 흐름이 상호 공존하고 있는 상황을 분석한다. 가족의학domestic medicine—2권에 등장하는 가정의학family medicine과 구분하기 위함이다—은 건강과 질병에 대한 자연주의적 입장에 근거하면서도 종교적인 영향에서 완전히 벗어나지 못했다. 버컨William Buchan이 쓴 『가족의학Domestic Medicine』은 30쇄나 발행될 정도로 대중적 인기를 누렸는데, 이런 책이 당시 미국인들에게 영향력을 미쳤던 이유는 이 책이 의학에 관한 "독창적인 생각을 담고 있어서가 아니라 대중적인 발상으로 그 시대의 문화를 보여주"었기 때문이다(59쪽).

미국이 영국의 식민 지배를 받고 있던 시기부터, 유럽에서 의학을 공부했던 미국의 의사들은 유럽적 이미지를 지닌 의학교를 설립하기 시작했다. 하지만 몇 가지 요인으로 인해 의학의 전문화로의 길은 요원하기만 했다. 종교와 의학이 아직 분리가 되지 않아서 예배와 진료를 병행하는 목사들이 많았다. 그리고 온종일 진료를 하기보다는 진료 이외의 방법으로 생계를 유지하는 경우가 많았다. 이 시기에 의학의 전문화로의 이행이 어려웠던 가장 큰 이유는 의학교육이 표준화되지 않은 데서 찾아볼 수 있다. 전국에 우후죽순으로 설립된 의학교는 지역적으로 교육기간이 서로 달랐을 뿐만 아니라 교육 커리큘럼도 각양각색이었다. 설상가상으로 의학교에서 발행한 학위증과 의사협회가 주관했던 면허증이 동일한 것으로 간주되었다. 의사협회가 면허증의 발급 이외에 의학의 전문화를 위해 할 수 있는 일은 하나도 없었다.

비전문적 대중의학은 가족의학과 전문화 사이의 중간적 위치를 차지했는데, 19세기 초 톰슨의학Thomsonian medicine은 가장 대표적인 경향을 보여주었다. 약용식물학에 근거하여 자연주의적 치료 방식을 추구했던 톰슨주의 운동은 대중들에게 큰 호응을 얻었는데, 이 의학의 가장 큰 특징은 의학의 전문화에 대한 문화적 저항을 표방한 데 있었다. 전국적인 조직을 갖추면서 의학교까지 설립했던 이 운동의 지도자들은 의학의 대중화를 주장하면서도 역설적으로 미국 사회가 지향했던 민주주의적 가치와 대립하면서 한계점을 드러내고 말았다. 이 시기 미국 사회의 전체적인 변화 과정에서 볼 때, "톰슨주의 운동 및 의학의 여러 발전은 거대한 문화적·정치적 격변을 미미하게 표현한 것에 불과했다"(86쪽).

버컨의 『가족의학』이 무려 30쇄나 발행되었다는 것은 두 가지를 의미한다. 하나는 당시 미국 사회의 출판 인쇄술이 그 정도로 발달했다는 것이며, 다른 하나는 그만큼 이 책의 언어가 대중들의 눈높이에 맞추어져 있었다는 것이다.

2장 '시장의 확대'는 19세기 유럽 경제사에 대해 혜안을 지녔던 폴라니Karl Polyani가 『거대한 전환The Great Transformation』 — 한국어로 번역되어 있다 — 에서 논의했던 경제적 자유주의와 사회적 보호주의를 소개하면서 시작된다. 이런 두 가지 입장은 시장경제가 작동하는 어느 사회이든 간에 정도의 문제이지 항상 첨예하게 대립되어 왔다. 남북전쟁을 거치면서 미국 사회도 양자 사이에서 균형추를 어떻게 설정할 것인지를 두고 갈등을 겪어왔으며 의료에서도 예외가 아니었다.

그런데 여기에서, 폴 스타는 양자 사이의 대립을 정치적 이념의 대립으로 연결하지 않고 시장의 확대를 촉진시키는 중요한 요인들에 대해 분석하고 있다. 저자는 지역 교통수단의 혁명을 가장 중요한 요인으로 본다. 자동차와 철도는 환자들의 의료에 대한 접근성을 확대함으로써 의료시장의 팽창에 크게 기여했다. 마차로 왕진을 하거나 이동을 했던 의사와 자동차로 이동했던 의사를 비교해 보면 쉽게 이해할 수 있다. 전화기와 같은 통신수단의 확산으로 의료시장은 더욱 확대되었다. 교통통신혁명과 함께 진행된 도시화와 산업화는 의료가 이루어지는 공간을 바꿔놓았다. “병원은 산업화와 도시화로 인해 생겨난 기관 중 하나였다”(108쪽). 의사들에게 새로운 의료시장이 열리게 된 것이다. 의사들이 환자를 진료하는 시간의 양적 확대와 의료 수준의 질적 변화가 일어나면서 전문화로 가는 길이 가까이 다가온 만큼 의사들 간의 치열한 경쟁도 시작되었다.

물론 폴 스타가 말했던 의료시장의 확대가 미국 사회에서 균질적으로 일어난 것은 아니었다. 미국의 서부는 아직 동부에 비해 이런 변화가 더디게 일어났으며, 남부와 북부 지역도 변화의 차이가 컸다. 저자가 무시한 것은 아니지만, 의료지리학 medical geography의 관점에서 의료시장의 역동적 변화를 좀 더 세밀히 살폈다면 보건의료 자원의 지리적 분포에 대해 더 재미있는 설명이 추가되었을 것이다.

3장 ‘전문가 권위의 강화, 1850~1930’은 저자가 1권에서 가장 많은 분량을 할애하고 있을 정도로 매우 치밀하게 논지를 전개하고 있다. 그는 서론에서 제기했던 권위의 개념을 사회구조의 중요한 두 가지 개념인 계급 그리고 사회적 신분과 연관하여 분석했다. 재산과 소득은 계급 개념이며, 명예와 존경과 위신은 신분 개념에 해당한다. 그래서 저자는 미국 의사의 소득을 실증적으로 조사하면서 다른 직업의 소득과 비교한 다음에 19세기 말에서 20세기 초의 미국 의사들은 진료행위로는 재산을 모을 수 없었으며 다른 전문직 종사자들보다 낫지 않았다고 보았다. 사회적 신분에서도 미국 의사들은 유럽 의사들과 달리 환자들에게 권위를 보여주지 못했다. 비록 소득이 있는 의사라고 하더라도 크게 다르지 않았다. 재산과 소득은 명예와 위신에 대한 정확한 지표가 아니었다. 소득과 신분의 불일치는 여러 가지 사회적 갈등으로 이어졌다. 당시의 의사들은 진료 업무 이외에도 약국과 조산소 일을 맡기도 했고, 치과의사, 장의사, 간호사의 역할을 대신하기도 했다. 이런 상황에서 미국의사협회가 의사들을 조직화할 수 있는 유인책을 제공하기를 기대할 수 없었다.

폴 스타가 의학에서도 남북전쟁이 발발했다고 말했을 때, 이는 결코 수사학적 표현에 그치지 않았다. 미국 독립선언서에 서명했던 러시Benjamin Rush는 의사로서 자신의 치료법에 반대하는 사람을 비판하면서, 서로 상반된 의학적 입장을 갖는 두 명의 의사가 대화를 나누기보다 이슬람교도와 유대인이 같은 성전에서 기도하는 편이 더 쉬울 것이라고 말했다(133쪽). 19세기 미국 사회에서 의학과 종교는 서로 연결되면서 양쪽 모두 분파주의가 한창 고조되었다. 근본주의자들은 톰슨주의 의학을, 스웨덴의 과학적 영성주의자인 스베덴보리Emmanuel Swedenborg를 추종하는 사람들은 동종요법을 지지했다. 동종요법의 창시자인 독일 의사 하네만Samuel Hahnemann은 질병을 영혼의 문제로 인식했다. 19세기 후반에 전자가 몰락하자 후자가 득세하게 되었다. 록펠러John. D. Rockefeller, 에디슨Thomas Edison, 트웨인Mark Twain 등 각 분야의 유력한 지도자들이 지지하며 동종요법은 급속하게 대중적 영향을 미치게 되었다. 19세기 후반에 동종요법 의학교는 전체 의학교의 약 3분의 1을 차지할 정도로 많아졌다. 동종요법 외에도 절충의학, 약용식물학, 정골요법, 크리스천과학 등을 내세웠던 각양각색의 분파주의가 등장하면서 정규 의학교육을 마친 의사들과 대립 구도를 만들어갔다. “사람들은 의료 분야에 나타난 다양성을 종교적인 차이와 유사한 것으로 인식했다”(142쪽).

의사들은 처음에 이런 갈등 구조를 받아들이지 않았으나, 대중들이 의사들의 이런 주장에 대해 저항을 하자 분파주의 의학과의 타협을 통해 수렴하려는 방향으로 나아갔다. 전국적으로 정도의 차이는 있었지만 미국의사협회도 양자 사이의 타협과 수렴을 수용하려고 했다. 여기서도 미국의사협회는 장로교와 감리교의 눈치를 보지 않을 수 없었을 정도로 의학과 종교의 연결은 의학적 권위의 형성을 더디게 했다.

그런데 의학교육의 개혁이 이런 연결고리를 느슨하게 하면서 전문직으로서의 의사의 정체성을 확립하는 데 촉매제로 작용했다. 당시 뉴잉글랜드 지방의 일개 작은 대학에 불과했던 하버드대학의 최장수 총장으로 재임하면서(1869~1909년) 미국 최고의 대학으로 키워내는 데 가장 큰 공헌을 한 것으로 평가되는 엘리엇은 화학자였지만 의학교 교수회장을 맡으며 개혁을 진두지휘했다. 독일에서 발달했던 생리학, 화학, 병리해부학을 커리큘럼에 포함시켰고 교육 기간도 2년에서 3년으로 연장했다.

존스홉킨스 의과대학은 미국 의학교육의 새로운 이정표를 제시했다. 미국 최초의 독일식 대학원 교육과 함께, 4년제 학사 학위를 소지해야만 의과대학에 입학할 수 있다는 전례 없는 자격요건을 내세운 것이다. 하지만 이런 규정은 존스홉킨스 의과대학이 시작했던 개혁의 첫 단추에 지나지 않았다. 초기의 설립자였던 웰치 William H. Welch와 오슬러William Osler가 의학과 의료의 역사와 전통을 정기적으로 공부하는 연구회를 주도하면서 새로운 '의학문화'를 추구했다. 특히 당시에 서구 최고의 내과의사로 평가받았던 오슬러는 과학과 문화를 결합시킴으로써 새로운 의학문화를 창출하는 데 심혈을 기울였다. "존스홉킨스 의과대학은 과학을 역설했는데, 이는 의학의 기술적 관심과 같은 좁은 의미의 과학을 지칭하는 것이 아니었다"(162쪽). 폴 스타는 이 점이야말로 존스홉킨스가 거둔 놀라운 성공의 비결이라고 말했다.

이런 흐름을 타고 미국의사협회도 의학교육의 개혁을 최우선 과제로 삼아 카네기교육진흥재단과 함께 구체적인 작업에 착수했다. 의사가 아닌 플렉스너Abraham Flexner가 의과대학의 표준화를 위해 전국적인 조사를 맡았다. 소위 『플렉스너 보고서』(1910) — 한국어로 번역되어 있다 — 의 발간으로 미국 의학교에 칼바람이 불었다고 해도 결코 과장된 표현이 아니다. 진보를 거듭하는 과학을 교육이 따라잡지 못하는 현실을 개혁하기 위해 존스홉킨스 의과대학이 의학교육의 모델로 설정되면서, 수많은 의학교들이 문을 닫을 수밖에 없었다. 기존의 의학교가 대학교육과 별개로 이루어졌다면, 플렉스너 이후 의학교육은 대학교육에 점점 동화되었다.

플렉스너 개혁으로 의사들의 출신 계층은 부자들에게 유리한 방향으로 한층 균질화되었다. 가난한 계층의 학생들은 의과대학을 다니기가 힘들어졌다. 아울러 여성, 흑인, 소수 인종의 의과대학 입학이 제한되었다. 플렉스너는 확실히 큰 오류를 범했다. 남북전쟁 이래로 계속 심화되어 왔던 의사의 지역적 불균형 분포는 『플렉스너 보고서』에 의해 개선되기는커녕 더욱 고착화되었다.

19세기 미국 의사들은 자신들의 공적 권위를 확립하기 위해 넘어야 할 산이 있었다. 그들은 의료시장에서 특허의약품 제조업자들과 한바탕 싸움을 벌여야 했다. 미국의사협회는 당시 크게 발달했던 출판 미디어를 활용하여 이에 효과적으로 대응할 수 있었다. 언론인 애덤스Samuel Hopkins Adams는 『미국의 엄청난 사기The Great American Fraud』에서 특허의약품들이 미국인의 건강에 매우 위험하다고 주장했는데, 미국의사협회는 이 책을 15만 부나 전국에 배포했다. 게다가 육가공 업체의 불결함을 생생하게 묘사했던 싱클레어Upton Sinclair의 소설 『정글The Jungle』이 불티나게 팔리면서 대중들의 여론이 비등해지자, 연방 정부는 의약품을 규제하는 새로운 법률을 제정했다. 제약회사들도 더 이상 의사들의 의견에 반하는 마케팅을 하지 않았다.

폴 스타는 19세기 말에서 20세기 초에 미국 의사들이 당면했던, 세균학의 확립과 새로운 진단기술의 개발이라는 새로운 변화를 의학적 권위와 관련하여 설명한다. 이런 점이 그가 정통 의사학자醫史學者와 구별되는 지점이다. 미국 의사들은 새로운 의학 이론과 의술 방식을 통해 자신들의 사적인 이해관계를 충족시키는 데 머물지 않고 공익을 추구하는 방향으로 나아갔기 때문에, 공적인 권위를 확립할 수 있었다. 미국 사회에서 아무런 권력도 갖지 못했던 의사들이 대중의 욕구를 만족시켜 주지 못했다면 사회적 권위를 확보할 수 없었을 것이다. 여기서 저자는 다시 폴라니의 계급에 대한 정의를 인용한다. "계급의 힘은 구성원이 외부로부터 지지를 담보할 수 있는지에 달려 있다. 그리고 이는 사적인 이해보다 광범위한 사회적 이해관계에 의해 주어진 임무를 완수하느냐에 달려 있다"(197쪽). 따라서 미국 의사들이 성취했던 위대한 성과의 본질은 사회적 이해관계를 자신들의 이익에 맞도록 만들어갔던 데 있다.

4장 '병원의 새로운 변화'는 미국의 근현대에서 가장 근본적인 변화를 경험했던 기관으로서의 병원에 초점을 맞추었다. 새로운 변화란 사회복지기관에서 의료기관으로의 전환을 의미했다. 폴 스타의 독특한 글쓰기는 여기서도 유감없이 발휘되어 사회학적 이론과 역사적 이야기가 유기적으로 결합되고 있다. 베버의 관점에서 볼 때, 병원의 새로운 변화란 공동체적인 관계에서 결사체적인 관계로 나아가는 사회의 구조적인 변화와 맞물려서 이루어졌음을 의미했다. 의사학 분야의 탁월한 학자로 평가받는 지거리스트Henry E. Sigerist, 로젠George Rosen, 로스먼David Rothman의 연구에 근거하여, 저자는 미국의 병원들이 초기에 구빈원과 자선병원의 성격을 띠면서 발달했다고 말한다.

병원이 도덕적 기관에서 의료기관으로 바뀌게 된 것은 의학 내부의 두 가지 상황에 기인했다. 하나는 간호의 전문화와 간호사 교육기관의 설립이며, 다른 하나는 무균법을 사용한 외과수술의 등장이다. 이 두 가지로 인해 병원의 치료 기능이 현저히 강화되면서 빈민을 위한 구호기관에서 환자를 위한 의료기관으로 변모할 수 있었다. "병원이 사회적으로 인정받게 되자 환자의 사회적인 출신도 크게 달라졌다"(216쪽). 병원을 찾는 환자들의 계층적 구성이 다양해진 것이다. 병원의 의료기능이 강화되면서 병원을 설립하고 유지하는 데 소요되는 재정 문제가 병원조직과 연관되어 중요한 문제로 부각되었다.

"병원조직과 재정의 변화는 병원 내부의 권력과 권위의 분배를 점점 바꿔놓았다"(219쪽). 병원이 의료기관이 되어감으로써 병원조직에서 의사들의 위치와 역할이 예전보다 더 중요해졌다. 의사들은 자신들이 병원을 통제하지 못할 이유가 없다고 '병원 문제'를 명확히 표명했다. 재정 문제가 의사의 병원 통제와 관련해서 결정적인 요인으로 작용했다. '전임의사'는 병원의 재정 상태를 호전하는 데 필요조건이 되었다. 미국의사협회는 이를 위해 '인턴' 제도를 도입했다. 그러면서도 미국은 개원의들이 병원에서 환자를 진료할 수 있는 '개방형' 병원조직을 유지했다. 세계적으로 미국은 개원의들이 환자를 병원에 입원시킬 수 있는 특권을 가진 '예외적'인 나라인데, 이 특권이야말로 미국을 민간 진료의 질이 통제되는 몇 개 안 되는 나라가 될 수 있게 한 요인이 되었다. 공공의료기관 중심의 유럽 병원체계와 달리, 미국에서는 공공병원과 민간병원이 혼합되어 있는 것도 미국 특유의 '개방형' 병원조직과 연관되어 있다. 이렇게 되자 미국의 개원의들은 처음에는 병원을 자신들의 지위를 위협하는 존재라고 생각했으나, 점차 권력을 장악하기 위한 수단으로 이용했다.

미국의 병원문화를 이해하는 데 빼놓을 수 없는 요인이 종교와 인종이다. 미국 병원조직과 재정의 이론적 근거를 제시한 학자인 글레이저William Glaser는 "한 사회에서 종교 수가 많아질수록 병원의 소유권과 경영은 널리 확산되며 병원의 평균적인 규모는 점차 작아진다."(238쪽)라고 말했다. 인종의 경우에도 마찬가지다. 이런 문화적 요인은 미국 병원의 조직문화에도 깊이 드리워져 왔다. 미국 병원에서는 병원행정가들의 권위가 의사들의 권위에 도전할 정도로 강해서 병원 기부자, 의사, 행정가 사이의 조화로운 질서를 유지하는 방법을 찾아내는 것이 쉽지 않다. 사회학자들은 왜 미국 병원들이 위계질서를 세우지 못한 채 표준화된 모델을 정립하지 못했는지에 대해 궁금해한다. 경제학자들은 병원이 이익을 극대화할 수 없다면 과연 무엇을 극대화했는지 규명하고 싶어 한다. 폴 스타의 이런 문제제기는 여전히 해결되지 않고 남아 있다.

5장 '보건의 영역'은 보건이 사회의 광범위한 생활 영역에 깊숙이 확산되고 있는 양상에 대해 미국 의사들이 어떻게 저항했는지를 설명하는데, 저자의 논점은 기본적으로 로젠이 쓴 『보건과 문명A History of Public Health』 — 한국어로 번역되었다 — 에 근거하고 있다. 유럽에서 시작되었던 세균학이 미국에 들어왔는데, 이는 미국 보건의 가능성과 한계를 동시에 보여주었다. "유럽인들이 세균학 분야에서 이론적으로 중요한 발전을 이룩했다면, 미국인들은 실질적인 응용 분야에서 개가를 올렸다"(251쪽). 미국보건협회의 설립과 대도시의 보건 관련 행정에 참여했던 의사들은 예외였지만, 개원의들은 보건 행정부서가 예방접종 사업을 확대시키려는 것에 대해 "시정municipal 사회주의"라고 몰아붙이면서 강력하게 반대했다. 의사의 권리와 의무가 침해당하고 있다는 것이다. 학교보건사업도 의사들의 반대 때문에, 지역사회의 의사들이 협조해야만 이루어질 수 있었다.

보건에 대해 가장 포괄적으로 정의를 내렸던 윈슬로C. E. A. Winslow는 1910년대를 미국 사회에서 '새로운 보건'이 시작된 시기로 보는데, 그 이유는 환경위생보다도 개인위생이 강조되면서 의사들을 건강진단과 예방에 적극적으로 활용하려고 했기 때문이라는 것이다. 개인의 건강진단이 사회적으로 중요해지면서 미국의 보건운동도 환경보건보다 개인위생을 더 강조하게 되었다.

뉴욕주 보건국장인 빅스Hermann Biggs는 이런 시대적 변화를 예리하게 감지하여 보건소의 주요 역할을 대도시보다는 농촌지역의 보건의료 수요를 충족하려는 방향에 맞추려고 했다. 즉, 보건소를 개원의에 대한 대안이 아니라 보완적인 개념으로 설정하려고 한 것이다. 하지만 그의 제안을 담은 법안에 대해 노동자·농민 단체들은 열렬히 지지했지만, 의사들은 강력하게 반대하고 나섰다. 19세기 도덕주의를 계승했던 보건개혁가들의 이상이 제도화되기에는 의사들의 조직적 단결력이 너무 공고했다. 보건은 1930년대에 사회적 영향력을 상실하면서 오래된 이념을 벗어버리고 미국 의사들이 지지하는 경계선 내에서 작동해 왔다.

6장 '기업으로부터의 도피, 1900~1930'은 20세기 초 미국 의사들이 기업의 의료 통제에 대해 어떻게 저항했는지를 설명한다. 테일러Frederick Taylor의 과학적 경영이론이 등장한 것과 맞물려, 기업들은 산업노동자들의 건강과 질병에 관심을 가지면서 의학지식을 필요로 했다. 철도산업을 비롯하여 광업, 목재산업과 같은 분야의 고용주들이 노동자를 위한 의료사업을 발전시키는 데 앞장섰다. "노동자 의료사업은 미국 기업 내부의 '복지자본주의' 운동의 일환으로 시작되었다"(270쪽). 기업들은 노동자들의 충성심을 요구하고 미국적 문화를 확립하기 위해 교육과 주택 등의 복지서비스를 제공하면서 의료도 포함하려고 했다. 기업들은 건강보험을 통해 의료를 제공하거나, 기업이 직접 의료서비스를 판매하는 방법을 시도하거나 공제조합을 활용하기도 했다. 하지만 어느 쪽이건 간에, 의사단체들은 기업이 의료시장에 개입하는 것 자체에 강력히 거부감을 표명했다. 폴 스타는 메이요Mayo 클리닉을 시작으로 미국에서 활성화된 집단개원도 기업의 개입 방식의 하나라고 본다. 의사들은 집단개원을 통해서 기업주들과 직간접적인 관계를 유지할 수 있었고, 기업주들은 최소한의 비용으로 노동생산성을 유지할 수 있었다. 단독 개원의들이 '의료의 기업화'를 그냥 두고 볼 리 없었다.

미국 의사들은 권위를 유지하고 의료시장에서의 이익을 제3자에게 빼앗기지 않기 위해 의료의 기업화에 반대했다. 미국의사협회의 입장은 의사들만이 오로지 의료자본을 축적할 자격이 있다는 것이다. 의사들은 산업자본주의의 특징인 계급적인 통제에 예속되기를 원하지 않았다. 폴 스타는 의사들이 어떻게 기업의 의료화 반대에 성공했는가를 설명하는 동시에 왜 기업이 의료시장에 개입하는 데 실패했는지에 대해서도 설명한다. 그것은 기업이 의료서비스의 생산자와 소비자 사이에서 적절한 개입의 지점을 확보하지 못했기 때문이다. 게다가 병원도 의사와 시장 사이에서 어정쩡한 입장을 취했다. 반대로 의사들은 병원과 의사 사이에서 적절하게 자리를 잡았다.

결국 1권을 종합해 보면, 폴 스타의 문제의식은 의사, 기업, 병원이라는 세 부류의 사회적 행위자들이 어떻게 자신들의 권력을 시장경제력으로 만들어갔는지에 그 초점이 모아진다. 그가 신고전주의 경제학자인 애로Kenneth Arrow와 마르크스주의자의 입장을 대조하는 것도 이런 맥락에서이다. 저자는 애로가 의료시장의 불확실성과 의사들의 행위별수가제 사이의 관계를 제대로 설명하지 못했다고 하면서 "의료의 불확실성은 부분적으로는 시장이 조직되는 방식에 따른 산물"이라고 대안적인 설명을 제시한다(299쪽). 또한 불확실성이 시장의 실패 이유를 설명해 줄 수 있지만, 시장의 실패가 어떤 방식으로 이루어졌는지를 설명하지 못한다는 것이다. 폴 스타의 예리한 분석은 마르크스주의자들과 우파 시장주의자들의 공통점을 짚어내면서 양쪽 모두 의사들에 의한 의료의 독점화를 과도하게 강조했다고 비판하는 데서 엿볼 수 있다. 그는 의사들의 승리를 힘보다는 믿음에, 권력보다는 문화적 권위에 근거한 결과라고 보면서, 미국 의료의 사회구조적 변화에 영향을 미친 다섯 가지 요인들 — ① 전문화와 병원의 성장에 의한 비공식적 통제 체계, ② 의료시장에 대한 통제, ③ 의사들의 자본주의적 책무로부터의 면제, ④ 의사에 대한 대항세력의 쇠퇴, ⑤ 보건과 제약 시장에 대한 지배 — 이 서로 결합하여 미국 의사들의 권력 확립으로 이어졌다고 결론을 내린다.

1권에서는 저자가 미국 사회에서 의사의 전문가적 권위의 확립 과정을 시장경제와의 연관성 속에서 탐구했다면, 2권에서 저자의 문제의식은 20세기 후반기 들어 미국 의료가 어떻게 기업화되어 갔는지에 초점이 모아진다. 미국 의료의 기업화는 미국이 선진국 중에서 국민건강보험이 없는 유일한 국가라는 역사적 현실과 맞물려 있다. 그래서 폴 스타는 2권의 1장 '개혁, 그 신기루'에서 20세기 전반기에 미국 사회가 국민건강보험을 실시할 수도 있었던, 세 번의 기회를 놓쳐버린 이유를 설명한다. 세계 최초로 국민건강보험을 실시한 나라인 독일과 영국의 정치적 상황과 제도를 미국의 그것과 비교하려는 저자의 입장은 적절하다. 미국에서는 유럽 노동자들의 정치적 세력화에 견줄 만한 사회집단이 존재하지 않았다. 미국의 노동조합은 오히려 건강보험에 보수적인 입장을 취했으며 의료서비스 급여 내용에 대해서 갈팡질팡한 태도를 보였다. 농민들은 경제적으로 어려워도 사회보험에 대해 흥미가 없었다.

혁신주의자들Progressives은 미국에서 건강보험을 추진했던 1세대 개혁가들로 간주된다. 저자는 미국노동입법협회가 중심이 되어 국민건강보험을 어떻게 제도화하려고 했는지를 설명한다. 초기에는 미국의사협회도 이에 대해 긍정적인 입장을 취하는 듯 보였지만, 건강보험에서 의사에 대한 지불 방법을 어떻게 할 것인지를 두고 양자는 갈라서게 되었다. 개혁가들은 보험재정의 안전성을 위해서 인두제capitation를 선호한 것에 반해, 의사들은 행위별수가제fee-for-service를 지지했다. 인두제가 실시되면 자신들의 수입이 감소될 수 있음을 알아차린 의사들이 점점 많아지면서 그들의 반대는 더욱 심해졌다. 또한 미국노동연맹은 건강보험제도가 사회적 급여를 제공해 온 노동조합의 역할을 약화시킬 수 있다고 간주하여 이를 반대했다.

기업들도 건강보험이 생산의 효율성을 증대시킬 것이라는 주장을 거부했다. 푸르덴셜과 메트로폴리탄과 같은 보험회사들은 극렬하게 반대했는데, 건강보험이 실시되면 보험회사가 그동안 취급해 왔던 장제비 급여 시장을 빼앗긴다고 생각했기 때문이다. 이렇게 볼 때, "이념, 역사적 경험, 정치적 상황은 각 단체가 자신들의 이익을 어떻게 구체화하고 표명할 것인지를 결정하는 데 중요한 역할을 했다"(333쪽).

건강보험이 미국에서는 실패하고 유럽에서는 성공한 것을 비교하면 이런 요인들이 더욱 분명해진다. 미국에서는 독일의 비스마르크나 영국의 조지Lloyd George에 필적할 만한 통합된 권력을 가진 정치가가 없었다. 제1차 세계대전으로 독일에 대한 미국 국민의 반감은 이 시기 개혁가들의 사회적 입지를 더욱 위축시켰다.

폴 스타는 1920년대 미국 사회에서 건강보험의 의미가 소득 안정이나 효율성 증대에서 의료에 대한 재정적 지원이나 접근성의 확대로 변화되었음을 예리하게 포착했다. 즉, 질병으로 인한 임금 상실에서 의료비에 대한 지출로 개혁가들의 관심이 바뀐 것이다. 미국노동입법협회를 대신하여 이번에는 의료수가위원회가 개혁의 기관차 역할을 떠맡았다. "의료에 대한 진정한 수요는 경제적인 개념이 아니라 의학적인 개념이다." 의사의 문화적 권위에 근거한, 의료 수요에 대한 이러한 정의는 과학적 의학의 효능성을 믿는 미국 사회에서만 통용될 수 있었다. 미국의사협회는 건강보험이 의료의 계층화를 초래할 수 있다며, 건강보험 실시를 주장했던 의료수가위원회의 다수파 보고서를 강력하게 비판했다.

1930년대 대공황의 초기에는 건강보험이 바로 실시되는 듯했다. 하지만 대공황으로 사회개혁의 우선순위가 바뀌었다. 유럽 국가들에서 산재보험이 발달한 후 그 다음에는 건강보험, 노령연금, 실업보험이 마지막을 차지했다. 폴 스타는 유럽과 미국의 차이점을 날카롭게 지적했는데, 미국에서는 대공황으로 수백만 명의 실업자들이 양산되어 실업보험이 우선순위를 차지했다. 노령연금이 그다음을 차지했다. 루스벨트 대통령은 사회보험의 포괄적인 문제를 다룰 경제보장위원회Committee on Economic Security를 구성했는데, 뉴딜을 극복하기 위해 제정된 사회보장법에서 건강보험은 생략되었다. 미국의사협회로서는 대공황이 엄격한 시험대가 되었다. 경제 위기에서 의사서비스에 대한 수요를 증대시키는 것보다도 의사 공급을 제한하는 데 초점을 두었기에, 미국의사협회는 국민건강보험이 의사서비스의 수요를 증대시킬 것을 두려워해 이를 반대했다. 사회보장법이 통과될 때 실업보험과 노령연금을 지지하는 압력단체들은 있었다. 하지만 건강보험을 지지하는 이익단체는 없었을 뿐만 아니라 반대하는 압력은 거세었다.

뉴딜을 통해 국가정치에서 가장자리를 맴돌았던 건강보험은 1940년대가 되면서 다시 국가정치의 중심을 차지했고 트루먼 대통령도 이를 지지했다. 하지만 반대 세력은 '사회화된 의료'를 공산주의와 연결하여 국민건강보험을 냉전 시대의 상징적 의제로 설정했다. 트루먼의 민주당이 선거에서 이기자, 미국의사협회는 미국 역사에서 가장 많은 로비 활동비를 들여 "사회화된 의료가 사회주의 국가를 건설하는 데 초석이 된다."라는 유인물을 전국적으로 배포하면서 건강보험을 사회주의와 연관시키는 데 성공했다. 국민건강보험이 "의료의 전체적인 국유화와 의술의 사회화를 향한" 단계적 정책이라는 인식이 미국인들 사이에 퍼져나갔다.

이와 같이 20세기 전반에 미국 사회가 국민건강보험을 실시할 수 있는 기회를 세 번이나 놓쳤던 이유는 무엇일까. 폴 스타는 물질적·사회적·이념적인 차원에서 이 문제를 탐구했다. 혁신주의자들을 비롯하여 개혁가들은 부족한 재정으로 항상 허덕인 반면에 미국의사협회, 보험회사, 기업가들을 포함하는 반대파들이 가용할 수 있는 자원은 흘러넘쳤다. 이런 물질적 불균형은 광범위한 사회적 지지 기반을 반영했다. 고용주들은 건강보험이 최저임금을 증가시키는 요인이 된다고 반대했다. 의사들은 이런 고용주들과 연합했다. 지역사회 지도자들의 주치의들은 그들을 자주 만나 사회화된 의료의 위험성을 들려주었다. 의사들의 진료실은 정치적 투쟁의 전초기지가 되어, 사회화된 의료에 반대하는 각종 출판 미디어들이 이를 통해 환자들에게 배포되었다. 제2차 세계대전과 이후의 냉전 시대는 사회화된 의료에 대한 반反공산주의적 이데올로기를 더욱 고착화시켰다. 폴 스타는 전후 유럽에서 건강보험을 포함해서 사회복지가 더욱 확대되고 지출이 증가했던 상황과 반대되는 미국의 경우를 비교했다. 유럽도 냉전 이데올로기가 점증했지만, 미국에서만 공산주의가 의료의 사회화, 즉 건강보험과 연결되었다.

2장 '개혁, 조정의 승리'에서 저자는 대공황이 미국 사회에 밀려오면서 요동을 쳤던 의료시장의 변동에 대해 미국 사회와 의사들이 어떤 방식으로 서로 조정을 해나갔는지를 설명했다. 국민건강보험이 실패했다는 것은 미국 사회에서 앞으로 민간건강보험이 지배적인 제도가 될 것임을 예고했다. 블루크로스와 블루실드의 등장은 미국의 복잡하기 그지없는 민간건강보험의 예고편에 불과했다. 전자는 보험자 단체가 의사의 병원서비스에 대해 직접 지불하는 서비스급여 보험이며, 후자는 서비스급여와 배상급여 — 보험자단체가 가입자의 의료비를 상환해 준다 — 를 혼합한 방식이다. 미국의사협회가 시대의 이런 변화를 그냥 지나칠 리가 없었다. 1934년에 미국의사협회는 건강보험에 관한 10가지 원칙들을 발표했다(385쪽). 폴 스타는 1권에서 일관되게 다루었던 의사의 전문가적 권위가 이 원칙들을 통해 건강보험에서 어떻게 관철되고 있는지를 논의했다. 이 원칙들의 기본 정신은 모든 의료행위와 서비스는 오직 의사들만이 통제할 수 있다는 것과 보험자단체와 같은 제3자가 의사와 환자 사이에 개입해서는 안 된다는 것이다. 블루크로스와 블루실드도 예외가 아니었다. 건강보험에 대해 미국 의사들이 얼마나 저항적이었는지를 여실히 알 수 있다.

미국 의사들이 그렇다고 해서 유럽적인 사회화된 의료에 모두 반대했던 것은 아니었다. 이민자인 샤디드Michael Shadid는 농촌 인민주의의 유산인 의료협동조합medical cooperative 운동에 뛰어들었다. 19세기 영국에서 시작된 협동조합운동은 자본주의의 근본적 질서에 대해서는 어떤 도전도 하지 않으면서 사회주의의 기본 관심인 집합적 행동과 평등을 표방했다. 미국에서 의료협동조합은 농촌 인민주의의 유산이었다. 의료협동조합은 비록 오클라호마에 국한되기는 했지만, 지역의 건강보험 수요를 충족시키는 데 기여했다. 농업보장청이 1930년대에 실시했던 보건협동조합도 저소득층 60만 명이 등록할 정도로 발달했다. 하지만 미국의사협회는 의료협동조합이 비윤리적 의료행위를 했다고 강하게 몰아붙였다. 또한 미국노동연맹과 양대 산맥이었던 산업노동연맹도 보건협동조합을 적극 지지하지 않았다. 협동조합운동은 대공황과 뉴딜이라는 사회적 격변기에 일시적으로 대중들의 호응을 얻었지만, 영국과 달리 역사적으로 협동조합 전통이 취약한 미국 사회에서 전국적으로 확산되지는 못했다.

"단체교섭과 사회보장은 뉴딜 사회정책의 두 가지 커다란 제도적 유산이었다"(400쪽). 노동조합은 국민건강보험이 아니라 고용급여 방식으로 건강보험 문제를 해결할 수 있는 힘을 갖게 되었다. 노동자들은 의료비용을 어떻게 분담하느냐보다도 보험급여를 누가 정하고 관리하느냐를 두고 고용주들과 대립각을 세웠다. 광산, 목재, 방직산업에서는 고용주들이 제공하는 의료서비스가 우세했고, 의류산업에서는 노동자들이 운영하는 진료소가 지배적이었다. 또한 진보적인 노동조합과 보수적인 노동조합 사이에도 입장이 확연하게 갈렸다. 전자는 선불제 보험을 선호했던 반면, 후자는 의료비를 전부 또는 일부 상환해 주는 배상급여를 지지했다. 어느 쪽이든 간에 노동조합은 전후 보건의료 재정과 조직에 큰 영향을 미치는 주요한 단체로 등장했다.

폴 스타는 미국광산노동조합The United Mine Workers of America에 대한 사례 분석에서는 의사들이 행위별수가제를 통해 자신들의 이익을 관철하려고 했던 것에 대해 노동조합이 어떻게 대응했는지를 명확하게 보여준다. 유럽의 건강보험 모델은 산업노동자의 계급적 토대 위에서 적용 인구와 급여의 범위를 동시에 넓혀갔음을 염두에 둘 때, 미국 노동조합들이 건강보험의 급여 방식과 의료행위 지불 방식을 둘러싸고 고용주와 의사들에 대응한 방식은 계급적 토대와는 무관한 이익단체의 범주에서 벗어나지 못했음을 말해준다.

폴 스타는 '의료의 사회화'에 대해 유럽과 미국이 역사적으로 서로 다른 문화를 갖고 있음을 강조하면서, 이런 문화가 없는 미국에서 민간보험이 나타나게 된 배경을 설명한다. 유럽에서는 노동자의 경제적 문제를 줄이기 위해 시작되었던 건강보험이 미국에서는 중산층 환자의 의료 접근성을 향상시키는 데 일차적인 목적이 있었다. 의사에 대한 인두제 지불 방식이나 집단진료가 수용되었던 유럽과 달리, 미국에서는 의사와 병원이 의료시장을 통제하는 보험제도가 발달했는데, 이것이 바로 민간보험의 성립 배경이다. 유럽과 달리 노동조합이 건강보험의 추진 세력이 될 수 없는 미국 사회에서 상업보험은 기존의 자선병원, 의사단체, 생명보험회사 위에 '그냥 덤으로' 만들어졌다. 정부가 관장하는 국민건강보험이 실패한 사회에서 상업보험은 엄청난 수익을 증대할 수 있었고 마침내 하나의 큰 산업으로 성장할 수 있었다.

3장 '자유주의 시대'에서 저자는 전후 미국 사회에서 의학지식, 의술행위, 의료제도 — 나는 저서 『의사 대란 이후 무엇을 할 것인가』에서 이를 의醫의 세 가지 차원이라고 논의했다 — 가 서로 어떻게 연관되는지를 설명한다. 전후 미국이 세계적으로 가장 중요한 경제적·군사적 강국으로 부상하면서 미국은 과학과 의학에 대해 국가적 차원에서 깊은 관심을 갖게 되었다. "과학과 의학의 진보는 경제적 성장과 마찬가지로 사회를 근본적으로 재조직하지 않고도 복지가 향상된다는 전망을 제시해 주었다"(431쪽). 과학은 '자유세계의 지도자'로서의 미국의 역할을 유지·강화하는 데 상징적이고 절대적인 기능을 유지했다. 국민건강보험을 둘러싸고 대립해 왔던 자유주의 개혁가들과 미국의사협회는 과학과 의학에 대한 연방 정부의 지원에 대해서는 입장을 같이했다. 이런 맥락에서 전후 미국 정부의 주요 네 가지 사업은 ① 국립보건원National Institute of Health을 중심으로 한 의학연구, ② 국민정신보건법 통과를 계기로 그 중요성이 미국인들에게 크게 받아들여진 정신보건, ③ 전쟁에 참여했던 군인들의 질병 치료를 위해 세워진 재향군인병원, ④ 힐-버튼 법에 근거하여 전국적으로 설립되었던 지역사회병원들을 중심으로 각각 이루어졌다.

네 가지 사업의 발달로 미국 의료계는 새로운 기회를 맞게 되었다. 연구, 교육, 진료 — 이 순서대로이다 — 를 사명으로 삼는 의과대학의 교수 증가에 따른 조직적 팽창은 의학을 근본적으로 변화시켰다. 의회의 대폭적인 지원으로 연구 공간과 임상시설이 갖추어지면서 연구소와 병원을 새로 설립하려는 움직임이 가속화되었다. 의학의 과학성이 더욱 부각되면서 의과학醫科學, medical science을 구성하는 해부학, 생화학, 생리학, 약리학, 세균학은 분자생물학적 분석 수준으로 이동해 갔다(452쪽). 예를 들어 세균학자는 이제 미생물학자가 된 것이다.

의과학의 분자생물학적 세분화와 함께 임상의학 분야도 세분화되면서 전문의 제도가 미국 의사들 사이에 대유행이 되었다. 의사들 간의 경쟁이 가장 치열했던 안과에서 전문의 제도가 만들어졌으며, 이후 이비인후과, 산부인과로 점점 확대되어 갔다. 당시의 의과대학생이나 젊은 의사들은 모두 다음과 같은 마음이었다. "의학은 현재 너무나 방대해서 의사가 모든 의학 분야에 대해 약간씩 아는 것보다 적어도 한 분야에 대해 매우 잘 알지 못한다면 그 의사는 자신감을 갖지 못한다"(453쪽). 세 가지 요인이 전문의 제도를 부추겼다. 전문의의 규모나 분포에 대해 어떤 규제도 없었다. 병원들은 의과대학 졸업생 수보다 많은 전문의 지원자들을 모집했다. 전문의의 소득이 개원의들보다 높았다.

전문의 제도의 확립은 의료시장의 확대를 의미할 뿐만 아니라, 의사들의 권력구조의 변화를 뜻했다. 폴 스타는 『미국의 의료 제국: 권력, 정치, 이윤American Health Empire: Power, Politics and Profits』(존 에런라이크John Ehrenreich, 바버라 에런라이크Barbara Ehrenreich, 1970)에서 논의되었던 '제국empire'의 개념에 근거하여, 어떤 의과대학이 제국이 될 수 있는지 아닌지는 그 의과대학이 얼마나 많은 병원들과 제휴 관계affiliation를 갖는지에 달려 있다고 말했다. 이 제국의 중추는 대학의 의료원으로서 존스홉킨스 의료원을 모델로 삼고 있다. 의료원이 제국의 이름에 합당하려면, "의과대학과 치과대학뿐 아니라 약학대학, 보건대학원, 간호대학, … 몇 개의 대학병원, 여성병원, 어린이병원, 정신병원, 다양한 진료소, 약국 건물 등"을 모두 아우를 정도가 되어야 했다(460쪽). 저자는 여기서 권력에 대한 교과서적 정의를 제시한다. "대학이 의과대학 주임교수의 요구에 거스르는 정책을 수행하고 병원이 임상과장의 요구에 거스르는 정책을 수행하는 것은 생각조차 할 수 없다"(461쪽). 이 점이 바로 환자들과 시민 사회는 물론이거니와 한 사회의 최고 석학이나 정책 결정자조차도 의료원 제국이 휘두르는 권력의 본질을 이해하기는커녕, 이것에 근거하여 제공되는 의료서비스의 생산과 유통 방식을 제대로 파악하지 못하는 이유이다. 폴 스타는 이와 같이 의료원 제국을 포괄하는 우산 모양의 대학은 환자의 수요에 대응하기보다도 대학 자신의 연구와 교육에만 치중했다고 말하면서 자문자답한다. "우리는 이것을 미래 세대들의 건강을 위한 지대한 관심으로 볼 수 있을까? 애석하게도 거기에는 다른 동기가 있을 수 있다"(460쪽).

1960년대 미국 사회의 특징은 '지역사회의 재발견'이라고 보면서, 폴 스타는 '재조직 없는 재분배'가 이루어진 시기에 65세 이상의 노인을 위한 메디케어와 가난한 사람을 위한 메디케이드를 설명한다. 메디케어는 사회보장의 차원에서 이루어진 의료복지 정책이며 전국적으로 일정한 기준에 의해 이루어졌기에 대중적으로 지지를 받았다. 이에 반해, 메디케이드는 공적부조라는 낙인stigma이 찍혀 있었으며 주 정부에 따라 기준이 달랐고 의사들의 참여도 저조해서 인기가 없었다.

폴 스타는 국가와 의료의 관계를 두 유형으로 나누어 설명한다. 프랑스와 독일은 시장 모형으로, 국가는 의료 자원의 소유나 조세제도를 통해 의료에 개입해 왔다. 이에 반해 영국과 스웨덴의 경우는 국가가 의료서비스를 직접 생산하거나 분배해

왔다. 전자가 국민건강보험이라면, 후자는 국가건강보장National Health Services이다. 폴 스타는 미국 보건의료에서 진보적인 이론가인 나바로Vicente Navarro — 그는 스페인 카탈루냐 출신이어서 이렇게 발음한다 — 가 『자본주의하의 의학Medicine Under Capitalism』(1976)에서 논의한 의학과 자본주의 사이의 대응 관계에 주목했다. "자본주의 국가들이 추구하는 의료서비스제도가 다양하다는 것은 적어도 의료 조직과 재정구조에서는 자본주의와 의료의 대응 관계가 단순하지 않음을 말해준다"(479쪽). 폴 스타는 고전적인 마르크스주의에 근거하여 자유주의 시대 미국의 의료서비스 생산력이 크게 확대되면서 기존의 사회적 생산관계가 붕괴되고 보다 결정적인 변화가 1970년대에 일어났다고 말한다.

4장 '미국 의료의 위기'는 원서에서는 '권한mandate의 종말'로 되어 있으나 저자의 메시지를 보다 부각시키려는 의미에서 제목을 바꾸었다. 1970년대가 되자 "미국 의사들은 20세기 들어 처음으로 정치적 영향력, 경제적 힘, 문화적 권위에 대한 도전에 한꺼번에 직면한다"(482쪽). 폴 스타는 이렇게 된 사회적 상황을 1970년대 미국 보건의료의 위기와 연관 지어 논의한다. 서구의 다른 선진국들과 비교할 때, 의료비는 더 높은데도 불구하고 미국인들 — 흑인들을 제외해도 — 은 대부분의 유럽인들에 비해 영아사망률이 더 높고 평균수명은 더 낮았다. 미국 사회는 의료비와 건강 증진 사이의 상관성에 회의를 갖기 시작했다. 미국 의학은 지나치게 전문화되었으며, 인구 대비 병원과 병상 수가 과도하게 많았고, 병원 검사 및 수술이 남용되었다. 보건의료 자원이 대도시와 농촌지역 사이에 불균등하게 분포되어 있는 상황에서는, 국민 의료비의 상승이 국민 건강의 향상으로 이어질 수 없다는 사실을 미국인들은 알게 된 것이다. 바로 이런 이유 때문에 의료수가를 어떻게 통제할 것인지가 1970년대 국가적인 화두로 대두되었다.

폴 스타의 논의를 충분히 이해하려면 의료수가medical cost와 의료비medical charge를 구분할 수 있어야 한다. 전자는 의료서비스를 생산하는 데 드는 원가이며, 의료비는 생산된 의료서비스의 시장가격을 뜻한다. 근대적 의료시장이 미국 사회에서 발달해 오면서 의료수가에 대한 효과적인 규제 장치가 없었다는 것은 별로 놀랄 만한 일이 아니다. 왜냐하면 미국의 의료시장은 역사적으로 개원의, 보험회사, 병원의 이익에 맞도록 변화되어 왔기 때문이다. 1970년대 미국 의료의 위기를 둘러싼 사회적 공론은 미국 사회가 이런 변화에 대해 더 이상 수용할 수 없다는 점을 확실히 보여준다.

미국 의료의 위기는 1970년대 미국 사회의 시민권 투쟁과 맞물려 전개되었다. 보건의료 분야에서 새로운 권리 의식이 나타났다. 전통적인 의미에서의 권리가 더 많은 의료에 대한 요구, 즉 부자와 가난한 사람 사이의 형평에 대한 요구였다면, 새로운 권리는 ① 환자에게 사전 동의를 받을 권리, ② 의사의 치료를 거부할 권리, ③ 자신의 의무기록을 볼 권리, ④ 치료 결정에 참여할 권리, ⑤ 정신병원에 입원하는 과정에서 적정한 절차를 요구할 권리 등 의료 권력의 배분과 의사의 전문성에 도전하는, '보건의료 내in에서의 권리'를 의미했다. 이렇게 사회적으로 권리가 확산되면서 의료의 '탈脫제도화'와 한 단계 더 나아가 '탈의료화'를 지향하는 사회운동이 페미니스트 운동과 결합되면서 점점 힘을 갖게 되었다. 건강권 운동은 의학과 의료에서 새로운 지식과 담론의 형성을 촉발시켰다. 의학을 인문학과 사회과학의 융합적 지평에서 모색하려는 지적 움직임이 활발해지면서, 의사의 관점이 아닌 시민 사회의 관점에서 바라본 의사학, 의철학, 의료윤리, 의료사회학 등의 분야들이 발달하기 시작했다. 이런 지적인 변화는 의학에 대한 미국 사회의 양가적인 감정을 드러낸다. "미국인들은 자신들의 주치의에 대해서는 신뢰를 표시하는 반면, 하나의 계급으로서의 의사들에 대해서는 좀 더 적대적이다"(498쪽).

미국 의료의 위기를 맞아, 보건의료 비평가들은 의료가 사회 전체의 건강을 향상시키는지에 대해 근본적인 의문을 제기했다. 좌파와 우파 모두 의료 자체에 대해 비판을 제기했다. 정신의학과 심리분석 분야에서 이루어진 비평에 근거하여 『뻐꾸기 둥지 위로 날아간 새』와 같은 책과 영화에서 치료를 빙자하여 제도화되고 있는 정신병동의 억압적 기능을 폭로하면서, 대중들에게 큰 반향을 불러일으켰다. 정신과 영역에 대한 이런 문제제기는 일파만파 미국 의료 전반으로 확산되었다. "의료에 대한 투자로부터 되돌아오는 것이 감소하고 있다는 생각은 1970년대 중반 미국인들에게 청천벽력과도 같은 충격을 주었다. 이것은 의료에 대한 접근을 확대시키고자 주장했던 학자와 정책 입안자들에게는 엄청난 충격이었다"(518쪽).

신보수주의자인 빌다브스키Aaron Wildavsky는 『의료의 확대, 건강의 악화』에서 1달러를 의료에 투자했을 때의 건강 증진에 대한 한계효용은 제로에 가깝다고 말했다. 또한 서구 근대 문명의 비평가로서 한국의 교양인들에게도 널리 알려진, 일리히Ivan Illich는 이 시기의 의료 문화를 상징했던 『병원이 병을 만든다Medical Nemesis』 — 한국어로 번역되었다 — 에서 "의료는 치료하는 것 이상으로 많은 질병을 만들며, 사람들이 유해한 근대 의학의 장치에 대한 의존으로부터 해방될 때 더 건강해질 수 있다고 주장했다"(519쪽). 1970년대 의료 위기의 첫 번째 문제인식이 의료수가와 관련된 것이라면, 두 번째 문제인식은 의료와 건강의 상관관계에 대한 것이었다. 일리히는 "분배적 정의가 인류의 복지와 관계가 없거나 해로운 것이라면 빈민은 분배적 정의가 없이 사는 것이 더 나을 것이다."라는 입장을 견지했는데, 그의 이런 입장은 의료가 건강에 별로 공헌을 하지 못한다는 보수주의자들의 주장과 일맥상통했다.

이런 위기 상황에서도 미국 사회는 국민건강보험을 실현하기 위한 희망을 버리지 않았다. 민주당의 카터 행정부와 케네디 상원의원은 국민건강보험을 실행하려면 수가통제 정책도 함께 실시해야 한다는 인식을 같이하면서도 접근방식은 서로 달랐다. 카터 행정부는 수가통제가 선행되고 경제가 좋아질 때에만 국민건강보험을 실행할 수 있다고 본 데 반해, 케네디는 수가통제를 하게 되면 의료에 대한 접근성이 좋아지므로 국민건강보험은 개인비용과 사회비용을 동시에 해결할 수 있다고 생각했다. 이렇게 자유주의자들이 서로 다른 생각을 하고 있는 사이에, 신보수주의자들은 닉슨 행정부를 경험하면서 정부의 역할과 개입이 최소화된다면 경쟁과 유인책에 의존하게 되어 의료수가 문제는 해결될 수 있다고 주장했다. 그들은 공공 보건의료 자원을 다시 민영화함으로써 '거대한 정부'의 규제 정책을 최소화할 수 있다고 주장했다. 바로 이 점이 1970년대 의료 위기의 세 번째 문제인식이다(529쪽).

2권의 마지막인 5장 '기업의료의 등장'에서 저자는 미국 의학과 의료가 기업화corporatization되고 있는 양상을 다각도로 분석하고 있다. 1980년대 들면서 미국에서 ① 의사 인력 공급이 계속 증가하고 있고, ② 정부와 기업들이 의료비 상승을 규제하려고 노력하고 있으며, ③ 의료서비스의 기업화 양상이 두드러지고 있다. 이러한 세 가지 요인들이 미국의 의료 정치와 풍속도에 크게 영향을 미치고 있다. 폴 스타는 이런 상황들이 지속된다면 의사들의 시장에 대한 지배적 힘은 약화될 뿐만 아니라 보건의료체계에 큰 분열과 불평등과 갈등이 일어난다고 전망했다.

의사의 공급 과잉과 이로 인한 경쟁 상태는 의료에서의 제로섬zero-sum 게임을 초래하게 된다. 한쪽 집단의 의사들이 의료시장에서 더 많은 수익을 창출하면 다른 쪽 집단의 의사들은 그만큼 수익을 상실한다. 설상가상으로 의사들과 병원들은 외나무다리에서 만나 충돌하게 된다. 병원은 의사의 공급 과잉을 이용하려고 하며, 이에 대해 의사들은 의료수가에서 병원서비스 비용이 차지하는 비중을 제한하려고 노력할 것이다. 대학병원도 이 경쟁에서 예외가 아니다. "의료계 전반에 걸쳐, 의사 수의 증가로 갈등과 분열은 새로운 방식으로 전개되었다"(539쪽). 한국과 인도 등 해외에서 유입된 의사들의 증가는 이런 경향을 부채질했다.

1980년대 미국 의료가 20세기 미국 의료의 역사에서 가장 두드러지게 보여준 변화는 의산醫産복합체를 중심으로 한 의료의 기업화이다. 원래 이것은 의사, 병원, 의과대학, 보험회사, 제약회사, 의료기기 공급업체 등의 연합을 뜻한다. 이들 사이의 이해관계는 밀접히 맞물려 있어서 단일 체계와 조직을 형성할 수 있었다. 1970년대만 해도 미국 의료의 변방에 머물러 있었던 의산복합체는 1980년대에 미국 보건의료체계의 중심이 되었다. 폴 스타는 조직사회학의 관점에서 미국의 병원들이 어떻게 소유권과 관리 유형을 변화시키고 의료서비스의 다각화를 통해 구조조정을 하면서 수직적 통합과 수평적 통합을 해나갔는지에 대해, 몇몇 의산복합체들을 사례로 들어 설명한다.

이런 시대적 변화 속에서 미국 의사들은 의과대학을 다니면서 그리고 수련 기간을 통해 의사로서의 가치와 태도를 습득하는 사회화 과정에만 충실히 따르는 것으로는 더 이상 만족할 수 없었다. 이제 그들은 의료의 기업화 과정에서 어떻게 자신의 정체성을 유지하면서 생존할 수 있을지를 고민하게 되었다. 1970년대가 '보건의료 기획'을 이야기했던 시절이라면, 1980년대는 '보건의료 마케팅'이 의사들의 화두가 되었다. 기업의 논리가 여과되지 않은 채 의료 영역으로 거침없이 밀려들어 왔다. 합병, 대량생산, 마케팅과 같은 용어들은 의사들에게 더 이상 낯설지 않았다. 미국 의학과 의료의 초기 선구자들이 공들여 쌓아 올렸던 자율성과 결합된 의학적 권위는 의료의 기업화 과정에서 대안적 논리로 변화되어야 했다.

미국 보건의료 분야의 권위적인 학술지인 ≪보건정치, 정책, 법Journal of Health Politics, Policy and Law≫은 발간 20년을 맞아 2004년도에 특집호에서 폴 스타의 이 책을 집중 조명한 적이 있었다. 폴 스타의 책과 관련하여 지금까지 논의된 매우 다양한 견해들 중에서, 가장 큰 논의는 크게 두 가지 점에서 이루어져 왔다.

하나는 저자가 진정으로 미국 의료의 '사회사'를 보여주고 있느냐 하는 점이다. 이런 점에서 사회사학자인 로즈너David Rosner의 다음과 같은 주장은 상당히 설득력을 지니고 있다. "이 책은 실제로 미국 의료의 사회사가 아니다. 오히려 의사들의 정치경제학에 관한 역사적 논의에 가깝다." 로즈너는 미국 보건의료를 변화시키는 데 의사 못지않은 역할을 해왔던 정부, 보험회사, 제약회사 등에 대해 폴 스타가 미미한 관심을 보였다고 비판했다. 폴 스타의 분석적 초점은 시종일관 미국 의사들이 의학지식을 어떻게 권력과 결합해 나갔는지를 보여주고 있다는 점에서 로즈너의 비판은 타당성을 갖는다. 역설적으로 바로 이런 이유 때문에 이 책은 미국 의사들에게 널리 읽혀져 왔다.

다른 하나는 이 책의 학문적 성격과 관련된다. 폴 스타가 이 연구를 본격적으로 진행했던 1970년대 후반은 미국 사회학에서 역사사회학이 크게 발달했던 시기다. 이런 학문적 배경에서 그는 미국 의사와 사회의 관계에 대한 구조적 분석을 내러티브narrative를 통해 보여주었다. 의사학 연구자들이 방법론적으로 흔쾌히 동의할 수 없는 이유가 여기에 있다. 영국이 낳은 세계적인 의학사가인 고故 포터Roy Porter는 환자의 관점에서 의료의 사회사를 쓰지 않는다면 진정한 사회사가 될 수 없다고 말했다. 이는 폴 스타가 의사와 환자 사이의 역사적 관계를 내러티브로 담아내지 못한 것에 대한 비판이다.

이런 두 가지 평가에 더하여, 나는 폴 스타의 책이 미국 사회의 국내적 상황에 너무 한정되어 있다고 생각한다. 서구의 변방에 머물러 있던 미국이 19세기 말부터 본격적으로 제국의 중심을 향해 나아가면서 제2차 세계대전을 통해 서구의 중심

국가로 도약하는 과정에서 미국 의학과 의료도 그에 걸맞은 국제적 역할을 맡아왔다. 예를 들어, 영국, 프랑스, 스페인 등이 열대 질병으로 물러날 수밖에 없었던 파나마운하 지역을 미국의 열대의학 선구자들은 이를 확실히 통제하면서 미국의 중남미 지배를 가능하게 했다[이종찬, 『의학의 세계사』(2009), 13장 참고]. 또한 록펠러재단의 국제보건사업은 라틴아메리카에 대한 미국의 시장 확대를 촉진하기도 했다. 그뿐만 아니라 한국을 비롯하여 개발도상국의 보건의료에 대한 광범위한 지원을 통해 미국 의학은 이 나라들의 모델이 되면서 미국 의료시장이 세계적으로 확산되는 데 크게 기여했다. 세계화 시대에 미국의 다국적 의산복합체와 제약회사가 세계의 의료시장을 장악할 수 있게 된 것도 이런 국제적 맥락과 깊이 연결되어 있다. 이렇게 미국 의학과 의료를 세계사적 관점에서 분석할 때 폴 스타의 논점은 더욱 분명해진다.

1982년에 이 책의 초판을 출간했던 폴 스타는 트럼프 대통령이 집권을 시작했던 2017년에 '에필로그'를 더 붙여서 원서 개정판을 출간했다. 미국 보건의료가 약 35년간 어떻게 변화했는지를 예리하게 분석한 내용을 추가한 것이다. 그렇다면, 그 35년간 미국 의료는 어떻게 변했을까? 폴 스타는 2016년도 시행된 갤럽 조사를 인용하면서 그 변화의 요체가 무엇인지를 다음과 같이 말했다. "미국 경제의 25개 업종에 대한 전반적인 견해를 물어본 결과, 최악의 평가를 받은 두 민간 부문은 의료산업과 제약산업이었다." 그에 따르면, 의료의 기업화가 지난 35년간 더욱 가속화되면서, 미국인들은 자신이 다른 사람을 위해 왜 보험료를 지불해야 하는지에 대해 결코 이해하지 않는다고 말했다. 그는 이 점이 미국이 다른 선진국들과 근본적으로 다른 점이며, 이것이야말로 '미국 보건의료의 덫'이라고 명명했다. 그가 보기에 미국 의료는 "사회적 분열과 대중의 불신이 극복되기 전까지는 국가적 성취인 동시에 좌절의 상징으로 남을 것이다".

미주 및 참고문헌

1권 의사, 권력 그리고 병원

서문 의사의 지배에 대한 사회적 기원

1 M. I. Finley, *The Ancient Economy*(London: Chatto & Windus, 1973), 57; N. D. Jewson, "Medical Knowledge and the Patronage System in 18th Century England," Sociology 8(September 1974), 369-85, Theodore Zeldin, *France 1848-1945*, vol. 1, *Ambition, Love and Politics*(Oxford: The Clarendon Press, 1973), 23-42.

2 David K. Shipler, "Life for Soviet Women All Work, Little Status," *New York Times*, August 9, 1976.

3 "American versus European Medical Science," *Medical Record* 4(May 15, 1869), 133.

4 다음을 참조할 것. Steven Lukes, "Power and Authority," in *A History of Sociological Analysis*, ed. Robert Nisbet and Tom Bottomore(New York: Basic Books, 1978), 642.

5 Hannah Arendt, "What is Authority?" in *Between Past and Future*(New York: Viking, 1961), 93.

6 베버의 전통을 따르는 이들의 권위에 대한 분석은 때때로 의존성을 배제한 채로 정당성을 강조하는 경향이 있다. 베버 자신도, 권위를 유용하는 권력에 대한 무기력과 두려움을 포함하여 많은 이유들 때문에 아랫사람들이 권위에 복종하게 됨을 토로하고 있다. 그러나 그는 (정당성을 자신의 분석에서 조직화된 원칙으로 삼으면서) 권위의 형태에 대한 그의 이론적 모형에서 무기력과 같은 다른 요소들을 구체적으로 배제한다. 다음을 참조할 것. Max Weber, *Economy and Society*, ed. Guenther Roth and Claus Wittich (New York: Bedminster Press, 1968), I:214. 나는 의존성을 모델로 끌어들이면서 의존성과 정당성 간의 긴장을 강조한다는 점에서 베버에서 출발한다. 블라우(Peter Blau)는 의존성에 근거해 권위에 대한 대안적 유형을 발전시켰다. 이에 대해서는 블라우의 다음 글을 참조할 것. "Critical Remarks on Weber's Theory of Authority," *American Political Science Review* 57(June 1963), 305-16.

7 Lukes, "Power and Authority," 640. 루크스는 프리드리히(Carl Friedrich)의 사상

을 요약해 놓았다.

8 Ibid., 640.

9 이에 관해서는 다음을 참조할 것. Marcia Millman, *The Unkindest Cut*(New York: Willian Morrow, 1977), Chap. 9.

10 정당성만큼 의존성을 강조함으로써 나는 권위 관계의 애매모호함에 관심을 갖는다. 왜냐하면 이런 애매모호함은 전통적이거나 카리스마적인 권위에 대한 더욱 이상적인 설명에서 나타나지 않기 때문이다. 권위에 대한 감정적인 관점은 다음을 참조할 것. Richard Sennett, *Authority*(New York: Knopf, 1980).

11 의사와 의사-환자 간의 관계 개념은 치료 기능에 전적으로 집중되어 있다. 의사의 행정적 역할 분석에 대해서는 다음을 참조할 것. Deborah Stone, "Physicians as Gatekeepers: Illness Certification as a Rationing Device," *Public Policy* 27(Spring 1979), 227-54.

12 Weber, *Economy and Society*, I:53. 또한 권위에 의한 통치와 경제력에 의한 통치(Ibid., III: 941) 사이에 대한 베버의 구분(번역자들의 작업에서처럼)뿐만 아니라 Herrschaft(Ibid., 61~62) 번역의 어려움에 대한 편집자들의 논의를 참조할 것.

13 루크스(Steven Lukes)는 문화와 사회적 권위란 용어를 '신념 위의 권위'와 '행동 위의 권위'로 설명했다. 어쨌든 그는 당시 개념화된 권위의 세 가지 중 하나로 신념 위의 권위, 또 다른 두 가지로는 강요에 의한 권위와 협약에 의한 권위를 동일시했다. 이러한 분류는 불행해 보인다. 루크스는 대안적 모형들로 권위에 대한 다른 양상들을 동일시하는 경향이 있다.

14 다음에서 인용함. Hannah Arendt, *Between Past and Future*, 123.

15 이 삼중(자치적, 인식적, 도덕적) 분류는 어떤 하나의 권위에 속하지는 않지만, 필자의 견해로는 때때로 속성에 대한 길고 긴 목록이 될 수 있는 주요 요소들을 포함한다고 본다. 의사의 필요항목을 규정하기 위한 논의들에 대해서는 다음을 참조할 것. Ernest Greenwood, "Attributes of a Profession," *Social Work* 2(July 1957), 44-55; Morris L. Cogan, "Toward a Definition of Profession," *Harvard Educational Review* 23(Winter 1953), 33-50; Talcott Parsons, "The Professions and Social Structure," in *Essays in Sociological Theory*, rev. ed.(Glencoe, Ill.: Free Press, 1954), 34-39.

영향력 있는 발전적 모델에 대해서는 다음을 참조할 것. Harold L. Wilensky, "The Professionalization of Everyone?" *American Journal of Sociology* 70(September 1964), 137-58. 비평적 관점에 대해서는 다음을 참조할 것. Terence J. Johnson, *Professions and Power*(London: Macmillan, 1972).

16 다음을 참조할 것. Johnson, *Professions and Power*; Eliot Freidson, *Profession of Medicine*(New York: Dodd, Mead, 1970).

17 한 예로서 다음을 참조할 것. Richard H. Shryock, *Medicine in America: Historical Essays*(Baltimore: Johns Hopkins University Press, 1966); William G. Rothstein, *American Physicians in the Nineteenth Century: From Sects to Science*(Baltimore: Johns Hopkins Press, 1972). Rosemary Stevens, *American Medicine and the Public Interest*(New Haven, Conn.: Yale University Press, 1971)를 보면, 과학은 전문화를 만들어내고 전문화는 정치적 충돌의 초점이 된다. 로즈메리가 말한 대로, 전문화의 실패는 조직과 재정이 더 긴밀하지 못함을 의미하며 대중의 관심과 이해를 충족시키지 못함을 뜻한다.

18 권위의 투쟁과 사회적 조직의 변화 및 관계에 대한 훌륭한 저서로는 다음이 있다. Thomas L. Haskell, *The Emergence of Professional Social Science*(Urbana, Ill.: University of Illinois Press, 1977).

19 Eliot Freidson, *Professional Dominance: The Social Structure of Medical Care*(New York: Atherton, 1970), 117.

20 파슨스의 고전적 논의로는 다음을 참조할 것. Talcott Parsonsm, *The Social System*(Glencoe, Ill.: Free Press, 1951), Chap. 10.

21 다음을 참조할 것. Robert K. Merton and Elinor Barber, "Sociological Ambivalence," in *Sociological Theory, Values and Sociocultural Change*, ed. Edward A. Tiryakian(New York: Free Press, 1963), 91-120.

22 다음을 참조할 것. Freidson, *Profession of Medicine*, 특히 7장.

23 Magali Sarfatti Larson, *The Rise of Professionalism*(Berkeley: University of California Press, 1977), 14.

24 기업이 외부계약자를 규제하는 데 심각한 정보 문제에 직면하거나, 외부계약자가 다른 목표를 갖고 있거나, 아니면 기업이 노동과정을 재조직하는 데 장애를 만나게 되면, 그들은 외부계약자를 자신의 조직으로 통합하려는 강한 유인책을 가지려고 한다. 다음을 참조할 것. Oliver E. Williamson, *Markets and Hierarchies: Analysis and Antitrust Implications*(New York: Free Press, 1975); Stephen Marglin, "What Do Bosses Do?" *Review of Radical Political Economics* 6(1974), 60-112.

25 도덕적 행동의 입법화 과정에서 의사들이 보여준 역할에 대해서는 다음을 참조할 것. James C. Mohr, *Abortion in America: The Origins and Evolution of National Policy, 1800-1900*(New York: Oxford University Press, 1978), James Reed, *From Private Vice to Public Virtue: The Birth Control Movement and American Society Since 1930*(New York: Basic Books, 1978), Linda Gordon, *Women's Body, Women's Right: Birth Control in America*(New York: Penguin, 1977); David Pivar, *Purity Crusade: Sexual Morality and Social Control*(Westport,

Conn.: Greenwood, 1973).

1장 의학과 민주적인 문화, 1760~1850

1 Oliver Wendell Holmes, "The Position and Prospects of the Medical Student," in *Currents and Counter Currents in Medical Science* (Boston: Ticknor and Fields, 1861), 316.

2 부의 불균형에 관한 증거는 다음을 볼 것. James A. Henretta, *The Evolution of American Society, 1700-1815* (Lexington, Mass.: Heath, 1973), 103-06, Edward Pessen, *Riches, Class and Power Before the Civil War* (Lexington, Mass.: Heath, 1973), 31-45. 페센은 미국의 부가 거대하고도 안정적으로 집중하고 있음을 보여줌으로써 토크빌의 '형평성 논제'를 반증하려고 했다. 그러나 그의 증거는 미국 문화에 대한 토크빌의 광범위하고 복잡한 논의를 설명하지 못했다. 토크빌의 자세한 논의보다 설득력이 없었던 것이다.

3 Alexis de Tocqueville, *Democracy in America*, tr. Henry Reeve(New York: Schocken, 1961), II:211. 세대에 대한 존경심의 쇠퇴에 관한 증거들의 재구성은 다음을 참조할 것. David Hackett Fischer, *Growing Old in America* (New York: Oxford University Press, 1977), 77-112. 잭슨 시대의 정치적 역사에 대해서는 다음을 참조할 것. Arthur M. Schlesinger, Jr., *The Age of Jackson* (Boston: Little, Brown, 1945).

4 William Buchan, *Domestic Medicine, or the Family Physician*…, 2nd ed. (Philadelphia, 1771), 171. 미국에서 그의 저서에 관한 다양한 출판에 대해서는 다음을 참조할 것. Francesco Guerra, *American Medical Bibliography, 1639-1783* (New York: Lathrop C. Harper, 1962), 191. 1931년에 활동했던 패카르(Francis Packard)는 버컨의 책이 같은 종류의 다른 어떤 책들보다도 많이 사용되었다고 생각했다. 그것은 출판되자마자 성공했는데, 버컨의 생존 시에도 8만 부가 복사되어 팔렸고 모든 주요 유럽 언어로 번역되었다(*Dictionary of National Biography*, III:180-81). 그 책은 아마도 스멜리(William Smellie)와 같이 작업한 것으로 보이는데, 이 책의 배경에 대한 자세한 이야기는 다음을 참조할 것. C. J. Lawrence, "William Buchan: Medicine Laid Open," *Medical History* 19(January 1975), 20-35. 블레이크는 다음 글에서 전통에 대해 뛰어난 논의를 제공했다. John Blake, "From Buchan to Fishbein: The Literature of Domestic Medicine," in *Medicine Without Doctors: Home Health Care in American History*, ed. Guenter B. Risse, Ronald L. Numbers, and Judith Walzer Leavitt(New York: Science History Publications, 1977), 11-30. 버컨의 앞 시대에

살았던 한 의료계의 조언자에 대해서는 네 번이나 출간된 적이 있는 John Tennant, *Every Man His Own Doctor, or the Poor Planter's Physician* (Williamsburg, 1734)을 참조할 것. 버컨에게 빚을 지고 있는 업적으로는 Alexander Thomson, *The Family Physician: or, Domestic Medical Friend* (New York, 1802); James Ewell, *The Planter's and Mariner's Medical Companion* (Baltimore, 1813); Blake, "From Buchan to Fishbein," 15-18의 논의를 참조할 것.

5 Buchan, *Domestic Medicine*, x, vii.

6 Bernard Semmel, *The Methodist Revolution* (New York: Basic Books, 1973).

7 John Wesley, *Primitive Physic: Or an Easy and Natural Method of Curing Most Diseases* (1791; reprint ed., London: The Epworth Press, 1960), 6-27.

8 John C. Gunn, *Domestic Medicine*… (New York: Saxton, Barker and Co., 1860), 141. 원래 1830년에 녹스빌(Knoxville)에서 출판되었던 건(John C. Gunn)의 작품은 수십 차례 발행되면서 10만 부 이상 팔렸다. 다음을 참조할 것. M. E. Pickard and R. C. Buley, *The Midwest Pioneer, His Ills, Cures, and Doctors* (Crawfordsville, Ind.: Banta, 1945).

9 Wesley, *Primitive Physic*, 26; Buchan, *Domestic Medicine*, viii-ix.

10 Buchan, *Domestic Medicine*, 58; Lester King, *The Medical World of the Eighteenth Century* (Chicago: University of Chicago Press, 1958), 318-20.

11 Buchan, *Domestic Medicine*, 328-29; 그리고 일반적으로 간질 환자가 보름날에 발병한다고 말하는 것에 대해서는 다음을 참조할 것. Gunn, *Domestic Medicine*, 383-84.

12 Keith Thomas, *Religion and the Decline of Magic* (New York: Scribner, 1971).

13 Ibid., 85.

14 Charles E. Rosenberg, *The Cholera Years* (Chicago: University of Chicago Press, 1962), 특히 2장과 7장.

15 W. J. Reader, *Professional Men: The Rise of the Professional Classes in Nineteenth Century England* (New York: Basic Books, 1966), 16-21, 31-43, 48-54; S. W. F. Holloway, "Medical Education in England, 1830-1858: A Sociological Analysis," *History* 49(1964), 299-324.

16 N. D. Jewson, "Medical Knowledge and the Patronage System in 18th Century England," *Sociology* 8(September 1974), 369-85; 후원제와 전문주의에 대해서는 다음을 참조할 것. Terence J. Johnson, *Professions and Power* (London: Macmillan, 1972).

17 Richard H. Shryock, *Medicine and Society in America: 1660-1860* (New York: New York University Press, 1960), 9-10.

18 Wyndham B. Blanton, *Medicine in Virginia in the Eighteenth Century* (Richmond, Va.: Garrett & Massie, 1931), 36, 20, 24, 49.

19 J. M. Toner, *Contributions to the Annals of Medical Progress in the United States, Before and During the War of Independence* (Washington, 1874), 106. 하버는 자신의 글에서 '전문주의의 첫 번째 물결'을 다루었다. Samuel Haber, "The Professions and Higher Education in America; A Historical View," in *Higher Education and the Labor Market*, ed. Margaret Gordon(New York: McGraw-Hill, 1974).

20 David Cowan, *Medicine and Health in New Jersey: A History* (New York: Van Nostrand, 1964), 6-7.

21 John Morgan, *Discourse on the Institution of Medical Schools in America* (1765; reprint ed., Baltimore: John Hopkins Press, 1937), xvii; Whitfield Bell, *John Morgan, Continental Doctor* (Philadelphia: University of Pennsylvania Press, 1965).

22 Charles Caldwell, *The Autobiography of Charles Caldwell* (Philadelphia: Lippincott, Grambo, 1855), 121-22; 귀족계층 대 중산층 양식에 대해서는 다음을 참조할 것. Erving Goffman, *The Presentation of Self in Everyday Life* (Garden City, N. Y.: Doubleday, 1959), 33-34.

23 Benjamin Rush, "Observations on the Duties of a Physician, and the Methods of Improving Medicine: Accommodated to the Present State of Society and Manners in the United States," in *Medical Inquiries and Observations*, 2nd ed. (Philadelphia: J. Conrad, 1805), 390-91.

24 Richard H. Shryock, "Benjamin Ruth from the Perspective of the Twentieth Century," in *Medicine in America: Historical Essays* (Baltimore: Johns Hopkins Press, 1966), 237.

25 초기 의과대학에 관한 논의는 다음을 참조했다. William F. Norwood, *Medical Education in the United States Before the Civil War* (Philadelphia: University of Pennsylvania Press, 1944).

26 William Rothstein, *American Physicians of the Nineteenth Century* (Baltimore: Johns Hopkins Press, 1972), 73.

27 Joseph Kett, *The Formation of the American Medical Profession: The Role of Institutions, 1780-1860* (New Haven, Conn.: Yale University Press, 1968), 14-30; Malcolm Sydney Beinfeld, "The Early New England Doctor: An Adaptation to a Provincial Environment," *Yale Journal of Biology and Medicine* 15(December

1942), 278.

28 John Duffy, *A History of Public Health in New York City, 1625-1866*(New York: Russell Sage Foundation, 1968), 65-66.

29 Rothstein, *American Physicians*, 75-79. 나는 여기와 다음 몇몇 문장에서 로스스타인의 논의들을 참고했다.

30 Henry B. Shafer, *The American Medical Profession, 1783 to 1850*(New York: Columbia University Press), 221-22.

31 Reginald H. Fitz, "The Rise and Fall of the Licensed Physician in Massachusetts, 1781-1860," *Transactions of the Association of American Physicians* 9(1894), 1-18.

32 Daniel Drake, *Practical Essays on Medical Education and the Medical Profession*(1832; reprint ed., Baltimore: Johns Hopkins Press, 1952), 91-93.

33 Karl Mannheim, *Essays on the Sociology of Knowledge*(London: Routledge and Kegan Paul, 1952), 200; 오랫동안 잊힌 논문에 기원을 둔, 미국에서의 전통적인 의학에 대한 믿음들에 대해서는 다음을 참조할 것. Bruno Gebhard, "The Interrelationship of Scientific and Folk Medicine in the United States of America since 1850," in *American Folk Medicine*, ed. Wayland D. Hand(Berkeley: University of California Press, 1976), 87-98.

34 James Still, *Early Recollections and Life of Dr. James Still*(1877; reprint ed., New Brunswick, N. J.: Rutgers University Press, 1973), 77.

35 Pickard and Buley, *The Midwest Pioneer*, 36.

36 Virgil J. Vogel, *American Indian Medicine*(Norman, Okla.: University of Oklahoma Press, 1970), 52-54; Otho T. Beall, Jr. and Richard H. Shryock, *Cotton Mather: First Significant Figure in American Medicine*(Baltimore: Johns Hopkins Press, 1954), 28, 46; Wesley, *Primitive Physic*, 24.

37 Robert J. T. Joy, "The Natural Bonesetters with Special Reference to the Sweet Family of Rhode Island," *Bulletin of the History of Medicine* 28(September-October 1954), 416-41.

38 Kett, *Formation of the American Medical Profession*, 108.

39 Catherine M. Scholten, "'On the Importance of the Obstetrick Art': Changing Customs of Childbirth in America, 1760 to 1825," *William and Mary Quarterly* (Summer 1977), 427-45.

40 Gerda Lerner, "The Lady and the Mill Girl: Changes in the Status of Women in the Age of Jackson," in *The Majority Finds Its Past: Placing Women in History*

(New York: Oxford University Press, 1979), 15-30.

41 Mary P. Walsh, *Doctors Wanted: No Women Need Apply*(New Haven, Conn.: Yale University Press, 1978), xiv, 3-6, 14-16. 또한 다음을 참조할 것. John B. Blake, "Women and Medicine in Ante-Bellum America," *Bulletin of the History of Medicine* 39(March-April 1965), 99-123.

42 Richard H. Shryock, "Sylvester Graham and the Popular Health Movement, 1830-1870," in *Medicine in America: Historical Essays*, 111-25.

43 Alex Berman, "The Impact of the Nineteenth-Century Botanico-Medical Movement in American Pharmacy and Medicine"(Ph.D. diss., University of Wisconsin, 1954).

44 Samuel Thomson, *Narrative of the Life and Medical Discoveries of Samuel Thomson… to which is added An Introduction to his New Guide to Health*, 2nd. ed.(Boston, 1825), 43-44.

45 Ibid., 199-200.

46 *Thomsonian Recorder* 1(December 15, 1832), 123.

47 Thomson, Narrative of the Life, 41-42.

48 *Thomsonian Recorder* 1(June 1, 1833), 376.

49 Thomson, Narrative of the Life, 158; Ronald L. Numbers, "Do-It-Yourself the Sectarian Way," in Risse, Numbers, and Leavitt, eds., Medicine Without Doctors, 50.

50 *Thomsonian Recorder* 4(January 2, 1836), 106-07(March 12, 1836), 187.

51 Ibid., 188.

52 Kett, *Formation of the American Medical Profession*, 130. 절충학파는 또한 급진적인 유산을 갖고 있었다. 창시자 비치(Wooster Beach)는 "King-craft, Priest-craft, Lawyer-craft, and Doctor-craft"를 비난하는 잡지를 편찬했다.

53 몇 가지 제한적인 양적 증거는 다음을 참조할 것. Edward C. Atwater, "The Medical Profession in a New Society, Rochester, New York(1811-60)," *Bulletin of the History of Medicine* 47(May-June 1973), 221-35. 상류계층 지원 감소는 다음을 참조할 것. Rosenberg, *The Cholera Years*, 154-64.

54 Richard H. Shryock, *The Development of Modern Medicine*(New York: Knopf, 1947); Michel Foucault, *The Birth of the Clinic*(New York: Pantheon, 1973); Erwin Ackerknecht, *Medicine at the Paris Hospital, 1794-1848*(Baltimore: Johns Hopkins Press, 1967); Owsei Temkin, "The Role of Surgery in the Rise of Modern Medical Thought," *Bulletin of the History of Medicine* 25(May-June 1951),

248-59.

55 Shryock, *The Development of Modern Medicine*, 249.

56 이러한 발달은 다음을 참조할 것. George Rosen, *The Specialization of Medicine, with Particular Reference to Ophthalmology*(New York: Froben Press, 1944); Stanley J. Reiser, *Medicine and the Reign of Technology*(Cambridge: Cambridge University Press, 1978).

57 Ackerknecht, *Medicine at the Paris Hospital*, Chap. 13.

58 Jacob Bigelow, *Modern Inquiries: Classical, Professional and Miscellaneous* (Boston: Little, Brown, 1867), 144, 230-311; Shryock, *Medicine and Society in America*, 131-32; Charles E. Rosenberg, "The Therapeutic Revolution: Medicine, Meaning and Social Change in Nineteenth-Century America," in *The Therapeutic Revolution: Essays in the Social History of American Medicine*, ed. Morris J. Vogel and Charles E. Rosenberg(Philadelphia: University of Pennsylvania Press, 1979), 3-25; John Harley Warner, "The Nature-Trusting Heresy': American Physicians and the Concept of the Healing Power of Nature in the 1850's and 1860's," *Perspectives in American History* 11(1977-78), 291-324.

59 Karl Mannheim, "The Democratization of Culture," in *Essays on the Sociology of Culture*(London: Routledge and Kegan Paul, 1956), 184-85.

60 1833년 12월 27일; 다음에서 인용함. *Thomsonian Recorder* 3(January 17, 1835), 127.

61 Perry Miller, *The Life of the Mind in America*(New York: Harcourt Brace & World, 1965), 102.

62 Henry Steele Commager, *The Era of Reform, 1830-1860*(New York: Van Nostrand, 1960), 71.

63 Lee Benson, *The Concept of Jacksonian Democracy*(Princeton, N. J.: Princeton University Press, 1961). 벤슨은 그 준비밀조직 운동을 "시골과 도시의 '귀족계급'에 대항하는 '저소득층'의 구성원들에 의한 열정적이고 계급화된 투쟁"으로 묘사했다. 비밀조직의 이러한 결과는 의료계의 한 축을 차지하게 되었다. 1820년에 건립되었고 카파 람다(Kappa Lamda)라고 불리는 이 배타적인 애국단체는 최고의 의학교와 병원의 지위를 독점했다. 1838년에 ≪뉴욕 휘그당(The New York Whig)≫ 잡지에서는 "비밀스럽고, 음침하며, 손에 잡히지도 않는다."라는 표현을 썼다. 이 조직은 쇠퇴하다가 결국 1862년에 사라졌다(Kett, *Formation of the American Medical Profession*, 112).

64 상인과 중산층의 법에 대한 적개심과 관련해서는 다음을 참조할 것. Morton J. Horwitz, *The Transformation of American Law, 1780-1860*(Cambridge: Harvard University

Press, 1977), 140-59; Maxwell Bloomfield, *American Lawyers in a Changing Society, 1776-1876* (Cambridge: Harvard University Press, 1976), 44; Matthew A. Crenson, *The Federal Machine: Beginnings of Bureaucracy in Jacksonian America* (Baltimore: Johns Hopkins Press, 1975).

65 Schlesinger, *Age of Jackson*, 134; James Willard Hurst, *The Growth of American Law: The Law Makers* (Boston: Little, Brown, 1950), 280.

66 다음에서 인용함. Harris L. Coulter, *Divided Legacy: A History of the Schism in Medical Thought* (Washington, D.C.: McGrath Publishing, 1973), III:98.

67 다음을 참조할 것. Rothstein, *American Physicians*, 332-43의 부록.

68 다음에서 인용함. Coulter, Divided Legacy, 95-96; 또한 다음을 참조할 것. Kett, *Formation of the American Medical Profession*, 21-22.

2장 시장의 확대

1 Karl Polanyi, *The Great Transformation* (Boston: Beacon Press, 1957).

2 *Judah v. M'Namee*, 3 Blackf. 269(Ind., 1833).

3 Wyndham B. Blanton, *Medicine in Virginia in the Seventeenth Century* (Richmond, Va.: Garrett & Massie, 1930), 250-59; Wilhelm Moll, "Medical Fee Bills," *Virginia Medical Monthly* 93(November 1966), 657-64.

4 *Pynchon v. Brewster*, Quincy 224(Mass. 1776); *Glover v. Le Testue*, Quincy 225 (Mass. 1770).

5 Ruth E. Peters, "Statutory Regulation of Lawyers' Fees in Massachusetts, New York, Pennsylvania, South Carolina, Tennessee, and Virginia from the mid-Seventeenth Century to the mid-Nineteenth Century." (Unpublished paper, Harvard Law School, May 1975).

6 *New England Journal of Medicine and Surgery* 14(1825), 50-51; George Rosen, *Fees and Fee Bills: Some Economic Aspects of Medical Practice in 19th-Century America* (Baltimore: Johns Hopkins Press, 1946), 6에서 재인용.

7 "Fees and Fee Bills," *Medical and Surgical Reporter* 7(December 7, 1861), 231-32.

8 *Pray v. Stinson*, 21 Me.(8 Shep) 402; *Peck v. Hutchinson*, 88 Iowa 320, 55 N.W. 511.

9 Barnes Riznik, "Medicine in New England, 1790-1840." (Unpublished manuscript, Old Sturbridge Village, 1963), 78-81. 그는 부채들을 확인하려고 내사추세

츠의 워체스터 카운티로부터 온 34명의 의사들의 '대표적'인 유언들을 조사해 봤다. 그 중 26명은 빚을 갚지 못하고 죽었고 절반 이상이 2500~1만 달러의 빚을 지고 있었다.

10 Riznik, *Medicine in New England, 1790-1840*(Sturbridge, Mass.: Old Sturbridge Village, 1965), 24. 이 안내장은 1963년 그가 쓴 원고의 짧은 양식이다.

11 Richard H. Shryock, *Medical Licensing in America, 1650-1965*(Baltimore: Johns Hopkins Press, 1967), 31-32.

12 의술행위에 필요한 투자액의 평가는 어렵다. 왜냐하면 많은 비용이 정확하지 않기 때문이다. 많은 의사가 의학교에 다닌 적도 없었고, 만약 다녔더라도 한 학기 또는 한 학기의 한 부분만 다녔을 뿐이었다. 수습 과정도 매우 다양했다. 따라서 나는 평균적인 것보다 비용의 범위를 산출했다. 그 요소들은 다음과 같다: ① 3년 동안의 수련 기간 또는 연구비, ② 의학교에서의 두 학기(약 26주)의 수업료와 생활비, ③ 의학교를 오가는 데 소요되는 교통비, ④ 책값과 의료장비 비용, ⑤ 수습기간과 의학교육 동안에 투자된 시간에 대한 기회비용, ⑥ 투자된 돈의 기회비용으로 10%의 정상적인 수익률을 포함. 이상의 각 항목에 대한 계략적인 계산은 다음과 같다: ① 1년에 3번 50~100달러, ② 의학교의 위치가 도시인지, 시골인지에 따라 150~300달러, ③ 200~300달러, ④ 25~100달러, ⑤ 150달러, ⑥ 35~125달러.

여기서 최저 비용은 의학교를 다니지 않고 책과 수습기간에 지불한 약제 비용을 포함한 것으로 560달러에 해당한다. 최고 비용은 도시에 소재한 의학교에서의 의학교육, 3년간의 수습과정에서의 최고 비용, 도서관 이용비와 의학교육을 받는 기간에 지불한 약제 비용을 모두 포함하는 것으로, 총 1275달러에 해당한다. 게다가 교통비와 교육 및 수습기간 가족을 부양하는 데 드는 비용을 포함하면 총비용은 더욱 많아진다.

수습기간과 의학교 비용에 대한 직접적인 자료는 다음에서 가져왔다. William F. Norwood, *Medical Education in the United States Before the Civil War*(Philadelphia: University of Pennsylvania Press, 1944), 393-95. 시간에 대한 기회비용 견적은 20살 된 비숙련 남자는 수습생으로 받을 수 있는 비용이나 의학교에서 공부하는 데 드는 비용보다 50달러 이상을 더 벌 수 없었다.

13 다음을 참조할 것. Clarence H. Danhof, "Farm-making Costs and the 'Safety Valve': 1850-1860," *Journal of Political Economy* 49(June 1941), 317-59.

14 U.S. Bureau of the Census, *Historical Statistics of the United States, Colonial Times to 1970*(Washington, D.C.: Department of Commerce, 1975), 76(1850 only); William Barlow and David O. Powell, "To Find a Stand: New England Physicians on the Western and Southern Frontier, 1790-1840," *Bulletin of the History of Medicine* 54(Fall 1980). 386.

15 Riznik, *Medicine in New England*(1965), 15.

16 Barlow and Powell, "To Find a Stand," 386-401.

17 기술적으로 봤을 때 다른 요인들이 있었다. 의사들의 서비스에서 '불가분성'은 신식 교통수단의 제한에 기인한다. 가난한 시골 지역은 잘 훈련된 의사를 보유하지 못했던 반면에, 만약 그 의사가 현대의 자동차와 길을 이용해 8개 지역을 진료할 수 있었다면 8분의 1은 진료할 수 있었을 것이다. 그러나 교통수단이 원시적이었기 때문에 여러 지역에서는 전반적인 서비스에서 능숙하게 훈련받지 못하고 낮은 보수를 받는 의사들보다 잘 훈련받고 더 높은 보수를 받는 의사들을 고를 기회조차 얻을 수 없었다.

18 Benjamin Rush, "Observations on the Duties of a Physician, and the Methods of Improving Medicine; Accommodated to the Present State of Society and Manners in the United States," in *Medical Inquiries and Observations* (Philadelphia: J. Conrad, 1805), 390.

19 Richard Dunlop, *Doctors of the American Frontier* (Garden City, N. Y.: Doubleday, 1962), 129-30.

20 *Boston Medical and Surgical Journal* 15(November 30, 1836), 273.

21 Ivan Waddington, "The Development of Medicine as an Modern Profession," in *A Social History of the Bio-medical Sciences*, ed. Massimo Piattelli-Palmarini (Milan: Franco Maria Ricci, forthcoming).

22 간접비에 대한 일반적인 논의로는 다음을 참조할 것. Gary Becker, "A Theory of the Allocation of Time," *The Economic Journal* 75(September 1965), 493-517.

23 Rolla M. Tryon, *Household Manufactures in the United States, 1640-1860* (Chicago: University of Chicago Press, 1917), 243, II. 또한 다음을 참조할 것. Stuart Bruchey, *The Roots of American Economic Growth, 1607-1861* (New York: Harper & Row, 1965), 26-31.

24 이 자료들은 그 접수를 동일하게 만든 다수의 다른 수가표를 포함하고 있는 다음 자료에서 발췌했다. Rosen, *Fees and Fee Bills*, 15-16.

25 교통비와 기회비용의 직접적인 측정에 의하면, 2마일을 달려가서 환자를 보는 여행비용이 기본적인 상담비용보다 비쌌다. 계산은 다음을 참조했다. "Medicine, Economy and Society in Nineteenth-Century America," *Journal of Social History* 10(Summer 1977), 604-05.

26 Samuel C. Busey, *Personal Reminiscenses and Recollections*… (Washington, D.C., 1895), 157-58.

27 Thomas N. Bonner, *Medicine in Chicago, 1850-1950* (Madison, Wis.: American Historical Research Center, 1957), 200.

28 Ibid.

29 Rosen, *Fees and Fee Bills*, 30, 41.

30 O. Larsell, *The Doctor in Oregon: A Medical History*(Portland, Ore.: Binsford & Mort, 1947), 160.

31 U.S. Bureau of the Census, *Historical Statistics*, 11-12. 또한 다음을 참조할 것. Adna F. Weber, *The Growth of Cities in the Nineteenth Century*(New York: Macmillan, 1899).

32 American Medical Association, *Committee on Social Insurance, Statistics Regarding the Medical Profession*(Chicago: American Medical Association, 1916), 38-39.

33 Victor C. Vaughan, *A Doctor's Memories*(Indianapolis: Bobbs-Merrill, 1926), 269.

34 장거리 환자를 수송하는 데 열차의 역할은 다음을 참조할 것. Helen Clapesattle, *The Doctors Mayo*(Minneapolis: University of Minnesota Press, 1941), 348-53. 철도와 의사들에 관한 추가적인 논의는 6장을 볼 것.

35 Samuel Hays, *"Introduction" to Building the Organizational Society*, ed. Jerry Israel(New York: Free Press, 1972), 9-10. 교통비의 변화라는 주제에 대해서는 George Rogers Taylor, *The Transportation Revolution*(New York: Rinehart, 1951), 특히 Allen Pred, *Urban Growth and the Circulation of Information*(Cambridge: Harvard University Press, 1973)을 참조할 것.

36 John Brooks, *Telephone: The First Hundred Years*(New York: Harper & Row, 1976), 65; Marion May Dilts, *The Telephone in a Changing World*(New York: Longmans Green, 1941), 9.

37 Clapesattle, *The Doctors Mayo*, 135-36.

38 Verlin C. Thomas, *The Successful Physician*(Philadelphia: Saunders, 1923), 146.

39 George Kessel, "Would Not Practice Without an Auto," *Journal of the American Medical Association*[이하 *JAMA*] 50(March 7, 1908), 814.

40 J. A. Bowling, "Testimony from the Southwest," *JAMA* 46(April 21, 1906), 1179.

41 "A Compilation of Automobile Statistic," *JAMA* 54(April 9, 1910), 1273-74.

42 H. A. Stalker, "The Automobile as a Physician's Vehicle," *JAMA* 52(March 7, 1908), 812.

43 C. A. Hibbert, "Transient Flat Life Requires Physician to Cover Wide Territory," *JAMA* 58(April 6, 1912), 1080. 이 주제에 대한 더 자세한 정보는 다음을 참조할 것. Lewis Mayers and Leonard V. Harrison, *The Distribution of Physicians in the*

United States(New York: General Education Board, 1924); Michael L. Berger, "The Influence of the Automobile on Rural Health Care, 1900-1929," *Journal of the History of Medicine and the Allied Sciences* 28(October 1973), 319-35.

44 Tryon, *Household Manufactures*, 275-76, 291-93.

45 Antonio Ciocco and Isidore Altman, "The Patient Load of Physicians in Private Practice, A Comparative Statistical Study of Three Areas," *Public Health Reports* 58(September 3, 1943), 1329-51.

46 Gerald N. Grob, *Mental Institutions in America: Social Policy to 1875*(New York: Free Press, 1973). 이러한 발달들에 관해서는 다음의 글을 참조할 것. David J. Rothman, *The Discovery of the Asylum: Social Order and Disorder in the New Republic*(Boston: Little, Brown, 1971); Andrew T. Scull, *Decarceration: Community Treatment and the Deviant - A Radical View*(Englewood Cliffs, N.J.: Prentice-Hall, 1977), 15-40.

47 Michel Foucault, *Madness and Civilization: A History of Insanity in the Age of Reason*(London: Tavistock Publication, 1967).

48 Grob, *Mental Institutions in America*, 135. 그롭은 진료를 통해 연간 5000달러 정도를 번 경우에 수입이 더 감소되었다고 불평한 우드워드(Samuel Woodward)의 말을 인용했다. 그러나 만약 그가 그 정도 벌었다면 특이할 만한 일이었다. 당시의 기준에 비춰볼 때 그것은 높은 수입이었다.

49 그들은 독립적인 전문인 단체를 1844년에 조직했고 그 뒤 입회를 위한 미국의사협회의 노력을 거절했다. 다음을 참조할 것. Grob, *Mental Institutions in America*, 147-50.

50 1873년에 대해서는, J. M. Toner, "Statistics of Regular Medical Associations and Hospitals of the United States," *Transactions of the American Medical Association* 24(1873), 314-33을 보고, 더 뒤의 기간들은 U.S. Bureau of the Census, *Historical Statistics*, 78, 이 기간의 주(state)별 조사는 "'Twenty-five Years' Growth of the Hospital Field," *National Hospital Record* 7(September 1903), 23-27을 볼 것.

51 U.S. Bureau of the Census, *Historical Statistics*, 41. 가족구조에 관해서는 다음을 참조할 것. William J. Goode, *World Revolution and Family Patterns*(New York: Free Press, 1963), 70-76; Frank Furstenberg, "Industrialization and the American Family: A Look Backward," *American Sociological Review* 31(June 1966), 326-37; Edward Shorter, *The Making of the Modern Family*(New York: Basic Books, 1975).

52 Bernard Farber, *Guardians of Virtue: Salem Families in 1800*(New York: Basic

Books, 1972), 46; Richard Sennett, *Families Against the City: Middle Class Homes of Industrial Chicago, 1872-1890*(Cambridge: Harvard University Press, 1970), 79.

53 Henry Hurd, "The Hospital as a Factor in Modern Society," *The Modern Hospital* 1(September 1913), 33.

54 Morris Vogel, "Boston's Hospitals, 1870-1930: A Social History," (Ph.D. diss., University of Chicago, 1974), 188-99. 또한 다음을 참조할 것. John Modell and Tamara K. Hareven, "Urbanization and the Malleable Household: An Examination of Boarding and Lodging in American Families," *Journal of Marriage and the Family* 35(1973), 467-79. 모델과 하르벤은 1790년과 1970년 사이에 1인 가구가 전체 가구 수에서 차지하는 비율이 3.7%에서 20%까지 증가했다고 지적했다. 영국의 경우는 다음을 참조할 것. Brian Abel-Smith, *The Hospitals, 1800-1948: A Study in Social Administration in England and Wales*(Cambridge: Harvard University Press, 1967), 141.

55 Talcott Parsons and Renee Fox, "Illness, Therapy and the Modern Urban Family," *Journal of Social Issues* 8(1952), 31-44.

56 *New York Times*, December 31, 1900.

57 다음에서 인용함. Scull, *Decarceration*, 15.

58 Dr. Henry B. Hemenway, "Discussion," *Bulletin of the American Academy of Medicine* 10(1909), 635.

59 S. W. F. Holloway, "Medical Education in England, 1830-1858: A Sociological Analysis," *History* 49(1964), 299-324.

60 Ibid.

3장 전문가 권위의 강화, 1850~1930

1 Samuel Gross, *The Autobiography of Samuel Gross*(Philadelphia: Saunders, 1893), I:93.

2 Arpad Gerster, *Recollections of a New York Surgeon*(New York: Paul B. Hoever, 1917), 162.

3 J. Marion Sims, *The Story of My Life*(New York: Appleton, 1889), 116.

4 Anne R. Burr, *Weir Mitchell: His Life and Letters*(New York: Duffield and Company, 1929), 43.

5 [Worthington Hooker], "Report of the Committee on Medical Education,"

Transactions of the American Medical Association 4(1851), 420-23. 1882년에 출간된 연구는 1825년부터 58개 대학과 3만 9054명의 졸업생들을 조사해 개략적으로 비슷한 비율이라고 밝혔다. 9.2%는 의학교로, 21%는 신학교로, 19.7%는 법학 분야로 진출했다. 1880년에는 의학교의 학위 수가 법조계나 신학보다 적었다. Charles McIntyre, "The Percentage of College-Bred Men in the Medical Profession," *Medical Record* 22(December 16, 1882), 681.

6 Editorial, "American vs. European Medical Science," *Medical Record* 4(May 15, 1869), 133.

7 Fred B. Rogers, "General John Beatty(1749-1826): Patriot and Physician," *Bulletin of the History of Medicine* 32(January-February 1958), 39.

8 연방 의회에서 일하고 있던 의사 목록은 다음을 참조할 것. "Appendix," in James G. Burrow, *AMA: Voice of American Medicine*(Baltimore: Johns Hopkins Press, 1963), 405-07. 또한 다음을 참조할 것. "Doctors in Government," *JAMA* 163(February 2, 1957) 361-64.

9 "The Pecuniary Condition of the Medical Profession in the United States," *Boston Medical and Surgical Journal* 4(February 15, 1831), 9. *Christian Examiner*에서 재인용.

10 Sims, *Story of My Life*, 192.

11 Edward C. Atwater, "The Medical Profession in a New Society, Rochester, New York(1811-60)," *Bulletin of the History of Medicine* 47(May-June 1973), 229.

12 [Lemuel Shattuck, N. P. Banks, Jr., and Jehiel Abbott], *Report of a General Plan for the Promotion of Public and Personal Health*(Boston: Dutton and Wentworth, 1850), 59.

13 Edgar Martin, *The Standard of Living in 1860*(Chicago: University of Chicago Press, 1942), 394. *New York Times*, November 8, 1853에 따르면, 근로자 4인 가구의 '적정 생활' 비용은 총 600달러이다. 마틴은 변호사들과 의사들은 "1년에 도시에서는 2000달러, 시골에서는 1000달러 정도를 받은 것처럼 보인다."라고 말했다. 그러나 그 돈의 출처에 대해서는 어떤 정보도 제공하지 않았다. 이러한 숫자는 최소한 의사들에게서는 높게 나타났다.

14 U.S. Bureau of the Census, *Historical Statistics of the United States, Colonial Times to 1970*(Washington, D.C.: U.S. Department of Commerce, 1975), 165.

15 체스터 라이트(Chester Wright). 다음에서 인용함. Martin, *Standard of Living in 1860*, 394.

16 M. E. Pickard and R. C. Buley, *The Midwest Pioneer, His Ills, Cures, and Doc-*

tors(Crawfordsville, Ind.: Banta, 1945), 161.

17 "A Legion of Leeches," *Detroit Review of Medicine and Pharmacy* 6(January 1871), 18. B. Joy Jeffries, "Reestablishment of the Medical Profession [Part 2]," *Boston Medical and Surgical Journal* 118(June 21, 1888), 613.

18 B. Joy Jeffries, "Reestablishment of the Medical Profession [Part 2]," *Boston Medical and Surgical Journal* 118 (June 21, 1888), 613.

19 C. R. Mabee, *The Physician's Business and Financial Adviser*, 5th ed.(Cleveland: Continental Publishing, 1901), 170. 185에서, 그는 의사들의 평균 수입이 900달러가 넘지 않는다고 말한 어느 뉴욕 잡지를 인용했다.

20 D. W. Cathell, *The Physician Himself*(Philadelphia: F. A. Davis), 1890 ed., 276; 1905 ed., 379.

21 Editorial, "Does It Pay to Be a Doctor?" *JAMA* 42(January 23, 1904), 247.

22 U.S. Bureau of the Census, *Historical Statistics*, 168.

23 G. F. Shears, "Making a Choice," Cosmopolitan 34(April 1903), 654. 다음에서 재인용. Gerald E. Markowitx and David Karl Rosner, "Doctors in Crisis: A Study of the Use of Medical Education Reform to Establish Modern Professional Elitism in Medicine," *American Quarterly* 25(March 1973), 83-107.

24 Cathell, *Physician Himself*(1890), 80, 83.

25 Ibid., 97.

26 사르트르의 예. 다음을 참조할 것. Erving Goffman, *The Presentation of Self in Everyday Life*(Garder Cith, N.Y.: Doubleday, 1959), 33.

27 Cathell, *Physician Himself*(1890), 94.

28 Ibid., 97.

29 Ibid., 143.

30 Ibid., 242.

31 Gerster, *Recollections*, 163.

32 Jeffries, "Reestablishment of the Medical Profession [Part 2]," 614; Jeffries, "Reestablishment of the Medical Profession [Part I], *Boston Medical and Surgical Journal* 118(June 14, 1888), 589-93.

33 Cathell, *Physician Himself*(1890), 148.

34 Charles Rosenberg, "The Practice of Medicine in New York A Century Ago," *Bulletin of the History of Medicine* 41(May-June 1967), 225-28.

35 John Shaw Billings, *Selected Papers*([Chicago]: Medical Library Association,

1965), 191; 다음은 이러한 논쟁의 흐름을 보여준다. William Rothstein, *American Physicians in the Nineteenth Century*(Baltimore: Johns Hopkins Press, 1972).

36 W. J. Reader, *Professional Men: The Rise of the Professional Classes in Nineteenth-Century England*(New York: Basic Books, 1967), 47.

37 Billings, *Selected Papers*, 191.

38 Nathan Smith Davis, *History of the American Medical Association, from Its Organization to January, 1855*(Philadelphia, 1855), 37-38.

39 S. Oakley Vanderpoel, in Alfred C. Post et al., *An Ethical Symposium*(New York: Putnam, 1883), 37-38.

40 James Howard Means, *The Association of American Physicians*(New York: Blakiston, 1961), 10.

41 Mancur Olson, *The Logic of Collective Action*(Cambridge: Harvard University Press, 1965). 비록 그것이 기술적으로는 옳은 용어일지라도 나는 여기서 '공익(public good)'이라는 용어의 사용을 자제했다.

42 George W. Corner, *Two Centuries of Medicine: A History of the School of Medicine, University of Pennsylvania*(Philadelphia: Lippincott, 1965), 32-34; Cecil K. Drinker, *Not So Long Ago*(New York: Oxford University Press, 1937), 150-51.

43 Rush Van Dyke, *Valedictory Address to Graduates of Philadelphia College of Medicine, 1849*(Philadelphia, 1849), 9-10; Henry B. Shafer, *The American Medical Profession, 1783 to 1850*(New York: Columbia University Press, 1937), 153-54에서 재인용.

44 Harvey Wickes Felter, *History of the Eclectic Medical Institute*(Cincinnati: Published for the Alumni Association 1902), 39-42.

45 Chauncey D. Leake, ed., *Percival's Medical Ethics*(Baltimore: Williams, 1927), Appendix III, 225-35.

46 Cathell, *Physician Himself*(1890), 184-86.

47 Max Weber, *Economy and Society*, Tr. Guenther Roth and Claus Wittich(New York: Bedminster Press, 1968), I:56; III:1164. 반대되는 설명과 관점은 다음을 참조할 것. Peter Berger, "The Sociological Study of Sectarianism," *Social Research* 21(1954), 467-85.

48 다음을 참조할 것. Sidney E. Ahlstrom, *A Religious History of the American People*(New Haven: Yale University Press, 1972). 472-87, 1019-29. David Edwin Harrell, Jr., *All Things Are Possible: The Healing and Charismatic Revivals in*

America(Bloomington, Ind.: Indiana University Press, 1975).

49 Richard Niebuhr, *The Social Sources of Denominationalism*(New York: Holt, 1929).

50 Bryan R. Wilson, *Sects and Society*(Berkeley: University of California Press, 1961), 354.

51 동종요법 학설을 지지하는 사람들에 대한 설명으로는 다음을 참조할 것. Harris Coulter, *Divided Legacy: A History of the Schism in Medical Thought*(Washington, D.C.: McGrath Publishing Co., 1973), 특히 1장.

52 Martin Kaufman, *Homeopathy in America: The Rise and Fall of a Medical Heresy*(Baltimore: Johns Hopkins Press, 1971); Coulter, *Divided Legacy*, 101-04. 쿨터는 의술보다 동종요법이 더 큰 효과를 가져온다는 것을 증명하는 자료를 제시했다.

53 Joseph Kett, *The Formation of the American Medical Profession*(New Haven, Conn.: Yale University Press, 1968).

54 Coulter, *Divided Legacy*, 204. 1842년에 초판이 출간된 고전적 비평인 다음 책을 참조할 것. Oliver Wendell Holmes, "Homeopathy and its Kindred Delusions" in *Medical Essays, 1842-1882*(Boston: Houghton-Mifflin, 1892).

55 Kaufman, *Homeopathy in America*, 63-92.

56 Kett, *Formation of the American Medical Profession*, 185-86; J. M. Toner, "Tabulated Statistics of the Medical Profession of the United States," *Transactions of the American Medical Association* 22(1871), 155; *JAMA* 79(August 23, 1913), 600.

57 H. R. Hopkins, in Post et al., *Ethical Symposium*, 184.

58 Donald E. Konold, *A History of American Medical Ethics, 1847-1912*(Madison, Wis.: State Historical Society of Wisconsin, 1962), 26.

59 *New York Times*, May 28, 1873.

60 Kaufman, *Homeopathy in America*, 93-109.

61 Coulter, *Divided Legacy*, 328-91.

62 William Ely in Post et al., *Ethical Symposium*, 12.

63 Rothstein, *American Physicians in the Nineteenth Century*, 304.

64 Lawrence M. Friedman, "Freedom of Contract and Occupational Licensing, 1890-1910: a Legal and Social Study," *California Law Review* 53(May 1965), 494-97.

65 Ibid., 500-12.

66 Bonner, *Medicine in Chicago*, 208.

67 11개 주는 검사를 필요로 했다. 10개 주는 시험에 통과하는 것과 수용 가능한 학위증명서 중에서 하나를 고를 것을 제안했다. 각 주의 법률 조항은 다음을 참조할 것. "Laws Regulating the Practice of Medicine in the Various States and Territories of the United States," *JAMA* 37(November 16, 1901), 1318.

68 Harold W. Eickhoff, "The Organization and Regulation of Medicine in Missouri, 1883-1991." (Ph.D. diss., University of Missouri, 1964), 36-40, 82, 116-22, 145-48, 274-76.

69 Perry H. Millard, "The Propriety and Necessity of State Regulation of Medical Practice," *JAMA* 9(October 15, 1887), 491.

70 T. A. Bland, "The Medical Trust," *The Arena* 19(1898), 520-26; B. O. Flower, "Restrictive Medical Legislation and the Public Weal," Ibid., 781-809; Herbert Spencer, *Social Statics*(London: John Chapman, 1851), 372-95; Henry James, ed., *Letters of William James*(Boston: Atlantic Monthly Press, 1920), II:67.

71 129 U.S. 114. 또한 다음을 참조할 것. Frances P. DeLancy, *The Licensing of Professions in West Virginia*(Chicago: Foundation Press, 1938).

72 170 U.S. 189; Friedman, "Freedom of Contract and Occupational Licensing," 493.

73 John A. Wyeth, "President's Address," *JAMA* 38(June 14, 1902), 1555.

74 Rothstein, *American Physicians of the Nineteenth Century*, 323.

75 "Medical Education in the United States," *JAMA* 79(August 19, 1922), 629, 632-33.

76 A. T. Still, *The Autobiography of A. T. Still*(Kirksville, Mo.: self-published, 1897), 286-87; Eickhoff, "The Organization and Regulation of Medicine in Missouri," 185-200.

77 Edwin Franden Dakin, *Mrs Eddy*(New York: Grosset and Dunlap, 1929), 115.

78 "The Organization of the Medical Profession," *JAMA* 38(January 11, 1902), 113. Ibid.(January 25, 1902), 250-51; Ibid.(February 1, 1902), 324-25), Ibid.(February 8, 1902), 400; Ibid.(February 15, 1902), 460-61; Ibid.(February 22, 1902), 514-15; Ibid.(March 1, 1902), 584-85.

79 "Preliminary Report of the Committee on Organization," *JAMA* 36(May 25, 1901), 1450.

80 각 주에 대한 분석은 다음을 참조할 것. J. N. McCormack, "An Epitome of the History of Medical Organization in the United States," *JAMA* 44(April 15, 1905),

1213-18.

81 Burrow, *AMA*, 49-51.

82 Richard Hofstadter, *The Age of Reform*(New York: Random House, 1955), 148-64.

83 F. H. Todd, "Organization," *JAMA* 39(October 25, 1902), 1061.

84 오진 대상 소송의 증가는 다음을 참조할 것. Andrew A. Sandor, "The History of Professional Liability Suits in the United States," *JAMA* 163(February 9, 1957), 459-66. 산도르의 자료는 오직 항소결정에만 기인하여 그다지 설득력이 없다. 그러나 소송에 관한 의사들의 관심의 증가는 그를 지원하는 것처럼 보였다. 지역의 규정은 다음을 참조할 것. *Gramm v. Boener*, 56 Ind. 497(1877), 그리고 *Small v. Howard*, 128 Mass. 131, 35 Am. Rep. 363(1880). 오진 방어 기금은 "Organized Medical Defense," *JAMA* 38(January 4, 1902), 37, 43; "The Varied Functions Possible in the County Medical Society," *JAMA* 44(March 18, 1905), 881-82; Walter L. Burrage, A History of the Massachusetts Medical Society, 1781-1922(Norwood, Mass.: private printing, 1923), 452; Oliver Garceau, *The Political Life of the American Medical Association*(Cambridge: Harvard University Press, 1941), 103-04 등을 볼 것.

85 U.S. Bureau of the Census, *Historical Statistics*, 76.

86 Lawrence Veysey, *The Emergence of the American University*(Chicago: University of Chicago Press, 1965); Joseph Ben-David and Awraham Zloczower, "Universities and Academic Systems in Modern Societies," *Archives of European Sociology* 3(1962), 71-75.

87 *Annual Report of the President of Harvard College, 1869-70*, 18; *Annual Report of the President of Harvard College, 1871-72*, 25-26.

88 Frederick C. Shattuck and J. Lewis Bremer, "The Medical School, 1869-1929," in *The Development of Harvard University*, ed. Samuel Eliot Morison(Cambridge: Harvard University Press, 1930), 556-57; Hugh Hawkins, *Between Harvard and America: The Educational Leadership of Charles W. Eliot*(New York: Oxford University Press, 1972), 60-61; Henry Bigelow, *Medical Education in America* (Cambridge: Harvard University Press, 1871).

89 *Annual Report of the President Harvard College, 1870-71*, 20.

90 *Annual Report of the President of Harvard College, 1879-1880*, 25, 33-34; Shattuck and Bremer, "The Medical School," 560-61.

91 Corner, *Two Centuries*, 142-51.

92 Martin Kaufman, *American Medical Education: The Formative Years, 1765-1910*(Westport, Conn.: Greenwood Press, 1976), 155-56.

93 Alan M. Chesney, *The Johns Hopkins Hospital and the Johns Hopkins University School of Medicine*, vol. I, *Early Years, 1867-1893*(Baltimore: Johns Hopkins Press, 1943).

94 Simon Flexner and James Thomas Flexner, *William Henry Welch and the Heroic Age of American Medicine*(New York: Dover, 1966); Donald Fleming, *William H. Welch and the Rise of Modern Medicine*(Boston: Little, Brown, 1954).

95 다음을 참조할 것. Markowitz and Rosner, "Doctors in Crisis," 95.

96 Mary R. Walsh, "Doctors Wanted: No Women Need Apply"(New Haven, Conn.: Yale University Press, 1977), 1173-77.

97 Arthur Dean Bevan, "Cooperation in Medical Education and Medical Service," *JAMA* 90(April 14, 1928), 1173-77.

98 미국의사협회의 연간 보고서들의 〈Table I〉, "Statistics of Medical Colleges in the United States and Canada", *JAMA* 37(1901), 758-59; 39(1902), 568-69; 41(1903), 452-53; 43(1904), 504-05; 45(1905), 566-67; 47(1906), 592-93; 49(1907), 588-89; 51(1908), 586-87; 53(1909), 546-49을 볼 것.

99 Abraham Flexner, *Medical Education in the United States and Canada*, Bulletin no. 4(New York: Carnegie Foundation for the Advancement of Teaching, 1910).

100 Ibid., 11.

101 "Medical Education-Progress of Twenty-Two Years," *JAMA* 79(August 19, 1922), 660-61; "State Requirements of Preliminary Education," *JAMA* 79(August 19, 1922), 658.

102 Ernest V. Hollis, *Philanthropic Foundations and Higher Education*(New York Columbia University Press, 1938), 211-17. 홀리스는 1936년에 자선재단이 의학교육과 연구에 기부한 총비용이 1억 5400만 달러라고 추정했다. 의학교육위원회의 역할에 대해서는 다음을 참조할 것. Daniel Fox, "Abraham Flexner's Unpublished Report: Foundations and Medical Education, 1909-1928," *Bulletin of the History of Medicine* 54(Winter 1980), 475-96.

103 몇몇 마르크스주의자들은 자본가들이 의학의 이념적 기능 때문에 과학적 의료의 성공에 특별한 관심을 보였다고 주장해 왔다. 다음을 참조할 것. Howard Berliner, "A Larger Perspective on the Flexner Report," *International Journal of Health Services*(1975), 573-92; E. Richard Brown, *Rockefeller Medicine Men: Medical Care and Capitalism in America*(Berkeley: University of California Press, 1978).

베를리너는 과학적 의학이 인체를 기계로 간주한다고 말하면서 자신의 '광범위한 관점'을 시작한다. 그의 생각은 다른 유형의 자본주의적 생각과 유사하다. 이어서 그는 과학적 의학을 세균학보다 앞서 나타났던 사혈과 같은 '대증'치료와 연관시킨다. 다음에 자본주의는 정당성과 자본 축적과 같은 불가피한 기능에 기여했기에 의학의 승리에 이해관계를 갖는다고 말했다. 슬프게도 많은 사람은 이를 마르크스주의라고 생각하며, 더 비통한 것은 많은 마르크스주의자들이 이를 심각하게 간주한다는 것이다. 브라운의 책에서 이런 문제들은 6장을 볼 것.

104 Corner, *Two Centuries*, 187. "진료행위가 돈을 가져다주기에" 임상교수들에게 제공된 평균 금액은 '아마도' 1만 달러였을 것이다. Ross V. Patterson to Abraham Flexner, March 31, 1909(Flexner papers, Box 19, Library of Congress).

105 Fleming, *William H. Welch*, 177-78.

106 Hollis, *Philanthropic Foundations*, 211-12. Brown, *Rockefeller Medicine Men* 에서는 종일근무제를 기업가적 자본주의의 의료에서의 '출입 쐐기'로 간주했다. 덜 심각한 논의로는 다음을 참조할 것. Fox, "Flexner's Unpublished Report," 484-87.

107 Joseph C. Aub and Ruth K. Hapgood, *Pioneer in Modern Medicine: David Linn Edsall of Harvard*(n.p.: Harvard Medical Alumni Association, 1970).

108 Fox, "Flexner's Unpublished Report," 489-90.

109 Rosemary Stevens, *American Medicine and the Public Interest*(New Haven, Conn.: Yale University Press, 1971), 116-20; J. A. Curran, "Internships and Residencies: Historical Background and Current Trends," *Journal of Medical Education* 34(September 1959), 878-89.

110 Walsh, "Doctors Wanted: No Women Need Apply," 178-267; Carol Lopate, *Women in Medicine*(Baltimore: Johns Hopkins Press, 1968); Flexner, *Medical Education*, 178-79.

111 Numa P. G. Adam, "Sources of Supply of Negro Health Personnel: Section A: Physicians," *Journal of Negro Education* 6(July 1937), 468.

112 *Collier's Weekly*, June 11, 1910(Flexner papers, Box 19, Library of Congress).

113 Flexner, *Medical Education*, 16, 45-46.

114 Raymond Pearl, "Distribution of Physicians in the U. S.," *JAMA* 84(April 4, 1925), 1024-27.

115 American Medical Association, Committee on Social Insurance, *Statistics Regarding the Medical Profession*(Chicago: American Medical Association, 1916), 38-39.

116 Samuel Hopkins Adams, "The Vanishing Country Doctor," 속편들, *Ladies' Home*

Journal 40(October 1923), 23; Ibid.(November 1923), 26; Ibid., 41(February 1924), 31; William Allen Pusey, "The Disappearance of Doctors from Small Towns," *JAMA* 88(February 12, 1927), 505-06.

117 Lewis Mayers and Leonard V. Harrison, *The Distribution of Physicians in the United States*(New York: General Education Board, 1924), 47-48.

118 U.S. Bureau of the Census, *Historical Statistics*, 76.

119 Louis S. Reed, *The Healing Cults, A Study of Sectarian Medical Practice: Its Extent, Causes, and Control*(Chicago: University of Chicago Press, 1932), 1-4, 24-26, 50-54.

120 Selwyn D. Collins, "Frequency and Volume of Doctors' Calls Among Males and Females in 9,000 Families, Based on Nation-Wide Periodic Canvasses, 1928-31," *Public Health Reports* 55(November 1, 1940), 1987-88.

121 James Harvey Young, *The Toadstool Millionaires*(Princeton, N.J.: Princeton University Press, 1961), 167-70.

122 Sarah Stage, *Female Complaints: Lydia Prinkham and the Business of Women's Medicine*(New York: Norton, 1979), 89-90, 105-06, 130-31.

123 A [braham] Jacobi, "Proprietary Medicines," *JAMA* 97(September 29, 1906), 978. 또한 다음을 볼 것. Richard C. Cabot, "The Physician's Responsibility for the Nostrum Evil," Ibid., 982.

124 "Secret Nostrums and the Journal," *JAMA* 34(June 2, 1900), 1420. "Relation of Pharmacy to the Medical Profession," *JAMA* 34(April 21, 1900), 986-88. *JAMA* 34(April 28, 1900), 1049-510. 그리고 속편들도 참조할 것.

125 Edward Bok, "The Patent Medicine Curse," *Ladies' Home Journal* 21(May 1904), 18.

126 Samuel Hopkins Adams, *The Great American Fraud*(n.p.: Collier & Son, 1905 and 1906), 39.

127 Edward Bok, "Pictures that Tell Their Own Stories," *Ladies' Home Journal* 22(September 1905), 15; Stage, *Female Complaints*, 140, 160-62.

128 Adams, *Great American Fraud*, 60.

129 Ibid., 84.

130 Austin Smith, "The Council on Pharmacy and Chemistry," in Morris Fishbein, *A History of the American Medical Association, 1847 to 1947*(Philadelphia: Saunders, 1947), 876.

131 Editorial, "A Great Paper Attempts the Impossible," *JAMA* 58(April 13, 1912),

1118.

132 Jacob A. Goldberg, "The Advertising Physician," *Hygeia* 1(August 1923), 308-11.

133 Stage, *Female Complaints*, 198.

134 R. V. Pierce, *The People's Common Sense Medical Adviser in Plain English; or, Medicine Simplified*, 99th ed.,[?](Buffalo, N.Y.: World's Dispensary Medical Association, 1918), 379.

135 Smith, "Council on Pharmacy and Chemistry," 871.

136 Peter Temin, *Taking Your Medicine: Drug Regulation in the United States* (Cambridge: Harvard University Press, 1979), Chap. 2.

137 이것과 이어지는 인용들은 다음을 참고함. Rima D. Apple, "'To Be Used Only Under the Direction of a Physician': Commercial Infant Feeding and Medical Practice, 1870-1940," *Bulletin of the History of Medicine* 54(Fall 1980), 402-17.

138 Ibid., 412.

139 Erwin H. Ackerknecht, *Therapeutics from the Primitives to the 20th Century* (New York: Hafner Press, 1973), 128-36.

140 Rothstein, *American Physicians of the Nineteenth Century*, 266.

141 Irving Fisher, *Report on National Vitality: Its Wastes and Conservation, Bulletin no. 30 of the Committee of One Hundred on National Health* (Washington, D.C.: U.S. Government Printing Office, 1909), 1996.

142 *JAMA* 60(June 21, 1913), 1996.

143 Stanley J. Reiser, *Medicine and the Reign of Technology* (Cambridge: Cambridge University Press, 1978), 43, 38.

144 Ibid., 68.

145 Shryock, *Development of Modern Medicine*; H. J. Parish, *A History of Immunization* (Edinburgh: E. & S. Livingstone, 1965).

146 John B. McKinlay and Sonja M. McKinlay, "The Questionable Contribution of Medical Measures to the Decline of Mortality in the United States," *Health and Society* 55(Summer 1977), 405-28. "Year of Medical Intervention (Either Chemotherapy or Prophylaxis)"에서, 맥킨리 부부는 1930년에 디프테리아(toxoid)와 1948년에 장티푸스(chloramphenicol)를 목록에 올렸다. 그들은 디프테리아와 장티푸스가 의학적 개입 이후에 사망률이 무시해도 좋을 정도로 감소했음을 보여주었다. 그들은 디프테리아 면역소와 장티푸스 백신을 한 번도 들어보지 못했을까?

147 파상풍과 디프테리아에 대한 증거는 다음을 참고할 것. Parish, *History of Immunization*, 131, 166-69. 또한 다음도 참조할 것. Edgar Sydenstricker, *Health and*

Environment (New York: McGrawHill, 1933); C. E. A. Winslow, *Health Survey of New Haven* (New Haven: [Community Chest] 1928), 374-81.

148 John Lovett Morse, "Recollections and Reflections on Forty-Five Years of Artificial Infant Feeding," *Journal of Pediatrics* 7(September 1935), 324.

149 Thomas E. Cone, Jr., *History of American Pediatrics* (Boston: Little, Brown, 1979), 138.

150 "Discussion," *Minnesota Medicine* 6(July 1923), 445.

151 이러한 언급은 다음에 나타나 있다. Victor C. Vaughan, "The Promotion of Periodic Health Examinations by the Medical Profession," *AMA Bulletin* 16(March 15, 1923), 296. 보간은 자서전인 *A Doctor's Memories* (Indianapolis: Bobbs-Merrill, 1926), 375-79, 397-99에서 이러한 경험을 광범위하게 기술했다.

152 Christopher Lasch, *The Culture of Narcissism* (New York: Norton, 1979), 228-29, 그리고 같은 저자의 다음 자료도 참조할 것. "Life in the Therapeutic State," *The New York Review of Books*, June 12, 1980. 24-32.

153 R. G. Leland, "Income from Medical Practice," *JAMA* 96(May 16, 1931), 1687-91; U.S. Bureau of the Census, *Historical Statistics*, 176; Maurice Leven, *Incomes of Physicians* (Chicago: University of Chicago Press, 1932), 20, 105-06; Milton Friedman and Simon Kuznets, *Income from Independent Professional Practice* (New York: National Bureau of Economic Research, 1945), 67-68, 84.

154 Friedman and Kuznets, *Income from Independent Professional Practice*, 14-15.

155 George S. Counts, "The Social Status of Occupations: A Problem in Vocational Guidance," *The School Review* 33(January 1925), 16-27; George W. Hartmann, "The Prestige of Occupations, A Comparison of Educational Occupations and Others," *Personnel Journal* 12(October 1934), 144-52.

156 로스스타인은 『19세기의 미국 의사들(American Physicians in the Nineteenth Century)』에서 확실히 타당한 치료법은 의학이 분파주의에서 과학으로의 변화를 설명한다는 견해를 지지하면서도 자신의 입장에 반하는 설득력 있는 증거를 많이 제시한다. 치료술의 혁신은 미미하고도 너무 늦게 나타나서 분파주의자들의 몰락을 설명하기에는 부족하다. 로스스타인은 1890년대에 의사들의 세균학에 대한 무관심과 저항을 강조한다. 그리고 디프테리아 면역소, 파상풍, 전문직의 변화를 다룬다. 그의 이런 설명은 받아들이기 어렵다. 비록 로스타인의 책이 의료계와 분파주의자들을 분석하는 데 유용하기는 하지만, 그의 분석은 사회의 광범위한 변화를 분석하는 데는 미흡하다. 두 번째 관점에 대해서는 다음을 참조할 것. Jeffrey L. Berlant, *Profession and Monopoly: A Study of Medicine in the United States and Great Britain* (Berkeley: University of

California Press, 1975).

157 Karl Polanyi, *The Great Transformation* (Boston: Beacon Press, 1957), 152.

4장 병원의 새로운 변화

1 미국과 다른 어느 지역에서든지 의사와 환자, 그리고 병원의 관계들에 대한 비교는 다음을 참조할 것. Milton I. Roemer and Jay W. Freidman, *Doctors in Hospitals* (Baltimore: John Hopkins Press, 1971), 49-61. 이 장에서 많이 사용된 일반적인 비교 연구는 다음 글이다. William Glaser, "American and Foreign Hospitals: Some Sociological Comparisons," in *The Hospital in Modern Society*, ed. Eliot Freidson (New York: Free Press, 1963), 37-72. 이뿐 아니라 매우 뛰어난 책이면서도 잊혀버린 William Glaser, *Social Settings and Medical Organization: A Cross-National Study of the Hospital* (New York: Atherton, 1970)을 볼 것. 1885년의 국가 간 비교는 다음을 참조할 것. Lewis S. Pilcher, "On the Organization of the Surgical Staff in General Hospitals," *Annals of Surgery* 2(1885), 389-408.

2 이 장의 분석들은 교훈적인 비교들을 제외하고는 정신병원보다는 일반 병원에 대해 다루고 있다. 이 장은 1976~1977년에 저술·발간된 논문과 같은 형태로 1977년에 하버드대학에 제출된 박사 학위논문의 일부이다. 그때 이후로 병원에 대한 몇몇 훌륭한 저서들이 나왔다. 특히 다음을 참조할 것. David Rosner, *A Once Charitable Enterprise* (Cambridge: Cambridge University Press, forthcoming); Morris Vogel, *The Invention of the Modern Hospital: Boston, 1870-1930* (Chicago: University of Chicago Press, 1980). 나는 로스너의 원고와 아직 출판되지 않은 보겔의 논문도 일부 참고했다. 따라서 이것들은 단지 인용된 것이다. 또한 다음 글도 참조할 것. Charles E. Rosenberg, "Inward Vision and Outward Glance: The Shaping of the American Hospital, 1880-1914," in *Social History and Social Policy*, ed. David J. Rothman and Stanton Wheeler(New York: Academic Press, 1981). 이는 이 글에 사용하기에 너무 늦어서 사용하지 못했다.

3 조직의 역사사회학은 여전히 발달되지 못했거나 통합되지 못한 주제로 남아 있다. 법인기업체들의 구조적인 변화에 대해서는 다음을 참조할 것. Alfred Chandler, *The Visible Hand* (Cambridge: Harvard University Press, 1977). 대학들의 역사에 대해서는 다음을 참조할 것. Lawrence Veysey, *The Emergence of the American University* (Chicago: University of Chicago Press, 1965).

4 'Communal(공동체적)'과 'associative(결사체적)'는 퇴니에스(Ferdinand Julius Tönnies)에서 유래된, 베버의 'Vergemeinschafrung'와 'Vergesellschaftung'을 파슨스

가 번역한 것이다. 다음을 참조할 것. Max Weber, *The Theory of Social and Economic Organization* (New York: Oxford University Press, 1947), 136-39.

5 John P. Davis, *Corporations*, ed. Abram Chayes(1905; reprint ed., New York: Capricorn Press, 1961), xix.

6 George Rosen, "The Hospital: Historical Sociology of a Community Institution," in Freidson ed., *The Hospital in Modern Society*, 10. Rotha Mary Clay, *The Medieval Hospitals of England* (London: Methuen, 1909), 143-57.

7 David J. Rothman, *The Discovery of the Asylum* (Boston: Little, Brown, 1971), 42-43. 'derived(유래된)'와 'designed(계획적인)' 같은 단어는 John Thompson and Grace Goldin, *The Hospital: A Social and Architectural History* (New Haven, Conn.: Yale University Press, 1973)에서 사용되었다.

8 Henry Sigerist, "An Outline of the Development of the Hospital," *Bulletin of the History of Medicine* 4(July 1936), 573-81.

9 Rothman, *Discovery of the Asylum*, 3-29, 180-205; 가정에서 구빈원으로 정신질환자들의 이동을 지원하는 것에 관한 논의로는 다음을 참조할 것. Philadelphia Board of Charities, "Report of the Committee…"(1827), 특히 23-30; [Josiah Quincy], "Report of the Committee on the Pauper Laws…"(1821), 9; John Yates, "Report of the Secretary of State…"(1824), 939-63. 이는 다음 책에 실렸다. *The Almshouse Experience: Collected Reports* (New York: Arno Press, 1971). 후기 개혁에 대해서는 다음을 참조할 것. Robert H. Bremner, *From the Depths: The Discovery of Poverty in the United States* (New York: New York University Press, 1956), 46-57. 구빈원에서 시립병원으로의 이동에 대해서는 다음을 참조할 것. Robert John Hunter, *The Origin of the Philadelphia General Hospital, Blockley Division* (Philadelphia: Rittenhouse Press, 1955); Douglas Carroll, "History of the Baltimore City Hospitals," *Maryland State Medical Journal* 15(January 1966), 87-90; (February 1966), 46-48; (March 1966), 75-78; (April 1966), 65-68; (May 1966), 83-85; (June 1966), 101-03; (July 1966), 117-19; (August 1966), 69-71; (September 1966), 105-08; (October 1966), 89-96; (November 1966), 103-11.

로스먼은 구빈원을 교도 및 정신이상자 수용소와 연관시킨다. 그는 구빈원이 성장하게 된 원동력의 이면에 잭슨 시대 개혁가들이 행려자, 범죄자, 정신이상자를 사회로 복귀시키려는 정열이 있었다고 주장한다. 그러나 로스먼도 인정했듯이, 구빈원으로의 이동에는 빈민 구호를 가정에서 하는 것을 부정하고 가난을 억제하려는 노력도 그런 정열만큼이나 수반되었다. 구빈원을 권고했던 보고서들은 구빈원 내의 효과보다는 구빈원 바깥의 빈민들에 대한 효과에만 관심을 기울였다. 주들은 가정에서의 구호를 거부하면서 이민자 지역사회가 강제적으로 빈민과 환자를 위해 자신들이 구호기관을 설립하도록 강요했다. 빈민을 훈육하고 공공 구호비를 제한하는 것은 구빈원의 확산을 설명하는 데 적합할지 모른다. 그래서 로스먼이 사회복구를 구빈원 발달의 원동력으로 강조한 것은 논의를 과장한 것이다.

10 Leonard K. Eaton, *New England Hospitals, 1790-1837* (Ann Arbor: University of Michigan Press, 1957).

11 Benjamin Ruth, *Medical Inquiries and Observations*, 2nd ed. (Philadelphia: J. Conrad, 1805), I:276; John E. Erichsen, *On Howpitalism and the Causes of Death After Operations* (London: Longmans, 1874); James Y. Simpson, "Our Existing System of Hospitalism and Kts Effects," *Edinburgh Medical Journal* 15 (December 1869), 523-32; W. Gill Wylie, *Hospitals: Their History, Organization, and Construction* (New York: Appleton, 1877), 57-66.

12 Nathaniel I. Bowditch, *A History of the Massachusetts General Hospital to August 5, 1851*, 2nd. ed. with continuation to 1872(Boston: The Trustees, 1872), 3-9; Morris Vogel, "Boston's Hospitals, 1870-1930: A Social History." (Ph.D. diss., University of Chicago, 1974), 12-18. 1868년에 성 루이스 시립병원(St. Louis City Hospital)에 입원했던 환자 가운데 5분의 4 이상이 독신이거나 혼자가 된 사람들이었고 17.3%만이 결혼했다. Board of Health, *Second Annual Report* (St. Louis, 1869), 19.

13 Francis R. Packard, *Some Account of the Pennsylvania Hospital* (Philadelphia: Engle Press, 1938), 9.

14 *History of the Reading Hospital, 1867-1942* ([Reading, Pa.]: The Reading Hospital, 1942), 5.

15 Allan Nevins and Milton Halsey Thomas, eds., *The Diary of George Templeton Strong: The Turbulent Fifties, 1850-1859* (New York: Macmillan, 1952), 92.

16 Hyman Grinstein, *The Rise of the Jewish Community of New York, 1654-1860* (Philadelphia: Jewish Publication Society of America, 1945), 155-59, 187-88.

17 Robert W. Downie, "Pennsylvania Hospital Admissions, 1751-1850: A Survey," *Transactions and Studies of the College of Physicians* 32(1964), 25.

18 George Worthington Adams, *Doctors in Blue* (New York: Collier Books, 1961), 101-51.

19 Elizabeth C. Hobson, *Recollections of a Happy Life* (New York: privately printed, 1914), 77-114; 주립자선구호협회(State Charities Aid Association)의 여성에 대한 묘사는 M. Adelaide Nutting and Lavinia L. Dock, *A History of Nursing* (New

York: Putnam, 1907), II:370에서 인용된 첫 번째 연간 보고서에서 볼 수 있다.

20 Jo Ann Ashley, *Hospitals, Paternalism, and the Role of the Nurse* (New York: Teachers College Press, 1976), 20. 그리고 여러 군데에 나와 있다.

21 Frederick F. Cartwright, *The Development of Modern Surgery* (London: Arthur Barker, 1967), 12-22.

22 Helen Clapesattle, *The Doctors Mayo* (Minneapolis: University of Minnesota Press, 1941), 297-338, 407, 432.

23 S. E. Crocker, "The Invalid in Home and Hospital," *National Hospital Record* 2 (March 1899), 7-9.

24 Vogel, "Boston's Hospitals," 140. 브리지포트(Bridgeport)의 수치는 *Commission on Hospital Care, Hospital Care in the United States* (New York: Commonwealth Fund. 1947), 545에서 인용함. U.S. Bureau of the Census, *Hospitals and Dispensaries: 1923*, 3.

25 초기 링컨 병원에 관해서는 다음 책에 자세히 나와 있다. Fitzhugh Mullan, *White Coat, Clenched Fist: The Political Education of an American Physician* (New York: Macmillan, 1976), 117-21.

26 Vogel, "Boston's Hospitals," 36, 115-18; "Children's Hospital, Papers and Clippings, 1869-1879," Countway Library, Harvard Medical School.

27 Florence Nightingale, *Notes on Hospital*, 3rd ed.(London: Longman, Roberts and Green, 1863), 51-52.

28 Niles Carpenter, *Hospital Service for Patients of Moderate Means* (Washington, D.C.: Committee on the Costs of Medical Care, 1930), 23. 이 자료는 1908년, 1918년, 1928년에 건축가들이 설계한 병원의 병상 수를 보고하라고 요청했던 미국병원협회에 소속된 건축가들의 조사에 기초한다.

29 환자들의 초기 의무에 대해서는 다음을 참조할 것. Thomas G. Morton, *A history of the Pennsylvania Hospital, 1751-1895* (Philadelphia: Times Printing House, 1895), 210; Sidney Goldstein, "The Social Function of the Hospital," *Charity and the Commons* 18(May 4, 1907), 162; Talcott Parsons, *The Social System* (Glencoe, Ill.: Free Press, 1951), 428-47.

30 S. S. Goldwater, "The Cost of Modern Hospitals," *National Hospital Record* 9 (November 1905), 39-48.

31 Frank Tucker, "The Financial Problem of New York's Hospitals," *Charities* 12 (January 2, 1904), 27-32; "What the Managers of the Hospitals Have to Say About Their Financial Problem," Ibid., 32-46; "Press Comment…," Ibid., 83-85.

32 David Rosner, "Bedside Business: The Transformation of Brooklyn's Hospitals During the Progressive Era." (Unpublished manuscript, Harvard University, 1977).

33 E. H. Lewinski-Corwin, *The Hospital Situation in Greater New York* (New York: Putnam, 1924), 121, 130.

34 U.S. Bureau of the Census, *Hospitals and Dispensaries: 1923*, 4.

35 Albert R. Lamb, *The Presbyterian Hospital and the Columbia-Presbyterian Medical Center, 1868-1943* (New York: Columbia University Press, 1955), 22-24; Vogel, "Boston's Hospitals," 126-29.

36 Herbert D. Howard, "The Managers and the Superintendent," *National Hospital Record* 6(December 1902), 10.

37 J. M. Toner, "Statistics of Regular Medical Associations and Hospitals of the United States," *Transactions of the American Medical Association* 24(1873), 314-33; E. H. L. Corwin, *The American Hospital* (New York: Commonwealth Fund, 1946), 7.

38 Henry S. Stark, "Hospital Reform in a New Light," *National Hospital Record* 10 (February 1907), 18-19.

39 Lewis S. Pilcher, "On the Organization of the Surgical Staff in General Hospitals," *Annals of Surgery* 2(1885), 399.

40 병원들의 가치의 약속들에 대한 논의는 다음을 참조할 것. Michael M. Davis and C. Rufus Rorem, *The Crisis in Hospital Finance* (Chicago: University of Chicago Press, 1932), 78-89.

41 "The Medical Profession and the Hospital," *Medical Record* 45(January 6, 1894), 16.

42 Henry C. Burdett, *Pay Hospital and Paying Words Throughout the World* (Philadelphia: Presley Blakiston, 1880), 73; George W. Gay, "Abuse of Medical Charity," *Boston Medical and Surgical Journal* 152(March 16, 1905), 300; E. W. Cushing, "The Physician and the Private Hospital Patient," Ibid., 311; "Private Patient," Ibid., 311; "Private Patients' Liability," *National Hospital Record* 8(October 1904), 6.

43 H. D. Niles, "Our Hospitals," *JAMA* 38(March 22, 1902), 759-61; Bayard Holmes, "The Hospital Problem," Ibid., 47(August 4, 1906), 320. 홈스는 사회당의 1895년 시카고 시장 후보였다.

44 A. L. Beahan, "Hospitals in the Smaller Towns," *Buffalo Medical Journal* 41

(1901), 187; Laura Lane, "The Individual Private Hospital," *National Hospital Record* 10(July1907), 37.

45 Hospital and General Practitioners," *National Hospital Record* 10(March 1907), 9; Arpad G. Gerster, "System of Americn Hospital of Economy," *National Hospital Record* 9(January 1907), 17-19.

46 "The City Hospital Issue," *Cincinnati Medical News* 1(November 1914), 326-27; Dr. R. Lincoln Graham, "History of the Decay of Medical Opulence," *The Medical Economist*, publication of the Federation of Medical Economic Leagues 3(February 1915) 40; S. S. Goldwater, "The Extension of Hospital Privileges to All Practitioners of Medicine," *JAMA* 84(March 28, 1925), 933-35.

47 "Article 3: Need for More Hospitals," *National Hospital Record* 8(November 1904), 26; Albert J. Ochsner and Meyer J. Strum, *The Organization, Construction and Management of Hospitals* (Chicago: Cleveland Press. 1909), 563.

48 Roemer, "Bedside Business"; Corwin, *Hospital Situation in Greater New York*, 45, 177; Davis and Rorem, *Crisis in Hospital Finance*, 81; "Hospital Service in the United States," *JAMA* 98(June 11, 1932), 2073; "Hospital Service in the United States," *JAMA* 102(March 31, 1934), 1014.

49 Roemer and Friedman, *Doctors in Hospitals* 36-39.

50 Cleveland Hospital Council, *Cleveland Hospital and Health Survey* (Cleveland: The Council, 1920), 858, 863; Oswald Hall, "The Stage of a Medical Career," *American Journal of Sociology* 53(March 1948), 331.

51 Oswald Hall, "The Information Organization of the Medical Profession," *Canadian Journal of Economics and Political Science* 12(February 1946), 30-44: Hall, "Stages of Medical Career," 327-36.

52 Claser, "American and Foreign Hospitals," 54.

53 "Hospital Service in the Unite States" *JAMA* 94(March 29, 1930), 928; Max Sehan, *Blacks and American Medical Care* (Minneapolis: University of Minnesota Press, 1973), 72-73.

54 U.S. Bureau of the Census, *Historical Statistics of the United States: Colonial Times to 1970* (Washington, D.C.: U.S. Department of Commerce, 1975), 78.

55 U.S. Bureau of the Census, *Hospitals and Dispensaries: 1923*, 25-26(Tables 5, 6).

56 Irving Fisher, "Private Patients in General Hospitals," *National Hospital Record* 8(June 1905), 19-25.

57 "The Hospital Superintendents On the Hospital Situation in New York," *Charities*

12(February 6, 1904), 157-61.

58 S. S. Goldwater, "The United States Hospital Field," in *Hospital Charities*, ed. Henry Burdett(London: The Scientific Press, 1906).

59 U.S. Bureau of the Census, *Benevolent Institutions, 1904*, 20.

60 George Wilson, "The Hospitals of the National [Capital]," *National Hospital Record* 9(May 1906), 12.

61 Vogel, "Boston's Hospitals," 83-84.

62 아일랜드 의사를 배제한 것에 대해서는 Vogel, "Boston's Hospitals," 21-22, 유대인을 배제하는 병원에 대한 유대인들의 우려에 대해서는 Grinstein, *Rise of the Jewish Community of New York*, 155-59; *Yidische Gazaetten* (April 1894), 러시아계 유대인의 인용은 Mose Rischin, *The Promised City: New York's Jews 1870-1914* (Cambridge: Harvard University Press, 1962), 104; Richard C. Cabot, *Social Service and the Art of Healing* (New York: Moffat, Yard, 1909), 4-8을 참조할 것.

63 Hall, "Stages of a Medical Career," 330.

64 Johan Goudsblom, *Dutch Society* (New York: Random House, 1967), 32, 124.

65 넓은 범위에서 고등교육에서의 인종 관계는 다음을 참조할 것. Christopher Jencks and David Riseman, *The Academic Revolution* (Garden City, N. Y.: Doubleday, 1968), Chaps. 8-9.

66 Glaser, *Social Settings and Medical Organization*, 32-38, 74-75.

67 Charles P. Emerson, "The American Hospital Field," in *Hospital Management*, ed. Charlotte A. Aikens(Philadelphia: Saunders, 1911), 22; *American Medicine: Testimony Out of Court* (New York: American Foundation, 1937), II: 723-24.

68 Glaser, "American and Foreign Hospitals," 39-50.

69 병원 경영의 초기 발전에 대해서는 Michael M. Davis, *Hospital Administration: A Career* (New York, 1929). 의사와 행정가 사이의 변화하는 균형에 대해서는 Roemer and Friedman, *Doctors in Hospitals*, 118-20; Robert N. Wilson, "The Physician's Changing Hospital Role," *Human Organization* 18(Winter 1959-1960), 177-83을 참조할 것.

70 Charles Perrow, "Goals and Power Structures: A Historical Case Study," in *The Hospital in Modern Society*, ed. Freidson, 112-46; 또한 다음을 참조할 것. Charles Perrow, "The Analysis of Goals in Complex Organizations," *American Sociological Review* 26(December 1962), 854-66.

5장 보건의 영역

1 C. E. A. Winslow, "The Untilled Fields of Public Health," *Science* 51(January 9, 1920), 30.

2 보건의 지향점 변화에 대해서는 다음을 참조할 것. Charles V. Chapin, "History of State and Municipal Control of Disease," in *A Half Century of Public Health*, ed. Mayzyck P. Ravenal(New York: American Publick Health Association, 1921), 135-37; Babara Gutmann Rosenkrantz, *Public Health and the State: Changing Views in Massachusetts, 1842-1936*(Cambridge: Harvard University Press, 1972); James H. Cassedy, *Charles V. Chapin and the Public Health Movement*(Cambridge: Harvard University Press, 1962); Gorge Rosen, *A History of Public Health*(New York: MD Publications, 1958), Chap. 7.

3 Charles Rosenberg, "Social Class and Medical Care in Nineteenth-Century America: The Rise and Fall of the Dispensary", *Journal of the History of Medicine and Allied Sciences* 29(January 1974), 32-54; Michael M. Davis, *Clinics, Hospitals and Health Centers*(New York: Harper and Brothers, 1927).

4 George F. Shrady, "A Propagator of Pauperism: The Dispensay," *The Forum* 23(June 1897), 425: 슈래디는 *Medical Record*에서 앞의 문장을 인용했다. Agenes C. Vietor, "The Abuse of Medical Charity: The Passing of the 'Charity' Hospitals and Dispensary," *Boston Medical and Surgical Journal* 140(May 4, 1899), 419; Davis, *Clinics, Hospital and Health Centers*, 80-83.

5 Michael M. Davis, Jr., and Andrew W. Warner, *Dispensaries: Their Management and Development*(New York: Macmillan, 1918), 42.

6 Ibid., 46-58. 진료소 남용에 대한 더 많은 연구는 다음을 참조할 것. Davis, *Clinics, Hospitals and Health Center*, 53ff; W. S. Thayer, "On Some Functions of the Free Dispensary," *Boston Medical and Surgical Journal* 168(February 6, 1913), 185-88; 리치먼드(Mary Richmond)는 *Fourth Annual Conference of the Association of Hospital Superintendents*에서 논평을 했는데, 이는 *National Hospital Record* 6(March 1903), 8-10에 요약되어 있다.

불행하게도 우리는 진료소가 빈민에게 제공했던 의료와 의사들이 자선이나 지방 정부와의 계약에 의해 그들에게 제공했던 의료의 상대적인 비율에 대해 추정하지 못한다. 따라서 우리는 진료소의 발달이 가난한 사람들에게 무상 의료서비스를 더 제공했다고 말할 수 없다. 만약에 진료소들의 증가가 확실히 무상 서비스의 증가를 의미한다면, 그것은 개인당 서비스의 증가를 의미하는가, 아니면 그것은 단지 빈민의 증가에 대한 대응을 뜻하는가? 현재 이용 가능한 정보들로는 이러한 질문에 답할 수 없다.

7 Committee on Inquiry into the Department of Health, Charities and Bellevue and Allied Hospitals, *Report*(New York, 1913), 532.

8 Editorial, "Too Many Schools," *National Hospital Record* 6(November 1902), 33; 의료비용의 증가에 대해서는 Davis, *Clinics, Hospitals and Health Centers*, 323-38.

9 여기서 발전들에 대해 토의한 최근의 관점들은 John Duffy, "The American Medical Profession and Public Health: From Support to Ambivalence," *Bulletin of the History of Medicine* 53(Spring 1979), 1-22.

10 다른 문헌들에 확실히 명시되어 있는 부분을 제외하고 다음의 문단들은 다음에 근거한다. John Duffy, *A History of Public Health in New York City, 1866-1966*(New York: Russell Sage Foundation, 1974): C. E. A. Winslow, *The Life of the Hermman M. Biggs*(Philadelphia: Lea & Febiger, 1929); Wade W. Oliver, *The Man Who Lived for Tomorrow: A Biography of William Hallock Park, M.D.* (New York: Dutton, 1941); Jonathan T. Deland, "Hermann Biggs' Public Health Work and the Medical Profession: New York City and State, 1889-1923." (Unpublished B. A. Committee on History and Science, Harvard University, March 1976).

11 Board of Health, *Annual Report*(New York, 1893), 12-13.

12 W. R. Ingle Dalton, letter, *New York Times*, November24, 1902. 세인트루이스에서 일곱 명의 아이들이 시 보건국에서 배포했던 오염된 디프테리아 면역주사를 맞은 후에 파상풍으로 죽었다(*New York Times*, November 19, 1901). 1902년에 의회는 보건청의 인증이 없는 상품들의 각 주들 사이의 판매를 금지하는 '생물제제통제법(Biologics Control Act)'을 통과시켰다.

13 Daniel M. Fox, "Social Policy and City Politics: Tuberculosis in New York, 1889-1900," *Bulletin of the History of Medicine* 49(Summer 1975), 169-95; Hermann M. Biggs, "Sanitary Measures for the Prevention of Tuberculosis in New York City and Their Results," *JAMA* 39(December 27, 1902), 1635-38.

14 Samuel Hopkins Adams, "Tuberculosis: The Real Race Suicide," *McClure's* 24 (January 1905), 234-49.

15 Duffy, *Public Health in New York City*, 244.

16 Leonardo R. Ayres, "What American Cities Are Doing for the Health of School Children," *The Annuals* 37(March 1911), 250-60. Annette Lynch, "Evaluating School Health Programs," in *Health Services: The Local Perspective*, ed.

Arthur Levin(New York: Academy of Political Science, 1977), 89-92: Mary Ross, "Health Inventory: 1934," *Survey Graphic* 23(January 1934), 38-40.

17 Chapin, "History of State and Municipal Control of Disease," 140.

18 Cassedy, *Chapin and the Public Health Movement*, 96, 100.

19 Charles V. Chapin, *How the Avoid Infection*(Cambridge: Harvard University Press, 1917), 61-62.

20 C. E. A. Winslow, *The Evolution and Significance of the Modern Public Health Campaign*(New Haven, Conn.: Yale University Press 1923), 57, 58.

21 Richard H. Shryock, *National Tuberculosis Association 1904-1954*(New York: National Tuberculosis Association, 1957), 130, 157-58, 170.

22 Davis and Warner, *Dispensaries*(1918), 12-17; Davis, *Clinics, Hospitals and Health Centers*(1927), 15-17. 데이비스의 1927년도 저서는 전문 용어의 변화를 보여준다.

23 John C. Burnham, "Medical Specialists and Movements Toward Social Control in the Progressive Era: Three Examples," in *Building the Organizational Society*, ed. Jerry Israel(New York: Free Press, 1972), 19-30.

24 Stanley Joel Reiser, "The Emergengce of the Concept Screening for Disease," *Health and Society* 56(Fall 1978), 403-25.

25 Ibid; James A. Tobey, "The Health Examination Movement," *The Nation's Health* 9(september 1923), 610-11, 648. 이런 신념에 대한 논의는 다음을 참조할 것. James A. Tobey, "A Layman's View Health Examinations," *Boston Medical and Surgical Journal* 191(November 6, 1924), 875-78.

26 J. H. J. Upham, "The State Medical Association and the State Board of Health," *AMA Bulletin* 16(February 1923), 273.

27 "Like Banquo's Ghost the Chicago Public Health Institute Will Not Down," *Illinois Medical Journal* 58(November 1930), 313ff; *New York Times*, April 8, 11, and 14, 1929.

28 Davis, *Clinics, Hospitals and Health Centers*, 357; George Rosen, "The First Neighborhood Health Center Movement: Its Rise and Fall," *American Journal of Public Health* 61(August 1971), 1620-37; John D. Stoeckle and Lucy M. Candib, "The Neighborhood Health Center: Reform Ideas of Yesterday and Today," *New England Journal of Medicine* 280 (June 19, 1969), 1385-90. 스토클과 캔디브는 1960년대의 보건소들보다 먼저 설립된 사례를 찾으려고 노력하면서, 초기 보건소가 의료를 제공하는 데 일차적으로 관여하지 않았다는 점을 분명히 하지 않았다.

보건소의 후원자들은 보건소가 지역 의사들과 경쟁하지 않을 것이라고 서약했다. 다른 한편으로 1960년대의 사업들은 개원의사들이 사실상 사라진 지역에서 포괄적인 서비스를 제공하려고 시도했다.

29 Herman M. Biggs, "The State Board of Health," *New York State Journal of Medicine* 21 (January 1921), 7; 또한 다음을 참조할 것. Victor C. Vaughan, "Rural Health Centers as Aid to General Practitioners," *JAMA* 76 (april 9, 1921), 983-85.

30 Milton Terris, "Hermann Biggs' Contribution to the Modern Concept of the Health Center," *Bulletin of the Medicine* 20(October 1946), 387-412.

31 Edward L. Hunt, "The Health Centres Bill of 1920" *New York State Journal of Medicine* 21(January 1921), 2.

32 Greer Williams, "Schools of Public Health-Their Doing and Undoing," *Health and Society* 54(Fall 1976), 501-02.

33 Rosenkrantz, *Public Health and State*, 179, 182.

6장 기업으로부터의 도피, 1900~1930

1 미국 산업의료의 발달은 다음을 볼 것. Henry B. Selleck, with H. Whittaker, *Occupational Health in America* (Detroit: Wayne State University Press, 1962); T. Lile Hazlett and William W. Hummel, *Industrial Medicine in Western Pennsylvania, 1850-1950* (Pittsburgh: University of Pittsburgh Press, 1957).

2 발전의 범위 혹은 깊이에 대한 조사는 다음을 참조할 것. C. D. Selby, "Studies of the Medical and Surgical Workers," *Public Health Bulletin*, no. 99(1919); National Industrial Conference Board, *Medical Care of Industrial Workers* (New York: National Industrial Conference Board, 1926); "Medical and Hospital Service for Industrial Employees," *Monthly Labor Review* 24(January 1927). 7-19.

3 Interstate Commerce Commission, *Fifteenth Annual Report* (Washington, D.C.: U.S. Government Printing Office, 1902), 58; C. B. Herrick, "The Railway Surgeon and His Work", *Transactions of the Medical Society of the State of New York* (1898), 214-19.

4 I. M. Rubinow, *Social Insurance* (New York: Henry Holt, 1916), 288-89.

5 Pierce Williams, *The Purchase of Medical Care Through Fixed Periodic Payments* (New York: National Bureau of Economic Research, 1932): Jerome Schwartz, "Early History of Prepaid Medical Care Plans," *Bulletin of the History of Medicine* 39 (September-October 1965), 450-75.

6 Stuart D. Brandes, *American Welfare Capitalism, 1880-1920*(Chicago: University of Chicago Press, 1976).

7 Williams, *Purchase of Medical Care*, 1-23.

8 슈워츠(Jerome Schwartz)는 "Early History of Prepaid Medical Care Plans"에서 일부 근로자들이 회사를 위해 의료계획을 제공했다고 밝힌다. 그러나 브랜디스(Stuart D. Brandes)는 *American Welfare Capitalism*에서 더 완벽한 분석을 내놓는다.

9 "Contract Practice," *JAMA* 49(December 14, 1907) 2028-29; Selleck and Whittaker, *Occupational Health in America*, 61; Alice Hamilton, *Exploring the Dangerous Trades*(Boston: Little, Brown, 1943), 3.

10 National Industrial Conference Board, *Health Services in Industry*, Report no. 43(New York: National Industrial Conference Board, January 1921), 15.

11 Medical and Hospital Service for Industrial Employees," *Monthly Labor Review* 24(January 1927), 7-19; National Industrial Conference Board, *Medical Care of Industrial Workers*; J. D. Hackett, *Health Maintenance in Industry*(Chicago: A. W. Shaw, 1925).

12 미국의사협회의 의사들은 직업병의 경우 보수를 확충하는 것에 대해 자주 반대한다. 왜냐하면 그들은 그것이 사회의학 또는 국가의학이 될 것으로 여기기 때문이다. Carey McCord, "The Present Status of Industrial Medicine," *AMA Bulletin* 25(January 1930), 11-21.

13 온정주의 단체의 쇠퇴에 관해서는 다음을 참조할 것. Brandes, *American Welfare Capitalism*.

14 Schwartz, "Early History of Prepaid Medical Care Plans," 455; Note, "Right of Corporation to Practice Medicine," *Yale Law Journal* 48(1938), 346-51.

15 Lawrence G. Goldberg and Warren Greenberg, "The Emergence of Physician-Sponsored Health Insurance: A Historical Perspective," in *Competition in the Health Sector: Past, Present and Future*, ed. Warren Greenberg(Washington, D.C.: Federal Trade Commission, 1978), 288-321.

16 John Kenneth Galbraith, *Economics and the Public Purpose*(Boston: Houghton Mifflin, 1973), 73.

17 Rubinow, *Social Insurance*, 293.

18 Charles Henderson, *Industrial Insurance in the United States*(Chicago: University of Chicago Press, 1908), 112-27.

19 이 절에서는 다음을 참고했다. George Rosen, "Contract or Lodge Practice and Its Influence on Medical Attitudes to Health Insurance," *American Journal of Public*

Health 67(April 1977), 374-78.

20 Anna Kalet, "Voluntary Health Insurance in New York City," *American Labor Legislation Review* 6(June 1916), 142-54. 친목회와 이익집단에 대한 세부적인 묘사는 다음을 참조할 것. *Report of the Health Insurance Commission of Illinois*, May 1, 1919, 118-24.

21 Gorge S. Mathews, "Contract Practice in Rhode Island," *Bulletin of the American Academy of Medicine* 10(1909), 599.

22 James G. Burrow, *Organized Medicine in The Progressive Era: The Move Toward Monopoly*(Baltimore: Johns Hopkins University Press, 1977), 120-22.

23 Horace M. Alleman, "Lodge Practice," *Pennsylvania Medical Journal* 15(December 1911), 223.

24 Mathews, "Contract Practice in Rhode Island," 602.

25 Ibid., 602-03, 604.

26 "Contract Practice," *JAMA* 49(December 14, 1907), 2028-29; "Contract Practice," *JAMA* 57(July 8, 1911), 145-46. 미국의사협회 법사위원회는 1912년에 작성된 보고서에서 이런 진료에 대해 동조적인 시각을 나타냈다. 그러나 그때 법사위원장은 알렉산더 람베르트로서 전문직의 입장을 보여주지 못했다. 그 보고서는 건강보험에 관한 논쟁의 시발점이 되었다. *JAMA* 60 (June 28, 1913), 1997-98.

27 Mathews, "Contract Practice in Rhode Island," 600; Dr. J. K. Weaver, "Discussion," *Bulletin of the American Academy of Medicine* 10(1909), 630-32. 의사들이 조합주의 성격의 진료를 하는 것에 대해 반대하는 의료계의 반응에 대한 보고서로는 다음을 볼 것. "Lodge Practice and the Medical Society," *AMA Bulletin* 16(March 15, 1923), 290-92. 각 주의 의료계에 대해 정책의 변화가 강조된 단계적인 조사 결과는 다음을 참조할 것. Burrow, *Organized Medicine in the Progressive Era*, 124-32.

28 Irving Howe, *World of Our Fathers*(New York: Harcourt Brace Jovanovich, 1976), 188. Rosen, "Contract or Lodge Practice," 375에서 재인용.

29 Henry Keller, "Contract Practice," *The Medical Economist* 1(December 1913), 143-149.

30 Williams, *Purchase of Medical Care*, 290-91; Schwartz, "Early History of Prepaid Medical Care Plans," 452-54.

31 Howe, *World of Our Fathers*, 188.

32 Weaver, "Discussion," 631.

33 다음에서 인용함. Henry Clapesattle, *The Doctors Mayo* (Minneapolis: University if Minnesota Press, 1941), 388, 392. 메이요클리닉(Mayo Clinic)의 다른 세부적인

것은 같은 책, 339-535에서 나왔다.

34 Ibid.; 또한 다음을 참조할 것. C. Rufus Rorem, *Private Group Clinics*(Chicago: University of Chicago Press, 1931), 115-18.

35 Clapesattle, *The Doctors Mayo*, 788; Walker Winslow, *The Menninger Story* (New York: Doubleday, 1956), 13-16.

36 American Medical Association, Bureau of Medical Economics, *Group Practice* (Chicago: American Medical Association, 1933), 13-17.

37 Rorem, *Private Group Clinics*, 15-18.

38 AMA, *Group Practice*, 14.

39 리 박사(Dr. Russell Lee)와의 개인적 대화(1975년 8월, 캘리포니아주 팔로알토).

40 AMA, *Group Practice*, 15.

41 Rorem, *Private Group Clinics*, 13.

42 Clapesattle, *The Doctors Mayo*, 531, 534.

43 Michael M. Davis, Jr., "Organization of Medical Service," *American Labor Legislation Review* 6(March 1916), 18.

44 Rorem, *Private Group Clinics*, 102.

45 "'Group Practice'-A. Menace or a Blessing," *JAMA* 76(February 12, 1921), 452-53.

46 Rorem, *Private Group Clinics*, 19-20.

47 Vearder Newton Leonard, "The Significance of Group Practice," *JAMA* 76(February 12, 1921), 421-26. 레너드는 두 개의 다른 형태를 언급했다. 폐업한 병원과 진단 중심의 병원들의 직원들. 그러나 이들은 공동 진료에 대한 대부분의 논의에서 빠졌다.

48 Rorem, *Private Group Clinics*, 26-31.

49 Rexwald Brown, "Group Medicine in Practice," *AMA Bulletin* 18(December 1923), 443-48.

50 Edward B. Stevwns, *The History of the Medical Group Management Association, 1926-1976*(Denver: Medical Group Management Association, 1976), 22.

51 AMA, Group Practice, 42.

52 Ibid., 40-42.

53 American Medical Association, *Proceedings of the House of Delegates*(1934), 47.

54 Stephen Marglin, "What Do Bosses Do? The Origins and Functions of Hierarchy in Capitalist Production," *Review of Radical Political Economics* 6(1974), 62.

55 American Medical Association, Bureau of Medical Economics, *Economics and the Ethics of Medicine* (Chicago: American Medical Association, 1935), 49-50.

56 Alleman, "Lodge Practice," 223; Burrow, *Organized Medicine in the Progressive Era*, 127.

57 AMA, *Economics and the Ethics of Medicine*, 45.

58 *Annual Report of the President, 1880-81*, 29.

59 Edward Louis Bauer, *Doctors Made in America* (Philadelphia: Lippincott, 1963), 247-49.

60 Bruce Steinwald and Duncan Neuhauser, "The Role of the Proprietry Hospital," *Law and Contemporary Problems* 35(Autuma 1970), 818-20; E. H. L. Corwin, *The American Hospital* (New York: Commonwealth Fund, 1946), 29.

61 *JAMA* 92(March 30, 1929), 1050.

62 Rosemary Stevens, *American Medicine and the Public Interest* (New Haven, Conn.: Yale University Press, 1971), 225-43.

63 진료실의 실험실들의 논제들에 대해서는 전적으로 다음을 참고했다. William D. White, *Public Health and Private Gain: The Economics of Licensing Clinical Laboratory Personnel* (Chicago; Maroufa Press, 1979).

64 Ibid., 63.

65 George Unwin, *Industrial Organization in the Sixteen and Seventeenth Centuries* (Oxford: Clarendon Pressd, 1904), 96.

66 Judy Barret Litoff, *American Midwives, 1860 to the Present* (Westport, Conn,.: Greenwood Press, 1978), 76.

67 Commission on Graduate Medical Education, *Graduate Medical Education* (Chicago: University of Chicago Press, 1940), 132-33: Abraham Flexner, *Medical Education in the University States and Canada* (New York: Carnegie Foundation for the Advancement of Teaching, 1910).

68 Stevens, *American Medicine and the Public Interest*, 127-28.

69 Kenneth Arrow, "Uncertainty and the Welfare Economics of Medical Care," *American Economic Review* 53(December 1963), 941-69.

70 E. Richard Brown, *Rockefeller Medicine Men: Capitalism and Medical Care in America* (Berkeley: University of California Press, 1979), 3-4, 119-30, 그리고 다른 곳도 볼 것.

71 Ibid., 117-18. 브라운은 National Association of Manufacturers(NAM)와 National Civic Federation(NCF)을 인용했다. 그는 NAM이 취했던 공무상의 입장 때문에 위원

회의 보고서를 채택하지 않은 실수를 저질렀다. NCF는 건강보험을 강하게 평가절하했다. 2권 1장을 참조할 것.

72 Ibid., 113.

73 Joseph Schumpeter, *Capitalism, Socialism and Democracy* (New York: Harper & Row, 1950), 125-26.

2권 의사, 국가 그리고 기업

1장 개혁, 그 신기루

1 I. M. Rubinow, *Social Insurance* (New York: Henry Holt, 1916), 224-50.

2 Gaston V. Rimlinger, *Welfare Policy and Industrialization in Eurpoe, America and Russia* (New York: Wiley, 1971), Chaps. 2-3.

3 Reinhard Bendix, *Nation-Building and Citizenship* (New York: Wiley, 1971), 80-101.

4 Rimlinger, *Welfare Policy and Industrialization*; Peter Flora et al., "On the Development of the Western European Welfare States." (Paper prepared for the International Political Science Association, Edinburgh, August 16-21, 1976).

5 Rimilinger, *Welfare Policy and Industrialization*, 110-12.

6 Bentley B. Gilbert, *British Social Policy, 1914-1939* (London: Batsford, 1970), 15. 길버트의 초기 저작인 다음 책도 참조할 것. *The Evolution of National Insurance in Great Britain* (London: Michael Joseph, 1966), Chaps. 6-7.

7 Gilbert, *The Evolution of National Insurance*, 165-67; Rubinow, *Social Insurance*, 226.

8 Charles R. Henderson, *Industrial Insurance in the United States* (Chicago: University of Chicago Press, 1909), 112-27; Edgar Sydenstricker, "Existing Agencies for Health Insurance in the United States," in U.S. Department of Labor, *Proceeding of the Conference on Social Insurance, 1916* (Washington, D.C.: U.S. Government Printing Office, 1917), 430-75.

9 James B. Kennedy, *Beneficiary Features of American Trade Unions* (Baltimore: Johns Hopkins University Studies in Historical and Political Science, 1908); *Twenty-Third Annual Report of the Commissioner of Labor 1908* (Washington, D.C.: U.S. Government Printing Office, 1909), 28-30, 205-13.

10 Edwin J. Faulkner, *Health Insurance*(New York: McGraw-Hill, 1960), Chap. 16; Rubinow, *Social Insurance*, 295-96.

11 John F. Dryden, *Addresses and Papers on Life Insurance and Other Subjects* (Newark, N.J.: Prudential Press, 1909), 31-32.

12 *Report of the Health Insurance Commission of Illinois*(n.p.: May 1, 1919), 108[이하 "Illinois commission report"]; Ohio Health and Old Age Insurance Commission, *Health, Health Insurance, Old Age Pensions*(Columbus, Ohio, 1919), 156[이하 "Ohio commission report"]; *Report of the Social Insurance Commission of the State of California, March 1919*(Sacramento: California State Printing Office, 1919), 11; 초기의 두 가지 견해에 대해서는 Rubinow, *Social Insurance*, 281-98; Sydenstiricker, "Existing Agencies for Health Insurance," 특히 431-36을 참고할 것.

13 Rubinow, *Social Insurance*, 296, 419-20; Marquis James, The Metropolitan Life: A Study in Business Growth(New York: Viking, 1947), 73-93.

14 미국노동입법협회의 배경에 대해서는 Irwin Yellowitz, *Labor and the Progressive Movement in New York State, 1897-1916*(Ithaca, N.Y.: Cornell University Press, 1965), 55-59; John R. Commons and A.J Altmeyer, "The Health Insurance Movement in the United States," in Ohio commission report, 291-92; Roy Lubove, *The Struggle for Social Security, 1900-1935*(Cambridge: Harvard University Press, 1970).

15 이 단체의 모델이 된 법안에 대해서는 다음을 참조할 것. *American Labor Legislation Review*6(June 1916), 239-68.

16 Yellowitz, *Labor and the Progressive Movement*, 85.

17 Illinois commission report, 15-17; Rubinow, *Social Insurance*, 214.

18 Illinois commission report, 15, 18.

19 Ibid., 20-22; Hace Sorel Tishler, Self-Reliance and Social Security, 1870-1917 (Port Washington, N.Y.: Kennikat Press, 1971), 164.

20 Rubinow, *Social Insurance*, 298; J. Lee Kreader, "Issac Max Rubinow: Pioneering Specialist in Social Insurance," *Social Service Review* 50(September 1976), 402-25.

21 Irving Fisher, "The Need for Health Insurance," *American Labor Legislation Review*7(March 1917), 23.

22 B. S. Warren and Edgar Sydenstricker, "Health Insurance: Its Relation to Public Health," *Public Health Bulletin*, no. 76(March 1916), 6.

23 Ibid., 54.

24 I. M. Rubinow, "Social Insurance"(Chicago: American Medical Association, 1916), 24.

25 Ohio commission report, 136.

26 다음 두 연구는 나의 논의에 상당한 도움을 주었다. Ronald L. Numbers, *Almost Persuaded: American Physicians and Compulsory Health Insurance*(Baltimore: Johns Hopkins University Press, 1978); Tishler, *Self-Reliance and Social Security*, 167-70.

27 Numbers, *Almost Persuaded*, 34.

28 Warren and Sydenstricker, "Health Insurance"; "Report of the Standing Committee Adopted by the Conference of State and Territorial Health Authorities with the United States Public Health Service, Washington, D.C., May 13, 1916," *Public Health Reports* 31(July 21, 1916), 1919-25; Alexander Lambert, "Organization of Medical Benefits Under the Proposed Sickness (Health) Insurance System," in U.S. Department of Labor, *Proceedings of the Conference on Social Insurance*, 1916, 651-53.

29 Michael M. Davis, Jr., to John B. Andrews, July 21, 1915, in *Papers of the American Association for Labor Legislation*, 1905-1945(Glen Rock, N.J.: Microfilm Corporation of America, 1973), reel 14.

30 Lambert, "Organization of Medical Benefits," 655-59.

31 Numbers, *Almost Persuaded*, 50-51.

32 *American Labor Legislation Review* 7(March 1917), 51-65; Numbers, *Almost Persuaded*, 84.

33 U.S. Congress, House Committee on Labor, *Hearings Before the Committee on H. J. Resolution 159… April 6 and 11, 1916*, 64th Cong., 1st sess., 36-45, 122-89.

34 Marc Karson, *American Labor Unions and Politics, 1900-1918*(Carbondale, Ill.: Southern Illinois University Press, 1958).

35 Seling Perlman, *A Theory of the Labor Movement*(New York: Macmillan, 1928), 162.

36 Nathan Fine, *Labor and Farmer Parties in the United States, 1828-1928*(New York: Rand School of Social Science, 1928), 129.

37 Bernard Mandel, *Samuel Gompers*(Yellow Springs, Oh.: Antioch Press, 1963), 32.

38 Ibid., 183; Samuel Gompers, "Trade Union Health Insurance," *American Federationist* 23(November 1916), 1072-74; Philip Taft, *The A. F. of L. in the Time of Gompers* (New York: Harper & Row, 1957), 364-65.

39 Commons and Altmeyer, "Health Insurance Movement," 300. 곰퍼스의 반대는 이겨내기 어려웠다. 뉴욕주 연맹은 강제보험에서 값싼 현금급여를 제공하는 법안을 지지함으로써 친목조합이나 노동조합이 부가적인 현금급여를 제공할 수 있는 길을 열어 두었다. 더구나 독일보험제도는 노동자들이 자신의 대표를 선출할 기회를 제공했기에 노동조합의 발달을 재촉했다.

40 National Association of Manufacturers, Proceedings of the 21st Annual Convention, May 15-17, 1916, 33-38; National Association of Manufacturers, *Proceedings of the 22nd Annual Convention*, May 14-16, 1917, 20-21; Frank F. Dresser, "Suggestions Regarding Social Insurance." (An Address Before the Conference on Social Insurance, Washington, D.C., December 4-9, 1916, NAM Pamphlet 46).

41 National Industrial Conference Board, "Sickness Insurance or Sickness Prevention?" Research Report no. 6(Boston: National Industrial Conference Board, 1918); 또한 다음을 참조할 것. National Industrial Conference Board, "Is Compulsory Health Insurance Desirable?" Special Report no. 4(Boston: National Industrial Conference Board, 1919).

42 전국시민연맹의 배경에 관해서는 다음을 참조할 것. James Weinstein, *The Corporate Ideal in the Liberal State: 1900-1918* (Boston: Beacon Press, 1968).

43 Karson, *American Labor Unions and Politics*; Yellowitz, *Labor and the Progressive Movement*; Robert Wiebe, *Businessmen and Reform* (Cambridge: Harvard University Press, 1962), 158-67.

44 Tishler, *Self-Reliance and Social Security*, 179-89.

45 Ibid.; 그와 같은 의견에 관해서는 다음을 참조할 것. "If Not Compulsory Insurance, What," *National Civic Federation Review* 4(June 5, 1919).

46 James, *Metropolitan Life*, 171-72.

47 Numbers, *Almost Persuaded*, 78; F. L. Hoffman, *Facts and Fallacies of Compulsory Insurance* (Newark, N.J.: Prudential Press, 1917).

48 Lee K. Frankel, "Some Fundamental Considerations in Health Insurance," in U.S. Department of Labor, *Proceedings of the Conference on Social Insurance 1916*, 598-605.

49 Numbers, *Almost Persuaded*, 67.

50 Ibid., 73.

51 Ibid., 75-77.

52 League for the Conservation of Public Health, "It Shall Not Pass," (n.d., n.p.); Letter to the doctors, October 8, 1918, Ray Lyman Wilbur papers, Stanford University, Stanford, Calif.

53 Arthur Viseltear, "Compulsory Health Insurance4 in California, 1915-1918," *Journal of the History of Medicine and the Allied Sciences* 24(April 1969), 151-82; Numbers, *Almost Persuaded*, 79-81.

54 Lubove, *The Struggle for Social Security*, 83-84.

55 Illinois commission report, 209.

56 I. M. Rubinow, "Public and Private Interests in Social Insurance," *American Labor Legislation Review* 21(June 1931), 181-91.

57 루보브(Lubove)가 『사회보장을 위한 투쟁(Struggle for Social Security)』에서 논의했던 내용조차도 미국의사협회의 건강보험에 대한 초기 승인을 무시하고 의사들의 반응을 객관적 이해의 자동적 표현이라고 간주함으로써 문제의 복잡성을 피해갔다.

58 Gilbert, *Evolution of National Insurance*, 425-28.

59 Rimlinger, *Welfare Policy and Industrialization*, 112-22.

60 Gilbert, *Evolution of National Insurance*, 356-440.

61 Chester Rowell to Ray Lyman Wilbur, October 7, 1918. Wilbur Papers.

62 넘버스는 1916년에서 1919년 사이에 위스콘신주에 사는 의사들의 평균소득이 41% 상승했다고 보고했다. *Almost Persuaded*, 113.

63 Lubove, *The Struggle for Social Security*, 45-51; 또한 다음을 참조할 것. Lawrence M. Friedman and Jack Ladinsky, "Social Change and the Law of Industrial Accidents," *Columbia Law Review* 67(January 1967), 50-82.

64 I. S. Falk, *Security Against Sickness* (Garden City, N.Y.: Doubleday, Doran, 1936), 14-16.

65 Michael M. Davis, Jr., *Preface to Harry A. Millis, Sickness and Insurance* (Chicago: University of Chicago Press, 1937), v.

66 Michael M. Davis, Jr., "The American Approach to Health Insurance," *Milbank Memorial Fund Quarterly* 12(July 1934), 214.

67 Milton Friedman and Simon Kuznets, *Income from Independent Professional Practice* (New York: National Bureau of Economic Research, 1945).

68 Ohio insurance commission, 116.

69 I. S. Falk, C. Rufus Rorem, and Martha D. Ring, *The Cost of Medical Care* (Chicago: University of Chicago Press, 1933), 89.

70 Davis, "American Approach," 211.

71 Committee on the Costs of Medical Care, *Medical Care for the American People* (Chicago: University of Chicago Press, 1932), 19.

72 Davis, "American Approach," 214-15.

73 Sheila M. Rothman, *Woman's Proper Place* (New York: Basic Books, 1978), 136-52.

74 Harry H. Moore, *American Medicine and the People's Health* (New York: Appleton, 1927), 21.

75 Paul Kellogg to Edward Filene, November 7, 1927. Wilbur papers

76 CCMC, *Medical Care for the American People*, Chap. 1. 일반적인 요약은 다음에 잘 나와 있다. Falk, Rorem, and Ring, *Cost of Medical Care*.

77 CCMC, *Medical Care for the American People*, 32-36.

78 Roger I. Lee, Lewis Webster Jones, and Barbara Jones, *The Fundamentals of Good Medical Care* (Chicago: University of Chicago Press, 1933), 12.

79 Ibid.

80 CCMC, *Medical Care for the American People*, 7.

81 Ibid., 41.

82 "Introduction," in Falk, Rorem, and Ring, *Cost of Medical Care*, vi-vii.

83 CCMC, Medical Care for the American People, 61, 128-30.

84 Ibid., 94.

85 Ibid., 68.

86 Ibid., 130-32, 189-201.

87 Ibid., 152-83.

88 "The Committee on the Cost of Medical Care," *JAMA* 99(December 3, 1932), 1950-51.

89 *New York Times*, November 30, 1932.

90 Flora et al., "On the Development of the Western Eurpoean Welfare States," 22.

91 Paul H. Douglas, *Social Security in the United States* (New York: Mcgraw-Hill, 1936), 70.

92 Edwin Witte, *The Development of the Social Security Act* (Madison, Wis.:

University of Wisconsin Press, 1962), 174-75. 위트에 관해서는 다음을 참조할 것. Theron F. Schlabach, *Edwin Witte: Cautious Reformer*(Madison, Wis.: State Historical Society of Wisconsin, 1969).

93 Abraham Epstein, "Social Security-Fiction or Fact?," *The American Mercury* 33(October 1934), 129-38.

94 Witte, *The Development of the Social Security Act*, 175-80; Daniel S. Hirshfield, *The Lost Reform*(Cambridge: Harvard University Press, 1970), 44-52.

95 Committee on Economic Security, *Report to the President*(Washington, D.C.: U.S. Government Printing Office, 1935),

96 "Report of the Special Reference Committee," *JAMA* 104(March 2, 1935), 751-52. 이는 실제적으로 양보가 아니었다.

97 Arthur J. Altmeyer, *The Formative Years of Social Security*(Madison, Wis.: University of Wisconsin Press, 1968), 57-58n; Witte, *Development of the Social Security Act*, 185ff, 205-10; Hirshfield, *The Lost Reform*, 55-60.

98 Douglas, *Social Security*, 100-01.

99 G. St. J. Perrot, Edgar Sydenstricker, and Selwyn D. Collins, "Medical Care During the Depression," *Milbank Memorial Fund Quarterly* 12(April 1934), 99-114.

100 *New York Times*, June 12, 1938.

101 Paul A. Dodd, *Economic Aspects of Medical Services*(Washington, D.C.: Graphic Arts Press, 1939), 209; Simon Kuznets and Milton Friedman, "Income from Independent Practice, 1929-1936," *National Bureau of Economic Research Bulletin* (February 5, 1939), 8; George D. Wolf, *The Physician's Business*(Philadelphia: Lippincott, 1938), 112.

102 New York State Legislative Commission on Medical Care, *Medical Care for the People of New York State*(n.p.: February 15, 1946), 171-72; Franz Goldmann, *Public Medical Care*(New York: Columbia University Press, 1945). 설사 연방 정부가 노령연금에서 의료를 위한 기금을 조성하지 않았다고 하더라도, 현금급여에 대한 기여금은 주 재정이 의료비를 위해 사용하도록 허용했다. 1941년에 워싱턴주는 65세 이상 주민들이 "공적 비용으로 의료비를 지불할 수" 있는 권리에 대해 투표권을 허용했다(ibid., 74).

103 Samuel Lubell and Walter Everett, "Rehearsal for State Medicine," *Saturday Evening Post*, December 17, 1938, 23ff.

104 Morris Fishbein, *History of the American Medical Association*(Philadelphia:

Saunders, 1947), 407-08.

105 Mary Ross, "California Weighs Health Insurance," *Survey Graphic* 24(May 1935), 213ff.

106 George A. Shipman, Robert J. Lampman and S. Frank Miyamoto, *Medical Service Corporations in the State of Washington* (Cambridge: Harvard University Press, 1962), 22-23.

107 Walter Bierring, "The Family Doctor and the Changing Order," *JAMA* 102(June 16, 1934), 1997.

108 Friedman and Kuznets, *Incomes from Independent Professional Practice*, 12-20.

109 Hirshfield, *The Lost Reform*, 76-78.

110 Oliver Garceau, *The Political Life of the American Medical Association* (Cambridge: Harvard University Press, 1941), 132.

111 Ibid., 77.

112 George Gallup, "Most Doctors Back Health Insurance," *New York Times*, June 15, 1938; Garceau, *Political Life*, 133-34.

113 Hirshfield, *The Lost Reform*, 128-30; Garceau, *Political Life*, 147-52.

114 James Rorty, *American Medicine Mobilizes* (New York: Norton, 1939), 93-94에서 인용; John P. Peters, "Medicine and the Public," *New England Journal of Medicine* 220(March 23, 1939), 504-10.

115 "The American Foundation Proposals for Medical Care," *JAMA* 109(October 16, 1937), 1280-81.

116 Hirshfield, *The Lost Reform*, 102-05.

117 "A National Health Program: Report of the Technical Committee on Medical Care," in Interdepartmental Committee to Coordinate Health and Welfare Activities, *Proceedings of the National Health Conference*, July 18, 19, 20, 1938, Washington, D.C.(Washington, D.C.: U.S. Government Printing Office, 1938), 29-63.

118 Altmeyer, *Formative Years*, 96.

119 "Proceedings of the Special Session," *JAMA* 111(September 24, 1938), 1191-1217; Morris Fishbein, "American Medicine and the National Health Plan," *New England Journal of Medicine* 220(March 23, 1939), 495-504. 피시바인은 국민건강보험을 비웃었다.

120 Arthur J. Viseltear, "Emergence of the Medical Care Section of the American Public Health Association, 1926-48," American Journal of Public Health 63

(November 1973), 992.

121 Altmeyer, *Formative Years*, 96.

122 Ibid., 115.

123 Robert F. Wagner, "The National Health Bill," *American Labor Legislation Review* 29(1939), 13-44.

124 Altmeyer, *Formative Years*, 126-27.

125 William Leuchtenberg, *Franklin D. Roosevelt and the New Deal, 1932-1940* (New York: Harper & Row, 1963), 88.

126 Hirshfield, *The Lost Reform*, 여러 쪽.

127 여론에 대한 논의에 대해서는 다음을 참고함. Michael E. Schiltz, *Public Attitudes Toward Social Security 1935-1965* (Washington, D.C.: U.S. Government Printing Office, 1970), 123-50.

128 John Blum, *From the Morgenthau Diaries: Years of War, 1941-1945* (Boston: Houghton Mifflin, 1967), 72.

129 Altmeyer, *Formative Years*, 261.

130 법안의 배경에 대해서는 다음을 참조할 것. Monty M. Poen, *Harry S. Truman Versus the Medical Lobby* (Columbia, Mo.: University of Missouri Press, 1979), 31-36. 이어지는 논의는 포언의 설명을 따른 것이 많다.

131 Ibid., 42-43.

132 "A National Health Program: Message from the President," *Social Security Bulletin* (December 1945), 7.

133 Ibid., 8.

134 Ibid., 11.

135 A. J. Altmeyer, "How Can We Assure Adequate Health Service for All the People?" *Social Security Bulletin* (December 1945), 15-16.

136 Poen, *Truman Versus the Medical Lobby*, 85-86.

137 Schiltz, *Public Attitudes Toward Social Security*, 134.

138 Foote, Cone, and Belding, *Survey of Public Relations of the California Medical Profession* (n.p., 1944), 4-5.

139 New York State Legislative Commission, *Medical Care for the People of New York State*, 26-28.

140 Foote, Cone, and Belding, *Survey of Public Relations*; Schiltz, *Public Attitudes Toward Social Security*, 136-39.

141 Richard Harris, *A Sacred Trust*(New York: New American Library, 1966), 31-33.

142 U.S. Senate, *National Health Program*, Hearings Before the Committee on Education and Labor, 77th Cong., 2nd sess., pt. 1, April 2-16, 1946, 47ff.

143 Poen, *Truman Versus the Medical Lobby*, 75-80, 90.

144 Ibid., 96-97.

145 Ibid., 102-06.

146 National Health Assembly, *America's Health: A Report to the Nation*(New York: Harper and Brothers, 1949).

147 Harris, *Sacred Trust*, 44-46.

148 Schiltz, *Public Attitudes Toward Social Security*, 134.

149 Poen, *Truman Versus the Medical Lobby*, 118-22.

150 Altmeyer, *Formative Years*, 261-62.

151 Ibid., 185-86.

152 Poen, *Truman Versus the Medical Lobby*, 181-82.

153 Godfrey Hodgson, *America in Our Time*(New York: Doubleday, 1977). 77.

2장 개혁, 조정의 승리

1 배상급여보험과 서비스급여보험이 위험(risk)에 대해 다른 접근방식을 보여주고 있다는 설명으로는 다음이 있다. William C. L. Hsiao and Beth Stevens, "Cooptation Versus Isolation" Health Insurance Organizations and Their Relations with Physicians," (unpublished paper, Harvard University School of Public Health, July 15, 1980).

2 Marquis James, *The Metropolitan Life: A Study in Business Growth*(New York: Viking, 1947), 262-604; *Report of the Health Insurance Commission of Illinois* (n.p.: May 1, 1919), 135-40; Edwin J. Faulkner, *Health Insurance*(New York: McGraw-Hill, 1960), Chap. 16.

3 Pierce Williams, *The Purchase of Medical Care Through Fixed Periodic Payment*(New York: National Bureau of Economic Research, 1932), 258-60.

4 Committee on the Costs of Medical Care, *Medical Care for the American People* (Chicago: University of Chicago Press, 1932), 91-92.

5 관례적인 설명으로는 C. Rufus Rorem, *Blue Cross Hospital Service Plans*(Chicago: Hospital Service Plan Commission, 1944), 7을, 민간부문의 발전에 대해서는 Michael M. Davis and C. Rufus Rorem, *The Crisis in Hospital Finance*(Chicago:

University of Chicago Press, 1932), 211-13, 또한 Louis S. Reed, *Blue Cross and Medical Service Plans*(Washington, D.C.: Federal Security Agency, 1949), 9-10을 볼 것.

6 "A Statistical Analysis of 2,717 Hospitals," *Bulletin of the American Hospital Association* 4(July 1930), 68.

7 Davis and Rorem, *Crisis in Hospital Finance*, 5.

8 Ibid., 3.

9 Ibid., 12.

10 Rorem, *Blue Cross Hospital Service Plans*, 7, 12-13.

11 Reed, *Blue Cross and Medical Service Plans*, 13-14, 54-56.

12 Odin W. Anderson, *Blue Cross Since 1929: Accountability and the Public Trust* (Cambridge, Mass.: Ballinger, 1975), 42.

13 Reed, *Blue Cross and Medical Service Plans*, 11-12, 54-58.

14 Rorem, *Blue Cross Hospital Service Plans*, 11.

15 경쟁으로 인해 망할 수도 있었던 병원을 유지함으로써 범지역사회보험사업은 많은 대안적인 시설들을 유지해 왔다고 볼 수 있다. 그러나 이 사업들은 사람들이 자신들이 지불하고 있음을 깨닫지 못하는 가격으로 유지되어 왔다.

16 C. Rufus Rorem, "Group Hospitalization Plans Forge Ahead," *Hospitals* 10(April 1936), 62-66; "Group Hospitalization Plans Protect One Million Persons," *Hospitals* 11(July 1937), 120-22.

17 Anderson, *Blue Cross Since 1929*, 40.

18 Duncan M. MacIntyre, *Voluntary Health Insurance and Rate Making*(Ithaca, N.Y.: Cornell University Press, 1962), 124-25; C. A. Kulp, *Casualty Insurance* (New York: Ronald Press, 1956); U.S. Senate, Committee on Labor and Public Welfare, *Health Insurance Plans in the United States*, Report no. 359. pt. 2, 82d Cong., 1st sess., 1951[이하 '1951 Senate Report'], 99.

19 Herman N. Somers and Anne R. Somers, *Doctors, Patients and Health Insurance* (Washington, D.C.: The Brookings Institution, 1961), 548.

20 *JAMA* 104(May 4, 1935), 1614.

21 *JAMA* 111(September 24, 1938), 1216.

22 Davis and Rorem, *Crisis in Hospital Finance*, 90-96.

23 E. M. Dunstan and Jo C. Alexander, "Group Hospitalization Plans: Survey of Local Organized Medical Opinion on the Baylor University Hospital," *Hospitals*

10(August 1936), 75-81.

24 *JAMA* 102(June 30, 1934), 2200-01. 이는 다음 단락에 나올 10가지 원칙을 인용한 출처이다.

25 1935년 미국의사협회의 대의원회의에서, 그 말은 다음과 같이 수정되었다: "의료서비스의 수가가 어떤 식으로 분배되든 간에, 그것은 환자의 소득상태에 맞게 환자에 의해서 지불되어야 하며 상호 만족스러운 수준에서 이루어져야 한다." *JAMA* 104(June 29, 1935), 2364.

26 Davis and Rorem, *Crisis in Hospital Finance*, 202-23.

27 George A. Shipman et al., *Medical Service Corporations in the State of Washington* (Cambridge: Harvard University Press, 1962).

28 Mary Ross, "The Case of the Ross-Loos Clinic," *Survey Graphic* 24(June 1935), 300ff; Arnold I. Kosch and Arthur J. Viseltear, *The Ross-Loos Medical Group*, U.S. Public Health Service, Medical Care Administration Study no. 3(1967).

29 Paul de Kruif, *Kaiser Wakes the Doctors* (New York: Harcourt Brace, 1943), 20-35.

30 Davis and Rorem, *Crisis in Hospital Finance*, 205-06.

31 "How Prepayment Got Its Start," *Group Practice* 22(December 1973), 17-19.

32 Jerome Schwartz, "Early History of Prepaid Medical Care Plans," *Bulletin of the History of Medicine* 39(September-October 1965), 470-75, 그리고 같은 저자의 다음 글을 참조할 것. "Prepayment Clinics of the Mesabi Iron Range: 1904-1964," *Journal of the History of Medicine and the Allied Sciences* 22(April 1967), 139-51.

33 Michael Shadid, "Rural Health Projects in Action-I," *American Cooperation*, 946 (Washington, D.C.: American Institute of Cooperation, 1947), 429.

34 Michael Shadid, *A Doctor for the People* (New York: The Vanguard Press, 1939).

35 Ben Swigart, "Rural Health Projects in Action-I," *American Cooperation*, 1946, 423-28; Egene Butler, "Cooperative and Rural Health: II. What Texas Has Done," *American Cooperation*, 1947, 420-27.

36 Franz Goldmann, *Voluntary Medical Care Insurance in the United States* (New York: Columbia University Press, 1948), 130, 135.

37 Goldmann, *Voluntary Medical Care Insurance*, 65-66.

38 Shadid, "Rural Health Projects in Action," 432.

39 Michael Shadid, "Cooperative Versus Competitive Medicine," *American Co-*

operation, 1940, 83-88.

40 Ross, "Case of the Ross-Loos Clinic"; Andrew and Hannah Biemiller, "Medical Rift in Milwaukee," *Survey Graphic* 27(August 1938), 418-20; Waldeman Kaempffert, "Group Practice Fight Growing More Bitter," *New York Times*, August 7, 1938; Thomas N. Bonner, *Medicine in Chicago* (Madison, Wis.: American Historical Research Center, 1957), 217-28; James Rorty, *American Medicine Mobilizes* (New York: Norton, 1939), 135ff.

41 *American Medical Association v. United States* 110 F 2d 703; Rorty, *American Medical Mobilizes*, 286.

42 110. F 2d 703.

43 *Washington Post*, December 21, 1938.

44 *American Medical Association v. United States* 317 U.S. 519(1943).

45 Horace R. Hansen, "Group Health Plans: A Twenty-Year Legal Review," *Minnesota Law Review* 42(March 1958), 527-48.

46 *JAMA* 111(July 2, 1938), 59.

47 Ibid., 119(June 20, 1942), 727-28.

48 Anderson, *Blue Cross Since 1929*, 58n.

49 Reed, *Blue Cross and Medical Service Plans*, 137-41; Joseph W. Garbarino, *Health Plans and Collective Bargaining* (Berkeley: University of California Press, 1960), 89-106.

50 Garbarino, *Health Plans and Collective Bargaining*, 106-11.

51 Anderson, *Blue Cross Since 1929*, 45; Nathan Sinai, Odin W. Anderson, and Melvin L. Dollar, *Health Insurance in the United States* (New York: Commonwealth Fund, 1946), 73, 84-94.

52 Sinai, Anderson, and Dollar, *Health Insurance in the United States*, 64-65.

53 Reed, *Blue Cross and Medical Service Plans*, 81-91.

54 Ibid., 69-71; Cone, Foote, and Belding, "Survey of Public Relations of the California Medical Association," 81. New York Legislative Commission on Medical Care, *Medical Care for the People of New York State* (n.p.: February 15, 1946), 223.

55 Ibid., 81-82.

56 Daniel Hirshfield, *The Lost Reform* (Cambridge: Harvard University Press, 1970), 97.

57 Leon Applebaum, "The Development of Voluntary Health Insurance in the United States," *Journal of Risk and Insurance* (September 1961), 15-23; John T. Dunlop, "Appraisal of the Wage Stabilization Policies," U.S. Department of Labor, Bulletin no. 1009, 166-67.

58 Raymond Munts, *Bargaining for the Health* (Madison, Wis.: University of Wisconsin Press, 1960), 7-12.

59 Ibid., 9-10; Garbarino, *Health Plans and Collective Bargaining*, 19.

60 태프트-하틀리 법에 관해서는 다음을 참조할 것. Munts, *Bargaining for Health*, 10-12; Arthir F. McClure, *The Truman Administration and the Problems of Postwar Labor, 1945-1948* (Rutherford, N.J.: Fairleigh Dickinson Press, 1969), 163-84.

61 H. M. Douty, "Post-war Wage Bargainingin in the United States," in *Labor and Trade Unionism*, ed. Walter Galenson and Seymour Martin Lipset(New York: Wiley, 1960), 192-202.

62 Garbarino, *Health Plans and Collective Bargaining*, 19-20.

63 Odinw. Anderson and Jacob J. Feldman, *Family Medical Costs and Voluntary Health Insurance: A Nationwide Survey* (New York: McGraw-Hill, 1956), 11.

64 1951 Senate Report, 98-99.

65 Ibid., 122.

66 Munts, *Bargaining for Health*, 104.

67 Garbarino, *Health Plans and Collective Bargaining*, 280-82.

68 다음의 분석은 Janet E. Ploss, "A History of the Medical Care Program of the United Mine Workers of America Welfare and Retirement Fund"(Master's thesis, Johns Hopkins School of Hygiene and Public Health, 1980)에 의거하는데, 그녀는 내가 그녀의 뛰어난 연구를 참고할 수 있도록 허락해 주었다.

69 Derek C. Bok and John T. Dunlop, *Labor and the American Community* (New York: Simon and Schuster, 1970).

70 Ploss, "History of the Medical Care Program," Chap. 1.

71 U.S. Department of the Interior, *A Medical Survey of the Bituminous-Coal Industry* (Washington, D.C.: U.S. Government Printing Office, 1947), 75-77, 111, 123, 137-64.

72 Ploss, "History of the Medical Care Program," Chap. 2; Lesile Falk, "Group Health Plans in Coal Mining Communities," *Journal of health and Human Behavior* 4(Spring 1963), 4-13.

73 Munts, *Bargaining for Health*, 99; 또한 Ibid., 61-63과 Garbarino, *Health Plans*

and Collective Bargaining, 182를 참조할 것.

74 Munts, *Bargaining for Health*, 21.

75 Garbarino, *Health Plans and Collective Bargaining*, 149-57; 또한 다음을 참조할 것. Wallace Croatman, "Are Labor's Health Centers a Threat to Doctors?" *Medical Economics* 31(October 1954), 109-18.

76 Goldmann, *Voluntary Medical Care Insurance*, 150.

77 Angus McDonald, "Health on thr Farm," *The New Republic* 116(March 3, 1947), 32-33.

78 Jerry Voorhis, *American Cooperatives*(New York: Harpers and Brothers, 1961), 32; Somers and Somers, *Doctors, Patients and Health Insurance*, 348-49. 또한 다음을 참조할 것. Helen L. Johnston, "Rural Health Cooperatives," *Public Health Bulletin* no. 308(1950).

79 William A. MacColl, "Reflections on the Birth of Group Health," Group Health Cooperative of Puget Sound, February 1972, 4. 또한 같은 저자의 다음 책을 참조할 것. *Group Practice and Prepayment of Medical Care*(Washington, D.C.: Public Affairs Press, 1966), 36-42.

80 초창기 카이저보험의 발달에 관해서는 다음을 참조할 것. de Kruif, *Kaiser Wakes the Doctors*, 여러 쪽; Greer Williams, *Kaiser-Permanente Health Plan: Why It Works* (Oakland, Calif.: Henry J. Kaiser Foundation, 1971), 4-6; Waldemar Nielsen, *The Big Foundations*(New York: Columbia University Press, 1973), 245-29; E. W. Saward et al., "Documentation of Twenty Years of Operation and Growth of a Prepaid Group Practice Plan," *Medical Care* 6(May-June 1968), 231-44.

81 HIP에 관해서는 다음을 볼 것. George Baehr, *A Report of the First Ten Years* (New York: HIP, 1957); Louis L. Feldman, *Organization of a Medical Group Practice Prepayment Program in New York City*(New York: HIP, 1953); 같은 저자의 다음 글도 참조할 것. "Legislation and Prepayment for Group Practice," *Bulletin of the New York Academy of Medicine* 47(April 1971), 411-22.

82 "The Patient's Dilemma," *San Francisco Chronicle*, February 22, 1949, reprinted in U.S. Senate, *National Health Program, 1949*, Hearings Before a Subcommittee of the Committee on Labor and Public Welfare, pt. 1, May 23-June 2, 1949, 81 Cong., 1st sess., 271-76; Garbarino, *Health Plans and Collective Bargaining*, 125-27.

83 Garbarino, *Health Plans and Collective Bargaining*, 205-23.

84 Kenneth P. Andrews, "How They're Fighting the Kaiser Plan," *Medical Eco-*

nomics 31(September 1954), 126-31.

85 *Group Health Cooperative of Puget Sound v. King County Medical Society*, 39 Wash. 2d 586, 237 Pac 2d 737(1951); 또한 다음을 참조할 것. Claron Oakley, "Closed Panel Plans are Hard to Beat in Court," *Medical Economics* 32(May 1955), 103-07.

86 Claron Oakley, "They Met the Challenge of Panel Medicine," *Medical Economics* 32 (February 1955), 122-30.

87 Garbarino, *Health Plans and Collective Bargaining*, 191-96.

88 Commission on Medical Care Plans, Report, pt. 1., *JAMA* (January 17, 1959), 34-42, 63.

89 그러나 협동조합의 단체 등록자들은 1973년에 60%를 차지했는데, 이들은 투표권이 없었다. 그들은 정기적인 협상에서 교섭권만을 갖고 있었을 뿐이다. 이 사업의 이중적 성격은 협동조합이 의료보장 진료실(Medical Security Clinic)을 구입했던 1945년에 나타났다. 이에 대한 논의로는 다음을 참조할 것. "Who Should Run Group Health?" *View* (Group Health Cooperative), January-February 1973, 4-6; Jerome L. Schwartz, "Participation of Consumers in Prepaid Health Plans," *Journal of Health and Human Behavior* 5(Summer and Fall 1964), 74-84.

90 1951 Senate Report, 80-81; Odin W. Anderson, Patricia Collette, and Jacob J. Feldman, *Changes in Family Medical Expenditures and Voluntary Health Insurance: A Five-Year Resurvey* (Cambridge: Harvard University Press, 1963), 8-9. 상업보험회사, 블루크로스, 각 보험사업들의 상대적인 위치는 1953년에서 1958년 사이에 거의 비슷했다. 그러나 블루실드는 시장에서 상당한 위치를 차지했다.

91 1951 Senate Report, 74-79, 99-106.

92 MacIntyre, *Voluntary Health Insurance and Rate Making* 58. 자료는 1959년으로 되어 있지만 양상은 그보다는 빨랐다. 다음도 참조할 것. 1951 Senate Report, 110-11; Somers and Somers, *Doctors, Patients and Health Insurance*, 300, 326-27.

93 MacIntyre, *Voluntary Health Insurance and Rate Making*, 26-49; Somers and Somers, *Doctors, Patients and Health Insurance*, 309-11.

94 Ibid., 155-61.

95 Garbarino, *Health Plans and Collective Bargaining*, 228.

96 Somers and Somers, *Doctors, Patients and Health Insurance*, 304.

97 Ibid., 261-62, C. A. Kulp에서 인용함.

98 Reed, *Blue Cross and Medical Service Plans*, 28-30.

99 Somers and Somers, *Doctors, Patients and Health Insurance*, 300.

100 Anderson, Collette, and Feldman, *Changes in Family Medical Expenditures*, 4-6, 171.

101 Garbarino, *Health Plans and Collective Bargaining*, 22.

3장 자유주의 시대

1 U.S. Public Health Service, Office of Research, Statistics and Technology, *Health: United States 1981*(Hyattsville, Md.: U.S. Department of Health and Human Services, 1981), 263; Maryland Y. Pennell and David B. Hoover, *Health Manpower Source Book 21: Allied Health Manpower Supply Requirements: 1950-1980*(Bethesda, Md.: U.S. Department of Health, Education and Welfare, 1970), 4.

2 "Report of the Medical Advisory Committee," in Vannevar Bush, *Science: The Endless Frontier*(1945; reprint ed., Washington, D.C.: National Science Foundation, 1960), 49.

3 Godfrey Hodgson, *America in Our Time*(New York: Doubleday, 1976), 19.

4 예로서 다음을 참조할 것. Harry Stack Sullivan, "Remobilization for Enduring Peace and Social Progress," *Psychiatry* 10(August 1947), 239-52. 비판적 견해에 대해서는 다음을 참조할 것. Christopher Lasch, *Haven in a Heartless World: The Family Besieged*(New York: Basic Books, 1977), 97-99.

5 A. Hunter Dupree, "Central Scientific Organization in the United States Government," *Minerva* 1(Summer 1963), 453-69.

6 Richard H. Shryock, *American Medical Research*(New York: Commonwealth Fund 1947), 91-98. 다음의 단락은 슈라이옥의 논의에 근거한다.

7 Ibid., 135-36에서 인용함.

8 농무성의 과학적 역할에 대해서는 다음을 참조할 것. Dupree, "Central Scientific Organization." 환경독성학과 관련해서는 다음을 참조할 것. James Whorton, Before Silent Spring: Pesticides and Public Health in Pre-DDT America(Princeton, N.J.: Princeton University Press, 1974). 항생제에 대해서는 다음을 참조할 것. Selman A. Warksman, "The Microbiology of the Soil and the Antibiotics," in The Impact of the Antibiotics on Medicine and Scoiety, ed. Iago Galdston(New York: International Universities Press, 1958), 3-7.

9 Stephen Strickland, *Politics, Science and Dread Disease: A Short History of United States Medical Research Policy*(Cambridge: Harvard University Press,

1972), 1-14. 기본적인 역사에 대해서는 다음을 참조할 것. Ralph C. Williams, *The United States Public Health Service, 1978-1950*(Richmond, Va.: Whittet & Shepperson, 1951).

10 Shryock, *Amercan Medical Research*, 277. 국립암연구소의 역사에 대해서는 다음을 참조할 것. [Devra M. Breslow], *A History of Cancer Control in the United States, 1946-1971*, II, *A History of Programmatic Developments in Cancer Control*, U.S. Department of Health, Education and Welfare, National Cancer Institute, Publication no. (NIH) 79-1518; Richard A. Retting, *Cancer Crusade: The Story of the National Cancer Act of 1971*(Princeton, N.J.: Princeton University Press, 1977).

11 A. N. Richards, "The Impact of the War on Medicine," *Science* 103(May 10, 1946), 578.

12 Bush, Science: The Endless Frontier, 6, 10-12, 31-40. 이 보고서의 배경에 대해서는 다음을 참조할 것. J. M. England, "Dr. Bush Writes a Report: 'Science—the Endless Frontier,'" *Science* 191(January 9, 1976), 41-47. 보다 일반적인 것으로는 다음을 참조할 것. Daniel S. Greenberg, *The Politics of Pure Science*(New York: New American Library, 1967).

13 PHS 활동과 전후의 발달에 대해서는 다음을 참조할 것. Congressional Quarterly Service, *Congress and the Nation, 1945-64: A Review of Government and Politics in the Postwar Years*(Washington, D.C.: Congressional Quarterly Service, 1965), 1126-33; Williams, *United States Public Health Service*. 통계는 다음에서 가져왔다. Strickland, *Politics, Science and Dread Disease*, 29.

14 래스커의 로비에 대해서는 다음을 참조할 것. Strickland, *Politics, Science and Dread Disease*, 32-54; Elizabeth Brenner Drew, "The Health Syndicate: Washington's Noble Conspirators," *Atlantic Monthly* 220(December 1967), 75-82.

15 Kenneth M. Endicott and Ernest M. Allen, "The Growth of Medical Research 1941-1953 and the Role of the Public Health Service Research Grants," *Science* 118(September 25, 1953), 337. 또한 다음을 참조할 것. Thomas B. Turner, "The Medical Schools Twenty Years Afterwards: Impact of the Extramural Research Support of the National Institutes of Health," *Journal of Medical Education* 42(February 1967), 109-18.

16 Endicott and Allen, "Growth of Medical Research," 341.

17 Morris Janowitz, *The Professional Soldier*(New York: Free Press, 1960).

18 William Menninger, *Psychiatry in a Troubled World: Yesterday's War and To-*

day's Challenge(New York: Macmillan, 1948).

19 William Menninger, *Psychiatry: Its Evolution and Present Status*(Ithaca, N.Y.: Cornell University Press, 1948), 2. 정신의학의 초기 발달에 대해서는 다음을 참조할 것. Nathan G. Hale, Jr., Freud and the Americans(New York: Oxford University Press, 1971).

20 Albert Deutsch, *The Shame of the States*(New York: Harcourt Brace, 1948), 138-39. 또한 같은 저자의 다음 책도 참조할 것. *The Mentally Ill in America*(New York: Columbia University Press, 1949), 448-49.

21 이 법안의 배경에 대해서는 다음을 참조할 것. Jeanne L. Brand, "The national Mental Health Act of 1946: A Retrospect," *Bulletin of the History of Medicine* 39(May-June 1965), 231-44. NIMH의 형성에 대해서는 다음을 참조할 것. Robert H. Connery et al., *The Politics of Mental Health*(New York: Columbia University Press, 1968).

22 Richard Carter, *Breakthrough: The Saga of Jonas Salk*(New York: Trident Press, 1966), 1. 또한 다음을 참조할 것. David Sills, *The Volunteers*(Glencoe, Ill.: Free Press, 1957), 특히 176-99; John R. Paul, *A History of Poliomyelitis*(New Haven, Conn.: Yale University Press, 1971).

23 예산서에 대해서는 Congressional Quarterly Service, *Congress and the Nation*, 1132, 의회의 지원에 대해서는 Strickland, *Politics, Science and Dread Disease*, 75-183, NIH의 전성기에 대해서는 James A. Shannon, "The Advancement of Medical Research: A Twenty Year View of the Role of the National Institutes of Health," *Journal of Medical Education* 42(February 1967), 97-108을 참조할 것.

24 Strickland, *Politics, Science and Dread Disease*, 55-74.

25 필자는 보훈병원의 배경과 문제에 대해 다음 책에서 상세히 밝혔다. *Discarded Army: Veterans After Vietnam*(New York: Charterhouse, 1974), 71-112.

26 Dan Feshbach, "What's Inside the Black Box: A Case Study of Allocative Politics in the Hill-Burton Program," *International Journal of Health Services* 9(1979), 313-39.

27 Commission on Hospital Care, *Hospital Care in the United States*(New York: Commonwealth Fund, 1947), 411.

28 Feshbach, "What's Inside the Black Box"; Herbert Klarman, "Planning for Facilities," in *Regionalization and Health Policy*, ed. Eli Ginzburg(Washington, D.C.: U.S. Government Printing Office, 1973), 27. 또한 다음을 참조할 것. Frank J. Thomson, *Health Politics and the Bureaucracy: Politics and Implementation*

(Cambridge, Mass.: MIT Press, 1981), 29-38.

29 U.S. Department of Health, Education and Welfare, *Facts About the Hill-Burton Program, July 1, 1947-June, 30, 1971*; Judith R. Lave and Lester B. Lave, *The Hospital Construction Act: An Evaluation of the Hill-Burton Program, 1948-1973* (Washington, D.C.: American Enterprise Institute, 1974).

30 그러나 이 프로그램은, 원래 이를 지지했던 사람들의 예상과는 반대로, 의사들을 소득이 낮은 주들로 유인하는 데 실패했다. Lawrence J. Clark et al., "The Impact of Hill-Burton: An Analysis of Hospital Bed and Physician Distribution in the United States, 1950-1970," *Medical Care* 18(May 1980), 532-50. 또한 이 프로그램이 실시되었지만 의사들은 주 내에서 별로 이동을 하지 않았다. 다음을 참조할 것. William A. Rushing, Community, *Physicians and Inequality*(Lexington, Mass.: Lexington Books, 1975), 200-03.

31 지역사회별 기금의 분포에 대해서는 다음을 참조할 것. Lave and Lave, *Hospital Construction Act*, 19-21; Jacquelyn Hochban et al., "The Hill-Burton Program and Changes in Health Services Delivery," *Inquiry* 8(Spring 1981), 61-69. 드 바이즈는 힐-버튼 사업이 실시된 25년간 시카고의 어느 시립병원도 기금을 지원받지 못했는 데 비해 교외에서는 20개 병원들이 연방 정부의 지원을 받았다고 말했다. Pierre de Vise, *Misused and Misplaced Hospitals and Doctors: A Locational Analysis of the Urban Health Care Crisis*(Washington, D.C.: Association of American Geographers, 1973), 76.

32 1949년에 이 법은 개정되어 지방 재정의 비율은 고소득의 주에서는 3분의 2로, 저소득의 주에서는 3분의 1로 되었다.

33 다음에서 인용함. Freshbach, "What's Inside the Black Box," 326.

34 법적인 역사에 대해서는 다음을 참조할 것. Rand E. Rosenblatt, "Health Care Reform and Administrative Law: A Structural Approach," *Yale Law Journal* 88(December 1978), 264-86.

35 Don K. Price, "A Political Hypochondriac Looks at the Future of Medicine" (National Academy of Sciences, Washington, D.C., May 9, 1973).

36 Edward A. Shils, "The Autonomy of Science," in *The Sociology of Science*, ed. Bernard Barber and Walter Hirsch(New York: Free Press, 1962), 610-14.

37 Stevens, *American Medicine and the Public Interest*, 350-51.

38 John E. Deitrick and Robert C. Berson, *Medical Schools in the United States at Midcentury*(New York: McGraw-Hill, 1953), 195; Patricia L. Kendall, *The Relationship Between Medical Educators and Medical Practitioners*(Evanston,

Ill.: Association of American Medical Colleges, 1965), 32.

39 Robert G. Petersdorf, "The Evolution of Departments of Medicine," *New England Journal of Medicine* 303(August 28, 1980), 491.

40 Vernon W. Lippard, *A Half Century of Medical Education: 1920-1970*(New York: Josiah Macy, Jr., Foundation, 1974), 42-43.

41 Kendall, *Relationship Between Medical Educators and Medical Practitioners*, 36, 42, 57.

42 Marcus S. Goldstein, *Income of Physicians, Osteopaths and Dentists from Professional Practice*(Washington, D.C.: Social Security Administration, Office of Research and Statistics, 1972).

43 Kendall, *Relationship Between Medical Educators and Medical Practitioners*, 82.

44 Lippard, *Half Century*, 47-48.

45 Robert K. Merton, "Some Preliminaries to a Sociology of Medical Education," in *The Student Physician*, ed. Robert K. Merton, George G. Reader, and Patricia L. Kendall(Cambridge: Harvard University Press, 1957), 24.

46 Patricia L. Kendall and Hanan C. Selvin, "Tendencies Toward Specialization in Medical Training," in ibid., 153-74; 학생의 말은 ibid., 163에서 인용함. 1950년과 1954년에 6개의 공립의과대학과 6개의 사립의과대학 졸업생들을 조사해 본 결과, 전문화는 사립의료기관에서 더욱 현저함이 밝혀졌다. Fremont J. Lyden, H. Jack Geiger, and Osler L. Peterson, *The Training of Good Physicians: Critical Factors in Career Choices*(Cambridge: Harvard University Press, 1968).

1950년대 후반에 적어도 하버드 의과대학에서는 전문의 과목 진료에서 과학적 연구로 강조점이 바뀌었던 것처럼 보인다. 이는 의학연구에 대한 공적 지원이 절정이던 시절에 일어났으며, 또한 스푸트니크(Sputnik) 사건(역 1957년에 소련이 미국보다 먼저 인공위성을 발사한 사건)이 반영된 것일 수도 있다. Daniel H. Funkenstein, *Medical Students, Medical Schools and Society During Five Eras: Factors Affecting the Career Choice of Physicians 1958-1976*(Cambridge, Mass.: Ballinger, 1978).

47 Stevens, American Medicine and the Public Interest, 203, 244-57. 또한 다음을 참조할 것. Patricia L. Kendall, "Medical Specialization: Trends and Contributing Factors" in *Psychosocial Aspects of Medical Training*, ed. R. H. Coombs and C. E. Vincent(Springfield, Ill.: C. C. Thomas, 1971), 449-97.

48 Stevens, *American Medicine and the Public Interest*, 208-17, 258-66; Lippard, *Half Century*, 93-95.

49 Stevens, *American Medicine and the Public Interest*, 279-80.

50 J. A. Curran. "Internships and Residencies. Historical Backgrounds and Current Trends," *Journal of Medical Education* 34(September 1959), 873-84.

51 Roy Penchansky and Gerald Rosenthal, "Productivity, Price and Income Behaviour in the Physicians' Services Market-a Tentative Hypothesis," *Medical Care* 3(October-December 1965), 240-44.

52 Mark S. Blumberg, "Physicians Fees as Incentives," in *Changing the Behavior of the Physician: A Management Perspective* (Proceedings of the Twenty-First Annual Symposium on Hospital Affairs, Graduate Program in Hospital Administration and Center for Health Administration Studies, Graduate School of Business, University of Chicago June 1979), 29-30.

53 Penchansky and Rosenthal, "Productivity, Price and Income Behavior."

54 Kendall, "Medical Specialization: Trends and Contributing Factors," 460. 전문가적 권위를 의사-환자 관계의 변화와 관련해 살펴본 흥미로운 해석으로는 다음을 참조할 것. Stephen M. Shortell, "Occupational prestige Differences Within the Medical and Allied Health Professions," *Social Science and Medicine* 8(January 1974), 1-9.

55 Surgeon General's Consultant Group on Medical Education, *Physicians for a Growing America* (Washington, D.C: U.S. Government Printing Office, 1959), 8-11.

56 U.S. Department of Health Education and Welfare, Division of Public Health Methods, *Health Manpower Source Book*, vol. 9, *Physicians, Dentists and Professional Nurses*, 27.

57 Selwyn D. Collins, "Frequency and Volume of Doctors' Calls Among Males and Females in 9,000 Families, Based on Nationwide Periodic Canvasses, 1928-31," *Public Health Reports* 55(November 1, 1940),1977-2020; Antonio Ciocco, Isidore Altman and T. David Truan, "Patient Load and Volume of Medical Services," *Public Health Reports* 67(June 1952), 533. 다음도 참조할 것. Bernhard J. Stern, *American Medical Practice in the Perspectives of a Century* (New York: Commonwealth Fund, 1945).

58 Raymond S. Duff and August B. Hollingshead, *Sickness and Society* (New York: Harper Row, 1968), 58.

59 U.S. Department of Health, Education and Welfare, *Health Manpower Source Book*, 9:18, 25.

60 Rosemary Stevens and Joan Vermeulen, *Foreign Trained Physicians and American Medicine* (U.S. Department of Health Education and Welfare, 1972), 112.

61 John C. Nunemaker et al., "Graduate Medical Education in the United States," *JAMA* 174(October 8, 1960), 578.

62 Alice M. Yohalem and Charles M. Brecher, "The University Medical Center and the Metropolis: A Working Paper," in *The University Medical Center and the Metropolis*, eds. Eli Ginzburg and Alice M. Yohalem(New York: Jodiah Macy, Jr., Foundation, 1974), 10-13; "Graduate Medical Education: Annual Report on Graduate Medical Education in the United States," *JAMA* 226(November 19, 1973), 930.

'empire(제국)'이라는 용어는 John Ehrenreich and Barbara Ehrenreich, *The American Health Empire: Power, Politics and Profits* (New York: Random House, 1970)에서 처음으로 나왔다. 다른 단행본보다도 이 책은 의과대학의 권력 증가 및 사회제도와의 관련성에 초점을 맞추고 있다. 그러나 이 책은 뉴욕시의 관점에서 보고 있기 때문에 저자들은 이 현상의 역사적·경제적 한계를 짚어내지 못했다.

63 Willard C. Rappleye, *The Current Era of the Faculty of Medicine, Columbia University, 1910-1958* (New York: Columbia University Press, 1958).

64 Duff and Hollingshead, *Sickness and Society*, 46.

65 American Hospital Association, *Hospital Statistics, 1972* (Chicago: American Hospital Association, 1972), 190; 다음도 참조할 것. Cecil G. Sheps et al., *Medical Schools and Hospitals: Interdependence for Education and Service* (Evanston, Ill.: Association of American Medical Colleges, 1965) in *Journal of Medical Education* 40(September 1965), pt. II, 12.

66 Alfred E. Miller, "The Changing Structure of the Medical Profession in Urban and Suburban Settings," *Social Science and Medicine* 11(March 1977), 233-43.

67 Hodgson, *America in Our Time*, 7.

68 Surgeon General's Consultant Group on Medical Education, *Physicians for a Growing America* (Washington, D.C.: U.S. Government Printing Office, 1959).

69 Miton I. Roemer and Max Shain, "Hospital Utilization Under Insurance," mimeographed (Ithaca, N.Y.: Cornell University School of Business and Public Administration, 1959), 17-18, 51.

70 U.S. Bureau of the Census, *Historical Statistics of the United States, Colonial Times to 1970* (Washington, D.C.: U.S. Department of Commerce, 1975), 84.

71 이 논쟁에 대해서는 다음을 참조할 것. Andrew T. Scull, *Decaceration* (Englewood

Cliffs, N.J.: Spectrum, 1977).

72 Joint Commission on Mental Illness and Health, *Action for Mental Health* (New York: Basic Books, 1961). 역사적 배경에 대해서는 다음을 참조할 것. Connsery et al., Politics of Mental Health, 37-47.

73 "Special Message to the Congress on Mental Illness and Mental Retardation, February 5, 1963," *Public Papers of the President, John F. Kennedy, 1963*, 126, 128. 해당 사업에 관한 연구로는 다음을 참조할 것. Franklin D. Chu and Sharland Trotter, *The Madness Establishment* (New York: Grossman, 1974); Connery et al., *Politics of Mental Health*.

74 James L. Sundquist, *Politics and Policy: The Eisenhower, Kennedy and Johnson Years* (Washington, D.C.: Brookings Institution, 1968), 13-56.

75 Daniel P. Moynihan, *Maximum Feasible Misunderstanding: Community Action in the War on Poverty* (New York: Free Press, 1969).

76 메디케어에 대해서는 다음을 참조할 것. Theodore R. Marmor, *The Politics of Medicare* (Chicago: Aldine, 1973); Richard Harris, *A Sacred Trust* (New York: New American Library, 1966); Sundquist, *Politics and Policy*, 287-321.

77 Harris, *Sacared Trust*, 110-15, 144; Marmor, *Politics of Medicare*, 35-38.

78 Robert Stevens and Rosemary Stevens, *Welfare Medicine in America: A Case Study of Medicaid* (New York: Free Press, 1974).

79 President's Commission on Heart Disease, Cancer and Stroke, *Report to the President: A National Program to Conquer Heart Disease, Cancer and Stroke* (Washington, D.C.: U.S. Government Printing Office, 1964), v. 1, viii.

80 Drew, "Health Syndicate."

81 H. Jack Geiger, "Community Control — or Conmmunity Conflict," in *Neighborhood Health Centers*, ed. Robert M. Hollister, Bernard M. Kramer, and Seymour S. Bellin (Lexington, Mass.: Lexington Books, 1974), 140. 보건소의 기원에 대해서는 다음을 참조할 것. Sar Levitan, *The Great Society's Poor Law: A New Approach to Poverty* (Baltimore: Johns Hopkins Press, 1969), 191-205; Lisbeth Bamberger Schorr and Joseph T. English, "Background, Context and Significant Issues in Neighborhood Health Center Programs," *Milbank Memorial Fund Quarterly* 66(July 1968), 289-96, reprinted in Hollister et al., eds., *Neighborhood Health Centers*, 45-50; Daniel I. Zwick, "Some Accomplishments and Findings of Neighborhood Health Centers," in ibid., 69-90.

82 Karen Davis and Cathy Schoen, *Health and the War on Poverty* (Washington,

D.C.: Brookings Institution, 1978), 164.

83 Ibid., 173-200.

84 이후의 발전에 대해서는 다음을 참조할 것. "Community Health Centers — Fifteen Years Later," *Urban Health* (April 1980), 34-40.

85 Davis and Schoen, *Health and the War on Poverty*, 41-48.

86 Karen Davis and Roger Reynolds, "The Impact of Medicare and Medicaid on Access to Medical Care," in *The Role of Health Insurance in the Health Services Sector*, ed. Roger N. Rosett(New York: National Bureau of Economic Research, 1976). Charles E. Lewis, Rashi Fein, and David Mechanic, *A Right to health: The Program of Access to Primary Medical Care* (New York: Wiley, 1976).

87 U.S. Bureau of the Census, *Characteristics of the Population Below the Poverty Level: 1978*, Series P-60, no. 124, June 1980, 16. 가난한 사람들이 세대주가 되는 비율은 1959년과 1976년 사이에 68%에서 48%로 떨어졌다(ibid., 28). 심지어는 여성 세대주들을 제외했을 때조차도 75%에서 60%로 감소했다(Ibid., 34).

88 National Center for Health Statistics, *Bed Disability Among the Chronically Limited, United States July 1957-June 1961*, Series 10, no. 12와 U.S. Department of Health, *Education and Welfare, Health: United States, 1979*, 117-18을 비교할 것. 1957~1961년에 저소득계층은 고소득계층보다도 단위 인명당 '병상 불가동' 일수가 66%나 많았다. 그러나 1972년에 저소득계층은 그런 날이 123%나 많았다. 다음을 참조할 것. Harold S. Luft, *Poverty and Health: Economic Causes and Consequences of Health Problems* (Cambridge, Mass.: Ballinger, 1978). 최소한 부부로 이루어진 가난한 가족들의 약 65%는 한 명의 장애 성인을 부양했고, 가난한 장애인들 중에서 적어도 30%는 자신들의 건강 문제 때문에 가난했다.

89 어데이와 동료들이 의사서비스 이용을 장애 일수로 조정하여 연구해 본 결과, 1976년에는 소득계층 사이에 차이가 없는 것으로 나타났다. 그러나 클라인먼이 1978년도에 규모가 더 큰 조사를 해본 결과, 고소득 사람들이 병상 불가동 일수라는 다소 다른 수요 지수와 관련하여 73%나 많이 의사들을 찾았다. 병상 불가동 일수는 건강의 차이를 더욱 정확하게 반영한다. 왜냐하면 부자들은 질병의 정도가 상대적으로 경미하여 병상을 덜 이용하기 때문이다. LuAnn Aday, Ronald Andersen, and Gretchen V. Fleming, *Health Care in the U.S.: Equitable for Whom?*(Beverly Hills, Calif.: Sage Publications, 1980); 클라인먼의 자료에 대해서는 다음을 참조할 것. Karen Davis, Marsha Gold and Diane Makuc, "Access to Health Care for the Poor: Does the Gap Remain?" *Annual Review of Public Health* 2(1981), 159-82.

90 Davis, Gold, and Makuc, "Access to Health Care for the Poor."

91 Davis and Schoen, *Health and the War on Poverty*, 52-56.

92 Judith M. Feder, *Medicare: The Politics of Federal Hospital Insurance* (Lexington, Mass.: Lexington Books, 1977). 초기 연구에 대해서는 다음을 참조할 것. Herman Miles Somers and Anne Ramsay Somers, *Medicare and the Hospitals: Issues and Prospects* (Washington, D.C.: Brookings Institution, 1966), 154-96.

93 Klarman, "Planning for Facilities," 25-36.

94 기획과 개혁의 한계에 대한 다른 견해로는 다음을 참조할 것. Robert Alford, *Health Care Politics: Ideological and Interest Group Barriers to Reform* (Chicago: University of Chicago Press, 1975).

앨퍼드는 자신이 보건의료개혁에서 무시할 만한 결과로 간주하는 것을 설명하기 위해 '구조적 이익' 이론을 제안한다. 핵심적인 구조적 이익은 ① 의사의 이익과 체계의 '지배적 이익'에 해당하는 전문가적 독점, ② 의과대학 교수진, 병원 행정가, 보건의료기획가 등 관련 인사들이 공유하는 기업의 합리화, ③ 가난한 사람 및 소외된 사람들이 공유하는 억압된 이해관계인 건강 불평등을 의미한다. 앨퍼드는 보건의료개혁의 실패는 전문가적 독점과 기업 합리화 사이의 파국에서 파생한다고 주장한다.

앨퍼드가 제시했던 이런 분석과 용어들은 미국 의학을 연구하는 사회학자 및 정치학자들에게 매우 설득력 있는 것으로 입증되었다. 그의 접근방식은 중요한 공헌을 했지만, 나는 이를 사용하지 않겠다. 그 이유는 다음과 같다. 무엇보다도, '구조적 이익' 개념은 매우 추상적이어서 형이상학적이다. 앨퍼드는 구조적 이익은 이익집단과 혼동해서는 안 된다고 주장한다. "이러한 [구조적 이익] 개념에서 볼 때, 이익집단이 일반적으로 형성되는 정도와 조건은 경험적으로 볼 때 개방적이다. 기본 생각은 기존의 제도들은 **공통의 이익**을 갖는 모든 직업, 단체, 조직들에 대해 작동한다는 것이다"(Ibid., 14-15. 강조는 저자가 표시함). 그러나 직업, 단체, 조직들은 앨퍼드가 말한 대로 공통의 구조적 이익에 의해 확실히 분류될 수 있을까? 병원 행정가들이 구조적으로 개원의사들의 이익과 구조적으로 대립되는 이익을 갖는다고 말할 수 있을까? 2장에서 이미 말한 대로, 지역사회 병원과 그들의 의사들은 밀접히 연결되어 있다. 앨퍼드는 어떤 행정가들이 지역화와 다른 '기업적 합리화' 방안에 대해 지지를 하는 것은 모든 행정가들의 뿌리 깊은 이익, 다시 말해서 순수한 의미에서의 행정가들의 구조적 이익을 의미한다고 전제한다.

앨퍼드 이론의 문제점은 갈수록 더 많다. 그는 구조적 이익이 존재한다고 가설로 내세웠지만, 그는 이익단체와 대표들의 믿음에 대해 실제로 쓰고 있다. 그의 책은 주로 뉴욕시 보건의료의 재조직을 권고하는 여러 가지 보고서를 설명하고 있을 뿐이다. 그는 보건의료체계의 실제적인 경제적 관계에 대해서는 거의 언급하지 않았는데, 심지어는 뉴욕시 보건의료체계에 대해서도 언급하지 않았다. 앨퍼드는 제도적 구조의 역사적 분석에 대해서는 빠뜨리고 있다. 결과적으로 구조적 이익을 기술하는 데 사용된 범주들은 제도적 장치가 아닌 이념적 차이에 대한 분석에 근거한다.

더군다나 이 책은 왜 구조적 이익이 파국에 처하게 되었는지에 대해 아무런 설득력이 없다. 앨퍼드는 "사회적 합의에 의해 의사들이 권력을 갖기보다는 의사의 권력이 사회적 합의를 만들어낸다."(Ibid., 17)라고 말했다. 그러나 의사의 권력은 어디에서 오는 것일까? 우리는 의사의 권력은 항상 거기에 존재해 왔다고 생각하는 경향이 있다. 이와는 반대로, 나는 어떻게 의료체계의 제도적 구조가 역사적으로 형성되었으며 의사들의 권력이 창출되었는지를 설명하려고 했다. 나는 의사들의 이익이 구조적으로 명확하다고 생각하지 않는다(혁신주의 시대에 건강보험이 어떻게 패배했는지에 대한 나의 논의를 볼 것). 나는 정치적 결정이 체계의 진화에서 결정적으로 중요하다는 것을 강조한다. 개혁의 실패는 의학 내의 분화된 이익들에 근거하여 일차적으로 이해될 수 없다. 이는 정치적 조정과 타협이라는 보다 일반적인 양상의 결과이다[이에 대한 자세한 논의는 다음을 참조할 것. Paul Starr and Gosta Esping-Andersen, "Passive Intervention," *Working Papers for a New Society* 7(July-August 1979), 15-25].

마지막으로, 앨퍼드의 '기업 합리화'는 1960년대 후반 유행했던 '기업 자유주의'에 관한 뉴레프트 이론들에서 단순히 따온 것이다. 이 이론들의 잠재적인 기능은 자유주의자들이 제안했던 재분배 개혁을 믿지 않는 것이다. 이 이론들은 그런 개혁을 기득권과 연결하는 것이었는데, 이는 불평등과 소외의 문제를 초래한 것으로 드러났다. 이 시기의 다른 급진적 이론과 마찬가지로, 앨퍼드는 자유주의적 개혁에 대해 기업적 질서를 합리화하려는 단순한 노력이라고 폄하했다. 그는 이런 개혁이 의료를 필요로 하는 가난한 사람들의 이익을 충족시키지 않는다고 말했다. '기업 합리화'라는 용어는 의학과 관련해, 특히 의료기업들이 초래할 수도 있는 합리화를 기술하는 데 사용된다(이에 대해서는 이 책의 마지막 장을 볼 것).

95 미국에서 의학과 계급구조 사이의 일치성을 강조한 해석에 대해서는 다음을 참조할 것. Vicente Navarro, *Medicine Under Capitalism* (New York: Prodist, 1976).

96 '구조적 힘' 개념에 대해서는 다음을 참조할 것. Steven Lukes, *Power: A Radical View* (New York: Macmillan, 1974).

4장 미국 의료의 위기

1 U.S. Public Health Service, Office of Research, Statistics and Technology, *Health: United States, 1981* (Hyattsville, Md.: U.S. Department of Health and Human Services, 1981), 263.

2 *New York Times*, July 11, 1969.

3 "$60-Billion Crisis in Health Care," *Business Week* (January 17, 1970), 50-64.

4 "It's Time to Operate," *Fortune* 81(January 1970), 79.

5 Ronald Anderson, Joanna Kravits and Odin W. Anderson, "The Public's View of the Crisis in Medical Care: an Impetus for Changing Delivery Systems?" *Economics and Business Bulletin* 24(1971), 44-52.

6 Godfrey Hodgson, "The Politics of American Health Care," *Atlantic* 232(October, 1973), 55.

7 U.S. Public Health Service, *Health: United States, 1981*, 268-69.

8 Victor R. Fuchs, *Who Shall Live?*(New York: Basic Books, 1974), 92-95. 최근의 국민 의료비는 더 높아진 것으로 조사된다. 다음을 참조할 것. U.S. Public Health Service, *Health: United States, 1981*, 263.

9 Martin S. Feldstein, "Hospital Cost Inflation: A Study of Nonprofit Price Dynamics," *American Economics Review* 61(December 1971), 853-72.

10 U.S. Public Health Service, *Health: United States, 1981*, 270.

11 Thomas L. Delbanco, Katherine C. Meyers and Elliot A. Segal, "Paying the Physician's Fee: Blue Shield and the Reasonable Charge." *New England Journal of Medicine* 301 (December 13, 1979), 1314-20.

12 Mark S. Blumberg, "Physicians Fees as Incentives," in *Changing the Behavior of the Physician: A Management Perspective*(Proceedings of the Twenty-First Annual Symposium on Hospital Affairs, Graduate Program in Hospital Administration and Center for Health Administration Studies, Graduate School of Business, University of Chicago, June 1979), 20-32.

13 Benson B. Roe, "The UCR Boondoggle: A Death Knell for Private Practice?" *New England Journal of Medicine* 305(July 2, 1981), 41-45; *New England Journal of Medicine*, 305(November 19, 1981), 1287-88.

14 Louis A. Orsini, "Hospital Financing: PUBLIC ACCOUNTABILITY - The Case of Rates Prospectively Determined by State Agencies for All Patients," *Viewpoint*, Health Insurance Association of America(January 1974).

15 Alan A Stone, *Mental Health and the Law: A System in Transition* (Rockville, Md.: National Institute of Mental Health, 1975), 83-96; George J. Annas, *The Rights of Hospital Patients*(New York: Discus Book, 1975), 3-9.

16 Annas, *Rights of Hospital Patients*, 57-78.

17 William J. Curran, "The Patients' Bill of Rights Becomes Law," *New England Journal of Medicine* 290(January 6, 1974), 32-33.

18 Jean Hamburger, *The Power and the Frailty: The Future of Medicine and the*

Future of Man (New York: Macmillan, 1973), 83.

19 Sue Sprecher, "Psychosurgery Policy Soon to be Set," *Real Paper*, January 21, 1978.

20 David J. Rothman, "The State as Parent: Social Policy in the Progressive Era," in Willard Gaylin et al., *Doing Good: The Limits of Benevolence* (New York: Pantheon, 1978), 69-95.

21 "Medical Education in the United States, 1979-1980," *JAMA* 244(December 26, 1980), 2814. 여의사들의 변화를 다룬 책으로는 다음을 참조할 것. Naomi Bluestone, "The Future Impact of Women on American Medicine," *American Journal of Public Health* 68(August 1978), 760-63.

22 Sheryl Burt Ruzek, *The Women's Health Movement: Feminist Alternatives to Medical Control* (New York: Praeger, 1978).

23 George J. Annas, "Homebirth: Autonomy vs. Safety," *Hastings Center Report* 8 (August 1978), 19-20.

24 Dan Cordtz, "Change Begins in the Doctor's Office," *Fortune* (January 1970), 84.

25 다음에서 인용함. John K. Iglehart, "Prepaid Group Medical Practice Emerges as Likely Federal Approach to Health Care," *National Journal* 3(July 10, 1971), 1444.

26 다양한 국민건강보험들에 대해서는 다음을 참조할 것. Karen Davis, *National Health Insurance: Benefits, Costs, and Consequences* (Washington, D.C.: Brookings Institution, 1975).

27 Joseph Falkson, *HMOs and the Politics of Health System Reform* (Chicago: American Hospital Association, 1980), 10.

28 이것은 후에 다음 글로 발표되었다. Paul Ellwood, Jr., et al., "The Health Maintenance Strategy," *Medical Care* 9(June 1971), 291-98.

29 *New York Times*, February 19, 1971.

30 Carnegie Commission on Higher Education, *Higher Education and the Nation's Health* (New York: McGraw-Hill, 1970).

31 *New York Times*, September 4, 1971.

32 "Can the A.M.A. recover from Its Political Mistakes?" *Medical Economics* (January 5, 1970), 27-39.

33 Walter C. Bornemeier, "Blueprint for the Future," *JAMA* 217(July 19, 1971), 324. 1970년대에 미국의사협회가 당면했던 문제에 관해서는 다음을 참조할 것. John Carlova, "Going, Going… AMA's Grip On the State Societies," *Medical Econo-*

mics 52(February 3, 1975), 33-42; *New York Times*, June 19, 1975; John K. Iglehart, "No More Dr. Nice Guy," *National Journal* 8(March 6, 1976), 313.

34 William J. Curran, *National Survey and Analysis of Certificate of Need Laws: Health Planning and Regulation in State Legislatures* (Chicago: American Hospital Association, 1973).

35 American Hospital Association, *Hospital Regulation: Report of the Special Committee on the Regulatory Process* (Chicago: American Hospital Association, 1977).

36 *New York Times*, December 16, 1972: Paul B. Ginsburg, "Inflation and the Economics Stabilization Program," in *Health: A Victim or Cause of Inflation*, ed. Michael Zubkoff(New York: Prodist, 1976), 31-51.

37 Barbara Isenberg, "Physician Panels are Used Increasingly to Police Skyrocketing Costs of Treating the Aged, Needy," *Wall Street Journal*, April 7, 1972.

38 George Maddaloni, "PSRO-Relationships of Organized Medicine in PSRO[sic]" in *Public Control of Medical Care: History, Practices and Problems of the Federal Professional Standards Review Organization*, ed. Nathan Goldfarb, Hofstra University Year-book of Business, Series 13, vol. 2, 121-89; Judith Axler Turner, "HEW Begins Medical Review; AMA, Hospitals Mount Opposition," *National Journal Reports* 6(January 19, 1974), 90-102.

39 John K. Iglehart, "Executive-legislative Conflict Looms over Continuation of Health Care Subsidies," *National Journal* 5(May 5, 1973), 645-52; "Executive-Congressional Coalition Seeks Tighter Regulation for Medical-Services Industry," *National Journal Reports* 5(November 10, 1973), 1684-92.

40 Leonard S. Rosenfeld and Irene Rosenfeld, "National Health Planning in the United States: Prospects and Portents," *International Journal of Health Services* 5(1975), 441-53.

41 Russell B. Roth, M.D., "A Bankrupt Law," *American Medical News* (November 22, 1976), 10.

42 American Hospital Association, *Hospital Regulation*, 15.

43 *New York Times*, February 8, 1974.

44 "Insuring the Nation's Health," *Newsweek*, June 3, 1974.

45 John K. Iglehart, "National Insurance Plan Tops Ways and Means Agenda," *National Journal Reports* 6(March 16, 1974), 383.

46 Alice M. Rivlin, "Agreed: Here Comes National Health Insurance," *New York*

Times, Magazine, July 21, 1974. 또한 다음을 참조할 것. John K. Iglehart, "Consensus Forms for National Insurance Plan, Proposals Vary Widely in Scope," *National Journal Reports* 5(December 12, 1973), 1855-63; 그리고 같은 저자의 다음 글을 참조할 것. "Compromise Seems Unlikely on Three Major Insurance Plans," *National Journal Reports* 6(May 11, 1974), 700-07.

47 Executive Office of the President, Council on Wage and Price Stability, *The Problem of Rising Health Care Costs* (April 1976).

48 *National Journal* 8(October 16, 1976), 1460.

49 John K. Iglehart, "The Rising Costs of Health Care-Something Must be Done, but What?" *National Journal* 8(October 16, 1976).

50 다음에 나오는 일부는 나의 다음 글에서 발췌한 것임. "The Politics of Therapeutic Nihilism," *Working Papers for a New Society* 3(Summer 1976), 48-55.

51 Aaron Wildavsky, "Doing Better and Feeling Worse: The Political Pathology of Health Policy," *Daedalus* 106(Winter 1977), 105; John H. Knowles, "The Responsibility of the Individual," ibid., 57-80.

52 Ivan Illich, *Medical Nemesis: The Expropriation of Health* (New York: Pantheon, 1976).

53 Victor R. Fuchs, *Who Shall Live? Health, Economics and Social Choice* (New York: Basic Books, 1974).

54 David E. Rogers and Robert J. Blendon, "The Changing American Health Scene: Sometimes Things Get Better," *JAMA* 237(April 18, 1977), 1710-14.

55 Karen Davis and Cathy Schoen, *Health and the War on Poverty* (Washington, D.C.: Brookings Institution, 1978), 26-35, 184-85, 219-24.

56 Ivan Illich, *Medical Nemesis*, 242.

57 Joseph A. Califano, Jr., *Governing America* (New York: Simon and Schuster, 1981), 97.

58 Theodore Marmor and Edward Tenner, "National Health Insurance: Canada's Path, America's Choice," *Challenge* 20(May-June 1977), 13-21.

59 하인먼(Ben Heineman, Jr)과의 면담(1979년 5월). 당시 나는 *The New Republic*에 실을 글을 쓰고 있었다.

60 David S. Salkever and Thomas W. Bice, "The Impact of Certificate of Need Controls on Hospital Investment," *Milbank Memorial Fund Quarterly* 54(Spring 1976), 185-214.

61 Brian Biles, Carl J. Schramm, and J. Graham Atkinson, "Hospital Cost Inflation

Under State Rate Setting Programs," *New England Journal of Medicine* 303(September 18, 1980), 664-47.

62 Califano, *Governing America*, 166-67; Falkson, *HMO's*, 184-208.

63 HSA에 대한 두 가지 연구에 관해서는 다음을 참조할 것. Drew Altman, Richard Greene, and Harvey M. Sapolsky, *Health Planning and Regulation: The Decision-Making Process*(Washington, D.C.: AUPHA Press, 1981); James A. Morone, "The Dilemma of Citizen Representation: Democracy, Planning and Bureaucracy in Local Health Politics," (Ph.D. diss., University of Chicago, 1981).

64 Alan Blum, "Family Practice On and Off the Campus," *JAMA* 245(April 17, 1981), 1560-61.

65 U.S. Departmant of Health and Human Services, National Center for Health Services Research, "Who Are the Uninsured?" *Data Preview* 1(1980). 1977-78년도 통계임.

66 Clark C. Havighurst, "Competition in Health Services: Overview Issues and Answers," *Vanderbilt Law Review* 34(May, 1981), 1115-78; Alain C. Enthoven, *Health Plan: The Only Practical Solution to Soaring Health Costs*(Reading, Mass.: Addison-Wesley, 1980). 다음도 참조할 것. Alain C. Enthoven, "How Interested Group have Responded to a Proposal for Economic Competition in Health Services," *American Economic Review* 70(May 1980), 142-48.

67 *New York Times*, February 16, 1981.

5장 기업의료의 등장

1 "Medical Education in the United States, 1979-1980," *JAMA* 244(December 26, 1980), 2813.

2 Congress of the United States, Office of Technology Assessment, *Forecast of Physician Supply and Requirements*(Washington, D.C.: U.S. Government Printing Office, April 1980), 22.

3 Ibid., 7-12.

4 U.S. Dept. of Health and Human Services, *Summary Report of the Graduate Medical Educational National Advisory Committee*(Washington, D.C.: U.S. Government Printing Office, 1980), I:3, 67.

5 랭웰(Kathryn Langwell)의 미발간 연구자료. Uwe E. Reinhardt, "The GMENAC Forecast: An Alternative View," *American Journal of Public Health* 71(October

1981), 1151-52.

6 "소진한(burn-out)"과 "환자로부터 빠져나올 수 없는(Retreat from patients)"에 관해서는 다음을 참조할 것. Martin R. Lipp, *The Bitter Pill*(New York: Harper Row, 1980), Chaps. 1, 11-15.

7 Gerald L. Glandon and Jack L. Werner, "Physicians' Practice Experience During the Decade of the 1970s," *JAMA* 244(December 5, 1980), 2518.

8 National Center for Health Statistics, *Current Estimates from the Health Interview Survey: United States-1979*, Series 10, no. 136(Hyattsville, Md.: U.S. Department of Health, Education and Welfare, 1981), 4.

9 Arthur Owens, "Working at Full Capacity? A Lot of Your Colleagues Aren't," *Medical Economics* 56(April 2, 1979), 63ff.

10 Jack Hadley et al., "Can Fee-for-Service Coexist with Demand Creation?" *Inquiry* 16(Fall 1979), 247-58.

11 Gerald L. Glandon and Roberta J. Shapiro, "Trends in Physicians' Incomes, Expenses and Fees: 1970-1979," in *Profile of Medical Practice 1980*, ed. Gerald L. Glandon and Roberta J. Shapiro(Chicago: American Medical Association, 1980), 39-49; "Earnings Survey," *Medical Economics* 57(September 15, 1980), 120-21.

12 Harry T. Paxton, "Group Practice Jobs: Suddenly It's a Buyer's Market," *Medical Economics* 56(November 26, 1979), 27-34.

13 Victor R. Fuchs, "The Coming Challenge to American Physicians," *New England Journal of Medicine* 304(June 11, 1981), 1487-90.

14 의사들이 남아도는 도시들에 관한 보고서로는 다음이 있다. John H. Lavin, "Doctor Surplus: Close-Up of a Town that's Feeling the Crunch," *Medical Economics* (September 29, 1980), 69-80; Marilyn Chase, "City of Doctors: Will Surplus of M.D.'s Be Good for Patients? Look at San Francisco," *Wall Street Journal*, March 13, 1980.

15 Milton I. Roemer, Jorge A. Mera, and William Shonick, "The Ecology of Group Medical Practice in the United States," *Medical Care* 12(August 1974), 627-37. 초기의 발전에 관해서는 이 책의 1권 6장을 볼 것.

16 Jeff Charles Goldsmith, *Can Hospitals Survive? The New Competitive Health Care Market*(Homewood, Ill.: Dow Jones-Irwin, 1981), 35-36.

17 Ibid., 46, 136-37.

18 Paul M. Ellwood and Linda Krane Ellwein, "Physician Glut Will Force Hospitals

to Look Outward," *Hospitals* (January 16, 1981), 81-85.

19 Ibid., 83-84. 또한 다음을 참조할 것. Marla Salmon White와 Richard A. Culbertson, "The Over-supply of Physicians: Implications for Hospital Planning," *Hospital Progress* 62(February 1981), 28-31.

20 American Medical Association, "Federal and Non-Federal Physicians, By AMA Membership, Sex and State," November 23, 1981 (courtesy of AMA).

21 "Report of the Ad Hoc Committee on Women Physicians in Organized Medicine," American Medical Association, 1980.

22 면담(일리노이주 시카고, 1981년 1월 15일).

23 이 용어는 ≪포춘≫과 급진적인 보건정책자문위원회(Health-PAC)에서 사용되었다. 다음을 참조할 것. Harold B. Meyers, "The Meyers, "The Medical Industrial Complex," *Fortune* 81(January 1970), 90ff; John Ehrenreich와 Babara Ehrenreich, *The American Health Empire* (New York: Random House, 1970), 95-123.

24 Arnold S. Relman, "The New Medical-Industrial Complex," *New England Journal of Medicine* 303(October 23, 1980), 963-70.

25 David B. Starkweather, *Hospital Mergers in the Making* (Ann Arbor, Mich.: Health Administration Press, 1981), 5.

26 Donald E. L. Johnson and Vince diPaolo, "Multihospital System Survey," *Modern Healthcare* 11(April 1981), 80. Montague Brown et al., "Trends in Multihospital Systems: A Multiyear Comparison," *Health Care Management Review* 6 (Fall 1980), 9-22. 비록 이 두 연구는 복합병원체계로 운영되는 30만 병상을 조사한 것이기는 하지만, 조금 다른 통계를 실제로 측정했다. 미국병원협회 조사는 제휴의 정도가 미약한 병원들을 대상으로 했던 데 비해, 모던 헬스케어 조사는 체인이 소유하지 않고 관리만 했던 병원들을 대상으로 삼았다.

27 Brown et al., "Trends in Multihospital Systems," 21.

28 Johnson and diPaolo, "Multihospital System Survey," 96.

29 "Management Company Expansion Spurs Investor-Owned Growth," *Federation of American Hospitals Review* 14(November-December 1981), 54-55.

30 Marilyn Mannisto, "Hospital Management Companies Expand Foreign Operations," *Hospital* 55(February 1, 1981), 52-56. Hospital Corporation of America, *Annual Report*, 1980.

31 Gwen Kinkead, "Humana's Hard-Sell Hospitals," *Fortune* (November 17, 1980), 68-81.

32 American Hospital Association, *Hospital Statistics, 1981* (Chicago: American

Hospital Association, 1981), 6-7; Johnson and diPaolo, "Multihospital System Survey," 96; Bruce Steinwald and Duncan Neuhauser, "The Role of the Proprietary Hospital," *Law and Contemporary Problems* 35(Autumn 1970), 824.

33 Janet Bly and William P. Pierskalla, "Religious Systems' Local Boards Have More Decision-making Power," *Modern Healthcare* 11(April 1981), 88-89, 91. 미국병원협회는 중앙집중의 정도의 따라 병원을 분류하면서, '관리형' 병원은 모든 지역사회 병원 병상의 21%를, '제휴형' 병원은 10%를 차지한다고 밝혔다. 1975년과 1979년 사이에 복합병원체계는 일차적으로 관리형 병원에서 성장했다. Brown et al., "Trends in Multihospital Systems," 15-16.

34 Janet Bly and William P. Pierskalla, "Religious Systems' Local Boards Have More Decision-making Power." 기업 내부 대표에 의한 통제에 대해서는 다음을 참조할 것. Edward Herman, *Corporate Power, Corporate Control*(New York: Cambridge University Press, 1981). 경영 혁명의 몇몇 이론가들이 논의하듯이, 경영 통제가 반드시 회사가 이윤보다 성장에 더 치중한다는 것을 의미하지는 않는다. 기업 내부 대표들은 회사 주식에 상당할 정도로 투자를 한다. 경영자로서의 성공은 회사의 주가이익 비율(price-earning ratio)을 유지하는 능력에 달려 있다. 결과적으로 경영자가 기업을 통제할 때조차 그들은 소유권에 대해서도 많은 신경을 기울인다.

35 Johnson and diPaolo, "Multihospital System Survey."

36 Ibid., 81.

37 Robert Derzon, Lawrence S. Lewin, and J. Michael Watt, "Not-for-profit Chains Share in Multihospital System Boom," *Hospitals*(May 16, 1981), 65-71.

38 Starkweather, *Hospital Mergers*, 12-17.

39 Thomas F. Treat, "The Performance of Merging Hospitals," *Medical Care* 14 (March 1976), 199-209.

40 David B. Starkweather, "U.S. Hospitals: Corporate Concenstration vs. Local Community Control," *Public Affairs Report*, Bulletin of the Institute of Governmental Studies, University of California, Berkeley, 22(April 1981), 6.

41 Robert A. Derzon, Lawrence S. Lewin, and Rhea Margulies, "Investor-owned and Nonprofits Differ in Economic Performance," *Hospitals*(July 1, 1981), 52-58. 영리병원에 대한 단점에 대해서는 다음을 참조할 것. Carson W. Bays, "Cost Comparisons of Forprofit and Nonprofit Hospitals," *Social Science and Medicine* 13C(December 1979), 219-25.

42 Brown et al., "Trends in Multihospital Systems," 17-20.

43 S. David Pomrinse, "Voluntary Planning Forestalls Excessive Competition, Regu-

lation," *Hospital Progress* 62(March 1981), 37.

44 Derzon, Lewin, and Watt, "Not-for-profit Chains," 66-67.

45 Vince diPaolo, "Gloomy Economic Prospects Will Spur Hospital Acquisition Market," *Modern Healthcare* 11(January 1981), 70.

46 David B. Starkweather, "U.S. Hospitals: Corporate Concentration vs. Community Control," 6.

47 Barry Bluestone and Bennett Harrison, "Why Corporations Close Profitable Plants," *Working Papers for a New Society* 7(June 1980), 15-23.

48 Kinkead, "Humana's Hard-Sell Hospitals," 70.

49 Ibid., 81.

50 Montague Brown, "Sysrems Diversify with Ventures Outside the Hospital," *Hospitals* (April 1, 1981), 147-53.

51 Donald E. L. Johnson, "Nonprofit's Taxed Unit Can Sell Stock," *Modern Healthcare* 11(June 1981), 90-92; Sally Berger, "Innovative Background Triggered Trustees' Interest in Conglomerate," *Modern Healthcare* 11(February 1981), 108, 110.

52 Sheila L. Simler, "Leading Hospitals Restructure, Even Though Benefits May Be Short-lived," *Modern Healthcare* 11(March 1981), 68-73.

53 Dan Ruck, "Young System Race into Growth Program," *Modern Healthcare* 11 (June 1981), 60-64.

54 다음에서 인용함. Paul A. Teslow, Donald E. L. Johnson, "Nonprofits Will Merge, Add Services in the 1980's," *Modern Healthcare* 11(May 1981), 66.

55 Esther Fritz Kuntz, "Nursing Home Chains Buy Up Smaller Groups," *Modern Healthcare* 11(June 1981), 68-74; Relman, "New Medical-industrial Complex," 964.

56 Eleanor Siegel, "Emergence of Emergicenters," *Boston Globe*, June 8, 1981; Howard Eisenberg, "'Convenience Clinics': Your Newest Rival for Patients?" *Medical Economics* (November 24, 1980), 71-84; Linda A. Burns and Mindy S. Ferber, "Freedtanding Emergency Care Centers Create Public Policy Issues," *Hospitals* (May 16, 1981), 73-76.

57 Starkweather, "U.S. Hospitals: Corporate Concentration vs. Local Community Control," 1.

58 Richard L. Johnson, "Health Care 2000 A.D.: The Impact of Conglomerates," *Hospital Progress* 62(April 1981), 48-53.

59 David A. Stockman, "Premises for a Medical Market Place: A Neoconservative's Vision of How to Transform the Health System," *Health Affairs* 1(Winter 1981), 16.

60 치밀한 분석이 담긴 다음 책을 참조할 것. Harold S. Luft, *Health Maintenance Organizations: Dimensions of Performance*(New York: Wiley, 1981). HMO가 경쟁에 끼친 영향에 대해서는 다음 글을 참조할 것. John B. Christianson, "The Impact of HMOs: Evidence and Research Issues," *Journal of Health Politics, Policy and Law* 5(Summer 1980), 354-57.

61 Stephen Shortell, "The Researcher's View," in *Hospitals in the 1980s: Nine Views*(Chicago: American Hospital Association, 1977).

62 Alfred Chandler, *The Visible Hand: The Manegerial Revolution in American Business*(Cambridge: Harvard University Press, 1977), 315.

63 Daniel S. Greenberg, "Renal Politics," *New England Journal of Medicine* 298 (June 22, 1978), 1427-28; 의과대학 교수의 말은 다음 글에서 인용함. John K. Iglehart, "Kidney Treatment Problem Readies HEW for National Health Insurance," *National Journal*(June 26, 1976), 900.

64 Gina Bari Kolata, "NMC Thrives Selling Dialysis," *Science* 208(April 25, 1980), 379-82.

65 Paul W. Earle, "Business Coalitions-A New Approach to Health Care Cost Containment,"(American Medical Association, January 1982); John Iglehart, "Health Care and American Business," *New England Journal of Medicine* 306 (January 14, 1982), 120-24; John Iglehart, "Drawing the Lines for the Debate on Competition," *New England Journal of Medicine* 305(July 30, 1981) 291-96; 회의적인 견해 대해서는 다음을 참조할 것. Harvey M. Sapolsky, "Corporate Attitudes toward Health Care Costs," *Milbank Memorial Fund Quarterly* 59(Fall 1981), 561-85.

66 American Medical Association, *SMS Report* [Sociomedical Monitoring System] (February 1982), 1.

67 Goldsmith, *Can Hospitals Survive?*, 33-34.

68 면담(1982년 1월 15일).

69 Clark Havighurst, "Professional Restraints on Innovation in Health Care Financing," *Duke Law Journal*(May 1978), 303-87.

70 Kinkhead, "Humana's Hard-Sell Hospitals," 76.

71 Johnson, "Health Care 2000 A.D," 49-50.

72 프리드슨(Eliot Friedson)은 일의 '내용'을 규정하는 의사들의 '기술적' 자율성과 조직 혹은 업무 '용어'를 통제하는 그들의 사회경제적 자율성을 구분했다. Eliot Friedson, *Profession of Medicine*(New York: Dodd, Mead, 1970), 373. 기업병원이 기술적인 기준을 수정할 수 있게 만들기 때문에 이러한 구분은 점차 쓸모없어질 것이다.

에필로그 연쇄 반응, 1982~2016

1 "Transforming American Medicine: A Twenty-Year Retrospective on *The Social Transformation of American Medicine*," special issue, ed. Keith Wailoo, Timothy Stoltzfus Jost, and Mark Schlesinger, *Journal of Health Politics, Policy and Law* 29, nos. 4-5(August-October 2004). 여기에 게재된 19개의 비평논문과 내가 쓴 반론을 볼 것.

2 Michael Rothschild and Joseph Stiglitz, "Equilibrium in Competitive Insurance Markets: An Essay on the Economics of Imperfect Information," *Quarterly Journal of Economics* 90(1976), 629-49.

3 본문 524~526쪽을 볼 것. 이 시기에 발생했던 의료비 상승 변동에 대해서는, Drew Altman and Larry Levitt, "The Sad History of Health Care Cost Containment as Told in One Chart," *Health Affairs*(2002), 83-84를 볼 것.

4 David Cutler, "Cost Shifting or Cost Cutting? The Incidence of Reductions in Medicare Payments," *Tax Policy and the Economy* 12(1998), 1-27.

5 Rick Mayes and Robert A. Berenson, *Medicare Prospective Payment and the Shaping of U.S. Health Care*(Baltimore: Johns Hopkins Press, 2006), 2.

6 Lynn R. Gruber, Maureen Shadle, and Cynthia L. Polich, "From Movement to Industry: The Growth of HMOs," *Health Affairs* 7(1988), 197-208.

7 Anne R. Somers, "And Who Shall Be the Gatekeeper? The Role of the Primary Physician in the Health Care Delivery System," *Inquiry* 20(Winter 1983), 301-13.

8 Kaiser Foundation and Health Research and Education Trust(HRET), *Employer Health Benefits: 2015 Annual Survey*(Menlo Park, Calif., and Chicago, Ill.: Kaiser and HRET, 2015), 79.

9 *Arizona v. Maricopa Medical Society*, 457 U.S. 332(1982).

10 Rothschild and Stiglitz, "Equilibrium in Competitive Insurance Markets"; 건강보험에 대한 적용에 대해서는, Mark Pauly and Sean Nicholson, "Adverse Consequences of Adverse Selection," *Journal of Health Politics, Policy, and Law* 24(1999), 921-30을 볼 것.

11 Jack Needleman, "Nonprofit to For-Profit Conversions by Hospitals, Health Insurers and Health Plans," *Public Health Reports* 114(March-April 1999), 108-19.

12 Thomas G. McGuire, Joseph P. Newhouse, and Anna D. Sinaiko, "An Economic History of Medicare Part C," *Milbank Quarterly* 89(2011), 289-332.

13 Kaiser Commission on Medicaid and the Uninsured, "Medicaid and Managed Care," December 2001, https://kaiserfamilyfoundation.files.wordpress.com/2013/01/medicaid-and-managed-care-fact-sheet.pdf.

14 Robert J. Blendon and Karen Donelan, "The Public and the Emerging Debate over National Health Insurance," *New England Journal of Medicine*(July 19, 1990), 208-12; Joel Cantor et al., "Business Leaders' Views on American Health Care," *Health Affairs* 10(1991), 100.

15 Paul Starr, *Remedy and Reaction: The Peculiar American Struggle over Health Care Reform*(New Haven, CT: Yale University Press, 2011, rev. ed. 2013), Chaps. 3-4. 내가 전에 쓴 책 ≪보건의료개혁의 논리(*The Logic of Health Care Reform*)≫(Grand Rounds Press, 1992)는 클린턴 행정부의 정책 기초가 되었다. 2년 후 개정판(Penguin for Whittle Books, 1994)에서, 나는 클린턴 개혁에 대해 상세하게 설명하면서 그 정당성을 방어했다. 이에 관한 다른 설명으로는, Jacob S. Hacker, *The Road to Nowhere*(Princeton, NJ: Princeton University Press, 1996); Theda Skocpol, *Boomerang*(New York: W. W. Norton, 1996); Haynes Johnson and David S. Broder, *The System*(Boston: Little, Brown, 1996)을 각각 볼 것.

16 Alain Enthoven and Richard Kronick, "A Consumer-Choice Health Plan for the 1990s," parts 1 and 2, *New England Journal of Medicine* 320(January 5 and 12, 1989), 29-37, 94-101. 엔토벤 보험정책과 클린턴 정책의 차이에 대해서는, Paul Starr, "Why the Clinton Plan Is Not the Enthoven Plan," *Inquiry* 31(Summer 1994), 136-40을 볼 것.

17 클린턴 보험 정책에서는 미국인들이 세금이 아닌 보험료를 지불한다고 생각했지만, 이 보험료 방식이 너무 복잡해서 정책 당국과 국민들이 소통하기가 매우 어려웠다.

18 힐러리 클린턴은 훨씬 소극적으로 대응했다. Paul Starr, "The Hillarycare Mythology," *The American Prospect*(October 2007), 12-18.

19 Altman and Levitt, "The Sad History of Health Care Cost Containment as Told in One Chart."

20 Robert J. Blendon et al., "Understanding the Managed Care Backlash," *Health Affairs* 17, no. 4(July-August 1998), 80-94; David Mechanic, "The Managed

Care Backlash: Perceptions and Rhetoric in Health Care Policy and the Potential for Health Care Reform," *Milbank Quarterly* 79 (2001), 35-54.

21 Pauly and Nicholson, "Adverse Consequences of Adverse Selection," 927.

22 Lucian L. Leape, "Error in Medicine," *JAMA* 272(December 21, 1994), 1851-57; Linda T. Kohn, Janet M. Corrigan, and Molla S. Donaldson, eds., *To Err Is Human: Building a Safer Health System* (Washington, D.C.: National Academies Press, 1999). On an important early influence on thinking about quality, see John Z. Ayanian and Howard Markel, "Donabedian's Lasting Framework for Health Care Quality," *New England Journal of Medicine* 375(2016), 205-7.

23 M. Gregg Bloche and David M. Studdert, "A Quiet Revolution: Law as an Agent of Health System Change," *Health Affairs* 23, no. 2(2004), 29-42.

24 William M. Sage, "Antitrust Enforcement and the Future of Healthcare Competition," in *Oxford Handbook of U.S. Health Law*, ed. I. Glenn Cohen, Allison K. Hoffman, and William M. Sage(New York: Oxford University Press, 2017), 614.

25 Gary L. Reback, *Free the Market! Why Only Government Can Keep the Marketplace Competitive* (New York: Portfolio, 2009).

26 John E. McDonough, "Tracking the Demise of State Hospital Rate Setting," *Health Affairs* 16, no. 1(1997), 142-9.

27 As of 2009, according to the World Health Organization, New Zealand was the only other country to allow direct-to-consumer pharmaceutical advertising. See "Direct-to-Consumer Advertising Under Fire," *Bulletin of the World Health Organization* (2009), 87: 576-7.

28 William B. Vogt and Robert Town, "How Has Hospital Consolidation Affected the Price and Quality of Hospital Care?"(Princeton, N.J.: Robert Woods Johnson Foundation, February 1, 2006), http://www.rwjf.org/content/dam/farm/reports/issue_briefs/2006/rwjf12056/subassets/rwjf12056_1.

29 Ibid.

30 Cara S. Lesser and Linda R. Brewster, "Hospital Mergers and Their Impact on Local Communities," in *Understanding Health System Change*, ed. Paul B. Ginsburg and Cara S. Lesser(Chicago: Health Administration Press, 2001), 19-36.

31 Jack Needleman, "Nonprofit to For-Profit Conversions by Hospitals, Health Insurers, and Health Plans," *Public Health Reports* 114(March-April 1999), 108-19; Alison Evans Cuellar and Paul J. Gertler, "Trends in Hospital Consoli-

dation: The Formation of Local Systems," *Health Affairs* 22(2003), 77-87.

32 Jill R. Horwitz, "Making Profits and Providing Care: Comparing Nonprofit, For-Profit, and Government Hospitals," *Health Affairs* 24(2005), 790-801. For a comparative analysis of the moral environment in different kinds of hospitals, see Adam Reich, *Selling Our Souls: The Commodification of Health Care in the United States*(Princeton, NJ: Princeton University Press, 2014).

33 Frank A. Sloan, Jan Ostermann, and Christopher J. Conover, "Antecedents of Hospital Ownership Conversions, Mergers, and Closures," *Inquiry* 40(Spring 2003), 39-56.

34 Lesser and Brewster, "Hospital Mergers and Their Impact on Local Communities."

35 Vogt and Town, "How Has Hospital Consolidation Affected the Price and Quality of Hospital Care?"

36 Leemore Dafny, Mark Duggan, and Subramaniam Ramanarayanan, "Paying a Premium on Your Premium? Consolidation in the U.S. Health Insurance Industry," *American Economic Review* 102(2012), 1161-85.

37 Cara S. Lesser and Paul B. Ginsburg, "Introduction," in *Understanding Health System Change*, ed. Paul B. Ginsburg and Cara S. Lesser (Chicago: Health Administration Press, 2001), xv.

38 James C. Robinson, "The End of Managed Care," *JAMA* 285(May 23-30, 2001), 2622-28.

39 Centers for Medicare and Medicaid Services, National Health Expenditure Accounts, "NHEGDP14," https://www.cms.gov/Research-Statistics-Data-and-Systems/Statistics-Trends-and-Reports/NationalHealthExpendData/NationalHealthAccounts Historical.html.

40 Robin A. Cohen, "Health Insurance Coverage Trends, 1959-2007: Estimates from the National Health Interview Survey," *National Health Statistics Reports* no. 17(U.S. Department of Health and Human Services, Centers for Disease Control and Prevention, July 1, 2009), 9; Michelle Long et al., "Trends in Employer-Sponsored Insurance Offer and Coverage Rates, 1999-2014"(Menlo Park, Calif.: Kaiser Family Foundation, March 2016), 5; U.S. Bureau of the Census, *Income, Poverty, and Health Insurance Coverage in the United States: 2010*(Washington, D.C., 2011), Appendix C, Table C1.

41 Jacob Hacker, *The Great Risk Shift*(New York: Oxford University Press, 2006).

42 Kaiser Foundation and HRET, *Employer Health Benefits: 2015 Annual Survey*, 79. For general background on the movement behind health savings accounts, see Timothy Stoltzfus Jost, *Health Care at Risk: A Critique of the Consumer-Driven Movement*(Durham, NC: Duke University Press, 2007); Starr, *Remedy and Reaction*, 151-4.

43 M. Kate Bundorf, "Consumer-Directed Health Plans: A Review of the Evidence," *Journal of Risk and Insurance* 83(2016), 9-41.

44 Gary Claxton, Larry Levitt, and Michelle Long, "Payments for Cost-Sharing Increasing Rapidly over Time," Peterson-Kaiser Health System Tracker, April 12, 2016, http://www.healthsystemtracker.org/insight/payments-for-cost-sharing-increasing-rapidly-over-time.

45 Robin A. Cohen and Michael E. Martinez, "Health Insurance Coverage: Early Release of Estimates from the National Health Interview Survey, January-March 2015," National Health Interview Survey Early Release Program(National Center for Health Statistics, August 2015), figure 11.

46 Sara R. Collins et al., "Too High a Price: Out-of-Pocket Health Care Costs in the United States"(New York: Commonwealth Fund, 2014), http://www.commonwealthfund.org/publications/issue-briefs/2014/nov/out-of-pocket-health-care-costs.

47 James C. Robinson and Paul B. Ginsburg, "Consumer-Driven Health Care: Promise and Performance," *Health Affairs* 28(January 27, 2009), w272-w281.

48 Gerard F. Anderson et al., "It's the Prices, Stupid: Why the United States Is So Different from Other Countries," *Health Affairs* 22(2003), 89-105; David Squires and Chloe Anderson, "U.S. Health Care from a Global Perspective"(New York: Commonwealth Fund, October 2015), http://www.commonwealthfund.org/publications/issue-briefs/2015/oct/us-health-care-from-a-global-perspective.

49 Health Care Cost Institute, "Spending on Shoppable Services in Health Care," Issue Brief no. 11(Washington, D.C., March 2016), http://www.healthcostinstitute.org/files/Shoppable%20Services%20IB%203.2.16_0.pdf; Zarek C. Brot-Goldberg et al., "What Does a Deductible Do? The Impact of Cost-Sharing on Health Care Prices, Quantities, and Spending Dynamics," National Bureau of Economic Research, Working Paper 21632(2015).

50 National Institute for Health Care Management Foundation, "The Concentration of Health Care Spending," (Washington, D.C., 2012), 1-2, http://www.ni

hcm.org/pdf/DataBrief3%20Final.pdf. These estimates are based on the 2009 Medical Expenditure Panel Survey.

51 Gretchen Jacobson et al., "Medicare Advantage 2016 Spotlight: Enrollment Market Update," Issue Brief(Menlo Park, Calif.: Kaiser Family Foundation, May 2016).

52 Andrew S. Kelly, "Boutique to Booming: Medicare Managed Care and the Private Path to Policy Change," *Journal of Health Politics, Policy, and Law* 41 (2016), 315-54.

53 Debra A. Draper, Robert E. Hurley, and Ashley C. Short, "Medicaid Managed Care: The Last Bastion of the HMO?" *Health Affairs* 23(March 2004), 155-67.

54 Cohen, "Health Insurance Coverage Trends, 1959-2007: Estimates from the National Health Interview Survey," 4. Both the NHIS and the CPS undercount Medicaid coverage, so these numbers should be taken as conservative.

55 U.S. Bureau of the Census, *Income, Poverty, and Health Insurance Coverage in the United States: 2010*(Washington, D.C., 2011), Appendix C, Table C1.

56 Congressional Budget Office, "How Many People Lack Health Insurance and for How Long?"(2003), http://www.cbo.gov/ftpdocs/42xx/doc4210/05-12-Uninsured.pdf; Cathy Schoen et al., "How Many Are Underinsured? Trends Among U.S. Adults, 2003 and 2007," *Health Affairs* 27(2008), 298-309; John Holahan and Allison Cook, "The U.S. Economy and Changes in Health Insurance Coverage, 2000-2006," *Health Affairs* 27(2008), 135-144.

57 On the "American health policy trap," see Starr, *Remedy and Reaction*, esp. 10-11.

58 *National Federation of Independent Business v. Sebelius*, 567 U.S.___(2012).

59 Barack Obama, "United States Health Care Reform: Progress to Date and Next Steps," *JAMA* 316(July 11, 2016), E1-E8.

60 Jon R. Gabel et al., "More Than Half of Individual Health Plans Offer Coverage That Falls Short of What Can Be Sold Through Exchanges as of 2014," *Health Affairs* 31(2012), 1339-48.

61 Sara R. Collins et al., "Americans' Experiences with ACA Marketplace and Medicaid Coverage: Access to Care and Satisfaction: Findings from the Commonwealth Fund Affordable Care Act Tracking Survey, February-April 2016" (New York: Commonwealth Fund, May 25, 2016), http://www.commonwealthfund.org/publications/issue-briefs/2016/may/aca-tracking-survey-access-to

-care-and-satisfaction.

62 Benjamin D. Sommers et al., "Changes in Utilization and Health Among Low-Income Adults After Medicaid Expansion or Expanded Private Insurance," *JAMA Internal Medicine* 176, no. 10(August 8, 2016), 1501-9; Benjamin D. Sommers et al., "Changes in Self-Reported Insurance Coverage, Access to Care, and Health Under the Affordable Care Act," *JAMA* 314, no. 4(July 28, 2015), 366-74; Nicole Dussault, Maxim Pinkovskiy, and Basit Zafar, "Is Health Insurance Good for Your Financial Health?" Federal Reserve Bank of New York, June 6, 2016, http://libertystreeteconomics.newyorkfed.org/2016/06/is-health-insurance-good-for-your-fi nancial-health.html.

63 Ashley Kirzinger, Elise Sugarman, and Mollyann Brodie, "Kaiser Health Tracking Poll: June 2016," June 30, 2016, http://kff.org/global-health-policy/poll-finding/kaiser-health-tracking-poll-june-2016.

64 Ashley Kirzinger, Bryan Wu, and Mollyann Brodie, "Kaiser Health Tracking Poll: September 2016" (Menlo Park, Calif.: Kaiser Family Foundation, September 29, 2016), http://kff.org/health-costs/report/kaiser-health-tracking-poll-september-2016.

65 Globe Spotlight Team, "A Handshake That Made Healthcare History," *Boston Globe*, December 28, 2008, https://www.bostonglobe.com/specials/2008/12/28/handshake-that-made-healthcare-history/QiWbywqb8olJsA3IZ11o1H/story.html.

66 *Bradley C. Strunk, Kelly J. Devers, and Robert E. Hurley, Health Plan-Provider Showdowns on the Rise*, Issue Brief no. 40(Washington, D.C.: Center for Studying Health System Change, June 2001).

67 David M. Cutler and Fiona Scott Morton, "Hospitals, Market Share, and Consolidation," *JAMA* 310(November 13, 2013), 1964-70.

68 Martin Gaynor and Robert J. Town, "Competition in Health Care Markets," Working Paper 17208(National Bureau of Economic Research, July 2011), http://www.nber.org/papers/w17208.

69 Martin Gaynor, "Consolidation and Competition in U.S. Health Care," Health Affairs Blog, March 1, 2016, http://healthaffairs.org/blog/2016/03/01/new-health-care-symposium-consolidation-and-competition-in-us-health-care.

70 Robert A. Berenson et al., "The Growing Power of Some Providers to Win Steep Payment Increases from Insurers Suggests Policy Remedies May Be Needed,"

Health Affairs 31(May 1, 2012), 973-81.

71 Paul B. Ginsburg, "Wide Variation in Hospital and Physician Payment Rates Evidence of Provider Market Power," Research Brief no. 16(Washington, D.C.: Center for Studying Health System Change, November 2010).

72 Office of Massachusetts Attorney General Martha Coakley, "Investigation of Health Care Cost Trends and Cost Drivers, Pursuant to G.L. c.118G, § 6 1/2(b)" (Boston, Mass., March 16, 2010).

73 Zack Cooper et al., "The Price Ain't Right? Hospital Prices and Health Spending on the Privately Insured" (Cambridge, Mass.: National Bureau of Economic Research, December 2015).

74 Robert A. Berenson, Paul B. Ginsburg, and Nicole Kemper, "Unchecked Provider Clout in California Foreshadows Challenges to Health Reform," *Health Affairs* 29, no. 4(April 2010), 1-7.

75 Thomas M. Selden, Zeynal Karaca, Patricia Keenan, Chapin White, and Richard Kronick, "The Growing Difference Between Public and Private Payment Rates for Inpatient Hospital Care," *Health Affairs* 34(2015), 2147-50.

76 Chapin White, "Contrary to Cost-Shift Theory, Lower Medicare Hospital Payment Rates for Inpatient Care Lead to Lower Private Payment Rates," *Health Affairs* 32 (2013), 935-43; Austin B. Frakt, "Hospitals Are Wrong About Shifting Costs to Private Insurers," *New York Times*, March 23, 2015; Frakt, "How Much Do Hospitals Cost Shift? A Review of the Evidence," *Milbank Quarterly* 89 (2011), 90-130.

77 Berenson et al., "The Growing Power of Some Providers to Win Steep Payment Increases."

78 R. E. Santerre, "Health-Insurer Market Power: Theory and Evidence," *Encyclopedia of Health Economics* (Burlington: Elsevier Science, 2014), 447-55.

79 Stacey McMorrow and John Holahan, "The Widespread Slowdown in Health Spending Growth"(Washington, D.C.: Urban Institute, June 20, 2016), http://www.rwjf.org/content/dam/farm/reports/issue_briefs/2016/rwjf429930.

80 Michelle Long et al., "Trends in Employer-Sponsored Insurance Offer and Coverage Rates, 1999-2014" (Menlo Park, Calif., Kaiser Family Foundation, March 2016), 5; Paul Fronstin, "Fewer Small Employers Offering Health Coverage; Large Employers Holding Steady," *Notes* (Employee Benefit Research Institute), July 2016.

81 Amitabh Chandra, Jonathan Holmes, and Jonathan Skinner, "Is This Time Different? The Slowdown in Health Care Spending," Brookings Papers on Economic Activity(Fall 2013), 261-302.

82 Henry J. Aaron, "How to Rescue Obamacare as Insurers Drop Out," *Washington Post*, August 19, 2016.

83 Reed Abelson and Margot Sanger-Katz, "Obamacare Options? In Many Parts of Country, Only One Insurer Will Remain," *New York Times*, August 19, 2016; Simon F. Haeder, David L. Weimer, and Dana B. Mukamel, "Secret Shoppers Find Access to Providers and Network Accuracy Lacking for Those in Marketplace and Commercial Plans," *Health Affairs* 35(2016), 1160-66.

84 미국의사협회 소속 회원 수는 1950년에 전체 의사의 73%였다가 1989년에 40%로 떨어졌으며, 2011년에는 15%로 감소되었다. 이에 대해서는, Roger Collier, "American Medical Association Membership Woes Continue," *Canadian Medical Association Journal* 183(August 9, 2011), E713-14를 볼 것.

85 American Medical Association, *Physician Characteristics and Distribution in the U.S.* (Chicago, Ill: AMA, 2015), 453.

86 Centers for Medicare and Medicaid Services, National Health Expenditure Accounts, "NHEGDP14," https://www.cms.gov/Research-Statistics-Data-and-Systems/Statistics-Trends-and-Reports/NationalHealthExpendData/NationalHealthAccounts Historical.html.

87 Robert J. Blendon et al., *American Public Opinion and Health Care* (Washington, D.C.: CQ Press, 2011), Table 2-5; See also Robert J. Blendon, John M. Benson, and Joachim O. Hero, "Public Trust in Physicians: U.S. Medicine in International Perspective," *New England Journal of Medicine* 371(October 23, 2014), 1570-72.

88 Abigail Zuger, "Dissatisfaction with Medical Practice," *New England Journal of Medicine* 350(January 1, 2004), 69-75.

89 Ibid.

90 Jack Hadley and Jean M. Mitchell, "The Growth of Managed Care and Changes in Physicians' Incomes, Autonomy, and Satisfaction, 1991-1997," *International Journal of Health Care Finance and Economics* 2(2002), 37-50.

91 Zuger, "Dissatisfaction with Medical Practice"; Hadley and Mitchell, "The Growth of Managed Care."

92 Kevin Grumbach et al. "Primary Care Physicians' Experiences of Financial

Incentives in Managedcare Systems," *New England Journal of Medicine* 339 (1998), 1516-22.

93 Phillip R. Kletke, David W. Emmons, and Kurt D. Gillis, "Current Trends in Physician Practice Arrangements: From Owners to Employees," *JAMA* 276 (August 21, 1996), 555-60.

94 James C. Robinson, *The Corporate Practice of Medicine: Competition and Innovation in Health Care* (Berkeley: University of California Press, 1999).

95 Lawton Robert Burns, Jeff C. Goldsmith, and Aditi Sen, "Horizontal and Vertical Integration of Physicians: A Tale of Two Tails," *Advances in Health Care Management* 15(2013), 66, 72.

96 Lawrence Casalino, "Physicians and Corporations: A Corporate Transformation of American Medicine?" *Journal of Health Politics, Policy and Law* 29, no. 4(2004), 869-83; See also Hai Fang and John A. Rizzo, "Has the Influence of Managed Care Waned? Evidence from the Market for Physician Services," *International Journal of Health Care Finance and Economics* 10(2010), 85-103.

97 Uwe E. Reinhardt, "The Rise and Fall of the Physician Practice Management Industry," *Health Affairs* 19, no. 1(January-February 2000), 42-55; Timothy Lake et al., "Something Old, Something New: Recent Developments in Hospital-Physician Relationships," *Health Services Research* 38(2003), 471-88.

98 David N. Gans, "Has the Tide of Practice Acquisition Ebbed?" *MGMA Connection* (January-February 2015), http://www.mgma.com/practice-resources/mgma-connection-plus/mgma-connection/2015/january-february-2015/oe-has-the-tide-of-practice-acquisition-ebbed.

99 American Medical Association, "New AMA Study Reveals Majority of America's Physicians Still Work in Small Practices," July 15, 2015, http://www.ama-assn.org/ama/pub/news/news/2015/2015-07-08-majority-americas-physicians-work-small-practices.

100 Robert M. Wachter and Derek Bell, "Renaissance of Hospital Generalists," *BMJ: British Medical Journal* 344, no. 7851(April 7, 2012), 25-7; for the 2015 estimate (from the Society of Hospital Medicine), see Sara Royster, "Career Outlook: Hospitalist," U.S. Bureau of Labor Statistics, July 2015, http://www.bls.gov/careeroutlook/2015/youre-a-what/hospitalist.htm.

101 John D. Blum, Shawn R. Mathis, and Paul V. Voss, "The Hospital-Physician Relationship," in *Oxford Handbook of U.S. Health Law*, ed. I. Glenn Cohen,

Allison K. Hoffman, and William M. Sage(New York: Oxford University Press, 2017), 512-34.

102 Burns, Goldsmith, and Sen, "Horizontal and Vertical Integration of Physicians"; AMA, "New AMA Study Reveals Majority of America's Physicians Still Work in Small Practices."

103 Burns, Goldsmith, and Sen, "Horizontal and Vertical Integration of Physicians."

104 Ibid.; Jeff Goldsmith, Nathan Kaufman, and Lawton Burns, "The Tangled Hospital-Physician Relationship," *Health Affairs Blog*, May 9, 2016, http://healthaffairs.org/blog/2016/05/09/the-tangled-hospital-physician-relationship.

105 Sage, "Antitrust Enforcement and the Future of Healthcare Competition," 606-36; Robert Kuttner, "Physician-Operated Networks and the New Antitrust Guidelines," *New England Journal of Medicine* 336 (January 30, 1997), 386-91.

106 Ann S. O'Malley, Amelia M. Bond, and Robert A. Berenson, "Rising Hospital Employment of Physicians: Better Quality, Higher Costs?" Issue Brief no. 136 (Washington, D.C.: Center for Studying Health System Change, August 2011); Austin B. Frakt, "The Downside of Merging Doctors and Hospitals," *New York Times*, June 13, 2016; Michael L. Barnett et al., "Trends in Physician Referrals in the United States, 1999-2009," *Archives of Internal Medicine* 172(2012), 163-70.

107 Goldsmith, Kaufman, and Burns, "The Tangled Hospital-Physician Relationship."

108 Gregory C. Pope and John E. Schneider, "Trends in Physician Income," *Health Affairs* 11(1992), 181-93; Carolyn K. Kane and H. Loeblich, "Physician Income: The Decade in Review," in *Physician Socioeconomic Statistics 2003*, ed. J. Wassenaar and S. Thran(Chicago: American Medical Association, 2003), 5-11; Ha T. Tu and Paul B. Ginsburg, "Losing Ground: Physician Income, 1995-2003," Tracking Report no. 15(Washington, D.C.: Center for Studying Health System Change, 2006).

109 Seth A. Seabury, Anupam B. Jena, and Amitabh Chandra, "Trends in the Earnings of Health Care Professionals in the United States, 1987-2010," *JAMA* 308(November 28, 2012), 2083-5.

110 Carol Peckham, "Medscape Physician Compensation Report," April 1, 2016, http://www.medscape.com/features/slideshow/compensation/2016/public/overview#page=2; U.S. Department of Labor, Bureau of Labor Statistics, "May

2015 National Occupational Employment and Wage Estimates"(Washington, D.C.), http://www.bls.gov/oes/current/oes_nat.htm#29-0000.

111 Sherry A. Glied, Stephanie Ma, and Ivanna Pearlstein, "Understanding Pay Differentials Among Health Professionals, Nonprofessionals, and Their Counterparts in Other Sectors," *Health Affairs* 34, no. 6(2015), 929-35.

112 John Bakija, Adam Cole, and Bradley T. Heim, "Jobs and Income Growth of Top Earners and the Causes of Changing Income Inequality: Evidence from U.S. Tax Return Data"(Williamstown, Mass.: Williams College; 2010), Table 2.

113 전문의와 1차 의료 의사의 차이에 대해서는, Bryan T. Vaughn et al., "Can We Close the Income and Wealth Gap between Specialists and Primary Care Physicians?" *Health Affairs* 29(May 2010), 933-40을 볼 것; 젠더 차이에 대해서는, A. K. Boule and Jerry Jacobs, *The Changing Face of Medicine: Women Doctors and the Evolution of Health Care in America*(Ithaca, NY: Cornell University Press, 2010)을 볼 것; 전문의와 1차 의료 의사의 수입 비교에 대해서는, David M. Cutler and Dan P. Ly, "The (Paper)Work of Medicine: Understanding International Medical Costs," *Journal of Economic Perspectives* 25(2011), 3-25를 볼 것; 미국 의사 내의 소득 불균형은 더욱 커지고 있다. 이에 대해서는, Chang Hwan Kim and Arthur Sakamoto, "The Rise of Intra-Occupational Wage Inequality in the United States, 1983 to 2002," *American Sociological Review* 73(2008), 129-57을 볼 것.

114 Austin Frakt, "Using the Web or an App Instead of Seeing a Doctor? Caution Is Advised," *New York Times*, July 11, 2016.

115 David Mechanic, "The Managed Care Backlash: Perceptions and Rhetoric in Health Care Policy and the Potential for Health Care Reform," *Milbank Quarterly* 79(2001), 38.

116 David H. Autor, "Why Are There Still So Many Jobs? The History and Future of Workplace Automation," *Journal of Economic Perspectives* 29(2015), 3-30; Erik Brynjolfsson and Andrew McAfee, *The Second Machine Age*(New York: W. W. Norton, 2014).

117 For a recent review, see E. Ray Dorsey and Eric J. Topol, "State of Telehealth," *New England Journal of Medicine* 375(July 14, 2016), 154-61.

118 Somers, "And Who Shall Be the Gatekeeper?"

119 Einer Elhauge, *The Fragmentation of U.S. Health Care: Causes and Solutions* (New York: Oxford University Press, 2010); Paul Starr, "Law and the Fog of Health Care," *Saint Louis University Journal of Health Law and Policy* 6(2013),

213-28.

120 Cutler and Ly, "The (Paper)Work of Medicine"; Steffie Woolhandler, Terry Campbell, and David U. Himmelstein, "Costs of Health Care Administration in the U.S. and Canada," *New England Journal of Medicine* 349(2003), 768-75.

121 Anderson et al., "It's the Prices, Stupid"; Uwe Reinhardt, "Divide Et Impera: Protecting the Growth of Health Care Incomes(Costs)," *Health Economics* 21 (2012), 41-54.

122 Cooper et al., "The Price Ain't Right?"; Steven Brill, "Bitter Pill: Why Medical Bills Are Killing Us," *Time Magazine*, February 20, 2013.

123 Reinhardt, "Divide Et Impera," 41.

124 Paul Grundy et al., "The Multi-Stakeholder Movement for Primary Care Renewal and Reform," *Health Affairs* 29(2010), 791-8.

125 Calvin Sia et al., "History of the Medical Home Concept," *Pediatrics* 113(2004), 1473-8.

126 "Joint Principles of the Patient-Centered Medical Home," March 2007, http://www.aafp.org/dam/AAFP/documents/practice-management/pcmh/initiatives/PCMHJoint.pdf; "Defining the PCMH," U.S. Department of Health and Human Services Agency for Healthcare Research and Quality, https://www.pcmh.ahrq.gov/page/defining-pcmh.

127 Samuel T. Edwards et al., "Patient-Centered Medical Home Initiatives Expanded in 2009-13: Providers, Patients, and Payment Incentives Increased," *Health Affairs* 33(2014), 1823-31.

128 Barnett et al., "Trends in Physician Referrals in the United States, 1999-2009."

129 이에 대한 동정적인 비평에 대해서는, Robert Berenson and Rachel Burton, "How Solid Is the Primary Care Foundation of the Medical Home?" *Health Affairs Blog*, March 25, 2016, http://healthaffairs.org/blog/2016/03/25/how-solid-is-the-primary-care-foundation-of-the-medical-home을 볼 것.

130 Mark McClellan, Frank McStay, and Robert Saunders, "The Roadmap to Physician Payment Reform: What It Will Take for All Clinicians to Succeed Under MACRA," *Health Affairs Blog*, August 30, 2016.

131 "Pay-for-Performance," Health Policy Brief (*Health Affairs*), October 11, 2012; Aaron E. Carroll, "The Problem with 'Pay for Performance' in Medicine," *New York Times*, July 28, 2014.

132 질적 척도는 전통적으로 세 가지 범주—구조, 과정, 산출물—로 나뉘어왔다.

133 Lydia Saad, "Restaurants Again Voted Most Popular U.S. Industry," Gallup, August 15, 2016, http://www.gallup.com/poll/194570/restaurants-again-voted-popular-industry.aspx?utm_source=alert&utm_medium=email&utm_content=morelink&utm_campaign=syndication.

찾아보기

주제어 찾아보기

ㄱ

ㄴ

ㄷ

ㄹ

ㅁ

ㅅ

ㅇ

ㅈ

ㅊ

ㅋ

ㅌ

ㅍ

ㅎ

인명 찾아보기

ㄱ

ㄴ

ㄷ

ㄹ

ㅁ

ㅂ

ㅅ

ㅇ

ㅎ

한울아카데미 2426

의학, 정치, 돈(원서 개정판)

미국 의료의 역사사회학

지은이 **폴 스타** | 번역자 **이별빛달빛** | 펴낸이 **김종수** | 펴낸곳 **한울엠플러스(주)**

초판 1쇄 인쇄 **2023년 1월 25일** | 초판 1쇄 발행 **2023년 2월 10일**

주소 **10881 경기도 파주시 광인사길 153 한울시소빌딩 3층**

전화 **031-955-0655** | 팩스 **031-955-0656**

홈페이지 **www.hanulmplus.kr** | 등록번호 **제406-2015-000143호**

ISBN 978-89-460-7427-9 93510 (양장)

978-89-460-8244-1 93510 (무선)

Printed in Korea.

* 책값은 겉표지에 표시되어 있습니다.

* 무선제본 책을 교재로 사용하시려면 본사로 연락해 주시기 바랍니다.

지은이

폴 스타 Paul Starr

하버드대학에서 사회학으로 박사 학위를 받았으며 현재 프린스턴대학 사회학과에 재직 중이다. 그는 자신의 박사 학위논문을 개작한 『의학, 정치, 돈: 미국 의료의 역사사회학The Social Transformation of American Medicine: The Rise of a Sovereign Profession and the Making of a Vast Industry』으로 퓰리처상, 라이트밀스상, 밴크로프트상을 수상했다. 클린턴 행정부 시절에 건강보험 정책에 관여했다. 그리고 『미디어의 창조: 근대 커뮤니케이션의 정치적 기원The Creation of the Media: Political Origins of Modern Communications』으로 골드스미스 도서상을 받았다. 최근에는 『개선과 역작용: 의료개혁을 위한 미국의 독특한 투쟁Remedy and Reaction: The Peculiar American Struggle over Health Care Reform』을 출간했다. 폴 스타는 현재 시사 잡지인 ≪미국의 전망American Prospect≫의 공동 편집인으로 활동하면서 미국의 현실 정치에 대해 깊이 개입하고 있다.

번역자

이별빛달빛(이종찬)

서울대학교에서 보건의료사회학으로 석사 학위를 마치고 간 존스홉킨스대학 박사과정에서 폴 스타의 책을 처음 읽은 후로 약 30년 만에 최종 완역판을 내놓는다. 방문학자로 있었던 하버드대학의 지리정보도서관에서 처음으로 착상했던 열대학tropical studies의 지평에서, 기후위기와 자연사학自然史學적 기원을 탐구한 『自然史혁명의 선구자들』과 『인류세와 기후위기의 大가속』(편역)을 출간했다. 그리고 열대학의 이론, 인류사, 자연사를 다룬 『열대의 서구, 朝鮮의 열대』, 『훔볼트 세계사』, 「콩고민주공화국의 지역학과 인문학의 융합적 탐구」를 썼으며, 근대 일본, 열대, 네덜란드 사이의 문화융합을 논의한 『난학의 세계사』, 유럽과 동아시아의 문화융합을 다룬 『파리식물원에서 데지마박물관까지』, 세계 의학의 역사가 아닌 『의학의 세계사』와 동아시아 문명에서 의학의 위상을 탐구한 『동아시아 의학의 전통과 근대』도 집필했다.